妇产科护理
案例汇编与循证

主　编	任建华	胡　娟	向　洁	陈　静			
副主编	王国玉	辜　莉	雷岸江	杨　弋	龙德蓉	刘　星	王宇扬
	何亚林	邓　雪					
编　委	白　路	陈　凤	陈　静	陈礼娟	陈煜林	陈珠丽	崔浏阳
	单朝俊	邓　雪	丁玉兰	杜　娟	耿娟娟	辜　莉	何　华
	何菁菁	何利清	何秋阳	何亚林	贺红梅	胡　娟	黄　铭
	金　秋	荆文娟	赖　薇	雷岸江	李　娟	李　莉	李明轩
	李若雨	李唐春	李晓霞	刘宝远	刘川容	刘　兰	刘　鸣
	刘　涛	刘　星	刘秀萍	刘　怡	柳　焱	龙德蓉	龙丽佳
	罗超英	罗　玉	孟杨雪	聂　俏	彭红梅	蒲　燕	谯利萍
	卿秀丽	任　晨	任建华	任　芮	孙　燕	谭钦照	唐　英
	田　倩	田玉梅	王国玉	王　敏	王　莹	王永红	王　瑜
	王宇扬	韦　琳	文　娇	文　静	习春杨	向　洁	谢　欣
	幸　露	徐　晨	徐　敏	杨素琼	杨　弋	尹亚楠	尹　燕
	俞　劲	于　霞	余晓丽	张金玲	张　静	张时鸿	张　婷
	张　仙	张　燕	赵冬梅	赵　静	周淑蓉	朱　敏	
秘　书	张金玲						

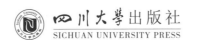

四川大学出版社
SICHUAN UNIVERSITY PRESS

项目策划：龚娇梅
责任编辑：龚娇梅
责任校对：仲　谋
封面设计：墨创文化
责任印制：王　炜

图书在版编目（CIP）数据

妇产科护理案例汇编与循证 / 任建华等主编． — 成
都：四川大学出版社，2021.7
　ISBN 978-7-5690-4876-6

　Ⅰ．①妇… Ⅱ．①任… Ⅲ．①妇产科－护理学－教材
Ⅳ．① R473.71

中国版本图书馆 CIP 数据核字（2021）第 155718 号

书名	妇产科护理案例汇编与循证

主　　编	任建华　胡　娟　向　洁　陈　静
出　　版	四川大学出版社
地　　址	成都市一环路南一段 24 号（610065）
发　　行	四川大学出版社
书　　号	ISBN 978-7-5690-4876-6
印前制作	四川胜翔数码印务设计有限公司
印　　刷	郫县犀浦印刷厂
成品尺寸	185mm×260mm
印　　张	37.25
字　　数	905 千字
版　　次	2021 年 8 月第 1 版
印　　次	2021 年 8 月第 1 次印刷
定　　价	110.00 元

版权所有 ◈ 侵权必究

◈ 读者邮购本书，请与本社发行科联系。
　电话：(028)85408408/(028)85401670/
　(028)86408023　邮政编码：610065
◈ 本社图书如有印装质量问题，请寄回出版社调换。
◈ 网址：http://press.scu.edu.cn

四川大学出版社
微信公众号

前　言

　　《妇产科护理案例汇编与循证》一书的编写以妇产科临床医生、护士及助产士为对象，秉持"他山之石，可以攻玉"的初衷，对妇产科的常见病、特殊病、罕见病、危急重症的治疗和护理进行详细的阐述及分析，每个病例后附上相应临床系统评价结果，为相应疾病的临床治疗及护理措施的实施提供参考依据。本书汇集的100余例临床护理案例不仅讨论了妇产科常见病，还涉及多个学科的疾病，内容广泛，临床指导性和启发性强，是一部专业性强、实用性高的护理著作。

　　本书分为妇科篇、产科篇、女性生殖篇及妇产科危急重症篇，共四大版块，每个案例均涉及疾病背景知识、病例介绍、护理措施及循证证据的阐述。书中的案例均整理自临床一线的真实病例，是本书各位编者临床经验的高度概括和总结。本书是妇产科相关临床护理工作者一本不可多得的参考书。

　　本书的编写经过数次评审、修订，力求案例典型、内容全面实用，但时间仓促，本书的编写内容还存在不足之处，不妥之处，请广大读者指正。

任建华
2021 年 2 月

目　录

第二篇　产科篇

第三篇　女性生殖篇

第四篇　妇产科危急重症篇

第一篇　妇科篇

第一章 女性生殖系统炎症

第一节 外阴部炎症

【外阴炎】

外阴炎（vulvitis）主要指外阴部皮肤与黏膜发生的炎症，其中以大、小阴唇最为常见。正常情况下，女性两侧大阴唇自然合拢，遮盖尿道口和阴道口，并且阴道分泌物呈酸性，宫颈管内黏液呈碱性，因而能抑制致病菌的繁殖、活动和上行，不易发生炎症。但是由于外阴与尿道、阴道和肛门相邻，且暴露于外，与外界接触较多，当阴道分泌物酸碱度发生改变，或有特殊病原体侵入时，即可引起炎症反应。常见病因如阴道分泌物、产后恶露、经血、粪便和尿液的刺激，其次如糖尿病患者的糖尿、尿瘘患者的尿液、粪瘘患者的粪便等也可引起不同程度的外阴炎症。

外阴炎常常引起外阴皮肤的瘙痒、红肿、疼痛和灼热感，并在性交、活动、排尿、排便时加重，病情严重时可形成外阴溃疡而导致行走不便，炎症长期不消退者局部皮肤可不同程度增厚或皲裂，对女性的日常生活影响较大，需要及时治疗。

（一）病例介绍

患者，女，29岁1月，已婚。因"外阴溃疡伴肿痛一周"收入院。患者于三天前无明显诱因出现腹泻，腹泻后外阴出现轻度瘙痒，次日外阴出现多处溃疡，肿胀，伴剧烈疼痛，且在排尿时加重。两天后到我院就诊，入院时体温36.7℃，脉搏85次/分，呼吸20次/分，血压102/74mmHg，血常规示：血红蛋白（Hb）128g/L，红细胞（RBC）4.7×10^9/L，白细胞（WBC）6.3×10^9/L，中性粒细胞百分比（NEU%）50%。意识清楚，痛苦病容，行走困难。入院后完善相关检查，查体见外阴充血、肿胀、糜烂伴溃疡形成，患者否认有结核病、生殖器疱疹史，否认既往有类似病史，否认不洁性交史。入院来无腹胀，轻微腹痛，无四肢肌肉关节疼痛，食欲欠佳，睡眠尚可，无体重骤降。皮肤黏膜无水肿、黄染。双侧瞳孔等圆等大，对光反射灵敏，外耳无分泌物，乳突无压痛。口唇无发绀，口腔黏膜无糜烂。妇科检查示：双侧大小阴唇红肿明显，大阴唇内侧、小阴唇及会阴见多处溃疡，色鲜红，大小 0.1cm×0.2cm 至 0.3cm×0.7cm 不等，圆形或不规则，散在，边界清晰，边缘无明显隆起，表面有大量脓性分泌物，溃疡质软，触痛明显。由于外阴肿痛剧烈，阴道、子宫未检查。肛周皮肤轻微红肿。

入院后完善相关检查，结合症状、体征及辅助检查结果，考虑入院诊断为"非特异性外阴炎伴感染"。予以 0.1% 聚维酮碘液坐浴，每日 2 次，每次 20 分钟，坐浴后外涂抗生素软膏；辅以红外线烤灯行局部治疗，每日 2 次，每次 30 分钟。入院 2 天后瘙痒减轻，4 天后溃疡面逐渐结痂，行外阴卫生宣教，次日出院。

（二）护理

1. 病情观察

病情观察是护理工作的重点，护士需要对患者出现的症状和体征做出正确的评估和判断。外阴炎的发生多与经血、阴道分泌物、卫生巾或粪便等非病原体因素的刺激有关。此外，女性长时间坐立，外阴不透气，加上会阴部清洗不及时，都会导致外阴炎的发生。在日常生活中，有些女性为了保持自己的会阴部的清洁卫生，长期使用护垫，护垫通气性差，长时间使用会引起外阴瘙痒。本病例中患者在外阴炎发生前曾出现腹泻，不排除腹泻后未及时清洁会阴而导致粪便刺激起病，因此在收集病史时还应评估患者腹泻的持续时间、性状、每日大便次数等信息。患者体温和白细胞计数均正常，提示感染仅为局部，重点需要评估会阴部皮肤溃烂的严重程度和脓性分泌物附着情况。

2. 基础护理

（1）体位：患者应以卧床休息为主，减少衣物对会阴溃疡面的摩擦，同时避免用手搔抓。

（2）饮食管理：因患者入院前出现腹泻，同时为了促进溃疡面尽早愈合，可以指导患者进食高热量、高蛋白质、高维生素的易消化半流质或流质饮食，既可满足机体消耗，又可增强机体抵抗力。

（3）卫生清洁：指导患者每天早晚用温热清水清洗外阴部的分泌物，减轻分泌物附着引起的不适感，最后清洗肛门，行肛周护理。

3. 治疗

（1）0.1% 聚维酮碘液坐浴：患者坐浴的目的是借助水温和药液的作用，促进局部组织的血液循环，达到减轻外阴局部炎症和疼痛的目的，同时清洁创面，增强抵抗力，有利于组织的恢复。先准备 41℃～43℃ 温热水 2000ml，倒入适量 0.1% 聚维酮碘液，以溶液呈浓茶色为宜，嘱患者排空膀胱后外阴部完全浸没于溶液中，若疼痛明显，可以先熏后坐，持续 20 分钟。也可采用 1∶5000 高锰酸钾溶液坐浴，取高锰酸钾结晶加温开水配制成淡玫瑰色溶液，温度 40℃ 左右，每天 2 次，每次 20 分钟，5～10 次为一个疗程。注意配制的高锰酸钾溶液浓度不能过高，以免灼伤皮肤。月经期应停止坐浴，坐浴时注意保暖，避免着凉。

（2）红外线烤灯照射：红外线烤灯照射可利用其热效应促进溃疡面的血液循环，利于局部肉芽组织的生长，加快愈合。在操作前应该检查红外线烤灯是否良好，随后核对患者，做好解释工作，并协助患者取舒适卧位，暴露患处。注意患者隐私的保护，及时用围帘遮挡。调节灯距为 20～30cm，以患者皮肤耐受为宜；烤灯预热 5～10 分钟，红外线烤灯照射 20～30 分钟。治疗期间应加强巡视，随时检查患者的全身情况，如果出现过热、心慌、头晕等不适，应及时处理。

4. 健康教育

嘱患者避免穿紧身化纤内裤，勿长期使用护垫，如出现腹泻应及时治疗，并及时清洁肛周；每天早晚取温热清水进行会阴部清洁，并更换内裤；如会阴出现瘙痒应及时治疗，避免搔抓。

（三）循证证据

红外线烤灯照射可促进炎症的恢复，减轻深部组织充血，达到减轻疼痛、保暖和舒适的目的，局部温度一定程度的上升，也可以改善机体与感染做斗争的外部条件，使细菌增殖更加困难，并破坏细菌分泌的毒素，促使体内抗体增多。红外线可以使组织，特别是表层组织干燥，促进渗出物表皮结成防护性痂膜，加快创面愈合。

【前庭大腺炎】

前庭大腺炎（bartholinitis）是病原体侵入前庭大腺所引起的炎症。前庭大腺位于两侧大阴唇后 1/3 的深部，直径为 0.5～1.0cm，出口管长 1.5～2.0cm，腺体开口位于小阴唇与处女膜之间，性兴奋时分泌黏液。在分娩、性交等可能污染外阴部的情况下易发生炎症；此病育龄期妇女常见，幼女及绝经后期妇女少见。前庭大腺炎主要的病原体为葡萄球菌、链球菌、大肠埃希菌、肠球菌等。随着性传播疾病发病率的增加，沙眼衣原体及淋病奈瑟球菌已成为其常见病原体。急性炎症发作时，病原体首先侵犯腺管，导致大腺导管炎，腺管开口往往因炎症肿胀而阻塞，分泌物不能外流，从而积聚形成脓肿，称前庭大腺脓肿（abscess of Bartholin gland）。当急性炎症消退后，腺管口粘连闭塞，分泌物不能排出，脓液逐渐转为清液而形成前庭大腺囊肿，囊肿可继发感染，形成脓肿，并反复发作。

前庭大腺炎多单侧发病，可引起局部肿胀、疼痛、灼热感，导致行走不便，甚至大小便困难，并可反复急性发作，引起患者生活不便，需要及时治疗。

（一）病例介绍

患者，女，32 岁 8 月，已婚。因"左侧外阴肿胀疼痛 3 天伴发热"来院就诊。患者自诉一周内吃辛辣食物数次，3 天前出现发热伴左侧大阴唇局部肿胀、疼痛、灼热感，尿频，尿急，小便有坠胀感，行走时疼痛加剧，为求治疗，前来医院就诊。入院时体温 38.5℃，脉搏 102 次/分，呼吸 21 次/分，血压 98/62mmHg。血常规示：血红蛋白（Hb）118g/L，红细胞（RBC）$3.9×10^9$/L，白细胞（WBC）$11.5×10^9$/L，中性粒细胞百分比（NEU%）83%，意识清楚，表情痛苦，行走困难。查体：全身一般检查无异常，会阴处可见左侧大阴唇红肿，大阴唇下份前庭大腺区扪及一个 5.0～6.0cm 的囊性包块，压痛，有波动感。结合症状、体征及辅助检查结果，考虑诊断为"前庭大腺炎"。对症采取退热处理；指导其疼痛剧烈时服用止痛药物；对前庭大腺开口处分泌物进行细菌培养以确定病原体，并有针对性地选用头孢曲松钠 2.0g 静脉滴注，每天一次，连用三天；同时予以蒲公英、紫花地丁、金银花、连翘等中药煎汤局部熏洗或坐浴，每日 2 次，每次 20 分钟；脓肿形成后行切开引流及造口术，并放置引流条。

（二）护理

1. 病情观察

（1）密切观察患者的病情与热型：嘱患者卧床休息，监测其体温、脉搏和呼吸，必要时监测血压、电解质、酸碱平衡与血常规变化。

（2）指导正确服用退热药物：发热时指导患者用温水擦浴，当体温高于 38.5℃ 时遵医嘱指导患者服用退热药物，临床常用布洛芬混悬液，5ml 口服。服药后监测体温变化，如出汗则指导其及时更换干净衣物，并保持皮肤干燥。

（3）饮食管理：指导患者多饮水，并摄入高热量、高蛋白质、高维生素的易消化半流质或流质饮食，忌辛辣油腻，以补充发热引起的机体消耗，并达到增强机体抵抗力的目的。

2. 基础护理

（1）脓肿切开引流护理：脓肿或囊肿切开术后，局部放置引流条引流，引流条应每日更换，同时外阴用 1∶5000 氯己定棉球擦洗，每日 2 次。伤口愈合后，改用 1∶8000 呋喃西林坐浴，每日 2 次。脓肿护理不当会形成前庭大腺囊肿，该囊肿可以长期存在，多年不变，只需定期观察，无须治疗。如果囊肿逐渐增大，影响生活，或反复感染，经常形成脓肿，可行前庭大腺囊肿造口术。造口应足够大，造口之后最好放引流条，每天用过氧化氢溶液或者 2% 碘伏冲洗 3～4 次，防止术后粘连，再次形成囊肿。

（2）卫生清洁：指导患者每天早晚用温热清水清洗会阴部，勤换内裤，并保持外阴清洁干燥。

3. 治疗

（1）抗生素静脉滴注：根据前庭大腺开口处分泌物的细菌培养和药敏试验结果，选择对细菌敏感性高的抗菌药物，如头孢曲松钠 2.0g 静脉滴注，每天一次，连用 3 天。使用抗生素前需要做皮试，用药过程中应加强巡视，一旦出现喉头水肿、呼吸困难等症状，立即停用抗生素，就地抢救，同时通知医生抢救患者，撤掉的药液及管道按程序进行封存，并妥善封存剩余药液；协助患者平卧，保持其呼吸道通畅，给予吸氧，必要时实施气管切开；遵医嘱皮下注射 0.1% 盐酸肾上腺素 1mg，迅速建立静脉双通路，补充血容量；严密观察患者的意识、血压、体温、脉搏、尿量等的变化，准确记录抢救过程，并向患者家属告知事件发生和抢救的情况。

（2）疼痛的评估和护理：对患者进行疼痛评估，如果疼痛评分为 1~3 分，可指导其通过听音乐等方式转移注意力，达到减轻疼痛的目的，并每 8 个小时重新评估一次；如果疼痛评分大于 7 分，则需要遵医嘱指导患者服用止痛药物，如布洛芬缓释片。

（3）温水坐浴：遵医嘱选用清热解毒的中药如蒲公英、紫花地丁、金银花、连翘等煎汤局部熏洗或坐浴，每日 2 次，每次 20 分钟；借助水温和药液的作用，促进局部组织血液循环，达到减轻外阴肿胀和疼痛的目的。

4. 健康教育

嘱患者病愈后一个月避免性生活，更换宽松透气的内裤，以棉织物为佳，每天早晚取温热清水清洁会阴，饮食宜清淡，忌烟酒及辛辣刺激食物。

（三）循证证据

近年来采用 CO_2 激光做前庭大腺囊肿造口术治疗，治疗率高，无不良反应，且操作简便，治疗时间短，无需缝合创面；由于激光的高热效应能使组织细胞凝固、碳化，故有较好的凝血作用，术中及术后出血少，同时能保留腺体的正常功能，对性生活无影响，术后无感染，无需用抗生素。但此种技术应用范围尚不广泛，其在临床的推广有待进一步观察研究。

（尹亚楠 龙德蓉）

第二节 阴道炎症

【滴虫性阴道炎】

滴虫性阴道炎（trichomonal vaginitis）是由阴道毛滴虫（简称滴虫）引起的阴道炎症，是常见的性传播疾病之一。滴虫适宜在 pH 值 5.2~6.6、温度 25℃~40℃ 的潮湿环境中生长。滴虫的生活史简单，能够在 3℃~5℃ 的温度下生存 21 天，在 46℃ 下生存 20~60 分钟，在半干燥环境中约生存 10 小时；在普通肥皂水中生存 45~120 分钟。月经后阴道环境 pH 值接近中性，隐藏在阴道及腺体皱襞中的滴虫在月经前后得以繁殖，从而引起炎症发作。滴虫能够吞噬或消耗阴道上皮细胞内的糖原，使阴道 pH 值升高。滴虫还能消耗氧，使阴道成为缺氧环境，致厌氧菌繁殖，大约有 60% 的滴虫性阴道炎患者合并细菌性阴道病。

滴虫性阴道炎的传播方式主要是经性交直接传播，由于男性感染滴虫后常无症状，易成为感染源。间接传播则是经过公共浴池、浴盆、浴巾、游泳池、坐便器、污染的器械及敷料等传播。

（一）病例介绍

患者，女，36岁5月，已婚。因"白带分泌增加一周伴瘙痒"于门诊就诊。患者一周前在公共游泳池游泳后出现阴道分泌物增多，稀薄，呈泡沫状，伴瘙痒，瘙痒部位主要为阴道口及外阴，白带呈黄绿色，伴腐臭味。门诊测得体温36.3℃，脉搏78次/分，呼吸19次/分，血压112/81mmHg，白带检查结果示：阴道清洁度（＋＋＋），查见滴虫，pH值5.5。患者意识清楚，表情自若，门诊完善妇科检查，见阴道黏膜充血，可见散在出血点，宫颈有出血点，形成"草莓样"宫颈，后穹隆白带量多，呈黄绿色稀薄液体，泡沫状。患者否认既往和现在有结核病、生殖器疱疹史，否认不洁性交史。全身查体无明显异常。

根据相关检查结果，结合症状、体征，考虑诊断为"滴虫性阴道炎"。给予甲硝唑500mg，每日两次，持续7天；甲硝唑阴道泡腾片200mg，每晚睡前塞入阴道1次，连续7天；辅以1％乳酸液冲洗阴道；性伴侣同时参与治疗，以避免交叉感染，提高疗效。

（二）护理

1. 病情观察

滴虫性阴道炎患者的白带通常呈稀薄的泡沫状，如果合并其他细菌感染则分泌物呈脓性，伴臭味。瘙痒的部位多为阴道口和（或）外阴，间断伴有灼热、疼痛等，如有尿道感染，可出现尿频、尿急和（或）尿痛等不适，有时可见血尿。妇科检查时可见阴道黏膜充血，严重者可出现散在出血点，后穹隆白带量多，且为黄白色稀薄液体或黄绿色脓性分泌物。护理人员应充分评估患者的状态，并提供有针对性的指导。

2. 基础护理

（1）1％乳酸液阴道冲洗：阴道冲洗可以有效清除坏死、脱落的组织，减少感染，并促进局部血液循环，改善组织营养状态，利于炎症的吸收和消退。冲洗前应评估患者有无禁忌证，准备600ml左右的1％乳酸液装于灌洗袋，温度适宜，并将灌洗袋挂于距床60～70cm的高处，先排出管内空气，右手持灌洗管头部自上而下冲洗外阴，左手分开小阴唇，沿阴道侧壁缓缓插入阴道达后穹隆部，边冲洗边左右上下转动灌洗头，约剩100ml时拔出灌洗头，再一次冲洗外阴部，最后协助患者坐起，使阴道内残余液体流出。

（2）阴道用药指导：嘱患者晚上睡前清洁双手，将甲硝唑阴道泡腾片放入适配投药器中，患者取仰卧位，双腿屈曲，将投药器塞入阴道深处，按下活塞把药送入阴道，投药器使用后应以开水烫洗，避免重复感染。

（3）个人卫生：告知患者注意个人卫生，尤其是月经期的卫生，做到每日清洗会阴，勤洗澡、勤换内裤、勤换卫生巾，保持会阴部的清洁与干燥，避免因个人卫生问题导致病情进一步加重。

（4）生活护理：指导患者按时作息，早睡早起，做到"一盆一用一毛巾"，并定期进行消毒。除此之外，要尽量少用公共便器。

（5）心理护理：护理人员应积极与患者沟通，主动了解其心理状态，评估其是否存在焦虑与烦躁，并耐心、细心地安慰、鼓励患者，提高其对治疗的信心。

3. 治疗

（1）患者服用甲硝唑后偶见胃肠道反应，如食欲减退、恶心、呕吐等，还可见头痛、白细胞减少、皮疹等，一旦发现应及时报告医生并停药。

（2）滴虫性阴道炎主要由性接触传播，性伴侣应同时配合治疗，并告知患者在完全治愈前应避免无保护性交。

（3）甲硝唑：用药期间和停药 24h 内禁止饮酒。

（4）孕早期和哺乳期妇女慎用甲硝唑。

4. 健康教育

（1）指导患者进行自我护理，首先是个人卫生，需要保持外阴清洁、干燥，勤换内裤，避免搔抓引起皮肤破损；其次是内裤、坐浴以及洗涤用物应煮沸消毒 5～10 分钟以消灭病原体，避免交叉和重复感染。

（2）护理人员在对患者进行健康教育时，需要让其了解滴虫性阴道炎的发病原因、治疗方法以及治疗过程中的注意事项等，让患者充分认识该疾病，从而降低其心理负担。

（3）随访指导：由于滴虫性阴道炎患者的再感染率较高，应向患者解释遵医嘱治疗的重要性；治疗后检查滴虫呈阴性的患者，仍然需要每次月经后复查白带，若连续 3 次检查结果均为阴性，方可认为治愈。

（三）循证证据

2015 年，美国疾病控制和预防中心发布关于滴虫性阴道炎的诊治规范，王辰等针对此规范进行了解读，并发表于《国际妇产科学杂志》。其对于滴虫性阴道炎仍强调其性传播疾病的特征，并补充了流行病学数据、危害性、危险因素和保护因素以及肛门筛查的问题，同时就其持续性或复发性的诊治管理进行了指导，具体如下。

滴虫性阴道炎是最常见的非病毒性传播疾病，在美国，预计感染人数高达 370 万。滴虫性阴道炎患者多表现为阴道分泌物增多，呈黄绿色或伴恶臭，伴或不伴外阴刺激症状，70%～85% 的感染者没有或仅有轻微症状，未经治疗的感染可能持续数月到数年的时间。对于性活跃的人群，最佳的预防方法就是在性交时坚持正确使用安全套；男性伴侣行包皮环切术一定程度上可以降低滴虫的感染风险。

硝基咪唑类是目前已知的唯一可有效治疗滴虫感染的药物。推荐方案为甲硝唑 2g，顿服；或者替硝唑 2g，顿服。替代方案是甲硝唑 500mg，口服，每日 2 次，连服 7 天。临床随机对照试验结果显示，替硝唑在微生物学治愈和缓解临床症状方面的效果与甲硝唑相当或优于甲硝唑。滴虫性阴道炎患者与性伴侣的管理强调：患者及其性伴侣在治愈前应禁止性生活，即使治疗完成后均无症状。虽然目前还没有确切数据指导持续性或再发性滴虫性阴道炎患者的性伴侣如何进行治疗，但是其性伴侣能够从检查和接受与患者相同的治疗中获益。

治疗结束后的随访复查同样非常重要，这是因为滴虫性阴道炎患者的再感染率很高。有一项研究表明，3 个月内患者再感染率高达 17%，因此建议所有性活跃的女性无论其性伴侣是否接受治疗，在最初治疗 3 个月内都应进行随访复查。

对于妊娠合并滴虫性阴道炎患者，2015 版强调了治疗妊娠期滴虫性阴道炎的重要性。诊治指南指出：孕妇滴虫感染与妊娠不良结局具有相关性，特别是早产、胎膜早破和低出生体重儿。尽管甲硝唑可以治愈该病，但某些研究结果显示，甲硝唑治疗后围生期新生儿死亡率与不治疗相比差异并无统计学意义。最近开展的更大型的研究结果显示，妊娠期甲硝唑的使用与妊娠不良结局之间没有相关性。若考虑对滴虫感染孕妇进行药物治疗，推荐方案是口服甲硝唑 2g，顿服。对于有症状的孕妇，无论在何妊娠阶段，都应接受检测并积极接受治疗。

【外阴阴道假丝酵母菌病】

外阴阴道假丝酵母菌病（vulvovaginal candidiasis，VVC）曾被称为外阴阴道念珠菌病，是由假丝酵母菌引起的外阴阴道炎症。国外资料显示，约 75% 的妇女一生中至少患过 1 次外阴阴道假丝酵母菌病，约 45% 的妇女经历过 2 次或 2 次以上的发病。

该病 80%~90% 的病原体为假丝酵母菌，酸性环境适宜假丝酵母菌的生长，假丝酵母菌感染后阴道 pH 值多在 4.0~4.7，通常 <4.5。假丝酵母菌不耐热，加热至 60℃，1 小时即死亡；但对干燥、紫外线、日光及化学制剂等抵抗力较强。假丝酵母菌为机会致病菌，10%~20% 非妊娠期妇女以及 30% 孕妇阴道中有此菌寄存，但菌量较少，并不引起症状。只有当阴道内糖原增加、局部细胞免疫能力下降时，假丝酵母菌才大量繁殖并转变为菌丝相，继而出现症状。多见于长期应用广谱抗生素者、糖尿病患者、孕妇和大量应用免疫抑制剂或接受大量雌激素治疗者。长期应用广谱抗生素改变了阴道内微生物间的制约关系，有利于假丝酵母菌繁殖；糖尿病及妊娠时，阴道组织内糖原增加，酸度增高，有利于假丝酵母菌生长；大量应用免疫抑制剂时机体抵抗力降低。其他诱因如穿紧身化纤内裤以及肥胖可使会阴局部的温度及湿度增加，利于假丝酵母菌繁殖，从而引起感染。假丝酵母菌主要为内源性传染，少部分可通过性交直接传染，极少通过接触被污染的衣物间接传染。

（一）病例介绍

患者，女，28 岁 5 月，已婚，G_1P_0，28^{+5} 周。因"外阴灼痛伴重度瘙痒 2 天"门诊就诊。患者一周前无明显诱因出现阴道分泌物增多伴轻度瘙痒，白带呈豆腐渣样，2天前出现小便时疼痛，瘙痒加剧，坐卧不宁。门诊测得体温 36.7℃，脉搏 98 次/分，呼吸 21 次/分，血压 102/61mmHg、白带检查结果示：阴道清洁度（＋＋＋＋），查见假丝酵母菌芽孢和菌丝，pH 值 4.2。患者意识清楚，表情痛苦，妇科检查见外阴红斑、水肿，伴有抓痕，部分表皮脱落；阴道黏膜红肿，小阴唇内侧和阴道黏膜附有白色块状物，擦除后露出红肿黏膜面。患者否认既往和现在有结核病、生殖器疱疹史，否认不洁性交史。全身查体无明显异常。

根据相关检查结果，结合症状、体征，考虑诊断为"外阴阴道假丝酵母菌病"。遵医嘱给予克霉唑栓剂 150mg，每晚 1 粒塞入阴道深部，连用 7 日；2％碳酸氢钠液坐浴，每天 2 次，每次 20 分钟，持续 5 天。

（二）护理

1. 病情观察
外阴阴道假丝酵母菌病的患者伴有严重的外阴瘙痒和（或）灼痛，常常坐卧不宁，同时伴有尿痛、尿频和性交痛，急性期患者阴道分泌物增多，分泌物白色稠厚且呈凝乳状或豆腐渣样。妇科查检可见外阴皮肤搔抓的痕迹，小阴唇内侧和阴道黏膜常常附有白色膜状物，擦除后可见红肿黏膜面，急性期患者可存在糜烂或浅表性溃疡。护理人员应充分评估患者的状态，并提供有针对性的指导。

2. 基础护理
（1）2％碳酸氢钠坐浴：遵医嘱选用 2％碳酸氢钠液坐浴，每日 2 次，每次 20 分钟，以碱化阴道内 pH 值，破坏假丝酵母菌的生存环境，促进炎症恢复。
（2）个人卫生：告知患者注意个人卫生，做到每日清洁会阴，勤洗澡、勤换内裤、勤换卫生巾，保持会阴部的清洁与干燥，避免因个人卫生问题导致病情进一步加重。

3. 治疗
嘱患者晚上睡前清洁双手，将克霉唑栓剂放入适配投药器中，患者取仰卧位，双腿屈曲，将投药器塞入阴道深处，按下活塞把药送入阴道内，使用后应以开水烫洗投药器，避免重复感染。

4. 健康教育
鼓励患者坚持用药，不得随意中断。性伴侣无须治疗，约 15％男性与女性患者接触后出现龟头炎，对有症状男性需进行假丝酵母菌检查及治疗，以预防女性重复感染。若症状持续存在或诊断后 2 个月内复发者，需复诊。

（三）循证证据

2015 年，美国疾病控制和预防中心发布关于外阴阴道假丝酵母菌的诊治规范，王辰等针对此规范进行了解读，并发表于《国际妇产科学杂志》。

外阴阴道假丝酵母菌病（VVC）的典型症状包括外阴瘙痒、性交痛、阴道疼痛、阴道分泌物异常，以及排尿时因尿液刺激外阴及前庭引起的疼痛，但是这些都不是外阴阴道假丝酵母菌病的特异性症状。根据患者临床表现、宿主因素、微生物学情况以及对治疗的反应，可将 VVC 分为单纯性 VVC 和复杂性 VVC（表 1-2-1）。

表 1-2-1　VVC 的分类

单纯性 VVC	复杂性 VVC
散发或非经常发作的 VVC	复发性 VVC（RVVC）
轻至中度的 VVC	重度 VVC
可能为白假丝酵母菌引起的 VVC	非白假丝酵母菌引起的 VVC
非免疫受损女性的 VVC	女性伴有糖尿病、免疫力低下（如 HIV 感染）、身体衰弱或接受免疫抑制剂治疗

1. 单纯性 VVC

患者出现外阴瘙痒、潮红、水肿、疼痛、尿液刺激外阴疼痛，可提示单纯性 VVC 的诊断。推荐治疗方案如下：①非处方类阴道内用药：1% 克霉唑乳膏 5g，每日 1 次，持续 7～14 天；②处方类阴道内用药：2% 布康唑乳膏 5g，单次用药；0.8% 特康唑乳膏，每日 1 次，共 3 天。③口服药物：氟康唑 150mg，顿服。

通常患者不必随访，但如果患者症状持续存在或者初次治疗后症状复现，应复诊。单纯性 VVC 通常不经过性交传播，目前尚没有资料支持需要对性伴进行治疗。少数男性性伴侣可发生龟头炎，临床表现是龟头发红，伴瘙痒或刺激症状，局部外敷抗真菌制剂可缓解症状。

2. 复杂性 VVC

复杂性 VVC 主要包括 RVVC 和重度 VVC。RVVC 是指每年发作 4 次或以上的有症状的 VVC，RVVC 的发病率<5%，但发病机制尚不清楚，大部分患者没有明显的易感因素或潜在疾病。推荐治疗方案如下：①强化治疗：为维持临床治愈和真菌学控制，部分专家建议延长初始治疗时间，如局部治疗 7～14 天，或者口服氟康唑 100mg、150mg 或 200mg，3 天 1 次，即第 1、4、7 天各 1 次，共 3 次，使真菌学转阴后再进行抗真菌维持治疗。②维持疗法：口服氟康唑（100mg、150mg 或 200mg 剂量）每周 1 次，持续 6 个月。

当外阴出现广泛红斑、抓痕、水肿和皲裂时即为重度 VVC，该疾病对短疗程局部或口服治疗反应差，推荐应用局部唑类药物 7～14 天或氟康唑 150mg，连续给药 2 次（即首次服药后 72 小时后加服 1 次）。尚无资料支持对复杂性 VVC 患者的性伴侣进行治疗。

【细菌性阴道病】

细菌性阴道病（bacterial vaginosis，BV）是阴道内正常菌群失调所导致的一种混合感染，但是临床及病理特征无炎症改变。

正常阴道内能够产生过氧化氢的乳杆菌占优势，出现细菌性阴道病时，阴道内乳杆菌减少，其他微生物大量繁殖，其中以厌氧菌居多，数量可增加 100～1000 倍。使阴道菌群发生变化的原因目前仍不清楚，推测可能与多个性伴侣、频繁性交或阴道灌洗使阴道碱化有关。细菌性阴道病除了导致阴道炎症，还可引起其他不良后果，如引起非妊娠妇女发生盆腔炎、子宫内膜炎、子宫切除术后阴道断端感染等；而妊娠期细菌性阴道病可导致绒毛膜羊膜炎、胎膜早破、早产等。

（一）病例介绍

患者，女，38 岁 9 月，已婚。因 "阴道分泌物增多伴腥臭味 4 天" 于门诊就诊。患者一周前出现阴道分泌物增多，稀薄，4 天前出现腥臭味，性交后加重，伴轻度瘙痒。门诊测得体温 36.8℃，脉搏 82 次/分，呼吸 20 次/分，血压 122/75mmHg，白带检查结果示：阴道清洁度（＋＋＋），pH 值 4.9，胺臭味试验（＋），线索细胞（＋）。患者意识清楚，表情自若，门诊完善妇科检查，查体见阴道分泌物量多且黏附在阴道壁上，白带呈白色、均质，有鱼腥臭味。患者否认既往和现在有结核病、生殖器疱疹史，否认不洁性交史。全身查体无明显异常。

根据相关检查结果，结合症状、体征，考虑诊断为 "细菌性阴道病"。给予甲硝唑400mg，每日两次，持续 7 天；甲硝唑栓剂 200mg 每晚睡前塞入阴道，连续 7 天。

（二）护理

1. 病情观察

细菌性阴道病患者的临床表现主要为阴道分泌物增多，并伴有鱼腥臭味，在性交后加重，同时伴有轻度外阴瘙痒和（或）灼热感。妇科检查可见阴道黏膜无充血等炎症反应，分泌物多为灰白色，稀薄，性质均匀，黏附于阴道壁上，但是易于拭去。护理人员应充分评估患者的状态，并提供有针对性的指导。

2. 基础护理

（1）纠正患者坐浴、久坐、喜用妇科洗液以及卫生垫等不良习惯，指导患者掌握正确进行生殖道清洁的方法，增强患者的阴道自净能力。

（2）指导患者正确选择内裤以及清洗内裤的方法，避免滥用碱性妇科洗液或抗菌药物，避免频繁过度、不洁净的性生活，并通过加强体育锻炼和营养来增强阴道抵抗力。

3. 治疗

（1）口服用药指导：患者服用甲硝唑后偶见胃肠道反应，如食欲减退、恶心、呕吐等，还可见头痛、白细胞减少、皮疹等，一旦发现应及时报告医生并停药。甲硝唑用药期间和停药 24 小时内禁止饮酒；孕早期和哺乳期妇女慎用甲硝唑。

（2）阴道用药指导：嘱患者晚上睡前清洁双手，将甲硝唑栓剂放入适配投药器中，患者取仰卧位，双腿屈曲，将投药器塞入阴道深处，按下活塞把药送入阴道内，投药器使用后应以开水烫洗，避免重复感染。

4. 健康教育

（1）指导患者正确护理：部分患者认为每天灌洗阴道才能达到清洁阴道的目的，却不知过度清洗反而会导致阴道内环境紊乱，从而出现相应的一系列的感染症状，如瘙痒等。指导患者正常护理以每日用温热开水清洁外阴即可。

（2）随访指导：治疗后无症状者不需要常规随访，仅妊娠合并细菌性阴道病患者需要随访治疗效果。细菌性阴道病容易复发，对于症状持续或复发的患者，应及时复诊，并接受治疗。

（三）循证证据

2015年，美国疾病控制和预防中心发布关于细菌性阴道病的诊治规范，王辰等针对此规范进行了解读，并发表于《国际妇产科学杂志》。

一项Meta分析的结果显示，抗生素方案不能有效预防患有细菌性阴道病的妊娠期妇女发生早产（早期或晚期）；也有研究认为，口服给药方案可有效降低患有细菌性阴道病的妊娠期妇女发生晚期流产的风险；另有两项相关研究也认为，口服给药方案能够减少新生儿不良结局发生。

诊治规范中关于妊娠期有症状的细菌性阴道病的治疗改动较大。2010版指出，鉴于妊娠期妇女可能存在亚临床的生殖道感染，不管应用何种药物，均推荐采用口服给药方案（甲硝唑或克林霉素）；妊娠期阴道应用克林霉素与新生儿预后不良可能有关。而2015版的数据显示，妊娠期阴道使用克林霉素对妊娠妇女是安全的，由于尚未发现妊娠期细菌性阴道病口服给药疗效优于局部给药，或更易于预防妊娠不良结局的发生，所以2015版诊治规范认为有症状的妊娠期妇女可以采用与非妊娠期妇女相同的阴道或口服给药方案。另外，2015版补充了妊娠期与产后应用甲硝唑的注意事项。虽然甲硝唑能够通过胎盘，但目前多项关于妊娠期妇女的队列研究和横断面研究均未发现该药有致新生儿突变或畸形改变的证据；有研究认为妊娠期使用甲硝唑治疗的风险较低。甲硝唑能够通过乳汁分泌，对于进行口服药物治疗的产妇，新生儿在接受母乳喂养时，其所摄入的药物剂量要比接受该药物治疗的新生儿要低很多，且均比母体血药水平低。尽管并没有发现新生儿因为母亲接受甲硝唑治疗并进行母乳喂养而发生的不良事件，但部分临床医生仍建议，母亲在接受甲硝唑2g顿服治疗时，应推迟12~24小时进行母乳喂养；而相对降低给药剂量的话，乳汁中的药物浓度也会相应降低，目前认为还是可以进行母乳喂养的。

由于有关妊娠期使用替硝唑的人类受试者数据有限，而动物实验结果表明，这种治疗会对患者造成中等程度的风险。因此，妊娠期应避免使用替硝唑。

【萎缩性阴道炎】

萎缩性阴道炎（atrophic vaginitis）常见于自然绝经或人工绝经后的妇女，也可见于药物假绝经治疗或产后闭经的妇女。

绝经后妇女卵巢功能衰退，雌激素水平下降，阴道壁萎缩，黏膜变薄，上皮细胞内糖原减少，阴道内 pH 值增高，局部抵抗力降低，致病菌过度繁殖或入侵引起炎症。

（一）病例介绍

患者，女，55 岁 3 月，已婚。因"阴道分泌物增多伴外阴灼热、瘙痒 4 天"于门诊就诊。患者系围绝经期妇女，5 年前绝经，4 天前无诱因出现阴道分泌物增多，伴有红血丝，外阴轻度瘙痒，伴干燥、灼热感。门诊测得体温 36.9℃，脉搏 90 次/分，呼吸 19 次/分，血压 131/82mmHg，白带检查示：阴道清洁度（＋＋＋＋），pH 值 6.7，镜下查见大量基底层细胞和白细胞。患者意识清晰，表情自若，门诊完善妇科检查，查体见阴道呈萎缩性改变，上皮皱襞消失，菲薄，萎缩。阴道黏膜充血，有散在小出血点，可见浅表性溃疡。溃疡面与对侧轻微粘连。宫颈细胞学检查结果示鳞状上皮细胞炎症反应。患者否认既往和现在有结核病、生殖器疱疹史，否认不洁性交史。全身查体无明显异常。

根据相关检查结果，结合症状、体征，考虑诊断为"萎缩性阴道炎"。给予 0.1％醋酸液清洗外阴，每日一次，清洗后予甲硝唑栓剂 200mg 放入阴道深部，连续 7 天；雌激素制剂（雌三醇软膏）局部涂抹，每日 1～2 次，持续 14 天。

（二）护理

1. 病情观察

萎缩性阴道炎患者多表现为外阴烧灼不适、分泌物增多，并伴有瘙痒；阴道分泌物稀薄，多呈淡黄色，严重感染者则呈脓血性白带；伴随阴道黏膜萎缩，可出现不同程度的性交痛。妇科检查可见阴道呈萎缩性改变，皱襞萎缩、菲薄、消失，阴道黏膜不同程度充血，有时可见溃疡。护理人员应充分评估患者的状态，并提供有针对性的指导。

2. 基础护理

护理人员应告知患者疾病相关病因以及常见症状，缓解患者焦虑情绪，指导患者掌握正确的护理知识：不用热水烫洗外阴，经常清洗内裤，外洗盆具、毛巾等专人专用，性生活前可在阴道口涂抹专用润滑剂等。

3. 治疗

指导患者每天用 0.1％醋酸液清洗外阴，清洗后局部涂抹雌激素制剂（雌三醇软膏），每日睡前使用甲硝唑栓剂，将甲硝唑栓剂放入适配投药器中，患者取仰卧位，双腿屈曲，将投药器塞入阴道深处，按下活塞把药送入阴道内，使用后应以开水烫洗投药器，避免重复感染。

4. 健康教育

加强患者健康教育，告知患者严格遵医嘱正确用药，教授其局部给药方法，给药前需洗净双手，减少感染的机会。阴道上药困难者，可指导其家属或由医务人员协助。

（三）循证证据

目前尚无相关循证医学证据。

（尹亚楠　龙德蓉）

第三节　子宫颈炎症

子宫颈炎症是妇科的常见疾病之一，包括子宫颈管黏膜炎症及子宫颈阴道部炎症。因阴道鳞状上皮与子宫颈阴道部鳞状上皮相延续，阴道炎症可引起子宫颈炎症。子宫颈炎有急性和慢性两种，临床多见的是慢性子宫颈炎，这也是本节叙述的重点。

慢性子宫颈炎（chronic cervicitis）又称慢性宫颈炎，是指子宫颈间质内有大量浆细胞、淋巴细胞等慢性炎细胞浸润，伴有子宫颈腺上皮、间质的增生和鳞状上皮化生。慢性子宫颈炎可由急性子宫颈炎迁延而成，也可为病原体持续感染所致。常见病原体包括葡萄球菌、淋病奈瑟球菌和沙眼衣原体，卫生不良、雌激素缺乏等因素造成局部抗感染能力弱也容易引起慢性子宫颈炎。由于病原体侵入子宫颈黏膜并隐藏于此，不容易被彻底清除。

（一）病例介绍

患者，女，37岁3月，已婚。因"体检发现子宫颈呈糜烂样改变1$^+$月"于门诊就诊。患者两年前阴道自然分娩一女婴，体重3100g，现体健，一年前行人工流产吸宫术，一个月前例行体检发现子宫颈呈糜烂样改变，故前来就诊。自诉约一年前阴道分泌物增多，黏稠、呈脓性，时有血丝，不伴瘙痒，偶有腰酸、小腹坠胀，伴有尿频、尿痛，无其余不适。门诊测得体温36.5℃，脉搏67次/分，呼吸20次/分，血压98/62mmHg，白带检查示：阴道清洁度（＋＋＋＋），pH值5.5，白细胞（＋），上皮细胞（＋）。患者意识清楚，表情自若。妇科检查：外阴发育正常，阴道黏膜色泽正常、通畅，子宫颈重度肥大，子宫颈2/3面积呈糜烂样改变，有黄色分泌物覆盖子宫颈口；宫体大小正常，活动良好，无压痛，双附件区未触及肿物或包块。分泌物呈黄色脓性，有血丝。阴道B超示：子宫前位，子宫体大小4.5cm×3.7cm×2.6cm，形态规则，轮廓清晰，实质回声均匀，双侧卵巢及输卵管未见异常回声。宫颈脱落细胞学检查排除子宫颈癌和子宫颈上皮内瘤变。患者否认既往和现在有结核病、生殖器疱疹史，否认不洁性交史。全身查体无明显异常。

根据相关检查结果，结合症状、体征，考虑诊断为"慢性子宫颈炎"。遵医嘱给予局部激光物理治疗，复方莪术油栓（康妇特栓）每晚一粒，阴道给药，连续 7 天。

（二）护理

1. 病情观察

慢性子宫颈炎患者大多没有症状，多为体检发现患病。少数患者可能出现阴道分泌物增多，呈淡黄色或者脓性，性交后易出血，或月经间期出血，偶尔分泌物刺激可引起外阴不适。妇科检查可见子宫颈呈糜烂样改变，或黄色分泌物覆盖宫颈口，或黄色分泌物从子宫颈口流出，患者可同时存在子宫颈肥大或子宫息肉。护理人员应充分评估患者的状况，并提供有针对性的指导。

2. 基础护理

护理人员应为患者及其家属详细介绍疾病相关发病机制、治疗方法以及生活中的注意事项，并叮嘱患者保持外阴的清洁、干燥，注意个人卫生。

3. 治疗

（1）阴道给药：指导患者临睡前洗净双手或佩戴无菌手套，用一手食指将康妇特栓剂向阴道后壁推进，至食指完全伸入为止，每晚一次，7 天为一个疗程。

（2）物理治疗：局部物理包括激光、冷冻、微波等方法，其原理是破坏子宫颈糜烂样改变处，结痂脱落后，新生鳞状上皮覆盖创面，治疗周期为 3～4 周。

物理治疗注意事项：①治疗前，应排除子宫颈癌和子宫颈上皮内瘤变；②有急性生殖道炎症患者禁行物理治疗；③治疗应在月经干净后 3～7 日内进行；④物理治疗后均有阴道分泌物增多，甚至有大量黄水流出，术后 1～2 周脱痂时可有少许出血或少量血水；⑤创面尚未完全愈合期间（4～8 周）禁止性生活、盆浴和阴道冲洗；⑥物理治疗可引起术后出血、子宫颈狭窄、不孕和感染，治疗后应定期复查。

4. 健康教育

指导妇女定期做妇科检查，发现子宫颈炎症者积极进行治疗，避免分娩时损伤子宫颈，产后发现子宫颈裂伤应积极缝合。治疗前应常规行宫颈刮片细胞学检查，排除子宫颈癌和子宫颈上皮内瘤变。

（三）循证证据

2015 年，美国疾病控制和预防中心发布关于子宫颈炎的诊治规范，夏玉洁等针对此规范进行了解读，并发表于《国际生殖健康/计划生育杂志》。

子宫颈炎通常没有明显症状，但一些妇女会出现阴道分泌物异常或经间期出血（如性交后出血）。子宫颈炎包括两大特征性体征：①在子宫颈管或子宫颈管棉拭子上肉眼查见黏脓或脓性分泌物（通常称为黏液脓性子宫颈炎或子宫颈炎）；②用子宫颈管棉拭子擦拭子宫颈管易诱发子宫颈管内出血。子宫颈炎患者通常具备以上体征之一或两种体征同时具备。

子宫颈炎的病原体通常为淋病奈瑟球菌或沙眼衣原体，因此对所有子宫颈炎患者均应进行盆腔炎体征评估，并采用核酸扩增技术检测是否有淋病奈瑟球菌和沙眼衣原体。对于子宫颈炎采用经验性治疗需要考虑以下几个影响因素，如年龄是否<25岁，或性伴侣是否有性传播疾病，或最近是否有新的性伴侣，或是否性伴侣同时有其他性伴侣。经验性治疗推荐方案如下：多西环素100mg，口服，每天2次，连服7天；或阿霉素1g，单次顿服。

对于正在接受治疗的子宫颈炎患者，其性伴侣的管理也应符合具体的防治性传播疾病的要求，对怀疑或确诊有衣原体、滴虫或淋病奈瑟球菌感染的宫颈炎患者近60天内的性伴侣进行评估、检测和治疗。为了避免重复感染，子宫颈炎患者应暂停性生活，直至完成全部的治疗。

非妊娠和妊娠期妇女的子宫颈炎诊治没有明显区别。

为了减少传播和重复感染，应该指导子宫颈炎患者治疗后禁止性生活，直至她们及其性伴侣均完成全面的治疗且症状消失。被诊断为宫颈炎的患者应同时检测人免疫缺陷病毒（HIV）和梅毒。

接受治疗的患者应接受随访，医生通过随访可判断子宫颈炎是否治愈。对于未进行治疗的患者，随访能够为医生提供机会反馈检测结果，并将其作为子宫颈炎评估的一部分。为确诊子宫颈炎，均应推荐随访。感染衣原体、滴虫或淋病奈瑟球菌的患者，由于再感染率高，应同时为其性伴侣提供相应的保护措施，不论其性伴侣是否接受治疗，都应指导患者及其性伴侣在治疗3个月后再次随访。如果症状持续或复发，则应指导患者来院进行再次评估。

（尹亚楠　龙德蓉）

第四节　盆腔炎症性疾病

盆腔炎症性疾病是女性常见的上生殖道感染性疾病，处理不及时或不彻底常常严重影响妇女的生殖健康。盆腔炎症性疾病（pelvic inflammatory disease，PID）是指女性内生殖器和其周围结缔组织及盆腔腹膜发生的炎症，包括子宫内膜炎、输卵管炎、输卵管卵巢脓肿及盆腔腹膜炎。盆腔炎症性疾病多见于有月经且处于性活跃期的妇女，盆腔炎症若未及时、彻底治疗，可导致不孕、慢性盆腔痛和输卵管妊娠，且炎症反复发作，不仅影响女性的生殖健康，还增加家庭与社会的经济负担。

导致盆腔炎症性疾病的病原体可分为内源性和外源性，内源性病原体来自原寄生在阴道内的微生物群，包括需氧菌和厌氧菌；外源性病原体主要是性传播疾病的病原体，如沙眼衣原体和淋病奈瑟球菌等。感染途径包括沿生殖道黏膜上行感染、经淋巴系统蔓延、经血循环传播和直接感染。炎症可局限于一个部位，也可同时感染多个部位，最常见的是输卵管炎和输卵管卵巢炎。

（一）病例介绍

患者，女，30 岁 1 月，已婚。因"间歇性下腹痛 1 年、持续加重 10$^+$ 天"入院。患者无明显诱因在十余天前出现下腹疼痛，持续伴坠胀感。发热，自行服用退热药和抗感染药，热度渐退但是腹痛并未缓解，伴恶心、呕吐。过去 3 年曾行药物流产 2 次，第二次流产后有高热史，其后间歇出现下腹疼痛。门诊测得体温 38.5℃，脉搏 102 次/分，呼吸 22 次/分，血压 108/69mmHg，宫颈分泌物中查见大量白细胞，妇科检查：下腹部压痛、反跳痛和肌紧张，局限于右下腹，肠鸣音减弱；阴道可见脓性臭味分泌物，子宫有压痛，宫体稍大，活动受限；宫颈充血红肿，举痛明显，将宫颈表面的分泌物擦拭干净后可见脓性分泌物从宫颈口流出；右附件区触及包块如拳头大小，与子宫粘连，有触痛，不活动。B 超示：盆腔积液 1.9cm。患者否认既往和现在有结核病、生殖器疱疹史，否认不洁性交史。全身查体无明显异常。

根据相关检查结果，结合症状、体征，考虑诊断为"盆腔炎症"。遵医嘱给予静脉滴注头孢西丁钠 2g+100ml 0.9％氯化钠注射液（生理盐水），q6h；多西环素 100mg 口服，q12h；下腹部超声波理疗，每日 1 次；中药保留灌肠。

（二）护理

1. 病情观察

（1）密切观察患者的病情与热型：嘱患者卧床休息，监测其体温、脉搏和呼吸，必要时监测血压、电解质、酸碱平衡与血常规变化。

（2）饮食管理：指导患者多饮水，并进食高热量、高蛋白质、高维生素的易消化半流质或流质饮食，以满足高热引起的机体消耗，并达到增强机体抵抗力的目的。

（3）指导正确服用退热药物：发热时指导患者用温水擦浴，当体温大于 38.5℃时遵医嘱指导患者服用退热药物，临床常用布洛芬混悬液，5ml，口服。服药后监测体温变化，如出汗则指导其及时更换衣物，并保持皮肤干燥。

2. 基础护理

（1）卫生清洁：指导患者每天早晚用温热清水清洗会阴部，更换内裤，并保持外阴清洁干燥。

（2）中药灌肠：中药灌肠属于保留灌肠，是将中药直接灌入直肠或结肠内，使药液通过肠黏膜吸收从而起到治疗作用。操作时嘱患者侧卧位，将治疗巾垫于臀下，用石蜡油润滑肛管前段，排气后轻轻插入肛门 15～20cm，并缓慢注入药液，药液注入完毕再注入温开水 5～10ml，拔出肛管，擦净肛门，嘱患者保留药液 1 小时以上。注意药液不宜过多，压力要低，灌肠速度宜慢，以减少刺激，同时有利于肠黏膜的吸收。

（3）超声波理疗：在核对患者并做好解释工作后，接通电源并检查仪器性能；随后遵医嘱选择凝胶贴片和治疗部位，治疗部位应距离病变部位较近、局部相对平坦、活动度较小，治疗部位的皮肤应清洁、干燥、完整，如有汗液、油渍或污垢应清洁后擦干再进行操作；取出贴片并固定在治疗发射头的凹槽内，金属膜凸面与治疗凹槽对应，压紧金属膜周边以免漏气；取出耦合凝胶片一套，分别放置于金属凹槽内，去掉贴纸，将凝胶贴片联同治疗头固定在治疗部位，启动治疗键开始治疗。注意，超声波理疗禁用于皮肤损伤部位，禁用于装有心脏起搏器、人工支架或人工瓣膜者，禁用于严重心衰、呼衰的患者，慎用于孕妇和新生儿。

3. 治疗

静脉滴注抗生素应注意如下事项：在抗生素滴注前必须遵医嘱进行皮肤过敏试验，阴性方可使用；输注时应严格遵守抗生素给药时间，静脉使用的抗生素吸收较快，血药浓度很快就可达到峰值，因此为了使药物在血液内维持一定的浓度，需要分次给药，头孢西丁钠需每 6 小时给药一次，现配现用，滴注速度不宜过快，每 2g 药物静脉滴注的时间不应少于 30 分钟；输注时密切观察输液部位，了解患者一般情况，如果有异常，应立即停止输液，及时抢救。

4. 健康教育

患者长期经受疾病的折磨，医务人员应主动关心患者的心理状况，耐心倾听患者的诉说，为其提供表达不适的机会和场所，尽可能满足患者的需求，解除其思想顾虑，增强其战胜疾病的信心。与此同时，与患者及其家属共同探讨治疗方案，取得家人的支持和帮助，有助于减轻患者的心理负担。

（三）循证证据

2015 年，美国疾病控制和预防中心发布关于盆腔炎症性疾病的诊治规范，王辰等针对此规范进行了解读，并发表于《国际妇产科学杂志》。

近期研究表明，由沙眼衣原体或淋病奈瑟球菌引起的盆腔炎症性疾病病例有所下降，只有不超过 50% 的急性盆腔炎由沙眼衣原体或淋病奈瑟球菌引起。一些盆腔炎的症状及体征（如阴道异常出血、阴道分泌物增多以及性交痛等）较轻或隐匿，较难及时诊断，而延迟诊断和治疗又可能导致一系列后遗症（如不孕）的发生，因此诊断盆腔炎主要依靠临床最低标准。

1. 最低标准

子宫压痛或宫颈举痛或附件区压痛。若以上三者同时具备，会导致诊断敏感度下降。若存在下生殖道感染（阴道分泌物中白细胞增多、宫颈脆性增加及宫颈黏液呈脓性）可增加诊断敏感度。根据患者性传播疾病的危险因素可以决定是否开始进行经验性治疗。

2. 附加标准

体温＞38.3℃；宫颈脆性增加或宫颈异常黏液脓性分泌物；红细胞沉降率增高；阴道分泌物生理盐水湿片检查见大量白细胞；血 C 反应蛋白浓度升高以及实验室检查证实宫颈衣原体或淋病奈瑟球菌阳性。多数盆腔炎患者存在宫颈黏液脓性分泌物，或阴道生理盐水湿片中查见大量白细胞，如果宫颈分泌物正常且镜下无白细胞，诊断盆腔炎需慎重。阴道分泌物湿片可检测到合并阴道感染，如细菌性阴道病和滴虫性阴道炎。

3. 治疗推荐方案

头孢替坦 2g，静脉滴注，每天 2 次（12 小时 1 次）＋多西环素 100mg，静脉滴注或口服，每天 2 次（12 小时 1 次）；或头孢西丁钠 2g，静脉滴注，q6h＋多西环素 100mg，口服或静脉滴注，q12h；或克林霉素 900mg，静脉滴注，q8h＋庆大霉素负荷剂量肌内注射或静脉滴注（肌内注射：2mg/kg），维持剂量（1.5mg/kg），q8h。由于静脉滴注多西环素容易出现疼痛等不良反应，并且静脉应用和口服生物利用度相似，因此建议尽量通过口服进行治疗。临床症状改善至少 24～48 小时后进行口服药物治疗，多西环素 100mg，q12h，连用 14 天。

关于性伴侣的治疗，需要对盆腔炎患者出现症状前 60 天内接触过的性伴侣进行针对检查和治疗。无论盆腔炎患者分离出的病原体为何，均应建议患者的性伴侣进行沙眼衣原体和淋病奈瑟球菌的检测和治疗。由沙眼衣原体和淋病奈瑟球菌感染所引起的盆腔炎患者的男伴侣常常无症状，为减少疾病传播，在女性患者盆腔炎治疗完成、症状缓解或其性伴侣得到足够治疗前应禁止性交。

对于性活跃的妇女进行沙眼衣原体筛查和治疗能够有效降低盆腔炎的发病率。由于妊娠期盆腔炎会增加孕产妇早产的风险，因此可疑盆腔炎的妊娠期妇女都建议住院接受静脉滴注抗生素治疗。

（尹亚楠　龙德蓉）

第二章　女性生殖系统肿瘤

第一节　外阴肿瘤

外阴肿瘤是指女性阴阜、阴蒂、阴唇以及前庭等处的皮肤、腺体、黏膜和结缔组织发生的良性肿瘤和恶性肿瘤。外阴良性肿瘤的发病年龄在 1~73 岁，外阴恶性肿瘤多发生于绝经后女性。外阴恶性肿瘤占女性生殖细胞肿瘤的 3%~5%，以外阴鳞状细胞癌（squamous cell carcinomas，SCC）最为多见，约占外阴恶性肿瘤的 90%。乳腺样腺癌在外阴肿瘤中非常少见，而外阴绒毛状腺癌目前被认为是外阴原发性腺癌的肠道亚型。外阴鳞状细胞癌以手术治疗为主，整体预后较好，局部复发率为 12%~37%，主要与是否有淋巴结转移有关。

【外阴良性肿瘤】

外阴良性肿瘤主要来源于外阴上皮的乳头瘤、汗腺腺瘤及来源于中胚叶的脂肪瘤、纤维瘤、平滑肌瘤和神经纤维瘤，其中外阴上皮乳头瘤常见于围绝经期和绝经后妇女，表现为瘙痒和外阴肿物。外阴肿物多发生于大阴唇，呈多个或单个乳头状突出皮肤表面，可有出血、破溃和感染；纤维瘤常单发，多位于大阴唇，早期为皮下硬结，继而可增大，形成质硬、光滑的带蒂肿块，大小不一，表面可有溃疡和坏死；汗腺瘤较少见，常发生于青春期，与激素有关，可伴下眼睑及颧骨部位病灶；脂肪瘤来自大阴唇或阴阜脂肪组织，生长缓慢，位于皮下组织内，质软，呈分叶状，大小不等，也可形成带蒂肿物。脂肪瘤较小则无须手术，如肿瘤较大，引起性生活困难和行走不适则需要进行手术切除；平滑肌瘤来源于外阴平滑肌、血管平滑肌或毛囊立毛肌，多见于生育期妇女，常位于大阴唇、小阴唇及阴蒂，突出皮肤表面，表面光滑、质硬、可活动。总的来说外阴良性肿瘤较少见。

（一）病例介绍

患者，女，49 岁 10 月。因"外阴包块切除术后 2⁺年"入院。患者系围绝经期女性，2⁺年前于外院体检时妇科查体扪及右侧大阴唇处有一包块，较小，门诊随访，包块逐渐长大，半年后，包块长大至 3cm×4cm，给予手术治疗，在局麻下行"外阴包块切除术"，术中冰冻及术后病理检查提示脂肪瘤。1^+ 年前，患者于门诊就诊，查体可扪及右侧大阴唇处有一包块（具体不详），建议手术治疗，因自身原因一直未手术。1 天前，患者为进一步诊治于门诊就诊，查体右侧大阴唇中下份扪及 5cm×6cm 包块，浅表器官彩超提示：右侧阴唇扪及"包块"处皮下脂肪层内查见大小 7.4cm×2.7cm×5.0cm 的稍弱回声，边界较清，内见条索状稍强回声，内见点状血流信号，疑脂肪瘤，建议手术治疗。患者患病以来无白带异常、腰骶部疼痛、腹痛、腹胀、尿频、尿痛等不适，精神食欲、睡眠尚可，大小便正常，体重无明显变化。既往身体情况良好，否认高血压、冠心病、糖尿病，否认肝炎、结核或其他传染病史，否认食物、药物及其他过敏史，21 年前因"羊水过少"于外院行剖宫产术；20 年前因"宫外孕"于外院行经腹一侧输卵管切除术（具体不详）；7 年前因"子宫腺肌症"于外院行子宫次全切除术；3 年前因"阑尾炎反复急性发作"于外院行经腹阑尾切除术。入院时体温 36.6℃，脉搏 91 次/分，呼吸 19 次/分，血压 131/85mmHg。内科查体无特殊。专科查体：外阴同前。阴道：通畅，无畸形，黏膜色泽正常，白带，色白，无异味。宫颈：肥大，光滑，无触血，宫颈管内无出血。子宫缺如。双附件：未扪及异常。白带常规检查无异常。

入院后完善相关检查，结合症状、体征及辅助检查结果，初步考虑诊断：外阴包块：脂肪瘤？子宫次全切术后，单侧输卵管切除术后。根据患者病情、病理检查结果以及患者手术意愿，拟行"外阴肿物切除术"。

患者在全身麻醉下行"外阴肿物切除术＋阴道纱条填塞术"。术中见：外阴发育正常，已婚型，右侧大阴唇突起，中下份可扪及一大小约 7cm×8cm 包块，质软，活动度尚可。切除过程中见包块似脂肪组织，部分边界清楚，部分边界欠清，包块大小约 10cm×7cm×5cm，包块根部达右侧耻骨降支及坐骨升支，术中冰冻病理切片检查示：右外阴肿块，查见少量脂肪组织及纤维结缔组织。术后诊断：外阴脂肪瘤，子宫次全切术后，单侧输卵管切除术后。手术顺利，麻醉满意，术中生命体征平稳，无手术并发症。术毕安全返回病房，予补液治疗，严密观察生命体征、切口、阴道出血情况、尿量等。

（二）护理

1. 病情观察

（1）观察病情变化：评估患者的全身情况，做好下肢深静脉血栓等并发症的评估与护理。术后应严密观察病情变化、患者自诉症状，监测血压、脉搏、呼吸、体温情况。

（2）疼痛评估：运用合适的疼痛评估方法评估患者伤口疼痛情况，将疼痛分数控制在 4 分及以下。

（3）压力性皮肤损伤的观察：评估患者的身体情况、精神状况、活动能力、灵活程度、失禁情况。评估患者发生压力性损伤（压疮）的风险程度，及时提供护理措施。

（4）切口观察：密切观察切口有无渗血、渗液、感染等征象。

2. 基础护理

（1）术前护理。

1）心理护理：了解患者的心理状况，及时将检查及用药目的、麻醉和手术方式和费用等告知患者。

2）术前准备：术前1天开始口服聚乙二醇电解质清洁肠道，指导患者多饮水，术前6小时禁食固体食物，术前4小时禁饮。术前1日按会阴部手术备皮范围（上至耻骨联合上10cm，两侧至腋中线，下至会阴部、肛门周围及大腿上1/3）进行皮肤准备。评估患者术后可能出现的并发症，练习床上排尿及呼吸、咳嗽咳痰、术后早期活动及预防下肢深静脉血栓的方法。

（2）术后护理。

1）一般护理：常规吸氧4小时，限制探视人员，病房每天上午、下午各开窗通风30分钟，减少交叉感染机会，同时确保患者充分休息。

2）疼痛管理：术后疼痛控制目标为疼痛得分<4分，若疼痛得分≥4分，应报告医生，采取有效的镇痛措施。

3）饮食指导：快速康复外科理念提出尽早恢复肠内营养。患者麻醉清醒后即可适当少量饮水，若无恶心、呕吐等不适可逐渐增加饮水量，之后给予流质饮食，再从流质饮食过渡到营养丰富的无渣饮食。大小便后及时行会阴护理，保持会阴部清洁，预防外阴切口感染。

4）卧位护理及早期活动：术后指导患者取合适的卧位能明显提高其舒适度，促进康复。术后平卧6小时，呕吐时头偏向一侧，术后卧床休息1~2天。

5）切口护理：换药时严格遵守无菌操作规程，保持创面干燥有助于促进切口愈合，遵医嘱每日行外阴擦洗1~2次，禁止阴道冲洗，避免感染。

6）尿管护理：保留尿管期间按规范做好留置尿管的护理，预防尿路感染。

3. 治疗

补液治疗：肠道功能恢复之前遵医嘱予补液治疗，保证患者的出入量平衡，避免出现低钾血症。

4. 健康教育

禁止性生活及盆浴3个月；1个月后于门诊复查；每天用稀释后的碘伏擦洗外阴2次，保持会阴部的清洁干燥，防止感染；增加营养，保持大便通畅；若有任何不适及时就诊，定期随访。

（三）循证证据

外阴良性肿瘤病理类型多样，是妇科易忽略的一类疾病，有文献回顾分析发现，此类疾病虽病理类型多，但有规律可循。外阴良性肿瘤发病年龄在1~73岁，中位年龄40岁，平均年龄41.1岁。其中青春期以前占3.38%，育龄期占75.14%，绝经后期占

21.6%。临床表现主要有外阴肿物、瘙痒、疼痛、破溃，单发或多发，部分呈菜花状或疣状，肿物直径范围为 0.5～9cm。大阴唇是最常见的发病部位，也可发生在小阴唇、后耻骨联合、阴蒂、阴阜。外阴良性肿瘤的病理类型有乳头状瘤、平滑肌瘤、汗腺瘤、纤维瘤、皮样囊肿、血管瘤、软纤维瘤、脂肪瘤、神经鞘瘤、颗粒性肌细胞瘤，以及淋巴管瘤。手术治疗是目前治疗外阴良性肿瘤的唯一有效方法。术后预后良好，但不排除远期复发可能，故应定期随访。

【外阴上皮内瘤变】

外阴上皮内瘤变（VIN）主要是外阴鳞状上皮内病变，是与 HPV 感染相关、有进展为未浸润癌潜在风险的局限于外阴鳞状上皮内的一组病变。多见于 45 岁左右妇女，近年来有年轻化趋势。外阴鳞状上皮内瘤变。症状无特异性，多表现为外阴瘙痒、皮肤破溃和溃疡，部分患者可无症状。病变可发生于外阴任何部位，最常见的为外阴丘疹、斑点、斑块或乳头状疣，单个或多个，呈粉红、灰白色，少数为略高出皮肤的黑色素沉着，严重者可弥漫状覆盖整个外阴。

外阴上皮内瘤变病理类型主要有低级别鳞状上皮内瘤变、分化型外阴上皮内瘤变。其中低级别鳞状上皮内瘤变（low-grade squamous intraepithelial lesion，LSIL）与低危型和高危型 HPV 感染均相关，是 HPV 感染所致的临床表现和病理改变，多见于年轻女性，病变常自行退化，进展为浸润癌的风险极低；高级别鳞状上皮内瘤变（high-grade squamous intraepithelial lesion，HSIL）多发生于绝经前女性，绝大部分为 HPV 16 型感染所致，若不及时治疗进展为浸润癌的风险很高，局部切除后的复发率为 15%，如切缘受累，复发率高达 50%；分化型外阴上皮内瘤变（differentiated-type vulvar intraepithelial neoplasia）与 HPV 感染无关，多发生于老年女性，常伴硬化性苔藓、扁平苔癣，有时伴角化型鳞癌，常在半年内进展为浸润癌。

（一）病例介绍

患者，女，45 岁 4 月，因"外阴瘙痒 2 年"于 7 月 3 日入院。患者 2 年前无明显诱因出现外阴瘙痒，不伴阴道流液、出血、腹痛、腹胀、肛门坠涨感、大小便改变。2 周前行外阴活检，病理切片提示：（外阴）VIN Ⅱ 及 VIN Ⅲ（普通型）。CT 提示：外阴软组织稍增厚；阴道壁上段显示不清，阴道壁未见确切占位；子宫前位，宫体表面光滑清晰，体积未见增大或缩小，右侧宫角旁见小结节样钙化影，宫颈不大；双侧附件未见占位征象；左侧腹股沟管走行区局部软组织增厚，并与邻近肠道粘连。为进一步治疗入院。患病来精神、食欲尚可，睡眠佳，大小便正常，体重无明显变化。患者既往身体情况良好，否认高血压、冠心病、糖尿病。否认肝炎、结核或其他传染病史，否认食物、药物及其他过敏史，2 年前于外院行左侧疝修补术。入院时一般情况：T 36.8℃，P 71 次/分，R 20 次/分，BP 125/82mmHg。内科查体无特殊。专科查体：左侧腹股沟区偏上似扪及包块，有 3cm×4cm×3cm，质地硬。第二性征：女性。已婚已产式。外阴：右侧小阴唇颜色变浅，见 3cm×2cm×1cm 梭形赘生物。阴道：通畅，萎缩，分泌物少，无异味。宫颈：萎缩，轻度糜烂，无触血，宫颈管内无出血。宫体：前位，萎缩，质软，表面光滑，无压痛。左附件：未扪及异常。右附件：未扪及异常。

入院后完善相关检查，结合症状、体征及辅助检查结果，入院初步诊断：VIN Ⅲ。考虑患者病情、病理检查结果以及患者要求手术，拟行"外阴病灶切除术"，必要时扩大手术范围。

7月5日患者在全麻下行"外阴单纯性切除术＋局部扩大切除术＋外阴修补整形术＋尿道悬吊术＋宫颈管搔刮术"。术后诊断：VIN Ⅲ。

手术过程顺利，麻醉满意，术中生命体征平稳，无手术并发症，术毕安全返回病房，予抗生素预防感染、补液治疗，严密观察生命体征、尿量、会阴伤口情况等。于7月12日康复出院。

（二）护理

1. 病情观察

（1）观察病情变化：术后应严密观察患者病情变化，术后2小时内每半小时监测血压、脉搏、呼吸、血氧饱和度情况，术后6小时内每1~2小时监测血压、脉搏、呼吸、血氧饱和度情况，之后视病情变化监测生命体征。评估患者有无打鼾，血氧饱和度是否维持在95％及以上，避免患者发生全麻复苏后舌后坠情况。评估患者有无头晕、心悸、胸闷、气紧等症状。

（2）疼痛评估：疼痛管理环节中疼痛评估是关键。应运用合适的疼痛评估量表进行疼痛评估，观察术后患者切口疼痛情况。

（3）压力性皮肤损伤的观察：运用合适的评估工具评估患者骶尾部、骨隆突处等有无压力性皮肤损伤及风险程度。

（4）切口观察：密切观察切口有无渗血、渗液、感染等征象。

2. 基础护理

（1）术前护理。

1）心理护理：了解患者的心理感受，及时将检查和用药的目的、麻醉和手术方式和费用等告知患者。

2）术前准备：术前2天开始进食半流质饮食，术前1天开始口服聚乙二醇电解质清洁肠道，指导患者多饮水，术前6小时禁食固体食物，术前4小时禁饮。用0.05％碘伏行阴道冲洗，每日2次。术前1日按会阴部手术备皮范围进行皮肤准备。评估患者术后可能出现的并发症，指导其练习床上排尿及呼吸、咳嗽咳痰、术后早期活动及预防下肢深静脉血栓的方法。

（2）术后护理。

1）一般护理：常规吸氧4小时，限制探视人员，病房每天上午、下午各开窗通风30分钟，减少交叉感染机会，同时确保患者充分休息。

2）疼痛管理：术后疼痛控制目标为疼痛得分＜4分，疼痛得分≥4分则应报告医生，采取有效的镇痛措施；同时教会患者使用自控镇痛泵（PCA）以及非药物缓解疼痛的方法，如听音乐、深呼吸等。

3）饮食指导：快速康复外科理念提出尽早恢复肠内营养，但为了减少切口感染的概率，患者需禁食 1~2 天，术后 3~4 天可由流质饮食过渡到营养丰富的无渣饮食。大小便后及时行会阴护理，保持会阴部清洁，预防外阴切口感染。

4）卧位护理及早期活动：术后指导患者取合适的卧位能明显提高其舒适度，促进康复。术后平卧 6 小时，呕吐时头偏向一侧，双下肢屈膝外展，膝下垫一高度约 10cm 的软枕，保持肢体的功能位置，有利于减轻切口张力，减轻疼痛，床上垫泡沫垫，可预防压力性损伤；鼓励患者术后早期活动，清醒后即开始行踝部旋转、足部主动屈伸运动，每隔 15 分钟 1 次；每隔 2 小时翻身、深呼吸、咳嗽 1 次；术后 1 天指导患者行双下肢主动屈伸，每天 3 次或 4 次，每次 5~10 分钟；术后 2 天护士协助患者床边适当活动，之后逐渐增加活动量。

5）切口护理：换药时严格遵守无菌操作规程，保持创面干燥有助于切口愈合。

6）尿管护理：保留尿管期间按规范做好留置尿管的护理，预防尿路感染。

3. 治疗

（1）抗感染治疗：询问患者有无药物过敏史，遵医嘱给予抗生素治疗。

（2）疼痛管理：采取有效的镇痛措施，遵医嘱使用镇痛药物。

4. 健康教育

出院指导：禁止性生活及盆浴 3 个月；1 个月后门诊复查；每天用稀释后的碘伏水擦洗外阴 2 次，保持会阴部的清洁干燥，防止感染；增加营养，保持大便通畅；若有任何不适及时就诊，定期随访。

（三）循证证据

1. 外阴上皮内瘤变的预防

HPV 疫苗预防外阴上皮内瘤变效果良好，接种 4 价 HPV 疫苗对 HPV 16 型和 HPV 18 型相关的外阴上皮内瘤变的预防作用时间至少为 2 年。

2. 外阴上皮内瘤变的治疗

VIN 治疗前，首先需排除浸润癌。治疗目标主要包括缓解疾病症状、预防癌变、减小对外阴局部组织解剖结构的破坏，尽量保留功能，减小疾病本身及治疗对患者的心理影响。目前对 VIN 尚无显著有效的治疗方法，临床应根据患者情况、年龄、病变范围、外阴病灶深度、病理组织学类型等进行个体化治疗。由于外阴上皮内瘤变患者常为老年女性，且与鳞状上皮细胞癌的发生密切相关，因此治疗手段首选根治性手术。外阴上皮内瘤变目前临床治疗手段多样，包括以下手术治疗：剥皮式外阴切除、单纯外阴切除、局部广泛切除。药物治疗：5－氟尿嘧啶、咪喹莫特、HPV 疫苗、西多福韦。物理治疗：CO_2 激光治疗、光动力疗法。

3. 外阴上皮内瘤变的预后

有文献报道，外阴上皮内瘤变治疗后的总复发率为 30%，复发时间若不考虑切缘状态，则多数发生在治疗后的前 3 年。因此术后定期随访非常重要。VIN 可进展为浸润癌，接受治疗和未接受治疗的 VIN 患者发生癌变的概率差异明显。文献报道，在接受治疗的 VIN 患者中，3.3% 可进展为浸润癌；而未接受治疗的 VIN 患者，则有 9.0% 进展为浸润癌。未治疗或治疗不全的 VIN 患者进展为浸润癌的中位时间较早，分别为 2.4 年和 3.5 年，而治疗充分者进展为浸润癌的中位时间较晚，为 13.8 年。

【外阴恶性肿瘤】

外阴恶性肿瘤占女性生殖道原发恶性肿瘤的 3%～5%，以外阴鳞状细胞癌最常见，其他外阴恶性肿瘤包括恶性黑色素瘤、前庭大腺癌、基底细胞癌、疣状癌和肉瘤等。

外阴鳞状细胞癌（vulvar squamous cell carcinoma）发病占外阴恶性肿瘤的 80%～90%，好发于绝经后妇女，有年轻化趋势。主要与 HPV 感染有关，其中 HPV 16 型感染者超过 50%；非 HPV 感染者的病因主要是外阴硬化性苔癣、分化型外阴鳞状上皮内瘤变。病灶为硬结节或浅表溃疡，可伴出血、坏死、感染，周围皮肤可增厚及色素改变，病灶以大阴唇最多见，其次为小阴唇、阴蒂、会阴、尿道口和肛门周围等。常见的症状是外阴瘙痒、局部肿块及溃疡，合并感染或较晚期可出现疼痛、渗液和出血。最常见的转移途径是直接浸润和淋巴转移，晚期可通过血行播散。组织学检查是确诊外阴恶性肿瘤的唯一方法，对一切外阴赘生物、可疑病灶和溃疡均需尽早做活组织病理检查。早期肿瘤以手术为主，局部晚期肿瘤采用手术结合放化疗。对于早期手术治疗患者，在不影响预后的前提下，尽量缩小手术范围，最大限度保留外阴的正常结构，提高患者生活质量。外阴恶性黑色素瘤（malignant melanoma of the vulva）较少见，占外阴恶性肿瘤的 2%～4%，恶性程度高，预后差。多见于 65～75 岁妇女，常见症状为外阴瘙痒、出血、色素沉着范围增大。病灶常见于小阴唇，其次是阴蒂周围，呈痣样、结节状生长，有棕褐色或蓝黑色色素沉着，可伴溃疡。外阴基底细胞癌（basal cell carcinoma of the vulva）罕见，发病平均年龄为 70 岁。病灶多见于大阴唇，其次是小阴唇、阴蒂和阴唇系带，无症状或可有局部瘙痒，病灶呈湿疹或藓样改变伴色素沉着，也可呈结节状肿物。确诊需做活组织病理检查，还应检查全身皮肤有无基底细胞癌。外阴基底细胞癌是一种只局限于真皮层内生长缓慢的肿瘤，可行病灶广泛局部切除。

（一）病例介绍

患者，女，57 岁 11 月，因"外阴瘙痒伴疼痛 1 年余，活检提示高分化鳞状细胞癌 17 天"入院。患者平素月经规律，1 年余前无明显诱因出现外阴瘙痒，伴皮肤发白，未予重视，2 个月前体检时宫颈涂片示：（宫颈）非典型腺上皮细胞，HPV 51 阳性。遂行阴道镜检查，术中见小阴唇上部粘连，即行宫颈活检＋外阴活检。术后病理提示外阴

VIN 及宫颈炎症。患者上诉症状无缓解，自觉皮肤破溃、点状出血、疼痛。4 月 18 日再次会诊，病理示：（外阴左侧大阴唇）高分化鳞癌。为进一步手术治疗以"外阴癌"收入院。患者患病来精神食欲可，睡眠佳，大小便正常，体重无明显变化。既往身体状况良好，否认高血压、冠心病、糖尿病，否认肝炎、结核或其他传染病，否认食物、药物及其他过敏史，否认手术史。入院查体：T 36.5℃，P 61 次/分，R 20 次/分，BP 120/68mmHg；内科查体无特殊。妇科查体：第二性征女性，已婚已产式。外阴萎缩，色素脱失，左侧大阴唇见病灶直径>2cm，呈菜花状，小阴唇上部粘连，其上附着少量白色假膜，小阴唇与大阴唇之间色红，表浅裂伤。阴道通畅，皱襞消失，色发白。宫颈光滑、无触血，宫颈管内无出血。宫体前位，形态大小正常，质中，表现光滑，无压痛。左附件未扪及异常。右附件未扪及异常。肛周色素变浅，略潮红，见皲裂。实验室检查无异常；病理检查（4 月 18 日）：（外阴左侧大阴唇）高分化鳞癌；（宫颈）多点活检，慢性宫颈及宫颈内膜炎伴广泛鳞化。

入院后完善相关检查，结合症状、体征及辅助检查结果，入院初步诊断：外阴高分化鳞状细胞癌。考虑患者病情、病检结果以及患者要求手术，拟行"外阴病灶切除术"，必要时扩大手术范围。

患者于 5 月 19 日在全麻下行"外阴广泛性切除术＋腹股沟淋巴结切除术＋外阴整形术＋皮瓣移植术"。术后诊断：外阴癌Ⅰ B 期。

手术过程顺利，麻醉满意，术中生命体征平稳，无手术并发症，术毕安全返回病房，予抗生素预防感染、补液治疗，严密观察生命体征、尿量、会阴伤口情况等。于 6 月 2 日康复出院。

（二）护理

1. 病情观察

（1）观察病情变化：术后应严密观察病情变化，遵医嘱予床旁心电监护，术后 2 小时内每 30 分钟测一次呼吸、脉搏、血压，之后 4 小时内每小时测一次，术后 6 小时内每 2～4 小时测一次，直至病情稳定。观察患者有无全身麻醉不良反应，如头晕、恶心、呕吐等。

（2）疼痛评估：手术患者术后疼痛控制不佳，不仅不利于术后早期活动和减少术后并发症，而且还会增加住院时间和费用，降低住院患者满意度，从而对其身心产生一系列的不良影响。外阴恶性肿瘤患者术后在无禁忌证的情况下常规使用术后镇痛泵，根据患者年龄，可选择酒石酸布托啡诺（诺扬）镇痛泵和曲马多镇痛泵。

（3）压力性皮肤损伤的观察：运用压力性皮肤损伤评估工具进行评估，目前压力性皮肤损伤的评估量表有 Norton、Braden、Braden－Q、Waterlow 等。评估患者骶尾部、脚后跟等骨隆突处以及管道、绷带等处发生压力性皮肤损伤的风险。

（4）肢端循环：由于患者行腹股沟淋巴结切除术，术后腹股沟处加压包扎可能会导致下肢血流供应不足，因此术后需观察双下肢皮肤温度、颜色及足背动脉搏动情况，避免发生下肢血供不足和下肢深静脉血栓。

（5）切口观察：由于患者行外阴广泛性切除术、腹股沟淋巴结切除术、外阴整形术和皮瓣移植术，女性外生殖器解剖位置比较特殊，术后容易发生感染。因此术后需密切观察切口敷料有无渗血、渗液，拆除绷带后需观察会阴部缝合处有无分泌物、阴道分泌物的情况及肛门有无排便。

2. 基础护理

（1）术前护理。

1）心理护理：行会阴部手术的患者常担心手术会损伤身体的完整性、手术切口的瘢痕可能导致将来性生活的不协调，且由于病变在隐私部位，可加重患者的心理负担。护士应理解患者，在取得患者的信任的基础上，让患者表达自己的感受，针对具体情况给予指导；让患者正确认识疾病和手术，主动配合；做好家属工作，让其理解患者的感受，为患者提供心理及生活方面的支持。在护理过程中应注意保护患者的隐私。

2）全身情况准备：评估患者的全身情况，做好合并症的护理。

3）健康教育：根据患者的手术方式，讲解疾病相关知识及保持外阴清洁的重要性；指导患者咳嗽、咳痰的方法；指导运动疗法，预防深静脉血栓。

4）肠道准备：手术前三日进食无渣半流质饮食，并遵医嘱口服肠道抑菌剂，如庆大霉素、甲硝唑等，术前一日进食流质饮食，遵医嘱口服洗肠液，如聚乙二醇电解质，术前一日晚及术晨行清洁灌肠。

5）皮肤准备：术晨备皮，范围上至耻骨联合上 10cm，两侧至腋中线，下至会阴部、肛门周围及大腿上 1/3，广泛外阴切除术应上至脐平面以下，拟行盆腔淋巴结清除术应上至剑突下。备皮后洗净皮肤。需植皮者，遵医嘱做好供皮区皮肤准备，先用备皮刀备皮，再用 75% 乙醇脱脂，最后予无菌治疗巾包裹植皮区皮肤。

6）阴道准备：手术前三天行阴道准备，一般用 1:20 碘伏溶液行阴道冲洗，一日两次；术晨行宫颈阴道消毒。

7）特殊用物准备：广泛外阴切除者需准备绷带 4~5 个、棉垫 3~4 个、小软枕 3~4 个。

（2）术后护理。

1）接待患者：与手术室工作人员交接患者，了解患者麻醉方式及术中情况，评估患者意识状态；予床旁生理或心电监护，监测患者血压、脉搏、呼吸、血氧饱和度；遵医嘱按时开放双侧腹股沟皮瓣引流管，连接中心负压引流，压力为 0.02~0.04MPa，并保持引流管通畅，避免压力过大将引流管吸瘪；查看输液穿刺部位有无异常、输液管道是否畅通，根据病情调节输液速度；观察会阴切口敷料情况、会阴部引流液情况、尿液颜色及性状、皮肤受压情况；遵医嘱给予吸氧。

2）体位及活动：外阴恶性肿瘤根治术后的患者床上应垫泡沫垫，取平卧位，双下肢屈膝外展，膝下垫软枕，以减少腹股沟及外阴部皮肤的张力，利于切口的愈合。

3）切口的护理：外阴手术需用棉垫和绷带行外阴加压包扎，应检查绷带的松紧度（以可容一指为宜）及双下肢颜色、皮肤温度及足背动脉搏动情况。外阴棉垫和绷带撤出后应观察会阴伤口有无渗血、红肿热痛；局部皮肤色泽、温度，有无皮肤或皮下组织坏死。保持外阴清洁、干燥，每日用 1:10 碘伏溶液行外阴擦洗 1~2 次，勤换会阴垫，保持床单清洁干燥，保持大便通畅，每次排便后用 1：10 碘伏溶液棉球清洁会阴部及肛门，以预防感染，下床活动着宽松棉质裤子。观察腹股沟伤口敷料，如有渗血、渗液及时汇报医生并更换敷料。术后并发症主要为伤口裂开、感染坏死、切口延期愈合，发生率在 50％ 以上，所以术后伤口的护理非常重要。换药时严格遵守无菌操作规程。

4）管道的护理：保持导尿管及负压引流管通畅，观察引流液的颜色、性状及量；留置尿管者做好尿管的护理，留置时间根据手术而定，取尿管后应观察患者排尿情况，遵医嘱测量残余尿，了解膀胱功能恢复情况。两侧腹股沟负压持续引流，保持有效负压是引流成功的关键，在整个负压吸引过程中应避免硅胶引流球过度塌陷。

5）一般护理：常规吸氧 4 小时，限制探视人数，病房每天上午、下午各开窗通风30 分钟，减少交叉感染机会，同时要确保患者充分休息。

6）饮食指导：快速康复外科理念提出尽早恢复肠内营养，但为了减少伤口感染的概率，患者需禁食 1～2 天，术后 3～4 天可由流质饮食过渡到营养丰富的无渣饮食。为防止大便对伤口的污染及排便时对伤口的牵拉，应控制首次排便的时间，并于术后三天口服麻仁丸等以软化大便。

7）疼痛护理：会阴部神经末梢丰富，对疼痛特别敏感。护理人员应在正确评估患者疼痛的基础上，针对患者的个体差异，采用不同的方法缓解疼痛。术后疼痛控制目标为疼痛得分<4 分，疼痛得分≥4 分则应报告医生，并采取有效的镇痛措施：如保持环境安静、分散注意力，遵医嘱使用镇痛泵或给予止痛药物，教会患者使用自控镇痛泵（PCA），告知其工作原理、工作速度、如何加量，以及药物不良反应。若以上方法仍不能缓解疼痛可更换镇痛药物，如口服泰特宁、肌内注射哌替啶（杜冷丁）等，必要时可多科室协助进行疼痛管理。

8）避免增加腹压：告知患者腹部压力增加会影响伤口的愈合，应避免增加腹压的动作，如长期下蹲、用力排便、咳嗽等。

3．治疗

（1）抗感染治疗：遵医嘱给予抗生素治疗。

（2）肠外营养支持：患者禁食期间遵医嘱给予肠外营养支持，合理补充维生素、钾等电解质。输注脂肪乳、钾等药物，每 2～4 小时评估输液部位皮肤情况，避免发生静脉炎、药物外渗等输液不良反应。

4．健康教育

（1）功能锻炼及康复指导：术后根据患者年龄及病情为其制订个性化的功能锻炼及康复计划。早期协助患者翻身活动，注意活动时避免皮瓣移位。术后第 5 天行功能锻炼，如双腿合拢、分开、前屈、后伸、伸展、内收等，每日 2 次，每次 10～20 分钟，动作需轻柔、缓慢，活动范围由小到大。

（2）出院指导：禁盆浴和性生活 2～3 个月；术后 1 月门诊复查；保持会阴部清洁干燥，防止感染；增加营养，保持大便通畅；如有异常情况及时来院就诊。

（三）循证证据

1. 外阴恶性肿瘤的预防

（1）一级预防（疫苗）：持续 HPV 感染尤其是 HPV 16 和 HPV 18 亚型感染与外阴鳞癌发病有关。HPV 疫苗预防外阴上皮内瘤变效果良好。

（2）二级预防（筛查）：目前没有证据支持外阴恶性肿瘤筛查。当出现任何与外阴疾病相关的症状和体征时，必须尽早做活检评估。鼓励硬化性苔藓患者进行自检。在已确诊宫颈、阴道及肛门部位鳞状上皮内病变的患者在阴道镜随访中，须同时检查外阴部位。

（3）三级预防（癌前病变的管理）：预防外阴恶性肿瘤的癌前病变管理是及时治疗与外阴恶性肿瘤有关的癌前病变。

2. 外阴恶性肿瘤的诊治

外阴恶性肿瘤的治疗方式主要根据组织病理和分期（表 2-1-1）决定。其他影响因素包括年龄、一般情况和合并症。目前的治疗方法首选手术，特别是对于鳞状细胞癌。对于晚期外阴恶性肿瘤患者，采用手术治疗必须行廓清术才能达到足够的手术安全切缘，另外，有效治疗方法还有同步放化疗。外阴恶性肿瘤必须遵循个体化治疗，应由有外阴恶性肿瘤诊治经验的妇科癌症治疗医生为中心的多学科团队负责。其他治疗手段（化学治疗和免疫治疗）常用于晚期肿瘤转移患者或姑息治疗，或其他罕见类型外阴恶性肿瘤如恶性黑色素瘤。

表 2-1-1　外阴恶性肿瘤的 FIGO 分期

FIGO 分期	描述
Ⅰ 期	肿瘤局限于外阴
Ⅰ A	肿瘤局限于外阴或外阴和会阴，尤淋巴结转移，病灶直径≤2cm，间质浸润^①≤1.0mm¹
Ⅰ B	肿瘤局限于外阴或外阴和会阴，无淋巴结转移，病灶直径>2cm 或间质浸润>1.0mm¹
Ⅱ 期	无论肿瘤大小，肿瘤局部扩散至会阴邻近器官（尿道下 1/3、阴道下 1/3、肛门），但无淋巴结转移
Ⅲ 期	无论肿瘤大小、无论肿瘤局部是否扩散至会阴邻近器官（尿道下 1/3、阴道下 1/3、肛门），但有腹股沟淋巴结转移
Ⅲ A	(i) 1 个淋巴结转移（≥5mm）或（ii）1~2 个淋巴结转移（<5mm）
Ⅲ B	(i) ≥2 个淋巴结转移（≥5mm）或（ii）≥3 个淋巴结转移（<5mm）
Ⅲ C	阳性淋巴结出现包膜外扩散
Ⅳ 期	肿瘤侵犯邻近区域其他器官（尿道上 2/3、阴道上 2/3）或远处器官

续表

FIGO 分期	描述
ⅣA	肿瘤侵犯下列任何器官：（i）上尿道和（或）阴道黏膜，膀胱黏膜，直肠黏膜或固定于骨盆，或（ii）腹股沟淋巴结固定或溃疡形成
ⅣB	任何远处部位转移，包括盆腔淋巴结转移

注：①浸润深度的测量是指肿瘤从邻近最表浅真皮乳头的皮肤－间质结合处至最深浸润点的距离。

3. 外阴恶性肿瘤疼痛管理

外阴恶性肿瘤最常见的症状是外阴瘙痒、局部肿块及溃疡，合并感染或较晚期可出现疼痛、渗液和出血。目前关于外阴恶性肿瘤的疼痛管理没有明确的文章和指南，但是其关注度越来越高。外阴疼痛常以烧灼、刺痛、刺激感及粗糙感为特征，于活动时加剧。目前的疼痛管理形式多样，有研究报道，运用医护一体化疼痛管理可降低患者术后疼痛感，改善患者预后，缩短患者恢复期。医护一体化疼痛管理方法是采用医护一体化疼痛管理方案，由医生和主管护士根据自身临床经验及患者实际情况制订出具有可行性、针对性以及科学性的疼痛管理方案，待患者麻醉结束后返回病房且意识清醒时，医生和主管护士共同对患者的疼痛情况以及病情进行探查。根据数字评分法对患者疼痛程度进行评估，根据得分及时进行再次评估，选择干预患者疼痛的最佳时机。药物镇痛应以预防用药原则为基础，避免患者出现疼痛难以忍受的情况，根据治疗情况及时调整疼痛管理方案。

（邓雪　幸露）

第二节　子宫颈肿瘤

【子宫颈上皮内瘤变】

子宫颈上皮内瘤变（cervical intraepithelial neoplasia，CIN）是与子宫颈浸润癌紧密相关的一组子宫颈病变。CIN 与一种或多种人乳头瘤病毒（human papilloma virus，HPV）的持续感染有关。最常见的高危型 HPV 为 HPV16 和 HPV18 亚型，流行病学调查显示 70％的子宫颈癌与这两种亚型有关。HPV 感染在有性生活的男性和女性中均常见，大部分可在两年内消失，只有少数女性会存在持续性的高危型 HPV 感染，其中更少部分会发展为 CIN 和子宫颈癌。CIN 的发生与多个性伴侣、第一次性生活过早（<16 岁）、早年分娩、分娩次数过多、吸烟、种族、地域、经济状况和其他性传播疾病等因素有关。

CIN 按照病理发展过程可分为 3 级：Ⅰ级为轻度不典型增生，上皮下 1/3 层细胞核异常，核增大，核染色加深，核分裂相少，细胞极性正常。Ⅱ级为中度不典型增生，上皮下 1/3～2/3 层细胞核增大，核质比例增大，核染色加深，核分裂相增多，细胞极性存在。Ⅲ级为重度不典型增生及原位癌，癌变细胞已几乎累及上皮全层，原位癌则是癌细胞仅限于上皮细胞内，基底膜完整，未发生间质浸润。

CIN Ⅰ级约60%会自然消退，如细胞学检查为CIN Ⅰ级以下病变，可选择随访观察，在随访中病程进展或持续存在2年，即可选择进行治疗。大约20%CIN Ⅱ级会发展成为CIN Ⅲ级，5%会发展为浸润癌。因此所有的CIN Ⅱ级和CIN Ⅲ级都需要进行治疗。阴道镜检查满意的CIN Ⅱ级可选择物理治疗和子宫锥切术。而阴道镜检查不满意的CIN Ⅱ级和所有CIN Ⅲ级一般采用子宫锥切术，包括子宫环形电切术和冷刀锥切术。经过子宫锥切术确诊、年龄较大、无生育需求、合并其他手术指征的良性妇科疾病的CIN Ⅲ级患者也可以选择全子宫切除术。治疗后1年需要随访。

（一）病例介绍

患者，女，45岁，因"发现宫颈病变2$^+$月"于12月10日入院。2$^+$月前出现接触性阴道流血，颜色淡红，量少，可自然停止，无肛门坠胀，寒战、发热等不适，外院阴道镜检查提示：Ⅱ型转化区，宫颈高级别病变；活检提示宫颈CIN Ⅲ级并累及腺体。入院诊断：宫颈CIN Ⅲ级并累及腺体。患者既往无传染病史，无过敏史，无外伤史，既往有剖宫产和胆囊结石手术史，无输血史。患者平素月经规律，经期4天，周期28天，25岁开始性生活，无婚外性伴侣，顺产1次，流产2次，剖宫产1次。入院时体温36.8℃，脉搏96次/分，呼吸20次/分，血压130/89mmHg。患病以来饮食和睡眠正常，大小便正常，体重无明显变化。专科查体：宫颈肥大，重度糜烂，下唇见纳氏囊肿约0.5cm，触血，宫颈管内无出血，其余正常，入院后完善其他相关辅助检查，结果均正常。

患者于12月11日在全麻下行"腹腔镜下筋膜外全子宫切除术＋双侧输卵管切除术＋输尿管粘连松解术＋诊断性宫颈锥切术"。术后诊断：CINⅢ并累及腺体，肠粘连，输尿管粘连，三次腹部手术史。手术过程顺利，麻醉满意，术中生命体征平稳，无特殊处理，无手术并发症。术毕安全返回病房，予抗生素预防感染、补液治疗，严密观察生命体征、伤口、尿量情况等。于12月16日康复出院。

（二）护理

1. 病情观察

（1）心理状况评估：此类患者可能对手术存在恐惧心理，担心手术影响生活质量，入院后可由心理咨询师对患者进行心理状况评估和心理筛查，对心理异常者进行心理疏导，必要时请心理医生会诊，同时做好患者住院期间安全管理。本案例中，患者年龄较大，无生育要求，能够接受全子宫切除术方案。医护人员在术前应做好沟通，消除患者的疑虑，鼓励患者向配偶表达内心的感受，鼓励患者配偶给予患者更多的家庭和情感支持，通过日常的活动和交流减轻患者焦虑，使其调整心理状态，正确认识疾病，积极面对人生。

（2）病情变化评估：手术后给予心电监护，氧气吸入（2L/min），密切观察患者意识，生命体征，阴道流血流液的量、颜色和性状，尿液的颜色、性状和量等，准确记录出入量，做好各项记录。

（3）切口评估：密切观察腹部切口有无渗血、渗液及皮下血肿，必要时及时更换敷料、加压止血。

（4）术后并发症评估：患者术后返回病房，注意评估患者是否存在穿刺伤、皮下气肿、纵隔气肿、气胸、气体栓塞、电灼伤、肩背部不适等，患者在疾病康复过程中持续评估是否存在腹胀、尿潴留、切口血肿、切口感染、下肢深静脉血栓等。

2．基础护理

（1）体位和活动：患者全麻未完全清醒时给予去枕平卧位，使患者头偏向一侧，以防呕吐物误吸，麻醉完全清醒后，可采取低半卧位，头部抬高 15°～30°，术后 4～6 小时生命体征平稳后，可采取半卧位，以减轻腹部张力、避免肺不张的发生。早期于床上行被动和主动活动：麻醉未完全清醒时给予患者双下肢被动活动，麻醉清醒后指导患者早期进行床上主动运动，以利于早期肛门排气并预防静脉血栓发生。

（2）饮食：在手术 6 小时后选择流质饮食，肛门排气后改为半流质饮食，最后逐步过渡到软食、普通饮食。术后宜进食高热量、高蛋白和富含维生素食物，以促进伤口愈合和机体恢复。

（3）会阴与尿管护理：术后做好会阴部清洁护理，早晚用温水清洁外阴各 1 次，且每日早晨用 1∶10 碘伏溶液棉球行外阴擦洗 1 次。尿管拔管后指导患者自解小便，保证足量饮水，观察尿液的量、颜色以及性状，评估患者有无尿潴留。

3．治疗

遵医嘱及时给予抗生素预防感染，补充电解质、维生素和液体。

4．健康教育

（1）知识宣传：积极开展子宫颈癌的筛查工作，做好防癌知识的宣传和普及。

（2）早期筛查：子宫颈癌是感染性疾病，是可预防可治愈的，适龄妇女要定期做宫颈细胞学检查，以早期诊断、早期治疗子宫颈癌。

（3）生活方式：保持良好的生活方式和健康的性行为，避免性乱和不洁性交史；采用适宜的避孕方式。

（4）积极治疗：保持乐观的心态，积极配合治疗，遵从医嘱、按时随诊复查。

（三）循证证据

随着 HPV 疫苗的问世，子宫颈癌综合防控的重点已经转移到预防，即采取注射 HPV 疫苗的方式减少 HPV 感染，从而实现子宫颈癌癌前病变的早发现、早诊断、早治疗。

目前在全球范围内有三种预防性 HPV 疫苗研发成功，其中二价疫苗的接种对象为 9~25 岁的女性，接种时间为 0、1、6 月，四价疫苗的接种对象为 20~45 岁的女性，接种时间为 0、2、6 月，两种疫苗都采用肌内注射的方式接种。国外研究显示，HPV 疫苗预防 6 个月和 12 个月 HPV 持续感染的有效率分别是 96.9%~100% 和 94.3%~100%，而且对子宫颈上皮内瘤变有 90.4%~100% 的保护效力。国内研究显示，HPV 疫苗对 HPV 6、HPV 11、HPV 16 或 HPV 18 相关的 CIN Ⅰ级、CIN Ⅱ级、CIN Ⅲ级、原位腺癌及子宫颈癌的保护效力可达 100%。

临床上大量数据验证了 HPV 疫苗的长期安全性，大部分人接种后没有或仅有轻微不良反应，但类似流感疫苗、乙肝疫苗等，少部分人接种后仍可能出现严重的不良反应。

即使已经接种过 HPV 疫苗，若到了子宫颈癌筛查年龄，仍需要定期进行筛查，HPV 疫苗不能替代筛查的作用。从目前的情况来看，不同国家和地区筛查的起始年龄和终止年龄略有不同，美国建议对 21 岁以上且有性生活史的女性进行筛查；欧洲建议对 25 岁以上的女性进行筛查；WHO 建议对 30 岁及以上的女性进行筛查；而基于我国目前子宫颈癌发病的年龄特点，推荐的筛查起始年龄为 25 岁，65 岁及以上女性如若既往 10 年内每 3 年进行 1 次细胞学检查连续 3 次无异常或者每 5 年 1 次检查中连续 2 次 HPV 检测阴性，且无 CIN 病史，则不需要继续筛查。

【子宫颈癌】

子宫颈癌（cervical cancer）也称宫颈癌，是发展中国家最常见的一种妇科恶性肿瘤，高发年龄段为 50~55 岁。20 世纪 50 年代以来，由于子宫颈细胞学筛查的广泛开展，使癌前病变和子宫颈癌能够被早期发现和治疗，子宫颈癌的发病率及死亡率明显下降。

子宫颈癌可分为四种类型：①外生型：最常见，癌灶一般向外生长，呈菜花状或乳头状，质脆，触之易出血，通常累及阴道；②内生型：癌灶一般向子宫颈深部浸润，而子宫颈表面光滑或仅有异位的柱状上皮，子宫颈往往肥大变硬，呈桶状，通常累及宫旁组织；③溃疡型：由以上两型癌组织继续发展同合并感染、坏死，脱落后形成溃疡或空洞而来，外观似火山口状；④颈管型：癌灶发生在子宫颈管内，通常侵入子宫颈管及子宫峡部供血层，以及转移至盆腔淋巴结。

病理分类中鳞状细胞癌最常见，占子宫颈癌的 75%~80%，但腺癌近年来发病率有上升的趋势，在子宫颈癌中占 20%~25%，腺鳞癌占子宫颈癌的 3%~5%，其他少见的病理类型还包括神经内分泌癌、未分化癌、淋巴瘤、混合性上皮/间叶肿瘤、黑色素瘤。

子宫颈癌的主要临床表现为阴道流血，典型表现为接触性出血，也可表现为经期延长及经量增多，老年患者常表现为绝经后不规则阴道流血。其次为阴道排液，大多数患者表现为阴道排白色或血性、稀薄如水样或米汁状、有腥臭味的液体。晚期癌细胞累及不同的位置可能出现不同的继发症状，如尿频、尿急、下肢疼痛、输尿管梗阻等。

子宫颈癌需根据临床分期、患者年龄、生育要求、全身状况、医疗水平及设备条件等，综合考虑制订个体化治疗方案。总原则是进行手术和放疗为主、化疗为辅的综合治疗。

（一）病例介绍

患者，女，45岁，因"发现宫颈病变9$^+$月"于10月10日入院。患者9$^+$月前无明显诱因出现无痛性阴道流血，量少，色鲜红。遂于门诊就诊，诊断为宫颈黏液腺癌ⅡB期，行化学治疗5次，放射治疗33次，复查MRI结果提示宫颈癌放化学治疗未控，患者及家属要求选择治疗。经妇科全科讨论后以"宫颈黏液腺癌ⅡB期放化疗未控"收入院。患者患病来精神食欲正常，睡眠差，大小便正常，体重近9月减少3.5kg。入院时T 36.7℃，P 80次/分，R 20次/分，BP 95/75mmHg。无高血压、冠心病、糖尿病等内科合并症，无传染病史和过敏史，既往曾行左股骨骨折钢板内固定术。初潮16岁，经期7天，周期28～30天，$G_5P_2^{+3}$。内科查体正常，专科查体：阴道穹窿消失，顶端糜烂、触血明显，阴道内可见黄色分泌物，阴道后壁1/2增厚变硬，前壁及侧壁1/3增厚变硬；宫体水平位，形态、大小正常，质中，表面光滑，无压痛；双侧附件未扪及异常。三合诊左侧宫旁增厚缩短。MRI检查结果示：子宫后位，宫体表面光滑清晰，体积未见增大或缩小，宫颈增大，其内可见肿块影，主要位于宫颈前唇，大小约2.1cm×2.3cm×2.8cm，向宫颈内口生长，子宫内膜未见受累，宫颈间质环大部分消失，肿块累及宫颈全层达浆膜层，增强扫描呈持续不均匀强化；宫旁结构稍模糊，宫旁静脉丛未见异常信号；宫颈膀胱三角及宫颈直肠三角脂肪间隙清晰；阴道前穹窿消失，阴道上段前壁与肿块分界不清，中上段局部增厚；双附件形态及信号未见异常；膀胱和直肠壁未见增厚，直肠旁脂肪间隙清晰；双侧腹股沟区及闭孔区未见增大淋巴结，右侧闭孔区淋巴结约0.9cm×0.5cm，左侧约0.8cm×0.5cm；盆腹膜未见增厚，少许盆腔积液；盆侧壁脂肪间隙清晰。实验室检验示：CA125 69.9U/ml，CA19-9 11.6U/ml，血浆D-二聚体0.7mg/L。入院后完善其他实验室检查，检查结果正常。

患者于10月15日在全麻下行"子宫广泛性切除术＋盆腔淋巴结清扫术＋双侧附件切除术＋肠粘连松解术＋输尿管松解术＋全阴道切除术＋直肠切除术＋膀胱切除术＋尿道切除术＋肛门切除术＋外阴整形术＋经腹双侧输尿管皮肤造口术＋乙状结肠造接术"。术中见腹腔积液10ml，淡黄色。术毕剖视标本见宫颈呈虫蚀样，宫颈全层受累，阴道上3/4受累，可见一大小约4cm×4cm×3cm溃疡状病灶。手术困难但顺利，麻醉满意，术中患者生命体征较平稳。手术失血量600ml，术中输入A型Rh阳性悬浮红细胞1.5U，去白红细胞悬液3.5U。术中输液6500ml。术中经右下腹壁置盆底引流管一根。术后诊断：宫颈黏液腺癌ⅡB期放化疗未控，化疗5次后，放疗33次后，双侧输尿管腹壁造口后，乙状结肠造瘘后，输尿管粘连，轻度贫血。术毕患者返回妇产科重症监护室，予静脉补液、抗生素抗感染以及白蛋白支持治疗。术后血栓风险评分5分，为血栓风险高危，给予低分子量肝素以及下肢气压泵理疗预防血栓。

术后患者生命体征平稳，但腹部切口愈合不良，给予多次清创和引流处理后伤口愈合，康复出院。

（二）护理

1. 病情观察

（1）心理状况评估：患者可能对疾病的预后担忧，比较关注手术的效果，担心术中和术后疼痛，担心术后生活质量及性生活等。入院时护理人员应为患者做好心理评估和心理筛查，有心理异常及时通知心理咨询师和主管医生，必要时请心理医生会诊；术前向患者做好术后疼痛管理的宣教，以缓解患者的恐惧和担忧；在护理过程中注意关注患者心理变化，发现异常及时处理。

（2）病情变化评估：患者手术范围较大，术中失血较多，手术时间较长，术后应严密观察生命体征、意识、面色、口唇及甲床颜色、肢端皮肤温度及颜色等。

（3）切口与造瘘口的观察与管理：此案例患者腹部切口在两个造瘘口中间，故要注意观察腹部切口是否有渗血、渗液，以及切口是否被造瘘口渗液污染；观察膀胱造瘘口敷料有无渗血、渗液以及引流尿液的量、颜色和性状；如果肠造瘘口敷料有渗血、渗液及时给予更换；阴道流血流液和负压引流液也要密切观察，出现异常情况及时处理。

（4）引流管评估：患者术后留置有盆腔引流管，观察引流管周围敷料有无渗液，引流液的量、颜色和性状，注意判断患者有无发生腹腔内出血。保持引流管通畅，妥善固定，防止引流管滑脱。术后 48～72 小时，引流量＜50ml/24h 可拔除引流管。

（5）术后并发症评估：血栓形成的三个危险因素是血流缓慢、血液高凝状态、血管壁损伤，而外科手术及创伤是血栓形成的诱因。本案例手术时间长、手术范围大、术后患者卧床时间久，患者术后血栓风险评分为 5 分（高危）。故应注意观察患者肢体有无疼痛、压痛、局部发热、肢体肿胀、浅静脉曲张等表现，早期不能下床时行下肢运动疗法或者进行被动的下肢按摩，并遵医嘱行气压治疗，使用抗凝药物进行预防。伤口血肿极易引起伤口感染，注意观察有无伤口出血多、压痛明显、局部肿胀、波动感，若有上述表现应及时报告医生并协助处理。

2. 基础护理

（1）术前准备：患者入院后，做好入院评估，尤其是血栓风险评估和营养风险评估，协助患者完善术前检查。患者手术创伤大，需多科室协作完成手术，术前肠道准备至关重要，术前 1 天进食无渣半流质饮食，可选择高蛋白及维生素丰富的饮食，必要时给予口服营养补充剂，并给予聚乙二醇电解质散剂口服导泻，注意观察患者大便的次数、性状和有无电解质紊乱发生，根据麻醉和手术开始时间选择禁食时长。在阴道准备方面，术前 3 天开始进行宫颈阴道消毒处理以预防感染，手术区域的皮肤在手术当日早晨准备。针对患者睡眠情况可在入睡前给予地西泮 5mg 口服以保证充足的睡眠，降低应激反应，为手术做好准备。

（2）体位和活动：全麻未完全清醒时给予去枕平卧位，并使患者头偏向一侧，以防呕吐物误吸，4～6 小时后采取低半卧位以利于引流。患者清醒后鼓励多翻身，并且鼓励患者早期在床上进行上肢和下肢运动，指导患者及家属选择预防血栓的弹力袜，指导患者尽早下床活动，但第一次下床活动要注意预防跌倒的发生，早期活动有利于改善呼吸和循环，减少或避免肠粘连、肺部并发症和下肢深静脉血栓形成。

（3）饮食：由于手术时间较长、手术范围涉及肠道，胃肠功能恢复较慢，进食原则为手术当日禁食，肛门排气后可进无渣流质饮食，若无腹胀及其他异常，改进半流质饮食，最后逐步过渡到软食、普通饮食。术后宜进食高热量、高蛋白和富含维生素的食物，以促进伤口愈合和机体恢复。

3．治疗

（1）静脉通道管理：由于术中麻醉时间长，术中失血多，术后应按计划及时补液，以保证足够组织灌注量。维持静脉通道通畅对保证治疗至关重要，输液过程中要及时巡视及观察，避免发生静脉炎、液体外渗、过敏反应、空气栓塞、发热反应、循环负荷过重等输液反应。

（2）正确用药：术后恶心、呕吐多与围术期麻醉的药物有关，应及时评估患者情况，必要时给予甲氧氯普胺缓解症状。术后疼痛控制目标为疼痛得分<4分，疼痛得分≥4分，则应报告医生，并采取有效的镇痛措施；同时教会患者自控镇痛泵（PCA）的正确使用方法，以及非药物缓解疼痛的方法，如听音乐、深呼吸等。术后为预防血栓可使用低分子量肝素皮下注射，严格遵循无菌操作原则，注意有无血小板减少、局部出现紫癜或淤斑、全身皮肤黏膜出血、转氨酶升高等不良反应。术后选择注射用头孢哌酮钠他唑巴坦钠抗感染治疗，选择适合患者的疗程和剂量，注意有无过敏反应及毒性反应。该手术创伤较大，术后可输入白蛋白给予营养支持，以防治低蛋白血症。

4．健康教育

（1）造瘘口护理指导：本案例涉及切除肠道及膀胱，术前指导患者家属准备好造瘘口物品，手术中根据情况选择造瘘口位置，如无特殊情况，术后当天可以开放造瘘口。护士根据造瘘口与手术切口的关系，选择相应的敷料保护切口，防止造瘘口分泌物污染切口，同时根据造瘘口的不同，选择合适的造瘘口用品和附件产品，并每日观察造瘘口的生长情况，观察有无并发症出现，按要求及时更换底盘，直到腹部切口愈合。早期护士要对患者及家属进行造瘘口护理培训，可通过讲解、演示、视频、公众号、手册等多种方式进行。

（2）出院指导：术后禁止性生活和盆浴3个月；出院3个月门诊复查，如出现下腹痛、发热、阴道流血多等症状，随时复诊；治疗后2年内每3个月复查1次，3～5年内每6个月复查1次，随访内容包括盆腔检查、阴道脱落细胞学检查、胸片检查、B超及血常规检查、肿瘤标志物检查等；出院后定期到专科门诊随访造瘘口情况。

（三）循证证据

2019年NCCN子宫颈癌临床实践指南指出，ⅡB期及以上的晚期病例通常不采用手术治疗。在美国，大多数晚期子宫颈癌患者采用放、化疗治疗。但在有些国家，部分

ⅡB期病例首选广泛性子宫切除术或新辅助化疗后再进行广泛性子宫切除术。

子宫颈癌的预后与其临床分期和病理类型等紧密相关，其中伴有淋巴结转移者预后较差。子宫颈癌患者治疗后1年内复发者约为50%，2年内复发者为75%～80%。因此在治疗后的定期复查非常关键。对于子宫颈癌的术后随访，建议在治疗后2年内3～6个月随访1次，在第3～5年6～12个月随访1次，5年后每年随访1次。高危患者应缩短随访间隔时间（如第1～2年3个月随访1次），低危患者可延长随访时间（如6个月随访1次）。至少每年进行1次宫颈（保留生育功能）或者阴道细胞学检查。随访时需进行临床评估，并让患者了解复发的早期症状。例如，阴道是否排液，体重是否减轻，是否出现厌食，盆腔、髂关节和背部或腿部是否疼痛等。鼓励患者戒烟或减少吸烟。随访过程中不需要常规进行影像学检查，有症状或者怀疑复发时可以进行。

（邓雪　白路）

第三节　子宫肿瘤

【子宫肌瘤】

子宫肌瘤（uterine myoma）是女性生殖器最常见的良性肿瘤，由平滑肌及结缔组织组成，好发于30～50岁的育龄期妇女。子宫肌瘤的发病率难以准确统计，估计育龄期妇女的发病率可达25%，根据尸体解剖统计的发病率可达50%以上。其确切病因尚未明确，其发生可能与女性激素相关。患者多无明显症状，在体检时发现。症状与肌瘤部位、大小和有无变性有关，而与肌瘤数目关系不大。最常见的症状为经量增多及经期延长，多见于大的肌壁间肌瘤及黏膜下肌瘤。长期经量增多可继发贫血。手术是最有效的治疗方法，适用于有症状或疑有肉瘤变者。药物治疗适用于症状轻、近绝经年龄或全身情况不宜手术者。无症状者一般不需治疗，症状轻、近绝经年龄者可采用非手术治疗。肌瘤变性是指肌瘤失去原有的典型结构，其中玻璃样变（hyaline degeneration）又称透明变性，最为常见；红色变性（red degeneration）多见于妊娠期或产褥期。

（一）病例介绍

患者，女，39岁7月，因"体检发现子宫肌瘤2年，经量增多1年，加重3月"于8月31日入院。患者患病以来精神、食欲、睡眠尚可，大小便正常，体重无明显变化。既往身体情况良好，否认高血压、糖尿病、冠心病及其他重大疾病史，否认传染病史，否认食物、药物及其他过敏史。患者自诉入院前1个月如厕时感头晕后跌倒，手掌皮肤有擦伤，其余无特殊，现皮肤擦伤已愈合。9年前行剖宫产术，否认其他手术史。初潮12岁，经期9～10天，周期30天，$G_2P_1^{+1}$，末次月经8月20日。入院时体温36.3℃，脉搏68次/分，呼吸18次/分，血压106/58mmHg。内科查体：贫血貌，其余无特殊，专科查体：子宫稍大于正常，其余无特殊。入院后完善相关检查。血常规检查结果示血红蛋白（Hb）47g/L，白细胞（WBC）6.9×10^9/L，红细胞（RBC）4.16 $\times 10^{12}$/L，血小板（PLT）279×10^9/L。妇科彩超示：宫腔内查见 4.0cm×3.5cm× 4.0cm 弱回声团块，与宫底肌壁分界欠清，团块明显压迫宫腔。肿瘤标志物未见异常。心电图、胸片未见异常。结合症状、体征及辅助检查结果，考虑术前诊断：宫腔内占位（黏膜下子宫肌瘤？），重度贫血。为纠正贫血，患者于 9 月 1 日、9 月 2 日各输入去白红细胞悬液 3U，输血过程中及输血后患者生命体征平稳，无输血反应。9 月 3 日复查血常规示血红蛋白（Hb）77g/L。遵医嘱给予多糖铁复合物口服抗贫血治疗。完善术前准备后，患者于 9 月 5 日在全麻下行"宫腔镜子宫黏膜下肌瘤切除术、宫颈扩张术"。术中见宫体前位，宫腔深 10cm，内口缩窄，宫腔形态欠规则，子宫后壁可见一肌瘤样突起凸向宫腔，约 4cm 大小，其他各壁未见异常。术中冰冻病理切片检查示：黏膜下平滑肌瘤。术中患者生命体征平稳，手术失血 20ml，手术顺利，麻醉满意，无手术并发症。术后诊断：子宫黏膜下平滑肌瘤、中度贫血。患者术后返回病房，生命体征平稳，观察病情变化，继续抗贫血治疗。9 月 7 日患者一般情况良好，大小便正常，体温正常，未诉特殊不适，康复出院。

（二）护理

1. 病情观察

（1）病情评估：对患者的自觉症状、阴道流血情况、实验室检查结果及跌倒风险等进行全面评估。使用摩尔斯（Morse）跌倒评分表对患者进行跌倒风险评估为高风险。在床旁及患者手腕带上进行跌倒高风险标识，对患者及家属进行防跌倒健康宣教，采取跌倒预防措施，如保持病房内光线充足，地面干净、不潮湿，将呼叫器放于患者易拿取的位置，卧床休息时将床栏拉起，离床活动时穿防滑鞋并有人陪护，若有潜在的障碍物要移开，活动应循序渐进。

（2）病情变化监测：患者重度贫血，注意监测生命体征，必要时吸氧，维持心功能及正常血压，以保持重要脏器氧供。术后注意观察阴道流血情况，发现异常及时处理。

2. 基础护理

（1）个人卫生：指导患者保持外阴清洁，避免围手术期感染。监测体温，注意观察阴道流血及分泌物情况，及时发现感染征象。

（2）营养指导：贫血患者应注意调整饮食结构，注重食物多样化和合理搭配，缺铁性贫血患者可增加摄入含铁丰富的食物，同时增加富含维生素 C 食物的摄入以促进铁的吸收。

3. 治疗

（1）遵医嘱给予输血治疗：患者血常规示血红蛋白（Hb）47g/L，遵医嘱输入去白红细胞悬液。输血应严格落实双人查对制度，保证用血安全。严密观察并记录患者有无输血反应，尤其是输血开始时、输注后 15 分钟、输注过程中（至少每小时监测 1 次）

以及输血结束后 4 小时。

（2）遵医嘱给予多糖铁复合物、益母草膏口服：多糖铁复合物是第三代口服铁剂，常用规格为（元素铁）150mg，1~2 片/次，1 次/天。多糖铁复合物胃肠道反应小，较少出现胃肠刺激或便秘。应注意血色素沉着症及含铁血黄素沉着症者禁用此药。抑酸剂及四环素类药物可抑制多糖铁复合物吸收，不同时服用。对益母草膏过敏者禁用，过敏体质者慎用，服用益母草膏时忌辛辣、生冷食物。

4. 健康教育

（1）心理护理：对输血患者做好健康宣教，使其明白输血的必要性及输血治疗的配合要点。子宫肌瘤切除术后，可能有少许阴道流血，护士应做好解释工作，使患者情绪保持稳定，同时注意观察阴道流血情况，保持外阴清洁。

（2）防跌倒：该患者为跌倒高风险。护士应对患者及其家属进行防跌倒健康宣教，并落实各项预防措施。

（3）对口服补铁的患者进行用药指导：向患者讲明药物名称，用药目的，使用剂量、方法，可能出现的不良反应以及应对措施等。

（4）出院指导：根据子宫肌瘤的类型、手术方式等指导术后避孕时间；术后 1 个月门诊复查；进行出院后营养指导、口服铁剂用药指导。

（三）循证证据

子宫肌瘤的手术方式主要包括子宫肌瘤切除术（myomectomy）、子宫切除术（hysterectomy）。其他微创手术治疗方法包括经导管子宫动脉栓塞术（transcatheter uterine artery embolization，UAE）和高强度超声聚焦消融（high intensity focused ultrasound ablation，HIFUA）等。与传统的手术相比，这些方法多通过缩小肌瘤体积，或破坏子宫内膜达到缓解子宫肌瘤症状的目的，微创甚至无创，但不易获取肌瘤组织进行病理检查。各种手术治疗方法有其优势及局限性。治疗子宫肌瘤的药物可以分为两大类：一类主要改善月经过多的症状，不能缩小肌瘤体积，如激素避孕药、氨甲环酸及非甾体抗炎药（NSAIDs）等；另一类既可改善月经过多症状又能缩小肌瘤体积，如促性腺激素释放激素激动剂（GnRH-a）和米非司酮等。

术前贫血会增加患者手术风险、ICU 入住率和术后感染率，影响患者术后活动和功能恢复，增加术后并发症和病死率、延长住院时间、增加疾病诊疗费用等。即使是轻度贫血，也是增加术后并发症发生率和病死率的独立危险因素。诊断贫血的主要指标为血红蛋白。目前常用的贫血诊断分级标准主要有世界卫生组织（WHO）标准和我国标准（表 2-3-1）。国内《患者血液管理——术前贫血诊疗专家共识》推荐采用 WHO 贫血诊断和分级标准早期识别术前贫血。《患者血液管理——术前贫血诊疗专家共识》推荐的术前贫血评估流程见图 2-3-1。对于贫血患者，应尽快明确病因并开始治疗。根据疾病、手术类型，权衡贫血与推迟手术的利弊，决定贫血的治疗方法和手术时间。该专家共识中还制订了管理术前贫血的标准治疗流程（图 2-3-2）。

表 2-3-1　贫血分级的 WHO 标准和中国标准

贫血分级	WHO 标准 Hb（g/L）	中国标准 Hb（g/L）
0 级（正常）	成年男性≥130	成年男性≥120
	成年女性≥110	成年女性≥120
1 级（轻度贫血）	110～正常参考值下限	91～正常参考值下限
2 级（中度贫血）	80～109	61～90
3 级（重度贫血）	<80	31～60
4 级（极重度贫血）	—	≤30

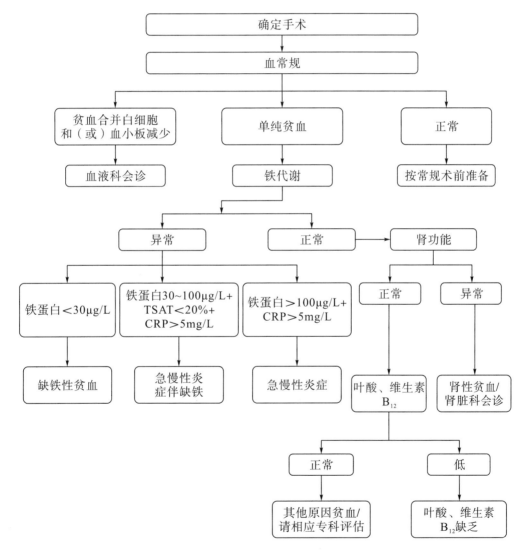

图 2-3-1　术前贫血评估流程

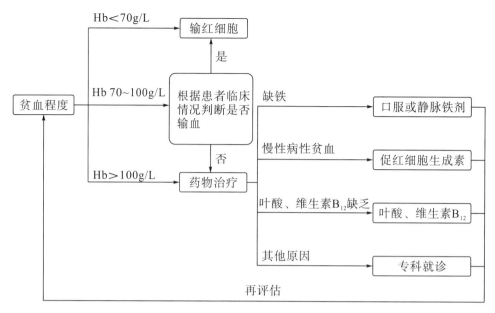

图 2-3-2　术前贫血标准治疗流程

　　铁剂主要包括口服、静脉给药两种途径。口服铁剂的优点是使用方便，缺点包括：①生物利用度低，口服铁剂服用后仅有 10% 左右被人体吸收；②胃肠道不良反应重，如恶心、腹痛、便秘与腹泻等，从而导致口服铁剂依从性比较差，有 1/3 左右患者不能坚持，多糖铁复合物是第三代口服铁剂，胃肠道反应较小；③吸收受到食物中的铁螯合物和一些常用药物如质子泵抑制剂等的影响。静脉铁剂的优点是能够被人体完全吸收，起效快，无胃肠道不良反应。主要的缺点是使用不方便和可能发生严重不良反应。国内的静脉铁剂有蔗糖铁和右旋糖酐铁两种，两者改善贫血的疗效相似，但不良反应率有所不同。蔗糖铁相比于右旋糖酐铁，其总体不良反应率、严重不良反应率、病死率均明显降低。考虑到安全性和药代动力学特点，《患者血液管理——术前贫血诊疗专家共识》中推荐使用蔗糖铁。

【子宫内膜癌】

　　子宫内膜癌（endometrial carcinoma）是女性生殖系统三大恶性肿瘤之一，占女性全身恶性肿瘤的 7%，占女性生殖道恶性肿瘤的 20%～30%。近年来，子宫内膜癌的发病率在世界范围内呈上升趋势，且发病呈年轻化。在发达国家及我国部分经济发达地区，其发病率居妇科恶性肿瘤首位。虽然在发展中国家，子宫内膜癌的发病率低于发达国家，但其死亡率与发病率之比却高于发达国家。子宫内膜癌可分为雌激素依赖型（Ⅰ型）和非雌激素依赖型（Ⅱ型）。Ⅰ型子宫内膜癌多见，均为子宫内膜样腺癌，患者较年轻，常伴有肥胖、高血压、糖尿病、不孕或不育以及绝经延迟，肿瘤分化较好，预后较好。Ⅱ型子宫内膜癌发病与雌激素无明确关系，多见于老年妇女，预后不良。约90% 的子宫内膜癌患者出现阴道流血或阴道排液的症状。阴道流血主要表现为绝经后阴道流血，量一般不多。尚未绝经者可表现为经量增多、经期延长或月经紊乱。阴道排液多为血性液体或浆液性分泌物,合并感染则有脓血性排液,恶臭。早期子宫内膜癌患者首选手术治疗,根据有无影响愈合的高危因素选择相应的辅助治疗。晚期患者采用手术、放射治疗、药物治疗等综合治疗。

(一)病例介绍

患者,女,66 岁,因"异常子宫出血 3$^+$月"于 5 月 6 日入院。患者 3$^+$月前无明显诱因出现阴道点滴状流血,持续约 10$^+$天,无腹痛、腹胀、尿频、尿急、尿痛、畏寒、发热等不适。1$^+$月前无明显诱因出现阴道流血增多,量明显大于既往月经量,无腹痛、腹胀、头晕、心悸等不适,于外院就诊,行诊刮术示"查见低分化癌"。病理会诊结果考虑为低分化宫内膜样腺癌。为进一步治疗入院。患者患病以来精神、食欲、睡眠尚可,大小便正常,体重无明显变化。既往身体状况良好,否认高血压、糖尿病、冠心病及其他重大疾病史,否认传染病史,否认食物、药物及其他过敏史,1991 年行剖宫产术,否认其他手术史。初潮 16 岁,经期 4～5 天,周期 30 天,绝经年龄 48 岁,$G_3$$P_1$$^{+2}$。入院时体温 36.5℃,脉搏 78 次/分,呼吸 18 次/分,血压 151/92mmHg。内科查体无特殊。专科查体:宫颈可见陈旧血迹,无触血,其余无特殊。体质指数(BMI)30.1 kg/m^2。入院后完善相关检查。肺功能检查示:肺通气储备百分比 89.8%,肺通气储备功能轻度下降,肺功能大致正常。彩超示:子宫前位,宫体大小 3.8cm×4.4cm×4.5cm,内膜居中,厚 1.2cm(单层),内膜回声不均匀,内探及丰富血流信号。动态血压:白天血压波动在 125～171/58～98mmHg,夜间血压波动在 115～153/55～78mmHg。入院后测空腹血糖为 7.0mmol/L,测餐后 2 小时血糖最高为 14.9mmol/L,糖化血红蛋白 HbA1c 7.5%,小便常规:葡萄糖(+),尿蛋白(+)。结合症状、体征以及辅助检查结果,考虑术前诊断:子宫内膜低分化宫内膜样腺癌、高血压、糖尿病、肥胖症。请心内科、内分泌科会诊后予硝苯地平控释片 30mg,口服,一日一次。血压、血糖控制平稳,完善术前准备后于 5 月 10 日在全麻下行"腹腔镜下子宫次广泛切除术、双附件切除术、盆腔淋巴结清扫术、腹主动脉旁淋巴结清扫术、肠粘连松解术、输尿管粘连松解术"。术中生命体征平稳,手术困难但顺利。手术失血量 200ml,无手术并发症。盆底留置"T"形引流管一根。术毕剖视子宫见双侧宫角均可见白色质朽新生物,左侧直径约 2cm,右侧直径约 1cm,病灶与子宫肌层分界不清。肉眼未见肿瘤残留。术后诊断:子宫内膜低分化宫内膜样腺癌、肠粘连、输尿管粘连、高血压、糖尿病、肥胖症。术后患者转入监护室,监测病情变化,遵医嘱静脉补充液体、电解质,予胰岛素控制血糖,抗生素预防感染治疗,镇痛泵止痛,鼻导管吸氧(2L/min),患者静脉血栓栓塞症(venous thromboembolism,VTE)风险评分为高风险,采用气压治疗及低分子量肝素皮下注射预防 VTE。5 月 11 日,患者转入普通病房,继续治疗。5 月 12 日肛门已排气,拔除引流管。5 月 13 日拔除尿管,小便自解通畅。5 月 15 日患者一般情况良好,生命体征正常,腹部切口敷料清洁干燥,切口对合良好,无红肿、渗血、渗液,大小便正常,未述特殊不适,予出院。

（二）护理

1. 病情观察

（1）监测呼吸情况及自觉症状：患者年老，术前检查示肺功能轻度受损。术前应教会患者做简单的呼吸功能锻炼，术后注意观察患者呼吸情况及自觉症状，指导患者定时翻身、拍背，有效咳嗽、咳痰，及早下床活动，避免肺部感染等并发症。

（2）监测血压变化及自觉症状：患者血压波动较大，围手术期发生心脑血管意外的风险极大，应加强血压监测，注意患者是否有头晕、头痛、视物模糊等自觉症状，根据血压情况及时调整降压药物。术前保证睡眠充足，必要时给予安眠药助眠。保持患者情绪稳定及大便通畅。术后做好疼痛评估，充分镇痛，避免因疼痛引起血压增高。

（3）监测血糖变化及自觉症状：患者合并糖尿病，围手术期可能出现血糖异常波动，导致酮症酸中毒、高渗性昏迷等情况。护士应监测患者血糖变化，观察患者自觉症状，遵医嘱正确使用胰岛素控制血糖。老年人低血糖症状多不典型，较多见的是非特异性神经、精神症状，尤其是眩晕、定向障碍、跌倒或突发行为改变。在禁食以及使用胰岛素期间，应警惕低血糖的发生。

（4）做好 VTE 的风险评估、筛查及病情观察：VTE 是由于血液在静脉内异常凝结形成血块或血栓并堵塞血管所导致的疾病，包括深静脉血栓形成（deep venous thrombosis，DVT）和肺栓塞（pulmonary embolism，PE），是妇科盆腔手术后严重的并发症之一。国内专家共识指出，近 2/3 的 DVT 患者并无典型的临床表现，DVT 的诊断有赖于辅助检查。PE 的重要特点是临床表现多样且无特异性，发病隐匿，可致患者猝死，极易被漏诊。患者一旦出现低氧血症、呼吸困难、晕厥、心动过速、胸痛等应警惕肺栓塞。基于 Caprini 血栓风险评估表对患者进行评估，为 VTE 高风险患者，在床旁及患者手腕带上进行高风险标识。术前行四肢血管彩超及 D-二聚体的检测，排除已存在的深静脉血栓，防止围手术期致死性栓塞的发生。遵医嘱采取预防措施，密切观察患者是否有肢体肿胀、疼痛等异常情况，观察患者呼吸以及自觉症状，及早发现并及时处理。

2. 基础护理

（1）观察切口情况：患者合并糖尿病，术后可能出现伤口愈合不良、感染、脂肪液化等，必要时需要二期缝合。护士应注意观察切口敷料情况，如有异常及时处理。必要时请伤口治疗师介入处理。

（2）个人卫生：指导患者保持外阴清洁，避免围手术期感染。观察体温、阴道分泌物情况，及时发现感染征象。

3. 治疗

（1）正确使用 VTE 物理预防措施：物理预防措施主要包括间歇性气囊加压（intermittent pneumatic compression，IPC）和梯度压力袜（graduated compression stockings，GCS）。物理预防措施的禁忌证包括：充血性心力衰竭、肺水肿或腿部严重水肿；急性期下肢 DVT、血栓（性）静脉炎或 PE；腿部局部情况异常（如皮炎、坏疽、近期接受皮肤移植手术）、下肢血管严重的动脉硬化或其他缺血性血管病、腿部严重畸形等。使用 GCS 是目前常见的 VTE 物理预防方式。临床上可见部分患者对穿着压力袜的依从性不高，可能与穿着后的舒适性不佳有关。护士应对患者及其家属进行指导，让其明白穿着弹力袜的必要性和重要性，确保其掌握压力袜穿脱、清洗和保养的正确方法，并发症观察与处理等。IPC 是通过给间歇式充气压力带充气，使肢体受压从而加速静脉血液的流动，从而有助于预防 VTE 的发生。有文献建议每天使用 IPC 时间至少保证 18 小时。护士应掌握物理预防措施的禁忌证，正确使用，并做好健康宣教，提高患者依从性。

（2）正确使用 VTE 药物预防措施：临床上对 VTE 中、高危风险的患者常需要联合应用药物预防。需注意对有出血风险的患者权衡预防 VTE 与增加出血风险的利弊，药物预防中只能使用一种抗凝药物。该患者使用低分子量肝素，应采用深部皮下注射给药，严禁肌内注射。低分子量肝的禁忌证包括：对肝素及低分子量肝素过敏、严重的凝血功能障碍、有低分子量肝素或肝素诱导的血小板减少症史（以往有血小板计数明显下降）、活动性消化道溃疡或有出血倾向的器官损伤以及急性感染性心内膜炎（心脏瓣膜置换术所致的感染除外）。常见的不良反应包括出血、注射部位淤点、淤斑或炎性结节、过敏反应、血小板减少症、骨质疏松倾向及转氨酶增高等。护士需掌握药物的禁忌证，注意观察是否出现药物不良反应。

4. 健康教育

（1）饮食指导：该患者合并高血压、肥胖、糖尿病，遵医嘱指导其进食低盐、低脂饮食。值得注意的是，国内专家共识指出：老年人（特别是高龄老年人）过度严格控制饮食及限制食盐摄入可导致营养不良及电解质紊乱（如低钠、低钾血症），应注意避免。饮食管理是糖尿病治疗中的一个重要组成部分。2 型糖尿病的血糖波动受饮食习惯和主食摄入量影响较大，加强饮食管理对减小血糖波动和低血糖风险均有益。老年糖尿病患者的饮食管理应保证所需能量、合理调配饮食结构（适当限制碳水化合物类食物，其供能应占 50%～60%，包括 10% 的蔬果类，多进食能量密度高且富含膳食纤维、升糖指数低的食物）和进餐模式（少吃多餐、先汤菜后主食）。根据每个人的代谢水平选择适合的饮食结构，以保持良好的代谢指标，改善生活质量。蛋白质的摄入量因人而异，以适合老年人个体差异为宜。采用营养风险筛查评估表（NRS 2002）对该患者进行营养风险筛查，患者存在营养风险，可请临床营养师针对患者具体情况，指导进行营养支持。

（2）VTE 预防指导：该患者为 VTE 高风险患者，护士应加强健康宣教，让患者明白 VTE 预防的重要性，提高患者依从性。指导患者术后卧床期间定时翻身，进行肢体主动及被动运动，尽早下床活动，循序渐进地增加活动范围及活动量，下床活动时注意防跌倒及低血糖。指导患者配合物理及药物预防措施，帮助其掌握压力袜的穿脱及保养方法，指导患者进行自我观察，及时发现肢体肿胀、疼痛、出血倾向等异常情况。

（3）恢复期活动及运动指导：术后三个月内避免重体力劳动。该患者合并糖尿病，术后恢复期应在专科医生指导下进行康复期个体化的运动管理。运动前需进行运动安全性评估。结合轻度、中度运动消耗量安排运动时间，提倡每日三餐后适量的室内活动，有利于缓解餐后高血糖。肥胖者可通过适当增加有氧运动量消耗脂肪储存。运动前后应常规对鞋袜及足部进行检查。避免在高温、高湿度的环境中进行运动。老年人应加强安全教育，注意防跌倒、防骨折。

（4）合理管理体重：该患者 BMI 为 $30.1kg/m^2$，为肥胖。老年人体重的管理以适中为好（BMI $20\sim25kg/m^2$）。国内专家共识指出：不建议单纯以体重变化衡量体重管理是否达标，老年糖尿病患者的腰围测量较 BMI 更能反映体脂沉积和胰岛素抵抗情况，尤其是接受胰岛素治疗者，腰围增长提示饮食过量，应该更精确地调整进食量和胰岛素用量。患者合并症较多，应在专科医生指导下进行饮食结构的调整，鼓励适度增加运动。另外，老年人过快、过度减轻体重可能影响生活质量，甚至因免疫力降低而发生其他疾病，应注意避免。

（5）出院指导：指导患者出院后至心内科、内分泌科就诊，监测、调整血糖、血压；至化疗门诊就诊咨询下一步处理。术后 1 个月妇科门诊复查，之后定期随访。一般术后 $2\sim3$ 年内每 3 个月随访一次，3 年后每 6 个月随访 1 次，5 年后每年随访 1 次。随访内容包括全身体检及妇科检查、影像学检查和健康宣教。

（三）循证证据

子宫内膜癌平均发病年龄为 60 岁，其中 75％ 发生于 50 岁以上的妇女。高龄患者占据了一定的比例。WHO 认为，$60\sim74$ 岁为年轻老年人，75 岁到 89 岁为老年人。我国已步入老龄社会，2017 年我国老年（≥60 岁）人口占总人口的 17.3％（2.4 亿）。老年患者机体功能减退、对手术耐受能力下降，多合并内科疾病，如心脑血管疾病、慢性呼吸系统疾病、糖尿病等，导致术后并发症发生率增加。因此，术前应重视对老年患者的重要脏器功能的评估。合并有高血压、糖尿病、冠心病等基础疾病的老年患者应在术前积极治疗基础疾病。

我国 20％ 以上的老年人是糖尿病患者（其中 95％ 以上是 2 型糖尿病），45％ 以上的老年人处于糖尿病前期状态。我国老年糖尿病患者的知晓率、诊断率和治疗率均不高，血糖总体控制水平不理想。2018 年，我国发布了《中国老年 2 型糖尿病诊疗措施专家共识》，指出糖尿病的综合治疗包括糖尿病教育、患者自我管理和血糖监测、饮食治疗、运动治疗和降糖药物治疗。前 4 项是糖尿病的基础治疗，降糖药物是重要的支持治疗。制订老年糖尿病个性化治疗方案的基础是对患者情况的综合评估，包括：了解患者的血糖控制水平；了解患者自身血糖调节能力；评估患者是否合并高血压、血脂异常、高尿酸血症和肥胖；评估并发症和脏器功能；评估患者的自我管理水平。做到早预防、早诊断、早治疗及早达标的"四早"原则。根据目前国内外多个心血管专业指南，推荐老年糖尿病合并高血压者血压控制目标为＜140/85mmHg。2017 年中华医学会糖尿病学分会（CDS）已将糖尿病合并高血压的血压控制标准调整到＜130/80mmHg。临床上可根据患者高血压病程、糖尿病病程、一般健康状况、有无心脑血管疾病及尿蛋白水平等设置不同血压控制目标。

高龄是静脉血栓形成的独立危险因素。国外研究报道，60 岁以上者术后 VTE 的发生率高达 34％；年龄每增加 10 岁，术后 VTE 的风险增加 2.25 倍。我国的数据显示，与 50 岁以下者相比，年龄≥50 岁者术后发生 DVT 的风险为前者的 2 倍；年龄每增加 10 岁，风险增加约 1 倍。目前国际上应用的 VTE 风险分级评估模型均基于西方国家的多学科综合数据，但是东西方人种特征、妇科疾病特点及医学技术水平等存在差异。基于 Caprini 评分，结合我国的研究结果，2017 年我国发表了《妇科手术后深静脉血栓形成及肺栓塞预防专家共识》。该共识中确定了 6 个危险因素与妇科手术后 DVT 独立相关，分别为：年龄≥50 岁、高血压、静脉曲张、手术时间≥3 小时、术后卧床时间≥48 小时及开腹手术。将每个因素赋值 1 分，根据评分之和，将患者分为 4 个风险等级（表 2-3-2）。该评分模型命名为 G-Caprini（Gynecological Caprini）。该专家共识建议对具有上述一个及以上危险因素的患者进行围手术期筛查，筛查主要针对下肢 DVT。下肢血管加压超声检查（compression ultrasound，CUS）是目前最常用的诊断下肢静脉血栓的无创检查。

表 2-3-2　妇科手术后 DVT 的风险分级（G-Caprini 模型）与 DVT 的发生率

风险等级	分值	术后 DVT 发生率（%）
低危	0	0.43
中危	1	3.31
高危	3	5.36
极高危	≥3	28.31

来源：郎景和，王辰，瞿红，等. 妇科手术后深静脉血栓形成及肺栓塞预防专家共识［J］. 中华妇产科杂志，2017，52（10）：649-653.

该专家共识中提出了妇科手术 VTE 预防的推荐意见：妇科手术时应补足体液、减少创伤、严密止血、尽可能缩短手术时间，必要时手术区域留置引流管，术后尽早下床活动，基于风险分级选择预防措施，高危和极高危患者尤应注意。术后应尽可能不用止血药，止血药的使用是 DVT 的独立危险因素。①低危患者术后尽早下床活动。②中危患者术后采取低分子量肝素（low molecular weight heparin，LMWH）或低剂量肝素（low dose unfractionated heparin，LDUH）药物预防或机械性预防。③高危患者，术后无大出血风险者，采取药物预防（LMWH 或 LDUH）；术后有大出血风险者，采取机械性、药物序贯预防，先机械性预防（IPC 为佳），待出血风险降低后改为药物预防。④极高危患者，术后无大出血风险者，采取机械性与药物联合预防；术后大出血风险较高者，建议采取机械性、药物序贯预防，先机械性预防（IPC 为佳），待出血风险降低后改为机械性与药物联合预防。⑤恶性肿瘤患者术后推荐 LMWH 或 LDUH 药物预防持续 4 周。⑥不推荐将下腔静脉过滤器作为围手术期 PE 的预防措施。

GCS 也称为医用压力袜（medical compression stockings，MCS）或弹力袜，是一

种具有梯度压力、可对腿部进行压迫的长袜。其采用的梯度压力原理是在足踝处建立最高压力，并沿腿部向心脏方向逐渐降低。GCS确切作用机制尚不明确。根据长度不同，GCS可分为膝下型、大腿型和连裤型。根据趾端有无封口设计，可分为封口型和开口型（露趾型）。根据临床作用不同，可分为预防型和治疗型。GCS压力分级主要依据在足踝处施加压力的程度。不同国家目前有5种不同压力分级标准，可分为3~4个压力等级（表2-3-3），但目前尚无国际统一标准。2019年，我国VTE防治相关医护专家基于国内外指南、专家经验和循证医学证据进行总结，形成了《梯度压力袜用于静脉血栓栓塞症防治专家共识》。专家共识推荐，采用压力Ⅰ级GCS用于VTE预防。在无使用禁忌的情况下，有血栓风险的外科手术患者、ICU患者，自入院起即应考虑穿着GCS预防VTE。白天和夜间均穿着GCS，直至活动量不再减少或恢复至疾病前活动水平。穿着GCS的常见并发症包括：下肢血液循环障碍、皮肤过敏以及压力性损伤。穿着期间应注意：①皮肤清洁护理，每天至少一次脱下GCS，进行下肢皮肤清洁护理；②肢体评估，包括下肢皮肤温度、颜色、足背动脉搏动情况、活动能力及患者感觉等；③GCS平整性及完整性评估，检查GCS穿着后表面是否平整，是否有磨损或破损，以保证GCS压力的有效性。GCS的应用见图2-3-3。

表2-3-3　GCS压力分级和范围

标准	压力分级（mmHg）*			
	Ⅰ级	Ⅱ级	Ⅲ级	Ⅳ级
英国	14~17	18~24	25~30	无
德国	18~21	23~32	34~36	>49
法国	10~15	15~20	20~36	>36
欧洲（试行）	15~21	23~32	32~46	>49
美国	15~20	20~30	30~40	无

*1mmHg=0.133kPa。

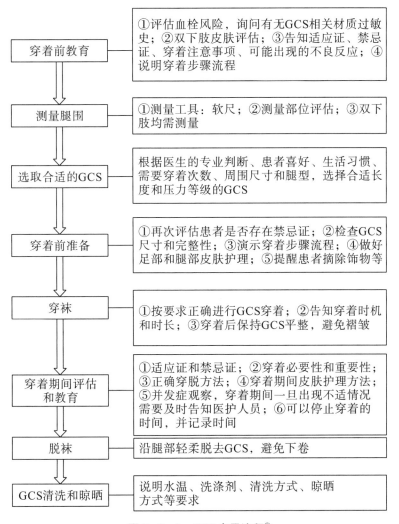

图 2-3-3　GCS 应用流程[①]

【子宫肉瘤】

子宫肉瘤（uterine sarcoma）少见，约占女性生殖道恶性肿瘤的1%，占子宫体恶性肿瘤的3%～7%，大多数预后极差。子宫肉瘤分为原发性和继发性，既可原发于子宫肌层、肌层内结缔组织及子宫内膜间质，亦可继发于恶变的子宫平滑肌瘤。根据组织发生来源可分为子宫平滑肌肉瘤（leiomyosarcoma，LMS）、子宫内膜间质肉瘤（endometrial stromal sarcoma，ESS）及腺肉瘤（adenosarcoma）。其中子宫平滑肌肉瘤是临床最常见的病理类型，约占子宫肉瘤的63%。子宫肉瘤多发生于围绝经期或者绝经期女性。临床表现无特异性，早期症状不明显。最常见的表现为阴道不规则流血伴腹痛。如肿瘤发生破溃、感染、形成溃疡等，阴道可有大量脓性分泌物排出并伴有恶臭。如肿

---

① 引自：国际血管联盟中国分部护理专业委员会，中国医师协会腔内血管学专业委员会. 梯度压力袜用于静脉血栓栓塞症防治专家共识［J］. 介入放射学杂志，2019，28（9）：811-818.

瘤增长过大，压迫膀胱或直肠，可出现尿频、便秘等压迫症状。对短期内明显增大的子宫肌瘤应引起重视，尤其在绝经后妇女。子宫肉瘤的临床表现与子宫肌瘤及其他恶性肿瘤相似，术前诊断较困难。确诊须依据组织学检查。该疾病尚未有最佳治疗方案共识。治疗原则以手术为主，强调子宫应完整切除并取出，是否行淋巴结切除尚有争议。术后可根据病理类型及手术分期辅助化学治疗、放射治疗或激素治疗等。子宫肉瘤具有早期诊断困难、恶性程度高、易远处转移、易复发以及预后差等特点，5 年生存率为 20％～30％。

（一）病例介绍

患者，女，61 岁 4 月，因"绝经 3 年，阴道流血 2$^+$月"于 11 月 6 日入院。患者无明显诱因出现绝经后阴道流血，于 10 月 13 日在外院就诊。外院阴道 B 超示子宫增大，左侧壁探及 4.6cm×3.4cm 弱回声团块，边界可见，内回声不均。10 月 18 日在外院行"宫腔镜下宫腔占位电切术"，术后病理符合子宫肉瘤。10 月 28 日我院会诊病理切片，查见肉瘤，免疫组织化学提示子宫平滑肌肉瘤。为行进一步治疗入院。患者患病来精神、食欲、睡眠尚可，大小便正常，体重无明显变化。既往身体状况良好，诊断高血压 1 年，口服吲达帕胺片 1.5mg，每日 1 次，血压控制平稳。否认糖尿病、冠心病及其他重大疾病史，否认传染病史，否认食物、药物及其他过敏史，否认手术史。初潮 16 岁，经期 4～6 天，周期 30 天，绝经年龄 52 岁，G$_3$P$_2$$^{+1}$。入院时体温 36.6℃，脉搏 78 次/分，呼吸 18 次/分，血压 136/82mmHg。内科查体无特殊。专科查体：子宫不规则增大，如孕 3$^+$月大小，质中，表面光滑，轻压痛，其余无特殊。入院后进一步完善相关检查。胸片示：双肺纹理稍多、模糊，余心肺未见异常。心电图未见异常。CT 示：宫体占位，累及宫底左前肌壁，接近浆膜层，与左侧附件分界不清，余未见明显异常。泌尿系彩超未见明显异常。心脏彩超示：左房稍增大，左室收缩功能测值正常。四肢血管 B 超示：未见明显静脉血栓。结合症状、体征及辅助检查结果，考虑术前诊断：子宫平滑肌肉瘤、高血压 2 级（低危）。血压控制平稳，完善术前准备后，患者于 11 月 8 日在全麻下行"腹腔镜下全子宫切除术＋双侧卵巢输卵管切除术＋盆腔淋巴结清扫术＋腹主动脉旁淋巴结取样术＋肠粘连松解术＋输尿管粘连松解术"。术中见：子宫前位，不规则增大，如孕 3$^+$月大小。两侧宫旁组织与子宫动脉及输尿管致密粘连。乙状结肠与左侧盆侧壁致密粘连。子宫离体后剖视：宫腔内大量鱼肉样组织，侵及肌层，达浆膜层。术中患者生命体征平稳，手术失血量 150ml，手术困难但顺利，麻醉满意，无手术并发症。置腹腔引流管 1 根。术后诊断：子宫平滑肌肉瘤、肠粘连、输尿管粘连、高血压 2 级（低危）。术后返回病房，生命体征平稳，尿色淡黄，腹腔引流液淡血性。遵医嘱静脉补充液体、电解质，应用抗生素预防感染、镇痛泵止痛。患者静脉血栓风险评分为高风险，采用气压治疗及低分子量肝素预防 VTE。11 月 10 日患者肛门已排气。11 月 11 日复查血象，白细胞 13.9×10^9/L，中性粒细胞百分比 86.3％，C 反应蛋白 105.6mg/L，患者体温最高 37.3℃，伤口无渗血、渗液，继续予抗生素抗感染治疗。11 月 12 日患者大便已解，拔除腹腔引流管。11 月 13 日复查血象正常，体温正常，停用抗生素。拔除尿管，小便自解畅。11 月 15 日患者一般情况良好，生命体征正常，腹部切口敷料清洁干燥，切口对合良好，无红肿、

渗血、渗液，大小便正常，未诉特殊不适，予出院。

（二）护理

1. 病情观察

（1）监测生命体征及自觉症状：患者合并高血压，围手术期发生心脑血管意外的风险极大。应加强血压监测，注意患者是否有头晕、头痛、视物模糊等症状，根据血压情况及时调整降压药物。术前保证睡眠充足，必要时给予安眠药助眠。保持情绪稳定及大便通畅。术后做好疼痛评估，充分镇痛，避免因疼痛引起血压增高。患者术后复查血常规，白细胞、中性粒细胞比例均增高，C反应蛋白增高，应加强体温等生命体征监测，及时发现并处理感染征象。

（2）输尿管损伤的观察：妇科腹腔镜手术脏器损伤并发症中，输尿管损伤是最常见的严重并发症之一。女性泌尿道与生殖道的解剖位置非常接近，妇科腹腔镜手术中易损伤输尿管。输尿管损伤的高危因素包括：盆腔粘连、子宫体积过大等。该患者子宫增大，术中发现宫旁组织与子宫动脉及输尿管致密粘连，行腹腔镜下输尿管粘连松解术。因此，术中及术后应该注意观察是否发生输尿管损伤。输尿管的损伤包括剪断、误扎、电热灼伤等。腹腔镜手术中频繁使用各种能源装置，易导致输尿管热损伤。术后输尿管发生水肿致梗阻、缺血甚至坏死，进而导致输尿管破损漏尿，是腹腔镜手术不同于传统经腹手术输尿管损伤的特点。热损伤不易在手术中发现，患者往往在术后出现损伤侧腰痛、腹胀等。这些症状出现的时间不定，与热损伤程度有关，给及时诊断和治疗带来困难。此外，为更完整地切除肿瘤组织而扩大腹腔镜手术范围，使术后输尿管缺血性坏死发生率呈升高趋势。输尿管瘘常因输尿管壁受损、感染、缺血继发坏死而形成，常发生于术后9~11天。根据经瘘口流出尿液的去向可分为：①内瘘：瘘孔与阴道不通，尿液直接漏于盆腔，后果严重；②外瘘：瘘孔与阴道相通，尿液经阴道流出，形成输尿管阴道瘘。出现内瘘时，腹膜受尿液刺激会出现腹痛；肠管受尿液刺激，肠蠕动受抑制，可出现肠胀气甚至肠梗阻。如患者术后已排气再发生肠胀气，应警惕输尿管盆腔瘘；尿液渗入盆腔，刺激腹膜或继发感染可引起发热；尿液刺激局部组织产生炎性反应，致使组织包裹、粘连，形成盆腔包块。输尿管损伤的后果严重，处理的关键是及时发现、及时治疗。护士应注意保持尿管通畅，加强尿色、尿量、腹腔引流液、阴道流液、体温以及患者自觉症状等的观察，警惕输尿管损伤的发生。

（3）肠管损伤的观察：妇科腹腔镜手术导致的肠管损伤并发症，主要发生于直肠和小肠，包括机械性损伤和热损伤。盆腔、肠管粘连分离时容易导致肠管损伤。手术导致的机械性肠管损伤，多数可于术中被及时发现行修补术治疗。腹腔镜手术中电凝所致肠管热损伤常以症状延迟出现、损伤部位边界不确定及临床症状不确定为主要特征，术中较难被发现。发生肠管损伤后，粪便及肠液流入盆腔，患者会出现腹痛、肠胀气、高热，严重者可出现脓毒血症，甚至危及生命。小肠损伤还可导致化学性腹膜炎，患者出现剧烈腹痛并很快波及全腹，症状更重。小肠损伤一旦明确诊断，应立即剖腹探查，行肠管修补术，必要时行损伤肠段切除术或结肠造瘘术。直肠损伤因位置较低，术后可出现阴道排气及粪便经阴道流出。直肠阴道瘘若未发生内瘘，可加强支持治疗，控制感染，保持局部清洁，待瘘孔自然愈合，必要时行直肠阴道瘘修补术。该患者因术中发现乙状结肠与左侧盆侧壁致密粘连，行腹腔镜下肠粘连松解术。术后护士应注意保持腹腔引流管通畅，注意观察患者的生命体征、肠功能恢复情况、腹腔引流液情况以及自觉症状，及早发现并及时处理肠管损伤。

（4）做好静脉血栓栓塞症（venous thromboembolism，VTE）的风险评估、筛查及病情观察：对患者进行 VTE 风险评估，该患者为高风险患者。应在床旁及患者手腕带上进行高风险标识，密切观察患者是否有肢体肿胀、疼痛等异常情况，观察患者呼吸及自觉症状，遵医嘱落实物理及药物预防措施，及早发现并及时处理 VTE。

2. 治疗

（1）指导患者遵医嘱正确口服降压药：该患者有高血压病史 1 年，使用的降压药是吲达帕胺片。该降压药为噻嗪类利尿剂。噻嗪类利尿剂作用于远曲小管近端，可减少对 NaCl 和水的重吸收，属于中效利尿剂。根据化学结构不同又分为噻嗪型利尿剂和噻嗪样利尿剂，后者持续作用时间更长。吲达帕胺属于后者。噻嗪样利尿剂具有扩张血管作用，且为其降压的主要作用。护士需掌握吲达帕胺苯的使用禁忌及用药注意事项，指导患者遵医嘱正确用药，注意观察药物的不良反应。痛风患者禁用噻嗪类利尿剂。此外，少数患者接受噻嗪类利尿剂治疗时可能发生低钾血症，故需注意监测血钾水平的变化。

（2）正确使用 DVT 预防措施：该患者为血栓高风险，术前行四肢血管彩超以及 D-二聚体的检测，排除存在的深静脉血栓，防止围手术期致死性栓塞的发生。遵医嘱使用间歇性气囊加压（IPC）以及低分子量肝素皮下注射预防 VTE。护士需掌握物理预防及药物预防的禁忌证，正确使用预防措施，预防期间注意观察患者出血倾向及血小板计数，及早发现并及时处理药物不良反应。做好健康宣教，提高患者依从性。

3. 健康教育

（1）心理护理：子宫肉瘤恶性程度高，容易转移及复发，大多数预后差。应对患者的心理状态进行评估，加强心理护理，必要时请心理咨询师介入。

（2）出院指导及随访指导：由于输尿管热损伤出现明显症状的时间可能较晚，行出院指导时应告知患者，如果出现阴道流液、腹痛、发热等异常情况应及时就诊。指导患者出院后继续监测血压，定期于心内科就诊。指导患者至化疗门诊预约化疗。术后 1 个月于妇科门诊复查。子宫肉瘤治疗后需密切随访，且需长期随访。国内指南推荐：前 2~3 年每 3 个月随访 1 次，以后每 6~12 个月随访 1 次。随访内容包括全身体检及妇科检查、影像学检查和健康宣教。

（三）循证证据

子宫肉瘤的病因尚不明确。有研究表明，长期使用他莫昔芬可使子宫肉瘤的发病风险增加 3 倍，盆腔接受放射治疗者远期可能继发子宫肉瘤。早期诊断和手术治疗是改善预后的关键因素。子宫肉瘤无特异的临床表现，术前仅依靠临床表现区分良性子宫肿瘤与子宫肉瘤非常困难。单一的术前检查，如血清 CA125 或乳酸脱氢酶（LDH）数值升高，对子宫肉瘤有提示意义，但无法明确诊断。尽管诊断性刮宫或子宫内膜活检有助于诊断部分子宫内膜间质肉瘤，但敏感性较差。超声是妇科疾病的首选影像学检查方法，但子宫肉瘤在超声检查中无特异性影像学表现，易误诊为子宫平滑肌瘤或子宫腺肌病，普通经阴道超声在子宫肉瘤的诊断中敏感度及特异度均较低，鉴别意义不大。电子计算机断层扫描（CT）、磁共振成像（MRI）或正电子发射计算机断层显像（PET-CT），都难以在术前区分肿瘤的良恶性。磁共振弥散加权成像（DWI）对肿瘤的定位和定性有帮助，但特异性尚待证实。临床上在不断积极探索对子宫肉瘤有诊断意义的血清标志物及辅助影像学特征，但目前子宫肉瘤的诊断仍主要依靠术后病理结果。子宫肉瘤的标准术式是全子宫及双附件切除术，是否行盆腔或腹主动脉旁淋巴结清扫尚存有争议。因其罕见和组织病理学的多样性，目前仍缺乏子宫肉瘤最佳治疗方案和与不良预后相关的危险因素的共识。患者预后与肉瘤类型、恶性程度、肿瘤分期、有无转移及治疗方法有关。肿瘤分期是子宫肉瘤最重要的影响预后因素。继发性子宫平滑肌肉瘤及低级别子宫内膜间质肉瘤预后相对较好。高级别子宫内膜间质肉瘤和未分化子宫肉瘤预后差。一般来说，子宫肉瘤易通过血行转移至肺等器官，淋巴转移相对罕见。

化学治疗是子宫肉瘤的重要治疗方法之一。近年来一些新的化学治疗药物和化疗方案不断用于子宫肉瘤的治疗，但不同病理类型的子宫肉瘤对化学治疗的敏感性不同，化学治疗方案及其效果不一。目前单药化学治疗在 LMS 术后辅助治疗中应用较多，用于 ESS 术后辅助治疗的报道较少。子宫肉瘤常用的单药化学治疗药物有阿霉素、顺铂、异环磷酰胺、达卡巴嗪（氮烯咪胺）和多柔比星。对于 LMS、ESS，阿霉素是首选药物。联合化学治疗在早期及复发子宫肉瘤的治疗中应用较多。对于子宫肉瘤的联合化学治疗目前尚无理想、统一的方案，尤其对于各种不同组织学亚型，选择何种化学治疗药物及药物剂量仍有争议。近年来，随着分子生物学研究的突飞猛进，越来越多的学者把目光投向了分子靶向治疗的领域。由于子宫肉瘤发病率低，病理亚型较多，难以针对单一病种开展药物研发，目前，靶向治疗药物在子宫肉瘤中的研究处于起步阶段。

（刘星　何亚林）

第四节　卵巢肿瘤

卵巢肿瘤组织成分非常复杂，是全身各脏器原发肿瘤类型最多的器官，不同类型的组织学结构和生物学行为，均存在很大差异。根据世界卫生组织（WHO）制定的女性生殖器肿瘤组织学分类（2014 版），卵巢肿瘤分为 14 大类。卵巢上皮性肿瘤是最常见的组织学类型，占原发性卵巢肿瘤的 $50\%\sim70\%$，占卵巢恶性肿瘤的 $85\%\sim90\%$，多见于中老年妇女，可分为良性、交界性和恶性。卵巢非上皮性肿瘤多发生于年轻妇女，大多为恶性。卵巢良性肿瘤较小时，多无症状，常在妇科检查时偶然发现。肿瘤增大时，患者感腹胀或腹部扪及肿块。肿瘤长大时，可出现压迫症状。查体可在子宫侧触及肿块，多为囊性，表面光滑，活动，与子宫无粘连。早期常无症状。晚期主要症状为腹胀、腹部肿块、腹腔积液及其他消化道症状。部分患者可有恶病质表现。功能性肿瘤可出现不规则阴道流血或绝经后出血。妇科检查可扪及肿块，表面凹凸不平，活动差，常伴有腹腔积液。三合诊检查可在直肠子宫陷凹处触及硬质结节或肿块。晚期病例缺乏有效的治疗手段，病死率居妇科恶性肿瘤首位。直接蔓延、腹腔种植和淋巴转移是卵巢恶性肿瘤的主要转移途径。其转移特点是盆、腹腔内广泛转移灶，包括横膈膜、大网膜、腹腔脏器表面、壁腹膜及腹膜后淋巴结等。即使原发部位外观局限的肿瘤，也可发生广泛转移。卵巢肿瘤常见并发症包括蒂扭转、破裂、感染以及恶变。卵巢肿瘤一经发现，应行手术，以明确诊断、切除肿瘤、解除并发症。恶性肿瘤患者术后应根据其组织学类型、细胞分化程度、手术病理分期和残余灶大小决定是否接受辅助性治疗。化学治疗是主要的辅助治疗手段。卵巢恶性肿瘤易复发，应长期随访和监测。

（一）病例介绍

患者，女，48岁4月，因"背痛、腰痛4[+]月，发现盆腔占位20[+]天"于4月26日入院。患者4[+]月前无明显诱因出现背部疼痛及腰部疼痛，逐渐加重，伴尿频、尿痛等不适，于当地医院就诊。腹部CT示：右附件区占位，不排除肿瘤性病变。腹、盆腔少量积液，直肠子宫陷凹区腹膜转移可能，腹主动脉以及双侧髂血管旁、肠系膜区等处淋巴结增大、增多。为行进一步治疗入我院。患者患病以来精神、食欲、睡眠尚可，大小便正常，体重无明显变化。既往身体状况良好，否认高血压、糖尿病、冠心病及其他重大疾病史，否认传染病史，否认食物、药物及其他过敏史，否认手术史。初潮13岁，经期4~6天，周期28~30天，$G_3P_1^{+2}$，末次月经今年4月9日。入院时体温36.6℃，脉搏72次/分，呼吸18次/分，血压116/72mmHg。内科查体无特殊。专科查体：子宫右后方可扪及直径约7cm囊实性包块，质软，边界欠清，无明显压痛。双附件增厚明显，未扪及明显包块，轻压痛。后穹窿饱满。其余无特殊。入院后进一步完善相关检查。B超示：盆腔偏右查见囊实性占位，大小7.9cm×5.8cm×5.7cm，形态不规则，边界欠清，盆腔偏左查见7.5cm×3.8cm×4.1cm弱回声，形态不规则，边界欠清。双侧卵巢显示不清。盆腹腔查见液性暗区，最深约2.9cm。子宫前方及双侧髂窝分别查见直径2.0cm、1.8cm、1.3cm的弱回声团块。肿瘤标志物示CA125 1052.3U/ml，CA19-9 91.5U/ml。心电图、胸片未见异常。结合症状、体征及辅助检查结果，考虑初步诊断：盆腔包块待诊：卵巢肿瘤？

完善术前准备后，患者于4月28日在全麻下"经腹全子宫切除术＋双侧卵巢输卵管切除术＋恶性肿瘤减灭术＋阑尾切除术＋大网膜切除术＋直肠切除术＋肠吻合术＋回肠造瘘术＋输尿管松解术＋肠粘连松解术"。术中见盆腹腔少量淡黄色腹水，约200ml，盆腹腔广泛致密粘连。松解粘连后见子宫表面、直肠子宫陷凹、直肠表面、大网膜、肠管及肠系膜表面广泛质脆结节，直径0.5~4cm。肿瘤侵犯直肠，直径约7cm，质硬，侵及深肌层。阑尾与升结肠粘连，表面见多发不规则质硬结节，直径1~3cm。请胃肠外科医生台上会诊，与家属沟通后，行直肠切除术、肠吻合术及回肠造瘘术。术毕残留肿瘤部位及大小：回盲部可见直径约 0.5cm 结节，小肠表面、膀胱腹膜返折、前腹膜以及后腹膜可见直径 0.1~0.3cm 大小不等的粟粒样结节。术中患者生命体征平稳，手术失血量 1200ml，手术困难但顺利，麻醉满意，无手术并发症。置腹腔引流管 1 根。术后诊断：双侧卵巢癌Ⅲ期、肠粘连、输尿管粘连、肠造瘘术后。术后返回监护室，患者生命体征平稳，造瘘口清洁，尿色淡黄，腹腔引流液淡血性。因患者行肠道手术，暂禁食，遵医嘱静脉输入脂肪乳氨基酸葡萄糖注射液进行营养支持，静脉输入电解质溶液维持体液平衡，抗生素预防感染，镇痛泵止痛。患者血栓风险评估为高风险，采用气压治疗、低分子量肝素及弹力袜预防 DVT。4 月 29 日从监护室转回病房。查血常规示：血红蛋白（Hb）82g/L，白细胞（WBC）$10.5×10^9$/L，中性粒细胞百分比（NEU％）90.2％，红细胞（RBC）$2.92×10^{12}$/L。生化检查示：白蛋白 20.1g/L，静脉输注白蛋白 20g 纠正低蛋白血症，静脉输入蔗糖铁补充铁剂，纠正贫血。4 月 30 日复查血常规示：血红蛋白（Hb）61g/L，白细胞（WBC）$11.0×10^9$/L，中性粒细胞百分比（NEU％）94.3％，红细胞（RBC）$2.42×10^{12}$/L。患者体温最高为 37.7℃，伤口无渗血、渗液，造瘘口清洁，袋内有少量气体及淡黄色液体排出。遵医嘱输入去白红细胞悬液 3U 纠正贫血，静脉输注白蛋白 20g 纠正低蛋白血症，继续予抗生素抗感染治疗。5 月 1 日肠鸣音正常，肛门已排气，造瘘口有黄褐色液体流出，进食半流质饮食。复查血常规示：血红蛋白（Hb）81g/L，白细胞（WBC）$8.3×10^9$/L，中性粒细胞百分比（NEU％）86.8％，红细胞（RBC）$3.5×10^{12}$/L。5 月 2 日患者体温正常，拔除腹腔负压引流管及尿管，小便自解，停用抗生素，进食软食。5 月 4 日患者生命体征平稳，腹部切口敷料清洁干燥，切口愈合良好，无阴道异常流血，无腹痛及腹胀，肛门排气通畅，造瘘口周围皮肤无红肿、渗血、渗液，造瘘口有褐色粪便排出，未述特殊不适，予办理出院。

（二）护理

1. 病情观察

（1）病情评估：患者罹患卵巢恶性肿瘤，盆腹腔内广泛致密粘连，腹腔内癌灶多处转移，手术范围大，病情危重，应对患者的自觉症状、跌倒风险、压力性损伤风险、心理状况、营养风险、疼痛情况以及实验室检查结果等进行动态评估，准确、全面了解患者情况。另外，患者行回肠造瘘术，应注意评估是否存在影响切口愈合的因素，如年龄、营养状况、是否有其他慢性疾病（如糖尿病等）、药物的使用及凝血功能障碍等。

（2）病情变化监测：患者术后出现白细胞及中性粒细胞百分比增高，血红蛋白、红细胞及白蛋白降低的情况。术后应注意监测生命体征，观察腹腔引流管、尿管的引流情况，观察造瘘口以及周围皮肤、黏膜和引流物情况，准确记录出入量，警惕肠造瘘口并发症及感染性休克等并发症。

2. 基础护理

（1）肠造瘘口护理：肠造口（瘘）是因治疗的需要，将近端结肠或回肠临时或永久固定于腹壁外，使粪便由此排出体外，又称人工肛门，是普外科常见的一种手术方式。肠造口是延续患者生命和改善生活质量的重要手段。造口手术成功与否直接关系到患者的预后，造口恢复不良甚至出现并发症将严重影响患者的生存质量，加重患者的经济和心理负担。因此需做好肠造口的观察和护理，必要时请造口师介入。①护理评估应包括：肠造口评估以及造口周围皮肤评估。用生理盐水或温水清洗造口后评估造口。正常的造口应是微凸的，且黏膜红润有光泽，评估内容包括造口大小、颜色、形状、高度及有无其他造口并发症等。造口周围皮肤应该完整且无瘙痒、红肿、疼痛、破溃及渗出。造口并发症主要包括造口坏死、出血、水肿、狭窄、回缩、造口周围间隙感染、造口周围皮炎、皮肤造口黏膜分离以及造口旁疝等。造口坏死是术后早期最严重的并发症，发生率1‰~10‰，常发生于术后24~48小时。造口坏死可导致造口不愈合、回缩或坏死感染等，最终致使手术失败。护士应注意造口及周围皮肤的评估和造口并发症的观察，如有异常情况，给予及时处理。②正确使用造口袋：根据造口情况修剪造口袋开口大小。用测量尺测量造口大小后裁剪底盘，一般孔径比造口大1~2mm，用手指将裁剪过的内圈磨光滑，在肠造口及周围皮肤干燥后，轻轻紧贴周围皮肤，将造口袋固定。③观察肠造口功能的恢复：术后造口袋内有气体排出，说明肠功能已恢复。恢复排泄后，注意观察并记录排泄物颜色、性状及量。定时排放袋内气体和排泄物，防止积气及皮肤感染。④保持造口清洁：可用生理盐水、温水清洁造口周围皮肤，保持皮肤清洁干燥，不使用酒精、碘酊等消毒剂消毒皮肤。不使用油剂，以免影响造口底盘粘性。可应用皮肤保护膜、造口护肤粉等保护局部皮肤。造口护肤粉是伤口湿性愈合敷料的特殊剂型，主要成分是羧甲基纤维素钠（CMC）。造口护肤粉能防止外界污染，促进伤口早期愈合。造口护肤粉是湿性愈合的敷料，在愈合过程中不会产生结痂，因此在更换底盘时不会产生再次机械性损伤，有利于伤口的愈合。

（2）饮食管理：采用NRS 2002对患者进行营养风险筛查，患者血清白蛋白<30g/L时，应当警惕营养不良的发生。营养支持首选肠内营养，但是该患者因盆、腹腔广泛致密粘连，行肠粘连松解术，肿瘤侵犯肠道，行直肠切除术、肠吻合术及回肠造瘘术，术后暂禁食，无法满足基本营养需求，因此进行静脉营养支持。患者肠道功能恢复并排气后，饮食以高蛋白、高热量、低渣或少渣的半流质饮食为主，以减少排便量，避免污染，利于伤口愈合。康复期肠造口者饮食无须特别忌口，但是要避免暴饮暴食，避免不易消化、生冷、辛辣、刺激性食物。

3. 治疗

（1）输入白蛋白纠正低蛋白血症：人血白蛋白的适应证非常广泛，常用于治疗因失血、创伤及烧伤等引起的休克，纠正低蛋白血症及治疗肝硬化或肾病引起的水肿或腹腔积液等。低血清白蛋白浓度是临床应用白蛋白的重要指标之一，我国对于白蛋白的使用浓度，一直没有做出明确的限定。国际上目前比较公认的标准是低蛋白血症患者的血清白蛋白低于25g/L，方有指征使用白蛋白制剂。该患者血清白蛋白20.1g/L，遵医嘱静脉输注白蛋白纠正低蛋白血症。白蛋白制剂的禁忌证包括：对白蛋白严重过敏者、高血压患者、急性心脏病患者、正常血容量及高血容量的心力衰竭患者。使用白蛋白制剂时偶可出现寒战、发热、颜面潮红、皮疹及恶心、呕吐等症状，快速输注可引起血管超负荷导致肺水肿，偶有过敏反应，使用时需注意。

（2）遵医嘱给予输血治疗：患者血常规示血红蛋白 61g/L，遵医嘱予输入去白红细胞悬液 3U 纠正贫血。输血应严格落实双人查对制度，严密观察患者有无输血反应，保证用血安全。

4. 健康教育

（1）心理支持：卵巢癌是一种危及生命的疾病，预后大多较差，治疗可能产生严重的短期或长期不良反应和功能丧失，极大影响患者的生活质量和功能状态。肠造口术改变了患者日常的排便方式，因结肠造口排泄无节制和异味等，造成患者自我形象的改变，甚至出现一些负性情绪，如自卑、羞愧、孤独或无助等。患者需面对巨大的压力，影响其生活质量及社会适应。为了帮助患者应对疾病和治疗带来的生理和心理反应，适应癌症生活，保持生活质量，应该制订个体化的生存护理计划，采取包括健康咨询和心理治疗等在内的综合干预措施，护士应关注患者心理状态，给予患者心理支持，进行针对性健康教育，帮助其积极自我调整，理性接受肠造口。

（2）肠造口护理：健康教育内容包括造口的作用、造口评估与护理方法、肛袋的选择及使用方法、造口并发症的观察和预防及日常生活注意事项等，并强调术后定期随访的重要性。指导患者选择适合自己的造口产品及相关附件，并通过正规途径购买。采用演示、视频/音频资料及书面资料等多种方式进行造口护理知识和技能指导：教会患者或家属造口袋更换的 ARC 流程，包括佩戴（apply，A）、揭除（remove，R）造口袋，检查（check，C）造口周围的情况；指导患者根据情况 3~5 天更换造口袋，讲解造口袋粘贴技巧；说明造口附件产品使用目的及注意事项；指导患者定期清洁造口周围皮肤，保持皮肤清洁干燥，预防皮炎；指导人工扩肛的方法；指导患者训练造口功能，养成定时排便的习惯；给予日常生活指导，讲解饮食、衣着、活动等的注意事项。指导适量运动，避免提举重物和进行撞击类运动，避免腹内压增加，预防造口脱垂等并发症。避免穿紧身裤，以免摩擦造口，影响造口血液循环；指导患者对造口并发症进行观察，发现问题及时就诊，对于已发生并发症的患者，由造口治疗师介入处理。

（3）出院指导：指导患者于化疗门诊就诊，咨询下一步处理。术后 1 个月于妇科门诊复查。卵巢癌易复发，晚期卵巢癌患者即使经治疗获得完全缓解，仍有 70%~80% 复发，应长期随访和监测。一般在治疗后第 1 年每 3 个月随访一次；第 2 年后每 4~6 个月一次；第 5 年后每年随访一次。随访内容包括全身体检及妇科检查、影像学检查和健康宣教。

（三）循证证据

NCCN 公布了《2019 NCCN 卵巢癌临床实践指南（第 1 版）》，其中上皮性卵巢癌处理原则如下。

（1）未经诊断的盆腔包块。须做必要的影像学检查和肿瘤标志物检查。对拟诊早期卵巢癌患者，应避免进行细针穿刺进行诊断，以防止肿瘤破裂导致肿瘤细胞在腹腔内播散。对于晚期巨块型不适合手术的患者，细针穿刺术是获得明确病理诊断的必要手段。必须排除卵巢良性病变和非卵巢病变。

（2）初始治疗。包括规范的手术分期、细胞减灭术，大部分患者术后需要化学治疗。希望保留生育功能的年轻患者，Ⅰ期和（或）低危肿瘤（早期，G1 级、交界性肿瘤）可行患侧附件切除（保留子宫）。对于ⅠB 期想保留生育功能的患者，可行双侧附件切除（保留子宫）＋全面分期手术。为了排除可能存在的隐匿的更晚期卵巢癌，必须进行全面的手术分期。早期患者可考虑由有经验的妇科肿瘤医生进行微创手术，可以考虑用微创技术行预防性输卵管、卵巢切除。

（3）肿瘤细胞减灭术。对于Ⅱ～Ⅳ期患者，进行最大程度的肿瘤细胞减灭术，使残余肿瘤的最大径小于 1cm。手术的目标是达到无肉眼肿瘤残留（R0）。可以使用微创手术评估减灭手术的可行性及效果。

（4）新辅助化学治疗。对于肿瘤较大、无法达到 R0 或者手术风险较大的Ⅲ、Ⅳ期患者可考虑进行新辅助化学治疗，但须由妇科肿瘤医生确定，化学治疗前必须有明确的病理诊断结果（可通过细针抽吸、活检或腹水穿刺明确诊断）。

（5）中间型减瘤术。方法与初次减瘤术基本相同，要求尽量达到 R0。

（6）对手术分期不全面的患者，若患者已接受不完整的分期手术（指子宫、附件、大网膜未切除、分期记录不完整、有可能被切除的残留病灶），应根据肿瘤的分期和分化程度确定后续处理方案。

（7）术后化疗。全面分期手术后的ⅠA 或ⅠB 期/G_1 的患者，术后可仅观察随访，这些患者单纯手术治疗后的生存率可达 90％以上。ⅠA（包括透明细胞癌）、ⅠB 期/G_2 的患者术后可选择观察随访或化疗。ⅠA 或ⅠB 期/G_3 和ⅠC 期的患者术后须进行化疗。Ⅰ期和Ⅳ期患者推荐静脉化疗。对于接受满意细胞减灭手术、残留肿瘤最大径≤1 cm 的Ⅲ期和Ⅱ期患者，推荐腹腔或静脉化疗。体力状态评分较差的患者不适合腹腔化疗。静脉化疗首选方案：紫杉醇联合卡铂静脉化疗，多西他赛联合卡铂静脉化疗或紫杉醇联合顺铂，可作为备选方案。Ⅰ期患者推荐 3～6 个疗程，高级别浆液性癌患者推荐 6 个疗程化疗，其他病理类型推荐 3 个疗程化疗。Ⅱ～Ⅳ期患者推荐 6 个疗程化疗。

（8）抗血管形成类药物。NCCN 专家组鼓励患者参与临床试验，以评价抗血管形成药物在一线化疗方案或者复发患者中的作用。

（9）缓解后维持治疗。从 2018 版指南开始已不推荐紫杉醇用于缓解后的维持治疗。新版指南推荐既往未接受贝伐单抗治疗者，初治后达到完全缓解或部分缓解，*BRCA*1/2 突变者可使用奥拉帕利维持治疗。如既往接受贝伐单抗治疗者，初治后达到完全缓解或部分缓解，*BRCA*1/2 突变者可使用奥拉帕利维持治疗或者使用贝伐单抗维持治疗。如既往接受贝伐单抗治疗者，初治后达到疾病稳定，也可用贝伐单抗继续维持治疗。

（10）放射治疗。全腹腔放疗已经不再作为初始治疗或巩固治疗的选择。新版指南推荐铂耐药复发、初治后疾病进展、疾病稳定等可以考虑局部姑息放疗。

（11）初治结束后的处理。患者在初始治疗（6 个周期化疗）后应接受再次临床评估。如果无疾病进展（临床完全缓解）可观察随访。部分缓解或出现进展者应接受二线治疗。初始治疗结束后可考虑维持治疗。

（12）随访推荐。肿瘤复发可以通过临床症状（如盆腔痛、体重减轻）、生化指标（CA125 水平）升高和（或）影像学检查发现。保留生育功能的患者需用超声检测，在完成生育后可考虑行根治性手术。如果初治前 CA125 升高，每次随访都应监测 CA125 以及其他肿瘤标志物。

（13）肿瘤复发。经过连续两种化疗方案，没有持续性临床获益的患者（难治性），或肿瘤在 6 个月内复发的患者（铂耐药）预后很差。建议患者参加临床试验以确定哪些药物对其有效。这些患者再次治疗时不推荐使用含铂类或紫杉醇的化疗方案。每 2～4 个疗程化疗后（取决于所用的药物）均应行临床评估，以判断患者是否从化疗中获益。曾接受连续两种以上不同化疗方案而无临床获益的患者，再次治疗时获益的可能性很小。应该根据患者的个体情况选择支持治疗、继续治疗还是参与临床试验。

（14）可以接受的复发治疗方案。铂敏感的复发推荐采用联合化疗方案，仍可使用以金属铂类药物为基础的联合化疗。对于无法耐受细胞毒性药物或使用这些药物后效果不佳的患者，使用他莫昔芬或其他药物（包括阿那曲唑、来曲唑、醋酸亮丙瑞林或醋酸甲地孕酮）进行内分泌治疗也是一种选择。专家组认为贝伐单抗是复发患者的首选（特别是合并腹水者），在铂敏感或铂耐药患者中均有效。贝伐单抗可能导致高血压、动脉血栓形成和肠穿孔，禁用于胃肠穿孔高风险的患者。

含铂化疗方案被公认为卵巢癌的有效化疗方案，但是随着疾病的进展，复发性卵巢癌患者对含铂化疗逐渐耐药，无疾病进展时间逐渐缩短，治疗的难度和治疗方案的选择越来越困难，严重影响患者的生存和生活质量。针对复发性卵巢癌的治疗，目前尚没有标准的治疗方案，其治疗宗旨是少部分争取治愈，大部分帮助缓解症状、延缓疾病进展、延长生存期及提高生活质量。近年来，大量的研究致力于开发新的、有潜力的卵巢癌靶向治疗药物，以期达到治疗目标。聚腺苷二磷酸核糖聚合酶（poly－ADP ribose polymerase，PARP）抑制剂是一类新型的卵巢上皮癌靶向治疗药物。大量研究证明，PARP 抑制剂对复发性卵巢癌患者具有较好的疗效和安全性，可显著延长其无进展生存期（progression－free survival，PFS）。随着 PARP 抑制剂在欧美的获批，各国治疗指南相继推荐，该类药物已成为复发性卵巢癌患者的有效治疗选择之一。目前已经上市的 PARP 抑制剂疗效类似，不良反应不同。目前，在全球上市的 PARP 抑制剂有 3 种：奥拉帕利（Olaparib）、瑞卡帕尼（Rucaparib）和尼拉帕尼（Niraparib）。其中，奥拉帕利是第一个在欧美上市，也是第一个在我国上市的 PARP 抑制剂，累积病例数最多，安全性数据最完全。

卵巢癌的盆腹腔转移瘤中，对患者健康威胁最大的是肠道相关转移瘤。进展期卵巢癌的肠转移瘤，可能造成患者肠穿孔，发生急性腹膜炎和肠瘘等并发症，还可发展为致命的肠梗阻。晚期卵巢癌盆腹腔广泛扩散发生率高，对于转移癌累及肠壁有部分梗阻存在者，为解除梗阻症状，常行部分肠切除或肠造瘘。肠道转移瘤手术提高了肿瘤细胞减灭术的彻底性，为后续化疗创造了条件，不仅能解除患者肠梗阻症状，减少腹水，还能提高患者远期生存率。

（刘星）

第三章　子宫内膜异位性疾病

第一节　子宫内膜异位症

子宫内膜异位症（endometriosis，EMT）简称内异症，是指具有活力的子宫内膜组织（腺体和间质）出现在子宫体以外的部位。异位内膜可侵犯全身任何部位，如膀胱、肺、手臂、大腿等处，但绝大多数位于盆腔脏器和壁腹膜内，其中以卵巢和宫骶韧带最常见。内异症具有激素依赖性，好发于育龄期女性，在自然绝经和人工绝经后，病灶可逐渐萎缩。近年来子宫内膜异位症发病率呈上升趋势，其基本病理变化是异位子宫内膜随卵巢激素变化而发生周期性剥离出血，从而导致周围纤维组织增生、囊肿和粘连形成，最终发展为大小不等的紫褐色实质性结节或包块。在卵巢可形成卵巢子宫内膜异位囊肿，又称卵巢巧克力囊肿。子宫内膜异位症形态学呈良性表现，但临床行为学上具有种植、侵袭、远处转移等类似恶性肿瘤的特点，主要症状为持续加重的盆腔粘连、下腹痛、痛经、不孕及性交不适。

育龄期女性如有进行性加重的继发性痛经、不孕或慢性盆腔痛，妇科检查扪及囊性包块或触痛性结节，可初步诊断为子宫内膜异位症。辅助检查中 B 超检查是本病诊断的重要方法，其诊断敏感性和特异性均在 96% 以上，而腹腔镜检查是目前国际公认的子宫内膜异位症诊断的最佳方法，也是确诊盆腔子宫内膜异位症的标准方法。目前子宫内膜异位症的治疗方法包括期待治疗、药物治疗和手术治疗等，治疗强调个体化，临床需根据患者的年龄、症状、病变部位和范围、对生育的要求等加以选择，治疗目标是缩减和去除病灶，减轻和控制疼痛，治疗和促进生育，预防和减少复发。

（一）病例介绍

患者，女，36 岁，因"不孕，经期下腹痛进行性加重 1$^+$ 年，左附件区占位 1$^+$ 月，活动后突发急性腹痛 1$^+$ 小时"于 1 月 20 日急诊入院。患者平素月经规则，2 年前出现经期下腹痛，近 1$^+$ 年进行性加重，1 月前于当地医院超声检查提示左附件区有一直径约 5cm 的囊性占位，入院后我院急诊彩超提示左卵巢上查见大小 5.0cm×3.7cm×4.3cm 的囊性占位，内充满细弱点状回声，探及少许血流信号，部分囊内壁欠光滑，边界较清。患者去年 12 月于当地医院行无痛肠镜息肉摘除术，余无特殊。

患者初潮年龄 12 岁，月经周期 28 天，经期 5 天，末次月经 1 月 15 号，有痛经史，经量少，白带正常。27 岁结婚，配偶体健，无离异、再婚、丧偶史。初次性生活年龄 27 岁，无婚外性伴侣，非近亲婚配。婚后未避孕，无流产及宫外孕史。入院时体温 36.9℃，脉搏 118 次/分，呼吸 26 次/分，血压 139/87mmHg，身高 161cm，体重 50kg。专科查体：女性，已婚未产式，外阴发育正常，阴道通畅、无畸形，黏膜色泽正常。宫颈正常、无触血，宫体前位，形态大小正常，质中，表面光滑，无压痛。左附件可扪及直径约 5cm 的包块，张力大，压痛明显。右附件未扪及异常。子宫后方及两侧宫骶韧带可扪及多个触痛结节。

入院后立即进行手术前准备并完善相关检查，结合症状、体征及辅助检查结果，考虑入院诊断："左附件区占位：巧克力囊肿蒂扭转？盆腔子宫内膜异位症？"考虑患者年轻且有生育要求，拟急诊行"腹腔镜下卵巢囊肿剥除术＋盆腔子宫内膜异位病灶电灼术，必要时行肠粘连松解术"。

1 月 20 日患者在全麻腹腔镜下行"左侧卵巢囊肿剥除术＋双侧输卵管高压洗注术＋盆腔子宫内膜异位病灶电灼术＋肠粘连松解术"。手术顺利，麻醉满意，术中患者生命体征平稳，手术失血约 50ml，术中补液 1000ml，尿量 350ml，尿色淡黄、清亮。术后诊断：左侧卵巢巧克力样囊肿蒂扭转，盆腔子宫内膜异位症（Ⅳ期重型），肠粘连。

术毕患者生命体征平稳，安全返回病房，未发生手术合并症及并发症，经过严密的病情观察和对症治疗后，患者生命体征平稳，于 1 月 22 日康复出院。

（二）护理

1. 病情观察

（1）高危因素的评估：卵巢囊肿蒂扭转为常见的妇科急腹症，发生率约为 10%，常在患者突发体位改变时发生。卵巢囊肿的蒂由骨盆漏斗韧带、卵巢固有韧带和输卵管组成，发生急性扭转后其静脉回流受阻，瘤内极度充血或血管破裂瘤内出血，致使瘤体迅速增大，动脉血流受阻后瘤体可发生坏死进而破裂或继发感染。典型症状为突然发生一侧下腹剧痛，常伴有恶心、呕吐甚至休克。蒂扭转一经确诊，应尽快手术。该患者 36 岁，左附件区有一直径约 5cm 的囊性占位，突发体位改变后出现剧烈腹痛，结合病史及症状，强烈怀疑发生卵巢囊肿蒂扭转。因此在病情观察中，应重点评估患者的病史、B 超结果、意识、生命体征、腹痛情况及有无恶心、呕吐等伴随症状。除了蒂扭转，约 3% 的卵巢囊肿会发生自发或外伤性破裂，其症状为剧烈腹痛伴恶心、呕吐，甚至出现腹腔内出血、腹膜炎及休克症状。此患者有左侧卵巢巧克力囊肿，直径为 5cm 左右，经期最后一天，突发体位改变后出现不适，蒂扭转和破裂均可以引起剧烈的腹痛。因此收集病史时应详细了解患者的 B 超结果，有无盆腔积液，患者有无肛门坠胀感及腹膜刺激症状。

（2）疼痛的评估：疼痛作为第五生命体征，日益受到临床护理的重视。疼痛评估是护士的基本职责，是疼痛治疗的基础和前提。2013 年加拿大安大略护士学会发布的第三版《疼痛评估与管理》临床实践指南中指出，在患者入院、病情变化及接受有创性操作（如穿刺、置管、拔管）时应进行疼痛评估。在本案例中，患者入院时存在剧烈腹痛，此时应对患者进行全面的疼痛评估，包括疼痛的部位、强度、性质，疼痛发生的时间特征、缓解或加重因素、疼痛对患者日常生活和心理的影响等。在临床观察中，可选择信度和效度良好、便于快速而简单地使用、适合患者的年龄和文化背景、便于持续评估的疼痛评估工具进行疼痛评估。

（3）病情变化监测：病情的监测在任何时候都是医护工作的重点。应根据患者出现的症状、体征，做出正确的判断。患者出现剧烈腹痛时，不可盲目进行药物止痛，以免掩盖病情，应迅速建立静脉通道并行心电监护及血氧饱和度监测，密切观察并记录患者的疼痛情况及伴随症状，同时观察患者的意识、血压、心率、血氧饱和度等情况。迅速完善术前检查，做好急诊手术前准备，同时注意安抚患者及其家属的紧张、焦虑、恐惧情绪。

2. 基础护理

（1）体温的管理：患者急诊手术过程中，受麻醉药物和手术室室温的影响，术后易呈现低体温状态。预防低体温可减少对神经内分泌代谢及凝血功能的影响，降低代谢性酸中毒、心律失常及切口感染率。因此在围术期，要做好患者的保暖工作，术前加盖棉被，加强体温监测。术中保持手术室温度在 24℃～26℃；术中加强覆盖，避免不必要的暴露，有条件可使用加温床垫、循环水加温系统；输注液体使用加温装置加温到 37℃；腹腔冲洗的液体均适当加温，术中维持机体中心温度大于 36℃，并加强术中体温监测直至术后。

（2）体位与活动：急诊手术前患者取平卧位，术后清醒即可垫枕或取半卧位，鼓励患者清醒后进行床上活动，活动过程中注意使用两侧床档，防止坠床。在疼痛控制良好的情况下（≤3 分），鼓励患者术后 24 小时内尽早离床活动，活动顺序为：床上坐起→床边站立→扶床行走→室内行走→室外活动，活动时由家属搀扶，循序渐进，逐步增加活动量，注意防跌倒。早期下床活动可促进呼吸、消化、肌肉骨骼等多系统功能恢复，有利于预防术后肺部感染、压力性损伤和下肢深静脉血栓。

（3）饮食管理：急诊手术前嘱患者禁食，术后尽早恢复经口进食、饮水，可于早期口服辅助营养制剂，以促进肠道功能恢复，维护肠道黏膜功能，防止菌群失调和异位，降低术后感染发生率并缩短术后住院时间。咀嚼口香糖可以促进肠道功能恢复，患者麻醉清醒后即可开始咀嚼口香糖，每日 3 次，每次 1～2 粒。麻醉清醒后即可饮温开水，10～15ml/h 至术后 6 小时，术后 6 小时开始进食流质饮食，排气后开始进食半流质饮食，排便后开始进食普食。患者术后经口摄入量少于推荐摄入量的 60% 时，鼓励添加肠内营养辅助制剂，出院后可继续口服辅助营养制剂。

3. 治疗

（1）组建快速反应团队：急诊患者的收治及处理充分体现了"时间就是生命"，该急诊案例的处置由妇科医生（包括值班医生、住院总、二线医生等）、麻醉医生和护士组成。妇科医生主要判断病情及严重程度，果断决策。护士积极完善术前准备、密切观察病情并做好手术配合。麻醉医生主要负责术中生命体征的监护、麻醉的实施、通道及液体的管理。团队成员迅速响应，各司其职，共同保证患者的生命安全。

（2）迅速做好术前准备：卵巢巧克力囊肿蒂扭转且腹痛加剧属于妇科急症，需要立即手术，护士在密切观察病情的同时，配合医生完善术前检查，准备好抢救物品和药品，迅速做好配血、建立静脉通道、留置尿管等手术前准备，为抢救患者生命赢得时间。

（3）药物的使用：本例患者有生育要求，研究表明，在腹腔镜术后使用 3~6 个月促性腺激素释放激素类似物可以提高临床妊娠率。我国目前常用的此类药物有亮丙瑞林 3.75mg、戈舍瑞林 3.6mg 和曲普瑞林 3.75mg，月经第 1 日一针后，每隔 28 天注射一次，共 3~6 次。其中亮丙瑞林、戈舍瑞林用药途径为皮下注射，曲普瑞林为肌内注射。一般在用药第二个月出现闭经，此类药物的主要不良反应为雌激素过低引起的骨质疏松和血管运动综合征，如潮热、阴道干涩、性欲降低、乳房胀痛、易激惹等绝经症状。停药后大部分绝经症状可以在短期内消失并恢复排卵，骨质疏松需要 1 年及以上的时间才能恢复正常。因此用药期间应注意补钙，在给药 3 个月时可反向添加妊马雌酮和甲羟孕酮，以减轻药物的不良反应。

4. 健康教育

（1）心理护理：由于蒂扭转所致为突发性急性腹痛，患者及家属缺乏心理准备，常处于高度紧张、恐慌等心理应激状态。术后患者因担心疾病复发及自身生育功能是否能有所改善等，也会有较大的心理负担。因此，住院期间护理人员应理解并鼓励患者积极进行情绪表达，鼓励家属多关心、照顾患者，做好患者的情绪疏导及心理支持等，使患者及其家属情绪稳定，主动配合各项治疗和护理工作。

（2）出院指导：术后患者的生活自理能力有一定困难，短时间内需要家属的支持和协助。术后 1 个月内禁止性生活，以免发生感染。本例患者有生育要求，鼓励患者尽早妊娠。报道显示，子宫内膜异位症患者保留生育功能术后采用辅助生殖技术可明显提高妊娠率，本例患者有妊娠高危因素（年龄在 35 岁以上，不孕时间超过 3 年，且是原发不孕）且合并重度内异症，应指导患者应用促性腺激素释放激素类似物 3~6 个月后，积极采取辅助生殖技术助孕。

（三）循证证据

子宫内膜异位症是育龄期女性的常见病，也是不孕的常见原因。由于子宫内膜异位症性相关不孕病情复杂，其诊断及治疗尚缺乏高质量循证医学证据的支持。2000 年 Buyalos 等首次提出"子宫内膜异位症性不孕症"的概念，指出不孕症与子宫内膜异位症之间是相互影响的，子宫内膜异位症性不孕的原因包括盆腔解剖结构改变、盆腔内微环境紊乱、卵巢功能异常及子宫内膜容受性缺陷等，可见子宫内膜异位症可通过影响妊娠的各个环节引起不孕或自然流产，反之，不孕症也是子宫内膜异位症的危险因素之一。不孕症患者中子宫内膜异位症的发生率高于正常人群，子宫内膜异位症患者的不孕率也较正常人群高。研究显示，子宫内膜异位症患者的不孕率可高达 30%～50%。

子宫内膜异位症生育指数（endometriosis fertility index，EFI）是目前唯一与患者的生殖预后相关的评分系统。世界子宫内膜异位症协会最新专家共识推荐所有经手术治疗且有生育要求的子宫内膜异位症患者均应行 EFI 评分（表 3-1-1）。EFI 评分系统是由 Adamson 和 Pasta 于 2010 年通过对子宫内膜异位症相关不孕患者的前瞻性研究提出的，其在输卵管最低功能（least function，LF）评分（表 3-1-2）及美国生育学会（AFS）修正的评分系统（表 3-1-3）的基础上，进一步对患者年龄、不孕年限、孕产史、输卵管及卵巢功能进行的综合量化评估，最终根据评分对患者的生育能力进行预测，并提出建议。评分越高，妊娠概率越大。EFI＞9 分，提示有良好的生育能力，EFI＜4 分，提示生育能力差。EFI 预测妊娠结局的前提是男方精液正常，女方卵巢储备功能良好且不合并子宫腺肌病。

表 3-1-1　子宫内膜异位症生育指数评分

类别		评分（分）
病史因素	年龄≤35 岁	2
	年龄 36～39 岁	1
	年龄≥40 岁	0
	不孕年限≤3 年	2
	不孕年限＞3 年	0
	原发性不孕	0
	继发性不孕	1
手术因素	LF 评分 7～8 分	3
	LF 评分 4～6 分	2
	LF 评分 0～3 分	0
	r-AFS 评分（异位病灶评分之和）＜16 分	1
	r-AFS 评分（异位病灶评分之和）≥16 分	0
	r-AFS 总分＜71 分	1
	r-AFS 总分≥71 分	0

表 3-1-2　输卵管最低功能评分

部位		描述	评分
输卵管	正常	外观正常	4
	轻度受损	浆膜层轻微受损	3
	中度受损	浆膜层或肌层中度受损，活动度中度受限	2
	重度受损	输卵管纤维化或轻中度峡部结节性输卵管炎，活动度重度受限	1
	无功能	输卵管完全阻塞，广泛纤维化或峡部结节性输卵管炎	0

部位		描述	评分
输卵管伞端	正常	外观正常	4
	轻度受损	伞端轻微损伤伴有轻微的瘢痕	3
	中度受损	伞端中度损伤伴有中度的瘢痕，伞端正常结构中度缺失伴有轻度伞内纤维化	2
	重度受损	伞端重度损伤伴有重度的瘢痕，伞端正常结构大量缺失伴有中度伞内纤维化	1
	无功能	伞端重度损伤伴有广泛的瘢痕，伞端正常结构完全缺失伴输卵管完全性梗阻或积水	0
卵巢	正常	外观正常	4
	轻度受损	卵巢体积正常或大致正常，卵巢浆膜层极小或轻度受损	3
	中度受损	卵巢体积减小在 1/3～2/3，卵巢表面中度受损	2
	重度受损	卵巢体积减小 2/3 或更多，卵巢表面重度受损	1
	无功能	卵巢缺失或完全被粘连所包裹	0

注：将双侧输卵管和卵巢分别评分，左右两侧相加的分值等于 LF 评分，若一侧卵巢缺如，则将对侧卵巢评分的两倍作为 LF 评分。

表 3-1-3　子宫内膜异位症的分期（修正的 AFS 分期法）

	病灶大小			粘连范围		
	<1cm	1～3cm	>3cm	<1/3 包入	1/3～2/3 包入	>2/3 包入
腹膜						
浅	1	2	4			
深	2	4	6			
卵巢						
右浅	1	2	4	薄膜1	2	4
深	4	16	20	致密4	8	16
左浅	1	2	4	薄膜1	2	4
深	4	16	20	致密4	8	16
输卵管						
右				薄膜1	2	4
				致密4	8	16
左				薄膜1	2	4
				致密4	8	16
直肠子宫陷凹封闭				部分4	全部40	

注：（1）若输卵管全部包入应该为 16 分。（2）Ⅰ期（微型）1～5 分；Ⅱ期（轻型）6～15 分；Ⅲ期（中型）16～40 分；Ⅳ期（重型）>40 分。

子宫内膜异位症性相关不孕应用单纯激素类药物治疗是无效的，不能改善子宫内膜异位症性不孕患者的自然妊娠率。对于卵巢功能较差者，应首先考虑进行体外受精－胚胎移植（IVF－ET），积攒胚胎，保存生育能力。对不明原因不孕，且反复种植失败者，可尝试进行手术治疗。术中尽量微创，遵循"看见病灶即刻治疗的原则"，即对术中肉眼所见病灶及粘连均应给予处理，卵巢子宫内膜异位症囊肿应行囊肿剥除术，术中尽可能剥尽囊壁，以提高术后自然妊娠率。对年轻、Ⅰ～Ⅱ子宫内膜异位症、EFI 评分≥5分者，术后可期待自然妊娠 6 个月，术后 6 个月内给予诱发排卵治疗加人工授精可提高妊娠率。EFI 评分＜4 分、有高危因素者（年龄超过 35 岁、不孕＞3 年尤其是原发不孕）、重度子宫内膜异位症、盆腔粘连、病灶切除不彻底及输卵管不通畅者，应积极进行辅助生殖助孕。在助孕前 3～6 个月使用促性腺激素释放激素类似物可以提高临床妊娠率。复发性内异症或深部浸润型内异症或卵巢储备功能下降者，建议首选体外受精－胚胎移植治疗。

（陈静　刘星　任建华）

第二节　子宫腺肌病

子宫腺肌病（adenomyosis）是指具有生长功能的子宫内膜组织（腺体及间质）侵入子宫肌层。本病多发生于 30～50 岁经产妇，约 50％合并子宫肌瘤，15％合并子宫内膜异位症。子宫腺肌病与子宫内膜异位症病因不同，目前认为，子宫腺肌病是由基底层子宫内膜直接侵入子宫肌层生长所致，与多次妊娠及分娩、人工流产、慢性子宫内膜炎等造成子宫内膜基底层损伤密切相关。少数子宫腺肌病病灶呈局限性生长，形成结节或团块，形似肌壁间肌瘤，称为子宫腺肌瘤（adenomyoma）。子宫腺肌瘤与周围肌层无明显界限，手术时难以剥除。

进行性痛经、经量增多、经期延长、不孕及子宫增大为本病特征性表现，组织病理学检查可确诊。子宫腺肌病目前无根治性的有效药物，临床治疗应视患者症状、年龄和生育要求而定。对于症状较轻、有生育要求及近绝经期患者可进行药物治疗，但需注意药物的不良反应，且停药后症状可复现。年轻或有生育要求的子宫腺肌瘤患者，可行病灶挖除术，术后亦有复发风险；症状严重，无生育要求或药物治疗无效者，可行全子宫切除术。某些中药对痛经有明显的缓解作用，可以试用。

（一）病例介绍

患者，女，48 岁，因"进行性痛经 3 年，加重 1 年"于 2 月 3 日 10∶00 入院。患者平素月经规则。3 年前无明显诱因出现经期下腹疼痛，可放射至阴道、会阴、肛门和大腿，疼痛严重时偶有恶心、呕吐，伴经量增多，月经周期无明显变化，无排尿、排便习惯改变。于当地中医院就诊考虑"子宫腺肌病"给予中药治疗效果不佳。近 1 年以来症状加重，1 周前于我院 B 超检查提示：子宫后位，宫体大小 6.3cm×7.1cm×6.6cm，内膜厚 0.65cm（单层），宫腔内查见大小约 1.2cm×1.0cm×1.0cm 的稍强回声，肌壁增厚，回声增强，后壁肌壁间查见大小 5.4cm×5.9cm×5.8cm 稍强回声，边界不清，内探及星点状血流信号。左附件区未见确切占位。右附件区查见大小 7.5cm×5.2cm×5.3cm 囊性占位，囊内充满细弱点状回声，囊壁探及血流信号。肿瘤标志物示：CA125 110.9U/ml，CA19－9 37.3U/ml。血常规示：血红蛋白 96g/L。胸片等辅助检查无异常。患者患病来精神食欲可，睡眠佳，大小便正常，体重无明显变化。一般情况良好，否认肝炎、结核或其他传染病史，按计划接种，无过敏、外伤史，2003 年因"胎儿脐带绕颈"在当地医院行剖宫产，分娩一女活婴，手术顺利，一女健在。母亲曾患有下肢静脉血栓，已治愈，余家族史无异常。

患者初潮年龄 16 岁，月经周期 30 天，经期 5 天，末次月经 1 月 18 号，重度痛经，近 1 年来经量增多，白带无异常。32 岁结婚，配偶体健，无离异、再婚、丧偶史。初次性生活年龄 32 岁，无婚外性伴侣，非近亲婚配。无流产及宫外孕史。入院体温 36.3℃，脉搏 71 次/分，呼吸 17 次/分，血压 110/70mmHg，身高 150cm，体重 50kg。专科查体：女性，已婚未产式，外阴发育正常，阴道通畅、无畸形，黏膜色泽正常。宫颈光滑、无触血，宫颈管内无出血，宫体后位，增大如 3 月孕，质中，表面光滑，无压痛。右附件区可扪及直径约 8cm 大小包块，表面光滑，活动度差，无压痛。左附件区未扪及异常。

入院后完善相关检查，结合症状、体征及辅助检查结果，考虑入院诊断："子宫腺肌病，右附件占位：卵巢巧克力囊肿？宫腔占位：子宫内膜息肉？轻度贫血"。考虑患者年龄 48 岁、身体状况较好、药物治疗效果不佳且无生育要求，经与患者及其家属反复沟通后，拟行腹腔镜下全子宫切除＋右侧输卵管卵巢切除术，必要时行盆腔异位病灶电灼术。

2 月 4 日患者在全麻下行"诊刮术＋腹腔镜下筋膜外全子宫切除术＋右侧输卵管卵巢切除术＋左侧输卵管切除术＋右侧宫骶韧带结节切除术＋肠粘连松解术＋双侧输尿管粘连松解术"。手术困难但顺利，麻醉满意，术中失血约 1000ml，术中输液 3000ml＋去白红细胞悬液 1.5U，尿量 400ml，尿色淡黄、清亮。术后诊断"子宫腺肌病、右卵巢巧克力囊肿、盆腔子宫内膜异位症（Ⅳ期，重型）、子宫黏膜下肌瘤合并腺肌瘤样息肉、肠粘连、双侧输尿管粘连"。

术毕患者生命体征平稳，安全返回病房，未发生手术合并症及并发症，经过严密的病情观察和对症治疗后，2 月 8 日，患者生命体征平稳，康复出院。

（二）护理

1. 病情观察

（1）高危因素的评估：患者长期经量增多易出现贫血，入院后护士评估患者有无贫血及贫血的程度，入院时该患者血红蛋白为 96g/L，术后 1 天复查血红蛋白 85g/L，嘱患者留陪伴、使用床档，病房内光线充足，保持地面清洁干燥，离床活动时动作要慢，穿防滑鞋并有人陪护，将常用物品放置在便于患者拿取处，指导患者进食富含铁的食物，如红枣、动物肝脏、绿叶蔬菜等，并遵医嘱输注蔗糖铁等补血药物。患者术前术后均采用 Caprini 量表进行血栓风险评估，术前得分为 4 分，进行 D−二聚体检测及血管彩超，结果均为阴性，术后得分为 6 分，指导患者术后及早下床、穿弹力袜、采用间断气囊压迫装置，遵医嘱行用药指导，保证患者安全。

（2）病情变化监测：该患者合并右侧附件巧克力囊肿，巧克力囊肿在剧烈运动或突发体位变化时易发生蒂扭转或破裂，入院后护士在做好手术前准备的同时，指导患者避免剧烈运动，避免迅速改变体位，同时密切观察患者有无腹痛、肛门坠胀感等相关症状。一旦患者出现突发剧烈腹痛，伴大汗淋漓、肛门坠胀或腹部反跳痛，或伴发不同程度的休克，可能为卵巢囊肿蒂扭转或破裂，须立即进行手术。

2. 基础护理

（1）体温的管理：持续 2 小时以上的手术患者都会出现体温降低，复温过程中交感—肾上腺系统兴奋导致儿茶酚胺及肾上腺素释放，加剧机体对手术的应激反应，损害凝血机制及白细胞功能，使术后切口感染率上升 3 倍，增加患者心血管负担，术后易引发室性心动过速等心律失常。因此在围手术期，要做好患者的保暖，术前加盖棉被，加强体温监测。术中保持手术室温度在 24℃～26℃；术中加强覆盖，避免不必要的暴露，有条件可使用加温床垫、循环水加温系统；输注液体和血液制品均使用加温装置加温到 37℃；腹腔冲洗的液体适当加温，术中维持机体中心温度大于 36℃，并加强术中体温监测直至术后。

（2）体位与活动：术前患者取自主体位，体位变化宜慢，术后清醒即可垫枕或取半卧位，鼓励患者清醒后进行床上活动，活动过程中注意使用两侧床档，防止坠床。在疼痛控制良好的情况下（≤3 分），鼓励患者术后 24 小时内尽早离床活动，活动顺序为：床上坐起→床边站立→扶床行走→室内行走→室外活动。活动时由家属搀扶，循序渐进，逐步增加活动量，注意防跌倒。早期下床活动可促进呼吸、消化、肌肉骨骼等多系统功能恢复，有利于预防术后肺部感染、压力性损伤和下肢深静脉血栓。

（3）饮食管理：缩短患者术前禁食时间，麻醉前 3～6 小时可口服清饮料，如清水、清茶、糖水、无渣果汁、碳酸类饮料、黑咖啡（不含奶）等，总量不超过 200ml。麻醉前 6 小时开始禁食淀粉类固体食物及乳制品，油炸、脂肪及肉类食物需禁食 8 小时以上。术前 8 小时使用临床营养科配制的围手术期营养包进行营养支持，以防止患者术后出现胰岛素抵抗影响术后康复。患者麻醉清醒后即可开始咀嚼口香糖，每日 3 次，每次 1～2 粒。术后尽早恢复经口进食、饮水及早期口服辅助营养制剂。麻醉清醒后即可饮温开水，10～15ml/h，至术后 6 小时，术后 6 小时开始进食流质饮食，排气后开始进食半流质饮食，排便后开始进食普食。当患者术后经口摄入量少于推荐摄入量的 60% 时，鼓励添加肠内营养辅助制剂，出院后可继续口服辅助营养制剂。

3. 治疗

（1）手术方式的选择：在精准、微创和损伤控制的理念下完成手术，根据患者的个体情况、所患疾病及术者的技术水平等选择手术方式，本例患者选择腹腔镜手术，以减少创伤性应激，促进患者术后快速康复。

（2）目标导向容量治疗：术中补液过少，可致低血容量，影响重要脏器灌注，引起并发症，补液过多，可致肠道水肿，增加肺间质体液量，故采用目标导向容量治疗。目前没有临床研究证据表明使用人工胶体液在临床转归方面优于晶体液，与平衡液相比，输注过量生理盐水会导致肾水肿，降低肾动脉血液流速，减少肾皮质血流灌注，故术中补液首选平衡盐溶液。本例患者术中失血约 1000ml，术中输液 3000ml＋去白红细胞悬液 1.5U，尿量 400ml，患者术中及术后出入量均衡，未出现血容量过多和血液灌注不足等征象。

（3）药物的正确使用：包括预防性使用抗生素、输注蔗糖铁纠正贫血、使用低分子量肝素预防血栓等。本例患者术前半小时应用头孢美唑（先锋美他醇）1g＋生理盐水 100ml 静脉输注，用至术后 48 小时，患者术后切口愈合良好，未发生术后感染。术中静脉输注去白红细胞悬液 1.5U，术后继续输注蔗糖铁纠正贫血。输注蔗糖铁期间应告知患者注意事项，并进行饮食指导。患者术后血栓评分为高风险，除指导患者及早下床活动、穿弹力袜、采用间断气囊压迫装置（气压治疗）外，遵医嘱给予低分子量肝素，并进行用药指导，保证患者安全。

4. 健康教育

（1）心理护理：本病虽为良性病变，但是痛经、复杂的治疗方案、复发等均可能给患者带来较大的心理负担。护理人员应通过个体化的健康教育使患者充分理解自己的疾病和治疗方案，树立治疗的信心，理解并鼓励患者表达情绪，做好安慰和解释工作，使患者及其家属情绪稳定，配合各项治疗和护理措施。

（2）出院指导：本例患者合并贫血，出院时指导患者加强营养，多进食动物肝脏、红枣、绿叶蔬菜等富含铁的食物，有效纠正贫血，并逐步恢复体力。向患者讲解术后注意事项及随访的目的、意义和时间。

（三）循证证据

目前，国际上有关子宫内膜异位症的诊治指南有 150 余种，2015 年中华医学会妇产科学分会子宫内膜异位症协作组发布了《子宫内膜异位症的诊治指南》，目前我国医疗机构多以该指南作为临床诊疗的依据，该指南提出某些中药对痛经有明显的缓解作用，可以试用，但没有对中医药治疗形成推荐意见。中医药以其独特的理论体系，在子宫内膜异位症的治疗中发挥了重要的作用，2019 年中国中西医结合学会妇产科专业委员会内异症学组制定了《子宫内膜异位症中西医结合诊治指南》以促进子宫内膜异位症的中西医结合诊疗。

在发病机制方面，中医认为血瘀是贯穿子宫内膜异位症发生、发展过程的中心环节，也是子宫内膜异位症的病理基础。根据中国中西医结合学会活血化瘀委员会 2016 年制订的实用血瘀证诊断标准，结合子宫内膜异位症临床表现，中医对子宫内膜异位症的诊断标准分为主要标准和次要标准：①主要标准，舌质紫黯或有瘀斑、瘀点；离经之血；腹部压痛抵抗感；闭经或经血紫黯有块。②次要标准，固定性疼痛，或刺痛、绞痛；痛经；脉涩；附件囊肿。符合1条主要标准或2条次要标准即可诊断血瘀证。

在治疗方面，中西医结合诊治指南指出，中药复方口服相比西药治疗子宫内膜异位症，在一定程度上有较高的临床有效率、痛经缓解率和妊娠率，同时不良反应发生率低。推荐对于子宫内膜异位症患者，可考虑口服中药（或联合灌肠）治疗，在服用中药汤剂不便的情况下，可选择中成药或中成药联合西药治疗。在使用促性腺激素释放激素类似物治疗的过程中也可考虑联合使用中药（如坤泰胶囊），以缓解围绝经期症状。

对于存在子宫内膜异位症相关性疼痛的患者，可给予中医药治疗或中西医结合治疗，以提高疗效。子宫内膜异位症相关性疼痛病位在子宫、冲任。病机为瘀血阻滞，气血运行不畅，"不通则痛"。中医药治疗子宫内膜异位症相关性疼痛要根据患者临床表现进行辨证论治，同时随症加减。①气滞血瘀证：主要症状为经前或经期小腹胀痛拒按，经血量少不畅、紫黯有块，血块排出则痛减；情志抑郁，乳房胀痛；舌质紫黯或有瘀斑、瘀点，脉弦。治法：行气活血，化瘀止痛。推荐方药：膈下逐瘀汤（《医林改错》）加减。基本用药：当归、川芎、赤芍、桃仁、红花、枳壳、延胡索、五灵脂、生蒲黄、乌药、香附、牡丹皮、甘草。②寒凝血瘀证：主要症状为经前或经期小腹冷痛拒按，得热痛减，月经或见延后，量少，色黯或夹血块；畏寒肢冷，舌黯，脉沉紧。治法：温经散寒，化瘀止痛。推荐方药：少腹逐瘀汤（《医林改错》）加减。基本用药：小茴香、干姜、延胡索、五灵脂、没药、川芎、当归、生蒲黄、官桂、赤芍。③湿热瘀结证：主要症状为经前或经期小腹疼痛或胀痛，或痛连腰骶，有灼热感，或平时小腹疼痛，经前加剧；经血量多或经期长，色黯红、质稠或夹较多黏液；平时带下量多色黄有臭味，或伴有低热起伏，小便黄赤，舌质红有瘀斑，苔黄腻，脉弦数或滑数。治法：清热利湿，化瘀止痛。推荐方药：银甲丸（《王渭川妇科经验选》）加减。基本用药：金银花、连翘、升麻、红藤、蒲公英、生鳖甲、紫花地丁、生蒲黄、椿根皮、大青叶、茵陈、琥珀、桔梗。

在卵巢子宫内膜异位囊肿治疗方面，中药单用或与西药联用较单纯西药治疗可在一定程度上缩小卵巢子宫内膜异位囊肿大小。卵巢子宫内膜异位囊肿属中医学"癥瘕"范畴，主要病机为瘀阻胞宫。多因"离经之血"蓄积，日久则血瘀成癥。本病早期以实证为主，病久则虚实夹杂。治法：活血化瘀，散结消癥。推荐方药：桂枝茯苓丸（《金匮要略》）加减。基本用药：桂枝、牡丹皮、赤芍、桃仁、茯苓、水蛭、皂角刺、昆布、石见穿等。随症加减：疼痛剧烈者，酌加延胡索、姜黄以行气活血止痛；畏寒怕冷、四肢不温者，酌加艾叶、炮姜以温经散寒；脾胃虚弱者，酌加黄芪、党参；非经期小腹时痛、带下黄稠者，加连翘、败酱草、土茯苓等。

对于子宫内膜异位症性不孕症患者，推荐用促排卵药物治疗的同时可考虑联合应用中药，以提高机体对促排卵药物的敏感性，对于腹腔镜术后期待治疗的子宫内膜异位症性不孕症患者，可考虑中药人工周期辨证用药以提高卵泡质量，降低黄体化未破裂卵泡综合征发病率，改善子宫内膜容受性，提高排卵率和妊娠率。对于拟行IVF－ET的患者，建议在常规IVF－ET治疗前加用中药辨证治疗，以改善子宫动脉血流情况，增加获卵数量，提高受精率、优质胚胎率、妊娠率。对于行IVF－ET的患者，建议在常规西药治疗基础上加用中药辨证治疗，以提高机体对促排卵药物的敏感性，增加获卵数量，提高优质胚胎率和妊娠率。子宫内膜异位症的本质是血瘀。瘀血内停，阻滞冲任、胞宫，不能摄精成孕，故婚久不孕。肾主生殖。肾阴不足，精血乏源，卵泡生长缺乏物质基础，不能发育成熟。阴损及阳，肾阳虚弱，排卵缺乏内在动力，因此，子宫内膜异位症性不孕症治则为补肾活血。治法：逐瘀荡胞，补肾助孕。推荐方药：养精种玉汤（《傅青主女科》）合血府逐瘀汤（《医林改错》）加减。基本用药：当归、熟地黄、白芍、山萸肉、桃仁、红花、生地黄、牛膝、川芎、赤芍、枳壳、柴胡、甘草。随症加减：神疲乏力，少气懒言者加黄芪、党参；经前烦躁易怒，胸胁乳房胀痛者加香附、青皮；非经期小腹时痛、肛门坠胀，带下黄稠者加红藤、败酱草；畏寒肢冷、大便溏薄者加肉桂、干姜。临证时，在辨证论治的基础上，可根据月经周期进行药物调整：卵泡期滋肾养血，酌加熟地黄、女贞子、旱莲草、枸杞、黄精等；排卵期重阴转阳，宜活血化瘀，并酌用激发肾阳之药，可酌加丹参、鹿角霜、巴戟天等；黄体期阴充阳长，治宜阴中求阳、温肾暖宫，可加补骨脂、巴戟天、淫羊藿等，去除桃仁、红花、牛膝、赤芍、川芎，酌加少量丹参；经期用少腹逐瘀汤（《医林改错》）加减。

（陈静 刘星）

第四章　生殖道畸形

第一节　MRKH 综合征

MRKH 综合征（Mayer-Rokitansky-Küster-Hauser syndrome）即苗勒管发育不全，是由于女性胚胎期双侧副中肾管发育不全或双侧副中肾管尾端发育不良未向下延伸所致的综合征，主要临床表现为无子宫或仅有始基子宫、先天性无阴道（congenital absence of the vagina）或阴道上 2/3 发育不全，具有正常核型（46，XX），多数卵巢功能正常。中国大陆学者以往长时间将之称为"先天性无子宫、无阴道"，因与该疾病在国际上的名称不符，且易与阴道闭锁等疾病混淆，故改为以描述和报道此病的四位科学家姓名的首字母命名的国际统一名称"MRKH 综合征"。MRKH 综合征发生率为 1/5000～1/4500，目前发病机制尚不明确。患者多由于青春期无月经来潮或婚后性生活困难而发现患病，极少数患者因有正常发育的子宫而出现周期性下腹痛。

目前，MRKH 综合征主要分为两型：Ⅰ型为单纯型，最为常见，即单纯子宫、阴道发育异常，Ⅱ型为复杂型，即除子宫、阴道发育异常外，还合并有泌尿、骨骼系统的发育畸形。另一方面，Opplet 等学者从分子遗传学角度提出了不同的分型：①典型 MRKH（OMIM 277000）：单纯子宫、阴道发育异常；②非典型 MRKH（OMIM 601076）：子宫、阴道发育异常合并肾脏畸形，或子宫、阴道发育异常合并卵巢功能障碍；③MURCS 综合征（OMIM 601076）：子宫、阴道发育异常伴肾脏畸形、骨骼畸形和心脏畸形。

虽然 MRKH 综合征在育龄期女性先天性子宫发育异常中占比不高，仅 0.4％～1.5％，但由其所致的后果不容小觑。一方面，MRKH 综合征患者青春期无月经来潮，难以进行正常的性生活，且不具生育能力，给患者的身心健康和家庭幸福带来极大伤害。另一方面，研究指出，53％的 MRKH 综合征患者合并有其他系统畸形，其中最常见的是泌尿、骨骼系统畸形。数据显示，34％～58％患者合并泌尿系统畸形，13％～44％患者合并骨骼系统畸形，还有少数患者合并有听力障碍、耳廓畸形、心脏畸形、甲状腺功能异常等问题。

（一）病例介绍

患者，女，20 岁 6 月，因"原发闭经 5^+ 年，检查发现无子宫无阴道 5^+ 年"于 4 月 1 日入院。患者 5^+ 年前 14 岁仍无月经来潮，遂至医院就诊，彩超检查提示痕迹子宫，先天无阴道，因当时无性生活需求，建议观察。现患者有性生活需求，来院就诊。入院时体温 36.6℃，脉搏 102 次/分，呼吸 20 次/分，血压 97/59mmHg。染色体检查示 46，XX。性激素全套检查示：E_2 53.4pg/ml，P 0.31ng/ml，T 0.31ng/ml，LH 3.3IU/L，FSH 6.4IU/L，PRL 8.4ng/ml。腹部彩超示：膀胱后方查见宽约 0.7cm 的子宫样弱回声，未探及明显异常血流信号，左附件区查见卵巢样弱回声，大小 2.4cm×1.8cm×1.7cm，内见 3～4 个卵泡样回声，最大直径约 0.3cm，右附件区查件卵巢样弱回声，大小 2.6cm×1.2cm×1.8cm，内见 3～4 个卵泡样回声，最大直径约 0.5cm。泌尿系统彩超未见异常。妇科查体：外阴发育正常，阴毛分布呈倒三角形；阴道系盲端。肛检未扪及子宫，双侧附件区未扪及异常。患者既往身体状况良好，无手术史，无心肺等器官重大疾病史，无传染病史。入院后完善相关检查，结合症状、体征及辅助检查结果，考虑入院诊断为"MRKH 综合征"。

患者于 4 月 4 日在全麻下行"阴道成形术、阴道填塞术"。术后诊断为"MRKH 综合征"。手术过程顺利，麻醉满意，术中生命体征平稳，无特殊处理，无手术并发症。术毕安全返回病房，予抗生素预防感染、补液，严密观察生命体征、切口、尿量、会阴伤口情况等。4 月 15 日康复出院。

（二）护理

1. 病情观察

（1）密切观察生命体征：术后应密切观察患者生命体征并记录，术后给予持续床旁心电监护，术后 2 小时内每 30 分钟测脉搏、呼吸、血压各一次，之后 4 小时每小时测量一次，以后每 2～4 小时测一次，直至病情稳定。每日测体温 4 次。密切观察术区渗血、渗液、内出血、小阴唇及尿道口水肿及肠道排气情况，有异常及时汇报医生。

（2）尿管观察与管理：术后密切观察尿液的颜色、量和性状，指导患者及其家属妥善固定尿管和集尿袋，维持集尿袋处于低于膀胱的位置，保持尿管引流通畅，避免尿管受压、折叠、扭曲等，并指导患者进行膀胱功能训练。

（3）疼痛观察与管理：阴道的神经分布较丰富，患者术后疼痛反应可能较为明显。故需持续观察患者的疼痛情况，按计划实施疼痛评估，遵医嘱采取非药物及药物镇痛方法控制患者疼痛。本案例患者术后疼痛评分最高为 7 分，为重度疼痛，故遵医嘱予以镇痛药肌内注射后疼痛缓解。

2. 基础护理

（1）术前准备：护理同一般会阴部手术患者术前护理。首先，让患者及其家属充分认识术后疼痛和需要坚持顶压的事宜。不同于单纯阴道顶压法，若阴道成形术患者术后不能坚持阴道顶压，可能导致阴道挛缩、狭窄、粘连等不良结局。确定行手术后，根据患者的年龄选择型号适宜的阴道模型，准备两个以上的阴道模型与丁字带，消毒后备用。若患者采用游离皮瓣阴道成形术，应提前将一侧大腿中部皮肤进行备皮及消毒后，用无菌治疗巾包裹备术中使用。若患者采用乙状结肠阴道成形术等涉及肠道的手术，则需按照涉及肠道手术的要求做好术前肠道准备。本案例患者术前准备了三个阴道模型备用，此外，术前营养筛查评分（NRS 2002）得分 3 分，具备营养不良风险，故在术前还需密切关注其营养情况。

（2）饮食与体位管理：为避免过早排泄成形大便污染伤口，影响伤口愈合，术毕返回病房后禁食禁饮 6 小时，6 小时后至术后 3 天进流质饮食，3 天后改为无渣半流质饮食，直至术后 7 天。饮食应以高营养、高蛋白、高维生素为主。全麻未清醒时取去枕平卧位，头偏向一侧，术后 6 小时可改为半卧位，改变体位时必须由护士协助，以免切口张开。卧床期间加强基础护理，保持床单位的整洁、干燥，定时协助患者变换体位，防止压力性损伤、肠梗阻及粘连发生。同时需指导患者及其家属按摩患者双下肢，防止出现下肢静脉血栓。

（3）会阴部护理：术后保持会阴部及切口敷料清洁、干燥，勤换衣物与床单，每日用稀碘伏消毒液擦洗外阴 2 次，避免切口感染，观察阴道分泌物的颜色、性状及气味，保持肛周清洁卫生，防止粪便污染。

3. 治疗

（1）人工阴道及术后顶压：对于 MRKH 综合征患者，阴道成形术后持续的阴道顶压对维持人工阴道的长度和宽度至关重要，需持续至患者有规律的插入式性生活为止。因患者术后仍需使用阴道模型，故应为其选用适当型号的阴道模型，以免压迫过紧而引起组织缺血、坏死；指导患者及其家属正确更换阴道模型的方法，告知第一次更换阴道模型时疼痛较为明显，需在更换前半小时使用止痛药，并可在模型表面涂抹润滑剂以减轻疼痛；每日消毒、更换阴道模型。此外，若为乙状结肠阴道成形术者需观察人工阴道的血运情况，以及阴道分泌物的颜色、量、性状和气味，判断有无感染。

（2）阴道机械扩张：对于短浅阴道者可选用机械扩张方法。对于此类患者，需指导其使用阴道模型的正确方法。指导患者夜间放置阴道模型，日间取出，便于日常生活；以从小到大的顺序合理使用阴道模型，进行局部加压扩张，逐渐加长阴道，直至满足性生活需要；平日注意休息，不适宜长时间站立、行走和举重物，咳嗽、排便等腹压骤增时应用手轻压阴部，以防止模具脱落，若模具脱出，应及时消毒后回纳。

（3）预防感染：术后密切观察有无切口、呼吸道等感染发生；保证尿管等各种管道的通畅；为防止上行性感染，应保持外阴、尿管口清洁，每日用碘伏擦洗外阴 2 次；必要时遵医嘱使用抗生素预防感染。

（4）控制排便：为避免造成切口污染，影响切口愈合，术后需减少肠道排泄，避免过早产生成形大便。但因为术后控制排便的时间过长可能降低肠黏膜应激性，故需观察肠功能恢复情况，以免发生肠梗阻。此外，为避免首次排便困难，使大便易于排出，可遵医嘱使用缓泻剂或大便软化剂。

4．健康教育

（1）心理护理：MRKH 综合征患者在围手术期容易出现自卑、焦虑、抑郁、恐惧和愤怒等不良心理情绪，可能会对自己的女性身份产生怀疑，对无法开展正常性生活和生育感到绝望。美国妇产科医师学会（American College of Obstetricians and Gynecologists，ACOG）最新意见指出，所有 MRKH 综合征患者都需要心理护理。因此，需鼓励患者积极交流病情、发泄情绪、分享感受，保持良好心态。同时，为了更好地理解和支持患者，可鼓励患者的父母、亲友积极参加知识讲座、经验交流等活动。患者术后因隐私保密需求，多数不愿复查及随访，必要时需对其进行人际关系、两性关系等方面的心理咨询与辅导。

（2）出院指导。

1）指导患者正确使用阴道模型：出院时需评估患者是否掌握了阴道模型的消毒及放置方法；令患者及其家属清楚术后持续使用阴道模具的重要性，鼓励患者出院后坚持使用阴道模型，并做到每日消毒和更换；青春期女性应用阴道模型至有规律性生活（至少每周 2 次）时为止，如果性生活不规律或自觉人工阴道狭窄或长度不够，则需间断佩戴阴道模型或定期扩张阴道以延展阴道。

2）指导性生活：阴道伤口完全愈合、阴道黏膜上皮形成后方可开始性生活，一般需要 3～6 个月。

3）定期复查：MRKH 综合征患者术后主要复查术后阴道口的松紧程度、成形阴道的功能状况和切口愈合情况。再次复查时间视阴道黏膜上皮形成情况确定，长短不定，可多年复查 1 次。

（三）循证证据

MRKH 综合征在女性中并不十分多见，其在育龄期女性先天性子宫发育异常中占比不到 2%，但一旦患病则可能严重影响青少年女性的身心健康和生活质量，给其未来的家庭健康带来一系列问题。

为进一步更新和规范 MRKH 综合征的诊治，2018 年 1 月，美国妇产科医师学会青少年健康保健委员会在既往建议的基础上，颁布了第 728 号关于"MRKH 综合征诊断、管理与治疗"的最新建议。同年于国内，中国医学科学院北京协和医院、解放军总医院、深圳市罗湖区人民医院、河北医科大学第二医院、四川大学华西第二医院、中南大学湘雅三医院、首都医科大学附属北京天坛医院、广东省佛山市第一人民医院、郑州大学第一附属医院、广东省妇幼保健院、复旦大学附属妇产科医院的妇产科及妇科专家共同发布了《关于阴道斜隔综合征、MRKH 综合征和阴道闭锁诊治的中国专家共识》，就 MRKH 综合征的分型、诊断、治疗、围手术期并发症和随访达成中国专家共识。

关于 MRKH 综合征的诊断，ACOG 推荐首选 MRI。因为 90％的 MRKH 综合征患者难以通过超声辨识，而 MRI 对软组织的分辨率更高，还可评估始基子宫内有无内膜腔结构。尽管腹腔镜探查是 MRKH 综合征的非常规诊断方法，但对于伴有盆腔痛症状的患者，腹腔镜探查不仅有助于疾病的评估和治疗，还有诊断和治疗的双重价值，同时术中还可对卵巢情况进行评估。

目前国内外尚无 MRKH 综合征的根治疗法，治疗方式包括非手术治疗和手术治疗。非手术治疗主要为顶压法，即用阴道模具压迫阴道凹陷，使其扩张并延伸到接近正常阴道的长度，被国内外专家一致推荐为 MRKH 综合征的一线治疗方法。90％～96％的 MRKH 综合征患者可通过顶压法获得解剖学和功能上的阴道建立。ACOG 指出，手术治疗仅适用于极少数顶压治疗失败且有强烈手术意愿的患者，主要指阴道成形术，即采用各种方法在膀胱直肠间造穴，包括生物补片法阴道成形术、乙状结肠法阴道成形术、腹膜法阴道成形术等。其中，乙状结肠阴道成形术效果较好，主要目的为解决患者的性生活障碍。ACOG 建议，患者情感成熟后的任何时间均可进行非手术治疗，而17～21 岁为最佳手术治疗时间。中国专家则推荐手术治疗在 18 岁之后且开始性生活之前进行。对于子宫内膜有功能的 MRKH 综合征患者，若采取人工阴道成形术，治疗时机同上，若早期即出现明显的周期性下腹痛，则应在明确诊断后及早治疗。

目前国内外尚未颁布 MRKH 综合征诊治、护理等相关指南。已有专家建议与共识指出，伴有其他系统先天性畸形的 MRKH 综合征患者占半数以上，故有效管理 MRKH 综合征的关键在于正确诊断和充分评估。除了已经推荐的非手术和手术治疗方法，还应重视 MRKH 综合征患者的心理治疗与护理，所有患者均应接受心理咨询，且治疗后仍需进行定期随访。

（邓雪　幸露）

第二节　阴道闭锁

阴道闭锁（atresia of vagina）是由于泌尿生殖窦及苗勒管末端异常发育，没有形成贯通的阴道所致。患者的阴道完全或部分被纤维组织取代，但通常有 1 个发育正常的子宫体，子宫内膜有功能，输卵管与卵巢发育正常，常表现为外阴发育正常，阴道全段或下段闭锁，伴或不伴子宫颈异常发育，部分患者可合并宫颈闭锁。先天性阴道缺如的发生率为 1/5000～1/4000，其中仅 7％～8％为阴道闭锁伴有正常的子宫体。

2002 年北京协和医院专家根据解剖学特点将阴道闭锁分为两种类型：①Ⅰ型阴道闭锁（阴道下段闭锁）：患者有正常发育的阴道上段、子宫颈及子宫体，子宫内膜有功能，可认为主要为阴道窦发育障碍所致（图 4-2-1）；②Ⅱ型阴道闭锁（阴道完全闭锁）：子宫体发育正常或子宫畸形但内膜有功能，多合并子宫颈发育不良，可认为是由阴道窦、阴道索和阴道板均未分化发育所致（图 4-2-2）。

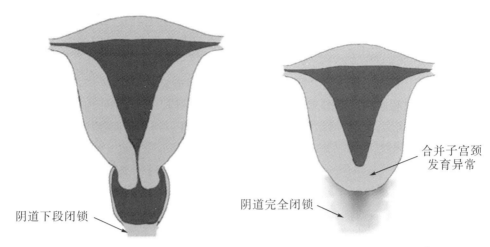

阴道下段闭锁

合并子宫颈发育异常

阴道完全闭锁

图 4-2-1　Ⅰ型阴道闭锁[1]　　　　图 4-2-2　Ⅱ型阴道闭锁[2]

阴道闭锁症状与处女膜闭锁相似，主要表现为无月经来潮、周期性腹痛和盆腔包块，但闭锁处黏膜表面色泽正常，亦不向外膨隆。症状发生时间和严重程度均与子宫内膜的功能有关。Ⅰ型阴道闭锁患者子宫发育正常，子宫内膜功能好，故症状可能出现较早、较严重；Ⅱ型阴道闭锁患者子宫发育及子宫内膜功能常常较差，故症状可能出现较晚。

轻度阴道闭锁将影响患者的性生活质量，增加发生不孕、感染、子宫内膜异位症等的风险，重度阴道闭锁则会引起月经不下，从而导致腹痛、腹胀，严重影响患者的身心健康。

（一）病例介绍

患者，女，12 岁 2 月，因"下腹痛 3 天"于 6 月 17 日入院。患者 3 月前因腹痛考虑"腹痛待诊：阴道中下段闭锁"入院，查体后考虑阴道闭锁，张力不大，边界不清，腹痛缓解，建议月经来潮腹痛最明显时就诊检查，再次评估决定手术。3 天前患者无明显诱因出现下腹痛，呈胀痛，9 小时前腹痛加剧，呈阵发性胀痛，伴肛门坠胀感，不伴阴道流血、尿频、尿痛、尿急、便秘、畏寒、发热等，持续约 3 小时后腹痛逐渐减轻。入院时体温 36.4℃，脉搏 94 次/分，呼吸 20 次/分，血压 104/65mmHg。妇科查体：外阴发育正常。处女膜未见膨隆。肛查扪及一约 5[+] cm 大小囊性包块，张力大，触痛。实验室检查结果正常。B 超检查示：宫体前后径 2.9cm，长径 3.1cm，宫颈前后径 2.1cm，长径 2.4cm，子宫内膜厚 0.35cm（单层），宫腔及宫颈管未见明显占位，阴道全程扩张，最宽约 5.4cm，内见细弱点状及絮状回声。患者既往身体状况良好，无手术

①　引自：朱兰，郎景和，宋磊，等. 关于阴道斜隔综合征、MRKH 综合征和阴道闭锁诊治的中国专家共识[J]. 中华妇产科杂志，2018，53（1）：35-42.
②　引自：朱兰，郎景和，宋磊，等. 关于阴道斜隔综合征、MRKH 综合征和阴道闭锁诊治的中国专家共识[J]. 中华妇产科杂志，2018，53（1）：35-42.

史，无心肺等器官重大疾病史，无传染病史。入院后完善相关检查，结合症状、体征及辅助检查结果，考虑入院诊断为"腹痛待诊：处女膜闭锁？阴道下段闭锁"。患者呈痛苦病容，于急诊转入妇科治疗。

患者于 6 月 19 日在全麻下行"阴道闭锁切开术＋阴道成形术"。术后诊断为"阴道下段闭锁"。手术过程顺利，麻醉满意，术中生命体征平稳，无特殊处理，无手术并发症。术毕安全返回病房，予补液治疗，严密观察生命体征、切口、阴道出血情况，尿量等。6 月 21 日康复出院。

（二）护理

1. 病情观察

（1）密切观察生命体征：术后应密切观察患者生命体征并记录，术后给予持续床旁心电监护，术后 2 小时内每 30 分钟测脉搏、呼吸、血压各一次，之后 4 小时每小时测量一次，以后每 2～4 小时测一次直至患者病情稳定。每日测体温 4 次。密切观察术区渗血、渗液、内出血、小阴唇及尿道口水肿以及肠道排气情况，有异常及时汇报医生。

（2）尿管观察与管理：术后密切观察尿液的颜色、量和性状，指导患者及其家属妥善固定尿管和集尿袋，保持尿管引流通畅，避免尿管受压、折叠、扭曲等，维持集尿袋处于低于膀胱的位置，指导膀胱功能训练。

（3）疼痛观察与管理：阴道的神经分布较丰富，患者术后疼痛反应可能更为明显。故需持续观察患者的疼痛情况，按计划实施疼痛评估，遵医嘱采取非药物及药物镇痛方法以控制患者疼痛。

2. 基础护理

（1）术前准备。

1）疼痛护理：该患者入院时下腹疼痛较前有所缓解，但仍有胀痛感。故患者入院后持续关注其腹痛情况，按计划实施疼痛评估，必要时遵医嘱采取有效措施控制与解除疼痛。

2）皮肤准备：手术当日早晨行皮肤准备并消毒术区皮肤。备皮范围为上至耻骨联合上 10cm，下至大腿上 1/3 处，包括会阴部和肛门。

3）肠道准备：术前三天进食流质饮食，手术当日禁食禁饮，手术前一日晚上和手术当日清晨行清洁灌肠。

4）会阴和模具准备：指导患者勤换内裤，保持会阴部清洁、干燥。术前三天用碘伏擦洗会阴部，术日清晨用 1∶1000 苯扎氯铵（洁尔灭）清洗会阴部。术前准备 3 个一次性表面光滑的模具，数个阴茎套。

（2）饮食与体位管理：为避免过早排泄成形大便污染伤口，影响伤口愈合，术毕返回病房后禁食禁饮 6 小时，6 小时后至术后 3 天食用流质饮食，3 天后改为无渣半流质饮食，直至术后 7 天。饮食应以高营养、高蛋白、高维生素为主。全麻未清醒时取去枕平卧位，头偏向一侧，术后 6 小时可改为半卧位，改变体位时必须由护士协助，以免切口张开。卧床期间加强基础护理，保持床单位的整洁、干燥，定时协助患者变换体位，防止压力性损伤、肠梗阻及粘连发生。同时需指导患者家属按摩患者双下肢，防止出现下肢静脉血栓。

（3）会阴部护理：术后保持会阴部及切口敷料清洁、干燥，勤换衣物与床单，每日用稀碘伏消毒液擦洗外阴2次，避免切口感染，观察阴道分泌物的颜色、性状及气味，保持肛周清洁卫生，防止粪便污染。

3. 治疗

（1）人工阴道管理：阴道成形术后需将型号适宜的阴道模型置于人工阴道内。由于该患者的人工阴道较小，要避免模型压迫过紧而引起的组织缺血、坏死。指导患者及其家属正确更换阴道模型的方法，告知第一次更换阴道模型时疼痛较为明显，需在更换前半小时使用止痛药，并可在阴道模型表面涂抹润滑剂以减轻疼痛；每日消毒、更换阴道模型。

（2）预防感染：术后密切观察有无伤口、呼吸道等各类感染发生；保证尿管等各种管道的通畅；为防止上行性感染，保持外阴、尿管口清洁，每日用碘伏消毒液擦洗外阴2次；必要时遵医嘱使用抗生素。

（3）控制排便：为避免造成切口污染，影响切口愈合，术后需减少肠道排泄，避免过早产生成形大便。但因为术后控制排便的时间过长可能降低肠黏膜应激性，故需观察肠道功能恢复情况，以免发生肠梗阻。此外，为解决首次排便困难，使大便易于排出，可遵医嘱使用缓泻剂或大便软化剂。

4. 健康教育

（1）心理护理：此类患者普遍有害羞、焦虑、恐惧情绪，担心预后，对医院环境感到不安，对医务人员的责任心和技术表示怀疑。此患者处于青春期，根据其心理特点，应采取保密性医疗措施，尊重患者的需求，情况允许时安排入住人数少的病房。患者入院时需主动、热情地向患者及其家属介绍病房环境、医护人员的技术水平，并运用典型的成功病例辅以手术方法讲解，以提高患者及其家属对治疗的信心，消除其焦虑、恐惧心理，在良好的心理状况下接受手术治疗。同时，与患者及其家属建立良好的护患关系，适时给予鼓励、安慰，让患者信任医护人员，积极配合治疗。

（2）出院指导。

1）阴道模型使用与成形阴道知识宣教：该患者为首次接受阴道成形术，阴道模型的使用知识是其出院指导中的重要及关键内容，加之患者年龄较小，对其家属的健康教育与指导亦十分重要：①使患者及其家属清楚术后使用阴道模型的重要性，指导患者及其家属更换模型的技巧及相关消毒知识，指导其出院后坚持使用阴道模具半年不能中断，每日更换，前3个月全天使用，后3个月可改为仅晚上使用，使用期间须保持模型的清洁；②注意休息，半年内不得从事重体力劳动，不适宜长时间站立、行走和举重物，咳嗽、排便等腹压骤增时应用手轻压阴部，防止模型脱出，若模具脱出，应及时消毒后回纳；③保持外阴和成形阴道的清洁、干燥，每日清洗外阴和阴道，勤换内裤。

2）性生活指导：一般术后禁止性生活 3 个月，3 个月后可尝试恢复性生活。

3）生活管理：指导患者出院后注意劳逸结合，保持大便通畅，补充营养。

4）定期复查：术后 1 个月复查，复查阴道口狭窄和闭锁情况、阴道分泌物性状等。如出现阴道分泌物增多或阴道出血，需及时到医院就诊。

（三）循证证据

阴道闭锁在女性疾病中并不十分多见，但一旦患病则可能严重影响青少年女性的身心健康和发育，并对其未来的健康生活带来一系列问题。2018 年，中国医学科学院北京协和医院、解放军总医院、深圳市罗湖区人民医院、河北医科大学第二医院、四川大学华西第二医院、中南大学湘雅三医院、首都医科大学附属北京天坛医院、广东省佛山市第一人民医院、郑州大学第一附属医院、广东省妇幼保健院、复旦大学附属妇产科医院的妇产科及妇科专家共同发布了《关于阴道斜隔综合征、MRKH 综合征和阴道闭锁诊治的中国专家共识》（以下称《共识》），就阴道闭锁的分型、诊断、治疗达成中国专家共识。

B 超和 MRI 检查有助于阴道闭锁的术前诊断。鉴于部分阴道闭锁患者合并泌尿系统发育异常的概率较高，尤其是阴道完全闭锁患者，故《共识》中建议常规行泌尿系统超声检查。为了明确合并子宫颈、子宫体异常发育及继发盆腔子宫内膜异位症的情况，必要时可行腹腔镜探查术。诊断阴道闭锁时需注意与 MRKH 综合征、处女膜闭锁、阴道横隔、小阴唇融合等其他生殖系统畸形鉴别。阴道闭锁一经诊断，需尽早按照解除梗阻、重建阴道、预防再粘连的原则进行手术治疗。

目前国内外尚未出台阴道闭锁诊治、护理等相关指南。《共识》指出，阴道闭锁患者应根据手术方式和术中情况决定阴道模具放置的时间和种类，术后需定期复查以了解成形阴道及子宫颈的通畅情况，及时发现和处理再粘连，必要时手术切除子宫。对于 Ⅱ 型阴道闭锁患者，术后是否需要在适宜生育年龄及早指导助孕或是采用辅助生殖技术，还需进一步通过评估生育功能并与家属沟通做决定。

（邓雪　白路）

第五章　盆底功能障碍性疾病

女性生殖器官由于退化、创伤等因素，导致盆底支持薄弱，使女性生殖器官与其相邻的脏器发生移位，临床上表现为子宫脱垂、阴道前后壁膨出、压力性尿失禁等疾病。如损伤导致女性生殖器官与相邻的泌尿道、肠道有异常通道，则临床上表现为尿瘘和粪瘘。妇科手术损伤是目前尿瘘和粪瘘的主要原因。这些疾病虽非致命性疾病，却严重影响患者的生活质量。

第一节　子宫脱垂

子宫脱垂是指子宫从正常位置沿阴道下降，子宫颈外口达坐骨棘水平以下，甚至子宫全部脱出阴道口，常伴有阴道前后壁膨出。子宫脱垂的病因包括妊娠与分娩，其中分娩损伤是主要病因，特别是产钳或胎头吸引下困难的阴道分娩，盆腔筋膜、韧带和肌肉可能受过度牵拉致支撑力量减弱；产褥期早期从事体力劳动，特别是重体力劳动，将影响盆底组织张力的恢复而发生盆腔脏器脱垂；长期腹压增加，如慢性咳嗽、腹水、腹型肥胖、持续负重或便秘造成的腹腔内压力增加；随着年龄的增长，特别是绝经后支持结构出现萎缩、退行性变等因素在子宫脱垂的发生或发展中也具有重要作用。

轻症患者一般无自觉症状。重度脱垂者，韧带筋膜有牵拉，盆腔充血，患者有不同程度的腰骶部酸痛或坠胀感，站立过久或劳累后有加重，卧床休息后则症状减轻。典型症状为外阴肿物脱出，轻者经卧床休息，能自行还纳，重者则不能还纳。暴露在外的宫颈和阴道黏膜长期与衣物摩擦，可致宫颈和阴道壁发生溃疡而出血，如果合并感染则有脓性分泌物。体格检查可见子宫颈及宫体脱出阴道口外。如合并有阴道前后壁膨出，亦可见阴道前后壁组织，脱出的阴道前后壁黏膜常增厚、角化，可有溃疡和出血。根据病史及检查所见容易确诊。妇科检查前，应嘱患者向下屏气以判断脱垂的程度，并予以分度。同时注意有无溃疡存在，及其部位、大小、深浅、有无感染等。另外，诊断时需要综合考虑患者的孕产次、分娩情况、年龄和一般情况。

（一）病例介绍

患者，女，74 岁，因"发现阴道肿物脱出 10⁺ 年，加重 1 年"于 12 月 20 日入院。

患者 10⁺ 年前无明显诱因出现活动后阴道肿物脱出，自诉如乒乓球大小，可自行还纳，逐渐增大，近 1 年加重明显，现有鹅蛋大小。近半年出现解小便不尽感，偶尔需还纳脱出物后才能解出小便，无尿频、尿急，无漏尿，在咳嗽、负重、运动时无漏尿。绝经 30 年，平素无腹痛、腹胀，无阴道流血、流液等不适。入院前 4 天于我院门诊求治，建议子宫托或手术治疗，现因患者选择手术治疗收入我科。患者患病来精神、食欲可，睡眠尚可，大便正常，小便如上述，体重无明显变化。一般情况良好，否认肝炎、结核或其他传染病史，已接种乙肝疫苗、卡介苗、脊髓灰质炎、麻疹疫苗、百白破疫苗、乙型脑炎疫苗，无过敏史，无外伤史，无手术史，无输血史，无特殊病史。初潮年龄 14 岁，月经周期 30 天，经期 7 天，绝经年龄 44 岁，无痛经，经量正常，白带无异常。18 岁结婚，配偶已故。初次性生活年龄 18 岁，无婚外性伴侣，否认近亲婚配。顺产次数 4，流产次数 0，剖宫产次数 0，宫外孕次数 0，否认葡萄胎计划生育措施：无。T 36.6℃，P 70 次/分，R 20 次/分，BP 104/64mmHg，HR 70 次/分，身高 150cm，体重 62kg。专科查体：第二性征女性，已婚已产式。外阴发育正常。阴道通畅，无畸形，黏膜色泽正常，会阴陈旧性裂伤达会阴皮肤。子宫脱出阴道口，宫颈肥大，延长，中度糜烂，其上可见脓性分泌物附着、充血，宫颈管内无出血。宫体前位，萎缩，质中，表面光滑，无压痛。左附件未扪及异常。右附件未扪及异常。专科查体：POP－Q，Aa 0cm、Ba +3cm、C +6cm、D +5cm、Ap −1cm、pb −1cm TVL 8cm。

入院后完善相关检查，结合症状、体征及辅助检查结果，考虑入院诊断：Ⅲ度子宫脱垂，阴道前壁脱垂Ⅲ度，阴道后壁脱垂Ⅱ度，陈旧性会阴裂伤Ⅰ度，急迫性尿失禁（中度），压力性尿失禁（极重度）。经与患者及其家属反复沟通后，拟行全盆底重建术（使用 T6 网片）＋宫颈截除术＋阴道后壁修补＋会阴体修补术＋经耻骨后尿道中段悬吊术（使用网片）。因患者 74 岁高龄，围手术期可能出现麻醉意外，心脑血管意外、术后血栓风险增加甚至有静脉血栓、栓塞，术后局部血肿、出血、感染等风险，术后可能出现大小便习惯改变、排便障碍等，故纳入疑难病例讨论。

1 月 19 日在全麻下行：全盆底重建术（使用 T6 网片）＋宫颈截除术＋阴道后壁修补＋会阴体修补术＋经耻骨后尿道中段悬吊术（使用网片）。

手术一般情况：手术顺利，麻醉满意，术中患者生命体征平稳。手术失血 50ml；术中无输血；术中输液 1500ml。尿量 350ml，尿色淡黄、清亮，无血凝块。能量器械：百克钳、高频电刀。无手术并发症。无术中特殊处理。

术后处理：术毕患者安返病房，计划补液 2000ml，拟用头孢美唑 72 小时以预防感染。严密观察患者生命体征、切口、阴道出血情况、尿量等。术后 3 天患者体温正常，小便自解通畅，无尿频、尿急等现象，会阴部伤口愈合良好，予康复出院，行出院健康指导。

（二）护理

1. 病情观察

此类疾病患者多为绝经后老年女性；多合并有基础疾病，如高血压、糖尿病、肥胖等；其手术治疗方式多系四级手术，手术难度大，故均纳入疑难病例管理，其病情观察特别强调以下几点：

（1）患者术后有发生盆腔或下肢静脉血栓或血栓性静脉炎等风险，可能引发肺栓塞、脑栓塞，甚至猝死。应注意观察患者术后下肢有无发红、肿胀、疼痛及血运是否良好。

（2）手术可改善目前症状，但术后病情可能复发或加重，出现网片暴露或侵蚀等，必要时须再次手术；手术麻醉状态下患者脱垂程度可能与术前不一致，必要时更改手术方式。

（3）据术中情况，患者术后可能出现局部不适、疼痛感、腿痛等。

（4）手术可能造成邻近器官损伤，如泌尿道、肠道损伤。术后可能出现局部血肿、出血、感染、下肢静脉血栓等。

（5）术后可能出现大小便习惯改变，如新发尿失禁，排尿、排便障碍等。

（6）术中、术后还有其他不可预知的风险。

2. 基础护理

（1）入院评估：入院时，评估有无呼吸、心血管及内分泌系统疾病并做好入院护理评估记录。对于老年患者（>65岁）和特殊患者进行跌倒、坠床的风险评估，并采取有效措施，防止意外事件的发生。对合并有基础疾病的患者应询问其病史与用药、疗效，并及时与主治医生沟通。积极治疗原发疾病，如慢性咳嗽、便秘等。

（2）做好术前准备：

1）饮食及肠道准备：术前3天进食无渣饮食；术前1天进食流质饮食，洁肠洗肛，要求患者术前禁食禁饮6~8小时。

2）外阴、阴道准备：绝经患者，术前5天开始遵医嘱使用1‰乳酸擦洗阴道，雌激素软膏涂擦宫颈、穹窿、阴道黏膜及脱垂部分溃疡面，隔日1次；术前2天用10%碘伏行阴道冲洗，每日1~2次，术晨进行宫颈消毒。

3）其他：为了保持脱垂部位处于回纳状态，对Ⅲ度子宫脱垂者要求以卧床休息为主，指导其避免做腹压增加的动作，穿宽松全棉内裤，保持会阴清洁干燥。

（3）心理状态的评估及干预：长期受疾病折磨，行动不便，不能从事体力劳动，大小便异常等导致患者往往有自卑、情绪烦躁、社交障碍；严重者生活受到影响，导致生活质量下降等，出现焦虑、情绪低落等。护士应亲切对待，对患者表示理解；向患者介绍子宫脱垂的知识和预后，做好家属的工作；对患者进行心理测评，针对患者的具体心理问题做好心理疏导。术前晚可给予地西泮5mg口服，保证以最佳的生理、心理状况迎接手术。

（4）术后护理：术后加强监护，防止术后并发症，如心血管意外、心衰、血栓、肺部感染，以及尿路感染等的发生。常规术后护理要点：术后注意液体输入速度；鼓励患者卧床期间多饮水，保持口腔清洁，床上勤做深呼吸，有效咳痰；鼓励患者尽早进行床上运动，特别是下肢屈伸运动及踝关节的踝泵运动，以预防深静脉血栓。除患者尽早进行床上运动外，患者还要注意减少对腓肠肌及大腿肌肉的压迫，以有效预防深静脉血栓的形成，必要时遵医嘱使用气压治疗和抗血栓治疗等。

3. 治疗

（1）非手术治疗：通常为盆腔脏器脱垂的一线治疗方法。

1）盆底肌肉锻炼和物理疗法可增加盆底肌肉群的张力。盆底肌肉锻炼适用于国内分期轻度或 POP 分期Ⅰ度和Ⅱ度的患者。也可作为重度手术前后的辅助治疗方法，具体方法为：嘱患者行收缩肛门运动，用力收缩盆底肌肉 3 秒以上后放松，每次 10～15 分钟，每日 2～3 次。

2）子宫托是一种支持子宫和阴道壁并使其维持在阴道内而不脱出的工具，其适应证包括：患者全身情况不适宜做手术；妊娠期和产后；针对膨出面溃疡，手术前促进溃疡面的愈合。

（2）手术治疗：子宫脱垂超出处女膜的有症状的患者可考虑手术治疗。根据不同年龄、生育要求及全身健康状况，进行个体化治疗。手术的主要目的是缓解症状、恢复正常的解剖位置和脏器功能，有满意的性功能并能维持效果。术后常见并发症及护理要点：①术中血管、膀胱、直肠和神经损伤：术后需要严密观察会阴部切口有无出血、渗血或血肿。术后阴道内常规填塞纱条压迫止血，如无出血 6 小时后取出纱条，最长不超过 12 小时。保持尿管的通畅，术后第 3 天拔除尿管后嘱患者多饮水，同时提醒患者有尿意即排尿，勿憋尿，重点观察尿液颜色和量；另外还需观察大便的颜色。注意患者有无下肢麻木、疼痛、活动受限等坐骨神经受损情况。注意观察有无阴道异常排液、肛门坠胀、血便、会阴部疼痛等症状。做到早发现早处理。②网片侵蚀是全盆底重建术的主要并发症之一，且多发生在手术后 6 个月内。指导患者加强自我护理，观察有无阴道出血、白带增多，有无异味等，如出现问题及时就医。强调遵医行为的重要性，保证充足的睡眠；摄入丰富的营养，多进食蔬菜水果，保持大便通畅；术后保持外阴清洁；尽量减少长时间站立；避免过早经阴道性生活，严格手术三个月后才能经阴道性生活等。③膀胱过度活动症：表现为尿频、尿急或尿潴留，遵医嘱口服 M－胆碱受体阻滞剂可有效缓解症状。另外，对因术后疼痛、神经血管损伤致尿潴留者，可采用留置尿管 3～5 天，扩张尿道来治疗；膀胱过度活动症与术后感染、术后异物反应及尿道解剖学梗阻有一定的关系，需留置尿管者，留置尿管期间一定要保持患者外阴清洁，多饮水等。

4. 健康教育

出院指导：强调患者严格执行出院指导的内容。术后要保持良好的心情；避免久坐、久站，三个月内避免负重及中重度的体力劳动；多进食蔬菜、水果保持大便通畅；术后 3 个月内禁止经阴道性生活和盆浴；保持外阴清洁；术后 2～3 月后适当进行以肛提肌为主的盆底肌肉收缩锻炼。定期门诊随访，如随访时发现缝线排异应及时拆除未吸收的缝线，避免继发感染及性交疼痛。有少数患者术后出现性交不适或性交疼痛。要求行此类修补手术患者，术后 3 个月内严禁经阴道性生活。

（三）循证证据

2017 年美国妇产科医师学会（the American College of Obstetricians and Gynecologists，ACOG）针对盆腔器官脱垂（pelvic organ prolapse，POP）发布了最新的临床操作指南。指南指出美国有超过 13% 的女性需要通过手术治疗 POP，虽然年轻的患者也可能发生，但是发病的年龄峰值依然在 70～79 岁。

在非手术治疗方法中，该指南明确了子宫托的用法及适用人群。子宫托作为一种有效的非手术治疗方法，适用于将来还有妊娠需求的、但是又存在临床症状的 POP 患者，同时也可作为具有严重临床合并症、高龄、无法耐受手术的患者的姑息治疗方式，用来缓解患者的临床症状。据统计，有高达 92% 的患者可以通过使用子宫托使症状得到缓解。使用子宫托也存在相应的不良反应，如可能会引起阴道壁局部的血运障碍，临床有 2%～9% 的患者发生破溃。处理措施包括取出子宫托 2～4 周，并局部使用雌激素；同时应该注意保持卫生，及时更换或准备不同型号的子宫托。尽管使用子宫托还可能发生一些罕见的并发症如瘘等，但是其风险低，安全系数高，依然推荐作为 POP 患者可选择的可靠的保守治疗手段。

盆腔器官脱垂症状严重影响生活、非手术治疗无效或拒绝保守治疗者，可以考虑手术治疗。手术治疗通常采用自体组织修复手术和（或）阴道顶端固定术和（或）阴式子宫切除术、阴道封闭性手术和经腹或微创骶骨阴道固定术。临床使用较多的是全盆底重建术（T-Prolift），其采用聚丙乙烯网片经阴道植入，通过前盆腔双侧闭孔和后盆腔两侧坐骨棘内侧经骶棘韧带穿出，固定于皮肤、皮下，从而对脱垂的盆腔器官加强固定，修复整个薄弱盆底，进而由解剖重建达到功能重建。它以改善症状来提高患者生活质量为重点，以恢复盆腔基本结构而达到改善功能的目的，临床应用以来收到了较好的效果。全盆底重建术强调盆底作为一个整体，保持其完整性及解剖复位的重要性，在治疗缺陷改善症状的同时，又可以保留子宫，保持了阴道的正常长轴及轴向，且手术操作不进腹腔，手术范围小，是一种微创而又有效的盆底重建术，可明显提高患者的生活质量。

（龙德蓉　尹亚楠）

第二节　阴道前/后壁膨出

阴道前壁膨出多因膀胱和尿道膨出所致，以膀胱膨出常见。阴道内 2/3 膀胱区域脱出称为膀胱膨出。若支持尿道的膀胱宫颈筋膜受损严重，尿道紧连的阴道前壁下 1/3 以尿道口为支点向下膨出，称尿道膨出。阴道后壁膨出又称为直肠膨出，其常伴随子宫直肠陷凹疝，如内容物为肠管，称之为肠疝。阴道前壁膨出可单独存在或合并阴道后壁膨出。本病患者常伴不同程度的子宫脱垂。

阴道前壁膨出常伴有尿频、排尿困难、残余尿量增加，部分患者可发生压力性尿失禁，但随着膨出的加重，其压力性尿失禁症状可消失，甚至需要手帮助压迫阴道前壁帮助排尿，易并发尿路感染。阴道后壁膨出常表现为便秘，甚至需要手帮助压迫阴道后壁帮助排便。体格检查阴道内前后壁组织可脱出阴道外口。脱出的阴道前后壁黏膜常增厚角化，可有溃疡和出血。阴道后壁膨出肛门检查手指向前方可触及向阴道凸出的直肠，呈盲袋状。位于后穹窿部的球形凸出是肠膨出，指诊可触及疝囊内的小肠。

本病根据病史及检查所见容易诊断。阴道前/后壁膨出，中国传统分度为 3 度：Ⅰ度，阴道前壁形成球状物，向下突出，达处女膜缘，或阴道后壁达处女膜缘，但仍在阴道内；Ⅱ度，阴道壁展平或消失，部分阴道壁突出于阴道口外或阴道后壁部分脱出阴道口；Ⅲ度，阴道前壁或后壁全部突出于阴道口外。

根据患者不同年龄、生育要求及全身健康状况进行个体化治疗。非手术疗法为盆腔脏器脱垂的一线治疗方法。盆腔肌肉锻炼和物理疗法可增加盆底肌肉群的张力。盆底肌肉（提肛肌）锻炼适用于国内分期轻度的患者，也可作为手术前后的辅助治疗方法。嘱咐患者行收缩肛门运动，用力收缩盆底肌肉 3 秒钟后放松，每次 10～15 分钟，每日 2～3 次。子宫托是一种支持子宫和阴道壁并使其维持在阴道内而不脱出的工具。有支撑型和填充型。其适应证包括：患者全身情况不适宜做手术；妊娠期和产后。膨出面溃疡手术前促进溃疡面的愈合。子宫托也可能造成阴道刺激和溃疡。子宫托应间断性地取出、清洗并重新放置，否则会引起瘘形成、崁顿、出血和感染等严重后果。补中益气汤（丸）等中药和针灸均有促进盆底肌张力恢复、缓解局部症状的作用。对子宫脱垂超出处女膜的有症状的患者可考虑手术治疗，手术的主要目的是缓解症状、恢复正常的解剖位置和脏器功能，获得满意的性功能并能维持效果。

（一）病例介绍

患者，女，71 岁，因"阴道肿物脱出 5$^+$年"于 12 月 26 日入院。患者 53 岁绝经，既往有 1 次自然分娩史。5 年前患者无明显诱因出现活动后阴道肿物脱出，站立位可扪及宫颈，平卧位时不能扪及，不伴阴道流血、流液，无白带异常，不伴腹痛及肛门坠胀，就诊于我院，B 超提示子宫肌瘤，行腹腔镜下全子宫＋双附件切除术。自诉术后 3 个月有肿物从阴道脱出，门诊复诊嘱观察，术后定期复查。近期患者自觉阴道肿物脱出逐渐增大，现如鸡蛋大小，活动后小便不能自解，需还纳阴道肿物后才能解出小便，无明显大便习惯改变，无腹痛、腹胀，无阴道流血、流液等不适。2$^+$月前患者于门诊就诊，门诊考虑"阴道前壁重度脱垂"，建议手术治疗，今为手术治疗收入妇科。30$^+$年前因乳腺导管瘤于外院行左乳腺全切术，10$^+$年前因急性胆囊炎于外院在腹腔镜下行胆囊切除术。发现高血压 20$^+$年，现口服培哚普利片（0.8mg，每日 1 次），诊断糖尿病 5$^+$年，现口服二甲双胍（0.5mg 三餐前），自述血压、血糖控制基本正常。一般情况良好，否认肝炎、结核或其他传染病史，已接种乙肝疫苗、卡介苗、脊髓灰质炎疫苗、麻疹疫苗、百白破疫苗、乙型脑炎疫苗，无过敏史，无外伤史，无输血史，无特殊病史。初潮年龄 14 岁，月经周期 28 天，经期 3 天，绝经年龄 53 岁，无痛经，经量正常，白带检查未见异常。25 岁结婚，配偶体健，无离异、再婚、丧偶史。初次性生活年龄 25 岁，无婚外性伴侣，非近亲婚配。顺产次数：1，流产次数：2，剖宫产次数：0，宫外孕次数：0，否认葡萄胎，无计划生育措施。T 36.4℃，P 77 次/分，R 20 次/分，BP 158/86mmHg，HR 77 次/分，身高 163cm，体重 66kg，专科查体：第二性征女性。穹窿及膀胱完全脱出于阴道口外，可见阴道断端瘢痕，愈合好，予还纳后，外阴未见明显异常，阴道通畅，未扪及宫体，盆腔未扪及包块。会阴陈旧性裂伤。POP－Q：Aa 0cm，Ba＋4cm，C＋1.5cm，gh 5cm，pb 3cm，tvl 8cm，Ap－1cm，Bp－1cm，D ＋2cm。入院后完善相关检查，结合症状、体征及辅助检查结果，考虑入院诊断：阴道前壁脱垂Ⅲ度，阴道穹窿脱垂Ⅲ度，阴道后壁脱垂Ⅱ度，陈旧性会阴裂伤Ⅰ度，子宫切除术后状态，高血压，2 型糖尿病。经与患者和家属反复沟通后，拟行全盆底重建术，因患者系糖尿病、高血压患者，围手术期可能出现血糖、血压波动大，发生酮症酸中毒、昏迷、心脑血管意外、脑出血、脑水肿、脑疝、截瘫、神经系统功能受损、遗留终身后遗症、甚至死亡等，故纳入疑难病例讨论。

12 月 30 日患者在全麻进行"全盆底重建术（使用 T6 网片）＋阴道后壁修补术＋会阴体修补术＋阴道穹窿疝修补术"。手术顺利，麻醉满意，术中患者生命体征平稳。手术失血 50ml；无术中输血；术中输液 1500ml。尿量 350ml，尿色淡黄、清亮、无血凝块。能量器械：百克钳、高频电刀。无手术并发症。无术中特殊处理。术毕患者安返病房，计划补液 2000ml，拟用头孢美唑 72 小时预防感染。严密观察患者生命体征、切口、阴道出血情况及尿量等。术后 4 天患者体温正常，小便自解通畅，无尿频、尿急等现象，会阴部切口愈合良好，康复出院，行出院健康指导。

（二）护理

同子宫脱垂。

（三）循证证据

2017 年美国妇产科医师学会针对盆腔器官脱垂（pelvic organ prolapse，POP）发布了最新的临床操作指南。

ACOG 指南中指出，在治疗阴道后壁膨出时，使用合成网片或者生物移植材料的手术并不能改善预后（A 级）。在治疗阴道前壁膨出时，使用合成聚丙烯网片与使用自体组织前壁修复相比，能够显著提高解剖和主观治愈率，但也会增加一些并发症的发生率（A 级）。使用生物移植材料或合成网片的 POP 修复手术与自体组织修复手术相比，具有某些特有的并发症。对于手术风险较高的患者而言，植入网片可能会增加相关风险；对于脱垂复发的患者或具有严重合并症导致不能耐受长时间、大范围手术及内窥镜检查的患者，应谨慎选择应用网片治疗盆腔器官脱垂。在使用合成网片行阴道前壁修复手术之前，应该充分告知患者相关利弊及可行的其他治疗方式（C 级）；应用合成网片或生物移植材料行 POP 修复手术的临床医生，应经过特殊培训，并向患者阐明此种治疗方式与自体组织修复相比两者的利弊关系（C 级）。

（龙德蓉　尹亚楠）

第三节　压力性尿失禁

尿失禁（UI）是尿液不自主流出的一种尿控失常状态，属于较为常见的一类盆底功能障碍性疾病（PFD）。尿失禁分为压力性尿失禁、急迫性尿失禁、混合性尿失禁（压力性和急迫性尿失禁合并存在）、充溢性尿失禁和泌尿生殖道瘘。压力性尿失禁（SUI）是指腹压突然增高导致的非自主性排尿，而不是由逼尿肌收缩或膀胱内压力增高引起的排尿过程，多在咳嗽、大笑、运动等腹压突然增加的状态下发生。尿失禁的发病主要集中于中老年女性群体，与绝经后雌激素水平降低有关，绝经妇女压力性尿失禁发生率约为 15%。50 岁为 SUI 发病高峰期，高龄、肥胖、便秘、绝经、呼吸系统疾病、慢性盆腔疼痛等为相关危险因素。另外，分娩是 SUI 发病的另一个独立危险因素。阴道分娩引起的盆腔创伤性改变，尤其是所致盆底神经完整性的破坏是发生女性 SUI 的主要原因。一项关于阴道分娩情况与尿失禁发生的分析结果提示：尿失禁的发生与胎儿出生体重是否 ≥4000g、是否发生Ⅲ度会阴撕裂、有无阴道侧切、分娩时产妇的体质指数（BMI）>19kg/m^2 或 <19kg/m^2 及胎儿头围 >36cm 或 <36cm 等因素有关。SUI 严重影响患者的身心健康和生活质量。重度尿失禁患者在日常生活中多需要长期穿纸尿裤，身体及衣物的异味及生理上的自卑感使他们不愿参与社交活动，甚至引发自闭症，因此有学者将尿失禁称为"社交癌"。

腹压增加下不自主溢尿是压力性尿失禁最典型的表现，而尿频、尿急、急迫性尿失禁和排尿后膀胱区胀满感也是常见症状。80% 的 SUI 患者伴有膀胱膨出，临床分为解剖型和尿道括约肌障碍型两种。90% 以上为解剖型 SUI，为盆底组织松弛引起。盆底组织松弛的原因主要有妊娠与阴道损伤、绝经后雌激素水平降低等。目前无单一的压力性尿失禁的诊断试验，主要以患者的症状为依据，除常规查体、妇科检查及相关的神经系统检查外，相关压力试验、指压试验、棉签试验和尿动力学检查等辅助检查可排除急迫性尿失禁、充盈性尿失禁及感染等情况。

国际保健与治疗促进会建议对尿失禁患者首先进行非手术治疗，尤其是轻中度压力性尿失禁患者。非手术治疗也可用于手术前的辅助治疗。非手术治疗包括生活方式干预（包括 BMI 大于 30 kg/m^2 者减轻体重、戒烟、减少饮用含咖啡因的饮料、避免和减少增加腹压的活动和治疗便秘、咳嗽等慢性腹压增高疾病）、盆底康复锻炼（Kegel 运动）、抗尿失禁子宫托、盆底电刺激、膀胱训练、α-肾上腺素能激动剂和局部雌激素治疗。非手术治疗患者有 30%~60% 能改善症状，并治愈轻度的压力性尿失禁。手术治疗的方式繁多，归纳起来分为三类：阴道前壁修补术、耻骨后膀胱尿道悬吊术和阴道无张力尿道中段悬吊术。

（一）病例介绍

患者，女，46 岁，因"咳嗽时漏尿 1$^+$ 年"于 1 月 2 日 11：30 入院，患者 1$^+$ 年前出现咳嗽、大笑、活动时漏尿，一天漏尿一次至多次，中等量，打湿外裤，未使用尿垫，自己及同事均可闻及身上有尿味，尿急，不伴尿频、尿痛、阴道肿物脱出、阴道流血流液等不适，不伴大便习惯改变等，予中药治疗、康复理疗后效果欠佳，20 天前于我院门诊就诊，完善 1 小时尿垫试验（4.2g）。否认高血压、糖尿病史，否认肝炎、结核或其他传染病史，预防接种史不详，无过敏史，无外伤史。7 年前于外院行"剖宫产" 1 次（具体不详），无输血史，无特殊病史。初潮年龄 14 岁，月经周期 30 天，经期 3 天，末次月经去年 12 月 25 日，既往无痛经，经量正常，白带正常，无异味。18 岁结婚，配偶体健；无离异、再婚、丧偶史；初次性生活年龄 18 岁，无婚外性伴侣，非亲近婚配。顺产次数：3，流产次数：2，剖宫产次数：1，宫外孕次数：0，否认葡萄胎，无计划生育措施。其他：26 年前、22 年前各于家中阴道分娩一男活婴，15 年前于外院阴道分娩一男活婴，7 年前于外院行"剖宫产" 1 次，否认大出血及感染史。T 36.2℃，P 78 次/分，R 20 次/分，BP 118/78mmHg，HR 78 次/分，身高 155cm，体重 52kg。专科查体：第二性征女性，已婚已产式，会阴陈旧性裂伤Ⅱ度，外阴发育正常。尿道下移，增加腹压时有尿溢出。阴道通畅，阴道肌力差，可容三指，黏膜色泽正常，分泌物无异味，宫颈不肥大，光滑，无触血，宫颈管内无出血。宫体前位，形态大小正常，质中，表面光滑，无压痛，左右附件未扪及异常。POP－Q：Aa－1cm，Ba－1cm，c－5cm，gh 3cm，pb 2cm，TVL 9cm，Ap－2cm，Bp－2cm，D－6cm。辅助检查：去年 10 月 31 日尿动力学检查提示：尿流率 37ml/s，无残余尿量，尿道压力和尿道闭合压低。ALPP 126.3cmH$_2$O，考虑压力性尿失禁存在，我院（去年 11 月 27 日）1 小时尿垫试验 4.2g。入院后完善相关检查，结合症状、体征及辅助检查结果，考虑入院诊断：压力性尿失禁（中度），会阴陈旧性裂伤Ⅱ度，阴道前壁脱垂Ⅱ度，阴道松弛。与患者和家属反复沟通后，拟行经耻骨后尿道中段悬吊术（使用网片）＋膀胱镜检查＋阴道后壁修补术＋会阴体修补术，术中可能发生损伤膀胱、血肿，术后可能出现局部血肿、出血、感染、下肢静脉血栓，远期可能发生网片暴露、侵蚀、感染等风险，术中应熟悉相关解剖，小心操作，明确有无膀胱损伤，及时处理；注意控制手术时间，严格止血，合血备用，严格无菌操作；减少血管损伤，合理使用止血药；术后按摩下肢，促进静脉血液回流。及时给予患者止痛治疗及相应处理。

1 月 4 日患者在全麻下行：耻骨后尿道中段悬吊术（使用网片）＋阴道后壁修补术＋会阴体修补术＋膀胱镜检查术。术中见：会阴陈旧性裂伤Ⅱ度，外阴发育正常。尿道下移，增加腹压时有尿溢出。阴道通畅，阴道可容三到四指，黏膜色泽正常，分泌物无异味。宫颈不肥大，光滑，无触血，宫颈管内无出血。宫体前位，形态大小正常，质中，表面光滑，无压痛。左右附件未扪及异常。POP－Q：Aa－1cm，Ba－1cm，c－5cm，gh 3cm，pb 2cm，TVL 9cm，Ap－2cm，Bp－2cm，D－6cm。术中用耻骨后经阴道尿道悬吊器（cynecare tvt exact）。穿刺后行膀胱镜检查，膀胱镜见：黏膜完整，无刮伤，双侧输尿管开口喷尿正常。术中阴道可容两指，增加腹压未见尿液溢出。阴道填塞油纱一根。手术顺利，麻醉满意，术中患考生命体征平稳。手术失血 10ml；术中无输血术中输液 1500ml，尿量 200ml，尿色淡红色，无血凝块，无手术并发症，无术中特殊处理，术中未使用能量器械。术毕患者安返病房，计划补液 1500ml，拟用头孢美唑预防感染。严密观察患者生命体征、阴道出血情况、尿量等。术后 3 天患者体温正常，小便自解通畅，无尿频尿急等现象，会阴部切口愈合良好，予康复出院，行出院健康指导。

（二）护理

同子宫脱垂。

（三）循证证据

目前，全球有超过 21.6％的人口受尿失禁（urinary incontinence，UI）困扰，其中至少 50％的 UI 与女性压力性尿失禁（stress urinary incontinence，SUI）有关。孟晓红等回顾国内外现有关于 SUI 的指南，对 SUI 患者的评估、诊断和非手术管理进行了比较分析。

1. 评估

首次基础评估主要涉及尿失禁患者的一般病史，如既往史、发病时间、症状、严重程度、对生活的影响程度等，在此基础上还需再进行专科的评估。对于女性 SUI，在常规评估内容上还需增加月经史、生育史和盆腔手术史。体格检查是尿失禁诊断中重要的一个环节，包括一般体格检查（活动能力、精神状态、肥胖等）、盆底检查和腹部检查。

2. 诊断

尿失禁诊断性检查包括尿常规、尿垫试验、残余尿量的测定、影像学检查及膀胱镜等。

3. 非手术管理

生活方式改变包括肥胖女性的减重（A 级推荐）、减少咖啡因的摄入（B 级推荐）、限制液体的摄入和戒烟来缓解慢性咳嗽（C 级推荐）和便秘的控制（C 级推荐）。最常见的物理治疗和行为治疗包括盆底肌功能训练和膀胱训练。在老年患者的干预中，推荐对尿失禁患者伴有的其他慢性疾病进行妥善的治疗（A 级推荐）；强调在老年人群中每年进行尿失禁的筛查（A 级推荐），并在筛查过程中增加对认知状况的评估（B 级推荐）。

（龙德蓉　尹亚楠）

第四节 生殖道瘘

由于各种原因导致生殖器官与其毗邻器官之间形成异常通道称为生殖道瘘。临床上以尿瘘（又称泌尿生殖瘘）最常见，其次为粪瘘，若两者都存在，称混合瘘。绝大多数尿瘘和粪瘘可以预防。疑有损伤者，留置导尿管 10 天，保持其通畅，以保证膀胱处于空虚状态，有利于受压部位血液循环的恢复，可预防尿瘘的发生。另外，分娩时注意保护会阴，防止会阴Ⅲ度撕伤。妇科手术时，对盆腔粘连严重，恶性肿瘤有广泛浸润等估计手术困难时，术前放置输尿管导管可起到保护作用。

1. 尿瘘

生殖道与泌尿道之间的任何部位形成异常通道即构成尿瘘，尿液从阴道排出，不受控制。其常见病因为产伤和盆底手术损伤。尿瘘临床表现：①漏尿，尿液不能控制地自阴道流出；②外阴不适，由局部刺激、组织炎症增生及感染和尿液刺激及浸渍引起，外阴出现湿疹、丘疹样皮肤改变；③尿路感染，合并尿路感染者有尿频、尿急、尿痛等症状。护理人员应仔细询问患者病史、手术史、漏液发生时间和漏液表现，同时需要明确漏出的液体是尿液。可以通过生化检查比较漏出液与尿液、血液中的电解质和肌酐来明确。

2. 粪瘘

粪瘘是指肠道与生殖道之间的异常通路，最常见的是直肠阴道瘘。病因包括产伤、盆腔手术损伤、感染性肠疾、先天畸形等。类瘘的临床表现主要是阴道内排出粪便。根据病史、症状及妇科检查不难做出诊断，治疗方法多为手术修补。

（一）病例介绍

患者，女，29 岁，因"阴道直肠漏，阴道后壁脱垂"入院。患者于 6 年前急产分娩一子，会阴Ⅲ度撕伤。产后自解大便通畅。一月前，因下腹痛，见阴道内有少许大便于我院就诊，要求手术治疗。患者一般情况良好，否认肝炎、结核或其他传染病史，已接种乙肝疫苗、卡介苗、脊髓灰质炎疫苗、麻疹疫苗、百白破疫苗、乙型脑炎疫苗，无过敏史，无外伤史，无输血史，无特殊病史。初潮年龄 15 岁，月经周期 28 天，经期 3天，无痛经，经量正常。22 岁结婚，配偶体健，无离异、再婚、丧偶史。初次性生活年龄 22 岁，无婚外性伴侣，非近亲婚配。顺产次数：1，流产次数：2，剖宫产次数：0，宫外孕次数：0，否认葡萄胎史，计划生育措施：无。T 36.4℃，P 77 次/分，R 20 次/分，BP 117/76mmHg，HR 77 次/分，身高 168cm，体重 55kg。专科查体：第二性征女性。阴道通畅，阴道口偏左 5 点钟处薄，行盆底超声检查示：肛提肌走行正常，未见明显肛提肌断裂征象，肛门括约肌 11 点至 2 点钟方向回声欠连续，于 12 点至 1 点钟方向查见约0.9cm稍强回声，似与阴道气体线相通，相通处宽约0.05cm，该处距肛门约0.9cm，会阴陈旧性裂伤。入院后完善相关检查，结合症状、体征及辅助检查结果，考虑入院诊断：直肠阴道瘘1⁺月。经与患者和家属反复沟通后，拟行直肠阴道瘘修补术。强调：①术中可能出现直肠损伤，必要时请外科协助治疗；②可能出现手术失败，术后仍可能出现粪瘘；③当再次妊娠分娩可能再次发生会阴Ⅲ～Ⅳ度撕裂伤，甚至直肠阴道瘘；④瘘口修补后，术后可能愈合不良，再次形成瘘，需要再次手术；⑤术后可能出现感染，如败血症等；⑥有其他不可预知的风险。

1月10日患者在全麻下行"阴道直肠肛门瘘修补术＋会阴成形术＋阴道后壁修补紧缩术"。术中见：阴道通畅，阴道后壁松弛，最低点达－2，距处女膜缘0.9cm，可见直径0.1cm的瘘口。手术顺利，麻醉满意，术中患者生命体征平稳，术中失血50ml，术中补液1500ml，尿100ml，尿色淡黄色、清亮。无术中特殊处理。术毕患者安返病房，计划补液2000ml，拟用头孢曲松（罗氏芬）预防感染。严密观察患者生命体征、切口、阴道出血情况、尿量等。术后6天患者体温正常，大便自解通畅，阴道无流血，分泌物正常，予康复出院，行出院健康指导。

（二）护理

1. 病情观察

（1）密切观察患者意识及生命体征，术后每30分钟观察一次，连续4次后改为1小时一次，连续4次后改为2~4小时一次，直至停止一级护理和心电监护。若有异常，应及时汇报医生进行处理。

（2）观察阴道流血情况，保持外阴清洁。

（3）观察受压部位皮肤状况，预防压力性损伤。

（4）疼痛评估及处理：观察患者疼痛情况，并进行疼痛评分，根据得分遵医嘱采取药物或其他止痛方式。

（5）体位：尿瘘修补的患者体位以健侧卧位为主。尽量避免手术修补的部位被尿液或粪便浸泡，影响创面的愈合。

（6）大小便的管理：尿瘘修补患者留置尿管的时间是10~14天，留置尿管期间应保持外阴清洁，保持尿管通畅，鼓励患者多喝水（＞2000ml/d），以达到冲洗膀胱的目的，避免感染。粪瘘修补的患者术后5天内控制饮食，不排便，同时给予静脉高营养，禁食3天后可进食少渣或无渣饮食，同时口服肠蠕动抑制剂。术后5天后给予缓泻剂，恢复正常排便。

2. 基础护理

（1）饮食及肠道准备：术前3天严格肠道准备，给予无渣饮食，术前1天进食流质饮食，行清洁灌肠，要求患者术前禁食禁饮6~8小时。同时口服肠道抗生素以抑制肠道细菌。

（2）阴道准备：术前要排除尿路感染，治疗外阴、阴道炎症。术前2天用10％碘伏行阴道冲洗，每日 1~2 次，手术日清晨宫颈消毒。绝经患者术前遵医嘱口服雌激素 2 周以上，以促进阴道上皮增生，有利于伤口愈合。

3．治疗

手术修补为主要治疗方法。非手术治疗仅限于分娩或手术后一周发生的膀胱阴道瘘和输尿管小瘘孔，留置导尿管于膀胱内、在膀胱镜下插入输尿管导管或行耻骨上膀胱造瘘，4 周至 3 个月有愈合的可能。

4．健康教育

行动不便，大小便异常，有异味，穿着纸尿裤等，可能导致患者自卑，情绪烦躁，存在社交障碍；严重时性生活可受到影响，导致患者生活质量下降，患者可出现焦虑、情绪低落等反应。

（1）护士应亲切对待患者，对疾病表示理解。

（2）向患者介绍疾病的相关知识和预后，做好家属的思想工作。

（3）对其进行心理评估，针对具体心理问题做好心理疏导。

（4）术前一晚可给予地西泮 5mg 口服。保证以最佳的生理、心理状态迎接手术。

（三）循证证据

目前暂无。

（龙德蓉　尹亚楠）

第六章　滋养细胞疾病

第一节　葡萄胎

　　葡萄胎是一种良性滋养细胞肿瘤，故又称良性葡萄胎，由绒毛滋养细胞异常增生所致。妊娠后胎盘绒毛滋养细胞增生、间质水肿变性，形成大小不一的水泡，水泡间借蒂相连成串，形如葡萄，称为葡萄胎，也称水泡状胎块（hydatidiform mole，HM）。葡萄胎的特点是病变局限于子宫腔内，不侵入肌层，也不发生远处转移。我国流行病学调查表明，葡萄胎妊娠发病率为 0.81‰（以千次妊娠计算），如以多次妊娠中一次葡萄胎计算为 1∶1238。根据肉眼标本及显微镜下特点、染色体核型分析及临床表现，可将葡萄胎妊娠分为完全性葡萄胎及部分性葡萄胎两种类型。完全性葡萄胎的最常见症状为停经后阴道流血，约半数以上患者子宫异常增大、变软；此外，还可能有妊娠呕吐、妊娠期高血压疾病征象及卵巢黄素化囊肿、腹痛、甲状腺功能亢进等表现。部分性葡萄胎，除阴道流血外，患者常无完全性葡萄胎的典型症状，易误诊为不全流产或过期流产，对流产组织进行病理学检查方能确诊。

　　处理原则：葡萄胎一旦确诊应及时清除子宫腔内容物，一般选用刮宫术。为减少出血和预防子宫穿孔，应在输液、备血的情况下在手术室进行，并适时使用缩宫素。对于子宫大于妊娠 12 周大小或一次刮净有困难者，可于一周后行第二次刮宫。

（一）病例介绍

　　患者，女，39 岁，因"停经 7 周，阴道流血 20⁺天"于 12 月 14 日 14∶00 入院。患者平素月经规律，末次月经为今年 10 月中旬（具体不详）。患者 30⁺天前无明显诱因出现阴道少量血性分泌物，持续 3～4 天，无腹痛、腹胀、肛门坠胀感，无恶心、呕吐、头痛、乏力等不适，未予重视。24 天前无明显诱因再次出现阴道少量流血持续至今。曾于院外就诊，考虑"月经紊乱"，予中药治疗 6 天，症状无明显好转遂至我院就诊。急诊 B 超示：子宫前位，宫体前后径 10.1cm，宫腔内见大小约 10.3cm×7.9cm×11.0cm 的不均质蜂窝状稍强回声，未探及明显血流信号，部分与肌壁分界欠清，后壁肌间查见稍强回声，边界欠清，其内见少许血流信号，疑子宫动静脉瘘。余肌壁回声均匀，未探及明显异常血流信号。双附件区未见确切占位，盆腔未见明显积液。绒毛膜促性腺激素（HCG）>200000mIU/ml。急诊以"葡萄胎？动静脉瘘？"收入我科。

入院时患者生命体征平稳，体温 36.5℃，脉搏 86 次/分，呼吸 20 次/分，血压 103/62 mmHg，无腹痛、腹胀，偶有下腹坠胀感。自患病来，患者精神、食欲、睡眠可，大小便正常。否认肝炎、结核或其他传染病史，无过敏、外伤、手术、输血史及特殊病史。初潮年龄 13 岁，周期 3~5 天，经期 23~25 天。末次月经今年 10 月中旬，无痛经，经量少，白带见血迹。26 岁结婚，配偶体健，无离异、再婚、丧偶史。顺产次数：1，流产次数：4，剖宫产次数：0，宫外孕次数：0，否认葡萄胎，计划生育措施：避孕套。其他：10 年前顺产一次，既往人工流产 4 次，末次人工流产时间：2010 年。专科查体：第二性征女性，已婚已产式。外阴发育正常。阴道通畅，无畸形，黏膜色泽正常，见少量血迹。宫颈不肥大，光滑，无触血，宫颈管内无出血。宫体：前位，3$^+$月孕大小，质中，表面光滑，无压痛。双附件未扪及异常。向患者及家属交代病情，签署知情同意书，完善血常规、凝血功能、肝肾功能、输血免疫、胸部 X 线摄影、心电图等检查，完善合血等术前准备，予一级护理、无渣半流质饮食、床旁心电监护、观察腹痛及阴道流血情况。12 月 15 日患者生命体征平稳，相关辅助检查已完善，胸部 X 线摄影结果示：心肺未见异常。心电图示：窦性心律，律齐，电轴不偏，心电图大致正常，无明显手术禁忌，术前准备就绪，告知患者手术风险并签字。

12 月 16 日患者在全麻下行 B 超监测下清宫术。术中见：子宫前位，如 4 月孕大，术前探宫腔深 13cm，吸出水泡样胎块组织约 400g，感宫腔形态规则，极软；术毕探宫腔深 10cm，子宫收缩好，阴道出血少，清除组织送病理检查。术后 B 超提示：术后子宫，前位，前后径 6.4cm，宫内散在少许点状稍强回声，肌壁回声欠均匀。术后诊断：葡萄胎，动静脉瘘？术毕患者安全返回病房，生命体征平稳，予补液及对症支持治疗。12 月 17 日复查血常规、电解质等，结果提示血红蛋白 92g/L，余未见明显异常。医嘱停一级护理、心电监护，改为二级护理，改饮食为半流质饮食，并口服多糖铁复合物纠正贫血。12 月 18 日患者生命体征平稳，阴道流血少，复查阴道彩超提示"宫腔积液伴稍强回声，范围约 2.5cm×0.6cm×2.7cm"，复查血 HCG 148033.3mIU/ml。

12 月 19 日患者生命体征平稳，精神良好，无发热、腹痛及阴道异常流血，肛门排气通畅，大小便自解正常，自述无特殊不适。拟办理出院，行出院宣教，要求一周后复查 B 超，必要时再次清宫，并注意观察腹痛及阴道流血情况，如有异常，及时复诊。

（二）护理

1. 病情观察

（1）观察阴道流血情况：密切观察患者生命体征及阴道流血情况，遵医嘱持续床旁心电监护。因患者子宫增大明显，加之怀疑合并子宫动静脉瘘，随时有发生阴道大出血的可能。故应提前建立多条静脉通道，备齐急救药品和物品。一旦发生阴道大出血，立即报告医生，加快输液、输血及吸氧，准确记录阴道出血量，必要时做好急诊介入治疗的准备。

（2）阴道排出物的观察：观察每次的阴道排出物，一旦发现有水泡状组织，应遵医嘱立即送病理科检查，并保留消毒纸垫，以评估出血量及流出物的性质。

（3）观察腹痛，识别内出血：该例患者子宫大于妊娠 4 月大小、质软，一次刮净有困难，加之怀疑合并子宫动静脉瘘。故在行清宫术时，极有可能发生子宫穿孔，导致患者腹腔内出血而出现腹痛及失血性休克。故清宫前，应常规合血，建立多条静脉通道，清宫过程中应严格行 B 超监测和持续心电监护，密切观察患者生命体征、面色、自觉症状，如发现异常及时处理。

2．基础护理

（1）体位：大幅度变换体位可加重阴道出血，故应嘱患者绝对卧床休息，并解释卧床的目的，做好生活护理。清宫后，患者麻醉清醒前，应置患者于低枕平卧位，头偏向一侧，以避免呕吐物误吸导致窒息；当患者麻醉清醒后，应嘱患者取半卧位休息，以促进积血和内膜组织的排出，防止宫腔感染。

（2）饮食护理：因患者合并轻度贫血，术后指导患者进食高热量、高蛋白、高维生素，富含铁的食物。为了防止便秘，还应鼓励患者进食含粗纤维丰富的食物，必要时可使用开塞露。

（3）做好外阴清洁卫生：每日用 1∶10 碘伏棉球擦洗外阴，指导患者勤换内衣及卫生护垫，确保外阴清洁、干燥，防止逆行感染。

3．治疗

（1）做好术前准备：协助医生做好术前各项检查，如检测血常规、出凝血时间、血小板计数、凝血酶原时间、肝肾功能；遵医嘱备皮、禁食、合血、建立静脉通道，备齐急救物品及药品。

（2）做好术中配合：清宫过程中除密切观察患者生命体征、面色、自觉症状外，还应遵医嘱正确使用缩宫素。为防止宫缩时将水泡挤入血管造成肺栓塞或转移，缩宫素应在充分扩张宫口、开始刮宫后使用。使用缩宫素时应严格执行查对制度和无菌操作规程，并注意观察患者用药后的反应。

（3）刮出物及时送检：手术结束后，及时将靠近宫壁的葡萄状组织送病理科检查，并关注病理检查结果，为后续治疗提供依据。

4．健康教育

（1）心理护理：详细评估患者对疾病的心理承受能力，当患者得知该疾病可能发生大出血而导致切除子宫后，可能非常紧张，出现焦虑不安。应根据患者的情况，给予有针对性的疏导，并热情细致地做好解释工作，向患者及家属讲解有关葡萄胎的疾病知识，说明尽快行清宫手术的必要性。讲解子宫动静脉瘘的相关知识及治疗成功的病例，以消除患者的紧张，帮助患者树立战胜疾病的信心，让患者以更加平静的心态接受手术。

（2）出院指导：嘱患者注意休息，逐渐增加活动量，3 个月内避免剧烈运动和重体力劳动；保持室内空气清新，加强营养，保持大便通畅；保持外阴清洁，每日进行外阴擦洗 1~2 次；每次刮宫手术后禁止性生活及盆浴 1 个月，预防感染。另外，因怀疑患者合并动静脉瘘，有大出血的危险，因此，应指导患者出院后密切观察腹痛及阴道出血情况，若出现阴道大出血应及时就诊。

（3）随访指导：葡萄胎的恶变率为 10%~25%，正常情况下，葡萄胎排空后血 HCG 稳定下降，首次降至阴性的平均时间约为 9 周，最长不超过 14 周。应让患者及其家属了解坚持正规治疗和随访是根治葡萄胎的基础，并懂得监测 HCG 的意义。如果葡萄胎排空后血清 HCG 持续异常，应考虑为滋养细胞肿瘤，因此必须重视刮宫术后的定期随访。随访内容包括：①HCG 定量测定，葡萄胎清宫术后每周随访 1 次，直至连续 3 次正常，以后每月测定 1 次，共 6 个月，然后再 2 个月测定 1 次，共 6 个月，此后可每半年测定 1 次，共随访两年；②询问病史，应注意月经是否规律，有无阴道异常流血，有无咳嗽、咯血及其他转移灶症状；③定期做妇科检查，必要时做盆腔 B 超、胸部 X 线摄片或 CT 检查。

（4）避孕指导：葡萄胎患者随访期间必须严格避孕。避孕措施首选使用避孕套，也可选择口服避孕药，一般不选用宫内节育器，以免导致穿孔或混淆子宫出血的原因。

（三）循证证据

针对葡萄胎的诊疗情况，2013 年 9 月，欧洲肿瘤内科学会（ESMO）发布了妊娠滋养细胞疾病的诊断、治疗与随访指南；2014 年 1 月，新西兰妇科肿瘤协会发布了关于妊娠滋养细胞疾病的实践指南。2018 年 9 月，中国抗癌协会妇科肿瘤专业委员会发布了《妊娠滋养细胞疾病诊断与治疗指南（第四版）》（以下简称《指南》），对葡萄胎的诊断、治疗、随访进行了循证总结，关于葡萄胎的处理原则，其正文也有提及，现将其健康指导及随访情况，总结如下。

1. 葡萄胎的随访

（1）随访原则：葡萄胎患者应定期检测 HCG 水平，结果应由指定的医护人员定期随访。

（2）临床随访：《指南》指出，对于葡萄胎排出后的随访，每周应随访血 HCG 或 β－HCG，滴度应呈对数下降趋势，8~12 周应恢复正常。正常后再随访血 HCG 3~4 次，之后应该每个月监测 1 次，至少 6 个月。新西兰妇科肿瘤协会发布的指南中提出了随访时间（表 6－1－1）：

表 6－1－1　葡萄胎患者随访时间表

病理类型	随访时间
部分性葡萄胎	血 HCG 转阴即可
完全性葡萄胎	血 HCG 转阴后随访 6 个月
多胎妊娠后的葡萄胎	每月 1 次，共随访 12 个月
未经系统评估的患者（当作完全性葡萄胎治疗）	转阴后随访 6 个月

2. 葡萄胎的预防性化疗

大多数葡萄胎可经清宫治愈，但仍有部分患者存在发生侵蚀性葡萄胎的风险。《指南》指出，存在某些高危因素时，恶变率将明显上升，如当血 HCG>10^6U/L、子宫体积明显大于停经月份或并发黄素化囊肿（直径>6cm），既往有葡萄胎患病史，年龄增加时，葡萄胎恶变率均可升高。如当患者年龄大于 40 岁时，恶变率可达 37%，而大于50 岁时，56% 的患者将发展为侵蚀性葡萄胎。对有恶变高危因素的葡萄胎患者进行预防性化疗是有必要的。新西兰妇科肿瘤协会指出，部分性葡萄胎化疗率为 0.5%～4%，完全性葡萄胎化疗率为 15%～20%。

3. 葡萄胎患者妊娠建议

随访期间应避孕，避孕方法首选使用避孕套或口服避孕药。不选用宫内节育器，以免导致穿孔或混淆子宫出血的原因，所有患者应该严格避孕直至随访结束。此外，《指南》指出，由于葡萄胎后滋养细胞肿瘤极少发生于 HCG 自然阴性以后，故葡萄胎后 6个月若 HCG 已降至阴性者可以妊娠。即使发生随访不足 6 个月的意外妊娠，只要HCG 已转为阴性，也不需考虑终止妊娠。研究指出，HCG 转阴后的 6 个月内患者再次怀孕，75% 的患者可顺利分娩，另有数据显示，葡萄胎患者的再次妊娠概率与普通人群相当，再次发生葡萄胎妊娠的概率为 1/70，约 70% 的患者再次妊娠至足月分娩，其中0.4%～2.5% 的新生儿存在生殖道畸形，数据与普通人群无异，孕早期的自然流产为15%，2%～8% 早产，极少数发生死产和异位妊娠。此外，患者再次妊娠后应该于孕早期及孕中期行超声检查明确有无胚胎征象，不论妊娠结局如何，都应在 6～8 周监测HCG，以明确是否能正常妊娠。分娩后也需随访 HCG 直至阴性。

（何亚林 刘星）

第二节 妊娠滋养细胞肿瘤

妊娠滋养细胞肿瘤是滋养细胞的恶性病变，包括侵蚀性葡萄胎、绒毛膜癌和胎盘部位滋养细胞肿瘤。从流行病学来看，葡萄胎在我国及亚洲其他一些地区较常见，发病率高达 2/1000 次妊娠；欧洲和北美发病率通常小于 1/1000 次妊娠。妊娠滋养细胞肿瘤60% 继发于葡萄胎，30% 继发于流产，10% 继发于足月妊娠或异位妊娠。继发于葡萄胎排空后半年以内的妊娠滋养细胞肿瘤的组织学诊断多数为侵蚀性葡萄胎（invasive mole），发生于 1 年以后者多数为绒毛膜癌（choriocarcinoma），半年至 1 年者绒毛膜癌和侵蚀性葡萄胎均有可能，时间间隔越长，绒毛膜癌的可能性越大。继发于流产、足月妊娠、异位妊娠者，其组织学诊断应为绒毛膜癌。

侵蚀性葡萄胎继发于葡萄胎之后，具有恶性肿瘤行为，但恶性程度不高，多数仅造成局部侵犯，仅 4% 患者发生远处转移，预后较好（表 6-2-1）。绒毛膜癌恶性程度极高，早期就可通过血行转移至全身，在化学治疗药物问世前，其病死率高达 90% 以上。随着诊断技术和化学治疗的发展，患者的预后已经得到极大的改善（表 6-2-2）。

100

表 6-2-1 妊娠滋养细胞肿瘤解剖学分期（FIGO，2015）

分期	病变部位
Ⅰ期	病变局限于子宫
Ⅱ期	病变扩散，但仍局限于生殖器官（附件、阴道）
Ⅲ期	病变转移至肺，有或无生殖系统病变
Ⅳ期	所有其他转移

表 6-2-2 妊娠滋养细胞肿瘤 FIGO 2000 预后评分标准

评分	0	1	2	4
年龄（岁）	<40	≥40	—	—
前次妊娠	葡萄胎	流产	足月产	—
距前次妊娠时间（月）	<4	4~6	7~12	>12
治疗前血 HCG（mIU/ml）	<10^3	10^3~10^4	10^4~10^5	>10^5
最大肿瘤大小（包括子宫）	—	3~4cm	≥5cm	—
转移部位	肺	脾、肾	胃肠道	肝、脑
转移病灶数目	—	1~4	5~8	>8
先前失败化疗	—	—	单药	两种或两种以上联合药物

注：肺内转移肿瘤直径超过 3cm 者或者根据胸片可计数的予以计数；总计：0~6 分为低危，>6 分为高危。

（一）病例介绍

患者，女，17 岁，因"脑出血外院三次急诊开颅血肿清除手术后 5 天"于 2 月 18 日入院。患者既往月经规律，末次月经 1 月 8 日，经量正常。入院前 20 天，患者无明显诱因出现头部剧烈疼痛，伴剧烈呕吐，呕吐物为胃内容物，无明显血迹，左侧肢体知觉消失，不伴大小便失禁，不伴意识障碍，患者家属立即送其于当地医院就诊。头部 CT 示：右侧额顶叶脑出血，大小约 3.9cm×4.9cm×2.4cm，周围环绕低密度水肿带，右侧侧脑室受压、稍变窄，中线结构向左侧略偏移，颅内未见确切异常密度影。头颈部 CT 提示：双侧椎动脉呈均势型，双侧颈总、颈内、颈外及双侧大脑前、中、后动脉主干及其分支未见确切异常。颅内未见明显畸形血管团及动脉瘤征象。急诊科诊断"脑出血"，遂行急诊开颅血肿清除术，具体不详，自述手术顺利，术后无发热，未述特殊不适。此后患者分别在术后 9 天、15 天再次出现剧烈头痛，伴剧烈呕吐，呕吐物为胃内容物，在该院再行两次开颅血肿清除术，术后恢复可，无特殊。术后行 CT 检查提示双肾占位，肺部占位，建议患者转院治疗，遂于我院急诊就诊。患者自发病以来，精神食欲差，大小便及体重无明显改变。既往身体状况良好，否认高血压、冠心病、糖尿病，否认肝炎、结核或其他传染病史，否认食物、药物过敏史。

入院查体：体温 36.8℃，脉搏 70 次/分，呼吸 20 次/分，血压 110/70mmHg。营养不良，贫血面容，表情痛苦，被动体位；头顶右侧清洁敷料覆盖，无渗血、渗液，瞳孔等大形圆；双肾区叩痛明显；左侧肢体偏瘫，肌力 0 级，仅部分部位有痛感，右侧肢体感觉、活动尚可。外院 CT 提示双肾各见一混杂密度肿块，右侧大小约 4.3cm×2.8cm×2.1cm，左侧大小约 5.8cm×4.0cm×10.2cm，病灶形态不规则，边界不清，侵犯双肾皮髓质及集合系统，增强 CT 扫描示不均匀轻度强化，左肾病灶突破浆膜面向肾轮廓外侵犯，左侧肾周筋膜增厚；双侧附件增大，增强扫描其内见不均匀结节状强化；宫颈偏右侧见一混杂密度肿块，直径 2.7cm，病灶血供丰富，增强扫描呈早期明显强化；右肺下叶多发软组织结节，病灶形态不规则，边缘模糊。外院病理检查：颅内病变组织送检示：神经胶质组织内广泛出血伴坏死，大量泡沫样组织细胞增生，出血坏死组织内查见肿瘤细胞，多系绒毛膜癌，待免疫组化辅助诊断。血常规示：血红蛋白（Hb）94g/L，血 HCG 76.6510×10⁴mIU/ml。结合症状、体征及辅助检查结果，考虑入院诊断为"绒毛膜癌（Ⅳ期：21 分）第一次化疗，绒毛膜癌（Ⅳ期：21 分）脑转移，肺转移，肾转移，轻度贫血，3 次颅脑血肿清除术后，左侧肢体偏瘫"。考虑患者诊断明确，有化疗指征，无化疗禁忌，病情极其危重，与患者及其家属充分沟通后，拟采用 EMA-CO 方案进行化疗，同时予甘露醇降低颅内压，抗生素预防感染，止血，营养神经等对症支持治疗，并做好抢救大出血的准备。

2 月 19 日 16：49，即化疗当日下午，患者无明显诱因突然出现阴道大出血。床旁查体提示阴道内大量血凝块，予以消毒，轻柔进行双合诊检查，阴道内未扪及确切的结节，轻置入窥阴器，阴道后穹窿见大量鲜红色积血，宫颈口可见一直径约 6⁺cm 紫蓝色结节，未见活动性出血点，紧急予阴道纱条填塞。床旁彩超提示盆腔未见积液，宫腔未见扩张。血气分析提示代谢性碱中毒，给予纠正体液紊乱，维持体内酸碱、水电解质平衡。患者生命体征正常，密切观察阴道出血情况，3 分钟后，阴道纱条完全浸湿，仍有活动性出血。估计出血量在 800ml 以上，予以输血 1.5U，与患者及其家属沟通后，于 17：23 平车推入放射科行介入治疗。术中见：双侧子宫动脉增粗、迂曲，子宫体积增大，血供丰富，子宫有对比剂浓染，伴子宫动静脉瘘征象，右侧髂内动脉小分支见少许对比剂渗出征象，证实病变后，经双侧子宫动脉推注甲氨蝶呤各 25mg，再用明胶海绵颗粒及聚乙烯醇栓塞双侧子宫动脉，栓塞成功。患者于 19：41 转入 ICU 继续治疗（期间继续行 EMA-CO 化疗方案）。

2 月 27 日，患者在输注长春新碱时发生渗漏，予以立即停止输液，遵医嘱先后予透明质酸酶、利多卡因皮下注射，局部封闭外渗部位，硫酸镁局部热敷和多磺酸黏多糖乳膏（喜辽妥）外涂。床旁经颈内静脉置入中心静脉导管后继续予静脉化疗，一天后渗漏部位皮肤恢复正常。3 月 1 日，患者感恶心、呕吐，进食不佳，未解大便，左侧腰部不适。血常规示：白细胞（WBC）1.7×10⁹/L、中性粒细胞百分比（NEU%）42.9%、血红蛋白（Hb）64g/L、血小板（PLT）42×10⁹/L，患者小便呈洗肉水样，小便常规提示尿红细胞 4⁺个/HP。予输血、重组人粒细胞刺激因子升白细胞、卡络磺钠止血等对症支持治疗。3 月 3 日，患者体温最高达 38.5℃。复查血常规示：白细胞（WBC）2.5×10⁹/L、中性粒细胞百分比（NEU%）47.9%、血红蛋白（Hb）84g/L、血小板

(PLT) 282×10^{9}/L，将抗生素更改为头孢哌酮钠舒巴坦钠＋替硝唑加强抗感染治疗，患者进食差，进食后易出现恶心、呕吐，继续予以脂肪乳氨基酸葡萄糖进行营养支持治疗，白细胞有所上升，继续予以升白细胞治疗。3月17日，患者在ICU完成两个疗程化疗（第2个疗程完成前半程），病情好转后转回化疗病房继续行后半程化疗，评估左上肢肌力2级，左下肢肌力3级，感觉正常，无阴道出血。3月18日，患者完成第2疗程化疗，一般情况良好，无特殊不适，予以出院。

（二）护理

1．病情观察

（1）原发病灶的观察：严密观察患者腹痛及阴道流血情况，持续床旁心电监护，准确记录阴道流血量，动态观察并记录血β-HCG的变化情况，识别转移症状，发现异常立即配合医生进行处理。

（2）脑转移症状的观察：脑转移是妊娠滋养细胞肿瘤患者最主要的死亡原因，需要引起高度重视。脑转移按病情发展可分为三期：①瘤栓期：表现为一过性脑缺血症状，如暂时性失语、失明、突然跌倒等；②脑瘤期：肿瘤组织增生侵入脑组织形成脑瘤，表现为头痛、喷射性呕吐、偏瘫、抽搐直至昏迷；③脑疝期：肿瘤组织增大及周围组织出血、水肿，表现为颅内压升高，脑疝形成，压迫生命中枢引起患者死亡。该患者在入院前20天，出现头部剧烈疼痛，伴剧烈呕吐，左侧肢体知觉消失，行3次开颅血肿清除术后到我科继续治疗。由此可见患者脑转移进入脑瘤期，因此在病情观察中，应重点观察患者生命体征、颅内压增高症状及偏瘫状况，同时观察有无水、电解质紊乱的症状。一旦发现异常，应立即处理，防止脑转移进一步发展，威胁患者生命。另外，由于该患者共行3次开颅血肿清除手术，入院时头顶右侧有清洁敷料覆盖，营养不良，贫血面容，还应注意观察患者是否出现局部或全身感染征象。

（3）肺转移症状的观察：肺转移常见症状为咳嗽、血痰或反复咯血、胸痛及呼吸困难。常常急性发作，少数情况下可因肺动脉滋养细胞瘤栓形成造成急性肺梗死，出现肺动脉高压和急性肺功能衰竭。当转移灶较小时也可无任何症状。该患者入院时CT提示右肺下叶多发软组织结节，病灶形态不规则，边缘模糊，说明患者出现了肺转移。虽然该患者入院时暂未出现肺转移的症状，但在住院期间仍应密切观察患者是否出现咳嗽、血痰、咯血、胸痛及呼吸困难等症状。出现呼吸困难时应取半卧位并给予吸氧，随时做好大咯血的抢救准备；当大咯血发生时，应立即让患者取头低患侧卧位并保持呼吸道通畅，轻叩其背部，协助排出积血，并与医生一起做好止血及抗休克治疗。

（4）阴道转移症状的观察：阴道转移灶常位于阴道前壁，局部表现为紫蓝色结节，破溃后引起不规则阴道流血，甚至大出血。该患者入院时有少量不规则阴道流血，CT提示宫颈偏右侧见一混杂密度肿块，直径2.7cm，病灶血供丰富。此时应嘱患者绝对卧床休息，建立两条以上的静脉通道，随时准备好阴道止血包、止血药，密切观察阴道转移灶有无破溃出血，并注意观察出血量、颜色、性状等。出血量的评估方法主要有称重法、目测法、休克指数法、血红蛋白测定等。该患者于化疗当日下午，无明显诱因突然出现阴道大出血，通过对患者血液浸湿的会阴垫、阴道纱条、衣物、床单等进行称重，得出失血量 750ml，对于在病床和地面无法计量的出血，通过目测法进行估计，约 50ml，故该患者阴道流血量共计 800ml，立即给予阴道纱条填塞、输血、介入等治疗。

（5）肾转移症状的观察：肾转移常见症状为血尿，甚至出现肾功能下降。该患者入院时即出现肾转移症状，双侧肾区叩痛明显。故应密切观察患者尿色、尿量并做好记录，关注肾功能检查结果。另外，还需做好患者的疼痛管理，落实镇痛措施。

（6）其他：在进行输血治疗时，严密观察患者有无输血不良反应，输血后关注患者的血常规结果，了解贫血改善情况。介入治疗后注意观察穿刺部位有无渗血及血肿，并密切观察穿刺侧下肢皮肤颜色、温度、感觉及足背动脉搏动情况。

2. 基础护理

（1）营造安静的环境：该患者入院时已确诊为绒毛膜癌，同时出现脑、肺、肾及阴道转移，且转移症状（头痛、呼吸困难、血尿、阴道流血）明显。为防止加重患者症状，应为患者提供一个安静的休养环境。限制病房探视人数，禁止在病房大声喧哗，取得同室病友的支持与理解。护士应做到"四轻"，即走路轻、说话轻、敲门轻、操作轻。

（2）体位：患者体位的选择应当根据其病情决定。当患者病情平稳时，由于其左侧肢体偏瘫，为避免加重偏瘫进展，应选择健侧卧位，同时避免头低脚高，以免加重颅内压力；当患者发生阴道大出血时，应取休克体位，以使膈肌下移，利于呼吸，同时增加回心血量，改善重要脏器的血液供应；介入治疗后平卧 12 小时，穿刺侧下肢制动 12 小时；当患者发生大咯血时，应取头低患侧卧位，以利于积血通过重力作用排出、保持呼吸道通畅。

（3）体温的管理（发热的护理）：该患者化疗后出现白细胞水平下降、体温升高。当体温高达 38.5℃时，护士遵医嘱采用开窗通风、适当减少衣物等物理降温方法和口服布洛芬混悬液 5ml、静脉滴注头孢派酮钠舒巴坦钠及替硝唑等药物降温的方式进行体温管理。在实施降温措施 30 分钟后再次测量体温，做好记录和交接班，同时观察患者是否出现寒战、淋巴结肿大、出血、肝脾大、结膜充血、单纯疱疹、关节肿痛及意识障碍等症状；记录 24 小时出入量；鼓励患者多饮水，建议每日饮水 3000ml，以补充发热消耗的大量水分，促进毒素和代谢产物的排出；及时更换打湿的衣物，做好皮肤和口腔护理，以增进患者舒适度。

（4）饮食管理（营养支持）：患者入院时营养不良，贫血面容，再加上手术应激、化疗后恶心呕吐反应严重，容易出现电解质紊乱及低蛋白血症。在遵医嘱用药的同时，鼓励患者进食，指导其进食高营养、高蛋白质、高维生素的易消化半流质或流质饮食，增强机体抵抗力。在 ICU 期间，由于患者进食差，护士遵医嘱为患者安置保留胃管，给予肠内营养粉剂进行肠内营养支持。

3. 治疗

（1）阴道大出血的抢救：病房常规准备好阴道止血包、纱条、止血药等抢救物品及药品，事先建立多条静脉通道。当患者发生阴道大出血时，护士立即通知医生进行抢救：置患者于休克体位，吸氧，并遵医嘱迅速扩容，协助医生进行阴道填塞，密切观察阴道流血情况，准确测量并记录阴道流血量，安置保留尿管，准确记录尿量；并嘱患者绝对卧床休息，持续床旁心电监护，密切观察患者生命体征。由于患者经过阴道填塞后出血仍未停止，故护士在做好介入手术术前准备的同时，应立即联系放射科进行介入手术。

（2）介入手术前后的护理。

1）介入手术前护理：做好患者心理护理，缓解其紧张、恐惧心理；术前禁食禁饮4 小时；备皮并留置保留尿管；术前镇静，遵医嘱术前 30 分钟予苯巴比妥 100mg 肌内注射；建立左手静脉通道，术前 30 分钟输注 0.9％氯化钠溶液 500ml＋地塞米松 5mg；备齐介入手术用物，包括利多卡因 5ml×2 支，肝素 1.25 万 U×1 支，0.9％氯化钠溶液 500ml×4 袋，明胶海绵 2 包。

2）介入手术后护理：腹股沟穿刺点压迫止血，术后指压 2 小时，力度适当，再用重约 500g 沙袋压迫 4 小时；术后平卧 12 小时，穿刺侧下肢制动 12 小时；禁食禁饮 4 小时，留置保留尿管 12 小时；遵医嘱给予镇痛、抗感染或止血等对症支持治疗；观察穿刺部位敷料是否干燥，穿刺侧肢体皮肤温度和足背动脉搏动情况。

（3）对症支持治疗：该患者入院前 20 天内行 3 次开颅血肿清除术，入院时头痛症状明显，遂给予甘露醇降低颅内压治疗；由于该患者自身营养状况较差，头部有手术切口，有持续不规则阴道流血，为防止患者发生感染，预防性使用头孢曲松钠进行抗感染治疗；为了避免颅内出血和阴道流血情况加重，予卡洛磺钠进行止血治疗；由于患者阴道流血加重其贫血程度，遵医嘱给予输血和蔗糖铁补铁治疗；针对患者出现的头痛症状，给予盐酸羟考酮持续泵入进行镇痛治疗。

（4）化疗药物的使用：绒毛膜癌对化疗十分敏感，只要患者基本情况允许，应尽早予以化疗。该患者行 EMA－CO 化疗方案，该方案包含的化疗药物有依托泊苷、放线菌素 D、甲氨蝶呤、长春新碱、环磷酰胺/异环磷酰胺。其中依托泊苷和放线菌素 D 在第一天和第二天使用，甲氨蝶呤在第一天使用，长春新碱和环磷酰胺/异环磷酰胺在第八天使用，给药间隔为 14 天。该方案常见的化疗毒副反应包括骨髓抑制、胃肠道反应、脱发、肝肾功能损害，其中脱发最常见于应用放线菌素 D 者，1 个疗程即可出现，但停药后头发可生长；甲氨蝶呤有一定的肾毒性，肾功能正常者才能使用，同时应在用药后24～72 小时皮下注射亚叶酸钙（每 12 小时一次，共 4 次）；长春新碱对神经系统有毒性作用，表现为指、趾端麻木，复视等，故应告知患者避免冷热刺激，防止烫伤、冻伤及跌倒和坠床；环磷酰胺/异环磷酰胺易引起出血性膀胱炎，在使用时，使用后 4 小时、8 小时应遵医嘱分别使用美司钠进行解救，同时注意观察患者尿色及尿量，发现异常及时处理。

（5）化疗药物外渗的处理：化疗药物外渗是指在化疗药物输注过程中，化疗药液进入静脉管腔以外的周围组织。穿刺部位在手部、肘窝和上臂时，选择外周静脉穿刺、持续输液、外周导管留置超过 24 小时均会增加化疗药物外渗的风险。该患者发生长春新碱外渗时使用的是右手背的留置针。根据 2014 年国家卫计委颁布的《静脉治疗护理技术操作规范》，当护士发现患者出现长春新碱渗漏时，应立即停止输液，抬高患肢，回抽导管内液体后拔除外周留置针，禁止按压外渗部位；并遵医嘱先后采用透明质酸酶、利多卡因皮下注射，局部封闭外渗部位，硫酸镁局部热敷和喜辽妥外涂，由于处理及时，2天后患者外渗部位逐渐恢复正常。为了有效防止化疗药物外渗，化疗前医护人员应根据患者情况及化疗方案，建立合理的静脉通路，如 CVC、PICC 及 Port 埋置等，并向患者详细讲解置管的目的、方法及优缺点和注意事项，做好相应导管的护理，防止导管相关并发症的发生。根据该例患者的治疗方案，当发生化疗药物渗漏后，在征得患者及家属同意的基础上，主管医生经患者颈内静脉成功置入中心静脉导管一根，护士严格按照 CVC 导管护理常规进行护理，治疗期间未发生导管相关并发症。

4. 健康教育

（1）心理护理：该患者因反复脑出血，行3次开颅手术后转入我科，病情急、发展快，出现左侧肢体瘫痪，加之年龄小，对绒毛膜癌相关知识不了解，可能出现恐惧、悲观及无助心理。护理人员应及时评估患者及其家属的心理，让患者及其家属宣泄痛苦及失落感；做好环境、病友及医护人员的介绍，减轻患者的陌生感；向患者提供有关化学治疗及其护理的相关知识，以减轻其恐惧及无助感；帮助患者分析可利用的支持系统，纠正消极的应对方式；通过详细解答患者所担心的各种问题，减轻患者的心理压力，帮助患者及其家属树立战胜疾病的信心。

（2）偏瘫患者的康复指导：大量临床康复实践表明，在患者意识清楚、生命体征稳定、神经学缺陷不再发生的48小时后，原发的神经病学疾患无加重或有改善的情况下宜开始进行康复锻炼。针对该患者，我科第一时间邀请康复治疗师会诊，并制订以下康复计划：①早期康复护理，发病后3~4周，正确的体位对该患者极其重要，其目的是预防并发症的发生，减轻出现痉挛模式，可交替采用三种体位，尽可能少采用仰卧位，鼓励患侧卧位，适当健侧卧位，每2小时更换1次体位。②早期的被动和主动活动，针对该患者情况，入院后第3天对所有关节进行全方位的被动活动，活动顺序从大关节到小关节，缓慢进行，每日2~3次，对患肢进行按摩，可促进血液、淋巴回流，防止和减轻浮肿，同时也是一种运动感觉刺激，有利于患者运动功能的恢复。此期的主动活动均在床上进行，可促进肌张力和主动运动的出现，鼓励患者用健侧肢体协助患肢进行锻炼，不定时、不定次数，以适应、不疲劳为度，指导患者床上进行肢体移动、鼓励自行翻身。③中期康复护理，发病后4~6个月，此期开始出现选择性肌肉活动，需结合日常活动进行上下肢实用功能训练，如抬上肢、手握拳、下肢站立及平衡、单腿站立、行走训练，通过训练患侧上肢能抬起、握拳、旋转，在家属搀扶下可行走。④后期康复训练，主要是训练掌握日常生活活动技能，如穿衣、如厕、个人卫生、提高实用性步行能力等。通过以上训练，患者4个月后能独立行走10米，其他生活自理能力明显提高。

（3）出院指导：该患者本身十分消瘦，再加上肿瘤及化疗药物对机体的消耗，应鼓励患者出院后积极进食高热量、高蛋白、富含维生素、易消化的食物，以增强机体的抵抗力。忌食生冷、刺激食物，注意口腔卫生；注意休息，不过分劳累，有转移灶症状出现时应卧床休息，待病情缓解后再适当活动；注意外阴清洁，防止感染，节制性生活，做好避孕措施。出院后严密随访，两年内的随访同葡萄胎，两年后仍需每年随访一次，持续三到五年，随访内容同葡萄胎。随访期间需严格避孕，在化疗停止≥12 个月方可妊娠；指导患者严格按康复计划进行康复训练，以不断提高生活质量。

（三）循证证据

化疗药物渗漏指化疗药物在静脉输注过程中，从皮肤脉管系统渗漏至周围组织中，导致局部炎性反应或组织坏死。对化疗药物渗漏的预防及处理至关重要。现针对化疗药物渗漏的分期表现及分级、预防及处理进行循证总结。

1. 化疗药物渗漏的分期表现及分级

（1）化疗药物渗漏的临床分期及表现。

根据化疗药物的种类、渗漏量可表现出不同程度的临床症状和体征，一般分为三期：

一期（局部组织炎性反应期）：多发生于渗漏早期（24 小时内），局部组织肿胀、红斑，呈持续性刺痛。

二期（静脉炎性反应期）：见于渗漏后 2~3 日，沿静脉走行呈条索状肿胀、发红，出现淋巴结肿大、大水疱及成簇疱疹，伴疼痛和发热。

三期（组织坏死期）：浅层组织坏死，溃疡形成累及皮下肌层，甚至出现深部组织结构受累。局部出现紫色红斑、溃疡、坏死，呈烧灼样疼痛，活动受限。

（2）化疗药物渗漏的临床分级。

0 级：没有症状。

1 级：皮肤发白、发凉，水肿范围最大直径<2.5cm，伴有或不伴有疼痛。

2 级：皮肤发白、发凉，水肿范围最大直径 2.5~15cm，伴有或不伴有疼痛。

3 级：皮肤发白、发凉，半透明状，水肿范围最大直径>15cm，轻至中度疼痛。

4 级：皮肤发白或变色、紧绷感、有渗出，半透明状，凹陷性水肿，有淤斑，水肿范围最小直径>15cm，循环障碍，中至重度疼痛。

2. 化疗药渗漏的预防

2014 年欧洲肿瘤护理学会（European Oncology Nursing Society，EONS）制定了化疗药物外渗预防指南，指南针对化疗药物外渗的预防给出了推荐措施：

（1）外周输注化疗药物时，应在近期建立静脉通路，所选静脉应大而完好，并在开始输注前应确保血液回流通畅。

（2）应按以下优先顺序选择输注位置：前臂（贵要静脉、头静脉和肘正中静脉）、手背、手腕、肘前窝。输注发疱剂时，应尽可能避免选择肘前窝、手腕和手背。发疱剂在这些区域外渗引起的挛缩可导致严重的长期并发症。

（3）应避开硬化、血栓或瘢痕形成的部位，以及有循环障碍的肢体。

（4）用胶布将蝶形针或塑料套管固定在皮肤上。应避免用胶布将入口处覆盖，以便于检查。而一旦用胶布将套管接口或蝶形针固定于皮肤上之后，应使用透明敷料覆盖皮肤入口处。

（5）输注药物前，应冲洗静脉通路，以确保其通畅。

（6）输注过程中应密切监测患者是否出现疼痛（通常为沿静脉放射的轻至重度烧灼感），并检查输注部位有无红斑或肿胀，对于中心静脉置管患者，异常表现可能还包括胸腔积液导致的胸痛或呼吸困难。

除以上推荐措施外，结合临床实际情况，还应做到：

（1）加强护士专业培训：化疗给药护士必须经过专业培训，熟练掌握穿刺技术及各类化疗药物的特性，有高度的责任心和预防化疗药渗漏的安全意识。另外，科室需制订化疗药渗漏的防护预案，最大限度地避免化疗药渗漏。

（2）正确选择血管和穿刺工具：输注化疗药物前，应根据化疗方案及患者的血管情况，选择合适的穿刺部位和穿刺工具，如果外周静脉选取有困难，或者药物腐蚀性太强，可行深静脉置管给药。

（3）严格把好注射关：在输注化疗药前要对将使用的血管有正确判断（血管部位、回血情况、静脉是否通畅），确保安全时方可注入化疗药物。并根据药物理化性质，合理安排化疗药物输注的顺序和输注速度。化疗药物输注完毕，应用生理盐水冲管后再顺血管走向拔针，并迅速压迫 3 分钟，抬高该肢体，防止针孔渗血、渗液刺激局部。同时嘱患者活动肢体，可做肢体按摩，以减少药物在局部停留的时间。

（4）加强巡视，班班交接：对化疗患者进行严格交接班，加强巡视，重视患者主诉，及早发现化疗药物渗漏的早期征兆，并及时处理。

（5）加强健康宣教：输注化疗药物前，应向患者行相关的健康教育，讲解化疗药物的作用及不良反应、化疗药物渗漏的具体表现，指导患者自我观察，如发现异常，应立即暂停化疗药物的输注，并及时报告医护人员，以便及时处理。

3. 化疗药物渗漏的处理

肿瘤护理学会（Oncology Nurses Society，ONS）和欧洲肿瘤护理学会（EONS）制定了化疗药物外渗处理指南，ONS 标准最初于 2009 年制定，2013 年进行了修订。使用标准化方案时，大多数外渗可采取保守处理，结合指南与临床实际情况，现总结措施如下：

（1）一般处理：一旦发现化疗药物渗漏，应立即停止输液，保留原针头，接一无菌注射器进行多方向强力抽吸，尽可能回抽出渗漏于皮下的药物，以减少渗出的化疗药物对局部组织的刺激，把损害降到最低；同时抬高患肢并制动。

（2）局部封闭：遵医嘱局部使用解毒剂，使用解毒剂的目的是对抗药物的损伤效应，灭活渗漏药物，加速药物的吸收与排泄。可根据不同的化疗药物选择相应的解毒剂。长春新碱属于植物碱类药物，植物碱类药物发生渗漏后的解毒剂为透明质酸酶，因它能破坏组织中的透明质酸，降低皮肤基底成分的黏滞度，使药物容易扩散到周围组织中，从而使溃疡发生率降低。具体操作：先将透明质酸酶 300U＋生理盐水 2ml 稀释后备用，然后局部常规消毒，每个注射部位用无菌注射器抽取解毒剂适量，先做静脉注射，后做局部皮下封闭，即由疼痛或肿胀区域外缘向内做多点注射，封闭液使用量根据化疗药物的种类、漏出量、漏出范围做相应增减。不同种类化疗药物外渗及相应解毒剂的使用方法见表6-2-3。

表6-2-3　化疗药物外渗解毒剂及使用方法

渗漏药物	解毒剂	使用方法
蒽环类药物	右雷佐生	通过不同的静脉通路输注3次右雷佐生，每次持续1~2小时，首剂在实际外渗后6小时内给予，随后两剂在外渗后24小时和48小时给予。前两次给药剂量均为1000mg/m²，第3次为500mg/m²，各次给药的最大总剂量分别不超过2000mg、2000mg和1000mg
氮芥、达卡巴嗪、顺铂	硫代硫酸钠	局部注射新配制的4%或2%硫代硫酸钠溶液，每毫克外渗量使用2ml。 配置4%硫代硫酸钠溶液：如果使用的是10%硫代硫酸钠，则将4ml该溶液与6ml无菌注射用水混合。如果使用的是25%硫代硫酸钠，则将1.6ml该溶液与8.4ml无菌注射用水混合
丝裂霉素	二甲基亚砜	使用99%二甲基亚砜溶液（每8小时1次，连用7日）＋局部冷敷治疗（一次60分钟，每8小时1次，连用3日）
长春碱类、紫杉醇、表鬼臼毒素类和异环磷酰胺	透明质酸酶	推荐剂量为1ml（150U），皮下浸润，使用单独的25G或更小的针分5次沿红斑前缘注射到外渗部位，一次0.2ml
曲贝替定	尚无推荐的特异性解毒剂	

（3）外渗局部热敷：对于长春新碱、长春碱、长春地辛等植物碱类化疗药物，在发生渗漏24小时后可采用50%硫酸镁湿热敷，温度40℃~50℃，每次30分钟，每日5次或6次。硫酸镁能直接经皮肤吸收至皮下，使血管平滑肌松弛，解除血管痉挛，扩张毛细血管，改善循环，解除局部炎症。

（何亚林　刘星）

第七章　妇科肿瘤非手术治疗

第一节　妇科肿瘤化学治疗及护理

　　肿瘤化学治疗（以下简称化疗）是用化学合成药物治疗肿瘤的方法，用化学药物直接杀死肿瘤细胞或抑制肿瘤细胞的分裂增殖、促进肿瘤细胞分化。肿瘤化疗既可全身给药，也可局部给药，以控制全身及局部病灶，达到治疗的目的。

　　肿瘤化疗起源于20世纪40年代。随着新的化疗药物的不断研发，肿瘤化疗已取得重大进展，从最早的姑息治疗到目前对部分肿瘤实现根治性治疗。大部分恶性肿瘤经化疗后可缩小，患者症状缓解，生存期延长，且疗效好、毒副作用小的化疗方案正在不断取代原来的方案。总之，肿瘤化疗的概念已被广泛接受，化疗已成为恶性肿瘤综合治疗的重要组成部分。

　　化疗药物的分类方法很多，传统上根据其来源和作用机制可分为烷化剂类、抗代谢类、植物碱类、抗生素类、激素类和其他等六类。另外，根据化疗药物作用的细胞周期不同，可以分为细胞周期非特异性药物（CCNSA）和细胞周期特异性药物（CCSA）；而根据化疗药物的作用机制和靶点分类则是另一种较为科学的分类方法，可以帮助我们理解和总结化疗药物的作用机制，但由于化疗药物的靶点众多，并有部分交叉，归纳总结起来有一定难度，所以目前仍以传统的分类方法多见。

　　化疗药物的给药途径包括口服、肌内注射、静脉注射、腔内注射、动脉给药、鞘内注射和肿瘤内注射等。其中以静脉注射最常见。静脉注射吸收最快，药物静脉注射后可在2~3次体循环后均匀分布于血浆。某些药物持续输注数日不仅可提高疗效，还可减轻不良反应。

　　化疗药物常见的毒副反应：

　　（1）骨髓抑制。主要表现为外周血白细胞和血小板计数减少，化疗药物骨髓抑制作用最强的时间大多为化疗后7~14天，恢复时间多为之后的5~10天，但也存在个体差异。目前，化疗后骨髓抑制的分度普遍采用世界卫生组织（WHO）骨髓抑制分级标准（表7-1-1）。

表 7-1-1 WHO 骨髓抑制分级标准

	0	Ⅰ	Ⅱ	Ⅲ	Ⅳ
血红蛋白（g/L）	≥110	95～109	80～94	65～79	<65
白细胞（×10⁹/L）	≥4.0	3.0～3.9	2.0～2.9	1.0～1.9	<1.0
中性粒细胞（×10⁹/L）	≥2.0	1.5～1.9	1.0～1.4	0.5～0.9	<0.5
血小板（×10⁹/L）	≥100	75～99	50～74	25～49	<25

（2）消化系统损害。以恶心、呕吐最为常见，多数在用药后 2～3 天开始出现，5～6 天后达高峰，停药后好转，一般不影响继续治疗，如呕吐过多可导致患者水电解质紊乱，出现低钠、低钾或低钙症状。有些患者会出现口腔溃疡、腹泻、便秘等消化系统症状，一般在用药后 7～8 天出现，停药后自然消失。

（3）神经系统损害。紫杉醇对神经系统有毒性作用，表现为指、趾端麻木，复视等。

（4）药物中毒性肝炎。主要表现为用药后血转氨酶值升高，偶见黄疸。一般在停药后一定时期恢复正常。

（5）泌尿系统损伤。顺铂对肾脏有一定的毒性，肾功能正常者才能应用。

（一）病例介绍

患者，女，56 岁 4 月，因"腹胀 2 月，腹水查见腺癌细胞 2 天"于 2 月 1 日入院。患者系绝经后女性，2 月前患者无明显诱因出现腹胀，腹部隐痛，无恶心、呕吐。1 月前于当地医院就诊，超声提示腹部肿物。遂于我院就诊，门诊超声提示盆腔偏左查见大小 10.9cm×7.3cm×9.3cm 囊性占位，盆腔偏右查见 15.4cm×10.4cm×14.5cm 囊性占位。CA125 3927.6U/ml。外院胃肠镜提示：慢性萎缩性胃炎，结直肠黏膜未见异常。我院 CT 提示：双侧附件区囊实性占位；盆腹腔大量积液，盆腹膜呈饼状增厚，子宫直肠陷凹结节影，肝胃韧带区可见结节影，肠系膜较昏暗，考虑肿瘤腹膜种植转移可能性大；子宫前壁结节影，肌瘤可能；双侧髂总动脉旁及闭孔区淋巴结增多，部分增大，不排除淋巴结转移；胆囊增大，胆结石；右侧胸腔中量积液。门诊放腹水 4000ml，腹水查见腺癌细胞，拟行新辅助化疗收入我科。患者自患病以来，精神、睡眠尚可，食欲下降，大小便次数减少，体重下降 5kg。既往患者身体状况良好，否认高血压、糖尿病、冠心病，无肝炎、结核及传染病史；否认食物、药物及其他过敏史；否认手术史。初潮 16 岁，经期 5 天，周期 30 天，$G_4P_2^{+2}$，绝经 3 年。内科查体无特殊。专科查体：体表面积 1.53m²。外阴发育正常。阴道通畅，无畸形，黏膜色泽正常，分泌物少，无异味。宫颈光滑，无触血。宫体前位，形态大小正常，质中，表面光滑，无压痛。直肠与子宫分界不清，扪及 10cm 大小包块。检查结果：1 月 30 日腹水查见腺癌细胞；1 月 28 日腹水中的 HE4 2001pmol/L，CA125>12000U/ml；心电图：窦性心律，电轴不偏，肢导联低电压。血常规：WBC 6.8×10⁹/L，Hb 102g/L，PLT 572×10⁹/L，AST

58U/L，ALB 23.7g/L。肝肾功能、凝血、大小便未见明显异常。超声检查：坐位背侧探查见右侧胸腔肋膈角查见液性暗区，深约 2.0cm，左侧胸腔肋膈角查见液性暗区，深约 0.9cm。平卧位探查：腹腔多间隙查见液性暗区，最深约 6.8cm，内可见分隔。提示双侧胸腔及腹腔积液。入院时体温 36.6℃，脉搏 96 次/分，呼吸 25 次/分，血压 100/69 mmHg，患者消瘦，腹部膨隆，不能平卧，双下肢凹陷性水肿。感腹胀，腹部隐痛，疼痛评分 2 分，伴乏力。患者跌倒评分 25 分，压力性损伤风险 16 分，心理状态评估有中度焦虑和轻度抑郁，血栓评估为高风险。入院后完善相关检查，结合症状、体征及辅助检查结果，考虑入院诊断："盆腔恶性肿瘤术前，卵巢癌？轻度贫血"。经与患者及其家属反复沟通，拟先营养支持，待患者一般情况好转后，再采用紫杉醇 210mg 静脉滴注＋顺铂 90mg 腹腔化疗。

患者入院后行床旁心电监护、持续低流量吸氧、镇痛、白蛋白输注、营养支持及依诺肝素钠 4000U，ih，qd 预防血栓等治疗。2 月 4 日，患者病情平稳，无明显化疗禁忌，四肢血管彩超无异常，医生与患者签署置管同意书及化疗相关同意书，静疗专科护士遵医嘱在 B 超引导、EKG 定位下在患者右上臂成功植入 PICC 导管一根，置管过程顺利，置管后胸片定位：导管末端位于第 6 胸椎椎体下缘水平。

2 月 5 日遵医嘱予地塞米松预处理、阿瑞匹坦口服镇吐后，在心电监护下给予紫杉醇 210mg，ivgtt，输注过程顺利，患者无不适。2 月 6 日在床旁 B 超引导下行腹腔穿刺，放出血性腹水 3800ml 后予以生理盐水 200ml＋顺铂 90mg，ip，并连续对症支持治疗三天。2 月 9 日，患者生命体征平稳，感恶心、无呕吐，腹胀腹痛及双下肢水肿情况稍缓解，PICC 导管侧肢体无肿胀及疼痛，敷料清洁干燥，穿刺处皮肤无异常。2 月 10 日行 PICC 维护、出院宣教后患者好转出院。

（二）护理

1. 病情观察

（1）健康史的评估：采集患者既往用药史，尤其是化疗史及药物过敏史。询问患者有关造血系统、消化系统及肝肾疾病史，了解疾病的治疗经过及病程，了解患者总体的化疗方案，以及目前的疾病状况等。

（2）身心状况的评估：测量患者的生命体征、体重，了解患者意识状态、营养等一般情况和患者的饮食、嗜好、睡眠形态、排泄状态及自理程度等日常生活规律。观察患者皮肤、黏膜、淋巴结有无异常；评估患者的压力性损伤风险、跌倒风险，以便为护理活动提供依据。

（3）辅助检查的评估：监测患者血常规、尿常规、肝肾功能、心电图等。如有异常应暂缓化疗。密切观察血常规、肝肾功等检验结果的变化趋势，为用药提供依据。如果化疗前白细胞低于 $4×10^9$/L，血小板低于 $50×10^9$/L 则不能用药；在化疗过程中白细胞低于 $3.0×10^9$/L 需考虑暂停化疗；用药后继续监测各项指标，如有异常及时处理。

（4）原发肿瘤的症状及体征：经常巡视病房，针对本例患者应密切观察患者的生命体征、腹痛腹胀及双下肢肿胀情况；监测患者的尿色及尿量，准确记录 24 小时出入量。

（5）化疗病情变化监测：严密观察患者的化疗毒副反应，如有无牙龈出血、鼻出血、皮肤黏膜出血等情况；观察患者有无恶心、呕吐、腹痛、腹泻等胃肠道反应；观察有无肢体麻木、肌肉无力、偏瘫等神经系统症状；特别是在输注紫杉醇过程中，应持续床旁心电监护，密切观察患者有无过敏性休克的前期症状，并根据患者出现的症状、体征，做出正确的判断，及时处理。当患者发生过敏性休克时，应配合医生及时抢救，迅速加大氧流量，每 5 分钟观察并记录患者的意识、血压、脉搏、血氧饱和度、口唇及甲床颜色及尿量情况，直至患者病情平稳。同时在抢救过程中，应严格执行查对制度和无菌操作规程，防止事故发生。准确记录患者出入量，密切关注患者围化疗期的检验、检查结果和患者出现的各种症状及体征，发现异常及时报告医生进行处理，并认真观察患者用药后的反应。

2. 基础护理

（1）体位护理：患者入院时合并胸、腹水，呼吸偏快，腹部膨隆，腹胀明显，双下肢凹陷性水肿。应协助患者取半卧位休息，以改善患者的呼吸状况，减轻心悸、呼吸困难等不适；适当抬高双下肢，以促进双下肢血液循环；腹腔化疗后，应鼓励患者每半小时左右变换一次体位，以增强治疗效果。

（2）皮肤护理：因患者消瘦，在日常护理工作中，应保持床单位整洁，可在床上垫泡沫垫，制订 q2h 翻身计划并严格执行，避免骶尾部皮肤长期受压，班班交接患者皮肤，防止压力性损伤发生。另外，因患者体质虚弱，活动时容易出汗，护士应指导家属及时擦干患者汗液，更换潮湿衣物，保持被服清洁干燥。

（3）饮食管理：选择符合患者口味的食物，鼓励患者进食清淡、易消化、高营养、富含维生素的食物，坚持少食多餐，并创造良好的就餐环境；避免在化疗前后 2 小时内进食，不宜吃可能损伤口腔黏膜的坚果类和油炸类食品；少吃甜食和油腻食物；因化疗极易引起患者出现食欲不振，甚至出现严重的恶心、呕吐，造成患者水、电解质紊乱及低蛋白血症，必要时应遵医嘱进行全身营养支持，以增强机体抵抗力。另外，针对该例患者，我们还采用指压按摩、音乐治疗、渐进性肌肉放松训练等心理行为干预技术，有效帮助患者缓解恶心、呕吐等不适症状。

（4）管道护理：保持输液管道通畅，做好 PICC 导管的观察及护理；每日更换氧气连接管；保持腹腔打药管通畅，避免管道折叠受压，观察腹腔引流液的颜色、性状及量。

3. 治疗

（1）准确测量并记录体重：化疗时应根据患者体重来计算给药剂量，一般在给药前及用药过程中各测量患者体重一次。为保证所测体重准确，应在患者晨起、空腹、排空大小便后进行测量，并酌情减去衣物重量。若体重不准确，用药剂量过大可发生中毒反应，剂量过小则影响疗效。

（2）合理使用并保护静脉血管：根据患者化疗方案、化疗周期、治疗部位、药物理化性质及患者情况，向患者讲解化疗药物对血管的损伤，正确评估、科学合理使用患者血管。对于刺激性化疗药物，为避免发生化学性静脉炎和组织坏死，应尽量选择深静脉置管。置管前静疗护士应向患者及其家属讲解深静脉置管的目的、方法、优缺点、注意事项，征得患者及其家属的同意，然后由静疗护士遵医嘱为患者置管。该患者采用的是TP方案（紫杉醇＋顺铂），计划用药6~8个疗程，静疗专科护士遵医嘱在B超引导、EKG定位下在患者右上臂成功置入PICC导管一根，不仅保证了用药安全，防止了化疗药物的渗漏；也有效保护了静脉，减少反复穿刺给患者带来的痛苦。

（3）药物的正确使用：根据医嘱严格执行"三查七对"，正确溶解和稀释药物，并做到现配现用。紫杉醇和顺铂联合使用时，应先用紫杉醇，后用顺铂，以增加疗效和降低毒副反应。在滴注紫杉醇前，详细询问患者过敏史，使用地塞米松进行预处理，安置心电监护，备齐过敏性休克的急救物品和药品。输注紫杉醇时，应按要求采用非聚氯乙烯材料的输液用具，并使用孔径小于 $0.22\mu m$ 的微孔膜过滤器；输注前用空针抽吸PICC导管回血，保证导管位置正确后方可输注；在输注过程中要密切观察患者生命体征及自觉症状，识别早期过敏反应；观察置管侧肢体有无肿胀、疼痛，穿刺点有无渗血、渗液，以防化疗药物外渗。顺铂对肾脏损害较为严重，用药前应检查肾功能，用药前后给予水化、利尿，补液量至少在2000ml以上，同时鼓励患者多饮水并准确记录尿量，保持每日尿量超过2500ml。输注顺铂时，应严格避光。为减少患者发生恶心、呕吐，患者在腹腔化疗前1小时禁食，化疗前半小时遵医嘱使用止吐药物。给药过程中严密观察患者的自觉症状，嘱患者避免翻动，以防穿刺针滑出，导致化疗药物外泄。

（4）职业安全及防护：医务人员在接触化疗药物时，应增强防护意识，注意操作安全，尽量减少并避免化疗药物污染，以防止或减少医务人员将化疗药物吸收到体内。《静脉治疗护理技术操作规范（WS/T 433－2013）》中指出，配制化疗药物的区域应为相对独立的空间，宜在Ⅱ级或Ⅲ级垂直层流生物安全柜内配制。我院化疗药物配制均在配液中心进行。化疗药物配制好后，需由经过培训的运送工人装箱送入病区，交给经过专业培训的注册专业护士给药。化疗药物输注前，护士应按要求做好个人防护，如穿防护服，戴一次性口罩、帽子、戴双层手套（内层为聚氯乙烯手套、外层为乳胶手套）；静脉滴注时，采用密闭式静脉输液法，以防药物从排气针头逸出，同时便于化疗药物输注后污染物品的处理。操作完毕，脱下手套，用洗手液和流动水彻底清洁双手，并用清水漱口。患者在接受化疗后48小时内，其血液和体液都会不同程度被化疗药物污染，护士在处理化疗后患者的尿液、粪便、呕吐物或分泌物时，必须戴双层手套，以防止污染皮肤；指导化疗患者在使用马桶后反复用水冲洗。关于化疗药物相关医疗废物的处理，应严格按照《医疗废物处理条例》中感染性废物处理的标准执行。另外，为做好医护人员的职业防护，医院和科室还应为接触化疗药物的医护人员建立健康档案，定期进行健康检查。

4．健康教育

（1）心理护理：妇科肿瘤患者是一个特殊的群体，一旦确诊，患者的身心都承受着巨大的压力。温馨、人性化的就医环境可很大程度上缓解患者的心理压力，减少患者对医院的畏惧心理。在入院时通过焦虑抑郁量表测量，该患者具有中度焦虑和轻度抑郁。

主管护士恰当运用沟通技巧，与患者充分交流，建立了良好的护患关系；并利用暗示法、现身说教法、意念想象等方法帮助患者缓解疼痛，帮助其克服焦虑、抑郁；想方设法调动患者的社会支持系统，并做好亲人和朋友的思想工作，消除患者的顾虑、恐惧等心理，使患者获得安全感。对本例患者而言，疾病导致的腹痛、腹胀和化疗所致的恶心、呕吐等不适，常会加重其焦虑和不安，增加心理压力，护士应及时遵医嘱给予患者止吐、镇痛等处理，缓解患者的不适症状，以减轻患者的焦虑和担心。同时通过邀请患者参加团体心理辅导，让患者与同病种、治疗效果满意的患者进行交流，进一步树立其战胜疾病的信心。

（2）安全管理：动态评估患者的坠床、跌倒风险，进行安全措施指导，卧床时使用双侧床档保护，离床时穿防滑拖鞋，以防跌倒和坠床。指导患者在自觉乏力、头晕时，务必绝对卧床休息。

（3）讲解化疗护理常识：护士需根据患者的需求和疾病治疗情况，针对化疗方案、治疗周期、化疗药物的类别及理化性质、治疗作用、毒副作用等，通过一对一的口头讲解、发放健康教育手册、组织集体讲座以及微信推送等形式，对患者进行针对性教育，并指导其采取积极的应对方式。

（4）教会化疗患者进行自我护理：指导患者充分休息，适当运动，合理饮食，注意饮食搭配，强调化疗期间出现消化道症状时仍需坚持进食的重要性，必要时给予全身营养支持。

（5）预防导管相关并发症：护士应根据患者实际情况及治疗方法，建立合理的静脉通路，如深静脉置管、PICC 置管及 Port 埋置等。向患者详细讲解置管的目的、方法及优缺点和注意事项，做好相应导管的护理，防止导管相关并发症的发生。根据该例患者的治疗方案，在征得患者及其家属同意的基础上，置管护士选择在患者右上臂成功植入PICC 导管一根，并严格按照 PICC 导管护理常规进行护理，治疗期间，未发生导管相关并发症。

（6）出院指导：化疗后，因可能出现不同程度的毒副反应，大多数患者可能会表现为体质虚弱，活动无耐力，生活自理能力下降。应指导患者加强营养，有效纠正贫血，并逐步恢复体力。由于化疗可引起白细胞减少，机体免疫力下降，应告知患者出院后尽量避免去公共场所，必要时戴口罩，加强保暖。讲解化疗后复查的时间、目的和意义，建议患者按时复诊。

（三）循证证据

化疗所致恶心、呕吐（chemotherapy－induced nausea and vomiting，CINV）是临床肿瘤化疗不容忽视的问题，显著影响着患者的生活质量，降低患者抗肿瘤治疗的依从性，从而影响疗效。癌症支持治疗多国学会/欧洲肿瘤内科学会〔Multinational Association of Supportive Care in Cancer（MASCC）/European Society for Medical Oncology（ESMO）〕及美国临床肿瘤学会（American Society of Clinical Oncology，ASCO）在更新版止吐指南中，对 CINV 的预防及处理提出了推荐意见，中国抗癌协会也在 2019 年制订了《肿瘤药物治疗相关恶心呕吐防治中国专家共识》(以下简称《专家共识》),基于 CINV 的产生机制及处理进行了阐述。

1. CINV 的产生机制

《专家共识》指出,CINV 的产生主要包括外周途径和中枢途径两条通路。外周途径主要表现为急性呕吐,通过激活 5-HT3 受体,将信号传递给大脑进而产生,通常在给药 24 小时内出现;中枢途径通常表现为延迟性呕吐,在用药 24 小时后发生,主要与 P 物质与神经激肽-1 (neurokinin-1,NK-1) 相关(图 7-1-1)。

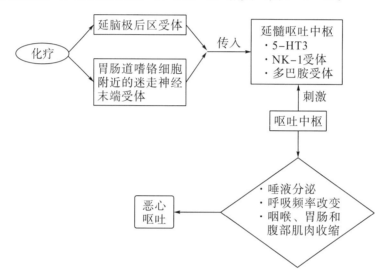

图 7-1-1 化疗导致的恶心呕吐相关病理生理示意图①

2. 止吐药物的分类和机制

《专家共识》指出,根据常用止吐药物的作用机制,可分为 5-HT3 受体拮抗剂、NK-1 受体拮抗剂、糖皮质激素、非典型抗精神病药物、苯二氮䓬类药物、吩噻嗪类药物、其他类型的止吐药物等,其主要作用机制及代表药物见表 7-1-2。

表 7-1-2 止吐药物的分类、主要机制和代表药物

分类	主要机制	代表药物
5-HT3 受体拮抗剂	阻断 5-HT 与 5-HT3 受体结合而抑制呕吐	昂丹司琼、格拉司琼、雷莫司琼、多拉司琼、阿扎司琼、帕洛诺司琼
NK-1 受体拮抗剂	特异性阻断 NK-1 受体与 P 物质的结合	阿瑞匹坦、罗拉匹坦、奈妥匹坦、福沙匹坦

① 姜文奇,巴一,冯继锋,等. 肿瘤药物治疗相关恶心呕吐防治中国专家共识(2019 年版)[J]. 中国医学前沿杂志(电子版),2019,11 (11):16-26.

分类	主要机制	代表药物
糖皮质激素	机制尚不明确，涉及多方面	地塞米松、泼尼松、甲泼尼龙
非典型抗精神病药物	与5−HT3受体、5−HT6受体、多巴胺受体、组胺H1受体等多种受体具有高亲和力，从而发挥止吐作用	奥氮平、米氮平
苯二氮䓬类药物	通过加强GABA对其受体的作用，产生镇静、催眠、抗焦虑等作用	劳拉西泮、阿普唑仑
吩噻嗪类药物	主要阻断脑内多巴胺受体发挥抗组胺作用，大剂量时直接抑制催吐化学感受区，兼有镇静作用	氯丙嗪、苯海拉明
其他	抑制中枢催吐化学感受区的多巴胺受体；阻断脑内多巴胺受体；多用于位置变化、运动所致恶心呕吐发作；由多种不同止吐机制药物制成的复合制剂	甲氧氯普胺；氟哌啶醇；东莨菪碱；复方奈妥匹坦/帕诺司琼胶

注：5−HT：5−羟色胺；NK−1：神经激肽−1；GABA：γ−氨基丁酸。

3. CINV的处理

除药物因素，还有很多种因素会增加CINV的发生风险。主要包括化疗相关因素（大剂量化疗药物、多种化疗药物联用、化疗药物静脉滴注速度快、接受多个周期化疗）和患者自身因素（女性、有晕动症或孕吐史、50岁以下、饮酒史、焦虑症、既往有化疗引起恶心呕吐史）。

对存在CINV的患者，首先应结合上述因素，对治疗方案致吐风险进行评估，结合患者情况，制订个体化止吐方案，并对止吐疗效进行评估，根据疗效，在下一次治疗前进行重新评估，从而调整方案。

护士在对患者进行实际照护时，应以预防为主。第一，根据肿瘤治疗方案的致吐风险、患者自身的高危因素及既往发生恶心呕吐的严重程度，与医生协商制订个体化的防治方案，如止吐药物给药途径、给药间隔等。第二，注重再次评估患者的呕吐风险，即止吐药物的疗效，根据患者情况与医生协定下一周期治疗方案。第三，注重生活方式管理，良好的生活方式可缓解CINV，如可对患者进行饮食及运动指导等，可通过一对一宣教或宣教栏、宣教手册等方式开展。第四，注重心理护理，及时掌握患者及其家属的心理状态，做好患者的心理疏导，可通过艺术治疗等缓解CINV。第五，注重对患者进行随访，如建立微信平台对患者CINV发生情况及处理情况进行随访，必要时指导患者及时就诊。

（何亚林）

第二节　妇科肿瘤放射治疗及护理

放射治疗（以下简称放疗）是由放射源或各种医疗设备产生的高能射线杀灭肿瘤细胞的一种局部治疗手段。这种高能射线具有穿透人体组织的能力，并与人体细胞和组织产生相互作用，破坏细胞的 DNA，导致细胞死亡。根据放射线的来源可分为两类，一种是利用放射性同位素产生的 α、β、γ 射线，如 ^{60}Co、^{125}I、^{192}Ir，一般将这些放射源放在肿瘤组织内，或者肿瘤组织旁进行放疗；另一种是利用加速器产生的 X 射线、β 射线、质子束或其他重离子束等，放疗时将这些射线瞄准肿瘤区域进行照射。放疗与手术和化治疗是恶性肿瘤治疗的三大基石。

放疗的历史可追溯到 19 世纪末，大体分为初级放疗、常规放疗和现代放疗三个阶段。1895 年，伦琴发现了 X 线，1896 年，居里夫人发现了元素"镭"，3 年后，第一例肿瘤患者经放疗疾病获得治愈。从 20 世纪 50 年代开始，随着 ^{60}Co 远距离治疗设备的制造生产，放疗也逐渐发展成为独立的医学学科。20 世纪末，随着放疗设备的改进和计算机的发展，形成了集影像、计算机、加速器于一体的现代放疗技术。近年来，由于科学技术的进步，三维适形放射治疗（three dimensional conformal radiation therapy，3DCRT）、调强放射治疗（intensity modulated radiation therapy，IMRT）、立体定向放射治疗（stereotactic body radiation therapy，SBRT）、图像引导放射治疗（image guided radiation therapy，IGRT）等高新技术成为学科研究和发展的热点，其不仅使照射部位和剂量日益精确，而且在提高肿瘤治愈率的同时，很大程度上也改善了患者的生活质量。

有资料显示，目前 70% 的癌症需要进行放疗，约 40% 的癌症可以通过放疗得到治愈，如宫颈癌。放疗适用于各个期别的宫颈癌治疗，而手术治疗则仅适用于早期的宫颈癌。在中国，80% 的宫颈癌都需要行放疗，且其治疗分为两个阶段，第一阶段是外照射阶段，照射范围包括盆腔内或者腹腔内可能含有肿瘤细胞的区域。这种大范围照射不仅可以控制宫颈的原发肿瘤，更重要的是可以清除散在盆腔内或腹腔内的一些微小的病灶。第二个阶段是近距离放疗，这一阶段仅针对宫颈区域的原发灶进行大剂量照射。宫颈癌外照射一般需要照射 25~30 次，每次照射耗时 5~15 分钟，每天一次，每周五次，连续 5~6 周。对于未做手术的患者，第二阶段的近距离治疗通常需要照射 4~5 次，每次 30 分钟至 2 小时，每周 2~3 次，2~3 周完成；对于术后的辅助化疗，宫颈癌近距离治疗通常需要 2~3 次，每次治疗过程约 30 分钟至 2 小时，每周 2~3 次，1~2 周完成，总的放疗时间一般不超过 8 周。

总之，宫颈癌标准的放疗方案是外照射加内照射，两种方式合理搭配，可形成一个高剂量曲线，这样不仅能最大限度地杀灭肿瘤细胞，而且还能有效保护患者的邻近器官及其功能。

（一）病例介绍

患者，女，44岁，因"阴道不规则流血4⁺月"于12月10日入院。患者入院前4⁺月开始出现阴道少量流血，无腹痛及畏寒、发热。11月21日外院彩超提示子宫前壁小肌瘤可能，宫腔少量积液，宫颈肥大伴宫颈处稍低回声，口服藏药（具体不详）治疗。11月25日活检提示：宫颈鳞癌，后阴道流血逐渐增多，于外院就诊行止血等对症治疗，效果不理想。11月29日于我院急诊科就诊，予止血、阴道填塞纱布后阴道流血停止。12月5日我院病理科会诊：宫颈活检组织查见鳞状细胞癌，12月8日血常规示 Hb 67g/L，经输血治疗后，12月9日复查血常规示 Hb 97g/L，夜间再次阴道出血4次，进行阴道纱布压迫止血、输血治疗，12月10日为行放化疗收入我科。

患者患病以来精神较差，大小便正常，体重无明显改变。否认高血压、糖尿病病史，无药物过敏史，无外伤及手术史。初潮年龄13岁，经期3天，周期30天，末次月经今年7月。无痛经，经量正常。23岁结婚，配偶体健，无离异、再婚、丧偶史。初次性生活年龄23岁，无婚外性伴侣。孕次：1，产次：1，顺产次数：1，流产次数：0。11年前顺产一女活婴。入院时体温36.2℃，脉搏95次/分，呼吸20次/分，血压92/67mmHg，内科查体无特殊。专科查体：因入院前一日夜间行阴道填塞纱布压迫止血，未做妇科检查。CT示：①宫颈占位，向上累及颈体交界，宫旁脂肪间隙模糊，宫颈膀胱三角和宫颈直肠三角脂肪间隙不清，膀胱后壁稍增厚；②阴道壁上段增厚，盆腔少量积液，盆腔脂肪间隙昏暗，盆腔腹膜增厚；③右侧闭孔区淋巴结增大，强化不均匀，有液化坏死，考虑淋巴结转移可能，左侧闭孔区及髂总血管旁淋巴结偏大，右侧髂总血管旁、腹主动脉旁及腹股沟淋巴结显示；④双附件未见确切占位征象，直肠未见异常，双侧输尿管未见扩张积水征象；⑤肝内小囊肿；脾脏、胰腺、胆囊和双肾未见异常；⑥双侧胸腔少量积液，双侧胸膜局限性增厚。心电图：窦性心律，电轴不偏，心电图未见异常。四肢血管彩超示：双侧小腿部分肌间静脉及左侧胫后静脉血栓，双上肢静脉未见明显异常。因患者伴阴道流血，故暂未使用抗凝药物治疗。血常规示：WBC 22.4×10⁹/L，Hb 100g/L，PLT 366×10⁹/L。肝肾功能、大小便未见明显异常。入院评估：患者跌倒评25分，压力性损伤风险16分，心理状态评估有轻度焦虑和轻度抑郁，血栓评分高风险。入院后完善相关检查，结合症状、体征及辅助检查结果，考虑诊断：宫颈鳞状细胞癌ⅢC期术前第一次放化疗，失血性贫血（轻度）。与患者家属沟通：患者病情危重，予一级护理，普食，下病危，持续床旁心电监护，留置保留尿管。因患者长期不规则阴道流血，予头孢西丁钠预防感染。该患者有放化疗指征，计划进一步完善相关检查，同步放化疗，外照射完成后进行内照射治疗。与家属签署放化疗同意书及 PICC 置管同意书。12月10日17：10静疗专科护士遵医嘱在B超引导、EKG定位下在患者右上臂成功置入 PICC 导管一根，置管过程顺利，置管后胸片定位：导管末端位于第6胸椎椎体水平。12月11日08：36患者无畏寒发热，无心悸、胸闷、气促，心电监护示血氧饱和度82%~87%，吸氧（3L/min）状态下血氧饱和度无明显升高，拟完善胸部 CT 大血管成像检查。10：10病员胸部 CTA 示：右上肺动脉分叉处、右肺上叶前段肺动脉分支，右肺动脉中间段、右下肺动脉分叉处、右肺下叶前基底段及右基底段肺动脉分支内低密度充盈缺损影，考虑：①肺栓塞；②双肺炎症；③双侧胸腔少量积液。请 ICU 会诊后于 12 月 11 日 11：27 转入妇产科 ICU。患者从 12 月 11 日至 12 月 15 日在 ICU 经头孢西丁钠预防感染、低分子量肝素抗凝治疗、吸氧、化痰、补液、营养支持等治疗后，病情平稳，于 12 月 16 日 15：10 转入普通病房。再次完善放化疗前相关检查，无放化疗禁忌，于 12 月 18 日遵医嘱予盐酸博来霉素 15mg 24 小时静脉泵入＋顺铂 90mg 避光静脉滴注，12 月 20 日再次遵医嘱予盐酸博来霉素 30mg 持续静脉泵入。随后患者经过 2 天的对症支持治疗，从 12 月 23 日开始行每日一次共 28 次的外照射治疗及内照射治疗。第二年 1 月 1 日患者出现右上肢肿胀、疼痛，血管彩超示：PICC 导管周围血栓，予穿刺侧肢体抬高制动，并遵医嘱予药物溶栓治 2 周后患者置管侧肢体肿胀逐渐消退，疼痛感消失，4 周后（1 月 30 日）复查血管彩超，结果显示：导管腔内及导管周围均未见血栓，继续行健康宣教，保留 PICC 导管。1 月 31 日（完成 28 次外照射治疗 2 天后），患者出现重度骨髓抑制，复查血常规示：WBC 0.9×10^9/L，中性粒细胞绝对值 0.41×10^9/L，Hb 62g/L，PLT 27×10^9/L，经输血、升白细胞、升血小板、抗生素预防感染等治疗后，2 月 9 日患者病情平稳，复查血常规正常，拟进行内照射治疗。

（二）护理

1. 病情观察

（1）身心状况的评估：应了解患者意识状态、营养、面容等一般情况，评估患者压力性损伤风险、跌倒风险及心理状态；评估患者有无肝炎、活动性肺结核、糖尿病等内科合并症及全身或局部感染等。因该患者合并肺栓塞，在护理患者时，应密切观察患者的血氧饱和度和自觉症状，遵医嘱持续给予低流量吸氧；在溶栓治疗过程中，还应注意观察患者有无出血倾向，如皮肤黏膜有无淤斑淤点，有无头昏、头痛及尿血、便血、颅内出血及消化道出血症状。

（2）纠正贫血、控制感染：持续床旁心电监护，密切监测患者生命体征，观察患者阴道流血情况，做好保留尿管的护理，保持外阴清洁干燥，防止泌尿系统逆行感染。遵医嘱输血，并密切观察患者有无输血不良反应。

（3）辅助检查的评估：监测患者血常规、肝肾功能、心电图等，如有异常应暂缓放疗。密切观察血常规的变化趋势，为治疗提供依据，当患者白细胞低于 3×10^9/L、血小板低于 50×10^9/L 时，应暂停放疗，同时使用药物，并注意观察用药后反应。

（4）观察放疗毒副反应：患者在接受盆腔放射治疗后，由于肿瘤组织被破坏、毒素吸收，快速生长的正常组织细胞对射线高度敏感，因此患者可出现不同程度的不良反应，常见的不良反应包括：①乏力，表现为容易疲倦，身体没有力气。②胃肠道反应，主要表现为大便不成形、排便次数增加、腹泻甚至诱发痔疮；部分患者还可能会出现恶心、呕吐。③泌尿系统反应，盆腔放疗除可引起放射性直肠炎、小肠溃疡、出血等反应外，还可引起放射性膀胱炎，主要表现为小便次数增加，小便有烧灼感。应嘱患者多喝水，重度放射性膀胱炎应遵医嘱行膀胱灌注；对于伴有尿路刺激征者，在抗感染治疗的同时，应嘱患者保持外阴及尿道清洁，预防尿路逆行感染。④皮肤反应，部分患者下腹部、会阴区等照射区域的皮肤出现干燥、变红甚至变黑，严重者可出现皮肤破溃。⑤骨髓抑制，放疗可使造血系统受到影响致外周血细胞下降，尤其是大范围照射时，可造成骨髓抑制，表现为白细胞减少、血小板减少，甚至贫血。白细胞减少意味着机体抵抗力下降，患者容易感冒；血小板减少导致患者凝血功能障碍，容易出血；贫血可表现为全身乏力、心悸、呼吸困难。该患者本身合并轻度贫血，加之放化疗导致骨髓抑制，除遵医嘱进行输血，给予升高白细胞、血小板及提高免疫力的药物外，还应定期复查血常规，并动态评估患者坠床、跌倒风险，进行安全措施指导，卧床时使用双侧床档保护，离床时，穿防滑拖鞋，以预防跌倒和坠床。指导患者在自觉乏力、头晕时，绝对卧床休息。另外，注意保持室内空气清新，嘱患者少去人多的公共场所，防止呼吸道感染；倾听患者对自身症状的描述，注意观察病情变化，及时处理穿孔、出血等并发症，必要时暂停放疗。

（5）疼痛情况的观察：对于术后发生肠粘连的患者，放疗可加重患者肠黏膜水肿、粘连，加重患者肠梗阻的程度，导致患者出现腹痛。故应密切观察患者的腹胀、腹痛及肛门排便排气情况，建议患者在放疗过程中多散步，以减少肠粘连的发生。

2. 基础护理

（1）体位护理。放射治疗前，向患者详细讲解体位摆放的重要意义，增强患者主动配合放疗摆位的自觉性，确保患者每次照射时的治疗体位与定位体位一致。

（2）照射野皮肤护理。在放疗过程中，照射野皮肤会出现放疗反应，其程度与放射源种类、照射剂量、照射野的面积及部位等因素有关。急性皮肤反应分为三度：①Ⅰ度反应：红斑、有烧灼和刺痒感，继续照射时皮肤由鲜红渐变为深红色。之后有脱屑，称干性皮肤反应。②Ⅱ度反应：皮肤高度充血，水肿、水疱形成，水疱破裂则有渗出液、糜烂，称湿性皮肤反应。③Ⅲ度反应：溃疡形成或坏死，侵犯至真皮层，造成放射性损伤，难以愈合。护士应充分做好健康宣教，使患者充分认识到皮肤保护的重要性，并指导患者学会照射野皮肤的保护方法：①充分暴露照射野皮肤，避免机械性刺激，建议穿柔软宽松、吸湿性强的纯棉内衣，保持床面整洁干燥，避免刺激。②保持照射野皮肤的清洁干燥，特别是腹股沟、外阴等处。指导患者使用温和的洗浴用品，照射野皮肤宜用温水和柔软的毛巾轻轻蘸洗，忌用肥皂，不可随意涂抹药物及护肤品，包括乙醇、碘酒等，局部禁贴胶布，避免冷热刺激。③备皮建议选用电动剃须刀，以防损伤皮肤造成感染。④保持照射野标记清晰，以保证治疗准确。⑤如果发生干性皮肤反应，可涂消毒滑石粉或樟脑粉止痒；湿性皮肤反应需暴露创面，可涂甲紫或氢化可的松；如有水疱形成，则可涂硼酸软膏包扎1~2天，待渗液吸收后再暴露；合并感染者需合理使用抗生素。

（3）饮食管理。在放疗前应鼓励患者摄入高热量、高蛋白、富含维生素、易消化的饮食，以增强体质。嘱患者戒烟、忌酒，忌食辛辣、生硬、过冷过热的刺激性食物。在保证各种营养素摄入的前提下，增加膳食纤维的含量，以促进肠道正常蠕动，嘱患者忌食番薯或豆类等产气多的食物，以免出现肠痉挛，降低肠管的放射反应。纠正患者的饮食偏嗜，避免影响营养的不当忌口。另外，对全身状况差不能耐受放疗的患者，应给予对症支持治疗；对于腹泻患者，应嘱其避免进食高纤维饮食，通过鼓励其进食水果等及时补充水分和电解质，并注意保护肛周皮肤。因该患者合并贫血，故还应指导患者进食富含铁的食物，以纠正贫血。

3. 治疗

（1）遵医嘱输血，纠正贫血：该患者放化疗后由于骨髓抑制，出现中度贫血，为了纠正患者的贫血状况，在饮食指导的基础上，应遵医嘱对患者进行输血治疗。在输血时，护士应按照《输血安全制度》，严格执行操作规程，做好双人查对，密切观察患者有无输血不良反应并做好记录，关注输血后患者血常规复查结果，了解输血治疗效果。

（2）针对肺栓塞进行溶栓治疗：因该患者合并肺栓塞，在用低分子量肝素钠抗凝治疗时，护士应严格执行查对制度，经常更换注射部位。在溶栓治疗过程中，还应注意观察患者有无出血倾向，在护理患者时，应密切观察患者的血氧饱和度和自觉症状，遵医嘱给予持续低流量吸氧；关注患者血管彩超及 CT 复查结果，了解溶栓治疗效果。

（3）化疗药物的正确使用：该患者系同步放化疗，其化疗用药为盐酸博来霉素 15mg 24 小时静脉泵入＋顺铂 90mg 避光静脉滴注。为了保证用药安全及疗效，护士应根据医嘱严格执行三查七对，正确溶解和稀释药物，并做到现配现用。输注前用空针抽吸 PICC 导管回血，保证导管位置正确后方可输注；在泵盐酸博来霉素时，由于速度较慢，应防止堵管，并密切观察置管侧肢体有无肿胀、疼痛，穿刺点有无渗血渗液，以防化疗药物外渗。由于顺铂对肾脏损害较为严重，故用药前应检查患者肾功能，给药前后分别给予水化和利尿，鼓励患者多饮水并准确记录 24 小时尿量，保持每日尿量超过 2500ml。同时，为减少患者发生恶心、呕吐，化疗前半小时可遵医嘱使用止吐药物。另外，医务人员在接触化疗药物时，应增强防护意识、注意操作安全、尽量减少并避免化疗药物污染。

（4）管道护理：保持输液管道通畅，严格按《PICC 护理常规》做好 PICC 导管的观察及护理，最大限度减少导管相关并发症发生。因该患者合并下肢血栓及肺栓塞，在 PICC 置管 3 周后出现了导管周围血栓。护士立即予穿刺侧肢体抬高制动，并遵医嘱予药物溶栓治疗，2 周后患者症状消失，4 周后复查血管彩超正常，继续行健康宣教，并保留 PICC 导管至放化疗结束。

（5）做好外照射护理：为减少放射治疗对膀胱的损伤及保证放疗效果，在盆腔放疗前应让患者膀胱内留有适量小便并进行膀胱残余尿量测定；叮嘱患者进入放射治疗室时，不可带入金属物品，如手表、首饰等；因洗澡、出汗、衣物摩擦等造成放射定位线模糊不清时，需及时请医生重新标记。

（6）做好内照射（后装）治疗的护理：宫颈癌腔内后装治疗，一般用于宫颈癌根治性放疗体外照射后的补充治疗及术后放疗体外照射后的补充治疗。其中宫颈癌的插植放疗是腔内近距离治疗的一种，它是将放射源直接插入瘤体中，使瘤体接受的放射剂量较高，达到缩小瘤体、降低周围组织损伤的目的。其步骤包括安置尿管、放置窥阴器、阴道内消毒、探宫、安装施源器、夹闭尿管充盈膀胱、CT 扫描、医生勾画靶区、物理治疗师制订计划、再次充盈膀胱、进入后装机房、技术员连接放射源于施源器、开始照射等。治疗前护士应全面评估患者病情，做好其心理护理，介绍后装治疗流程；治疗中做好手术配合，严格执行无菌操作技术规程，保障患者安全、缓解患者疼痛及心理压力；治疗后持续床旁心电监护，密切观察患者有无阴道出血等治疗并发症。

（7）职业安全及防护：按放射防护标准规定，从事放疗工作的医务人员，必须按要求做好职业防护。放射工作人员不遵守操作规程，缺乏放射防护知识，不按规定使用防护用品或因放射设备故障等原因受到过量照射时均可导致辐射损伤。故从事放射治疗的所有医务人员均必须进行就业前体格检查，参加放射防护及其法律法规知识培训，经考核合格，取得"放射工作人员证"且身体健康者方可从事放射治疗工作。在工作中应正确佩戴个人剂量仪，并定期接受个人剂量监测和职业健康监护，定期接受专业技术和放射防护知识培训和考核。医院应建立健全安全和防护管理规章制度和操作规程，组织人员定期检查科室放疗设备，保证设备完好；组织科室放疗工作人员参加突发放射卫生事件的应急演练；保持放射工作场所整洁，避免放射性污染。另外，为做好放疗人员的职业防护，医院和科室还应为接触放射治疗的医护人员建立健康档案，定期进行健康检查。

4. 健康教育

（1）心理护理：做好心理护理是放疗患者康复治疗中的重要一环。在整个放疗周期中，适当的心理干预是非常重要的。主要的心理支持包括以下几个方面：①加强护患沟通，建立良好的医患关系。引导患者倾诉焦虑、恐惧，释放情绪。②开展多样化的健康宣教，提高患者认知，减轻患者焦虑。③利用家庭及社会相关成员，鼓励患者，减轻其因恐惧肿瘤而产生的焦虑、抑郁心理。④开展多种形式的娱乐活动，转移患者注意力，以减轻患者的心理压力，提高其生存质量。在入院时通过焦虑抑郁量表测量，该患者具有轻度焦虑和轻度抑郁，主管护士通过加强护患沟通、鼓励患者表达自身感受和进行自我放松、调动患者的家庭支持系统等方式，为患者进行个体化的心理护理，想方设法消除其焦虑、恐惧心理。当放疗反应出现时，患者的情绪又出现了波动，这时护理人员又有针对性地对患者进行了阶段性健康教育，引导患者参与治疗，使患者对每一个阶段出现的不良反应有所了解，减少惊慌恐惧，并指导患者掌握应对方法。通过以上护理，大大增强了患者战胜疾病的信心，从而顺利地完成了治疗。

（2）加强放疗知识宣教：向患者及家属介绍放疗的作用、实施步骤、放疗时间及疗程、可能的不良反应及需要配合的注意事项等，制作介绍放疗知识及护理方法的宣教手册及影像资料。通过一对一的口头讲解、发放健康教育手册、组织集体讲座，以及微信推送等形式，对患者进行针对性健康教育，并指导其采取积极的应对方式。

（3）放疗不良反应的预防及护理：放疗后的护理主要针对近期不良反应的处理、远期不良反应的预防，以及协助患者建立良好的生活方式、促进其提高生活质量。放疗后部分患者会出现疲劳、虚弱、食欲不振、恶心、呕吐、睡眠障碍等全身症状。护理时应加强患者饮食护理、改善全身营养状况；为患者提供安静的休养环境；睡眠障碍者可使用药物帮助睡眠，同时防止跌倒、坠床的发生。另外，由于放疗对宫颈邻近器官的影响，部分患者还可出现大便次数增多、黏液便、血便或里急后重等放射性直肠炎和尿频、尿急、尿痛、排尿不畅等放射性膀胱炎症状；或出现阴道狭窄、纤维化，导致妇科检查困难，性生活困难等；放疗后由于卵巢功能减退，导致患者提前进入绝经状态；还可能出现直肠阴道瘘和膀胱阴道瘘等严重并发症。由于放疗后的组织修复能力较差，所以一旦出现瘘，不仅临床上处理起来比较棘手，而且会给患者造成极大的痛苦。故应密切观察患者放疗后反应，做好相应的健康宣教，指导患者坚持行阴道冲洗至少两年，以促进阴道内分泌物及宫颈病变脱落组织的排出，预防后期的阴道粘连。

（4）教会放疗患者进行自我护理：放疗期间指导患者均衡营养、清淡饮食，注意口腔及皮肤卫生；鼓励患者多饮水，以促进毒素排出，减轻全身放疗反应；让患者保证充分的休息与睡眠，酌情进行适当运动，增强机体免疫力；并经常开窗通风，保持室内空气清新，减少探视，避免去公共场所。

（5）出院指导：放疗结束后，告诉患者后期仍可能出现放疗反应，故应做好放疗后的宣教工作。嘱咐患者加强对照射野皮肤的保护，一旦发现皮肤破溃应及时就医。结合疾病治疗情况，指导患者进行功能锻炼，坚持行阴道冲洗。另外，嘱患者定期复查、随访，一般在放疗结束后1~2个月应进行第一次随访，2年内每3个月随访一次，2年后3~6个月随访一次，及时了解肿瘤控制情况及有无放疗反应。如病情变化，应及时就诊。

（三）循证证据

外周静脉置入中心静脉导管（peripherally inserted central catheter，PICC）可用于药物输注、长期输液、血制品输注和肠外营养输注，因其安全、可靠、经济等优点，近年来被广泛应用，但作为一项高风险的技术操作，PICC仍会引起一些严重并发症，如其可导致深静脉血栓形成（deep vein thrombosis，DVT）风险显著增加。如何避免PICC相关DVT的发生值得关注，2015年由密歇根大学医学院和安州安乔州健康系统专家领导的团队提出了第一个使用静脉或血管通路和各种设备的综合性指南。2017年，Joanna Briggs Institute（JBI）循证卫生保健中心针对PICC管理，也提出了最佳证据。根据以上指南及证据总结，现就PICC相关DVT的预防及处理总结如下。

1. 预防PICC相关血栓形成循证总结
2017年，JBI最佳证据认为，预防PICC相关DVT的措施如下：
（1）避免使用PICC导管（除非临床确有必要）或换用血栓形成风险较低的导管，为预防PICC相关DVT的关键措施。
（2）如果适合使用PICC，则应选择大小与目标静脉直径相对合适的导管并确保导管尖端的位置恰当，这有助于减少静脉血流停滞和内皮损伤。
（3）不再需要导管时应立即拔除，因大多数血栓形成事件发生在留置导管后7~14日，且随导管留置时间延长而增加。
（4）全身应用静脉血栓栓塞预防药物（如皮下注射肝素或低分子量肝素）并不能降

低 PICC 相关 DVT 的风险。

2. 处理 PICC 相关血栓形成循证总结

处理 PICC 相关 DVT 形成主要包括对症治疗和抗凝治疗，可能还需要进行溶栓治疗。对症处理包括抬高肢体、热敷或冷敷以及口服非甾体抗炎药。是否拔管取决于导管有无功能以及是否需要导管。

（1）抗凝治疗。根据静脉血栓栓塞疾病的治疗指南推荐，对于上肢深静脉（肱静脉、腋静脉、锁骨下静脉）导管相关上肢 DVT（包括 PICC 相关 DVT），至少应连续给予 3 个月全身抗凝治疗。导管相关上肢 DVT 抗凝治疗的类型及强度与预防下肢 DVT 引起栓塞的治疗相似。华法林和低分子量肝素均可使用，但对于癌症患者，首选低分子量肝素治疗 PICC 相关 DVT。应持续给予抗凝治疗，直到拔除 PICC 导管。

（2）溶栓治疗。指南推荐，对于满足以下标准的患者，可考虑溶栓治疗：存在抗凝治疗无效的重度症状，锁骨下静脉和腋静脉均有血栓形成，全身状态良好，症状持续＜14 日，预期寿命＞1 年，以及出血风险较低。通过输注组织纤溶酶原激活剂（tissue plasminogen activator，TPA）12～24 小时进行置管溶栓可成功治疗此类病例（血栓溶解程度达 50％～90％），但会增加出血风险（10％）。因此，临床上应结合患者实际情况选择处理方案。

（3）处理导管。不推荐对 DVT 患者常规拔除 PICC。专家认为拔除前应常规考虑如下因素：

1）导管是否为临床所必需的？

2）PICC 的功能是否正常？能否抽吸和注入以达到预期的临床目的？

3）PICC 尖端是否位于中心？如果 PICC 尖端不在靠近右心房交界处或右心房，则应重新调整导管位置，以确保其处于理想位置。

4）是否发生导管相关感染？

如果在开始抗凝治疗时拔除 PICC，血栓会更快消除。但拔除导管后在对侧上肢重新置管会使血栓复发风险升高。如果给予全身抗凝治疗后患者仍然存在症状，或血栓形成伴有菌血症，则应考虑拔管。

（何亚林）

第二篇　产科篇

第八章 妊娠期并发症

第一节 早产

早产是指妊娠满 28 周至不足 37 周间分娩者。此时娩出的新生儿称早产儿，体重常不足 2500g。国内早产占分娩总数的 5%～15%。约 15% 的早产儿死于新生儿期。近年来由于早产儿治疗和监护手段的进步，其生存率明显提高，伤残率下降。国外学者建议将早产定义时间提前到妊娠 20 周。根据原因不同，早产分为自发性早产和治疗性早产。

（一）病例介绍

患者，女，26 岁 4 月，因"停经 32^{+1} 周，核实孕周 29^{+4} 周，阴道流血 1$^+$ 天"于 12 月 23 日入院。孕 12^{+1} 周外院建卡定期产检，未见明显异常。孕 4$^+$ 月感胎动至今。孕期中唐氏筛查提示低风险，甲状腺功能、肝肾功能、OGTT、心脏彩超未见明显异常。胎儿系统彩超提示可疑球拍状胎盘。现停经 32^{+1} 周，核实孕周 29^{+4} 周，1$^+$ 天前无明显诱因出现阴道流液，打湿内裤，伴少量血性分泌物，偶有下腹隐痛。遂至外院就诊，考虑"胎膜早破"，予硫酸镁保胎、地塞米松（10mg，qd，共 2 次）促胎儿肺成熟、头孢西丁钠抗感染治疗等，患者为求进一步治疗入我院。

查体：T 36.5℃，P 88 次/分，R 20 次/分，BP 115/62mmHg，内科查体无特殊。专科情况：宫高 28cm，腹围 88cm，胎方位 LOA，胎心率 130 次/分。骨盆出口测量：坐骨结节间径 8$^+$ cm。宫缩不规律。阴道镜检查：先露头，高浮，宫颈管居前位，质中，消退 30%，宫口未开，内骨盆未见异常，阴道内见清亮液体流出，pH 试纸变蓝，未扪及条索状物。辅助检查：我院急诊 B 超示：胎方位 LOA，双顶径（BPD）7.18cm，股骨长（FL）5.67cm，胎盘（P）右前壁；厚 3.3cm，Ⅰ级。几乎无羊水。脐动脉血流 S/D=1.58，患者目前硫酸镁以 1.37g/h 泵入，宫缩仍间隔 5～7 分钟，持续 20～30 秒，若仍要求保胎治疗，建议换用盐酸利托君注射液。后以盐酸利托君注射液 15ml/h 泵入保胎治疗。换用盐酸利托君注射液后心率为 80～96 次/分，胎动可。胎监示 NST 反应型。血常规：WBC 16.2×10^9/L，NEU%83.6%，LY% 11.0%，RBC 3.17×10^{12}/L，Hb 102g/L，PLT 137×10^9/L，CRP 8.7mg/L。生化检查示：K$^+$ 3.0mmol/L，余未见明显异常。PCT 0.11ng/ml，于 12 月 25 日 14：00 开始出现规律宫缩；12月25日15：55宫口开全。12月25日16：01胎儿娩出。12月25日16：05胎盘娩出。分娩新生儿：男，体重1240g，身长35cm，外观未见明显畸形，新生儿Apgar评分8-9-9，转儿科。检查胎盘完整，胎膜缺损1/3，住院总在B超监测下行清宫术，清出胎膜样组织30g，清宫术中阴道流血150ml，子宫质硬，轮廓清楚，宫底脐下二横指，遵医嘱予葡萄糖酸钙注射液1g静脉滴注，马来酸麦角新碱注射液0.2mg肌内注射，经处理后阴道流血少。分娩失血280ml，分娩过程中未输血，输液600ml。产妇产后一般情况可，体温正常，子宫收缩好，阴道恶露少，小便自解通畅，伤口未见异常，复查血常规未见明显异常，12月28日出院。

（二）护理

1. 病情观察

（1）严密观察宫缩、胎心及产程进展：该患者入院给予每日3次胎监监护，教会产妇每日自数胎动并进行记录，每日四次吸氧，每次30分钟，监测胎心，预防脐带脱垂。

（2）关注阴道流血和破膜的情况：该患者胎膜早破后给予抗生素进行预防感染，监测生命体征、血常规、生化、CRP，体温36.5℃，血常规示：WBC 16.2×10^9/L，NEU% 83.6%，LY% 11.0%，RBC 3.17×10^{12}/L，Hb 102g/L，PLT 137×10^9/L。CRP 8.7mg/L。生化示：K^+ 3.5mmol/L，余未见明显异常。

（3）病情变化监测：病情的监测在任何时候都是医护工作的重点。应根据羊水指数的变化、胎儿宫内的情况以及患者表现做出正确的判断。

2. 基础护理

（1）常规护理：对于胎膜早破患者应当指导其采取平卧或侧卧的卧床方式，抬高臀位至15cm以上，以促进孕妇羊膜破口的恢复和增加羊水量，尽量减少不必要的阴道检查项目，避免胎膜破裂程度的加深。集中产前护理，避免打扰孕妇的正常休息。每天测量孕妇的体温、脉搏、呼吸，对其会阴部每天用碘伏消毒擦洗，并观察羊水的变化，若孕妇的体温超过38℃，子宫有阵痛，且羊水为黄绿色或黄色液体，应立即报告主治医生，及时终止妊娠或者采取必要的治疗措施。

（2）预防感染：胎膜早破患者的阴道由于缺乏必要的生理阻隔，很容易发生感染，因此护理人员要按照护理规范标准，做好患者的阴部护理工作，指导其使用消毒会阴垫、定期测量患者体温、密切关注其体温变化。如果患者出现胎位异常或多胎妊娠，应及时采取必要的治疗措施，加强产前监护，如果患者破膜已超过12小时，则要配合医生对其实施抗生素辅助预防感染。

（3）药物护理：根据孕妇胎膜早破的时间需要使用不同的药物，护理人员在对患者进行药物护理之前，需要向患者及其家属讲解药物的主要疗效和不良反应，密切观察患者服药后各项生理指标的变化情况。

（4）饮食管理：鼓励患者食用高维生素、高蛋白、高热量和富含锌、DHA（属于ω-3不饱和脂肪酸）的食物，如鱼类。足够的锌元素摄入能够保证胎儿生长发育的需要，并且降低发生早产的概率。鼓励摄入适量含粗纤维的食物，以保持大便通畅，预防便秘，防止过度用力排便腹压增大造成早产。

（5）早产准备：护理人员密切关注胎膜早破患者临产前的胎心波动情况，对有早产史的孕妇要提前做好妊娠健康教育指导，指导孕妇学会自数胎动，及时发现胎儿窘迫等其他异常现象。孕周大于 37 周的患者会因为宫缩乏力而延长产程，增加分娩难度，因此要做好抢救准备工作，提高围生儿的存活率。

（6）分娩方式的选择：在无明确剖宫产指征的情况下选择阴道顺产的分娩方式，对分娩过程进行胎心监护，阴道分娩时行会阴侧切，避免产程过长造成孕妇颅内出血的发生。如果孕妇体征出现异常，应当优先选择剖宫产的分娩方式。患者正规宫缩开始后对其进行常规吸氧，严密监测产程的进展和胎心变化，若胎儿体征出现异常，需要联系新生儿科医生，做好新生儿的抢救工作。

3. 治疗

（1）产前干预：推荐糖皮质激素用药为地塞米松 6mg 肌内注射 q12h，共用 4 次，或倍他米松 12mg 肌内注射 q24h。产前应用糖皮质激素可以改善早产儿结局：指南推荐对于 24～34 周即将早产者，除外明确感染的临床证据的前提下使用糖皮质激素。同时指出医疗机构需具有足够的母儿保健能力，即有及时识别早产及应对早产分娩的能力，同时具备足够的早产儿的救治能力，包括对早产儿的复苏、保温、喂养支持、感染治疗、安全氧疗等。

（2）宫缩抑制剂的应用：硫酸镁是保护胎儿中枢神经系统的药物，推荐对 32 周之前存在早产风险的孕妇使用硫酸镁，以阻止和降低新生儿脑瘫的发生概率。目前推荐的硫酸镁使用方法有 3 种：①4g 硫酸镁静脉推注，推注时间长于 20 分钟，之后每小时 1g 静脉滴注至分娩或持续 24 小时（不论两者哪项先到达）；②4g 硫酸镁作为单剂量进行静脉推注，推注时间超过 30 分钟；③6g 硫酸镁在 20～30 分钟内静脉输入，之后每小时 2g 持续静脉滴注。

（3）早产的抗生素应用：不推荐对胎膜完整的、没有临床感染征象的早产孕妇进行预防性抗生素治疗，对于有明确临床感染征象的早产孕妇需要应用抗生素治疗。B 族链球菌检测阳性者不在此范畴。

（4）抗生素应用及管理：推荐对胎膜早破的早产孕妇应用抗生素治疗。为避免抗生素滥用，加强抗生素管理，对明确胎膜早破的早产孕妇进行抗生素治疗应制订针对胎膜早破早产孕妇抗生素应用的草案，同时应加强监测孕妇绒毛膜羊膜炎体征。红霉素是针对胎膜早破早产孕妇推荐的首选抗生素，不推荐对胎膜早破早产孕妇使用阿莫西林克拉维酸钾，以避免增加新生儿罹患坏死性小肠结肠炎的风险。

4. 健康教育

（1）心理护理：胎膜早破并先兆早产患者往往担心自己不能顺利分娩而产生焦虑情绪，因此护士需要及时告知孕妇所采取的治疗方法和护理措施，并对其给予充分的安慰和疏导，加强与孕妇本人及其家属之间的沟通，缓解患者的心理压力，获得患者本人及其家属的积极配合治疗。对于出现严重心理抑郁的患者，护士要对其进行及时的心理疏导，可以通过播放音乐的方式，帮助其缓解心理压力，促进其积极接受各项护理治疗。

（2）产后护理：孕妇分娩后要密切观察母子的生命体征，注意患者伤口和子宫的恢复状况。

（三）循证证据

《2016 年昆士兰临床指南：早产临产与分娩》是在循证医学证据的基础上提出的，与以往指南不同的是，其更贴近于临床实践，旨在为早产的诊疗提供最完备的信息和最有效的证据。通过对本指南的解读，可为早产的临床诊疗工作提供帮助。鉴于国外的围生期定义下限通常在 24 周，与我国早产定义有所不同，因此临床医务工作者尚需根据我国国情、各地区医疗机构救治能力及水平、不同的医疗环境因地制宜地进行诊疗（图 8-1-1）。

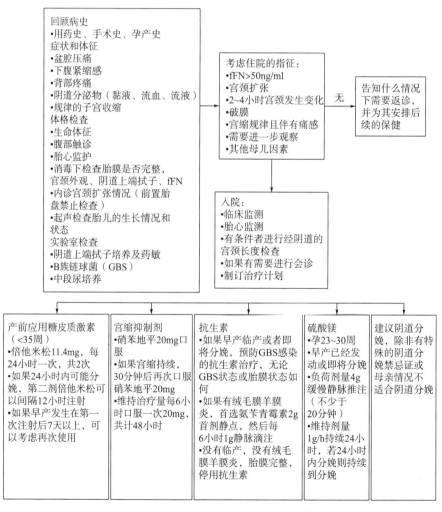

图 8-1-1　早产的评估和处理流程①

（张燕　彭红梅）

① 申南，陈奕.《2016 年昆士兰临床指南：早产临产与分娩》解读［J］. 中国医刊，2019，54（03）：245-250.

第二篇　产科篇

第二节　子痫前期

妊娠期高血压疾病是产科特有的疾病，包括妊娠期高血压、子痫前期、子痫、慢性高血压并发子痫前期、妊娠合并慢性高血压。子痫前期是指妊娠 20 周以后出现的高血压，表现为收缩压≥140mmHg 和（或）舒张压≥90mmHg，伴 24 小时尿蛋白≥0.3g，或随机尿蛋白（＋）或虽无蛋白尿，但合并以下任何一项者：血小板<$100×10^9$/L；肝功能异常；肾功能异常；肺水肿；新发生的中枢神经异常或视觉障碍。我国的妊娠期高血压发病率为 5.22％。随着我国"二孩"政策的实施，高龄产妇的增加，妊娠期高血压疾病的发病率呈上升趋势。患妊娠期高血压疾病的孕妇发生先兆子痫、剖宫产、新生儿窘迫、围生期死亡、早产、低出生体重儿等的风险增加 1.3～7.7 倍。据流行病学调查研究显示，10％～25％ 的慢性高血压孕妇可发展为子痫前期。据世界卫生组织（WHO）统计，全球范围内每年有 5 万～6 万例患者死于子痫前期，子痫前期是导致孕产妇和围产儿高病死率的主要原因之一。子痫前期的病因及发病机制至今未完全阐明。因此，当妊娠 20 周后出现高血压突然升高，并伴有器官功能障碍时，应立即强化降压治疗。

（一）病例介绍

患者，女，37 岁 9 月。因"停经 27 周，血压增高 3^+ 月"于 11 月 20 日入院。患者平素月经周期规律。停经 40^+ 天，查尿妊娠试验阳性提示妊娠，出现恶心、呕吐等早孕反应。停经 2 月彩超证实宫内早孕，停经 3^+ 月早孕反应逐渐消失。孕 13^{+2} 周建卡，建卡时发现血压升高，为 143/100mmHg，遂予硝苯地平口服降压，定期产检及监测血压情况。患者患有系统性红斑狼疮 4 年，持续口服甲泼尼龙、羟氯喹治疗，定期在风湿免疫科随访。孕期多次行 24 小时血压监测，监测血压波动在 140～170/90～110mmHg。11 月 20 日产检时发现患者血压为 166/102mmHg，肝、肾功能有损害，遂收入院治疗。入院时血红蛋白 $109×10^9$/L，血小板 $90×10^9$/L，丙氨酸转氨酶 208U/L，天门冬氨酸转氨酶 149U/L，白蛋白 25.6g/L。胸腹超声：双侧胸腔及腹腔内未见明显积液，右肾集合部分离 1.1cm，右肾积水。胎儿系统性彩色多普勒超声检查：胎方位横位，双顶径（BPD）6.08cm，头围（HC）21.89cm，股骨长（FL）3.61cm（约孕 21^{+3} 周），腹围（AC）19.38cm，胎盘附着子宫前壁；厚度 2.5cm；成熟度 0 级。胎盘下缘距子宫颈内口；羊水 6.1cm。胎儿脐带：脐动脉 2 条，脐静脉 1 条，胎儿颈部未见脐带绕颈；脐动脉血流 S/D=3.81，有胎心胎动，胎心率 140 次/分，心律齐。

入院诊断：慢性高血压并发子痫前期，妊娠合并系统性红斑狼疮，妊娠期肝内胆汁淤积症，胆囊结石，妊娠合并轻度贫血，妊娠合并血小板减少，高龄初产妇，G_1P_0 27 周宫内孕横位单活胎。入院后予监测生命体征，观察病情变化；完善相关检查；予硝苯地平及拉贝洛尔降压、硫酸镁解痉、熊去氧胆酸护肝、地塞米松促胎肺成熟，口服甲泼尼龙、羟氯喹控制 SLE 等治疗。入院后血压波动在 115～156/78～95mmHg。11 月 24

日（孕27^{+4}周）血生化结果显示：丙氨酸转氨酶232U/L，天门冬氨酸转氨酶180U/L，白蛋白22.5g/L，血尿素15.59mmol/L，血肌酐115μmmol/L。B超提示：多次测量，脐动脉血流S/D=5.48，呈单峰，双侧胸腔未见明显液性暗区，平卧位探查：腹腔查见液性暗区，最深约3.6cm。提示患者肝、肾功能损害进一步加重，胎儿脐动脉血流S/D值进一步增高，继续妊娠前景不佳，交代病情及风险，但患者及家属依然强烈要求继续妊娠。11月29日（孕28^{+2}周），患者于06：00出现无明显诱因的胸闷症状，并突发呕吐咖啡样胃内容物约200ml，无头晕、头痛、眼花，测得血压为162/110mmHg，心率86次/分，呼吸20次/分，血氧饱和度96％～97％，胎心率118次/分，持续胎监显示胎心变异不佳，胎心率基线逐渐下降至105～109次/分，考虑胎儿宫内窘迫可能，患者及家属理解病情及风险，要求急诊剖宫产。于当日在全麻下行"子宫下段横切口剖宫产术"，术中出血量400ml，术中输液1000ml，尿量150ml。新生儿体重790g，身长33cm，外观未见明显畸形，Apgar评分3-6-8，转新生儿科住院治疗。

产妇术后转入妇产科ICU治疗。ICU给予头孢曲松预防感染，拉贝洛尔及硝苯地平控制血压，硫酸镁解痉，缩宫素促进子宫收缩。术后第一天复查血常规示白细胞23.3×10^9/L，中性粒细胞百分比80.4％，血红蛋白68g/L，血小板97×10^9/L；生化示丙氨酸转氨酶130U/L，天门冬氨酸基转氨酶124U/L，白蛋白19g/L，血钠137.9mmol/L，血钾4.5mmol/L，血钙1.84mmol/L，血镁2.16mmol/L。患者因低蛋白血症，予以输注人血白蛋白；输注葡萄糖酸钙纠正低钙血症，予去白红细胞悬液1.5U静脉输注，维持血钾正常。输血后复查血常规示血红蛋白100g/L，凝血常规未见明显异常。术后第3天，患者病情平稳后由ICU转回病房，继续予硝平地平、拉贝洛尔口服降压，多糖铁复合物纠正贫血，羟氯喹控制SLE，定时监测血压等对症支持治疗。术后第7天，产妇一般情况可，血压控制基本正常，子宫收缩好，阴道恶露正常，于12月6日康复出院。

（二）护理

1. 病情观察

（1）高危因素的评估：患子痫前期的高危因素包括：①年龄≥40岁；②体质指数（BMI）≥28kg/m^2；③子痫前期家族史（母亲或姐妹）；④既往子痫前期病史，尤其是早发或重度子痫前期病史以及存在的内科病史或隐匿存在的疾病（包括高血压、肾脏疾病、糖尿病和自身免疫性疾病，如系统性红斑狼疮、抗磷脂抗体综合征等）；⑤初次妊娠；⑥妊娠间隔时间≥10年；⑦此次妊娠收缩压≥130mmHg或舒张压≥80mmHg（孕早期或首次产前检查时）；⑧孕早期24h尿蛋白定量≥0.3g或持续存在随机尿蛋白量≥＋＋；⑨多胎妊娠。该患者年龄37岁，初次妊娠且患有系统性红斑狼疮17年，高危因素均在此患者中体现。因此，在病史收集的过程中，若发现患子痫前期高风险的孕妇，应在病情观察和管理中对患者的生命体征、肝功能、肾功能及相关症状及体征予以重点关注。

（2）血压评估：高血压是诊断和治疗子痫前期的重要指标。血压测量是了解血压水平、诊断妊娠期高血压疾病，指导治疗、评估降压疗效以及观察病情变化的主要手段之一，因此测量血压应严格遵循以下标准执行：①环境：空间适当，温度适宜，环境安静，无噪音；②测量前准备：测血压前 30min 内不喝咖啡或酒，不剧烈活动，心绪平稳，排空膀胱，安静休息至少 5～10 分钟。根据患者臂围选择适合的袖带。③测量要求：常规测量上臂血压，不建议常规测量手腕血压或手指血压，建议初次测量两侧上臂血压（肱动脉处），以血压高的一侧作为血压测量的上肢。测量血压时袖带气囊位置应该与右心房水平同高，坐位时，右心房水平位于胸骨中部，第四肋水平。卧位时用小枕支托以使上臂与腋中线同高。袖带气囊中部放置于上臂肱动脉的上方，袖带边缘不要卷起，袖带的下缘在肘窝的上方 2～3cm。一般认为能塞进 2 个指头时为松紧适度。复测血压的间隔时间至少 4 小时。对于有严重高血压的患者，应连续观察血压。

（3）自觉症状评估：子痫前期表现为全身小动脉痉挛，全身各器官组织因缺血、缺氧而受到损害，患者出现相应的症状。医务人员应详细评估患者是否存在头痛、头晕、眼花、胸闷、恶心、呕吐、上腹不适、腹痛等症状。监测血压、尿蛋白，胎心、胎动等情况，以及时发现病情变化。当患者出现新发的强直性阵挛、局部或多部位的痉挛抽搐，并排除癫痫、脑动脉缺血和梗死、颅内出血等可能，应警惕子痫发作，一部分产妇在产后 48～72 小时或使用硫酸镁解痉时发生子痫。

（4）尿蛋白评估：尿蛋白是不可忽视的客观指标，是子痫前期的重要诊断指标之一，但不应是子痫前期的限定诊断条件。大量蛋白尿多与肾脏受累和肾脏疾病及自身免疫疾病有关。24 小时尿蛋白定量≥0.3g 或尿蛋白/肌酐≥0.3 或随机尿蛋白≥（＋）为病理状况。尿蛋白的多少与妊娠结局之间关系不大，大量蛋白尿（24 小时尿蛋白≥5g）不作为伴严重表现子痫前期的诊断指标。

（5）其他方面评估：包括血常规、尿常规、肝功能、肾功能、凝血功能、电解质、头颅 CT 或 MRI、腹部 B 超、超声心动图、眼底视网膜小动脉变化、胎儿 B 超、脐动脉血流、胎儿电子监护等。

2. 基础护理

（1）保证休息及睡眠：无症状的子痫前期患者可在家或住院治疗，保证充足睡眠（8～10 小时/天）。伴严重症状的子痫前期患者应住院治疗，住院治疗期间不建议绝对卧床休息。卧床时建议侧卧位休息。避免声、光等刺激，上床档保护。必要时睡前予地西泮 2.5～5mg 口服。

（2）饮食指导：保证充足的蛋白质和能量摄入，不推荐严格限制盐的摄入，注意补充维生素、钙、铁等。

（3）间断吸氧：可改善全身器官及胎盘的氧供。

3. 治疗

子痫前期的治疗目的是控制病情、延长孕周、保障母胎安全。治疗的基本原则是降压、解痉、镇静等，严密监测母胎情况，适时终止妊娠。

（1）降压治疗：子痫前期患者降压治疗目的在于延长孕周，预防心脑血管意外等严重母儿并发症。对于血压轻度升高的孕妇（血压<150/100mmHg）可密切观察，暂不

应用降压药物治疗。只有当收缩压≥150mmHg和（或）舒张压≥100mmHg或出现靶器官受损时方考虑应用药物降压治疗。对于血压明显升高但无靶器官损害的孕妇，将血压控制在150/100mmHg以下是合理的。对于收缩压≥160mmHg和（或）舒张压≥110mmHg的严重高血压必须使用药物降压治疗。目标血压：未并发脏器功能损伤者，收缩压控制在130～155mmHg，舒张压控制在80～105mmHg。并发脏器功能损伤者，收缩压控制在130～139mmHg，舒张压控制在80～89mmHg。为保证胎盘血流灌注，血压不建议低于130/80mmHg。降压药物选择的原则：对肾脏和胎盘－胎儿单位影响小，平稳降压。首选口服降压药，次选静脉降压药。可以联合用药。

常用的降压药：①β受体阻滞剂：拉贝洛尔是兼有α、β受体阻滞作用的药物，降压作用显著且不良反应较少，故可优先考虑选用；美托洛尔缓释剂，对胎儿影响很小，也可考虑选用，但需注意加强对胎儿的监测，警惕心动过缓与低血糖的发生。②钙通道阻滞剂：硝苯地平，研究显示妊娠早中期服用硝苯地平不会对胎儿产生不良影响，可用于妊娠早、中期患者。目前尚无关于氨氯地平、非洛地平、地尔硫卓、维拉帕米导致胎儿畸形的报道，但其对胎儿的安全性仍有待论证。新近研究发现，尼卡地平对于妊娠期高血压疾病患者也具有较好的疗效性与安全性。值得注意的是，孕妇服用钙通道阻滞剂可能会影响子宫收缩，临床中也需要给予关注。③甲基多巴：可兴奋血管运动中枢的α受体，抑制外周交感神经而降低血压，妊娠期使用效果较好。④硝酸甘油：作用于氧化亚氮合酶，同时扩张动、静脉，降低前后负荷，可用于合并心力衰竭和急性冠脉综合征，用于高血压急症的降压。⑤硝普钠：强效血管扩张剂，扩张周围血管壁使血压下降。由于药物能迅速通过胎盘进入胎儿体内，并保持较高浓度，其代谢产物（氰化物）对胎儿有毒性作用，不宜在妊娠期使用。分娩期或产后血压过高，应用其他降压药效果不佳时，可考虑使用。

（2）解痉治疗：硫酸镁是子痫前期患者预防子痫发作和控制子痫惊厥及复发的关键药物。关于子痫前期的硫酸镁应用在世界各国指南中不尽相同。控制子痫抽搐，静脉用药负荷剂量为4.0～6.0g，以保证达到一定的血药浓度；对于重度子痫前期和子痫发作后的预防子痫复发，负荷剂量可以为2.5～5.0g，依据孕妇个体和病情而定。维持剂量为静脉滴注1～2g/h；24小时硫酸镁总量25～30g。硫酸镁用药期间应每天评估病情变化，为避免长期应用对胎儿（婴儿）钙水平和骨质的影响，应及时评估病情，病情稳定者在使用5～7天后停用。用于重度子痫前期预防子痫发作，以及在重度子痫前期，尤其在早发重度子痫前期的期待治疗中，依据具体病情，必要时可以间歇性启用。引产和产时可以持续使用硫酸镁，但剖宫产术中应用要注意母体心功能。一般情况下，产后继续使用24～48小时，但是对于无规律产前检查的重症病例，以及早发重度子痫前期经历期待治疗的病例，最好依据产后各项变化指标的恢复情况，具体评估，酌情延长使用时间，预防产后迟发子痫前期、子痫。

（3）镇静治疗：镇静治疗可缓解患者的紧张、焦虑，改善睡眠，在用硫酸镁无效或有禁忌证时可用于预防和控制子痫。①地西泮：有镇静、抗惊厥、肌肉松弛作用，对胎儿及新生儿的影响较小；②冬眠药物：可广泛抑制神经系统，有助于解痉降压，控制子痫抽搐；③苯巴比妥：有镇静、抗惊厥、控制抽搐的作用，该药物可抑制胎儿呼吸，分娩前 6 小时慎用。

（4）利尿治疗：利尿剂在妊娠期高血压疾病治疗中的价值仍存在争议，不应常规使用。理论上讲，利尿剂可使孕妇血容量不足，并导致电解质紊乱。然而一项纳入 9 个随机试验共 7000 例妊娠妇女的荟萃分析显示利尿剂并不会对胎儿产生不利影响，并可使孕妇获益。据此，专家组建议妊娠前已服用噻嗪类利尿剂治疗的孕妇可继续应用。妊娠期间发生全身性水肿、急性心力衰竭或肺水肿者也可选用。

（5）促胎肺成熟：孕周小于 34 周的子痫前期患者，预计 1 周内可能分娩者应接受糖皮质激素促胎肺成熟的治疗。

（6）子痫处理流程：子痫发作时应预防患者坠地外伤、唇舌咬伤，须保持气道通畅，维持呼吸、循环功能稳定，密切观察生命体征、尿量（留置导尿管监测）等。避免声、光等一切不良刺激。硫酸镁是治疗子痫及预防复发的首选药物。脑血管意外是子痫患者死亡的最常见原因。当收缩压持续≥160mmHg、舒张压≥110mmHg 时要积极降压以预防心脑血管并发症。子痫患者抽搐控制后即可考虑终止妊娠。

4. 健康教育

（1）心理护理：向患者及家属讲解子痫前期的相关知识及母儿危害，促使孕妇定期产检、积极配合治疗。同时保持心情愉快，避免焦虑，以助于血压控制。

（2）健康指导：合理饮食，避免高脂、高盐饮食，增加优质蛋白质及富含丰富维生素、铁、钙、锌等食物的摄入。保证患者足够的休息，卧床时以左侧卧位为主。加强胎儿监护，指导患者自数胎动，识别不适症状及使用药物后的不良反应。指导母乳喂养、挤奶或回奶。

（3）出院指导：出院时嘱患者出院后立即到风湿免疫科继续治疗，继续服用降压药物，院外监测血压。若有异常，及时就诊。

（三）循证证据

中华医学会妇产科学分会妊娠期高血压疾病学组于 2015 年 10 月颁布《妊娠期高血压疾病诊治指南（2015）》。列出了子痫前期最基本的诊断标准，达到标准者即可做出子痫前期的诊断。美国妇产科医师学会（ACOG）"妊娠期高血压和子痫前期指南 2019版"，相较于 2013 版指南，在高危因素中增加了孕前 BMI＞30、抗磷脂抗体综合征和梗阻性睡眠呼吸暂停，将高龄从＞40 岁调整至≥35 岁，去除了子痫前期家族史。该指南关于预防子痫前期指出，具有超过一项高危因素（子痫前期病史、多胎、肾病、自身免疫性疾病、1 型或 2 型糖尿病、慢性高血压）或超过 2 项中危因素（初产、年龄≥35岁、BMI＞30、子痫前期家族史等）的女性，建议在 12～28 周间（最好在 16 周前）开始应用小剂量阿司匹林（81mg/d）预防子痫前期，并持续至分娩。

指南引导产科医生从多因素发病背景认识各类型妊娠期高血压疾病、子痫前期，提升临床医护人员对疾病和并发症的监测和处理能力。针对妊娠期高血压疾病应注意挖掘母体—胎盘—胎儿的发病背景信息，注意临床危险因素的识别和排查，加强对因干预和预防；防范重度高血压和重度子痫前期，防范子痫和各种严重并发症，有效控压和抗痉，掌握各类型妊娠期高血压疾病的对症处理方法。基于各地区条件和患者具体情况，综合处理。

（刘涛　卿秀丽）

第三节　妊娠期肝内胆汁淤积症

妊娠期肝内胆汁淤积症（intrahepatic cholestasis of pregnancy，ICP）是一种妊娠期特有的疾病，以不明原因的皮肤瘙痒、肝功能异常，但产后迅速消失或恢复正常为临床特点。主要导致围产儿死亡率增加等。

（一）病例介绍

患者，女，34 岁，汉族。以"停经、肝功能异常 37^{+1} 周"于 1 月 6 日 14：40 入院待产。末次月经：去年 4 月 21 日。预产期：1 月 26 日。孕妇平素月经正常，停经 1$^+$月，早孕反应明显，孕期否认接触放射性毒物等；孕 4$^+$ 月感胎动至今，定期进行产前检查。去年 8 月 11 日查甲功示促甲状腺激素（TSH）2.71μIU/ml，诊断为"亚临床甲状腺功能减退症"，给予口服左甲状腺素片治疗，12.5μg，qd。孕前检查肝功（去年 5 月 25 日）：ALT 209 U/L，AST 152 U/L，TBA 432.9 μmol/L，消化内科就诊后给予口服丁二磺酸腺苷蛋氨酸（思美泰）500mg，tid。去年 11 月 22 日查总胆汁酸 TBA 37.5 μmol/L，给予熊去氧胆酸片 250mg，qd 治疗，孕妇不规则服药，1 月 3 日复查肝功示 TBA 65.5μmol/L。入院停经 37^{+1} 周，核实孕周无误，无腹痛、阴道流血、流液，入院待产。否认高血压和糖尿病史，否认药物食物过敏史，否认手术外伤史，否认结核等传染病史，否认输血及血制品使用史，预防接种史不详。生育史：G$_7$P$_2$$^{+4}$，9 年前孕 7$^+$ 月早产一男活婴，现存，2 年前孕 7$^+$ 月早产一活婴，胎儿有腹水，出生后几小时死亡，两次妊娠均为 ICP（重度）；人工流产 4 次。家族史：否认家族及遗传疾病病史。

入院查体：T 36.5℃，P 95 次/分，R 20 次/分，BP 112/70mmHg。发育正常，营养中等，意识清楚，对答切题，步入病房，查体合作，无特殊气味。全身皮肤黏膜无黄染、淤点及淤斑，未见肝掌及蜘蛛痣，全身浅表淋巴结无肿大，头颅五官无畸形，眼球活动自如，角膜透明，巩膜无黄染，双侧瞳孔等大等圆，对光反射灵敏，眼底未查，耳廓无畸形，外耳道无脓性分泌物，乳突无压痛，听力好。入院诊断：妊娠期肝内胆汁淤积症（重度），亚临床甲状腺功能减退症，G$_7$P$_2$$^{+4}$37^{+1} 周宫内孕头位单活胎待产，胆囊结石。

（二）护理

1. 病情观察

（1）产前。监测胎心胎动，遵医嘱行胎监；孕周≥28 周且胎儿存活的孕妇每日吸氧 2 次，每次 30 分钟。指导孕妇自数胎动，每天早、中、晚分别左侧卧位 1h，时间相对固定更具可比性。正常胎动 3~5 次/小时，若 12 小时低于 10 次或逐日胎动下降大于 50％而不能恢复者，说明胎盘功能不足与胎儿缺氧，及时取左侧卧位、吸氧并通知医生。如胎儿出现缺氧指征，结合孕龄情况适时终止妊娠，防止出现胎死宫内。

（2）产时。

ICP 孕妇出现子宫收缩的时候，胎盘绒毛间隙内血流量会迅速减少，甚至出现血流中断，非常容易出现胎儿宫内窘迫，甚至死亡；同时经产道挤压会进一步增加胎儿缺氧状态。ICP 孕妇分娩期间，尽管无胎儿窘迫发生的迹象，护理人员也需将气管插管、氧气、新生儿抢救药品等准备充足，同时备好早产儿暖箱，一旦分娩时出现任何异常可及时实施抢救。若不宜自然分娩应征得患者及家属的理解，尽量采用剖宫产。手术过程中医生与护士应提早进入手术室，做好各项准备工作，在进行手术时，应对母婴予以密切监护，观察胎儿是否出现缺氧等异常现象。胎儿娩出后，应及时给予吸氧、保暖，并对新生儿生命体征予以密切监测。为了预防 ICP 患者因合并维生素 K 不足所致失血，应在术前做好交叉配血，术中及时输血，同时合理使用宫缩剂，减少失血量，确保患者安全。

（3）产后。

1）术后护理：患者手术结束回室按照剖宫产术后护理常规进行，严密监测产妇生命体征，检查子宫收缩情况，观察腹部伤口有无渗血，评估阴道流血量，保持管道固定妥善，引流通畅。落实基础护理，如会阴护理、皮肤护理、饮食护理及功能锻炼指导等，遵医嘱进行止血、抗感染、补液治疗。

2）新生儿护理：遵医嘱给予维生素 K_1 注射，防止颅内出血的发生。加强巡视，密切观察新生儿生命体征、哭声、神经反射、肤色、大小便等，指导产妇与家属母乳喂养的方法与注意事项。

2.基础护理

（1）饮食与休息护理：指导孕妇合理饮食，饮食宜清淡、易消化，以高热量、高蛋白、高维生素、低脂肪和足量碳水化合物的食物为主。禁止食用辛辣、刺激性食物，禁烟禁酒，或者避免长时间处于吸烟环境中。保障充足睡眠，以左侧卧位为宜，若因瘙痒影响睡眠质量，可遵医嘱予少量镇静剂。

（2）皮肤护理：因为患者存在皮肤瘙痒等症状，因此应指导孕妇保持良好的卫生习惯，选择宽松、舒适、透气及吸水性良好的纯棉衣服，保持床褥清洁干燥，保持皮肤清洁，养成良好的卫生习惯，勤换内衣裤，剪指甲，以免抓伤皮肤引起感染。禁用过热的水沐浴，勿使用肥皂擦洗皮肤。如瘙痒加重，指导其正确应用炉甘石洗剂涂擦止痒。

3.治疗

遵医嘱予口服熊去氧胆酸及思美泰等行保肝、降酶、降胆汁酸治疗，从而改善胎儿环境，延长胎龄，提高胎儿对缺氧的耐受性，改善妊娠结局。胎龄不足需及时应用地塞米松促胎肺成熟，进而防止发生早产儿呼吸窘迫综合征。

4. 健康教育

（1）心理护理：妊娠期肝内胆汁淤积症主要危及胎儿，使围产儿死亡率增高。在整个孕期及分娩期，孕产妇均会产生不同程度的紧张、焦虑等情绪。此时，护理人员应主动和患者沟通，向患者及其家属介绍有关疾病的知识，并讲解一些 ICP 治疗成功的案例，增强患者及其家属增强战胜疾病的信心。

（2）健康教育：采用视频、宣传册和培训讲座等方式向患者讲解疾病发生的机制、具体表现、治疗措施、生活注意事项等，以有效提高患者对疾病的认知，提高其治疗配合度。

（三）循证依据

由于妊娠期肝内胆汁淤积症的发病具有地区差异性，国外关于该疾病的相关指南较少，国际上尚无统一的诊治意见。我国是妊娠期肝内胆汁淤积症的高发国家之一，关于 ICP 的研究相对较多。中华医学会妇产科学分会在 2011 年、2015 年相继发布了两版 ICP 诊疗指南，对我国 ICP 的诊疗有重要指导意义。指南中规范了诊断标准、严重程度的判断及处理流程等。

具有 ICP 高危因素人群 ICP 的发病率明显提高，加强对高危因素的识别有助于提高对该疾病的诊断。比如，有慢性肝胆基础疾病；有 ICP 家族史，前次妊娠有 ICP 病史，再次妊娠复发率在 40%～70%；双胎妊娠；人工授精等。当接诊到该类孕妇时应提高警惕，加强筛查，一旦确诊按照指南进行处理。

ICP 孕妇会发生无任何临床先兆的胎儿死亡，因此，选择最佳的分娩时机和方式、获得良好的围产结局是 ICP 患者孕期管理的最终目的。关于 ICP 终止妊娠时机，至今没有良好的循证医学证据，终止妊娠的时机及方法需综合考虑孕周、病情严重程度及治疗后的变化趋势，遵循个体化评估的原则。

（王敏　刘秀萍）

第四节　下肢静脉血栓

深静脉血栓（deep venous thrombosis，DVT）即深静脉血管腔内出现血液非正常凝结，对管腔阻塞后导致静脉回流受限。根据血栓的形成部位、原因、结构及性质，可将血栓分为白色血栓、红色血栓、混合血栓、透明血栓，静脉血栓以红色血栓最常见，它主要由纤维蛋白和红细胞组成，发生在血液流速极度缓慢的部位或者血液停止部位。DVT 的病因包括血流缓慢、血液高凝状态、血管内膜损伤。其临床分期分为：急性期（发病后 14 天以内），亚急性期（发病 15～30 天），慢性期（发病大于 30 天）。

深静脉血栓好发于下肢，其中股静脉、髂静脉发病率较高。血栓位于小腿肌肉静脉丛时，Homans 征和 Neuhof 征呈阳性（患肢伸直，足突然背屈时，引起小腿深部肌肉疼痛，为 Homans 征阳性；压迫小腿后方，引起局部疼痛，为 Neuhof 征阳性），DVT

主要表现为患肢的突然肿胀、疼痛、软组织张力增高；活动后加重，抬高患肢可减轻，静脉血栓部位常有压痛。发病1～2周后，患肢可出现浅静脉显露或扩张。严重的下肢DVT患肢可出现股白肿甚至股青肿。股白肿为全下肢明显肿胀、剧痛，股三角区、腘窝、小腿后方均有压痛，皮肤苍白，伴体温升高和心率加快。股青肿是下肢DVT最严重的情况，由于髂、股静脉及其侧支全部被血栓堵塞，静脉回流严重受阻，组织张力极高，导致下肢动脉痉挛，肢体缺血；临床表现为患肢剧痛，皮肤发亮呈青紫色、皮温低伴有水疱，足背动脉搏动消失，全身反应强烈，体温升高，如不及时处理，可发生休克和静脉性坏疽。深静脉血栓形成后一旦栓塞脱落可随血流进入肺部引起肺栓塞，并导致慢性血栓栓塞性肺动脉高压或死亡，医护人员应高度重视。

因妊娠所致的生理性改变，导致下肢深静脉血栓成为妇女产后，尤其是剖宫产术后常见的并发症，并且增加了产褥期发生肺栓塞的危险。近些年来，随着我国计划生育政策的调整及生活饮食结构的改变，高龄孕妇人数逐年增多，以及辅助生殖技术的广泛运用等，妊娠期合并症、并发症，如妊娠期高血压疾病、糖尿病等发病率升高，这些都是深静脉血栓的高危因素，显著增加了产妇深静脉血栓的发病率及病死率。国外文献报道，产科深静脉血栓的发病率约为0.1%，而我国目前尚无基于全国数据的围生期血栓栓塞性疾病流行病学统计资料。近年对孕产妇的死亡原因进行分析后发现，剖宫产术后并发肺栓塞的发病率显著升高。因此，加强认识剖宫产对围手术期深静脉血栓发生发展的影响，对降低孕产妇的病死率具有重大的意义。

（一）病例介绍

患者，女，28岁11月，因"停经40^{+5}周，要求入院"于2019年10月4日入院待产。孕期无特殊，无心肺等重大疾病史，无传染病史，无手术史。入院时体温36.5℃，脉搏83次/分，呼吸20次/分，血压118/71mmHg，内科查体无特殊，偶有宫缩，无阴道流血、流液，胎心正常，可见右下肢静脉曲张。

入院后完善相关检查，初步诊断为"脐带绕颈一周，右下肢静脉曲张，G_1P_0 40^{+5}周宫内孕头位单活胎待产"。因骨盆测量正常，胎儿估重3500克，宫颈条件不成熟，Bishop评分小于6分，与孕妇和家属沟通后，10月5日行COOK球囊促宫颈成熟引产，夜间行胎监示：NST反应型，予盐酸哌替啶100mg＋盐酸异丙嗪25mg肌内注射，10月6日上午取出COOK球囊，静脉滴注小剂量缩宫素引产两天。10月8日19：10出现不规律宫缩，阴道有少许血性分泌物流出，但因"羊水Ⅲ度，患者及家属要求"在腰硬联合麻醉下行"子宫下段横切口剖宫产术"，手术顺利，术后患者安全返回病房。

10月9日下午，患者诉右下肢静脉曲张处疼痛，查体可见右下肢近腘窝处有一处4cm×3cm静脉曲张，压痛明显，皮温不高，肢体可活动，行四肢静脉彩超，提示右侧大隐静脉腘窝段及小腿上段查见迂曲扩张的分支，内见弱回声充填，考虑右侧大隐静脉血栓，遂请血管外科会诊，予依诺肝素钠6000IU，q12h皮下注射治疗，同时给予益母草、缩宫素促进子宫收缩。10月10日患处出现局部发热，查CRP示176mg/L，继续给予依诺肝素钠6000IU，q12h皮下注射抗凝治疗，并嘱患者及家属忌拍打、挤压局部忌跷二郎腿及剧烈活动患肢, 抬高患肢, 适当活动, 抗凝治疗两周后可减量依诺肝素钠0.4ml, qd。

10月12日, 患者生命体征平稳, 子宫收缩好, 阴道流血少, 腹部切口愈合良, 未发生血栓脱落, 出院后立即于外院血管外科门诊就诊。

(二) 护理

1. 病情观察

(1) 高危因素评估: 孕妇在妊娠期血液处于高凝状态, 术前术后6h内均禁止产妇饮水, 术中麻醉, 易导致产妇发生下肢肌肉麻痹; 产褥期产妇卧床时间较长, 血容量减少, 易导致产妇发生下肢静脉血栓。特别是已存在静脉曲张的产妇, 因手术原因和腹部切口疼痛, 较自然分娩后的产妇下床活动时间延迟, 活动较少, 可引起双下肢血流缓慢, 诱发血栓形成。

(2) 病情变化的监测: 病情的监测是医护工作的重点。需根据患者出现的症状、体征, 做出正确的判断。患者发生下肢DVT时, 应密切观察其生命体征变化, 患肢疼痛的时间、部位、程度、动脉搏动, 皮肤温度、色泽和感觉, 每日测量、比较并记录患肢不同平面的周径, 注意固定测量部位, 以便进行对比。进行抗凝治疗期间观察患者有无牙龈出血、鼻衄、皮肤淤斑、眼结膜出血、阴道流血等不良反应。患者如出现胸痛、呼吸困难、血压下降等异常情况, 提示可能发生肺动脉栓塞。

2. 基础护理

(1) 休息与缓解疼痛: 急性期嘱患者10月10—14日内绝对卧床休息, 床上活动时避免动作幅度过大; 禁止热敷、按摩患肢, 以防血栓脱落。患肢宜高于心脏水平的20～30cm, 以促进静脉回流并降低静脉压, 减轻疼痛与水肿。必要时遵医嘱给予镇痛药物。

(2) 体位: 患肢宜高于心脏水平20～30cm, 膝关节微屈, 可行足背伸屈运动。恢复期患肢逐渐增加运动量, 如增加行走距离和锻炼下肢肌肉, 以促进下肢深静脉再通和侧肢循环的建立。

(3) 饮食护理: 宜进食低脂、富含纤维素的食物, 以保持大便通畅, 尽量避免排便困难引起的腹内压增高影响下肢静脉回流。

3. 治疗

(1) 快速反应: 尽早识别症状并配合医生处理。积极并密切观察患者生命体征、症状、患肢情况, 发现异常及时汇报医生, 包括产科医生 (包括三线医生、二线医生、一线医生、住院总、值班医生等)、ICU医生, 及时请血管外科医生会诊。管理通道、药物、液体。

(2) 正确使用药物: 遵医嘱给予患者抗凝、溶栓、抗感染、促进子宫收缩的药物。抗凝药物使用不当会引起产后大出血, 所以应该严格按照医嘱给药。当患者发生下肢深静脉血栓时，遵医嘱给予依诺肝素钠 6000IU，q12h 皮下注射，同时给予益母草、缩宫素，促进子宫收缩。注意给药的时间、剂量、给药方式（依诺肝素钠皮下注射，禁止肌内注射）。

4. 健康教育

（1）心理护理：患者因患肢肿胀、疼痛、不能下床活动、治疗时间长而担心预后，易产生焦虑和悲观情绪，护理中应注意观察患者情绪变化，建立良好的护患关系，向患者介绍下肢深静脉血栓的病因、治疗方案、预后及注意事项。

（2）出院指导：指导患者正确使用弹力袜以减轻症状，避免久坐及远距离行走，当患肢肿胀不适时，及时卧床休息，并抬高患肢高于心脏水平 20～30cm。鼓励患者加强日常锻炼，促进静脉回流，预防静脉血栓形成，避免膝下垫硬枕、过度屈髋、用过紧的腰带和穿紧身衣物而影响静脉回流。指导患者进食低脂、高纤维素食物；保持大便通畅，避免腹内压升高，影响下肢静脉回流；戒烟，防止烟草中尼古丁刺激引起血管收缩。出院后血管外科就诊，积极治疗。

（三）循证证据

英国皇家妇产科医师学会（ROCG）2015 年发布了 VTE 的诊疗指南。该指南是对 2009 年版本的更新，在孕前血栓风险评估、易栓症合并妊娠的诊疗、预防血栓形成的时机和持续时间，以及预防措施等方面做了更新，阐述更为详尽。我国目前尚缺少关于妊娠期及产褥期 VTE 的治疗指南。

该指南推荐，对所有女性在孕前或早孕期都应进行 VTE 相关风险的详细评估，对于因妊娠期合并症住院、产程中及分娩后的孕产妇，应再次予风险评估，若在产前阶段评分≥4 分，应考虑自早孕期起开始预防血栓；评分＝3 分者，应考虑自孕 28 周起预防血栓形成。在产后阶段若评分≥2 分，应考虑产后至少 10 天内预防血栓；若产褥期延长住院（≥3 天）或再入院应考虑预防血栓形成，具体的危险因素评分细则见表 8－4－1。

表 8－4－1　妊娠期及产褥期 VTE 的危险因素评分

危险因素	评分
既往存在的危险因素	
既往 VTE 史（除外与大手术相关的单发事件）	4
大手术相关的既往 VTE 史	3
高风险的血栓形成倾向	3
内科合并症，如癌症、心肺疾病、系统性红斑狼疮、肾病综合征、1 型糖尿病肾病病、镰状细胞病、炎性多关节病、炎症性肠病	3
亲属中不明原因的或与雌激素相关的 VTE 家族史	1

危险因素	评分
低风险的血栓形成倾向（无 VTE 史）	1
年龄＞35 岁	1
肥胖（BMI＞30kg/m² 或＞40kg/m²）	1 或 2
产次≥3 次	1
吸烟	1
静脉曲张	1
产科高危因素	
子痫前期	1
辅助生殖技术（仅产前）	1
多胎妊娠	1
急诊剖宫产	2
选择性剖宫产	1
中骨盆或旋转的手术助产	1
产程延长（＞24 小时）	1
产后出血（＞1000ml 或输血）	1
早产	1
死产	1
暂时性或潜在可逆的危险因素	
妊娠期或产褥期任何外科手术，如阑尾切除术、妊娠物残留行清宫术、产后绝育术、但除外产后即刻会阴修补术	3
妊娠剧吐、脱水	3
卵巢过度刺激综合征（仅早孕期）	4
感染（如肺炎、肾盂肾炎、产后伤口感染）	1
住院或卧床休息、制动≥3 天	—

来源：王丹. 剖宫产术后静脉血栓形成的预防［J］. 中国实用妇科与产科杂志，2019，35（2）：183-187.

　　在多种 VTE 危险因素中，高龄和肥胖等危险因素值得关注。由于饮食结构改变、社会精神压力及缺乏运动等原因，肥胖人数逐年增加。大量研究表明，肥胖是发生妊娠期 VTE 的危险因素，且危险程度随体重增加而升高。此外，由于我国计划生育政策调整，高龄孕产妇的比例也逐渐增大。有研究显示，35 岁以上孕妇患 VTE 的相对危险度增加约 2 倍。美国一项较大规模的队列研究发现，35～44 岁孕妇发生 VTE 的风险是25～34 岁非孕妇女的 2 倍；对于高龄孕妇，产前发生 VTE 的风险无明显差异，产后发生 VTE 的风险为 25～34 岁孕妇的 1.2 倍。因此，为了降低妊娠期及产褥期 VTE 的发生风险，应严格管理女性孕前和孕期的体重，鼓励女性在 35 岁之前生育。

《ACCP（2008 年）妊娠期静脉血栓的治疗指南》还建议对有 VTE 病史或存在家族史和其他危险因素的孕妇进行分层管理，若存在 2 项其他危险因素，则考虑自孕 28 周起开始预防血栓形成，若只存在 1 项其他危险因素，则考虑产后 10 天内开始预防血栓形成。一项关于妊娠期与非妊娠期 VTE 复发率的回顾性研究显示，妊娠期 VTE 复发率为 10.9%，非孕期为 3.7%，妊娠期相对风险为 3.5（95%CI：1.6~7.8）。另有研究发现，在妊娠相关的 VTE 中，遗传性易栓症占 20%~50%。因此，该指南推荐对有 VTE 病史的孕妇进行分层管理：①对于存在抗凝血酶缺乏或抗磷脂抗体综合征（antiphospholipid syndrome，APS）相关的 VTE 病史，以及 VTE 复发的孕产妇（通常长期口服抗凝药），产前及产后 6 周应予更高剂量 LMWH 预防血栓发生，同时应结合血液科专家的意见进行管理；②对于存在无明显诱因、特发性、与雌激素相关（包括含雌激素的避孕药或妊娠）或存在其他危险因素（除外手术）的原发性 VTE 病史的女性，应在整个产前阶段予 LMWH 预防血栓；③对于存在与手术相关且无其他危险因素的原发性 VTE 病史的女性，可自孕 28 周起预防性使用 LMWH，且需要严密监测其他危险因素的出现和发展。

除了本身存在一些血栓形成的高危因素且产前行预防性抗凝治疗的孕产妇外，目前我国剖宫产术后并不常规使用抗凝药物预防血栓形成。2015 英国皇家妇产科医师指南推荐，对于所有行剖宫产术的产妇应在术后 10 天内使用 LMWH 预防血栓形成。由于剖宫产术后产妇伤口疼痛及麻醉药物作用等因素，产妇短时间内无法下床活动，或活动量较小，血液长时间处于高凝状态，更易发生静脉栓塞及肺动脉栓塞。尤其是对于一些合并肥胖、妊娠期糖尿病、妊娠期高血压疾病、双胎妊娠、剖宫产史等危险因素的产妇。加拿大一项关于择期剖宫产及阴道分娩孕产妇死亡率及发病率的研究发现，择期剖宫产术后产妇发生 VTE 的风险至少是经阴道分娩产妇的 2 倍，而急诊剖宫产术后产妇发生 VTE 的风险是择期剖宫产术后产妇的 2 倍，是经阴道分娩产妇的 4 倍。国外一些规模较大的研究发现，剖宫产术后产妇发生 VTE 的相对风险为经阴道分娩产妇的 2~6.7 倍。但是，国内缺乏大规模临床研究的证据支持，是否对所有剖宫产术后产妇常规进行抗凝治疗尚存在争议。国外多项研究的结果发现，对于合并双胎、妊娠期高血压疾病、肥胖、高龄等血栓形成高危因素的孕产妇，只要不存在使用 LMWH 的禁忌，为了进一步改善孕产妇围生期结局，应推荐术后 10 天内使用 LMWH。2018 年美国妇产科医师学会指南也建议所有孕妇在剖宫产术前应用物理措施预防 VTE 发生，同时建议产妇术后早期下床活动，持续性应用物理预防方法直到可活动为止。对于高危产妇，建议联合充气加压装置和药物预防血栓，因术后 6~12 小时发生出血的风险大大降低，即可开始预防用药，并持续用药至产妇完全离床活动（除外存在显著 VTE 危险因素需要抗凝 6 周的高危人群）。

2015 年英国皇家指南还强调，当前不推荐在孕期及哺乳期使用非维生素 K 拮抗剂口服抗凝。目前尚无关于妊娠期使用阿司匹林预防血栓的对照研究，但对非妊娠期术后住院患者的研究发现，与肝素相比，每日口服 300 mg 阿司匹林对预防深静脉血栓形成的作用较小。对老年女性的研究也显示，低剂量阿司匹林预防 VTE 的效果与安慰剂相比较无差别。因此，不推荐阿司匹林用于妊娠期女性预防 VTE。此外，对于存在药物禁忌证的患者，可考虑使用弹力袜预防血栓形成。

尽管 2015 年英国皇家医师学会发布的指南在妊娠期及产褥期 VTE 的治疗与预防方面做出了完善且详细的描述，但高级别证据支持的推荐意见较少。因此仍需要更多的随机对照、多中心、前瞻性的循证医学证据来确定最优的诊疗方案及预防措施。与此同时，指南采用的循证医学证据多来自欧美等发达国家，来自中国等发展中国家的循证医学证据甚少。我国作为一个人口大国，育龄妇女人群庞大，应对妊娠期及产褥期 VTE 给予足够的重视，进一步提高临床和基础研究水平，为妊娠期及产褥期 VTE 的预防及诊疗提供高质量、可靠的临床证据。

（荆文娟　杜娟）

第九章　妊娠合并内外科疾病

第一节　妊娠合并窦性心动过缓

成人窦性心律，心率低于 60 次/分，称为窦性心动过缓。妊娠期发生的窦性心动过缓称为妊娠合并窦性心动过缓，临床上多诊断为"妊娠合并心律失常"。妊娠合并窦性心动过缓如心率≥50 次/分，且无症状者，无须治疗。

窦性心动过缓的病因包括：

（1）心外病因：大多通过神经（主要为迷走神经兴奋）、体液机制经心脏外神经而起作用，或是直接作用于窦房结而引起窦性心动过缓。

（2）窦房结功能受损：指窦房结受损（如炎症、缺血、中毒或退行性变等损害）而引起的窦性心动过缓。此外，可见心脏受损，如心肌炎、心包炎、心内膜炎、心脏病、心肌梗死、心肌硬化等。也可能为一过性的窦房结炎症、缺血及中毒性损害所致。

（3）急性心肌梗死：窦性心动过缓的发生率为 20%～40%，在急性心肌梗死发病早期发生率最高（特别是下壁梗死）。

窦性心动过缓一般无明显的临床表现，部分患者可有头晕、胸闷等。心脏听诊心率慢而规则。辅助检查心电图的特征为窦性 P 波规律出现，P－P 间期>1.0 秒。

依据美国纽约心脏病协会（NYHA）对心功能的分级标准对患者心功能状态进行评级：Ⅰ级：诊断有心脏病，但心脏活动量受病症影响不明显，一般不引起呼吸困难、心悸、疲乏、心绞痛等症；Ⅱ级：患者体力活动受到一定限制，安静休息时无任何自觉症状，体力活动过剧时会出现呼吸困难、心悸、疲乏、心绞痛等症；Ⅲ级：体力活动明显受限，轻微活动后也有可能会引起上诉症状；Ⅳ级：不能从事任何体力活动，休息时出现心衰症状。

（一）病例介绍

患者，女，31 岁，因"停经 39^{+2} 周，见红 1 天，规律腹痛 3$^+$ 小时"于 12 月 21 日 18：35 入院。孕妇于 15^{+6} 周在我院建卡，定期产检，未见明显异常。孕 4$^+$ 月至今感胎动正常。孕 24$^+$ 周行系统彩超时提示：疑似边缘性脐带插入，定期复查均提示疑边缘性脐带插入，无特殊处理。孕期心电图检查提示窦性心律不齐，24 小时动态心电图示窦性心律不齐，房性早搏：6 次/24 小时，T 波改变，心脏彩超未见异常，无特殊症状。

患者于 12 月 21 日 15：00 开始规律宫缩，急诊入院后积极完善相关检查，辅助检查提示：胎方位 LOA，双顶径 9.53cm，头围 32.8cm，股骨长 7.18cm，腹围 32.94cm，羊水 5.5cm，羊水指数 16.7cm，脐动脉血流 S/D=2.07。骨盆出口测量：坐骨结节间径 8cm。胎儿估重 3000～3300g。可经阴道试产。告知孕妇及家属相关分娩风险。孕妇在严密监护下行导乐分娩，待产过程中心率波动于 52～64 次/分，孕妇无自觉症状。胎儿宫内情况良好。

孕妇于 12 月 21 日 23：08 娩出一活女婴，23：10 胎盘娩出。新生儿体重 2970g，身长 49cm，外观无明显畸形，新生儿 Apgar 评分 10－10－10。胎盘自然剥离，胎盘、胎膜剥离完整。未见宫颈、阴道裂伤及外阴、阴道水肿。分娩顺利麻醉满意。胎肩娩出后予缩宫素 20U 静滴，10％葡萄糖酸钙注射液 1g 静滴。胎盘娩出后子宫收缩稍差，轮廓欠清晰，出血稍多，立即予双合诊持续按压子宫，卡前列素氨丁三醇（欣母沛）250μg 肌内注射，经处理后子宫收缩转佳，阴道流血少。行常规缝合会阴侧切伤口。产程情况：分娩失血 320ml。血压 110/68mmHg，心率波动于 55～65 次/分，SpO$_2$ 95％～99％。分娩过程中母儿生命体征平稳，生产顺利。

因患者心电图提示窦性心律不齐，向患者及其家属交代病情及风险，尤其是产后心脑血管意外风险等，经治疗组讨论将该患者纳入疑难危重病案管理。

12 月 23 日，患者精神、饮食睡眠尚可，大小便正常；生命体征平稳，心肺未见明显异常，腹软，软产道无异常，子宫收缩好，恶露不多，予以办理出院。向患者及其家属详细交代出院注意事项。

（二）护理

1. 病情观察

密切观察患者呼吸、心率、心律的变化，若患者出现心悸、头晕、眼花或心律失常及时通知医生处理；妊娠期还必须密切观察胎心、胎监、宫缩及阴道有无流血、流液等情况，胎儿心电监护能动态地了解胎儿在宫内的状态，以便病情发生变化时得到及时处理。

2. 基础护理

（1）休息和活动：合理的运动锻炼能促进侧支循环的建立，提高体力活动的耐受而改善症状，最大活动量以不发生心绞痛症状为度，要避免屏气用力动作（如排便时过度屏气）。活动中一旦出现异常情况，应该立即停止活动

（2）饮食护理：给予低热量、低脂肪、低胆固醇和高纤维的饮食，避免饱食，禁抽烟，避免食物过硬及不易消化、避免有刺激性的食物。

（3）心理护理：嘱患者保持情绪稳定，夜间如果入睡困难可以给予镇静药物帮助入睡。保证患者充分的休息和睡眠。

3. 治疗

（1）药物治疗。患者由于心率很慢可使心排血量明显下降而影响心、脑、肾等重要脏器的血液供应，症状明显，此时应使用阿托品（静脉注射 0.5～1.0mg，按需给药，每 1～2 小时一次，最大用量为 2.0mg），甚至可用异丙肾上腺素静脉滴注（1mg 加入 5％葡糖糖液 50ml 中缓慢静滴，根据心率快慢调整剂量），以提高心率。亦可口服氨茶碱 0.1g，tid。患者使用阿托品时常有口干、眩晕，严重时出现瞳孔散大、皮肤潮红、心率加快等不良反应，应密切观察，如有不适立即通知医生并及时处理。

（2）孕期管理。

1）终止妊娠：对于不适宜妊娠的心脏病孕妇，劝导其在妊娠 12 周前行人工流产。

2）孕期保健：定期产前检查，一般妊娠 20 周前 2 周 1 次，妊娠 20 周后每周一次，或按病情随诊及家庭访视。出现早期心力衰竭及妊娠 36～38 周者应住院治疗及待产。指导孕妇预防上呼吸道感染、口腔炎、泌尿生殖系统感染。介绍妊娠合并心脏病的相关知识，使产妇和家属配合治疗及护理。根据孕妇情况制订避免诱发心力衰竭的措施

（3）分娩期护理：产妇各项条件正常，可以在严密监护下阴道试产。第一产程：安慰剂鼓励产妇，消除紧张情绪。无痛分娩者适当应用地西泮、哌替啶等镇静剂。产程开始后立即给予抗生素预防感染。分娩过程可给予半卧位，持续吸氧，同时需持续进行心电监护，严密监测患者的自觉症状、心肺情况。避免产程过长。第二产程：要避免用力屏气增加腹压，应行会阴切开术、必要时行胎头吸引术或产钳助产术，尽可能缩短第二产程。第三产程：胎儿娩出后，立即在产妇腹部放置 1kg 重的沙袋持续加压 24h，防止腹压骤减而诱发心力衰竭。做好新生儿抢救准备工作。

（4）产褥期护理：产后 24 小时产妇必须静卧，注意保暖，备氧气，遵医嘱给予镇静剂。遵医嘱继续使用抗生素，预防感染。产后 72 小时严格监测心率、心律、呼吸、血压、体温变化，详细记录出入液量。注意识别早期心力衰竭症状。补液量每日不超过 1500ml，滴数控制在 30 滴/分。注意子宫收缩及阴道流血情况。嘱产妇及时排空膀胱，以免发生产后出血。注意观察会阴部切开情况（手术的观察腹部切开情况）。每日会阴冲洗 2 次。饮食宜清淡、易消化，少食多餐，防便秘，以免因用力排便引起心力衰竭。心功能Ⅰ～Ⅱ级者及此次分娩未发生心力衰竭者，可以母乳喂养，心功能Ⅲ级以上者应及时回乳，行人工喂养。

4. 健康教育

（1）心理护理：首先解除孕妇心理应激引起的心律失常，尤其是无器质性心脏病变的心律失常，认真听从孕妇主诉，给予针对性心理护理。耐心地与孕妇交流，了解并满足其需求。介绍成功病例，增强其信心。向孕妇宣传优生优育知识，鼓励孕妇，减轻其紧张、恐惧、焦虑等负面情绪。产后 72 小时内回心血量骤然增多时，应预防心力衰竭的发生。安抚产妇情绪，避免产妇烦躁和紧张，必要时使用镇静剂，并指导产妇休息，持续心电监护。告知家属保持病房安静，严格控制家属探视时间及人数。

（2）出院指导：注意休息及饮食，避免过度劳累及便秘；注意防止感染，尤其是上呼吸道感染；保持情绪稳定，避免过分激动；注意避孕，告知选择适当避孕方式；教会

产妇及家属母乳喂养方法，指导其新生儿护理技能；保持会阴部清洁，观察阴道恶露情况，产褥期禁盆浴、禁性生活；定期产后复查。

（三）循证证据

中华医学会妇产科学分会发布的《妊娠合并心脏病的诊治专家共识（2016）》指出，恶性心律失常是指心律失常发作时导致患者的血流动力学改变，出现血压下降甚至休克，心、脑、肾等重要器官供血不足，是导致孕妇猝死和心源性休克的主要原因。常见恶性心律失常有病态窦房结综合征、快速房扑和房颤、有症状的高度房室传导阻滞、多源性频发室性早搏、阵发性室上性心动过速、室性心动过速、室扑和室颤等类型，窦性心动过缓虽然在孕产妇中较为常见，但并不属于恶性心律失常的范畴。妊娠期和产褥期恶性心律失常多发生在原有心脏病的基础上，少数可由甲状腺疾病、肺部疾病、电解质紊乱和酸碱失衡等诱发。妊娠期恶性心律失常可以独立发生，也可以伴随急性心衰发生，严重危及母亲生命，需要紧急抗心律失常等处理。

恶性心律失常的处理原则：针对发病的诱因、类型，血流动力学变化，对母儿的影响，孕周等综合决定终止心律失常的方式，同时，防止其他并发症，病情缓解或稳定后再决定其长期治疗的策略。目前没有抗心律失常药物在孕妇中使用情况的大样本量临床研究，孕期使用必须权衡治疗获益与潜在的毒副作用，尤其是对于需要长期使用抗心律失常药物的孕妇，选择哪一类药物、什么时候停药，须结合患者心律失常的危害程度和基础心脏病情况而定。对于孕前即存在心律失常的患者，建议孕前进行治疗。

专家共识指出，对于大部分妊娠合并心动过缓能够妊娠的患者，处理措施包括以下几点：

1. 孕前准备和指导

（1）告知妊娠风险：尽管有些患者妊娠风险分级属Ⅰ～Ⅲ级，但仍然存在妊娠风险，可能在妊娠期和分娩期出现病情加重或者严重的心脏并发症，危及生命。因此，要充分告知其妊娠风险并于妊娠期动态进行妊娠风险评估。

（2）建议孕前心脏手术治疗：对于有可能行矫治手术的心脏病患者，应建议在孕前行心脏手术治疗，尽可能纠正心脏的结构及功能异常，如先天性心脏病矫治术、瓣膜球囊扩张术、瓣膜置换术、起搏器置入术、射频消融术等，术后由心脏科、产科医生共同行妊娠风险评估，患者在充分了解病情及妊娠风险的情况下再妊娠。

（3）补充叶酸：0.4～0.8mg/d，或者含叶酸的复合维生素；纠正贫血。

（4）遗传咨询：有条件时应给予先天性心脏病或心肌病的妇女提供遗传咨询。

2. 孕期母亲保健

（1）产前检查的频率：妊娠风险分级为Ⅰ～Ⅱ级且心功能Ⅰ级的患者，产前检查频率同正常妊娠妇女，进行常规产前检查。妊娠风险分级增加者，应缩短产前检查的间隔时间，增加产前检查次数。

（2）产前检查内容：除常规的产科项目外，还应注重患者心功能的评估，注意询问患者的自觉症状，如是否有胸闷、气促、乏力、咳嗽等，观察下肢有无水肿，加强心率（律）和肺部听诊。酌情定期复查血红蛋白、心肌酶学、CT、脑钠肽（BNP）或氨基末端脑钠肽（NT－proBNP）、心电图（或动态心电图）、心脏超声、血气分析、电解质等，复查频率根据疾病性质而定。

（3）联合管理：产科医生和心脏内科或心脏外科医生共同评估患者心脏病的严重程度及心功能。疾病严重者要充分告知母儿风险，严密监测心功能，促进胎肺成熟，为可能发生的医源性早产做准备。及时转诊：各级医院按"就诊医院级别"要求分层进行心脏病患者的诊治，并及时和规范转诊（表9－1－1）。

表9－1－1　心脏病妇女妊娠风险分级及分层管理

妊娠风险等级	疾病种类	就诊医院级别
Ⅰ级（孕妇死亡率未增加，母儿并发症未增加或轻度增加）	无合并症的轻度肺动脉狭窄和二尖瓣脱垂；小的动脉导管未闭（内径≤3 mm） 已手术修补的不伴有肺动脉高压的房间隔缺损、室间隔缺损、动脉导管未闭和肺静脉畸形引流 不伴心脏结构异常的单源、偶发的室上性或室性早搏	二、三级妇产科专科医院或者二级以上综合性医院
Ⅱ级（孕妇死亡率轻度增加或者母儿并发症中度增加）	未手术的不伴有肺动脉高压的房间隔缺损、室间隔缺损、动脉导管未闭 法洛四联征修补术后且无残余的心脏结构异常 不伴心脏结构异常的大多数心律失常	二、三级妇产科专科医院或者二级及以上综合性医院
Ⅲ级（孕妇死亡率中度增加或者母儿并发症重度增加）	轻度二尖瓣狭窄（瓣口面积＞1.5 cm²） Marfan综合征（无主动脉扩张），二叶式主动脉瓣病，主动脉疾病（主动脉直径＜45 mm），主动脉缩窄矫治术后 非梗阻性肥厚型心肌病 各种原因导致的轻度肺动脉高压（＜50 mmHg） 轻度左心功能障碍或者左心射血分数40%～49%	三级妇产科专科医院或者三级综合性医院
Ⅳ级（孕妇死亡率明显增加或者母儿并发症重度增加；需要专家咨询；如果继续妊娠，需告知风险；需要产科和心脏科专家在孕期、分娩期和产褥期严密监护母儿情况）	机械瓣膜置换术后 中度二尖瓣狭窄（瓣口面积1.0～1.5 cm²）和主动脉瓣狭窄（跨瓣压差≥50 mmHg） 右心室体循环患者或Fontan循环术后 复杂先天性心脏病和未手术的紫绀型心脏病（氧饱和度85%～90%） Marfan综合征（主动脉直径40～45 mm）；主动脉疾病（主动脉直径45～50 mm） 严重心律失常（房颤、完全性房室传导阻滞、恶性室性早搏、频发的阵发性室性心动过速等） 急性心肌梗死，急性冠状动脉综合征 梗阻性肥厚型心肌病 心脏肿瘤，心脏血栓 各种原因导致的中度肺动脉高压（50～80 mmHg） 左心功能不全（左心射血分数30%～39%）	有良好心脏专科的三级甲等综合性医院或者综合实力强的心脏监护中心

妊娠风险等级	疾病种类	就诊医院级别
Ⅴ级（极高的孕妇死亡率和严重的母儿并发症，属妊娠禁忌证；如果妊娠，须讨论终止问题；如果继续妊娠，需充分告知风险；需由产科和心脏科专家在孕期、分娩期和产褥期严密监护母儿情况）	严重的左室流出道梗阻 重度二尖瓣狭窄（瓣口面积<1.0 cm²）或有症状的主动脉瓣狭窄 复杂先天性心脏病和未手术的紫绀型心脏病（氧饱和度<85%） Marfan综合征（主动脉直径>45 mm），主动脉疾病（主动脉直径>50 mm），先天性的严重主动脉缩窄 有围产期心肌病史并伴左心功能不全 感染性心内膜炎 任何原因引起的重度肺动脉高压（≥80 mmHg） 严重的左心功能不全（左心射血分数<30%）； 纽约心脏病协会心功能分级Ⅲ～Ⅳ级	有良好心脏专科的三级甲等综合性医院或者综合实力强的心脏监护中心

来源：林建华，张卫社，张军，等. 妊娠期合并心脏病的诊治专家共识（2016）[J]. 中华妇产科杂志，2016，51（6）：401-409.

（3）终止妊娠的时机：心脏病妊娠风险分级Ⅰ～Ⅱ级且心功能Ⅰ级者可以妊娠至足月，如果出现严重心脏并发症或心功能下降则提前终止妊娠。心脏病妊娠风险分级Ⅲ级且心功能Ⅰ级者可以妊娠至34～35周终止妊娠，如果有良好的监护条件，可妊娠至37周再终止妊娠；如果出现严重心脏并发症或心功能下降则提前终止妊娠。心脏病妊娠风险分级Ⅳ级但仍然选择继续妊娠者，即使心功能Ⅰ级，也建议在妊娠32～34周终止妊娠；部分患者经过临床多学科评估可能需要在孕32周前终止妊娠，如果有很好的综合监测实力，可以适当延长孕周；出现严重心脏并发症或心功能下降则及时终止妊娠。心脏病妊娠风险分级Ⅴ级者属妊娠禁忌证，一旦诊断需要尽快终止妊娠，如果患者及家属在充分了解风险后拒绝终止妊娠，需要转诊至兼具综合诊治和抢救能力的医院进行治疗，综合母儿情况适时终止妊娠。

3. 胎儿监测

（1）胎儿心脏病的筛查：先天性心脏病患者的后代发生先天性心脏病的风险为5%～8%，如发现胎儿有严重复杂心脏畸形，可以尽早终止妊娠。①有条件者孕12～13⁺⁶周行超声测量胎儿颈部透明层厚度（NT），NT在正常范围的胎儿先天性心脏病的发生率为1/1000。②先天性心脏病患者，有条件者孕中期进行胎儿心脏超声检查，孕20～24周是进行胎儿心脏超声检查的最佳时机。常规筛查胎儿畸形时发现可疑胎儿心脏异常者应增加胎儿心脏超声检查。胎儿明确有先天性心脏病，并且继续妊娠者，建议行胎儿染色体检查。

（2）胎儿并发症的监测：胎儿生长发育以及并发症的发生与母体心脏病的种类、缺氧严重程度、心功能状况、妊娠期抗凝治疗、是否出现严重心脏并发症等密切相关。常见的胎儿并发症有流产、早产、胎儿生长受限、低出生体重儿、胎儿颅内出血、新生儿窒息和新生儿死亡等。①胎儿生长发育的监测：鼓励孕妇多休息、合理营养，必要时可予营养治疗和改善微循环的治疗。及时发现胎儿生长受限，并积极治疗。②胎心监护：

孕 28 周后增加胎儿脐血流、羊水量和无应激试验（NST）等检查。③药物影响：妊娠期口服抗凝药的心脏病孕妇发生胎儿颅内出血和胎盘早剥的风险增加，应加强超声监测；应用抗心律失常药物者应关注胎儿心率和心律。

4. 哺乳

《妊娠期合并心脏病的诊治专家共识（2016）》中还提出心脏病妊娠风险分级Ⅰ～Ⅱ级且心功能Ⅰ级者建议哺乳。但考虑到母乳喂养的高代谢需求和产妇不能很好休息，对于疾病严重的心脏病产妇，即使心功能Ⅰ级，也建议人工喂养。华法林可以经乳汁分泌，长期服用者建议人工喂养。

（荆文娟　张静）

第二节　妊娠合并糖尿病（临产孕妇）

妊娠合并糖尿病有两种情况，一种为孕前糖尿病（pre-gestational diabetes mellitus，PGDM）的基础上合并妊娠，又称糖尿病合并妊娠；另一种为妊娠前糖代谢正常，妊娠期才出现糖尿病，称为妊娠期糖尿病（gestational diabetes mellitus，GDM）。妊娠合并糖尿病的孕妇 90％以上为 GDM，PGDM 者不足 10％。GDM 患者糖代谢异常大多于产后能恢复正常，但将来患 2 型糖尿病的机会增加。妊娠合并糖尿病对母儿均有较大危害，需引起重视。

妊娠可使既往无糖尿病的孕妇发生 GDM，也使原有的糖尿病前期患者病情加重。妊娠早期空腹血糖较低、应用胰岛素治疗的孕妇如果未及时调整胰岛素用量，部分患者可能会出现低血糖。分娩过程中体力消耗较大，进食量少，若不及时减少胰岛素用量，也容易发生低血糖。产后胎盘排出体外，胎盘分泌的抗胰岛素物质迅速消失，胰岛素用量应立即减少。

（一）病例介绍

患者，女，31 岁，因停经 40^{+2} 周，于 11 月 25 日入院待产。患者于我院建卡，定期产检。孕早期唐氏筛查提示低风险，孕中期自愿行无创产前基因检测（NIPT）提示低风险，甲状腺功能、肝肾功能、胎儿系统彩超、心脏彩超未见明显异常。孕中期OGTT 提示空腹血糖 5.2mmol/L，高于参考值，无多饮、多食、多尿等症状，进行饮食控制及适当活动后控制血糖满意。孕中晚期，无胸闷、气紧，无头晕、眼花，无皮肤瘙痒，无多食、多饮、多尿，无双下肢水肿。孕妇精神食欲佳，大小便正常，体重增加约 7.5 千克。孕妇系经产妇，3 年前经阴道分娩一活婴，现体健，第一次怀孕时诊断为妊娠期糖尿病。否认肝炎、结核及其他传染病史。无过敏，无外伤，无手术史，无输血史，无特殊病史。孕中期 OGTT 空腹血糖 5.2mmol/L，入院后完善相关检查，病员否认家族糖尿病史，孕期血糖未达到诊断妊娠合并糖尿病标准。入院诊断"妊娠期糖尿病

（A1 级），脐带绕颈一周，G_2P_1 40^{+2} 周宫内孕头位单活胎待产"。

孕妇入院检查阴道少量血性分泌物，无阴道流液，先露头，S−3，宫颈管居后位，质软，消退 90%，宫口容一指。内骨盆未见异常，坐骨结节间径 8.5cm。Bishop 评分 5 分。入院后第二天自然临产，于 11 月 28 日早上 7：00 开始出现规律宫缩，产妇产程进展顺利，待产过程中，使用分娩镇痛，只能饮入清饮料，每两小时监测血糖，血糖值分别是：7.1mmol/L、6.5mmol/L、6.0mmol/L。11 月 28 日 10：50 自然破膜，羊水清亮，量约 30ml，13：20 宫口开全，14：00 胎儿娩出，14：05 胎盘娩出，分娩新生儿：男，体重 3950g，身长 52cm，外观未见明显畸形，新生儿 Apgar 评分 10−10−10。

产后新生儿给予保暖，在出生后 30～60 分钟内进行母乳喂养，在第一次喂养后半小时，第二次、第三次喂养前监测血糖，均正常。产妇按照糖尿病饮食管理，空腹血糖均<5.1mmol/L，餐后两小时血糖均<6.3mmol/L，两天后顺利出院。

（二）护理

1. 病情观察

（1）高危因素的评估。妊娠期糖尿病的高危因素有：①孕妇因素，年龄大于 35 岁，糖耐量异常史；妊娠分娩史，不明原因死胎、死产、流产史、巨大儿分娩史，GDM史；家族史，糖尿病家族史；②本次妊娠因素，妊娠期发现胎儿大于孕周，羊水多，反复阴道查见假丝酵母菌。本案例中，孕妇系经产妇，第一次怀孕时诊断为妊娠期糖尿病，加之妊娠中晚期孕妇体内拮抗胰岛素样物质增加，如肿瘤坏死因子、瘦素、胎盘生乳素、雌激素、孕皮质醇和胎盘胰岛素酶等，使孕妇对胰岛素的敏感性随孕周增加而下降。为维持正常糖代谢水平，胰岛素需求量相应增加，对于胰岛素分泌受限的孕妇，因妊娠期不能代偿这一生理变化而使血糖升高，出现 GDM。

（2）母胎监护。孕期定期产检，并监测血糖、肾功能，定期行 B 超检查，了解有无胎儿畸形，监测胎头双顶径、羊水量、胎盘成熟度等。加强胎心监测，指导孕妇采取左侧卧位，掌握自我监测胎动的方法。了解胎儿宫内是否缺氧，尤其是在妊娠中晚期，应该加强监护力度，注意胎心率变化，是否存在胎心率晚期减速现象，做到及时处理，以避免胎儿窘迫及胎死宫内的发生。本案例中孕妇于本院建卡，定期产检，孕 28 周教会孕妇数胎动，每天数三次，早、中、晚各一次，每次数一小时，每次胎动不应少于 3 次，12 小时胎动不应少于 30 次。孕 32 周每周行 NST，监测胎儿宫内情况。

（3）血糖监测。产程中产妇的血糖情况决定了胰岛素用量和所选用的静脉输液种类（表 9−2−1）。维持小剂量短效胰岛素静脉滴注是获得理想的妊娠结局有效和可行的方法。临产前，应测空腹及餐后两小时血糖，血糖控制目标：空腹及夜间控制在 3.3～5.3mmol/L，餐后两小时血糖控制在 4.3～6.7mmol/L。临产后，每 2 小时测一次血糖。本案例孕妇待产过程中，血糖值分别是 7.1mmol/L、6.5mmol/L、6.0mmol/L。血糖>5.6mmol/L 时给予 0.5% 葡萄糖注射液 500ml＋胰岛素 4U 以 125ml/h 静脉泵入。

表 9-2-1　产程或手术中小剂量胰岛素的应用标准

血糖水平 （mmol/L）	胰岛素用量 （U/h）	静脉输液种类	配伍原则 （液体量＋胰岛素用量）
＜5.6	0	5％葡萄糖/乳酸林格液	不加胰岛素
≥5.6～7.8	1.0	5％葡萄糖/乳酸林格液	500ml＋4U
≥7.8～10.0	1.5	0.9％氯化钠注射液	500ml＋6U
≥10.0～12.2	2.0	0.9％氯化钠注射液	500ml＋8U
≥12.2	2.5	0.9％氯化钠注射液	500ml＋10U

注：静脉输液速度为 125ml/h

（4）产程观察：本案例孕妇在待产过程中，生命体征平稳，胎心、胎动正常，选择一对一导乐式陪伴分娩，缓解对分娩的恐惧和焦虑，自我放松后产程进展顺利。整个产程中血糖值在 5.6～7.8mmol/L，持续给予 5％葡萄糖注射液 500ml＋胰岛素 4U 以 125ml/L 静脉泵入。

第一产程潜伏期：①每 1 小时观察阴道流血、流液情况；②每 2～4 小时鼓励孕妇解小便；③监测生命体征，本案例中，孕妇临产后胎膜已破，每 2 小时测体温，且行分娩镇痛，持续心电监护，设置每半小时测量血压、心率、呼吸、血氧饱和度；④每 1 小时听诊胎心；⑤每 2 小时评估宫缩情况；⑥每 2～4 小时行阴道检查，评估宫颈位置、软硬度、胎先露下降情况、羊水情况。观察内容详细记录于病历中。

第一产程活跃期：①每 1 小时观察阴道流血、流液情况；②每 2 小时行阴道检查，；③每 15～30 分钟听诊胎心；④每 30 分钟评估宫缩；⑤一对一"导乐"式陪伴；⑥监测生命体征；⑦本案例中孕妇胎膜已破，不能下床活动，卧床休息，头部垫枕头，协助孕妇左侧、右侧卧位，以孕妇舒适为主；⑧家属持续床旁陪伴。

第二产程：宫口开全，进入分娩间，①根据需要进行阴道检查，评估胎头下降程度，羊水性状；②持续胎儿电子监护；③持续床旁心电监护；④必要时导尿，该孕妇在待产过程中每 4 小时自解小便一次，进入分娩间后膀胱区不充盈，暂未导尿。

第三产程：积极管理第三产程，胎儿娩出后静脉滴注缩宫素 20U 促进子宫收缩，预防产后出血，延迟断脐。本案例中孕妇第二产程配合用力较好，评估胎儿大小 3800g，骨产道无异常，软产道弹性较好，未做侧切，会阴Ⅰ度裂伤，常规缝合。胎盘娩出后检查软产道无裂伤，阴道流血正常。产妇自诉无头晕、眼花、心悸等不适。给予母婴保暖，协助母婴皮肤早接触和早吸吮。

第四产程：①每 15～30 分钟检查宫底高度和阴道流血情况，测血压、心率；除此以外，评估产妇的情绪、心理情况、疼痛，如有需要，可予产后镇痛治疗；鼓励产妇进食和休息，评估静脉血栓的风险，鼓励产妇活动；监测排尿情况。避免不必要的母婴分离。②新生儿监测：将新生儿皮肤擦干、保暖，并进行 Apgar 评分；注意新生儿体位，保持其呼吸道通畅。出生后 1 小时内监测体温，每 15 分钟观察新生儿皮肤颜色及反应；测量新生儿体重、身高；肌内注射维生素 K 1mg；提供乙肝疫苗接种；产后详细体格检查。本案例中产妇系妊娠期糖尿病患者，新生儿出生后第一次母乳喂养后半小时、第二次母乳喂养前、第三次母乳喂养前分别测血糖，血糖值分别是 3.5mmol/L、3.3mmol/L、3.7mmol/L，新生儿四肢暖和，肤色红润，反应可，持续母婴同室观察。

2. 基础护理

（1）血糖管理：GDM 孕妇的高血糖本身可降低胎盘对胎儿的血氧供应，高血糖和高胰岛素血症可使胎儿体内耗氧量加大而导致慢性缺氧、酸中毒，故产程延长将增加胎儿缺氧和感染的危险。本案例中，孕妇在整个分娩过程中由专人守护，观察产程进展，给予吸氧、左侧卧位和严密监测胎心变化。待产过程中因子宫收缩而消耗大量糖原，加上进食少，容易发生酮症酸中毒。每两小时测血糖一次，根据血糖值给予 5% 葡萄糖液 500ml＋胰岛素 4U 以 125ml/h 静脉泵入。既能保证待产过程中能量和营养需要，又能避免高血糖或饥饿性酮症出现。保证胎儿正常分娩。

（2）体位：本案例中孕妇待产过程中胎膜已破，且行分娩镇痛，卧床休息，不建议下床活动。头部垫枕头，以孕妇舒适为主，勤翻身，防治压力性损伤及接触性皮炎的发生。

（3）休息：产程中特别注意镇静、休息，鼓励孕妇自我放松，对潜伏期长，进展慢或疲乏的孕妇可遵医嘱给予镇静药物，以促进产程进展。孕妇行分娩镇痛，宫缩疼痛会得到缓解，可指导其于镇痛期间加强休息。

3. 治疗

（1）专人管理：产程观察处理决定了孕妇是否能顺利分娩。本案例中，待产过程中由助产士管理孕妇，观察产程进展，及时发现异常，及时处理。宫缩乏力时给予小剂量缩宫素加强宫缩。胎位异常时协助孕妇取左侧卧位或者右侧卧位，帮助胎儿旋转胎位；产道异常包括骨产道及软产道异常，以骨产道多见，产道异常使胎儿下降受阻，通过产科检查，评估孕妇骨盆大小与形态正常，结合产力、胎儿因素综合判定，可阴道试产。一对一导乐式陪伴能使孕妇了解更多分娩知识，帮助孕妇缓解对分娩的恐惧，放松身心。

（2）正确使用药物：目前大量研究表明，破膜后预防性使用广谱抗生素可降低孕产妇及新生儿的感染率。本案例中，产妇在待产过程中自然破膜，羊水清亮，查抗生素药物过敏试验阴性后给予生理盐水 100ml＋头孢西丁钠 2g，q8h 静脉滴注预防感染。待产过程中孕妇血糖值在 5.6~7.8mmol/L，持续给予 5% 葡萄糖液 500ml＋胰岛素 4U 以 125ml/L 静脉泵入，补充待产过程中消耗的体力。

（3）生活护理：本案例待产过程中孕妇胎膜已破，应预防感染，除了使用抗生素外，还应该给予 1∶20 碘伏擦洗外阴，每天两次，早晚各一次。并且为孕妇创造一个干净、整洁的环境，病房每天早晚开窗通风，每次三十分钟。物体表面用 500mg/L 的含氯制剂湿擦。将生活用品合理放置，保持床单元整洁。

4. 健康教育

（1）饮食指导：饮食治疗对任何类型的糖尿病患者都是重要且基础的措施，GDM

患者饮食控制原则为既能为母亲及胎儿提供必要的营养，又能控制血糖水平，糖尿病孕妇的饮食能量控制可适当放宽，以免胎儿营养不良或发生酮症而影响胎儿。饮食应定量、定时，以达到正常血糖水平而孕妇又无饥饿感为佳。本案例中，向孕妇及家属宣教饮食要多样化，每餐搭配高纤维素食品，保证各种维生素的摄入。每日可进 5～6 餐，忌糖制饮食，少食含碳水化合物较多的食物，如土豆、芋头、洋葱，多吃大豆制品和水分较多的茎叶类蔬菜、瓜果。可以吃但是必须限量的水果有苹果、梨、橘子，吃水果后相应减少主食量。

（2）运动指导：适当运动可以改善 GDM 孕妇葡萄糖耐受及减少对胰岛素的需求。本例中指导孕妇运动量不易过大，运动持续时间不宜过长，以孕妇感觉舒适为主，选择比较有节奏的运动项目，如散步等，避免进行剧烈运动。

（3）心理护理：由于对分娩知识缺乏和对疼痛的恐惧，孕妇和家属处于焦虑状态，与孕妇及家属沟通，讲解孕妇病情现状，为孕妇及家属解答疑惑，做好安慰和解释工作。减轻孕妇及家属焦虑，鼓励其配合各项治疗和护理措施。

（4）出院指导：该产妇出院 42 天门诊随访，复查 OGTT。患有 GDM 的女性至少每 3 年进行终身糖尿病筛查以检查是否患有糖尿病或处于糖尿病前期。如果打算再次妊娠，建议每年提前进行 OGTT 或 HbA1c 检查。发现患有糖尿病前期的女性需要进行生活方式干预咨询，以预防发展为 2 型糖尿病。

（三）循证证据

2015 年国际妇产科联合会发布关于妊娠期糖尿病诊断、管理和护理适用指南。2019 年加拿大妇产科医师协会（SDGC）指南建议所有妊娠妇女应在 24～28 周时对妊娠期糖尿病进行筛查，GDM 孕妇应连续超声评估胎儿的生长速度和羊水量，以评估妊娠期糖尿病血糖控制的有效性。GDM 孕妇应根据血糖控制和其他高危因素在妊娠 38～40 周选择性引产。

目前中国正面临巨大的糖尿病负担，中国 GDM 患病率高达 17.5%，我国于 2011 年发布了关于 GDM 的诊断标准，据此应在孕妇首次产前检查时进行空腹血糖测量或者 OGTT，以排除已存在的糖尿病。GDM 的诊断基于在怀孕 24～28 周之间完成 OGTT。一旦确诊为妊娠期糖尿病，须监测空腹及三餐后两小时血糖，可通过控制饮食及运动控制血糖。若血糖控制良好且无母儿并发症，严密监测下，妊娠 39 周后可终止妊娠。

（张金玲　朱敏　龙丽佳）

第三节　病毒性肝炎

病毒性肝炎是由肝炎病毒引起，以肝细胞变性坏死为主要病变的传染性疾病。致病病毒包括甲型肝炎病毒（hepatitis A virus，HAV）、乙型肝炎病毒（hepatitis B virus，HBV）、丙型肝炎病毒（hepatitis C virus，HCV）、丁型肝炎病毒（hepatitis D virus，

HDV)、戊型肝炎病毒（hepatitis E virus，HEV）5 种。病毒性肝炎是引起妊娠期妇女肝病及黄疸最常见的病因，妊娠合并病毒性肝炎的总发病率为 0.8%～17.8%，其中以 HBV 所致肝炎最为常见。而我国是乙型病毒性肝炎的高发国家，乙型病毒性肝炎在妊娠期更容易进展为重型肝炎，是引起我国孕产妇死亡的主要原因之一，致死率高达 60%～90%，对妊娠结局有显著影响。

HBV 主要经血液传播，但母婴传播也是其重要的传播途径。我国 HBV 感染者多于围生期或婴幼儿时期感染，其中分别有 90% 和 25%～30% 发展成慢性感染。在围生期感染（垂直传播）HBV，急性感染后转为慢性感染的概率是 70%～90%。影响 HBV 母婴传播的主要因素为 HBV DNA 水平。研究表明，HBV DNA 水平较高（$>10^6$ IU/ml）母亲所生的新生儿更容易发生母婴传播。

（一）病例介绍

患者，女，30 岁 4 月，因"停经 41^{+6} 周，核实孕周 41 周，要求入院待产"于 10 月 28 日入院。患者孕前已于外院确诊慢性乙肝病毒感染。孕 13 周于我院建卡，定期产检，未见明显产科异常。孕期乙肝病毒 DNA<100copy/ml。孕期产检无特殊。入院生命体征均正常，内科查体未见异常。

入院后完善相关检查，结合症状、体征及辅助检查结果，考虑入院诊断为：慢性乙肝病毒感染，G_1P_0 41 周宫内孕头位单活胎待产。专科情况：无宫缩，先露头，S-3，宫颈居中位，质软，消退 80%，宫颈松一指尖，内骨盆未见异常。坐骨节间径 8^+ cm，估计胎儿大小 3600g，可严密监护下经阴道试产。患者及家属表示理解病情及风险，选择阴道试产。

患者于 10 月 29 日 09：00 开始出现规律宫缩；10 月 29 日 19：24 分宫口开全；10 月 29 日 19：48 胎儿娩出，19：55 胎盘娩出。检查胎盘、胎膜完整，脐带未见异常。会阴 I 度裂伤，无宫颈裂伤及外阴、阴道血肿。新生儿：女，体重 3740g，身长 51cm。出生后遵医嘱予新生儿乙型肝炎免疫球蛋白 100IU 及重组乙型肝炎疫苗 10μg 肌内注射，无不良反应，向家属交代用药后注意事项。母亲分娩过程生命体征平稳。胎盘娩出后子宫收缩极差，轮廓不清，子宫下段及宫颈呈口袋状，出血汹涌，阴道流血 430ml。立即给予双合诊持续按压子宫，0.9%氯化钠注射液 100ml 加葡萄糖酸钙 1g 静脉输入，缩宫素 40U+平衡液 500ml 以 50ml/h 静脉泵入，氨甲环酸 1g 静脉滴注。子宫收缩仍差，阴道持续流血，继续给予麦角新碱 0.2mg 肌内注射。同时给予吸氧、保暖、心电监护，建立静脉双通道，合血备用，急查血常规、凝血常规。15 分钟后子宫下段收缩仍差，阴道仍持续少量流血，淋漓不尽。予卡前列素氨丁三醇 250μg 肌内注射并继续持续按压子宫。后子宫收缩转好，出血控制。产后情况：分娩失血 920ml；宫底于脐下一横指，子宫收缩好。产后两小时失血 20ml。

产后诊断：产后出血，慢性乙肝病毒感染，会阴 I 度裂伤，头位阴道分娩，G_1P_1 41^{+1} 周宫内孕头位阴道分娩一活婴。

产后予缩宫素促宫缩治疗，口服头孢克洛预防感染，口服多糖铁复合物（力蜚能）

补铁治疗。2019 年 10 月 31 日康复出院。

1. 病情观察

(1) 症状与体征：甲型肝炎病毒主要经消化道传播，一般不能透过胎盘屏障感染胎儿，潜伏期为 2～7 周，分娩过程中新生儿通过接触母体血液、吸入羊水等可致感染。乙型肝炎病毒可通过母婴垂直传播、产时及产后传播三种途径感染新生儿。潜伏期 6～20 个月，病程长，恢复慢。丙型肝炎潜伏期为 2～26 周。当母血清中检测到较高滴度 HCV-RNA 时，才会发生母婴传播。HDV 为缺陷病毒，需依赖 HBV 存在。潜伏期为 4～20 周，其传播途径与 HBV 相同。HEV 传播途径与 HAV 相似，潜伏期为 2～8 周。临床上感染肝炎病毒的孕妇常可出现不明原因的食欲减退、恶心、呕吐、腹胀、厌油等消化系统症状；部分患者有皮肤巩膜黄染、尿色深黄。重症肝炎则多见于妊娠晚期，起病急、病情重。

(2) 辅助检查：包括肝脏功能检查和病原学检查。前者主要丙氨酸转氨酶（ALT）和天门冬氨酸转氨酶（AST），其中 ALT 是反映肝细胞损伤程度最常用的敏感指标。凝血酶原时间活动度（prothrombin time activity percentage，PTA）正常值为 80%～100%，PTA<40% 是诊断重症肝炎的重要指标之一。

1) 血清病原学检查及其临床意义：

甲型病毒性肝炎：急性期患者血清中抗 HAV-IgM 阳性有诊断意义。

乙型病毒性肝炎：感染 HBV 后血液中可出现一系列有关的血清学标志物（表 9-3-1）。

丙型病毒性肝炎：血清中检测出 HCV 抗体多为既往感染，不可作为抗病毒治疗的依据。

丁型病毒性肝炎：急性感染时 HDV-IgM 阳性，慢性感染时 HDV-IgM 呈持续阳性。

戊型病毒性肝炎：HEV 抗原检测困难，而抗体出现晚，需反复检测。

表 9-3-1 乙型肝炎血清学标志物及其意义

项目	临床意义
HBsAg	HBV 感染特异性标志，见于乙型肝炎患者或无症状携带者
HBsAb	曾感染 HBV 或已接种疫苗，已产生免疫力
HBeAg	血中有 HBV 复制，其滴度反应传染性强弱
HBeAb	血中 HBV 复制趋于停止，传染性减低
HBcAb-IgM	HBV 复制阶段，出现于肝炎早期
HBeAb-IgG	主要见于肝炎恢复期或慢性感染

2) 影像学检查：主要是 B 超检查，必要时可行 MRI 检查，主要观察肝、脾大小，有无肝硬化、腹腔积液及肝脏脂肪变性等。

2. 基础护理

(1) 做好卫生宣教及隔离措施：人员需对孕产妇及其家属进行病毒性肝炎相关健康知识宣教，使其能够积极配合临床治疗与护理措施。收治病毒性肝炎孕妇，医院应设置隔离病室，并做好肝炎种类及传播途径标识。患者身份核实的手腕带及床头卡等物品需张贴隔离标识。指导家属将孕产妇所产生的垃圾放入黄色医疗垃圾袋，并做好病毒性肝炎垃圾标识。在进行患者转运的过程中，应在转运轮椅或平车上做好传染病隔离标识。患者所用物品均应使用 2000mg/L 含氯消毒剂浸泡，做好终末消毒，防止交叉感染。

(2) 妊娠期护理：①休息及饮食护理：肝炎患者在妊娠期应需注意保证充分休息，避免体力劳动。减少体能消耗，以促进肝的血流。在休息的同时需指导患者适当运动，妊娠合并病毒性肝炎患者最好的运动方法是室内运动或户外散步，注意避免剧烈运动。肝炎患者对蛋白质的需求远高于正常人，充足的蛋白质可促进肝细胞修复，预防病情进展。因此患者应加强营养，尤其增加优质蛋白、维生素、低脂肪食物等的摄入，如牛奶、蔬菜、瓜果、鱼类等。同时还应该注意富含粗纤维食物的摄入，以保持大便通畅。②自我监测：对患者进行健康知识宣教，告知其疾病的影响，便于随时对胎儿情况进行了解。教会孕妇进行自我胎动监测的方法，当胎动出现异常时，孕妇需及时到医院就诊，医生可根据孕妇具体情况给予对症处理，以确保母婴健康。③定期产检：严格遵医嘱进行产检，定期进行肝功能、肝炎相关指标检测，同时注意观察巩膜、皮肤黄染程度及意识等变化，以便及时判断病情发展情况。

(3) 分娩期护理：①密切观察产程进展：为产妇及家属提供舒适、安静的环境。加强对胎儿的监护，以预防和及时发现胎儿宫内窘迫。密切观察产程进展，防止并发症的发生。②凝血功能监测：孕妇进入分娩期后，为减少出血并加快胎盘剥离，体内凝血和纤溶功能发生生理性改变。但妊娠合并肝炎患者改变受阻，易发生产后大出血。为预防DIC，产前应遵医嘱使用纠正凝血的药物，如维生素 K_1 等，并密切观察用药反应。产前备好新鲜血液，以应对产时或产后大出血的情况。密切观察患者有无口鼻及皮肤黏膜出血的倾向，必要时根据情况建立静脉通道，做好补液及输血前准备等。③产程处理：严格执行操作，给予阴道助产，缩短第二产程，减少胎儿羊水接触时间，避免产妇体力过度消耗，减轻肝脏负担。当肩娩出后，应使用缩宫素行宫内注射及静脉滴注，加强子宫收缩，以预防产后出血、胎盘残留等并发症的发生。避免暴力接生引起软产道损伤及新生儿产伤，降低新生儿感染病毒性肝炎的概率。胎儿娩出后应做好病原学检查及肝功能检查。

(4) 产褥期护理：①预防产后出血：本案例患者在胎盘娩出后子宫收缩极差，引起产后出血。因此更应密切观察产妇子宫收缩及阴道流血情况，加强基础护理，做好出血量的评估。出血量的评估方法主要有称重法、目测法、休克指数法、血红蛋白测定等。针对本案例患者，称重会阴垫或卫生巾即可方便计算出血量。当产妇发生大出血时，应迅速给予心电监护及氧饱和度监测，观察并记录产妇的意识、生命体征、口唇、甲床及尿量，同时予以保暖。建立静脉双通道甚至多通道以进行补液治疗。②预防感染：妊娠合并病毒性肝炎患者肝脏在受损后解毒功能会明显降低，身体免疫力也会下降，加之本案例患者产后大量出血，容易被各类细菌感染。因此需要做好患者体温及全身症状的观察，注意患者实验室检查结果，遵医嘱使用抗生素。指导产妇及家属做好清洁卫生，接触新生儿及产妇前后均应执行手卫生程序，减少产妇感染的同时避免交叉感染。

3. 治疗

（1）减少 HBV 的母婴传播：妊娠中后期 HBV DNA 载量>$2×10^6$ IU/ml 的孕妇，可根据情况于 28 周开始使用替诺福韦、替比夫定或拉米夫定对症处理，建议于产后 1～3 个月停药。

（2）保肝治疗：对于妊娠合并重症肝炎的患者，遵医嘱给予保肝药物。严格控制蛋白质摄入量。严密观察患者有无性格改变、行为异常、震颤等肝性脑病前驱症状。

本案例患者产时因大量出血使用了麦角新碱及欣母沛等强制收缩子宫的药物。因此产后需密切观察患者有无恶心、呕吐、胃肠道反应及血压升高等药物不良反应，并做好对症处理，减轻患者症状，增加舒适感。继续遵医嘱为产妇提供保肝及病情观察。指导患者出院后应继续感染科随访，必要时医院就诊。

4. 健康教育

（1）心理护理：对待妊娠合并病毒性肝炎的患者，护理人员尤其应保持温和亲切的态度，向患者及家属说明病毒性肝炎的发病机制、传染机制等，使其了解消毒隔离是治疗所需。采用心理评估量表对患者的焦虑情绪进行评估，根据情况制订针对性的心理干预计划，必要时请心理咨询师进行对症心理治疗。医护人员在与患者沟通交流过程中应保持轻松愉悦的语气，避免增加患者心理负担，使其能够放下戒备，积极配合治疗和护理工作。

（2）喂养指导：以本案例的产妇为例，能否进行母乳喂养，取决于母乳喂养是否会增加新生儿感染 HBV 的风险。多项国际及国内研究均表明，HBV 母婴传播与喂养方式并无关系。婴儿的过度吸吮所导致的乳头皲裂等虽然会增加病毒进入新生儿消化道的机会，但并不增加感染概率。因此护理人员应该鼓励 HBV 感染的母亲进行母乳喂养，并做好产妇及家属进行母乳喂养的指导。对处于病毒性肝炎急性传染期或慢性乙型肝炎药物治疗期间的产妇，通常建议避免母乳喂养，以减少 HBV 的母婴传播。护理人员应向产妇及家属做好病情解释工作，对于拒绝母乳喂养的产妇，应做好人工喂养指导及回乳宣教。

（三）循证证据

2019 年，中华医学会感染病学分会组织相关领域专家共同制定了《中国乙型肝炎病毒母婴传播防治指南（2019 年版）》，以指导 HBV 母婴传播的防治。指南规范了乙型肝炎病毒母婴传播的防治流程（图 9－3－1）。

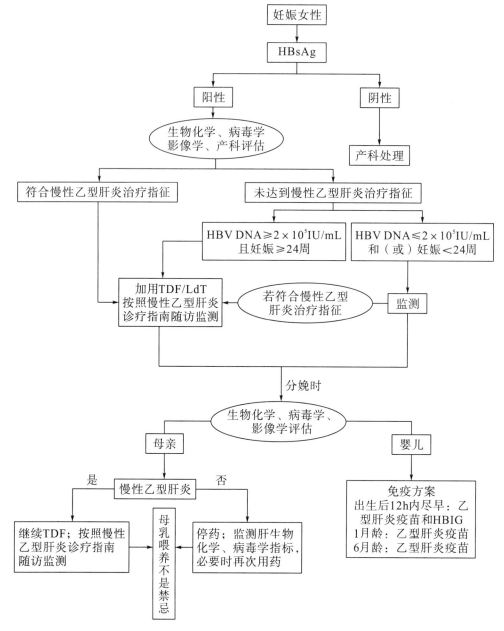

图 9-3-1　乙型肝炎病毒母婴传播防治流程①

注：HBsAg 为乙型肝炎病毒表面抗原；HBV 为乙型肝炎病毒；TDF 为富马酸替诺福韦二吡呋酯；LdT 为替比夫定；HBIG 为乙型肝炎免疫球蛋白

　　该指南针建议慢性 HBV 感染孕妇所生婴儿应在出生 12h 内尽早完成乙型肝炎疫苗和 100IU HBIG 的联合免疫，并在 1 月龄和 6 月龄分别接种第 2 针和第 3 针疫苗；所生早产儿或低出生体质量儿，若生命体征稳定则在出生 12 h 内尽早完成联合免疫，满 1

────────────
　　①　引自：中华医学会感染病学分会，GRADE 中国中心．中国乙型肝炎病毒母婴传播防治指南（2019 年版）[J]．中华临床感染病杂志，2019，12（5）：321-330．

月龄后，再按 0、1、6 个月的程序接种 3 针疫苗；若新生儿生命体征不稳定，应在生命体征平稳后尽早接种第 1 针疫苗。2015 年中国全科医学发布的《慢性乙肝防治指南》指出，新生儿在出生 12 h 内注射 HBIG 和乙肝疫苗后，可接受 HBsAg 阳性母亲的母乳喂养。

（赖薇　田玉梅）

第四节　妊娠合并 HIV 感染

艾滋病的全称为获得性免疫缺陷综合征（AIDS），是由人免疫缺陷病毒（HIV）感染引起的传染性疾病，其主要通过性和血液传播，病死率高。凶险性前置胎盘（PPP）指既往有剖宫产史，此次妊娠时胎盘附着于原子宫瘢痕处，常伴有胎盘植入。PPP 出血发生率高，严重时可导致急诊手术子宫切除甚至危及产妇生命。文献报道，我国 PPP 的发病率由 2008 年的 0.09% 逐渐上升到 2014 年的 3.08%。伴随着艾滋病孕妇数量的不断上升，艾滋病合并凶险性前置胎盘病逐年上升的发病率广受关注。

（一）病例介绍

患者，女，32 岁，因"停经 40 周，阴道流血 1 天"于 3 月 14 日 10：00 急诊入院。患者 4 年前夫妻双方确诊 HIV，口服药物治疗至今，4 年前于外院剖宫分娩一活女婴，一个多月后因病去世（具体不详）。未在我院建卡产检，急诊查血红蛋白 80g/L。专科情况：宫高 32cm，腹围 108cm，胎心率 142 次/分，偶有宫缩。超声检查：胎方位 LOA，胎盘（P）左侧壁为主；厚 3.3cm；I^+ 级。胎盘后间隙与子宫前壁下段分界不清且胎盘下缘完全覆盖宫颈内口。

诊断：凶险性前置胎盘伴出血胎盘植入？妊娠合并中度贫血，瘢痕子宫，G_2P_1 40 周宫内孕头位单活胎先兆临产，HIV 感染。

3 月 14 日 19：00 患者突然阴道流血 290ml，呈活动性出血，宫缩 1~2 分钟，持续 30~40 秒，考虑临产，急诊于全麻下行剖宫产术，顺利娩出一活男婴，体重 3144g，身高 49cm，外观未见明显畸形，Apgar 评分 5-8-9。新生儿经抢救后转新生儿科治疗，术中失血估计 800ml；术中输血：去白红细胞悬液 6U，新鲜冰冻血浆 600ml，尿量 200ml。术后给予抗病毒、抗感染、促进子宫收缩等治疗。术后产妇生命体征平稳，情绪稳定，切口敷料清洁干燥，子宫硬，恶露少，无异味，患者积极配合治疗，恢复良好。康复出院。

（二）护理

1. 病情观察

（1）高危因素评估：明确孕妇是否进行了艾滋病相关检查，记录检查机构、时间及检查结果。术前应查看患者血常规、心电图、凝血四项、B超等相关检查结果，分析血红蛋白、血小板等指标，查看B超或胎盘针对性MRI扫描结果，确认胎盘位置、厚度，明确是否伴有植入。术中应时刻监测患者是否发生出血，根据出血量、速度，是否伴有血容量减少的症状、体征等，随时做好抢救准备。

（2）病情监测：术中采用多功能监护仪监测患者各项生命体征，检查子宫形态及下段情况，评估胎盘植入情况，严密观察患者阴道、手术、穿刺出血情况，查看患者身体是否有出血点或淤斑，对出血量、颜色以及黏稠度进行记录。观察患者各项生命体征，如心率、意识、瞳孔、体温、血压等，若有异常，及时报告医生进行处理。术后指导患者取去枕平卧位，保持呼吸道通畅，并给予抗感染药物治疗。密切注意切口是否有渗血，做好引流管护理工作，妥善固定引流管，保持引流管通畅，密切观察引流液的量、颜色及性质。术后尽早做踝泵运动预防下肢血栓。

2. 基础护理

（1）体温管理：全麻药可抑制体温调节中枢，导致全身皮肤血管扩张、机体散热增加；术中出血导致的低血压、低血容量等使机体产热减少，因此加强患者的保暖尤为必要。应严格控制手术间温度，提前1小时调节手术室温度至22℃～24℃，湿度为50％～60％，术中使用鼓风机＋加温毯覆盖非手术区域，术中冲洗水提前预热到37℃，减少冷刺激，输入的液体、血液通过加温仪器适当加温。

（2）环境、用物准备：避免不必要的污染，选择隔离手术间，将可移动且术中不用的物品搬离手术间，术中需用的物品，以够用为原则，准备齐全，尽量使用一次性物品。手术床及转运床均套上双层一次性床罩，手术床四周垫上一次性可吸水单子，避免术中羊水、血液污染地面，婴儿秤、脚踏凳等也套上双层黄色医用垃圾袋，便于术后处理，减少污染。手术结束后，用双层黄色医用垃圾袋装所有一次性用物，并标上醒目的HIV标识，器械放入专用HIV器械箱内密闭交消毒供应中心处理，所有锐器放入特定的锐器盒内加盖密闭；用含有效氯2000mg/L的消毒液擦拭器械车、麻醉车、手术床、无影灯、墙壁等。手术间人员均在手术间内将防护服、防护眼罩、手套等脱掉，在手术间门口换上室外人员准备好清洁拖鞋，避免污染手术室走廊。

3. 治疗

（1）人员安排：凶险型前置胎盘病情变化大，术中常伴有大出血，术前必须制订详细的手术计划、合理分配人员，安排器械护士一名、巡回护士两名，其中器械护士应具备术中抢救和子宫全切手术配合经验。巡回护士1为主巡回，负责术中整体协调管理工作及病情处理；巡回护士2负责新生儿抢救，若人员双手和前臂皮肤有破损，则不能参加手术，手术间外面留一名机动人员，负责添加手术中需要用物及对外联络血库等事宜。

（2）手术配合：手术过程中医护配合要有默契，术中注意力高度集中，每个动作都要做到轻、稳、准，手术操作中采用"非接触性传递法"，锐器放在弯盘内递出或取回。手术过程中容易发生羊水、血液飞溅，手术人员均应戴护目镜，穿连体带帽防护服、戴双层口罩和手套。新生儿娩出后迅速断脐，不可把脐带中母血挤向新生儿，新生儿身上的血迹要尽快擦干净，减少对新生儿的感染。

（3）抗病毒治疗：一旦发现 HIV 感染孕产妇，无论其是否进行 CD4$^+$T 淋巴细胞计数和病毒载量检测，也无论其检测结果如何，都要尽快开始抗病毒治疗。在分娩结束后，无论婴儿采用何种喂养方式，产妇均无须停药，应尽快将其转介到抗病毒治疗机构，继续后续抗病毒治疗。特别强调，对于选择母乳喂养的产妇，如因特殊情况需要停药，其婴儿应服用抗病毒药物至少持续至母乳喂养结束后一周。

婴儿应在出生后尽早（6～12 小时内）开始服用抗病毒药物，可以选择以下两种方案中的任意一种（表9-4-1 和表9-4-2）。婴儿若接受母乳喂养，应首选奈韦拉平方案。

表9-4-1　婴儿预防用药建议［奈韦拉平（NVP）］

出生体重	用药剂量	用药时间
≥2500g	NVP 15mg（即混悬液 1.5ml），每天 1 次	母亲孕期即开始用药者，婴儿应服药至出生后 4～6 周；母亲产时或者产后才开始用药者，婴儿应服用 6～12 周；母亲哺乳期未应用抗病毒药物，则婴儿持续应用抗病毒药物至母乳喂养停止后 1 周
<2500g 且≥2000g	NVP 10 mg（即混悬液 1.0ml），每天 1 次	
<2000g	NVP 2 mg/kg（即混悬液 0.2ml/kg），每天 1 次	

表9-4-2　婴儿预防用药建议［齐多夫定（AZT）］

出生体重	用药剂量	用药时间
≥2500g	AZT 15mg（即混悬液 1.5ml），每天 2 次	母亲孕期即开始用药者，婴儿应服药至出生后 4～6 周；母亲产时或者产后才开始用药者，婴儿应服用 6～12 周；母亲哺乳期未应用抗病毒药物，则婴儿持续应用抗病毒药物至母乳喂养停止后 1 周
<2500g 且≥2000g	AZT 10mg（即混悬液 1.0ml），每天 2 次	
<2000g	AZT 2mg/kg（即混悬液 0.2ml/kg），每天 2 次	

4. 健康教育

（1）心理护理：艾滋病患者的心理情况极其复杂，随着诊断逐渐被明确，其极易产生恐惧、焦虑、烦躁、不安等负性情绪，这在一定程度上可降低机体的免疫能力。凶险性前置胎盘若不及时进行干预，可增加胎儿早产、严重大出血、弥散性血管内凝血、感染及子宫切除的发生率，严重情况下可导致产妇死亡。护理人员实施以患者心理及生理舒适为中心的护理，对减少意外事件的发生、提高患者治疗依从性、缓解患者焦虑有很好的效果，可为手术提供重要保障。接到患者后应主动介绍相关环境，主动与患者交谈，让患者对护理人员产生信赖感，减轻其心理负担。同时指导患者家属给予患者更多支持、鼓励。遵循尊重、不伤害、有益、公正、互助的原则对其患者进行护理。

（2）宣传教育：对孕妇开展预防艾滋病母婴传播的健康教育，让孕妇充分认识艾滋病的危害，了解艾滋病的常见传播途径，促使孕妇养成良好的行为习惯。应大力提倡自然分娩，降低剖宫产率，降低凶险性前置胎盘的发生率。对于有剖宫产史或子宫手术史的患者，产前检查应密切关注胚胎着床部位及胎盘附着部位与子宫切口的关系，警惕凶险性前置胎盘的发生。凶险性前置胎盘的管理是一个动态的、多学科协作的过程，处理决策需要结合各种因素，个体化制订。基层医院收治瘢痕子宫妊娠者后应尽早明确诊断，及时转诊，让孕妇在有条件的医院接受最佳治疗，减少大出血等并发症的发生，降低孕产妇的死亡率。

（三）循证证据

凶险性前置胎盘发生胎盘植入者高达 30%～50%，病死率达 10%，其出血发生率高，病情凶险，常短时间内导致休克、弥散性血管内凝血等并发症，严重时可导致急诊手术子宫切除，甚至危及患者生命。目前，我国育龄期妇女 HIV 感染率不断升高。对艾滋病合并凶险性前置胎盘患者的剖宫产手术的护理配合工作必须把握手术的三个阶段：充分的术前准备、严谨的术中操作、规范的术后处理。严格把握这三个阶段，才能提高手术成功率，减少凶险性前置胎盘患者术中出血量，降低子宫切除率，保障凶险性前置胎盘患者的母胎安全，也降低 HIV 手术职业暴露及医源性感染的发生率，并有效遏制 HIV 的传播。妊娠期及产时 HIV 检测及处理流程见图 9-4-1。

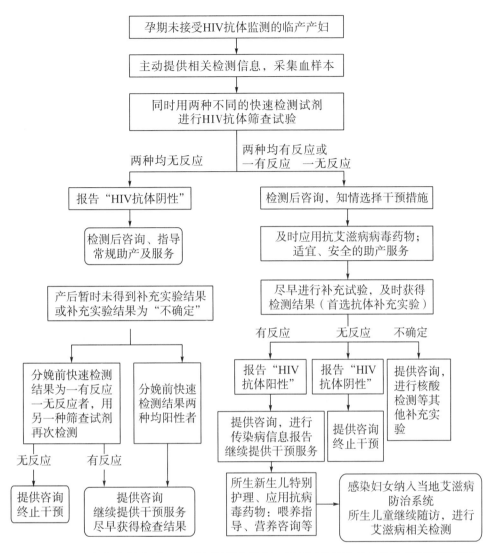

图 9-4-1 妊娠期及产时 HIV 检测及服务流程（适用于孕期未接受艾滋病检测的产妇）

（罗超英 张金玲）

第五节 妊娠合并缺铁性贫血

妊娠合并贫血属高危妊娠范畴，是妊娠期最常见的合并症。WHO 资料表明，50％以上孕妇合并贫血，以缺铁性贫血最常见。铁是人体的必需营养素，是制造血红蛋白的必要原料。妊娠期妇女对铁的需要量明显增加，胎儿生长发育需铁约 350mg，母体血容量增加需铁约 650mg，扣除妊娠全过程无月经来潮的失血，约积存铁 200mg，故孕期需补充铁 800mg。每日饮食中含铁 10～15mg，吸收利用率仅为 10％，而此时孕妇每日需铁至少 4mg。至妊娠后半期，机体对铁的最大吸收收率可达 40％，仍不能满足需要，若不给予铁剂治疗，很容易耗尽体内的储存铁造成贫血。

（一）病例介绍

患者，女，38 岁，因"停经 38^{+4} 周，核实孕周 36^{+3} 周，阴道中量流血伴不规律腹胀痛 3^+ 小时"于 1 月 5 日入院。停经 38^{+4} 周，当地医院核实孕周 36^{+3} 周，定期产检，未见明显异常。孕 5^+ 月，于当地医院化验提示贫血，予口服药物至今，孕 32 周在当地医院检查提示甲状腺功能减退，未服药治疗。入院时体温 36.8℃，脉搏 80 次/分，呼吸 20 次/分，血压 106/71mmHg，血常规示：RBC $3.47×10^{12}$/L，Hb 97g/L。胎心率 140 次/分，既往患有乙肝小三阳，11 年前剖宫产一男婴，健在；孕 3 月人工流产一次，孕 1^+ 月药物流产一次。

入院后完善相关检查，结合症状、体征及辅助检查结果，考虑入院诊断为"阴道出血待查，胎盘早剥？瘢痕子宫，慢性乙肝病毒感染，妊娠合并中度贫血，妊娠合并甲状腺功能减退，$G_4P_1^{+2}$ 36^{+3} 周宫内孕单活胎头位早产临产"。因患者目前孕 36^{+3} 周早产临产，胎盘早剥不能除外，拟急诊剖宫产。

1 月 5 日 16：47 娩出一女活婴，身长 49cm，体重 2460g，Apgar 评分 10－10－10。术中出血 400ml，术后 1 小时常规按摩子宫，阴道突然大量鲜红色血液流出，伴血凝块，共 800ml，子宫收缩欠佳，轮廓不清，立即予卡前列素氨丁三醇肌内注射，缩宫素静脉输入，持续双合诊按摩子宫，之后出血减少，术中及术后估计出血量约 1200ml，输血 2U。术后经过严密的病情观察及对症治疗后，于 1 月 9 日出院。

（二）护理

1. 病情观察

（1）高危因素评估。产后出血的主要原因包括子宫收缩乏力、软产道裂伤、胎盘因素及凝血功能障碍。子宫收缩乏力是引起产后出血的主要原因。任何影响子宫肌肉正常收缩和缩复功能的因素，均可引起子宫收缩乏力性产后出血，包括全身因素、产科因素和子宫因素等。近年来，胎盘因素引起产后出血的病例呈增多趋势，在有些地区甚至已经成为产后出血的首因。此例患者怀疑胎盘早剥，因此收集病史时应详细了解孕妇孕产史及胎盘附着情况，胎儿娩出后根据胎膜剥离征象辅助胎盘娩出。若胎盘能娩出者，应仔细检查胎盘胎膜完整性。

（2）出血量评估。产后出血常用测量方法包括称重法、容积法、面积法、目测法、休克指数法等。在临床实际应用中应联合应用各种测量方法，对于产后 2 小时的产妇和高危产妇应重点监测，对于少量持续的出血亦应提高警惕，以便为产后出血的救治提供依据。

目测法：实际出血量≈目测量×2 失血量。

称重法：即失血量≈（有血敷料重－干敷料重）。

事先称重产包、手术包、敷料包和卫生巾等，产后再称重，前后相减所得结果按血液比重 1.05 换算成毫升数。

休克指数法：休克指数＝脉率/收缩压。

休克指数<0.9，估计失血量<500ml；

休克指数=1.0，估计失血量=1000ml；

休克指数=1.5，估计失血量=1500ml；

休克指数≥2.0，估计失血量≥2500ml；

血红蛋白变化：每下降10g/L，累计失血400~500ml。

（3）病情变化监测：根据患者出现的症状、体征，保持冷静，做出正确的判断，观察并记录产妇的意识、血压、脉搏、血氧饱和度、口唇、甲床及尿量，根据医嘱输血。静脉输血标准操作规程见图9-5-1。

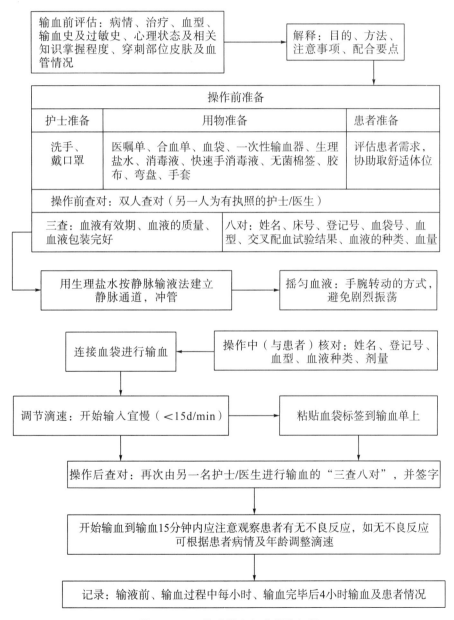

图9-5-1　静脉输血标准操作规程

2．基础护理

（1）一般护理：保持病房清洁干燥，注意与其他患感染性疾病孕产妇隔离，保持会阴部的清洁；建议贫血孕妇适当活动，避免过劳，根据患者贫血程度，轻症患者可下床活动，重症患者应绝对卧床休息，满足生活需求。

（2）饮食管理：加强孕期营养指导，纠正不良饮食习惯，应给予富含维生素、优质蛋白、铁丰富的食物。

3．治疗用药

（1）正确服用铁剂：遵医嘱补充铁剂，首选口服铁剂。补充铁剂的同时口服维生素C 和稀盐酸可促进铁的吸收，而抑酸药、浓茶和中药煎剂不能与铁剂同服，铁剂对胃黏膜有刺激作用，可引起恶心、呕吐等症状，应指导患者饭后和餐中服用。由于铁与肠道内的硫化氢作用可形成黑便，常引起便秘，应予以解释，以免患者紧张。对于妊娠末期重度缺铁性贫血或口服铁剂胃肠反应较重者，可采用深部肌内注射法补充铁剂。

（2）积极补充血容量：当血红蛋白低于 60g/L 时，可少量间断输入新鲜血或浓缩红细胞。

4．健康教育

（1）出院指导：加强产褥期保健，注意保持会阴部清洁，预防感染；合理饮食，加强营养，增强机体抵抗力；定期复查血常规，了解贫血程度，继续补充铁剂，纠正贫血。指导患者科学育儿的知识和技能，嘱产后 42 日门诊复查。

（2）疾病相关知识宣教：指导孕产妇积极地应对缺铁性贫血对身心产生的影响；妊娠前积极治疗慢性失血性疾病，以防止铁丢失过多；改变长期偏食、挑食等不良饮食习惯；鼓励进食含铁丰富的食物等，并注意饮食搭配；必要时补充铁剂，以增加储备铁；定期进行产前检查，尤其在妊娠后期，应复查血常规，做到早诊断、早治疗。

（三）循证证据

2014 年，中华医学会围产医学分会发布了《妊娠期铁缺乏和缺铁性贫血诊治指南》，规范了妊娠合并缺铁性贫血的定义、临床表现、诊断和处理。

妊娠合并贫血对母体、胎儿和新生儿均会造成近期和远期的影响，对母体可增加妊娠期高血压疾病、胎膜早破、产褥期感染和产后抑郁的发病风险；对胎儿和新生儿可增加胎儿生长受限、胎儿缺氧、羊水减少、死胎、死产、早产、新生儿窒息、新生儿缺血缺氧性脑病的发病风险。一旦确定，可按照指南中的流程进行处理。

（张时鸿　李莉）

第六节　妊娠合并再生障碍性贫血

再生障碍性贫血简称再障，是因骨髓造血干细胞数量减少和质的缺陷导致造血障碍，以引起外周全血细胞（红细胞、白细胞、血小板）减少为主要表现的一组综合征。国内报道，妊娠合并再生障碍性贫血患者占分娩总人数的 0.3%～0.8%。

妊娠合并再生障碍性贫血（以下简称"妊娠合并再障"）是孕期首次发现或加重的以贫血为主，同时伴有血小板减少、白细胞减少及骨髓增生低下为表现的一组疾病。临床上以贫血、出血及感染为主要表现，死因多为出血及败血症。由于贫血造成胎儿的氧供减少，营养物质不能满足胎儿的生长所需，可导致胎儿生长受限、宫内窘迫、早产或者死产。妊娠合并再障在亚洲的发生率为（4～6）/100 万，高于西方国家的发病率（2/100 万），我国的发病率为 3～8/万；孕产妇死亡率为 50%。近年来，随着临床治疗的发展，妊娠合并再障经积极治疗，孕产妇死亡率明显降低，围产儿结局亦有较大改善。

妊娠合并再生障碍性贫血是妊娠期的一种严重并发症，病因包括药物因素、化学因素、感染和放射线照射等。治疗以对症支持治疗为主，可联合免疫抑制治疗、促造血治疗。患者经治疗好转后可以足月分娩，无剖宫产指征者可经阴道分娩，需剖宫产者则应输注血小板预防出血。

（一）病例介绍

患者，女，33 岁 5 月。因"因停经 36 周，发现贫血、血小板减少 4$^+$月"于 9 月 25 日入院。自诉孕早期错过时间行 NT 检查及早期唐氏筛查。孕 12 周在外院建卡，未定期产检，孕中期唐氏筛查提示低风险；建卡时血常规提示：RBC 1.63×10^{12}/L，Hb 65g/L，PLT 20×10^9/L；建议住院治疗，予输注去白红细胞悬液 2U 纠正贫血，请血液科会诊，暂无处理。孕 16^{+6}周在当地医院复查血常示：WBC 4.63×10^9/L，RBC 1.76×10^{12}/L，Hb 68g/L，PLT 17×10^9/L，一周后复查血常规示：WBC 3.69×10^9/L，RBC 1.52×10^{12}/L，Hb 60g/L，PLT 17×10^9/L，且伴有胸闷、呼吸困难，建议上级医院就诊，患者未重视，未就诊。孕 26^{+1}周因头晕、乏力、气紧加重到外院急诊科就诊，予红细胞悬液、血小板静脉输注，地塞米松+白蛋白静脉输注等治疗。入院后完善相关检查，骨髓涂片细胞学检查示：骨髓增生活跃偏低下，粒系占 52.5%，红系减低，占 8.5%，产板巨核数量少，产板欠佳。骨髓流式细胞学检查未见异常表型细胞群。行骨髓病理活检，组织学病理学检查示：部分为骨皮质。脂肪组织背景中见散在分别的粒细胞 MPO（+），巨核细胞未见。特殊染色：网状纤维不增加。

2 月在当地医院行双侧腋腺切除术。入院后初步诊断：妊娠相关再生障碍性贫血，脐血流频谱异常，G$_2$P$_1$ 36 周宫内孕头位单活胎待产。入院后请血液科会诊指出：患者 1 月前于我院诊断为妊娠相关再生障碍性贫血，目前请通过血小板输注维持围生期血小板计数>50×10^9/L（有活动性出血时）、>（20～30）×10^9/L（无活动性出血时）。术后继续口服泼尼松（强的松）15mg，qd；叶酸 5mg，tid；维生素 B$_6$ 10mg，qd，并尽快在血液科门诊随访。术前输注同型去白红细胞悬液 6U+血小板 1U。9 月 26 日，患者在全麻下行子宫下段横切口剖宫产术、子宫捆绑术、盆腔粘连松解术。14：10 分娩一女活婴，Apgar 评分 10－10－10。胎盘娩出后子宫收缩差，出血较多，立即持续按压子宫并用血浆管捆绑子宫下段，后子宫收缩好转，出血控制。术中出血 300ml。术中未输血，输液 1700ml，尿量 300ml。术后请血液科会诊指出：与患者及家属沟通，建议拒绝母乳喂养，选择继续口服强的松等治疗。术后 1 天血常规示：WBC $3.3 \times \times 10^9/L$，Hb 76g/L，PLT $23 \times 10^9/L$，凝血功能正常，术后 2 天接检验科危急值，血小板 $16 \times 10^9/L$，再次请血液科会诊后，指导出院后血液科门诊随访。于 9 月 30 日出院。

（二）护理

1. 病情观察

（1）产后出血的主要原因包括：子宫收缩乏力、软产道损伤、胎盘因素及凝血功能障碍。子宫收缩乏力是引起产后出血的主要原因。该患者患再生障碍性贫血，术后血小板 $16 \times 10^9/L$，易因为血小板低而导致产后出血。出血可表现为自发性的内脏出血，如消化道出血、颅内出血；皮肤黏膜的淤斑、淤点。白细胞特别是中性粒细胞的减少使孕妇的抵抗力降低，容易发生细菌或真菌感染，妊娠期或者产褥期严重的全身感染及败血症是孕产妇死亡的重要原因。贫血多为中、重度，由于贫血的原因，患者内脏相对缺血，使患者的心脏负荷加重，同时因为妊娠，心脏负荷增加，患者易发生贫血性心脏病及妊娠期高血压疾病，不同程度的贫血均可导致胎儿生长受限、宫内窘迫、早产或死胎。

（2）病情变化：监测病情的监测在任何时候都是医护工作的重点。根据患者出现的症状、体征，做出准确的判断。产妇发生大出血时，迅速行心电监护及血氧饱和度监测，观察并记录产妇的意识、生命体征波动，口唇及甲床、尿量的变化情况，观察术后各种引流管是否固定稳妥，并准确记录引流量、性质、颜色。严密观察患者有无早期心衰的症状，遵医嘱控制输液速度，注意患者保暖，预防感冒。

2. 基础护理

（1）生命体征监测：失血性休克时，应为产妇取休克体位，即头和躯干太高 $20° \sim 30°$，下肢抬高 $15° \sim 20°$，使膈肌下移，利于呼吸，同时增加肢体回心血量，改善重要脏器的血液供应。手术过程中，应取仰卧位，双上肢外展，不超过 $90°$，避免神经损伤。

（2）饮食管理：患者术后易出现电解质紊乱，在遵医嘱用药的同时，应指导患者进食高营养、高蛋白质、高维生素的易消化半流质或流质饮食，增强机体抵抗力。

3. 治疗

组建快速反应团队开展抢救工作。麻醉师作为抢救工作中的关键一员，主要负责复苏、术中生命体征的监测、麻醉的实施、通道及液体的管理；产科医生应查找产后出血原因，积极止血。

4. 健康教育

（1）心理护理：由于病情特殊且缺乏相关知识，患者大多处于极度恐慌的状态，易发生产后抑郁。护理人员应理解并鼓励患者进行情绪表达，做好安慰和解释工作，帮助患者及家属稳定情绪，配合各项治疗和护理措施。

（2）出院指导：指导患者及家属加强营养，有效纠正贫血，正确用药；回乳，正确进行新生儿喂养、护理；血液科门诊随访，进行伤口管理；讲解产后复查时间、目的及意义。

（三）循证证据

新版指南对再生障碍性贫血的定义和严重程度评级仍沿用改良后的 Camitta 标准。将再生障碍性贫血定义为除外骨髓浸润和骨髓造血细胞减少导致的全血细胞减少。再生障碍性贫血的诊断涉及细胞形态学、细胞遗传学、免疫学、分子遗传学、影像学等多方面内容。正确的诊断是制订正确治疗方案的基础。组织多学科会诊核对相关检查结果并为患者制订合适的诊疗计划非常必要。

（张时鸿　任晨）

第七节　类孟买血型

孟买血型因 1952 年在印度孟买首次发现而得名，类孟买血型是孟买血型的一种。类孟买血型的个体是部分 H 基因受到 Z 基因的影响，仍然能合成少量 H 抗原，这少部分 H 抗原在正常 A 或者 B 基因的作用下，转化成少量的 A 或者 B 抗原，即其血清中有相应的抗 A 或抗 B 及抗 H 抗体。这类血型在我国极其罕见，有这种血型的人在全国所占的比例仅为十几万分之一，国内仅有约 30 例报道。由于血型稀有，血源缺乏，拥有此种血型的产妇分娩/剖宫产，应在有收治能力的医疗机构，充分准备，胎儿娩出后积极应用助子宫收缩药物，使用降低产后出血的技术，尽最大可能减少产后出血的发生。

（一）病例介绍

患者，女，汉族，27 岁。因"停经 39^{+4} 周，见红伴不规律腹痛 15$^+$ 小时"急诊入院。孕早期外院建卡，定期产检。因合血困难，查血型提示"A 型类孟买血型，Rh 阳性"，于孕 30$^+$ 周转至我院至妊娠，足月后，开始在成都市血库找同型血源，由于血源罕见，无法联系到同型血缘。孕期监测抗体筛查阴性。孕 32^{+4} 周查甲状腺功能提示：TSH 3.111 mIU/L，FT 49.37pmol/L，嘱其内分泌科随访，患者未遵医嘱，未予特殊处理。孕期无特殊，无既往史及家族史，无手术史和输血史。孕期精神食欲佳，大小便正常，体重增加约 21kg。

患者 15 小时前无明显诱因出现阴道少量血性分泌物，无腹痛、阴道流液等。9$^+$ 小时前分泌物增多伴不规律腹痛，无阴道流液，阴道检查提示"宫口容一指尖"，急诊入院。入院查体：体温 36.5℃，脉搏 105 次/分，呼吸 21 次/分，血压 106/70mmHg，体重 68kg。专科情况：宫高 38cm，腹围 110m。骨盆出口测量：坐骨结节间径 8.5cm，胎心率 140 次/分。产科彩超示：胎方位 LOA，双顶径 9.95cm，头围 33.79cm，股骨长 7.63cm，腹围 35.70cm。羊水 6.5cm，羊水指数 17.3cm。入院诊断：A 型类孟买血型，巨大儿？妊娠期甲状腺功能减退症，G_1P_0 39^{+4} 周宫内孕头位单活胎先兆临产。

因"巨大儿？"孕妇及家属强烈要求行剖宫产手术。在完善相关辅助检查及术前准备后在腰硬联合麻醉下，行子宫下段剖宫产术。术中见血管重度怒张，避开怒张血管，应用缩宫素、卡前列素氨丁三醇等助子宫收缩，采用自体血回收技术，留脐血查新生儿血型抗体。新生儿：男，体重 3920g，身长 49cm，Apgar 评分 10-10-10。剖宫产手术顺利，产妇术中生命体征平稳，术中出血 600ml，自体血回收 200ml，未回输。术后预防感染，予缩宫素、益母草促宫缩，密切观察产妇生命体征，阴道出血等情况。产妇生命体征平稳，恶露正常，切口愈合好，双乳软，泌乳畅；新生儿未发生溶血、病理性黄疸等。术后第 4 天出院。

（二）护理

1. 病情观察

（1）术前准备：因血型特殊，迅速成立包含血库、产科、麻醉科、手术室工作人员等在内的专项小组。产科医生行术前准备和沟通；血库人员准备输血的应急方案。由于无同型血缘，合"A"型 Rh 阳性血备用，双侧交叉合血通过，但仍然不能完全排除溶血反应和抗体产生；手术室工作人员负责急诊手术的人员和物资准备，安排熟练的洗手护士和巡回护士，准备产后出血的抢救物资和新生儿抢救用物；麻醉科行麻醉评估，同时准备自体血回收机。紧急情况下，采用自体血回输，减少库存血输入。

（2）术后观察：产后两小时仍是产后出血的高发时段。本案例产妇手术完毕后，返回母婴同室，专人负责，行心电监护密切关注生命体征的变化，评估子宫收缩及阴道流血情况。按照我院剖宫产术后观察常规，6 小时内重点观察，前两个小时每 30 分钟评估一次，两小时后逐渐延长观察时间为 2 小时 1 次。持续缩宫素泵入促进子宫收缩，应用头孢类抗生素预防感染。经过术后严密监测，产妇未发生产后出血，平安出院。

2. 治疗

（1）应用子宫收缩药物：子宫收缩乏力是产后出血的最常见原因，占 60%～70%。本例患者血型稀有，子宫血管怒张，当胎儿娩出后，除常规应用缩宫素 10U 宫壁注射外，使用了更强效的子宫收缩药物卡前列素氨丁三醇注射液 250μg 肌内注射预防产后出血。剖宫产手术结束后，予平衡液 500ml＋缩宫素 40U 以 50ml/h 持续静脉泵入，保持有效的血药浓度。

（2）应用自体血回收技术：自体血回收技术指利用血液回收机，将患者手术失血经过肝素抗凝吸引至贮血罐，然后离心分离，经过生理盐水洗涤除去血液中的血浆、蛋白、游离血红蛋白、碎屑、血小板、微聚体及大部分肝素等，然后根据需要回输给患者本人。此种方法减少了对库存血的依赖，降低了输入异体血的风险，减少血液储存损伤对患者的影响，尤其解决了特殊血型人群的供血问题。本例术中应用自体血回收技术回收血 200ml。

（3）新生儿血型抗体的筛查：新生儿溶血是因母体内存在与其胎儿红细胞不合的 IgG 血型抗体引起的胎儿或新生儿同种免疫性溶血。此产妇血型稀有，手术过程中，抽取脐带血做新生儿血型和抗体检查。检查结果为新生儿 A 型血，抗体阴性，未发生宫腔内溶血。

3. 健康教育

孟买血型在全球范围内罕见，应告之产妇及家属血液类型，及早进行储备。特殊情况下需要就医时，到有条件的医院就诊。

（三）循证证据

目前尚无相关循证证据。

（张金玲　孟杨雪）

第八节　妊娠合并精神障碍

【智力障碍】

智力障碍（mental retardation，MR）又称智力缺陷，一般指由于大脑受到器质性的损害或由于脑发育不完全从而造成认识活动的持续障碍以及整个心理活动的障碍。由于遗传、变异、感染、中毒、头部受伤、颅脑畸形或内分泌异常等有害因素造成胎儿或婴幼儿的大脑不能正常发育或发育不完全，使其智力活动的发育停留在某个比较低的阶段，称智力迟滞。妊娠合并智力障碍是指智力障碍与妊娠同时存在。由于智力障碍患者其思维、行为有特殊性，给病房的安全管理及治疗护理带来较大的风险。

（一）病例介绍

患者，女，26 岁，1$^+$岁时因高热后出现智力障碍，治疗无效，之后生活不能自理，言语表达不清，通过其母亲可以简单表达其感受。因"停经 9$^+$月，腹痛 5 小时，阴道流血多"于 3 月 18 日 13：00 于当地医院急诊入院。未常规建卡产检，末次月经不详，第一次怀孕，患者因智力障碍，无法沟通。由其母与其丈夫护送至医院。当地医院因无法核实孕周，担心胎儿出生后没有有效的抢救措施，于 14：00 转入我院。入院后行急诊血常规、凝血功能、输血免疫及小便常规检查，均正常。查体：宫高 32cm，腹围 107cm，胎位头位，胎心率 143 次/分。骨盆出口测量：坐骨结节间径 8$^+$cm，胎盘位置正常。急诊床旁 B 超示：胎方位 LOA，双顶径 8.72cm，股骨长 6.97cm，羊水 6.0cm，羊水指数 17.4cm，脐动脉血流 S/D=1.88，胎心率 136 次/分。胎盘位置正常。生命体征：体温 36.7℃，脉搏 94 次/分，呼吸 20 次/分，血压 101/66mmHg。

入院后行阴道检查，宫口开全，扪及宫缩，每次 40～55 秒，间隔 2～3 分钟，阴道血性分泌物多，因患者情况特殊，无法沟通，表情痛苦，烦躁，经医生及护士长同意，患者及其母亲一起进入分娩间，与患者沟通交流，简单转述并表达医生及助产士的语言，协助患者分娩。进入分娩间后，患者表现出少许恐惧，其母亲很快安抚患者情绪，鼓励其配合医生，分娩过程顺利，出血量少，分娩一活女婴，新生儿 Apgar 评分 10-10-10，体重 2550g，身长 47cm，查体外观未见畸形。产后患者与新生儿转回母婴同室休息。于 3 月 10 日康复出院。

（二）护理

1. 病情观察

患者入院时应做好潜在风险因素的评估。由于智力障碍患者不能提供正确的月经史、孕产史、既往史及药物过敏史，因此，入院时应仔细地检查、评估，并向患者的亲属，如母亲或丈夫，详细询问相关病史，将潜在的危险因素控制在最低限度。同时医护人员要有充分的耐心，尊重家属及患者，取得他们的信任，以便患者能更好地配合医务人员。另外，因为患者不能与医务人员进行有效的沟通，除了家属帮忙转述以外，医务人员更应该全方位严密观察患者各方面的动态变化，做好交接班，提前准备好各项防范及抢救措施，以便能更好地为患者实施各项操作。在分娩的时候，除了要观察患者的产程进展，还应当做好新生儿的抢救准备。胎儿及胎盘娩出后，注意观察患者的出血情况，评估有无产后出血的风险。

2. 基础护理

（1）入院护理：智力障碍者由于存在沟通、自我照顾、学习、社交能力、健康安全等缺陷，医护人员应该特别注重建立有力的家庭支持系统，与患者家属进行有效良好的沟通。了解患者的日常生活习惯、喜好很有必要，这样能让患者较好地配合护理工作。本案例患者急诊入院，医护人员首先应该取得孕妇家属的信任，取得家属信任的医护人员应该选择孕妇最信任的家属陪产，这样能让孕妇更好地缓解焦虑情绪。尽量选择单间病房，保持病室安静，以减少刺激，温度、湿度适宜。当患者出现某些幼稚行为时，医务人员不得嘲笑或斥责，同时还应阻止旁人围观和嘲笑患者，以减少对孕妇的刺激。

（2）安全管理：由于患者存在智力障碍，很多行为存在极大的安全隐患，故这类患者需有家属 24 小时陪同。医务人员应告知家属参与安全管理的重要性，让家属参与患者的安全管理，这样才能最大限度保证患者和胎儿、新生儿的安全。护士除了做好晨、晚间护理外，还应做好安全检查工作，仔细检查床头柜、床垫下、床下、沙发下、陪伴床下、储物柜、卫生间等，保证患者安全，禁止将危险物品带入病房，以防意外的发生。危险物品包括：玻璃制品、绳索物品（鞋带、腰带、购物袋等）、刀具（水果刀、削皮刀、剪指甲刀等）、打火机、衣架、毛巾等。同时，患者需做相关检查、检验时，尽量在床旁完成，如若不能，需由主管护士或医生陪同，由运送中心工人推送，并做好推送过程中的安全防护。

（3）分娩及产后护理：智力障碍者由于理解力和语言能力障碍，使其在产程中不能正确地表达不适，而子宫收缩引起阵发性腹痛更会增加其恐惧情绪，所以助产人员应仔细观察宫缩的强度、宫口的进展及患者的情况。在待产过程中，患者可由母亲陪产，既能帮助医生、助产士简单转述分娩要求，让患者配合，又能帮助患者缓解焦虑与恐惧，使患者最后能够顺利分娩。产后两小时内每30分钟检查一次宫底位置及阴道流血情况，如出血多应及时处理。要特别注意观察膀胱充盈情况、及时督促，协助排尿，以免影响子宫收缩，引起产后出血和尿潴留的发生。注意患者的情绪变化，产后尽量安排单人病房以减少刺激。向照顾患者的家属讲解相关的注意事项，以减少跌倒的发生。指导其在床上休息的时候应上床档保护，避免坠床。

（4）饮食指导：患者为自然产后，膳食搭配很重要。产后饮食宜清淡，易消化，易吸收，荤素搭配，种类多样，有适量的汤类。这样既能保证充足的营养，又能保持大便的通畅，防止便秘。

3. 治疗用药

产后常规使用促进子宫收缩的药物。可指导患者家属帮忙用药，必要时护士应当亲自给患者喂药。益母草膏，10ml，tid，缩宫素喷鼻雾剂，1喷，qid。

4. 健康教育

分娩后根据患者的情况决定是否进行母乳喂养，护理人员应做好解释工作，使患者及家属能配合各项治疗和护理措施。如果患者配合，且没有母乳喂养禁忌，护士应协助并教会家属如何进行母乳喂养，并指导其正确进行母乳喂养。如果患者烦躁、恐惧，有潜在伤害新生儿的危险并且拒绝母乳喂养，医生应开具回奶药方，指导患者正确的回奶方法。同时新生儿应交由家属照顾，此时应当教会家属正确的新生儿喂养方法，指导新生儿护理的相关知识，如新生儿沐浴、脐部护理等。产后帮助患者清洗外阴，清洗溶液为1:20的碘伏溶液，并告知家属应当给患者勤换卫生巾，并观察恶露情况。出院时应向家属交代出院相关注意事项，按时服药，禁同房，禁盆浴1个月，同时介绍避孕的相关知识。告知需要及时就诊的情况。讲解产后复查时间、目的和意义。交代新生儿预防接种、儿童保健及出生证明办理等相关知识。

（三）循证证据

2013年，美国心理学会（APA）修订的第5版《精神疾病诊断与统计手册》（DSM-5）将智力障碍定义为：发育阶段出现的障碍，包括智力和适应功能缺陷，表现在概念、社交和实用的领域中。这是目前国内外被广泛认可的定义，诊断需符合以下全部3个标准。①缺陷在发育阶段发生。②总体智能缺陷：包括推理、解决问题、计划、抽象思维、判断、学业和经验学习等，由临床评估及个体化、标准化的智力测试确认。智能缺陷通常对应智商（intelligence quotient，IQ）低于平均值 2 个标准差，国内目前已有用于智商评定及筛查的标准化测试量表。③适应功能缺陷：是指适应功能未能达到保持个人的独立性和完成社会责任所需的发育水平和社会文化标准，并需要持续的支持。在没有持续支持的情况下，适应缺陷导致患儿一个或多个日常生活功能受限，如交流、社会参与和独立生活，且发生在多个环境中，如家庭、学校、工作和社区。标准化测试得分低于平均值 2 个标准差时，则定义存在适应功能损害。

【精神分裂症】

精神分裂症（schizophrenia）是一组病因尚未完全阐明的精神障碍，多起病于青壮年，表现为个体具有感知觉、思维、情感和行为等方面的障碍，以精神活动与环境不协调为特征，一般无意识障碍及明显的智能障碍，常缓慢起病，病程迁延，反复发作。精神分裂症可见于各种社会文化和各个社会阶层中，其发病率与患病率在世界各国大致相同，终身患病率大约为 1%。根据国际精神分裂症试点调查（IPSS）资料，18 个国家的 20 个中心，历时 20 多年调查 3000 多人的调查报告显示，一般人群中精神分裂症年发病率在 0.02%～0.06%，平均 0.03%，而妊娠合并精神分裂症的发病率更低，为 0.003%～0.006%。所以妊娠合并精神分裂症在产科临床中并不多见。妊娠合并精神分裂症者一部分在妊娠前即已经确诊精神分裂症，还有一部分患者在妊娠前未出现精神分裂症的表现，相应症状出现或发现在妊娠后。由于妊娠合并精神分裂症对孕妇、胎儿及其周围人群都可能造成危害，且处理起来较为棘手，所以需及早识别，加强围生期保健，正确处理产程和决定分娩方式，保护孕产妇及新生儿的安全。

（一）病例介绍

患者，女，28 岁 4 月，因"停经 38^{+1} 周，规律腹痛 4^+ 小时"于 3 月 24 日入院。患者于 5 年前因出现幻觉、幻听、淡漠等症状，于当地某医院就诊后确诊为精神分裂症，规律服药 2 年后症状缓解，1 年多以前因备孕停药，停药 7^+ 月后妊娠，孕期于当地妇幼保健院不定期进行产检，整个孕期精神分裂症未发作。家属诉孕妇入院前 6 小时自觉腹痛明显，后表现出行为异常，自言自语，有时喊叫称"肚子里面有大石头""大石头要压死我"等。入院时孕妇情绪不稳定，出现幻觉、幻听，时而神情淡漠，时而大声喊叫，出现拍打腹部的攻击行为，并告知医务人员"有人在耳边告诉我说我肚子里的是个大石头"，对医生的问题大多回复"不知道"。入院后在多名医护人员的安抚下进行了必要的术前准备。追问病史，男家属不知其有精神病史，在医务人员反复追问并强调严重后果后，孕妇的母亲确认该孕妇有精神分裂症病史。当时男家属相当愤慨，欲离开病房。医务人员规劝其留下，同时也通过医务科联系精神科进行急会诊。因其急性起病，即使立即使用抗精神病药物也不能立即控制病情，考虑胎儿已成熟，且抗精神病药物可能对胎儿有影响，同时患者出现攻击胎儿行为，故在患者入院后 2 小时在全麻下行剖宫产终止妊娠。新生儿出生体重 2620g，Apgar 评分 10－10－10。术后 6 小时根据精神科会诊意见，给予冬眠合剂镇静，口服奥氮平治疗。护理人员在患者手术期间同家属一起将病室内相关危险物品，如电源线、立式输液架等均移出病房，保证病房内无可危及产妇安全的物品。术后予以回乳，术后 1 天产妇无大喊大叫表现，但仍出现自言自语，未取尿管时欲强行下床。术后 2 天，因考虑新生儿安全，儿科医生提前办理新生儿出院手续并于当日由家属抱回家与产妇隔离。术后精神科医生进行了 1 次会诊。男家属在与精神科医生进行详细沟通后了解了精神分裂症相关知识，对产妇进行了关心和开解，和产妇的母亲在床旁轮流看护。术后 4 天，产妇产科方面恢复良好出院，并转精神科门诊继续治疗。

（二）护理

1. 病情观察

（1）高危因素评估：精神分裂发生的原因尚不清楚，研究结果也仅发现一些可能的致病因素，如遗传、性格特征、环境、社会、心理、内分泌因素等。由于妊娠对生理和心理可造成重大负荷，使得原有精神分裂症的诱发因素变得尤为突出，所以对于患有精神分裂症的孕妇来说，除了妊娠，更应注重评估原有诱发精神分裂症的因素。该案例中患者没有相关疾病遗传史，但该患者在临产后可能因宫缩疼痛引起的不良刺激导致发病。因此患有该疾病的孕产妇，在病情观察中，应重点查看和评估诱发疾病的不良刺激，如静脉穿刺、宫缩、切口等引起的疼痛、留置尿管等引起的不适、新生儿的哭闹等。因这类患者常有幻听、幻觉，产后容易出现自伤或伤害新生儿情况，故要及时评估患者的症状，采取安全的管理措施，以保证孕产妇及胎儿、新生儿的安全。

（2）病情评估：因妊娠大大增加了精神分裂症发病的风险，所以对患该病的妇女的妊娠管理非常重要。产科的医护人员应该认真评估每一位妊娠合并精神分裂症的孕妇。常见的情形大致有以下三种：一种是有准备妊娠者，这部分患者对自己的病情知晓，对既往病史较清楚，在妊娠前经过认真充分的准备，包括孕前咨询、减少药物剂量或停止服药，甚至可以清楚告知产科医生自己的病因或发作诱因等，在孕期她们可以遵循精神科医生指导，按时服药并接受定期产检。患者对医护人员的依从性好，对这类患者的管理相对容易。另一种情况是有少数患者清楚自己既往的精神分裂症病史，但一直对配偶及配偶的家人等隐瞒病史。妊娠前（婚前）病情虽已得到大致控制，但在妊娠前未经过产前咨询即擅自停止服药。这类患者在孕期疾病发作时不能提供既往病史，而配偶及家人也难以提供任何相关信息，产科医护人员处理这类患者时，不仅要面对临床医疗护理问题，还要考虑人文关怀问题。第三种情况是患者孕期确诊为精神分裂症，孕前并无精神分裂症病史或表现，于孕期首次发病。该案例中的患者属于第二种情况，而这种情况给诊断、治疗和护理都带来了一定的困难，医护人员既要凭借临床表现和仅有的些许线索及早做出判断和干预，以避免发生不良事件，又要顾全患者婚姻和家庭，还要考虑患者的权利和利益。针对这类患者，护士一定要详细评估和收集患者的资料，包括健康史、生理功能、社会功能等方面。护士可以从患者的语言、表情、行为中获得直接资料，也可从患者的家属、同事或来访朋友处获得信息，但不管通过哪种途径获得信息，在评估患者时一定要注意评估患者的感受及需求；由于精神分裂症患者对自身所患疾病缺乏自知力，很难正确反映病史，所以想要全面评估患者，就要全方位收集患者资料，也可借助一些心理、社会功能评估量表来获取相关资料。

（3）监测病情变化：监测病情变化在任何时候都是医护工作的重点。护士应严格遵守分级护理制度，每 15～30 分钟巡视病房一次，24 小时不离视线。根据患者出现的症状、体征，保持冷静，做出正确的判断。精神分裂症前驱症状多种多样，常见的前驱症状主要有个性改变、类神经症症状、言行古怪、多疑、敌对及困惑。以上症状若没有得到充分重视，患者会出现感知觉障碍，也就是幻听、幻视、幻嗅、幻味、幻触，或在幻觉的支配下做出违背本性、不合常理的举动。该病案中患者出现了幻听，也出现了攻击性行为，护士在患者入院时，针对该患者出现的情况，考虑到患者和胎儿的安全，采取特级护理。对于患者出现幻觉，护士在病情监测方面首先要加强护患交流，建立治疗性信任关系，且在护理时要使用恰当的方法。在该病案中，患者出现拍打腹部时医务人员立即上前，制止了自伤行为，且在患者强调"有人告诉我肚子里的是石头"时，两位护士搀扶患者半卧位躺在床上，一人轻抚患者的肚子，一人告知她幻听的不真实性，并嘱患者看向在场的医务人员，以确认并没有人说话，也没有人告诉她肚子里的是石头。待患者逐渐安静下来，护士才进行术前准备及胎儿的监测。护士一定要注意说话的技巧，向患者说明幻觉的不真实性，引导患者说出幻觉的内容，从而预防意外的发生。

（4）加强交接班：此类患者为重点交接对象，每应班详细交接孕产妇的意识、精神状态、是否配合治疗及护理、有无自伤和自杀倾向等，严密掌握其病情变化。

2．基础护理

（1）安全的管理：除了做好晨、晚间护理外，还应做好安全检查工作，保证患者安全，禁止将危险物品带入病房，以防意外的发生。危险物品包括：玻璃制品、绳索物品（鞋带、腰带、购物袋等）、刀具（水果刀、削皮刀、指甲刀等）、打火机、衣架、毛巾等。该病案中患者拍打腹部时，如若床旁有其他物品，如一盒 250ml 的牛奶、开水瓶、保温杯等，如没有及时制止，可能出现非常严重的后果，如胎盘早剥，甚至胎死宫内。所以一定要严格执行安全检查制度，同时告知陪伴家属安全管理的重要性，让家属参与安全管理，能最大限度保证患者和胎儿、新生儿的安全。患者需做的相关检查、检验应尽量在床旁完成，如若不能，需由主管护士或医生陪同，由运送中心工人推送，并做好推送过程中的安全防护。新生儿出生后，为防止产妇病情发作或加重，做出伤害新生儿的行为，建议新生儿与产妇隔离，或新生儿提前办理出院，同时要做好家属的安全宣教，即便产妇治愈后回家，家属也需要 24 小时看护新生儿。

（2）回奶护理：由于患者存在伤害新生儿的可能，以及产后服用抗精神病药物会给新生儿带来不良影响，所以产妇应该禁止母乳喂养，对新生儿进行人工喂养。护士做好回乳的护理，防止产妇因胀奶不适加重或诱发精神疾病。

3．治疗

（1）孕期用药和停药：精神病患者的抗精神病药维持治疗非常必要。对病情不稳定的患者，尽管患者希望停药，但妊娠期间停用抗精神病药物会显著增加复发率，影响孕妇生活及分娩。由于患者有精神症状，孕妇很难在长时间的分娩过程中坚持配合诊疗，即使是使用了快速抗精神病药物，也只能暂时控制急性精神运动性兴奋，分娩时对产科处理的依从性很差，难以保证母婴安全。因此，孕期有选择地维持治疗很有必要。考虑到治疗复发所需的药物剂量大于病症维持的剂量，应将药物剂量减至最低，尤其是在妊娠前3个月，建议妊娠期使用较安全的低剂量抗精神分裂症药物。使用最小有效剂量，以控制兴奋、躁动及利于饮食、起居为目的，稳定病情，为分娩做准备。

（2）产后用药：产褥期是精神病复发和加重的危险期，产后有半数患者的病情会发生变化。因此，对于精神分裂症患者，无论妊娠时病情痊愈还是未愈，产褥期均应及时、足量维持抗精神病药物并应适当增加剂量。对停药未进行维持治疗的患者，应尽早使用有效、足量的抗精神病药物；对妊娠期维持治疗的患者，产后也应立即加大所用抗精神病药物的剂量至足够治疗剂量。正常分娩后2小时及剖宫产后6小时就可以开始进行抗精神病治疗。

（3）用药管理：抗精神病药物应严格按精神病类药物管理方法进行专人管理，不能放在床旁，防止患者企图口服过量药物自杀。遵医嘱正确给药，在床旁准备好温水，送药到口，并确认患者服下后方可离开，同时告知家属注意观察患者，有无将药物吐出。用药期间应戒酒，起立时需搀扶，动作缓慢，站立勿过久。密切观察用药反应，常见的不良反应有失眠、焦虑、头痛、头晕、口干等。

4.健康教育

（1）心理护理：精神分裂症患者通常意识清楚，智能完整，常常不暴露思维内容，戒备心强。只有与患者建立了良好的护患关系，取得了患者的信任，才能深入了解病情。护士应在建立良好的治疗性护患关系的基础上，进一步使用正确的沟通技巧了解患者内心的感受，对其表达的内容给出适当的反应，适时运用共情，用简短的语言反馈患者表达的内容，并给予简单的分析指导，不指教和否定，帮助患者逐渐恢复自知力。患者可能会产生自卑、自责的情绪，此时应耐心安慰患者。本病案中患者对其丈夫隐瞒病史，其在疾病恢复期更担心与丈夫的婚姻状况和结局，此时护士除了对产妇进行心理支持以外，还要做好其家庭关系的维系工作，让产妇获得家庭的支持。在孕期建卡时医护人员就应评估孕妇家庭的支持程度和婚姻的稳定程度，同时也要充分了解男方父母的情况，如对子女婚姻的态度、对患者（儿媳）的接受程度等。详细了解上述信息，对精神病患者的诊疗和护理非常重要。做好家属的工作，得到家属的支持，才能使孕产妇获得心理最大的安慰，并有利于疾病的恢复，反之则可能加重疾病或延缓疾病恢复。

（2）出院指导：产褥期是精神分裂症复发的危险期，所以应向产妇和家属交代一定要遵照医嘱按时服药。坚持服药是目前认为减少复发最有效的办法。指导产妇要正确对待自己的疾病，向产妇及家属讲解疾病的相关知识，告知产妇疾病复发的早期症状，如出现失眠、早醒、多梦等睡眠障碍，头痛、头晕、疲乏、心悸、烦躁易怒、焦虑、抑郁等情绪障碍时，应及时到医院就诊。产后应保证足够、规律的休息，出月子后多参加社交活动，提高社会适应能力。

（三）循证证据

在 2015 年出版的《中国精神分裂症防治指南（第二版）》中强调了精神分裂症需要全程的长期治疗。孕妇在围生期往往容易出现急性发病。因妊娠合并精神分裂症除了影响孕产妇，还涉及新生儿的安危，医务人员应根据在指南中明确提出的急性期的治疗目标，及时对其进行评估和诊治，了解引发急性发作的可能因素，尽快恢复功能到最佳水平，建立患者和家庭的联盟，制订短期和长期的治疗计划，预防伤害。

（韦琳　李晓霞）

第九节　妊娠合并侏儒及脊柱侧凸

脊柱侧凸定义为冠状面上脊柱的侧凸畸形，按照惯例，以 Cobb 法测量脊柱侧方弯曲，如大于等于 10°则定义为脊柱侧凸。发生此病时，脊柱常常也会发生旋转，造成背部不平整。如果脊柱旋转，背部一侧会比另一侧更为突出（图 9-9-1）。Cobb 角小于 10°的弯曲在脊柱不对称的正常范围内，这种弯曲并无远期临床意义。

脊柱侧凸通常发生在脊柱生长阶段，即儿童期或青少年时期。出生缺陷、疾病或损伤可造成脊柱侧凸。它也可能存在家族遗传现象。脊柱侧凸通常不会引起症状，当症状发生时，患者可有背痛、呼吸困难，如果脊柱侧凸严重，可能导致肺部没有空间来保持正常工作，从而导致呼吸问题。

单纯脊柱侧凸通常不会造成怀孕和分娩方面的问题，在过去，部分医生认为怀孕会让脊柱侧凸加重。但现在，医生们认识到这种情况不会发生。妊娠合并侏儒及脊柱侧凸在临床极少见。当此类患者怀孕后，随着孕周的增加，患者腹内压力增高，膈肌上升，使胸腔扩张进一步受限，胸腔容积进一步缩小，从而加剧患者的肺功能障碍，使患者长期处于进行性低氧血症、酸中毒、高碳酸血症的状态。患者妊娠及分娩期需氧量增加，心脏负担加重，更容易发生肺源性心脏病，甚至肺功能衰竭。本病对胎儿的影响主要是缺氧、早产、胎儿宫内发育迟缓，甚至胎死宫内、难产。严重脊柱侧凸畸形患者妊娠可大大增加心衰的发生风险，此类患者应禁止妊娠或者在严密监护下妊娠，因妊娠期生理性血容量增加，心衰极易发生在妊娠 32~34 周、分娩期及产后 3 天，心衰症状严重时可危及母儿生命。

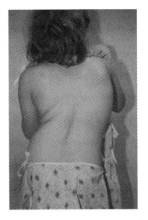

图 9-9-1 脊柱侧凸患者[①]

（一）病例介绍

患者，女，26 岁，身高 124cm，妊娠 36^{+3} 周，G_1P_0。因"妊娠 36^{+3} 周，胸闷、气短加重 1 天，侏儒症，脊柱侧凸"于 7 月 10 日入院。入院前 1 天，患者无明显诱因出现反复咳嗽，来院就诊，听诊可闻及右下肺湿啰音。彩超检查提示：胎心率 138 次/分，羊水最大深度 35 mm，羊水指数 94 mm，脐动脉血流 S/D＝3.2。胎心监护：无应激试验反应型。入院后行 B 超检查示：宫内孕头位单活胎，双顶径 85mm，肱骨长 51mm，股骨长 59mm。孕期体重增加 11.5kg。入院查体：体温 36.5 ℃，脉搏 86 次/分，呼吸 25 次/分，血压 108/67 mmHg，血氧饱和度 94％。胸廓明显鸡胸畸形，脊柱严重侧凸畸形，腹软，腹部膨隆，听诊右下肺湿啰音，心脏听诊心音呈奔马律，各瓣膜区均可闻及轻微杂音。专科检查：宫底高度 28cm，腹围 95cm，髂前上棘间径 22cm，髂嵴间径 24cm，骶耻外径 17cm，坐骨结节间径 8.0cm，无宫缩，胎方位为左枕前位，头先露。心脏彩超检查示：左房增大，左室舒张功能降低。患者入院后立即组织产科、心内科、麻醉科和重症医学科、新生儿科等多学科会诊，于 7 月 13 日在全身麻醉下行子宫下段剖宫产＋双侧输卵管结扎术，手术顺利，术后转 ICU，积极给予促进子宫收缩、抗炎等对症支持治疗。密切监测患者生命体征，严格控制液体输入量。各项生命体征平稳后转回普通病房。转入后继续密切观察生命体征，给予头孢西丁钠预防感染并积极促进子宫恢复，产后第 8 天，患者生命体征平稳，康复出院。

（二）护理

1. 病情观察

（1）妊娠合并侏儒及脊柱侧凸的评估。脊柱侧凸与妊娠可相互影响，妊娠导致的一

---

① 引自：SA Scheri. Clinical features，evaluation and diagnosis of adolescent idiopathic scoliosis［J］. Uptodate Online Journal Waltham.

系列生理变化可以加重心肺负担，这些生理变化包括：妊娠期代谢旺盛，血容量增加，心脏负担加重；分娩期，腹压增加，可使肺循环压力增高。脊柱侧凸的孕妇，如果合并侏儒症，胸廓的活动受到限制，尤其是妊娠前即有呼吸障碍的患者，容易发生心肺功能衰竭，并继发呼吸道感染，严重时甚至危及母儿生命。患侏儒症合并脊柱侧凸的孕妇，其胎儿生长受限及宫内窘迫、自然流产、胎死宫内、早产和死产的发生率均增加。脊柱变形尤其是腰椎变形，常合并骨盆畸形和产轴异常，导致胎位异常。因此，文献大多强调，妊娠合并脊柱侧凸是母婴死亡率和患病率增加的高危因素。所以多采用剖宫产，阴道分娩的助产率也较高。以往研究多是个案报道，最近的大样本研究报道，妊娠似乎不会影响脊柱侧凸进展，当脊柱侧凸已行治疗或比较轻微时似乎也不会影响妊娠结局。这可能与以往的报道多强调合并心肺功能异常的严重患者，而未涉及病情轻的患者；同时，也与内外科治疗手段的提高有关。一项研究评估了妊娠对 355 例脊柱侧凸患者的影响，结果发现妊娠次数、首次妊娠年龄和侧凸稳定性都不会影响疾病进展。妊娠中期和晚期重度脊柱侧凸的女性出现呼吸衰竭以及肺动脉高压增加的报道少见，主要见于同时存在肌肉病变的情况（如肌营养不良、脊髓性肌萎缩等）。

（2）心肺功能评估。脊柱侧凸畸形通常是由于幼时创伤、神经性疾患、先天性因素造成的。在幼儿中多见，多于青春期前予以矫正，妊娠合并严重脊柱侧凸畸形国内外均少见。根据 Cobb 分级，严重脊柱侧凸畸形，可影响心脏功能和结构。本例患者在幼年期发病，随着年龄增长症状趋于明显，至青春期时由于脊柱发育受限，故身高矮小，不足 130cm。妊娠期为满足母体及胎儿需要，孕妇的血容量增加 40%～45%，心输出量增加 30%～50%。妊娠妇女增大的子宫迫使膈肌上抬，使胸腔容积进一步减小，对肺和心脏加大了压迫，更易发生心力衰竭。妊娠合并心衰早期可表现为心率、呼吸增快，心率大于 110 次/分，呼吸大于 20 次/分，听诊时肺部湿啰音咳嗽后不消失，夜间常常坐起等。

正常呼吸功能的维持需要具备正常的胸腔、肺容积，以及维持胸腔容积变化的膈肌和肋间肌的舒缩活动。脊柱侧凸畸形使胸腔纵径减小，横断面变扁，使胸腔容积变小，导致了不同程度的肺通气功能损害和肺弥散功能下降。

（3）病情变化监测。加强产前监护，严重的脊柱侧凸合并侏儒症者，不适宜妊娠，一旦妊娠，也应该及早终止，以免发生心肺功能衰竭等严重并发症。病情较轻的患者可以妊娠，孕期应加强监测，定期行心肺功能检查，包括心电图、超声心动图检查、血气分析、肺功能检查，并加强胎儿监测，争取达到妊娠足月。

2. 基础护理

（1）生命体征监测：严密监测患者体温、心率、呼吸、血压及血氧饱和度，发生异常时及时汇报和处理。

（2）活动：患者术后活动受限，给予拍背、按摩，防止深静脉血栓发生。鼓励患者早期下床活动，促进术后的恢复，耐心解释患者疑问，消除患者的紧张情绪和思想顾虑。

（3）出入量管理：严格控制出入量，积极给予对症支持治疗，预防心衰发生。

3. 治疗

（1）多学科团队协作：对脊柱侧凸合并侏儒症的患者，硬膜外麻醉操作要求高，且药物不易扩散，可能会导致硬膜外麻醉效果不理想，因此选择全身麻醉。因患者存在脊柱侧凸所致胸廓变形，气管插管难度增加，需有经验的麻醉医生进行操作，以防术中发生呼吸心搏骤停。术中应严密观察病情变化，产科、ICU、麻醉科、新生儿科等多学科密切配合，以确保手术顺利进行。

（2）适时终止妊娠：终止妊娠的时机应权衡早产与母体发生心肺功能异常的风险，根据个体化情况而定。当发生心肺功能衰竭，或胎儿发生宫内窘迫时，应考虑终止妊娠。

（3）分娩方式的选择：随着妊娠时间延长，正常孕妇在站立位时腰部曲度趋于平坦，以使其保持身体平衡。对于妊娠合并脊柱侧凸者，其脊柱畸形导致腰椎生理活动度消失，会加重其身体负担，若腰椎变形明显，影响骨盆正常形状导致产轴异常，则胎儿在宫内的旋转及运动均会受限，导致胎位不正、入盆困难等。重度脊柱侧凸畸形患者对阴道分娩的耐受性极低，常需手术终止妊娠。对于骨盆和胎位正常，心肺功能较好的脊柱侧凸孕妇，也可以考虑阴道分娩，可采取连续硬膜外麻醉。侏儒症患者身材矮小，胸腔会较妊娠前进一步缩小，肺血容量和肺活量均明显低于正常身高体重的孕妇，手术中必须控制好机械通气的压力。同时根据术中的出血量和尿量，谨慎控制输液速度和输液量，以免胎儿胎盘娩出后回心血量增加引起心衰和肺水肿。患者还可因全麻药的残余作用、麻醉过深、体表面积小引起药物代谢和排泄时间延长，出现缺氧和二氧化碳潴留，导致呼吸抑制，使患者术后处于昏迷状态，故要重视麻醉恢复期的监测和管理。

4. 健康教育

（1）心理护理：护士应主动评估患者心理状况，及时向患者提供心理支持，消除患者的紧张情绪，使其在心理上获得满足及安全感。同时在掌握患者心理变化的基础上采取有针对性的心理护理，了解患者术前、术中、术后的心理活动和情绪变化，减轻和消除患者的各种心理负担，改善其身心状态，保证手术顺利进行，患者早日康复。

（2）出院指导：指导患者进行呼吸功能锻炼、皮肤护理等，促进其康复，对于不宜妊娠者，需告知避孕方法。

（三）循证证据

2019 年，中国医师协会骨科医师分会发布了"早发性脊柱侧凸循证临床诊疗指南"，规范了早发性脊柱侧凸（EOS）的诊断和治疗，提高了多学科综合诊治脊柱侧凸的水平。

（刘秀萍 彭红梅）

第十节 妊娠合并食管静脉曲张

食管静脉曲张是门静脉高压的一种表现，主要由食管或与食管相连的静脉回流受阻引起。最常见的为门静脉高压形成的下段食管静脉曲张，病变向上蔓延又称上行性食管静脉曲张。另一种由纵隔及颈部疾病压迫上腔静脉及上段食管静脉，使回流受阻，病变逐渐向下蔓延，称下行性食管静脉曲张。门静脉曲张一旦破裂出血，即为门静脉高压的严重并发症，患者病死率较高，此时的门脉压一般超过 $25\sim30cmH_2O$。而门静脉高压是一组由门静脉压力升高引起的症候群。大多数由肝硬化引起，少数继发于门静脉主干或肝静脉梗阻及原因不明的其他因素。当门静脉血不能顺利通过肝脏回流入下腔静脉，就会引起门静脉压力升高。表现为门—体静脉间交通支开放，大量门静脉血在未进入肝脏前就直接经交通支进入体循环，从而出现腹壁和食管静脉曲张、脾大和脾功能亢进、肝功能失代偿和腹水等。最为严重的是食管和胃连接处的静脉扩张，一旦破裂，会引起严重的急性上消化道出血，危及生命。尤其是在妊娠期，患者血容量增加，诱发腹内压升高，加上产程期间需用力屏气，加重了静脉曲张破裂概率。孕妇妊娠期合并肝硬化是临床较为少见的合并症，是导致孕产妇死亡的重要原因之一。但能妊娠者，一般肝硬化程度不重，30%～40%的孕妇在孕期会出现肝功能异常，其中60%的孕妇产后会恢复到孕前状态。虽妊娠合并肝硬化人数占分娩总人数的0.02%，但是肝硬化导致的孕产妇死亡率较高，可达10.5%，同时妊娠合并肝硬化孕妇的胎儿早产、出生低体重、宫内窘迫的发生率也高。

（一）病例介绍

患者，女，35岁8月，因"肝硬化代偿1^+年，停经35^{+6}周，腹胀4个月"于3月18日10：12入院。患者来自西部偏远山区，未产检。3月16日，因腹胀、乏力于当地县医院检查，B超检查发现腹腔积液。遂至某三甲医院治疗，入院时体温36.7℃，脉搏111次/分，呼吸18次/分，血压98/55mmHg，身高155cm，体重60kg，腹膨隆大于孕周，腹壁张力大，宫底扪不清，胎心率146次/分。入院后生化检查提示：总蛋白（TP）52.0g/L，白蛋白（Alb）26.7g/L，总胆固醇（TC）2.74mmol/L。凝血功能提示：凝血酶原时间（PT）12.7秒，血常规示：血红蛋白（Hb）93g/L，中性粒细胞百分比（NEU%）83.4%，血小板（PLT）36×10^9/L，消化道B超示：肝脏弥漫性病变，胆囊壁增厚，脾大，脾静脉增宽，腹腔积液，双肾未见明显异常。产科B超提示：宫内活胎。既往乙型病史10年，3年前的9月因肝硬化、消化道出血、胃底静脉曲张在某三甲综合医院进行组织胶注射联合三腔二囊管压迫止血，有输血史。

入院后完善相关检查，结合症状、体征及辅助检查结果，考虑入院诊断为"妊娠合并肝硬化，妊娠合并轻度贫血、妊娠合并血小板减少，腹腔积液，食管静脉曲张，脾功能亢进，慢性乙肝病毒性肝炎，$G_3P_1^{+1}35^{+6}$周宫内孕单活胎待产"。

经多科讨论后，于 3 月 20 日，在全麻下行子宫下段横切口剖宫产手术，术中见大量腹水。术后转入 ICU 病房进行进一步治疗。在 3 月 22 日，产妇因咳嗽导致食管静脉曲张破裂出血，紧急行三腔二囊管压迫止血，效果好。经过严密的病情观察及对症治疗后，患者生命体征平稳，于 4 月 2 日，转入普通病房继续治疗。4 月 6 日康复出院。

（二）护理

1. 病情观察

（1）高危因素评估：有研究表明，食管静脉曲张破裂出血者血小板水平显著低于未破裂者。门静脉直径大于未破裂者。而在护理方面，大部分的研究显示饮食不当、劳累过度、腹压增高和情绪激动是引起食管静脉曲张破裂出血的主要原因。进食生冷、坚硬瓜果等可致曲张静脉破裂出血；进食辛辣、过热食物、饮酒，可使食管、胃黏膜充血并诱发出血；体力消耗过度，加重肝脏负担可诱发出血；恶心、呕吐、腹泻、打喷嚏、咳嗽等使腹压骤然增高，可造成门静脉压力突然大幅度上升而引起出血；情绪激动、紧张、恐惧等使交感神经兴奋性增高，也可诱发出血。本例患者在气管插管下行全麻手术，插管对气道产生刺激引起咳嗽，是其术后发生急性消化道出血的诱发因素。因此在护理此类患者时，一定要实施前瞻性护理，如发现患者有咳嗽症状，应及时寻找原因，及时用药避免因咳嗽突然增加腹压而诱发出血。

（2）病情变化监测：严密观察病情，及早发现出血先兆。内镜下食管静脉红色征和（或）重度曲张的肝硬化患者应被视为高危者，要加强预见性观察。警惕出血前驱症状，如喉部瘙痒、异物感、胃部饱胀不适、恶心等，提前做好抢救准备。当孕产妇发生食管静脉曲张破裂大出血时，迅速行心电监护及血氧饱和度监测，观察并记录孕产妇的意识、血压、脉搏、口唇、甲床及尿量，5 分钟一次。如有呕血，要观察呕血和黑便情况并记录。患者在进行三腔二囊管压迫止血术后带有气管导管，安置了尿管，对于这些管道应妥善固定，并根据功能用不同颜色的标签进行标识。对于各种管道，应每天准确记录引流量，观察引流液的性质、颜色等并定期进行更换，同时操作中，严格执行无菌操作规范。

2. 基础护理

（1）嘱咐患者绝对卧床休息，严密监测生命特征及意识变化，保持呼吸道通畅，常规配备抢救车、吸痰器，避免呕血误吸而引起窒息或吸入性肺炎。

（2）饮食管理：患者食管静脉曲张破裂大出血引起恶心、呕吐时，应禁食；少量出血、无呕吐时，可进食温凉、清淡、无刺激的流质饮食；出血停止后改为半流质饮食，再逐渐改为软食。要给予营养丰富、易消化的食物，开始时应少量多餐，逐渐过度为正餐饮食。门静脉高压引起出血的患者，止血后 1~2 天渐进高热量、富含维生素的流质饮食，限制钠和蛋白质摄入，避免诱发和加重腹水和肝性脑病。食物的制作和进食的注意事项：避免质硬不易咬碎的食物，如油炸面食、坚硬瓜果、坚硬肉干等；避免将鸡骨、鱼刺等咽下；避免饮酒。

（3）口腔护理：因为血液是细菌最好的培养基。患者呕血后，细菌在口腔内迅速繁殖，数量增多。加之孕妇在孕期呼吸道局部抵抗力下降，易患呼吸道感染，故应常规为患者进行口腔护理，每天2次或3次。患者呕血、呕吐后应立即为患者进行口腔护理。

3. 治疗

（1）三腔二囊管置管护理。

1）置管前和置管时：使用前应该检查管和囊的质量。橡胶老化或气囊充盈后囊壁不均匀者不宜使用。操作前，用50ml注射器分别向胃气囊和食管气囊充气，检查是否漏气，并测定充盈后两者气体的容量和气压。在三腔管的前端及气囊上涂液体石蜡，用注射器抽尽气囊内的气体。协助患者取半卧位，清洁鼻腔，用地卡因喷雾器进行咽喉部喷雾，达到表面麻醉的作用。将管经鼻腔徐徐插入，至咽部时嘱患者做吞咽动作以通过三腔管。深度在60～65cm时，用20ml注射器抽吸胃减压管，吸出胃内容物，表示管端确已入胃。用50ml注射器向胃气囊注气150～200ml，使囊内压力保持在2.67～5.34kPa。先以止血钳夹住胃气囊管，随后改用管钳。缓慢向外牵拉三腔管，遇有阻力时表示胃气囊已压向胃底贲门部，用胶布将管固定于患者鼻孔外。再用50ml注射器向食管气囊注气100～120ml，使囊内压力保持在4.67～6kPa，即可压迫食管下段。先用止血钳夹住食管气囊管，然后改用管夹。胃气囊管和食管气囊管气须分别标记。用绷带缚住三腔管，附以0.5kg的沙袋，用滑车固定架牵引三腔管。冲洗胃减压管，然后连接于胃肠减压器，观察胃内是否继续出血。为防止三腔管被牵拉出来，必须先向胃气囊内充气，再向食管气囊充气。应注意，充气量太少达不到止血目的；充气量过多，食管易发生压迫性溃疡。

2）置管后：为了避免食管与胃底发生压迫性溃疡，食管气囊每隔12小时应放气1次，同时将三腔管向内送入少许。若出血不止。30分钟后仍按上法充气压迫。每隔2～3小时测食管气囊压力1次以便观察气囊有无漏气，只要向外牵拉感到有阻力即可断定胃气囊无漏气。当出血停止24小时后，可放去食管气囊内的气体，放松牵引，继续观察24小时，确无出血时再将胃气囊放气。气囊压迫期间，须密切观察患者脉搏、呼吸、血压、心率的变化。因食管气囊压力过高或胃气囊向外牵拉过多压迫心脏，可能出现频繁性早搏，此时应放出囊内气体，将管向胃内送入少许后再充气。胃气囊充气不足或牵引过多，会引起双囊向外滑脱，压迫咽喉，引起呼吸困难甚至窒息，一旦发生此种情况应立即放气。

3）拔管时：将气囊内余气抽净。嘱患者口服液体石蜡20～30ml，再缓慢地拔出。三腔管用后，必须冲净擦干，气囊内留少量气体，管外涂滑石粉并置阴凉处保存，以防气囊粘连。

（2）血容量的迅速补充。食管静脉曲张破裂大出血的治疗原则为止血、恢复血容量、降低门静脉压力、防治并发症。出现大出血后应立即建立有效（至少两条）的静脉通道，必要时进行中心静脉置管，以便快速补液输血。根据出血程度确定补充的血容量和液体性质，输血以维持血流动力学稳定为目标，并使血红蛋白维持在60g/L以上，同时应遵守输血管理规范，推广互助输血，以缓解血源紧缺的问题；在准备输血时应先输入 5％～10％葡萄糖注射液。不要一开始就单独输血而不输液，因为患者急性失血后血液浓缩、黏稠，直接输血并不能改善微循环的缺血、缺氧状态，但在紧急情况下应输血、输液同时进行。尽量输入新鲜血，如输入库存血过多，每 600ml 应静脉补充葡萄糖酸钙 10ml，同时密切观察输血反应。在抢救失血性休克患者的过程中，液体的及时、有效输入，维持有效血容量，是抢救工作的重要一环。一旦发生食管静脉曲张大出血，应启动异常紧急输血预案（10～15 分钟内发血），使血液制品快速输入。

（3）其他止血方法。在内镜下向曲张的静脉多次注射硬化剂，使静脉机化，可达到止血的目的，而这种止血方法需在治疗后严密观察患者的并发症。除了使用三腔二囊管、硬化剂止血外，仍有 10％的病例需要进行外科手术治疗才可达到止血的效果。

（4）药物止血的护理。生长抑素及其衍生物是肝硬化食管静脉曲张出血最常用的止血药，因其可导致内脏血管收缩、抑制胃酸分泌，且能使门脉压降低 12.5％～16.7％、门脉主干血流量减少 25％～35％，止血成功率 70％～87％。使用生长抑素时必须以独立静脉通道输注，有条件时使用输液泵进行匀速输入，保持治疗的连续性。输注中根据出血量及时调整滴速，并使用到出血停止后再维持 48～72 小时。除了使用生长抑素外，还可指导患者口服或经管注入止血剂，如凝血酶、冰生理盐水加去甲肾上腺素等。

4．健康教育

（1）心理护理：由于呕血、血便发生突然，患者会产生恐惧、绝望、抑郁的情绪，而这些不良情绪可使交感神经兴奋导致门脉压升高，从而诱发再次出血。护理人员在抢救和治疗的不同阶段，要及时关注患者的面部表情和伴随动作，根据患者不同的心理反应，对其进行心理疏导，并施以认知疗法，以体贴、关心、温和的语言安慰患者，及时向患者传递有效控制病情的方法和手段，以消除患者紧张、恐惧、不安的情绪，提高患者对医务人员的信任度，促进其配合治疗与护理，从而取得良好的治疗效果。

（2）出院指导：大量失血后，产妇体质虚弱，活动无耐力，生活自理可能存在一定困难。应指导产妇及其家属加强营养，有效纠正贫血，并逐步恢复体力。指导产妇适当参加身体锻炼，保证足够的休息和睡眠。帮助其掌握早期识别出血的征象，定期复查，如肝硬化导致食管静脉曲张患者需定期复查肝功能、凝血常规等；内镜治疗者定期复查胃镜，一旦发现有出血倾向，应立即进行再次套扎。同时告知产妇产后复查时间，目的和意义。

（三）循证证据

2016 年，中华医学会肝病学分会（Chinese Society of Hepatology，CMA）发布了《肝硬化门静脉高压食管胃静脉曲张出血的防治指南》。2019 年，CMA 和北京大学第一医院感染疾病科在《中华肝脏病杂志》上共同发表了肝硬化诊治指南，规范了食管静脉曲张分度、高危因素、诊断和处理流程。指出对急性出血的患者要有效控制出血、监护生命体征和尿量，有条件者入住 ICU。少量出血、生命体征稳定的患者可在普通病房密切观察。当患者发生食管静脉曲张出血时可按《肝硬化门静脉高压食管胃静脉曲张出血的防治指南》中的流程（图 9-10-1）进行处理。

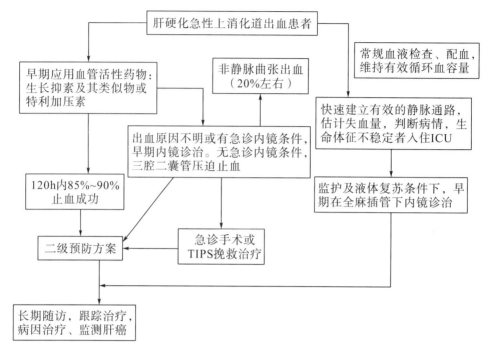

图 9-10-1　肝硬化急性上消化道出血临床处理推荐流程[①]

目前妊娠合并肝硬化在临床中属于一种较为严重的合并症，临床上以肝功能损害和门静脉高压为主要表现。患者早期症状不明显，晚期出现消化道出血、肝性脑病、继发感染等严重并发症危及母儿生命。在过去，通常建议肝硬化患者不进行妊娠，但当前治疗技术的进步和围生期检测的强化，有效提升了患者的安全性。美国肝病研究协会（AASLD）建议，一旦怀孕，女性肝硬化患者应在孕中期进行内镜筛查，以便将孕期风险降到最低。

（韦琳　崔浏阳）

① 引自：中华医学会肝病学分会，中华医学会消化病学分会，中华医学会内镜学分会. 肝硬化门静脉高压食管胃静脉曲张出血的防治指南 [J]. 临床肝胆病杂志，2016，32（2）：202-219.

第十章　胎儿异常与多胎妊娠

第一节　胎儿生长受限

胎儿生长受限（fetal growth restriction，FGR）指受病理因素影响（母体、胎儿、胎盘疾病等），胎儿生长未达到其遗传潜能，多表现为超声估测胎儿体重（EFW）或腹围低于相应胎龄第 10 百分位数。

小于胎龄（small for gestational age，SGA）胎儿的定义：指超声监测体重或腹围低于同胎龄应有体重或腹围第 10 百分位数的胎儿。并非所有 SGA 胎儿均为病理性的生长受限。SGA 还包括部分健康小样儿。建立种族特异性生长标准，可以提高产前筛查 SGA 的敏感性。

FGR 是产科常见的并发症之一，同时也是导致围生期不良妊娠结局的主要原因之一。FGR 不但导致胎儿生长发育迟缓，还会引起早产、胎儿畸形、新生儿窒息等，甚至影响婴幼儿及青少年神经系统的发育，也是成年人心脑血管等疾病的相关高危因素。

（一）病例介绍

患者，女，31 岁，因"停经 36^{+3} 周，核实孕周 36^{+5} 周，发现脐动脉血流 S/D 比值升高 1^{+} 月"，于 11 月 16 日入院。16 天前，因患者 B 超提示胎儿偏小，门诊医生考虑诊断"胎儿生长受限"，予低分子量肝素 4000IU 皮下注射，一天一次，治疗至今。3 天前患者 B 超提示"脐动脉血流 S/D＝3.2～4.9（多次多段测量），偶测 S/D＝2.9"。无明显宫缩、阴道流血流液，自觉胎动可。

专科情况：宫高 30cm，腹围 96cm，胎方位 LOA，胎心率 148 次/分。骨盆出口测量：坐骨结节间径 8cm。偶有宫缩。阴道检查：先露头，S－3，宫颈管偏后位，质硬，消退 20％，宫口未开，内骨盆未见异常。

辅助检查：1 月 13 日我院 B 超示胎方位 LOA，双顶径 8.46cm，头围 30.16cm（约孕 33^{+4} 周），股骨长 6.62cm（约孕 34^{+1} 周），腹围 30.84cm（约孕 34^{+6} 周）。羊水 5.0cm，羊水指数 10.0cm。脐动脉血流 S/D＝3.2～4.9（多次多段测量），偶测 S/D＝2.9。

入院初步诊断：胎儿生长受限，脐血流 S/D 值升高，妊娠合并甲状腺功能亢进，

$G_3P_0^{+2}36^{+5}$ 周宫内孕头位单活胎待产。

患者骨盆测量正常，胎儿体重估计约 2400g，可经阴道试产，但患者存在脐动脉血流 S/D 值升高，胎儿生长受限，在待产、产程过程中胎儿耐受宫缩能力差，会增加胎儿宫内窒迫甚至胎死宫内等风险，需加强监护。入院后予进一步完善检查，监测胎心、胎动及脐动脉血流 S/D 值，地塞米松促胎肺成熟，定期复查产科 B 超，嘱患者数好胎动。向家属及孕妇交代 FGR 相关风险后患者及家属表示理解病情及风险，同意目前处理，拒绝阴道试产，要求剖宫产终止妊娠。

（二）护理

1. 病情观察

FGR 可致死胎、早产、胎儿缺氧、新生儿窒息、胎粪吸入综合征、新生儿低体温、抽搐、败血症甚至新生儿死亡，一经怀疑或诊断均应严密监测。理想方案：综合应用超声多普勒进行血流、羊水量、胎心监测，生物物理评分监测胎儿生长，全面评估监测 FGR 胎儿。该案例中患者入院前发现脐动脉血流 S/D 升高 1^+ 月，16 天前 B 超提示胎儿、小于孕周 2 周，现宫高 30cm，腹围 96cm，胎儿估计体重 2400g，小于第 10 百分位数。患者脐动脉血流 S/D 升高，FGR，从发现开始增加大脑中动脉及静脉导管血流监测频率，每两周行超声监测胎儿生长情况，同时进行羊水监测。每周行两次 NST 或 BPP（不建议对 <32 周的 FGR 胎儿采用 BPP 评估）。本案例重点监测胎心、胎动，监测脐动脉血流 S/D 值，定期复查产科 B 超。

2. 基础护理

（1）加强监护：定期进行产前检查，测量宫高、腹围、体重，B 超监测胎儿及羊水的变化。

（2）卧床休息：卧床休息是最常用的治疗 FGR 的手段之一，左侧卧位可增加母体心输出量，减少外周血管的血流量，增加了子宫胎盘血流供应。尽管目前的研究未能证明卧床休息对预防或减少 SGA 的发生有作用，但临床上仍建议 FGR 的患者尽量卧床休息时取左侧卧位。

3. 治疗

目前尚无证据表明，对 FGR 孕妇采取营养补充、吸氧、住院保胎或改变体位等措施，可以改善胎儿的宫内生长状况，在采取上述措施后仍需严密监测母胎情况。

（1）胎动计数：孕 28 周后教会孕妇自数胎动，方法：每天早、中、晚各计数胎动 1 小时，两分钟内连续的胎动算一次。胎动计数 ≥10 次/2 小时为正常，<10 次/2 小时或减少 50% 者提示胎儿缺氧可能。建议 FGR 孕妇发现胎动减少时需要及时就诊，进一步评估胎儿情况。

（2）营养支持疗法：临床上通过静脉营养给予母体补充氨基酸、能量合剂及葡萄糖等，通过胎盘到达胎儿，以利于胎儿生长。不过许多研究都证实，高蛋白、低脂肪饮食，如鱼、蛋类等的摄入，多吃蔬菜、水果、谷类、各种维生素及增加矿物质的摄入，补充母体营养，对于预防和改善 FGR 并没有确切的效果，因此并不推荐使用。

（3）病因治疗：查找原因去除病因，如妊娠期高血压疾病、胎儿畸形等。能够找到 FGR 发生原因的患者，应尽早去除病因或改善基础疾病，对于 FGR 的治疗及新生儿的预后可以起到一定的作用。

（4）药物治疗。

1）抗血栓形成药物：①低分子量肝素：孕妇血液处于高凝状态，胎盘血流灌注不足是引起 FGR 的主要原因，因此，改善胎盘血流灌注是治疗 FGR 的主要手段。低分子量肝素可通过其抗凝作用改变胎盘灌注而用于治疗 FGR。该案例予低分子量肝素 4000IU 皮下注射，一天一次。②阿司匹林：对于有胎盘血流灌注不足疾病史的孕妇，可以从妊娠 12~16 周开始服用小剂量阿司匹林至 36 周。存在 1 项高危因素的孕妇，也建议于妊娠早期开始服用小剂量阿司匹林进行预防，其中高危因素包括：肥胖、年龄＞40 岁、孕前高血压、孕前糖尿病（1 型或 2 型）、辅助生殖技术受孕病史、胎盘早剥病史、胎盘梗死病史等。本案例患者无高危因素，因此并未服用阿司匹林。

2）硫酸镁：FGR 的病因与胎盘血流灌注不足有关，而硫酸镁具有解痉、改善胎盘血流灌注的作用。目前并没有高质量的证据表明孕期补充镁离子对妊娠有益，但是对于 FGR 的患者，如在妊娠 32 周之前分娩，使用硫酸镁对于胎儿和新生儿的神经系统保护具有一定作用。该案例中发现胎儿生长受限时已 34^{+3} 周，故未使用硫酸镁。

3）中药：目前临床上用于治疗 FGR 的中药主要是丹参。丹参能促进细胞代谢、改善微循环、降低毛细血管通透性，有利于维持胎盘的功能。目前没有搜索到关于丹参治疗 FGR 的系统评价资料，对于 FGR 的中药治疗现在主要是经验性治疗，尚缺乏循证医学证据的支持。本案例并未使用丹参。

（5）分娩方式。

FGR 本身并不是剖宫产的绝对指征，但本案例中胎儿系 FGR，并存在脐动脉血流 S/D 值升高，宫颈条件不成熟的情况，在待产、产程过程中胎儿耐受宫缩能力差，可增加胎儿宫内窘迫甚至胎死宫内等风险，向家属及孕妇交代 FGR 相关风险后患者及家属表示理解病情及风险，同意目前处理，拒绝阴道试产，要求行剖宫产终止妊娠。

4. 健康教育（心理支持）

因该患者缺乏胎儿生长受限相关知识及担心胎儿安危，内心焦虑、恐惧，医务人员应进行心理疏导，给孕妇及家属讲解 FGR 的相关知识，提供相关信息，鼓励孕妇及家属配合治疗和护理。护理人员讲解医疗措施的目的、操作过程、预期结果，给予更多的关心与帮助，有助于减轻孕妇及家属的焦虑及恐惧，也可帮助他们面对现实。

（三）循证证据

2019 年，中华医学会围产医学分会胎儿医学学组发布《胎儿生长受限专家共识（2019 版）》，该共识围绕胎儿生长受限的定义、筛查、预防、诊断宫内监护及临床处理等方面的临床问题，参考最新发表的各国 FGR 指南和高质量临床研究结果，运用德尔菲法，通过 3 轮专家意见调查及多学科专家的讨论，形成相对应的推荐及共识。按照胎龄体重第 10 百分位数以下以诊断 FGR 时，可将表 10-1-1 作为参考。

表 10-1-1　中国人群不同孕周的胎儿估测体重参考标准（g）

孕周（周）	主要百分位数						
	第 3 百分位数	第 5 百分位数	第 10 百分位数	第 50 百分位数	第 90 百分位数	第 95 百分位数	第 97 百分位数
24	505	526	558	673	788	821	843
25	589	614	652	786	920	958	983
26	683	712	756	911	1067	1111	1139
27	787	820	870	1049	1228	1279	1312
28	899	937	995	1199	1404	1462	1500
29	1021	1063	1129	1361	1593	1659	1702
30	1150	1198	1273	1534	1796	1870	1918
31	1287	1341	1424	1717	2010	2093	2147
32	1430	1490	1583	1908	2233	2326	2385
33	1578	1644	1746	2105	2464	2566	2632
34	1729	1802	1913	2306	2700	2811	2884
35	1881	1960	2081	2509	2937	3058	3137
36	2032	2117	2248	2710	3172	3303	3388
37	2179	2271	2411	2907	3402	3543	3634
38	2321	2418	2568	3096	3624	3773	3870
39	2454	2557	2715	3274	3832	3990	4093
40	2577	2685	2851	3437	4023	4190	4297
41	2687	2799	2973	3584	4195	4368	4481

　　各国指南对于胎儿生长欠佳所用术语稍有区别。本指南中，SGA 仅用于描述出生体重小于对应胎龄体重第 10 百分位数的新生儿。而 FGR 用于描述估计体重小于对应胎龄体重第 10 百分位数的胎儿。但是，这一定义没有考虑到每个胎儿的个体差异，可能无法识别尚未实现其增长潜力的较大胎儿，同时也可能会把一些本身发育就慢于一般标准的正常胎儿误诊为 FGR。为了更准确地评估新生儿和胎儿的生长状况，应建立种族特异性生长标准，提高产前筛查 SGA 的敏感性。

　　除了孕期筛查和评估，现尚无有效方法可以预防胎儿生长受限。固临床医生应重视筛查，积极治疗、监测和处理，适时终止妊娠。FGR 不是剖宫产的指征，但是对于本案的病例，可以适当放宽剖宫产指征，争取获得母儿的最佳结局。

（陈凤　王永红）

第二节　双胎妊娠

中国是出生缺陷高发国之一，出生缺陷发生率约为 5.6%，每年新增出生缺陷数约 90 万例，出生缺陷儿给社会和家庭带来了巨大的经济负担和精神压力。近年来，随着我国计划生育政策的变化、辅助生殖技术的发展及高龄孕妇的增多，双胎妊娠的发生率逐年上升。双胎妊娠死亡率、患病率、流产率、胎儿畸形率、染色体异常的风险以及其特有并发症的发生率均明显升高。美国妇产科医师学会 2014 年临床指南推荐于妊娠 $34\sim37^{+6}$ 周分娩。2012 年的 1 项多中心研究对 1001 例双胎妊娠（包括 200 例单绒毛膜双胎和 801 例双绒毛膜双胎妊娠）进行回顾性分析发现：单绒毛膜双羊膜囊双胎围产儿死亡率为 3%，而双绒毛膜双羊膜囊双胎为 0.38%；妊娠 34 周后单绒毛膜双羊膜囊双胎中胎死宫内发生率为 1.5%，而双绒毛膜双羊膜囊双胎未发生胎死宫内。单绒毛膜双羊膜囊双胎中，妊娠 34 周前分娩的围产儿病死率为 41%，而妊娠 $34\sim37$ 周分娩的围产儿病死率为 5%（$P<0.01$）。目前我国双胎妊娠并发症，尤其是单绒毛膜双胎并发症整体发病率较低，且缺少大样本的随机对照研究，很多相关的临床研究结论来自专家共识及经验性结论，对某些并发症的处理仍存在较大的争议，需要随着临床实践的发展进行不断更新和完善。

（一）病例介绍

患者，女，38 岁，10 月 31 日 21：55 以"孕 27^{+1} 周，头晕、心累、气紧，伴不规律腹痛"急诊入我院。末次月经 3 月 28 日。双胎妊娠，孕 3^+ 月于当地卫生院建卡，孕期未规律产检。早孕期无特殊不适。孕 24^+ 周因持续性干咳于当地医院"输液"治疗 2 周（具体用药不详），效果不佳，咳嗽咳痰加重，孕 27^{+1} 周，患者自觉头晕、心累、气紧，来我院急诊。自幼患先天性脊柱后凸畸形伴背部包块，包块表面皮肤反复溃烂 10^+ 年。9 年前孕 8^+ 月引产 1 死胎，6 年前早产一女婴，健在。

入院查体：T 36.5℃，P 107 次/分，R 35 次/分，BP 107/67mmHg，血氧饱和度 92%，身高 133cm，体重 46kg，意识清楚，慢性病容，呼吸急促，不能平卧，因背部包块被动左侧卧位。头位正，略前屈，右肩略高于左肩，胸廓呈桶状，长度明显缩短，前后径与左右径接近，右侧胸廓略大于左侧，吸气时可见明显三凹征。双肺可闻及湿啰音，右下肺更明显，呼气时可闻及哮鸣音。背部明显后凸，可见一巨大实性包块占及整个背部，质软，大小 26cm×22cm×8cm，表面见棕褐色色素沉着，中央见皮肤破溃，面积约 10cm×4cm，可见新鲜肉芽组织及表面少量渗液。心脏查体未见明显异常。腹部膨隆，质软，无压痛、反跳痛，宫高 28cm，腹围 89cm，偶有宫缩，强度弱。专科检查：内、外骨盆未见明显异常，先露头，S−3，宫颈管居后，质硬，消退 50%，宫口未开。

辅助检查：血常规示白细胞 $15.9×10^9$/L，中性粒细胞百分比 86.3%，血红蛋白

76g/L，C 反应蛋白 67mg/L，降钙素原 11.96ng/mL。床旁急诊超声示：宫内查见双胎，胎儿 1（左侧），心率 154 次/分，胎方位枕左前（LOA），双顶径 6.44cm，股骨长 4.76cm；胎儿 2（右侧），心率 148 次/分，胎方位骶右前（RSA），双顶径 6.41cm，股骨长 4.66cm。双胎间查见纤维隔膜回声。

入院诊断：呼吸困难待诊，肺部感染？心衰？单绒毛膜双羊膜囊双胎妊娠，妊娠合并中度贫血，背部包块待诊，妊娠合并先天性脊柱后凸畸形，G_3P_2 27^{+1} 周宫内孕，1 头 1 臀位双活胎待产。

入院后完善相关检查，心电图示：窦性心动过速。心脏彩超示：左室射血分数（LVEF）0.69%，左室舒张功能及收缩功能正常；实验室检查示 B 型利尿钠肽（BNP）、心肌酶学标志物正常，暂时排除心衰可能。胸部 X 线片示：双侧胸廓不对称，脊柱明显侧后凸伴侧弯畸形，脊柱呈"S"形扭曲，左侧肋骨部分融合，双肺下部实变，双侧胸腔积液，考虑呼吸急促与肺部感染有关。痰培养提示：查见混合菌丛（草绿色链球菌中量、酵母样菌少量、奈瑟氏菌属少量）。背局部巨大包块性质不明，不排除血管瘤或神经纤维瘤可能，且局部皮肤破溃处渗液培养出金黄色葡萄球菌。予以哌拉西林他唑巴坦钠治疗肺部感染，输入去白红细胞悬液 2U 纠正贫血，背部局部皮肤清创，皮肤糜烂面予以 1∶9 聚维酮碘液湿敷，bid；地塞米松 5mg 肌内注射，bid（4 次），促胎肺成熟；监测胎心胎动等。持续抗感染治疗 1^+ 周后，患者呼吸急促明显、咳嗽咳痰较前加重，痰液黏稠难以咳出。抗生素更换为美罗培兰，加强治疗肺部感染，辅以盐酸氨溴索 10mg，bid 雾化吸入稀释痰液，静脉滴注 25%氨基酸 250mg，qd，加强营养支持，多烯磷脂酰胆碱口服保护肝脏。新生儿科会诊提示：促胎肺成熟治疗已完成，目前分娩虽早产儿并发症不可避免，但加强护理有存活希望，且胎儿 2 脐血流提示偶发单峰，继续妊娠可能随时胎死宫内。全科讨论认为，患者虽无产科终止妊娠指征，但经积极强有力抗感染治疗，肺部感染没有得到有效控制，反而加重。可能与妊娠后子宫增大导致膈肌上抬，肺总量和功能残气量下降，肺储备功能进一步降低有关，而且患者本身存在胸廓畸形，继续妊娠感染难以控制，诱发心肺衰竭风险极高。因继续妊娠可能危及母儿生命，决定终止妊娠。因患者存在严重脊柱后凸伴侧弯畸形，且背部合并巨大包块，难以进行硬膜外或腰麻（椎管内麻醉）。且患者胸部 X 线片显示胸廓畸形、气道弯曲且合并肺部感染，全麻气管插管极其困难。喉罩麻醉，反流误吸风险极高。评估患者产后出血为高风险，发生呼吸循环衰竭风险大，抢救困难，存活率极低，术后极易发生拔管困难。分娩方式经评估后选择经阴道试产。经评估，患者宫颈条件不成熟，Bishop 评分 3 分，但因合并肺部感染，肺功能重度受损，前列腺素制剂禁用。最终选择使用 COOK 球囊促宫颈成熟联合水囊引产。11 月 20 日早晨 12∶00 患者临产，11 月 21 日孕 30^{+1} 周 14∶03 宫口开大 3cm 进入分娩间。因患者呼吸困难，且脊柱严重畸形，背部包块皮肤表面溃疡，最终患者采用上身与水平面呈 45°抬高，左侧半卧体位，左侧背部垫气垫圈，预防压迫。15∶00 宫口开全，阴道检查扪及胎头及肢体，为明确胎先露及双胎之间的位置关系，行床旁急诊 B 超，提示：胎儿 1 为头先露，胎儿 2 为臀先露，胎儿 2 一胎足位于胎儿 1 头右下侧。待胎儿 1 胎膜自然破裂后，接生者运用右手食指和中指立即迅速向右上方推胎儿 2 肢体，同时运用无名指和小指辅助胎儿 1 胎头下降，直至胎儿2肢体不能扪及。胎儿1于16:15头位顺产，体重1.06kg。胎儿2于16:19经阴道臀位助产分娩，体重0.97kg。两早产儿Apgar评分均为6-9-9，产后立即转新生儿科治疗。产时及产后产妇生命体征平稳。产后24小时，呼吸困难及咳嗽、咳痰症状逐步缓解，胸部X线摄影复查示肺部较前明显好转，持续抗感染治疗后，体温正常，子宫收缩好，阴道流血少，会阴无红肿，于11月23日出院，到当地医院呼吸内科继续治疗。两新生儿于新生儿科治疗4周后，出院。

（二）护理

1. 病情观察

（1）此病例为极为罕见的严重先天性脊柱后凸伴侧弯畸形合并胸廓畸形，该畸形导致胸腔纵径变短、容量减小，胸壁扩张受限，肺顺应性下降，通气功能严重受损。可出现呼吸急促、点头或抬肩呼吸、三凹征、鼻翼扇动等呼吸困难的临床表现。

（2）双胎妊娠中晚期，子宫迅速增大导致膈肌上抬，肺总量和功能残气量下降，肺储备功能进一步降低。同时患者合并严重肺部感染，虽积极抗感染治疗，效果不佳，病情十分危重，随时可能发生缺氧和心肺功能衰竭，危及母儿生命。主要表现为除呼吸困难以外常伴随口唇发绀，根据缺氧的不同程度，出现神志恍惚、烦躁、谵妄、抽搐、昏迷等症状；轻度二氧化碳升高表现为兴奋症状，如失眠、烦躁、躁动等，若未引起重视，二氧化碳进一步升高则出现中枢抑制，表现为淡漠、嗜睡、昏迷。严重肺部感染时出现咳嗽、咳痰、心累、气紧，听诊双肺闻及湿啰音，呼气时可闻及哮鸣音。

（3）患者背部巨大包块性质不明，血管瘤或纤维瘤不能排除，并且常年反复局部皮肤破溃合并感染，不仅给妊娠带来威胁，也为分娩方式的选择、分娩体位的确定和最终经阴道试产带来重重困难。待产过程中重点观察背部突出部位及被动体位受压处皮肤状况。采取左侧半卧体位，左侧背部垫气垫圈，预防压迫、定时检查协助翻身。

（4）该患者为单绒毛膜双羊膜囊双胎妊娠，且孕期未规律产检，来院时为孕27^{+1}周，若分娩，极早产儿存活率极低，不良结局发生率高，发生肺不张、吸入性肺炎、呼吸窘迫综合征、缺血缺氧性脑病、病理性黄疸等疾病的风险极高。入院后协助完成相关医疗检查。单绒毛膜双羊膜囊双胎的妊娠期监护需要产科医生和超声医生的密切合作。发现异常时，建议及早转诊至有条件的产前诊断中心或胎儿医学中心（推荐等级B），综合评估母体及胎儿的风险，结合患者意愿、文化背景及经济条件制订个体化诊疗方案。

（5）患者系经产妇，此次双胎妊娠且入院时伴有不规律宫缩。需观察临产征象，宫缩强度、频率、持续时间及自觉症状，遵医嘱监测胎心情况。

2. 基础护理

（1）严密观察患者生命体征变化、呼吸困难程度、咳嗽与咳痰情况以及肺部啰音变化。

（2）体位：予以左侧半卧位，减少巨大子宫压迫下腔静脉而导致的心慌、面色苍白、出冷汗、血压下降等症状体征。

（3）加强营养：指导孕妇补充营养，注意蛋白质、钙、铁、维生素的摄入，鼓励因胃部受压而食欲减退的孕妇少食多餐，以满足营养需要。遵医嘱服用铁剂，定时做产前检查、血常规等，以了解有无营养缺乏及胎儿发育情况。

（4）皮肤护理：孕妇衣着柔软、宽松、舒适，冷暖适宜。保持皮肤及会阴清洁，遵医嘱给予碘伏背部破溃处湿热敷，促进愈合，预防继发感染。

（5）管道护理：保持静脉通道及尿管通畅，按要求及时更换管道。分娩期建立三条有效18号留置针静脉通道，使用时专人管理，固定妥当，密切配合医嘱给药并控制输液速度。

3. 治疗

（1）分娩前积极处理并发症，为促进胎肺成熟赢得时间。患者入院后立即给予三代头孢类抗生素治疗肺部感染，并且辅助输血、雾化、保肝、静脉营养支持等，为孕妇分娩打下基础。同时在治疗过程中予以地塞米松肌内注射，为促进胎肺成熟赢得时间。

（2）全面评估阴道分娩相关高危因素，做好人员及物质准备。该患者阴道分娩高危因素繁多，经多科多次讨论提前制订了分娩期医护人员安排，涉及产科、麻醉科、ICU、儿科、检验科、血库、后勤等相关科室。安置独立分娩间，备齐抢救药品及设备设施。

（3）产时患者的特殊体位：试产和助产士积极有效的处理是母儿平安的保证。第二产程宫口开全后，因患者呼吸困难，脊柱严重畸形，背部包块皮肤表面溃疡，最终患者采用上身与水平面呈45°抬高，左侧半卧体位分娩，左侧背部运用气垫圈预防压迫。阴道检查扪及胎头及肢体，床旁急诊B超提示：胎儿1为头先露，胎儿2为臀先露，胎儿2一胎足位于胎儿1头右下侧。待胎儿1胎膜自然破裂后，接生者运用右手食指和中指立即迅速向右上方推胎儿2肢体，同时运用无名指和小指辅助胎儿1胎头下降，直至胎儿2肢体不能扪及。胎儿1娩出后助手立即协助维持胎儿2为纵产式，随后胎儿2经阴道臀围助产分娩。这个过程要求操作快速熟练，双人配合默契。

4. 健康教育

此单绒毛膜双羊膜囊双胎妊娠合并严重先天性脊柱畸形患者，孕期重度感染经治疗后顺产，虽母儿结局良好，但该类患者妊娠分娩母儿风险都极高，应做好宣教，注意避孕，若有生育要求，必须要做到孕前咨询，孕期规律产检及加强产时产后监护。

（三）循证证据

目前我国尚无确切的关于双胎妊娠的流行病学资料，且缺乏基于临床系统评价并结合我国国情的诊治指南。为此，2015年中华医学会围产医学分会胎儿医学学组和中华医学会妇产科学分会产科学组组织全国的专家讨论并编写了双胎妊娠临床处理指南，该指南分为两部分：第一部分主要内容为双胎妊娠的妊娠期产前检查规范、妊娠期监护、早产预防及分娩方式的选择；第二部分主要内容为双胎妊娠特殊问题处理。本指南针对诊治尚存争议的复杂性多胎妊娠问题也形成了一系列专家共识。

指南中专家推荐妊娠 11～13 周$^{+6}$ 超声筛查可以通过检测胎儿颈部透明层厚度（nuchal translucency，NT）评估胎儿发生唐氏综合征的风险，并可早期发现部分严重胎儿畸形（推荐等级 B）。建议在妊娠 18～24 周进行超声双胎结构筛查，有条件的医院可根据孕周分次进行包括胎儿心脏在内的结构筛查（推荐等级 C），如发现可疑异常，应及时转诊至区域性产前诊断中心（证据等级 Ⅲ 或 Ⅱb）。单绒毛膜双羊膜囊双胎由于存在较高的围产儿病死率和死亡率，建议自妊娠 16 周开始，至少每 2 周进行 1 次超声检查。由有经验的超声医生进行检查。并在有经验的胎儿医学中心综合评估母体及胎儿风险，结合患者意愿、文化背景及经济条件制订个性化诊疗方案（证据等级 Ⅱb）。双胎妊娠的分娩方式应根据绒毛膜性、胎方位、孕产史、妊娠期合并症及并发症、子宫颈成熟度及胎儿宫内情况等综合判断，制订个性化的指导方案，目前没有足够证据支持剖宫产优于阴道分娩（推荐等级 C）。鉴于国内各级医院医疗条件存在差异，医生应与患者及家属充分沟通交流，权衡利弊，个体化分析，共同决定分娩方式（推荐等级 E）。

（龙丽佳　彭红梅）

第十一章　胎儿附属物异常

第一节　前置胎盘

妊娠 28 周以后，胎盘位置低于胎儿先露部，附着在子宫下段、下缘达到或覆盖宫颈内口称为前置胎盘（placenta previa）。前置胎盘为妊娠晚期阴道流血最常见的原因，国内报道其发病率为 0.24%～1.57%。凶险性前置胎盘指有剖宫产史，此次妊娠为前置胎盘，胎盘覆盖原剖宫产切口。前置胎盘可分为 4 类：完全性（中央性）前置胎盘、部分性前置胎盘、边缘性前置胎盘、低置胎盘。

（1）完全性（中央性）前置胎盘：胎盘组织完全覆盖宫颈内口。

（2）部分性前置胎盘：胎盘组织覆盖部分宫颈内口。

（3）边缘性前置胎盘：胎盘组织下缘达到宫颈内口，但未超越宫颈内口。

（4）低置胎盘：胎盘组织下缘距宫颈内口<2cm。

前置胎盘最常见的症状是妊娠晚期或临产后发生无诱因、无痛性反复阴道流血。其出血发生时间、出血量及发生次数与其类型有关。患者大量出血时呈现面色苍白、脉搏细速、四肢湿冷、血压下降等休克表现；反复出血表现为贫血貌。腹部检查子宫软、无压痛、子宫轮廓清楚、大小与孕周相符、胎先露高浮，约 1/3 合并胎位异常。反复出血或出血量过多可导致胎儿宫内缺氧、胎心异常甚至消失，严重者出现胎死宫内。

前置胎盘的诊断金标准为影像学检查，包括超声检查和磁共振成像（MRI），其中超声检查可清楚显示胎盘位置，有助于确定前置胎盘类型；阴道超声检查能更准确地确定胎盘边缘和宫颈内口的关系，准确性高于腹部超声检查。MRI 常用于怀疑胎盘植入者，以了解胎盘植入子宫肌层的深度、是否侵入膀胱等。

临床上前置胎盘需与前置血管进行鉴别，前置血管是指独立走行于胎膜上、无脐带或胎盘组织保护，且位于胎先露下方，达子宫下段或跨越宫颈内口的胎儿血管。前置血管受胎先露压迫时，可导致脐血循环受阻、胎儿窘迫或死亡。前置血管破裂时会导致胎儿急速失血，新生儿死亡率极高，需对前置血管孕妇做好高危标识，一旦发生出血及时处理，严密观察胎儿宫内情况。

（一）病例介绍

患者，女，31 岁 7 月，因"停经 35^{+1} 周，反复无痛性阴道流血 4 月，血糖升高 2$^+$月"于 3 月 9 日入院。患者 4 月前无明显诱因出现无痛性阴道流血，色鲜红，量较多，3$^+$ 月前系统超声提示胎盘前置状态，胎盘附着于子宫下段前后壁，完全覆盖宫颈内口，2$^+$ 月前 OGTT 提示空腹血糖 5.78mmol/L，餐后 2 小时 11.14mmol/L，予饮食控制，监测血糖控制可。1$^+$ 月前患者再次出现无痛性阴道血性分泌物，量少，未予特殊处理。3 天前于我院行 MRI 提示：凶险性前置胎盘，考虑胎盘广泛植入，伴局部穿透待排，现停经 35^{+1} 周，偶有宫缩，无明显阴道流血、流液。既往史：前次妊娠为妊娠期糖尿病，产后监测血糖正常。生育史：6 年前因胎膜早破于外院行剖宫分娩一活男婴，体重 3700g，现体健。

辅助检查：3 月 6 日行 MRI 提示：凶险型前置胎盘（中央型），完全覆盖子宫颈管内口及切口瘢痕；峡部前壁与胎盘分界不清，可见粗大流空血管影；子宫峡部前壁、后壁及宫颈内口附近肌层明显变薄、连续性中断，邻近胎盘局灶性信号异常，考虑胎盘广泛植入，伴局部穿透待排；宫颈管缩短，宫颈管及前下壁局部胎盘少许出血信号；子宫前壁局部与腹前壁粘连，膀胱粘连，膀胱牵引上提；膀胱壁及直肠壁信号未见异常。

入院诊断为：凶险性前置胎盘，中央型前置胎盘，胎盘植入，妊娠期糖尿病（A2 级），瘢痕子宫，脐带绕颈一周，G$_3$P$_1^{+1}$35^{+1} 周宫内孕头位单活胎待产。

诊疗经过：

3 月 10 日至 3 月 15 日，监测生命体征及血糖，予三餐前注射胰岛素（诺和锐）6U 控制血糖；监测胎心胎动及宫缩情况，每日行胎监；完善血常规、凝血功能、肝肾功能、小便常规、输血免疫、泌尿系统彩超等检查，术前合血，肌内注射地塞米松促胎肺成熟。

3 月 16 日，于放射科行双侧髂内动脉球囊置入术后于全麻下行"子宫体部横切口剖宫产术＋全子宫切除术＋膀胱裂口修补术＋自体血回输术"。术中出血 2700ml；术中输血：去白红细胞悬液 3U，新鲜冰冻血浆 600ml，自体血回输 460ml，术中输液 3700ml；尿量 1200ml。手术时间：2 小时 28 分钟。新生儿情况：男，2650g，身长 48cm，Apgar 评分 10－10－10。

3 月 17 日至 3 月 22 日，监测产妇生命体征及血糖，观察有无阴道流血，观察小便情况，肛门排气情况，母乳喂养情况。

3 月 22 日，产妇生命体征平稳，血糖正常，肛门已排气，小便自解通畅，双乳不胀，顺利出院，继续母乳喂养。

患者住院期间血红蛋白的检查结果，见表 11－1－1。

表 11－1－1 血红蛋白检查结果

日期	3 月 9 日	3 月 15 日	3 月 16 日	3 月 17 日	3 月 21 日
Hb（g/L）	106	101	83	117	118

（二）护理

1. 病情观察

（1）高危因素的评估：前置胎盘的发生与多次流产史、宫腔操作史、产褥感染史、剖宫产史、子宫形态异常、辅助生殖技术、孕妇吸烟等相关，但其具体病因尚不清楚。对于有以上高危因素的孕妇，应警惕前置胎盘的发生，定期产前检查，一旦发现低置胎盘或确诊为前置胎盘，应严密观察是否出现阴道流血，告知孕妇发现阴道流血及时就诊。

（2）出血量的评估：可采用称重法、容积法、面积法、休克指数法，休克指数（SI）＝心率/收缩压。目前临床最常用最简便的方法为称重法，称重法能更直观地评估前置胎盘出血量的多少。休克指数法在临床中也较常用，休克指数法能快速识别孕产妇出血的严重程度，但是使用休克指数法需要准确监测孕产妇的心率及血压情况（见表 11-1-2）。

表 11-1-2　休克指数与出血量的关系

SI	外科意义	估计出血量（ml）	出血量占血容量百分比（%）
≤0.5	无休克	—	—
0.5~0.9	—	<500	<20
1.0~1.5	轻度休克	1000~1500	20~30
1.5~2.0	提示有休克	1500~2500	30~50
≥2.0	重度休克	≥2500	≥50

（3）胎儿宫内监护：每天吸氧 2 次，每次 30 分钟；每日监测胎心 6 次、指导孕妇早中晚自数胎动各一小时；每日行胎心监护监测胎儿宫内情况，出现异常及时汇报医生并配合处理。

（4）病情变化监测：及时掌握孕妇血常规、凝血功能等实验室检查结果，尤其是反复发生阴道流血者，及时关注血红蛋白情况，发现血红蛋白值明显降低时应及时汇报医生，必须要给予静脉输血以纠正贫血。此外，还应观察孕妇有无感染征象，每日监测体温情况，发现异常及时处理，对于反复发生阴道流血者应遵医嘱予静脉输入抗生素以预防感染。最后，还应监测孕妇有无宫缩，若前置胎盘孕妇出现宫缩应及时汇报医生，必要时静脉输入硫酸镁以抑制子宫收缩、预防出血。

（5）前置胎盘产前出血急救（图 11-1-1）：

1）发现前置胎盘出血，立即呼救并通知医生，携急救用物至床旁，予吸氧、快速建立 2 条以上的静脉大通道，遵医嘱予留置尿管、完善术前准备。

2）行胎监，监测胎儿宫内情况，及时发现胎儿宫内窘迫征象。

3）准确记录出血量，可采用称重法、容积法、面积法、休克指数法，同时监测生命体征、尿量和精神状态。

4）按医嘱及时准确给药，用药过程中要向医生复述药品名称、剂量、用法，进行双人查对，用后安瓿置于弯盘中，待抢救完毕再次双人核对无误后方可丢弃。

5）若出血量较多，立即电话通知手术室做好急诊手术准备，同时遵医嘱将孕妇送入手术室行急诊手术。

6）抢救结束后 6 小时内完成护理观察记录书写。

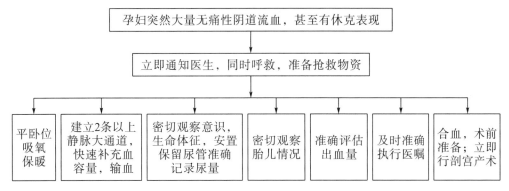

图 11-1-1　前置胎盘产前出血急救流程图

2. 基础护理

（1）预防感染：保持病室温湿度适宜，每日开窗通风。指导孕妇每日洗脸、刷牙等、做好个人卫生，有阴道流血的孕妇，指导其及时更换会阴垫，每日行外阴擦洗2 次。指导孕妇大小便后保持会阴部清洁，预防感染。医护人员接触孕妇前后及时进行手消毒，同时指导孕妇及家属做好手卫生，避免交叉感染。

（2）饮食管理：指导孕妇进食高蛋白、高热量、高维生素的食物，多食粗纤维食物，保持大便通畅，注意饮食卫生。静脉使用硫酸镁者应指导其多饮水，避免大便干结。若孕妇便秘，可遵医嘱给予乳果糖口服液等促排便药物。此病例中孕妇术前血红蛋白含量提示该孕妇为轻度贫血，应指导该孕妇进食含铁丰富的食物，如动物血、肝脏、瘦肉等，同时应进食富含维生素 C 的蔬菜、水果。避免进食过冷的食物，以免引起腹泻诱发宫缩。

3. 治疗

（1）遵医嘱用药：遵医嘱予补充铁剂、促胎肺成熟、抑制宫缩等药物，发生大出血时积极配合医生进行抢救。因铁剂对胃黏膜有刺激，可能引起恶心、呕吐、胃部不适等症状，应指导孕妇于饭后或餐中服用，因铁与肠内硫化氢作用而形成黑便，应向孕妇及家属做好解释，避免使孕妇紧张、焦虑。对于重度贫血或口服铁剂后胃肠道反应较大者，应遵医嘱静脉输入铁剂，临床常用铁剂为蔗糖铁，因其药物浓度高、刺激性大，在输入前要确认留置针通畅，必要时更换留置针，禁止使用头皮针输入该药物，谨防发生渗漏，若发生渗漏应用少量 0.9％氯化钠注射液冲洗，为加快铁的吸收，指导患者用黏多糖软膏涂在针眼处，涂抹时要轻柔，避免按摩以导致铁的进一步扩散。

（2）静脉通道管理：前置胎盘无出血的孕妇，可不用常规保留静脉通道；一旦有出血立即留置 18 号及以上型号的留置针；出血较多者建立 2 条以上的静脉大通道。有学者表示对于孕周较小予以期待疗法的前置胎盘孕妇，经外周静脉穿刺置入中心静脉导管（PICC）操作易掌握，创伤小，安全有效，成功率高，留置时间长，可为其提供方便、安全、有效的静脉途径。

（3）产科血管介入（髂内动脉球囊置入）治疗的护理：术前给患者行心理疏导，以缓解患者紧张、恐惧心理；禁食禁饮 4 小时；此病例中孕妇行介入术后直接送入手术室于全麻下行手术，因此需禁食禁饮 8 小时。术晨予以备皮、留置保留尿管，备皮范围为上平剑突，下至大腿上 1/3、两侧至腋中线（包括会阴部）。术前镇静：必要时使用苯巴比妥（鲁米那）100mg 术前 30 分钟肌内注射。建立静脉通道：遵医嘱予 0.9％氯化钠注射液 500ml＋地塞米松 5mg 术前 30 分钟静脉滴注。备齐介入手术用物：利多卡因 5ml×2 支，肝素 1.25 万单位×1 支，0.9％氯化钠注射液 500ml×4 袋、明胶海绵 2 包。术后于腹股沟穿刺点压迫止血：指压 2 小时，力度适当，再用重约 500g 沙袋压迫 4 小时；观察穿刺部位敷料是否干燥，下肢皮肤温度和足背动脉搏动情况；平卧 12 小时，穿刺侧下肢制动 12 小时；禁食禁饮 4 小时，留置保留尿管 12 小时；遵医嘱给予镇痛、抗感染或止血等对症支持治疗。

（4）Bakri 球囊宫腔压迫护理：妥善固定球囊引流管及负压吸引器（高举平台法），避免局部皮肤长时间受压。24 小时内严密观察子宫收缩情况和阴道流血量（必要时 B 超检查和追踪抽血项目结果），注意观察宫底位置，必要时宫底画线标记；观察子宫质地、轮廓，切忌大力按压子宫；观察阴道出血情况，包括引流管及负压引流器。动态监测阴道引流量的变化，观察引流液的颜色、量及性质，做好记录。保持引流管及负压引流器通畅，如有堵塞可用 0.9％氯化钠注射液冲洗。每日更换负压引流器。严密观察生命体征的变化及产妇的主诉，防止出血性休克发生。球囊放置期间孕妇应卧床休息，协助翻身，加强受压部位皮肤观察及护理；指导孕妇翻身活动时动作宜慢。遵医嘱准确用药并观察用药后有无不良反应。取球囊后严密观察生命体征、子宫收缩及阴道流血情况，如有异常立即汇报医生。保持会阴清洁，预防感染。做好管道标识，防止脱管。

4. 健康教育

（1）疾病相关知识介绍：对确诊为前置胎盘的孕妇进行疾病相关知识介绍，告知出血风险。

（2）心理护理：告知孕妇前置胎盘相关知识，入院时对前置胎盘孕妇行焦虑抑郁量表筛查，发现中重度焦虑抑郁者及时汇报医生，必要时请心理咨询师进行干预，对有焦虑抑郁情况者加强巡视，适时进行心理疏导，缓解其焦虑抑郁情绪。

（三）循证证据

2018 年英国皇家妇产科学会（RCOG）发布了第 4 版前置胎盘和胎盘植入的诊断和管理指南，主要针对前置胎盘和胎盘植入的诊断和管理提供指导建议。该指南指出剖宫产史、辅助生殖技术及孕妇吸烟等都会增加前置胎盘的风险，与经腹部超声相比，经阴道超声或 MRI 对前置胎盘的诊断更具有临床价值。对于低置胎盘或前置胎盘的孕妇，建议在妊娠 34~35 周给予一次皮质类固醇治疗；对于有较高早产风险的孕妇，建议在妊娠 34 周之前进行；对于有宫缩的前置胎盘孕妇，应在使用抑制宫缩药物的基础上尽可能地给予皮质类固醇治疗以促进胎肺成熟。

因前置胎盘而剖宫产的妇女与因其他原因而剖宫产的妇女相比，术中出血的风险更大，指南指出宫内气囊填塞、不同类型的压迫缝线和子宫动脉闭塞技术用以控制、减少或停止术中出血有明显的成效。

（田倩　向洁）

第二节　胎盘早剥

胎盘早剥（placental abruption）是指妊娠 20 周后正常位置的胎盘在胎儿娩出前，部分或全部从子宫壁剥离。确切发病机制不明，考虑与血管病变、机械性因素、宫腔内压力骤减以及其他高危因素有关。胎盘早剥可发生子宫胎盘卒中，又称为库弗莱尔子宫；严重的胎盘早剥可引发弥散性血管内凝血（DIC）等一系列病理生理变化。胎盘早剥不仅可能导致产妇贫血，以及剖宫产率、产后出血率、DIC 发生率明显升高，由于胎盘早剥出血引起胎儿急性缺氧，还能导致新生儿窒息率、早产率、胎儿宫内死亡率明显升高。胎盘早剥的围产儿死亡率是无胎盘早剥者的 25 倍，约为 11.9%。更为严重的是，胎盘早剥新生儿会遗留缺血缺氧性脑病、显著神经系统发育缺陷等后遗症。

（一）病例介绍

患者，女，26 岁 4 月。因"停经 38^{+2} 周，规律宫缩 4^+ 小时"于 9 月 15 日入院。患者平素月经不规律，停经 30^+ 天时，查尿妊娠试验阳性提示妊娠。有恶心、呕吐等早孕反应。孕早期少量阴道流血，予以地屈孕酮保胎治疗，早孕期间无阴道流液，无毒物、药物、射线接触史。孕 17^{+5} 周建卡定期产检，建卡时查肝功能示转氨酶轻度升高，予以定期随访，孕期行 NIPT 提示低风险，孕 4^+ 月至今感胎动，OGTT、胎儿系统彩超、心脏彩超未见明显异常。孕 32^{+5} 周患者出现皮肤瘙痒，查肝功能及总胆汁酸提示妊娠期肝内胆汁淤积症，予以熊去氧胆酸治疗。1 周后复查转氨酶及总胆汁酸较前降低，继续复查随访。孕 34^{+5} 周复查转氨酶及总胆汁酸较前明显升高，加用思美泰治疗，后定期复查随访。孕中晚期，无胸闷、气紧，无头晕、眼花，无多食、多饮、多尿，无双下肢水肿。4^+ 小时前患者出现规律腹痛，2^+ 小时前就诊于我院急诊，宫缩无明显间歇，考虑"临产"收治入院。入院诊断：妊娠期肝内胆汁淤积症；妊娠合并垂体肿瘤；G_1P_0 38^{+2} 周宫内孕头位单活胎临产。

孕期精神食欲佳，大小便正常，体重增加约 7.5kg。2^+ 年前患"脑垂体瘤"，定期内分泌科随诊，口服溴隐亭治疗，孕前停药；其余无特殊。专科查体：宫缩间隔30~40 秒，持续 10~20 秒，阴检宫口 1 指。产科彩超（9 月 11 日）：胎位 ROA，双顶径 9.2cm，股骨长 7.24cm，胎盘附着子宫后壁，厚度 3.3cm，成熟度 I⁺级，羊水 4.5cm，羊水指数 12.9cm，无脐带绕颈，可见胎心搏动及胎动。

患者于早上 9：30 入院，9：52 教授查房。查体：T 36.8℃，P 88 次/分，R 20 次/分，BP 103/65mmHg，患者烦躁、痛苦貌，心肺听诊未闻及明显异常。专科查体：宫缩频繁，子宫张力极高，几乎无宫缩间歇，阴检宫口 2cm。目前患者高度怀疑胎盘早剥，短期内无法经阴道分娩，建议立即行急诊剖宫产。

术中见：消毒过程中持续宫缩几乎无间歇。进腹后见子宫张力高、大小与孕周相符，下段长 7cm，血管中度怒张，无病理性收缩环，血性羊水，取胎顺利，新生儿男，重 2930g，身长 49cm，外观未见明显畸形，Apgar 评分 10－10－10。胎盘自然剥离，检查胎盘大小约 18cm×18cm×2.5cm，重 575g，胎盘母面约 1/3 面积可见血凝块压迹，其上可见大量血凝块，称重 185g，胎盘、胎膜完整。缝合子宫切口后探查，子宫底、双侧宫角、子宫后壁遍布紫蓝色花斑，双侧宫角充血水肿明显。双附件与盆侧壁膜性粘连，松解粘连后双附件未见明显异常。术中出血 300ml，术中未输血，术中输液 1100ml，尿量 100ml，术毕安返病房。产后产妇生命体征平稳，未诉特殊不适，一般情况可。

（二）护理

1．病情观察

（1）高危因素的评估：子痫前期、子痫、高血压、胎膜早破、胎儿宫内生长受限、羊水过多均为胎盘早剥的危险因素，在临床中应该对合并这些疾病的孕妇加强观察，还应对有子宫肌瘤或手术史的孕产妇加强围生期护理，预防胎盘早剥。另外，孕妇肝内胆汁的淤积也是造成胎盘早剥的主要因素，一旦孕妇的胆汁淤积过多，其酸性会使得分泌血管中的内皮因子大量减少，影响胎盘上的毛细血管，使得胎盘的功能也大幅度减退，极有可能造成孕妇胎盘早剥。特别是对于多胎的孕妇来说，胎盘的功能减退不但会引起胎盘早剥，还有可能导致多种并发症。本病例中孕妇合并妊娠期肝内胆汁淤积症，在孕期的整个总胆汁酸水平属于轻度升高，故患者入院后医护人员应该提高警惕，加强对胎盘早剥的识别。

（2）早期识别：典型的胎盘早剥是比较容易确诊的，这类胎盘早剥的症状通常比较明显，诊断也较为容易。胎盘早剥的早期表现通常以胎心率异常为首发表现，宫缩间歇期子宫呈高张状态，胎位触诊不清；严重时子宫呈板状，压痛明显，胎心率改变或消失，甚至出现休克征象。虽然诊断比较容易，但是医生需要认真对病情的严重程度进行区分，确定相应的治疗方法。对于非典型性胎盘早剥的确诊往往比较困难，在平常的临床特征和检查方面也难以区分，通常在检查时要着重关注 B 超检查和实验室检查两个方面。B 超检查：对于症状不明显患者的 B 超检查图像要关注胎盘是否有血肿现象，也就是胎盘的底板与子宫壁之间是否有不正常凸起。实验室检查：这类检查主要关注孕妇肾脏功能是否健康，如果有相关的疾病要诊断疾病的严重程度，对孕妇的血液状况也要进行检查，观察孕妇是否有严重的贫血或者血压过高的状况，如果有就要进行进一步的症状和B超图像分析。例如此患者系后壁胎盘，隐性剥离，自入院时，阴道无流血，宫缩弱而频繁，子宫张力高，压疼不明显，腰部持续性酸胀痛，急诊B超未提示胎盘有血肿现象，整个孕期和入院时的血压也均在正常范围内，孕期无贫血情况。

（3）病情变化监测：病情的监测在任何时候都是医护工作的重点。根据患者出现的症状、体征，保持冷静，做出正确的判断。在孕妇入院后应仔细观察孕妇的具体病情，了解其阴道出血状况和宫缩频率，做好抢救准备工作，及时建立有效的静脉输液通路。发生胎盘早剥时，胎盘脱落处的蜕膜已经坏死，刺激身体分泌肾上腺素而引发宫缩。产科护士在临床观察时不能只是简单询问孕妇是否有腹痛感，而是应该将手放置在孕妇的腹部，观测其宫缩强度、频率、间歇期子宫张力、子宫收缩状况。如果发现患者子宫很敏感且伴有宫缩、张力异常时应该立即告知医生，以及时采取措施。此患者在急诊所做胎监显示宫缩强度弱，持续20～30秒，间歇10～20秒，宫缩频繁，阴道无出血情况，急诊医生未及时识别到孕妇可疑胎盘早剥的病情，对于如此频繁的宫缩未予重视。因此，对于医院来说，应加强对医生的培训，尤其是急诊医生，急诊是孕妇接触的第一线，做得好将会挽回无数生命；对微小病情观察的疏忽，将随时影响到母儿安全。医生在发现此情况时应该高度警惕胎盘早剥，并及时做出正确的处理决策，同时做好异常情况发生时的抢救准备，建立有效的静脉通道。本病例中孕妇从急诊到入住住院部期间，都未予建立有效的静脉通道，如果此时发生重大的病情变化，如失血性休克、紧急手术等，将会错失最佳抢救时机，延误治疗，因此对于急诊护士来说，应该增强识别高危因素的能力，做好抢救准备，尽早建立有效的静脉通道。

2. 基础护理

（1）生命体征的监测：医护人员要早期给予患者心电监测及吸氧，为情况比较严重的患者建立静脉通路，采用16～18号套管针迅速扩充血容量，必要时行颈内静脉或股静脉穿刺置管扩容；严密监测各项生命指标，注意观察患者的意识、血压、呼吸、心率、脉搏的变化等，由于胎盘剥离的程度、出血量、胎盘的位置都与疼痛有密切相关，所以临床上要认真听取患者对疼痛的描述，密切观察疼痛的变化。

（2）体位：患者需绝对卧床休息，减少出血。注意调节患者卧位，避免因为突然改变体位而造成腹压改变，增加出血风险，但卧床休息时要选择正确的卧位，防止对子宫和下腔静脉的压迫。医护人员还应密切观察患者出血量、宫缩情况及胎儿宫内情况。

（3）休息及饮食：对于保守治疗患者，应加强休息。进食高能量流质饮食，以应对病情突变，如孕妇有便秘，应给予药物帮助改善便秘，避免用力排便。

（4）其他：加强患者的清洁卫生的护理，勤换衣服、床单、被套，预防感染。

3. 治疗

（1）纠正休克。监测生命体征，积极输血、迅速补充血容量及凝血因子，维持全身血液循环系统稳定。本病例中孕妇在入院后、术中及术后生命体征都较平稳，未出现休克症状，凝血功能正常，术中出血为300ml，未输血。

（2）检测胎儿宫内情况。连续监测胎心以判断胎儿宫内情况。对于有外伤史的产妇，可疑有胎盘早剥时，应严密监护胎心音，以早期发现胎盘早剥。胎盘早剥时可出现胎心监护的基线变异消失、变异减速、晚期减速、正弦波形及胎心率下降等。本病例中孕妇入院到产房后即开始行胎心监护，直至接入手术室前才停止胎心监护，胎心监护显示除宫缩过频外，其胎心音基线、变异均可，无胎心率下降、听诊不清等异常情况。

（3）及时终止妊娠。一旦确诊Ⅱ、Ⅲ级胎盘早剥应及时终止妊娠。根据孕妇病情轻重、胎儿宫内状况、产程进展、胎产式等，决定终止妊娠的方式。其中阴道分娩适用于0～Ⅰ级患者，一般情况良好，病情较轻，以外出血为主，宫口已扩张，估计短时间内可结束分娩。剖宫产术适用于：①Ⅰ级胎盘早剥，出现胎儿窘迫征象者；②Ⅱ级胎盘早剥，不能在短时间内结束分娩者；③Ⅲ级胎盘早剥，孕妇病情恶化，胎儿已死，不能立即分娩者；④破膜后产程无进展者；⑤孕妇病情急剧加重危及生命时，不论胎儿是否存活，均应立即行剖宫产。本病例中孕妇入院后20分钟左右教授查房，孕妇呈烦躁、痛苦貌，专科查体宫缩频繁，子宫张力极高，几乎无宫缩间歇，阴检示宫口2cm，高度怀疑胎盘早剥，评估短期内无法经阴道分娩，建议立即行急诊剖宫产，并完善术前准备，同时与孕妇及家属做好术前沟通，拟立即急诊手术，从入院到决定手术的整个时间很短，得益于医生对于病情的充分评估，当机立断，极大地减少了病情对于母儿的损伤，预后良好。

（4）并发症处理：主要包括处理产后出血、凝血功能障碍、肾功能衰竭及弥散性血管内凝血等并发症。对于Ⅱ级胎盘早剥所致产后出血的产妇，产后出血早期应用卡前列素氨丁三醇注射液可达到最佳止血效果，同时可以避免不必要的子宫切除。本病例中产妇胎盘娩出后子宫收缩较差，立即给予热盐水纱布覆盖并持续按压子宫，卡前列素氨丁三醇注射液250μg肌注及葡萄糖酸钙1g静滴，同时予血浆管捆绑子宫下段后，子宫收缩转佳、出血控制。术后还应仔细观察导尿管24小时的尿量、尿颜色的变化，并且动态监测肾功能，预防肾衰竭的发生，此外使用利尿剂也不失为一种有效方法。但是若在使用利尿剂之后，患者的尿量没有增加，反而尿氮素、血清肌酐以及血钾水平有上升的趋势，应该高度怀疑是急性肾衰竭。

4．健康教育

（1）心理护理：由于胎盘早剥起病急，孕妇会产生心理波动，孕妇及家属缺乏心理准备，大多处于极度恐慌状态，甚至出现情绪休克。如果母儿结局不良，会产生一系列生理和心理变化，对家属的心理也会产生重大负担，产妇容易发生产后抑郁。医护人员应理解并鼓励患者情绪表达，及时给予心理疏导，提高其认知水平，消除焦虑、紧张等负性情绪对治疗带来的影响，做好安慰和解释工作，使孕妇及家属情绪稳定，配合各项治疗和护理措施，做好分娩时和分娩后并发症的预防工作。

（2）疾病相关知识讲解：根据年龄、并发症及健康需求，给予个体化护理指导，并制成健康手册供患者阅读。向孕妇介绍胎心监护作用及注意事项、胎盘早剥发生原因及临床治疗方法，并告知孕妇预后情况。胎盘早剥的妊娠结局和胎盘早剥类型、治疗时机密切相关，应加强孕妇产前检查的意识，对确诊患者应及时治疗，提高治疗的预后效果。

（3）出院指导：胎盘早剥的产妇体质较为虚弱，出院后应指导其补充足够的营养，充分休息，待病情稳定，功能恢复后适当运动，以产妇不感疲劳为宜，增加机体抵抗力，预防感冒；出院后1~2周应有专人守护在产妇身边，注意产妇的病情变化，在产妇出院时还应指导患者定期复诊，向其讲解避孕知识。

（三）循证证据

由于国内外对胎盘早剥的诊治措施存在一些差别，我国对胎盘早剥的诊断与处理缺乏完善的循证医学证据，与国际上的诊疗方案有一定差异。为此，根据国外胎盘早剥的诊疗指南，以及最新的循证医学证据，结合国内临床操作的实际，中华医学会妇产科学分会产科学组组织国内有关专家在2012年制定了《胎盘早剥的临床诊断与处理规范（第1版）》，旨在规范和指导妇产科医生对胎盘早剥的诊疗，在针对具体患者时，临床医生可在参考本规范的基础上，全面评估患者的病情，制定出针对不同患者合理的个体化诊治方案。

（谯利萍　丁玉兰）

第三节　胎膜早破

胎膜早破（premature rupture of membranes，PROM）是指临产前胎膜自然发生破裂，发生率国外报道为5%~15%，国内为2.7%~7.0%。其中妊娠20周以后、37周前发生的胎膜破裂又称未足月胎膜早破（preterm premature rupture of membranes，PPROM），发生率为2.0%~3.5%。胎膜早破可引起早产、胎盘早剥、脐带脱垂、羊水过少、胎儿窘迫等，使孕产妇和胎儿发生感染的风险以及围产儿死亡率显著升高。导致胎膜早破的因素众多，包括生殖道感染、羊膜腔内压力增高、胎膜受力不均匀、营养缺乏以及细胞因子升高、孕晚期性生活等。2016年，美国妇产科医师学会（ACOG）的实践指南总结了其他易导致胎膜早破发生的高危因素，包括：胎膜早破病史、宫颈管长度缩短，孕中、晚期阴道流血，低体质指数，吸烟以及使用成瘾药物，为早期识别及预防提供了更多指导。

脐带脱垂作为胎膜早破的严重并发症之一，是指胎膜破裂后，脐带脱至宫颈外，位于胎先露一侧（隐性脐带脱垂）或越过胎先露（显性脐带脱垂）。脐带脱垂的发生率不高，0.1%~0.6%，却属于产科急危症，是导致围产儿死亡的重要原因之一。脐带脱垂往往导致胎儿急性缺氧，甚至死亡，是产科紧急剖宫产的指征。有研究显示，若脐带血液循环阻断超过7~8分钟则胎死宫内的风险骤增，如不及时处理则围产儿死亡率可高达20%~30%。

（一）病例介绍

患者，女，37岁11月，因"停经32周，不规律腹痛12⁺小时"于12月23日22：

20 入院。有甲减病史，口服优甲乐治疗，定期复查甲功正常。孕期多次产检彩超提示子宫肌瘤，大小约 1.6cm×1.8cm。妊娠期糖尿病，孕期行饮食运动控制血糖佳。该孕妇 8 年前孕 6$^+$ 月时因"边缘性前置胎盘大出血"行剖宫产手术；4 年前孕 6$^+$ 月时因"胎膜早破"行剖宫产术。入院查体：T 36.9℃，P 88 次/分，R 20 次/分，BP 129/85mmHg，BMI 31，内科查体无特殊。急诊彩超提示专科情况为：宫高 30cm，腹围 102cm，胎方位 ROA，双顶径（BPD）因为胎头位置极低无法测量，股骨长（FL）5.85cm，羊水深度 6.2cm，脐血流 S/D=2.26，脐带绕颈一周。入院诊断为：瘢痕子宫（2 次剖宫产史），妊娠期糖尿病（A1 级），妊娠合并子宫肌瘤，妊娠合并甲状腺功能减退症，脐带绕颈一周，肥胖症，$G_5P_0^{+4}$ 32 周宫内孕头位单活胎先兆早产。拟行剖宫产术，予以严密监测胎心、胎动，硫酸镁抑制宫缩，地塞米松促进胎肺成熟等保胎治疗。保胎治疗期间孕妇偶有宫缩，无阴道流血、流液，胎心、胎动好，2 月 25 日，阴道超声示孕妇宫颈内口呈"U"形开放，内见羊膜囊嵌入征象，继续予上述保胎治疗。2 月 27 日凌晨 05：14，孕妇现妊娠 32^{+4} 周，自诉阴道大量流液，护士立即床旁查看，见清亮液体流出，后称重 150ml，pH 试纸测试变蓝。立即予头低臀高位休息，吸氧，行胎监，呼叫值班医生。05：30 分胎监示胎心下降，最低至 80 次/分，立即行阴道检查：阴道内扪及条索状脐带，有搏动感，羊水清亮，无阴道流血。考虑为胎膜早破后脐带脱垂，阴道检查者持续上推胎先露部位，胎心恢复正常，同时护士立即通知手术室组织团队做好准备（包括麻醉医生、具有丰富新生儿复苏经验的助产士、儿科医生等），孕妇于 05：35 分被转入手术室，胎心正常。孕妇于 05：48 在全麻下行"子宫下段横切口剖宫产术"，05：53 分胎儿娩出，手术顺利，术中出血 400ml。新生儿男，1860g，身长 44cm，Apgar 评分 8－9－9，转新生儿科。产妇术毕安返病房，予头孢西丁预防感染、缩宫素、益母草促宫缩等治疗，密切观察产妇生命体征、子宫收缩、阴道出血、切口愈合等情况。2 月 28 日，产妇发热，最高体温 38℃，无咳嗽、咳痰、头晕、头痛等不适。查血常规示：WBC 11.8×10^9/L，NEU% 81.6%，CRP 152.5mg/L，PCT 0.14ng/ml。继续予头孢西丁抗感染治疗，严密监测病情变化。3 月 3 日，产妇顺利出院，予出院健康宣教。

（二）护理

1. 病情观察

（1）胎膜早破的主要临床表现：孕妇感觉阴道内有液体流出，护士每日护理中都会加强对孕妇阴道分泌物的评估，包括羊水的量及性状的观察。高危因素的早期识别和针对性健康教育使孕妇及家属深刻了解病情并掌握了自我监测的方法，护士的健康教育内容里也明确告知了孕妇胎膜早破的临床表现以及发生时应该采取的体位及注意事项。所以该孕妇在自感阴道较多液体流出时自觉保持平卧位，家属在第一时间呼叫，护士做到了及时的病情观察。阴道液 pH 值测定提示胎膜早破的准确率可达 90%。护士携带 pH 试纸到达床旁后立即评估了流出液体的量及性状，测试结果进一步提示胎膜早破。立即协助孕妇采取头低臀高位并给予吸氧（2L/min）、行胎监，严密监测胎儿宫内情况。

（2）产前动态评估，针对性健康教育：此孕妇妊娠 32 周因不规律宫缩入院，入院首次评估是收治新入患者的常规工作之一。我院综合评估此孕妇，未足月，有子宫肌瘤，易导致羊膜腔内压力增加以及受力不均匀，且曾经有胎膜早破病史，属于发生胎膜早破的高危人群，遂给予针对性的健康教育，指导孕妇尽量卧床休息，且 2 天后检查提示宫颈内口呈 "U" 形开放，内见羊膜囊嵌入征象，进一步增加了发生胎膜早破的风险，再次向孕妇强调避免增加腹压的动作，予针对性的健康教育，告知胎膜早破的临床表现，提高孕妇及家属的早期识别能力。

2. 基础护理

预防出血和感染是术后护理的重点。取出胎儿后立即予静脉滴注缩宫素 20U 促进子宫收缩，术后回病房进一步加强子宫收缩并予抗生素预防感染。本案例中产妇住院保胎时间超过两个月，属于感染发生高危人群，产妇术后出现一过性发热，持续时间短，其他生命体征均正常，行针对性护理。包括：严密监测产妇的体温、脉搏等生命体征并遵医嘱动态监测其血常规、C 反应蛋白、降钙素原等感染指标，及时遵医嘱给予抗生素输注；医护人员严格遵守手卫生原则，再次强化产妇及家属的手卫生宣教；指导产妇注意个人卫生，统一使用吸水性能好的会阴垫，勤更换，保持外阴部清洁，每日给予 1∶20 的聚维酮碘会阴擦洗 2 次；指导产妇进食高蛋白、高热量、清淡、易消化的食物，比如鸡蛋、牛奶、鸡肉、牛肉、鱼、虾等，以增强机体抵抗力，预防感染，多进食富含纤维素的蔬菜及水果，如芹菜、菠菜、苹果、火龙果等，避免因活动量减少、肠蠕动减慢造成便秘，进一步避免腹压增加而加重出血的风险，同时指导产妇挤奶，预防乳房肿胀。本案例中产妇未发生产后出血，发热也得到及时有效的控制，这也得益于基础护理的加强。

预防感染是护理胎膜早破患者的重点内容之一，一项大规模的随机对照试验（RCT）表明，未足月胎膜早破孕妇宫内感染发生率为 15%～20%，孕龄越小，发生率越高，且宫内感染的发生率随着破膜时间的延长而增加。未足月胎膜早破的孕妇发生宫内感染会增加胎儿神经发育迟滞的风险，未足月胎膜早破的极早产还会使新生儿脑白质损伤的风险增加，并且没有证据支持保守治疗会改善这些结局。因此，对于胎膜早破的保胎孕妇，应该在孕妇住院期间动态评估感染发生的风险，早预防、早发现、早处理，将风险降到最低，优化母婴结局。虽然本病例破膜时间短，但是前期住院保胎时间长，住院期间常规每天开启病室内动态消毒机进行空气消毒，每周消毒床位，并加强对孕妇及家属的手卫生宣教，以预防院内感染的发生。产前严格监测体温，4 次/天，关注感染指标的变化，q8h 定时输注抗生素，同时观察羊水的量、性质的变化并清楚记录，便于医护人员动态评估并及时处理。在运动方面，产前指导孕妇及家属适当按摩下肢，平卧位或侧卧位时做一些下肢的抬高、屈曲和旋转运动，预防静脉血栓的形成。此孕妇不属于 VTE 高危人群，故未行气压治疗。

3. 治疗

（1）配合抢救：英国皇家妇产科医师学会（RCOG）2014 版脐带脱垂指南明确提出，在待产过程中确诊为脐带脱垂后，应尽快实施剖宫产，此建议也同样针对早产孕妇。研究证实，对于发生脐带脱垂但未临产的孕妇，剖宫产较之阴道分娩可以降低围产儿死亡率以及减少新生儿出生后 5 分钟 Apgar 评分低于 3 分的风险。指南推荐在发生自发性胎膜破裂的情况下，如果胎心正常且不存在脐带脱垂的风险，不进行常规的阴道检查，但若有胎心改变应即刻行阴道检查。本案例中孕妇胎膜破裂后管床护士立即行胎监，16 分钟后出现胎心率下降，协助孕妇取左侧卧位、吸氧后仍不能恢复，最低降至 80 次/分，值班医生立即行阴道检查，识别到脐带脱垂时立即依靠阴道检查的双指上推胎头，解除脐带受压。研究证实，恢复血液循环是处理脐带脱垂的关键，提高胎先露可以减少对脐带的压力，降低血管闭塞的发生率。提高胎先露的方法有两种，第一种是直接将带有无菌手套的食指和中指伸入阴道，上推胎先露，再在耻骨弓上提供向上的压力，但需注意压力适度，因为过度操作可能会加重脐带脱垂；第二种是充盈膀胱，此方法适用于从明确诊断到胎儿娩出的间隔时间可能延长时，通过充盈膀胱可更有效地提高胎先露，具体方法为：孕妇取头低足高位，护士为其置导尿管，缓慢灌注 500～750ml 液体后夹闭导尿管，以快速充盈膀胱。不建议两种方法同时使用，在临床上上推抬头的方法更适用，能快速达到目的，本案例进一步证实了第一种方法的有效性。在缓解脐带受压的同时，最短时间内进行手术直接决定着新生儿更好的结局和愈后。研究显示，从决定手术到胎儿娩出时间（decision to delivery interval，DDI）越短，胎儿结局越好。在麻醉选择方面，虽然目前全身麻醉的并发症已经罕见，但是其发生率仍然高于局部麻醉，而且如前所述的操作已经缓解了脐带受压，所以推荐尽量选择局部麻醉。但本案例中因决定手术的时间距离孕妇上次就餐后的空腹时间小于 4 小时，为了规避麻醉风险，遂选择了全麻。此外，手术开始前的团队组织时间的快慢是决定手术是否顺利以及新生儿能否抢救成功的关键，所以整个分娩过程需要熟悉新生儿复苏操作的医护人员参与。本病例中在第一时间通知手术室后，手术室就立刻组建好了团队，并准备好了手术间以及麻醉器械和药物，手术团队包括产科医生 2 名、熟悉剖宫产手术流程的手术室护士 2 名、熟悉新生儿复苏流程的助产士 1 名、熟悉新生儿复苏流程的新生儿科医生 1 名。转运时间最终被控制在 5 分钟以内，为抢救争取了宝贵的时间。

（2）做好新生儿的抢救准备：脐带脱垂常伴有胎儿窘迫，胎儿因吸入羊水等原因娩出后呼吸道有大量的分泌物。因此，建议胎儿娩出前即备好氧气装置、吸痰器、气管插管、急救药品、血气分析仪等。本案例中手术室在接到转运电话后立即准备好了新生儿辐射保暖台和新生儿抢救车，辐射保暖台包括供氧和负压装置等，新生儿抢救车内配备有以上的急救设备和物品。剖宫产取出胎儿后具备新生儿复苏师资认证的助产士和经验丰富的儿科医生快速评估了新生儿并立即进行了新生儿复苏，同时采集脐带血进行血气分析，血气结果暂时排除了新生儿缺氧缺血性脑损伤，复苏成功后转儿科继续治疗。

（3）脐带脱垂相关培训：胎膜早破后发生脐带脱垂，进行积极有效的抢救是关键，早期识别和预防隐性脱垂进展为显性脱垂与母婴结局息息相关。本病例中医护人员在孕妇发生胎膜早破后第一时间采取了预防措施，在电子胎心监护提示异常时立即进行阴道检查，识别脐带脱垂的发生，并立刻组织好团队，有条不紊地进行转运和抢救，展现出较好的团队协调和协作能力，也验证了定期的相关培训是有效果的。一项随访研究对多学科培训在脐带脱垂处理中的作用进行了评估，结果发现多学科培训后，从诊断到分娩的时间中位数缩短，局部麻醉的使用率轻度上升，而减轻脐带压迫的操作使用率明显上升，进一步验证了基于多学科的应急培训可以更好地改善临床医疗服务质量。我院重视加强业务学习，提升全体医护人员对脐带脱垂高危因素的早期识别和处理能力。针对此案例，我院进一步强化了脐带脱垂的应急演练培训及考核，演练注重多学科参与的团队协作，团队包括产科病房护士、产科医生、助产士、麻醉医生、新生儿科医生、后勤转运团队，保证在紧急情况下能做到早发现、早处理，保证母婴平安。

　　4. 健康教育

　　心理护理：被告知胎膜早破伴脐带脱垂后，孕妇十分紧张，加之医护人员的快速反应与处理进一步加剧了孕妇及家属的恐惧心理，极度担心新生儿的安危。护士在配合医生进行抢救的同时，耐心柔和地安慰孕妇及家属并解释脐带脱垂的可能原因、告知医护操作的目的，指导孕妇进行放松的呼吸疗法，解除其焦虑、恐惧的心理，使其积极配合处理，并能对胎儿意外正确对待，避免了因孕妇过度紧张导致胎儿缺氧的风险加剧，也建立了良好的医护患关系。

（三）循证证据

　　2019 年 3 月，法国国家妇产科医生协会（CNGOF）发布了早产胎膜早破指南，主要内容包括早产胎膜早破的流行病学、危险因素、诊断、治疗管理、抗生素预防的选择和持续时间、宫内感染的诊断和治疗、分娩方式等，旨在规范和指导 PROM 的诊治。2014 年 11 月，英国皇家妇产科医师学会（RCOG）发布的第二版脐带脱垂指南，是对2008 年第一版的更新。指南为预防、诊断、管理脐带脱垂提供了循证建议。

　　2014 年 RCOG 指南推荐：①如果胎儿出生后无明显异常，应考虑延迟脐带结扎（delayed cord clamping，DCC）；②如果胎儿出生后情况不理想，应在 DCC 前立即实施新生儿复苏。本案例中尚未做到指南第二条建议，可在以后的临床工作中进行效果探索和验证。此外，指南推荐的脐带脱垂处理步骤为：①严密观察与评估，在以下时机检查是否发生了脐带脱垂，包括待产过程中的每一次阴道检查、胎心率异常伴自发性胎膜破裂以及各种高危因素引起的胎膜破裂后；②组建团队，团队应包括产科医生、助产士、麻醉师、手术室人员和新生儿团队；③解除脐带受压，具体操作包括人工抬高胎先露或充盈膀胱；④决定分娩方式，快速评估并同时转移至产房或手术室，根据孕周和胎心情况判断分娩的紧急性，如果选择剖宫产需要考虑全身麻醉是否合适。

（刘怡　罗玉）

第四节　脐带脱垂

　　脐带脱垂（umbilical cord prolapse，UCP）是严重威胁围产儿生命的产科急症之一，有隐性和显性之分，隐性脐带脱垂（隐性 UCP）是指在胎膜未破时，脐带位于胎先露前方或者一侧，显性脐带脱垂（显性 UCP）是指在胎膜破裂情况下，脐带脱至子宫颈外，降至阴道内甚至露于外阴部，发生率为 1.4%～6.2%。脐带脱垂对胎儿危害极大，可导致新生儿窒息、早产甚至死亡等，围产儿死亡率可高达 25%～30%。导致脐带脱垂的因素主要包括异常胎先露、胎头高浮、多次分娩、胎膜早破、脐带过长、羊水过多、早产、双胎妊娠等。

（一）病例介绍

患者，女，37 岁 11 月，因"停经 33^{+2} 周（核实孕周为 32 周），不规律腹痛 12^+ 小时"于 2 月 23 日入院。停经 50^+ 天于外院行 B 超检查示宫内早孕，孕 13^{+4} 周建卡，定期产检。2 月 23 日 10：00 出现不规律腹痛，不伴有阴道流血、流液等症状，于医院急诊就诊，急诊以"先兆早产"收入院。既往有甲状腺功能减退病史 1 年，现给予口服优甲乐 $100\mu g$，qd，定期复查甲功正常。孕期多次产检彩超提示子宫肌瘤，直径约 1.6cm。孕中期行 OGTT 示 4.5mmol/L、9.8mmol/L、9.5mmol/L，诊断妊娠期糖尿病，建议饮食运动控制血糖，自测血糖控制可。2011 年孕 6^+ 月因"边缘性前置胎盘大出血"行剖宫产手术；4 年前因"孕 6^+ 月胎膜早破，完全性前置胎盘"行剖宫产术；31 年前行右侧腹股沟疝手术（具体方式不详）。入院体温 36.9℃，脉搏 88 次/分，呼吸 20 次/分，血压 129/85mmHg。内科查体无特殊。无心肺等器官重大疾病史，无传染病史。专科情况：宫高 30cm，腹围 102cm，身高 166cm，体重 83kg，骨盆出口测量坐骨结节间径 8^+ cm。2 月 23 日 B 超提示：双顶径因胎头位置极低，无法测量，股骨长 5.85cm，羊水 6.2cm。估计胎儿体重 1800g。

入院后完善相关检查，结合症状、体征及辅助检查结果，考虑入院诊断为"瘢痕子宫（2 次剖宫产史），妊娠期糖尿病（A1 级），妊娠合并子宫肌瘤，妊娠合并甲状腺功能减退症，脐带绕颈一周，肥胖症，$G_5P_0^{+4}$32 周宫内孕头位单活胎先兆早产"。因骨盆测量正常，既往有 2 次剖宫产史，考虑若宫缩无法抑制，分娩方式以剖宫产为宜。给予硫酸镁抑制宫缩、地塞米松促胎肺成熟等保胎治疗，监测胎心、胎动。

2 月 27 日 05：38 孕 32^{+4} 周，患者诉阴道流液。医护人员立即床旁查看患者，行阴道检查：阴道内可扪及脐带脱垂，搏动约 140 次/分，流出清亮羊水，无阴道流血。考虑胎膜早破后脐带脱垂，持续上推胎先露部位，同时行术前准备，通知手术室启动异常紧急手术流程，立即转手术室。术前由助手在阴道内持续托住脐带，转入手术室后全麻下施术。术前新生儿科团队即到场准备新生儿抢救。05：48 手术开始，取原剖宫产切口上方横切口，头位，胎头下方至阴道内扪及脐带，取胎顺利。5：53 胎儿娩出。新生儿体重 1860g，身长 44cm，早产儿貌，刺激后反应可。新生儿出生后给予球囊正压通气以及面罩吸氧等抢救措施，面罩吸氧下全身皮肤红润，SO_2 94%，Apgar 评分 8－9－9，脐血血气分析提示 pH 值 7.26，因早产转入新生儿科进一步治疗。术中患者生命体征平稳。术中出血 400ml，未输血。术中输液 1500ml，尿量 100ml。

术后第二天，患者发热，体温 38℃，无咳嗽咳痰、头晕头痛等不适。查体：咽部无充血发红，双肺未闻及明显干湿啰音；双乳软，未扪及硬结，泌乳畅；子宫收缩好，质硬，无明显压痛，宫底位于脐下一横指；血性恶露量少，无异味；保留尿管通畅，尿色清亮。予物理降温处理，急查血常规、C 反应蛋白、降钙素原。血常规提示 WBC 11.8×10^9/L，NEU％ 81.6％，RBC 134g/L，PLT 166×10^9/L，C 反应蛋白 152.5mg/L，PCT 0.14ng/ml。继续予头孢西丁预防感染，严密监测患者病情变化。术后第六天，患者生命体征平稳，一般情况好。双乳不胀，子宫收缩好，血性恶露量少，无异味，伤口愈合良好，予出院。

（二）护理

1. 病情观察

（1）高危因素的评估及预防。导致脐带脱垂的因素可分为两个方面：①一般因素，包括胎儿出生体重低（<2500g）、早产（<37 周）、胎儿先天畸形、臀先露、胎位不正、双胎妊娠之第二个胎儿、羊水过多、胎先露未衔接、胎盘低置等；②产科干预因素，包括胎先露位置较高时进行人工破膜、胎膜破裂后进行阴道操作、外倒转术（在分娩过程中）、内倒转术、药物性引产、子宫内压力传感器的放置、使用大型号球囊导管的引产术等，主要机制是产科干预使胎先露高浮或者造成胎膜破裂。该患者系早产（32^{+4} 周），体重低（估计体重 1800g，出生体重 1860g），两者都是发生脐带脱垂的高危因素。且该患者系先兆早产，因此在此病例的观察中，应重点观察该患者的宫缩、阴道流血流液及胎心胎动情况，并且做好避免加强宫缩或者避免胎膜早破的措施。指导患者卧床休息，避免过度活动；进食有营养、易消化、高纤维的食物，避免便秘，不能进行灌肠，避免增加腹部压力和宫缩；非必要情况，减少阴道检查等产科干预措施，即使检查时也应轻柔，避免胎膜破裂，不要轻易上推胎先露等。发生胎膜破裂应立即予头低臀高位，行阴道检查并听诊胎心。未扪及脐带脱垂者，应指导相应的胎膜早破后注意事项并做好感染预防。扪及脐带脱垂者应立即呼救，做好相应的应急措施。

（2）急救处理。早发现、早处理、选择正确的分娩方式，是围产儿存活的关键。

1）胎膜未破裂时，发现隐性脐带脱垂者，应做好患者的胎心监测，并指导患者头低臀高位卧床休息，减轻脐带受压的情况，若胎儿为头位，且胎先露已入盆，产程进展良好，胎监正常，可在严密监护下进行阴道试产，同时应做好术前准备和异常紧急剖宫产的准备。

2）胎膜破裂后发现脐带脱垂时，若患者宫口已开全，胎监情况尚好，能经阴道快速娩出胎儿，可行阴道助产，快速娩出胎儿，并做好相应的紧急剖宫产的准备。但多数情况下还是选择进行剖宫产，根据胎心率的情况决定剖宫产的紧急程度，一般情况下是开启绿色通道，启动异常紧急手术流程。在本案例中，患者有两次剖宫产史，且两次都有前置胎盘出血史，分娩方式应以剖宫产为宜，并做好预防术中大出血的准备。若发现显性脐带脱垂，准备剖宫产的同时，需要采取相应的措施减轻或解除脐带受压，做好胎监。解除脐带受压的方式包括：①改变体位，包括胸膝卧位、Trendelenburg 体位（仰卧头低脚高位）以及 Sims 体位（左侧卧位同时垫高左髋），主要目的是预防或者减轻脐带受压，延长急救时间并利于新生儿的预后，本案例中采用的是相对来说更方便的

Trendelenburg 体位，便于患者和胎儿的抢救；②抬高胎先露，包括徒手法和膀胱充盈法，前者是通过阴道用中指和食指上推，胎先露，并分开手指置于胎先露与盆腔之间，使脐带从指缝之间通过，避免受压，后者是指行膀胱灌注 500～700ml 生理盐水，使胎先露提高并缓解脐带受压，此种方法对医护人员及患者来说更加容易接受，减少医护人员和患者的不适感，本案例中，患者突然胎膜破裂，阴查时扪及脐带脱垂，此种情况下，使用第一种徒手法，不必换手，减少膀胱灌注时间，对患者及胎儿来说更安全；③脐带还纳，是指上推胎头将脐带还纳入宫腔内，但此种方法容易造成机械性的刺激，诱发血管痉挛，增加新生儿缺氧的风险，在本案中，胎儿早产且体重过轻，对缺氧情况不耐受，还纳风险弊大于利，不推荐使用此种方法；④抑制宫缩，使用宫缩抑制剂抑制宫缩，减少宫腔内的压力，减少胎先露的下降，减轻脐带受压的情况，改善新生儿的预后，该患者分娩前系早产保胎治疗状态，一直使用硫酸镁抑制宫缩。

3）急救流程：一旦发生脐带脱垂应根据医疗机构的卫生资源储备、技术能力及患者及胎儿宫内情况，进行下一步的急救处理。本案例中发现脐带脱垂，立即呼救求助，采取上推胎先露的方式减轻脐带受压情况，并做好胎心率的监测，做好实时沟通，预测急救措施的效果以及下一步的急救步骤，启动异常紧急手术流程，产科、麻醉科、新生儿科立即到位，多科协助，做好患者及新生儿的抢救准备。

2. 基础护理

（1）体位：管理脐带脱垂时，可使用胸膝卧位、Trendelenburg 体位（仰卧头低脚高位）以及 Sims 体位（左侧卧位同时垫高左髋）来缓解脐带受压的情况，因剖宫产术中体位的限制，以头低脚高位使用更多，但是在转运过程中建议患者使用左侧卧位同时垫高左髋法以减轻医护人员以及患者的不适感，提高患者的转运安全性。手术过程中双上肢外展，不超过 90°，避免神经损伤。

（2）饮食活动管理：产前患者保胎，应指导其卧床休息，避免过度活动，避免胎膜破裂的发生，以高营养、高蛋白、易消化、高纤维的饮食为主，保持大便的通畅，避免便秘的发生，避免增加腹部压力。术后因手术和麻醉的影响，患者未排气前指导其只能进食流质饮食，排气后指导患者进食高营养、高蛋白质、高维生素的饮食，促进恢复。

3. 治疗用药

（1）产前抑制宫缩：产前发生脐带脱垂时，为减轻脐带受压，应使用适当的宫缩抑制剂抑制宫缩。本案例中，宫缩抑制剂为硫酸镁，用药期间应关注用药疗效，即宫缩情况，做好用药后注意事项的交代以及药物不良反应的观察及处理，即关注患者的血镁浓度、尿量、膝反射以及呼吸情况，备葡萄糖酸钙用于硫酸镁中毒的急救。

（2）产后加强宫缩：本案例中，患者有两次前置胎盘大出血剖宫产史，产前长时间使用硫酸镁保胎，可能导致产后子宫收缩的乏力，引起产后大出血的情况。产后应使用宫缩剂加强宫缩，重点观察子宫收缩的情况，包括子宫的质地、轮廓、宫底位置以及阴道流血的情况，必要时使用强效宫缩剂加强宫缩，避免产后出血的发生。

（3）预防感染：本案例中，因脐带脱垂，术前、术中多次阴道操作，且既往 2 次剖宫产，加之本次剖宫产术后有发热情况，术后并发严重感染的概率增高。术中应严格执行无菌操作，术中和术后加强抗生素的使用，现配现用，同时密切观察有无感染的征象。同时为患者及家属做好产褥期卫生指导，加强个人卫生，避免产褥期感染。

4. 健康教育

（1）心理护理：由于脐带脱垂发生的突然性，患者及家属缺乏心理准备，大多处于极度恐慌状态，甚至出现情绪休克。术后因新生儿早产转新生儿科，患者容易因为担心新生儿情况发生产后抑郁。护理人员应理解并鼓励患者情绪表达，做好安慰和解释工作，使患者及家属情绪稳定，配合各项治疗和护理措施。

（2）出院指导：因患者系妊娠期糖尿病且剖宫产后产妇精神及体力还未完全恢复，应对患者及其家属进行饮食活动指导，并做好血糖的监测及内分泌科随访。做好产褥期卫生指导，防止产褥期感染。新生儿转新生儿科，应告知患者挤奶的重要性，并教会有效挤奶的方法，防止乳汁堆积，造成乳腺炎。指导患者产后复查及发生发热、腹痛，恶露增多、伤口愈合不佳等情况时及时就诊。

（三）循证证据

2014年英国皇家妇产科医师学会（RCOG）在2008年发布的脐带脱垂指南的基础上进行了完善，规范了脐带脱垂的预防、诊断和处理。指南中指出，对于胎产式异常的孕妇可在妊娠37周后入院，如果出现分娩先兆或怀疑出现胎膜破裂，应视为紧急情况紧急处理。胎先露为非头先露以及出现未足月胎膜早破的孕妇均建议入院治疗。如果胎先露未固定或者位置较高时，应尽量避免人工破膜，但是如果必须人工高位破膜，则需在可实施紧急剖宫产的情况下进行操作。因在胎膜破裂的情况下存在胎先露上浮以及脐带脱垂的风险，所以对孕妇进行阴道检查或其他产科干预时，不能随意上推胎头。如果进行阴道检查发现脐带低于胎先露，则应避免人工破膜。在分娩过程中确诊脐带脱垂后，应尽快实施剖宫产。胎膜破裂后，应检查胎心率，每次阴道检查均应排除脐带脱垂。妊娠23~24^{+6}周（胎儿可能存活的临界孕周）发生的脐带脱垂，可进行期待治疗，但是目前没有证据支持可将脱垂脐带重新置入子宫内，并且应根据胎儿存活率以及患者意愿，选择是否终止妊娠。若胎儿为死胎且孕周>21^{+6}周，应考虑毁胎术。

（李娟　张静）

第五节　羊水量异常

【羊水过多】

羊水在胎儿生长发育过程中起着重要的作用，具有两方面重要的功能。其一是保护胎儿，避免胎儿受挤压、肢体遭受机械性损伤，使胎儿的肺及肌肉骨骼系统得到良好的发育；其二是保护母亲，减轻胎动对母亲带来的不适感，临产前羊水囊借助楔形水压促进宫口扩张，破膜后羊水冲洗阴道、减少感染的机会。

羊水的来源，在妊娠早期羊水的渗透压与母亲的血浆一样是等渗的，主要来源于胎儿皮肤和从母体血浆蜕膜或/和胎盘表面渗出的液体，妊娠中晚期羊水来源于胎儿尿液和肺。随着孕周的增加，羊水量也在增加，到38周时约1000ml，此后羊水量逐渐减少，40周时羊水量约800ml。羊水量的确定主要靠超声检查羊水指数和最大羊水池深度。无论羊水过多或羊水过少，都会造成潜在的问题。

妊娠期间羊水量超过2000ml，称为羊水过多（polyhydramnios），发生率为0.5%～1%。超声检查羊水最大暗区垂直深度（amniotic fluid volume，AFV）$\geqslant$8cm，羊水指数（amniotic fluid index，AFI）$\geqslant$25cm。在羊水过多的孕妇中，约1/3的原因不明，约2/3与胎儿结构异常、染色体异常、多胎、妊娠合并症（如妊娠期糖尿病等）有关。

羊水过多的临床表现分为急性羊水过多及慢性羊水过多。急性羊水过多较少见，多发生在20～24周；慢性羊水过多较多见，发生在妊娠晚期。两者均表现为腹壁皮肤紧绷发亮，子宫张力高，宫高及腹围大于同期孕周相应指标，胎位不清，胎心遥远或听不清，严重者可引起下肢及外阴部水肿、胸闷、气急、血压升高的症状。在分娩期，孕妇方面易发生胎盘早剥、产后出血、羊水栓塞；胎儿方面易发生胎位异常、胎儿窘迫、早产、脐带脱垂等。

（一）病例介绍

患者，女，27岁3月，因"停经25^{+2}周，腹胀6$^+$天，偶而胸闷气短"于4月19日入院。2月29日患者在当地县医院建卡，之后未定期产检；4月12日夜间出现胸闷、腹胀，以为是消化不良，未就诊；4月17日走路胸闷、气短，腹胀明显，腹部明显增大，双下肢轻微水肿，夜间半卧位才能入睡，于当地县医院就诊，1天后转上级医院。入院时体温36.8℃，脉搏98次/分，呼吸21次/分，血压115/71mmHg，身高154cm，体重71kg。入院查体：宫高31cm，腹围92cm，腹部皮肤发亮，会阴处皮肤轻微水肿，脚踝处水肿明显，胎心率156次/分。心电图显示正常。B超示：单活胎，为无脑儿，羊水AFV 11.8cm，AFI 34cm。生育史：平时月经正常，于2年前孕11周时人工流产一次。无心肺等重大疾病史，无传染病史。

入院后完善相关检查，结合症状、体征及辅助检查结果，考虑入院诊断为"羊水过多，胎儿畸形：无脑儿，心功能Ⅱ级，G$_2$P$_0^{+1}$ 25^{+2}周宫内孕单活胎待产"。考虑羊水过多，孕妇有胸闷、气短症状，且胎儿为无脑儿，属于致死性畸形，与孕妇及家属反复沟通后，于4月20日下午经腹行羊膜腔穿刺，在B超监测下放羊水量约800ml，乳酸依沙吖啶100mg引产，口服米非司酮50mg，q12h。

患者于4月22日06：00左右出现规律宫缩，偶有气短、胸闷症状，10：30宫口开大2cm转入产房待产。于14：00宫口开全，14：05羊膜囊突出于阴道口，行人工破膜，流出清亮羊水约2100ml，14：12分娩一死胎，为无脑儿，体重753g，身长26cm，胎盘胎膜娩出欠完整，行清宫术，清除组织 40g，会阴部皮肤完整，分娩过程顺利，产时及产后 2 小时出血量共 260ml。于 4 月 24 日复查 B 超结果正常，康复出院。

（二）护理

1. 病情观察

（1）自觉症状的评估：羊水过多导致腹部张力大、子宫过大，巨大的子宫使膈肌抬高，胸部受到挤压，孕妇会行动不便、呼吸困难、睡眠不足，以致血压升高。应询问有无头昏、腹胀、胸闷、气短症状。该孕妇一周内羊水急剧增多，属于急性羊水过多，自觉症状较明显，腹胀，走路偶有胸闷、气短症状，夜间需半卧位休息，影响睡眠质量。

（2）皮肤的评估：过大的子宫压迫下腔静脉，使静脉回流不足，会出现腹部、下肢、会阴部水肿或静脉曲张。应评估皮肤的颜色、弹性、完整性，有无水肿、水肿的部位及程度。该孕妇全身皮肤完整，色泽正常，但腹部皮肤变薄、发亮，会阴处皮肤轻微水肿，双下肢以脚踝处水肿明显，脚踝处皮肤按压后平复较慢，属于中度水肿。

（3）专科检查结果的评估：了解孕期产检情况，羊水的变化，宫高、腹围情况，B 超检查了解羊水最大暗区垂直深度、羊水指数、胎儿有无结构性畸形，另外还要了解胎儿染色体有无异常等。值得一提的是，胎儿情况是决定下一步处理方式的关键因素，如有严重的结构畸形，应致死性引产；不严重的结构畸形可采用儿外科救治技术；正常胎儿可严密观察下试产等。

1）宫高、腹围、体重的评估：入院后每天测量宫高、腹围、体重，观察有无变化，以初步估计羊水量是否增长。

2）胎心、宫缩的评估：若需致死性引产者，无须听胎心。若胎儿成活，无严重畸形者，需胎监及定期听胎心，还应指导孕妇正确数胎动，有异常及时汇报医生，同时采取宫内复苏措施，并做好记录。此孕妇的胎儿严重畸形，需致死性引产，应停止听胎心，做好交接，避免听胎心加重孕妇不良情绪。孕妇有腹胀感，与宫缩分不清，因此应在床旁触诊腹部皮肤，评估有无宫缩以及宫缩的频率、强度、持续时间。

（4）评估产程进展情况：进入产程后，评估孕妇身体状况、宫口扩张及宫缩情况，警惕有无胎盘早剥、羊水栓塞的征象发生，产后注意积极预防产后出血。

2. 基础护理

（1）心率、呼吸、血压的管理：巨大的子宫会使孕妇心脏负担加重、心率增快，膈肌抬高后呼吸不畅，影响休息，致血压升高，严重者可引起心力衰竭。每天应监测生命体征的变化，特别是心率、呼吸、血压，必要时给予心电监护、吸氧。该孕妇心功能 II 级，在进入产程后，心脏负荷加重，仍有气短、胸闷症状，给予低流量吸氧、持续心电监护，便于及时发现问题，及时处理。

（2）体位的管理：急性羊水过多者可取半卧位，减轻心脏负荷，使膈肌下降；慢性羊水过多者可左侧卧位为主，下肢抬高 15°～20°，增加右侧肾脏的血液灌注量，使尿量增多，还可增加子宫、胎盘的血供，避免胎儿缺氧，增加静脉回流，减轻水肿，必要时可取半卧位。该孕妇腹胀明显，胸闷，为减轻腹部张力及心脏负荷，夜间需取半卧位休息。

（3）皮肤的管理：羊水过多者腹壁皮肤变薄、发亮，下肢及会阴部皮肤易出现水肿。此类皮肤敏感、易受损，受损后易感染，愈合较困难。因此，该孕妇应穿柔软舒适的衣服，保持皮肤清洁干爽，由护理人员协助会阴处皮肤护理。听胎心频繁时，应用轻柔的纸巾将腹部的耦合剂擦拭干净，敏感皮肤者可用清水代替耦合剂听胎心。

（4）休息与睡眠的管理：由于孕妇自感腹部紧绷、腹胀，影响休息，致睡眠不足。应营造舒适、安静的病房环境，使孕妇处于放松状态。指导孕妇在侧躺姿势中如何垫放枕头（两腿中间、腹部下面、上臂、头下各垫一个枕头），睡前 2~3 小时禁大量进食及饮带咖啡因的饮品，睡前热水洗足帮助入睡。必要时遵医嘱用镇静剂。

3. 治疗

围产儿预后与羊水过多的严重程度有关，一般情况下，羊水过多程度越重，围产儿病死率越高。羊水过多的治疗由胎儿畸形情况、孕周、羊水过多的程度确定。临床主要采取以下治疗措施，同时应注意相关护理。

（1）羊膜腔穿刺：若妊娠中期胎儿存在致死性畸形、死胎、染色体异常且孕妇一般情况好；或非致死性畸形的胎儿，将其畸形程度、生命质量、治疗效果充分告知胎儿父母后父母同意放弃胎儿，可羊膜腔穿刺后注入乳酸依沙吖啶引产。胎儿未见异常，孕妇压迫症状明显，有严重的自觉症状者，可经羊膜腔穿刺放液。应注意放羊水不宜过快，以 500ml/h 为宜，放羊水量一次不超过 1500ml，以缓解孕妇症状为度。行羊膜腔穿刺时，协助医生准备好穿刺包及药物，注意严格消毒及执行无菌操作。穿刺后评估体温、心率、血压、呼吸有无变化，穿刺前后应监测胎心。严密观察有无胎盘早剥及羊水栓塞征象。该孕妇在严密监护及 B 超监测下行羊膜腔穿刺放羊水及引产，过程顺利，气短、胸闷症状减轻。

（2）人工破膜：应用高位破膜法，自宫口沿宫颈与胎膜之间向上 15cm 刺破胎膜，右手不能马上取出，让羊水缓慢流出，避免脐带脱垂导致腹腔内压力突然降低，从而引起胎盘早剥。羊水流出后腹部应放置沙袋维持腹压，防止血压骤降引起休克。严密观察血压、心率，注意羊水性状，有无阴道流血及宫高变化。该孕妇因宫口开全，羊膜囊突出于阴道口，行低位人工破膜，风险系数较低，但为了防止破膜后腹压骤降，应及时放置沙袋于腹部。

（3）米非司酮：为受体水平抗孕激素药，具有终止早孕、抗着床、诱导月经及促进宫颈成熟等作用，与孕酮竞争受体而拮抗孕酮的作用。该孕妇孕周为 25^{+2} 周，宫颈不成熟，使用米非司酮能软化宫颈，促进成熟，避免临产后宫缩过强引起宫颈撕伤，还能明显增高妊娠子宫对前列腺素的敏感性。米非司酮有轻度恶心、呕吐、眩晕、乏力和下腹痛等不良反应，宜在空腹或进食 2 小时后服用。用药前向孕妇解释用药的目的、不良反应、注意事项，该孕妇晚 10 点及上午 10 点服用，无明显不良反应。

4. 健康教育

（1）心理护理：妊娠并发羊水过多，孕妇会过多担心胎儿的健康状况，加之腹部紧绷、腹胀等不适感，易出现紧张、焦虑情绪。若确定胎儿畸形，需选择放弃或抢救胎儿时，又会出现痛苦、失望、内疚、纠结等情绪。护士应主动关心安慰孕妇，解释羊水过多发生的原因及预后，用专业知识协助其做好对胎儿的选择，给予心理疏导，减轻其心理负担，使其冷静面对胎儿情况及分娩方式的选择。

（2）健康教育：住院期间，根据孕妇病情及治疗护理方案，做好相关解释、指导教育工作。出院时，做好产褥期护理的健康教育，该孕妇应特别掌握好正确回奶的方法。对于引产后的产妇，医护人员应鼓励、支持产妇，再次进行心理疏导，建立对下次妊娠及分娩的信心，嘱咐再次妊娠时应进行产前咨询，孕期定期产检，做好保健。

（三）循证证据

羊水过多发生的原因较多，可引起早产、胎膜早破、脐带脱垂等并发症，临床处理要根据胎儿有无畸形、孕周、孕妇症状的严重程度综合决定具体的处理方法。护理方法上除采取相应的护理措施外，特别要帮助孕妇进行心理建设，增强孕期保健及分娩信心，使其能冷静客观地应对胎儿可能的不良结局，平稳度过孕期、分娩期、产褥期。接待此类孕妇，可参照下图中羊水过多的诊断及处理流程（图11-5-1）。

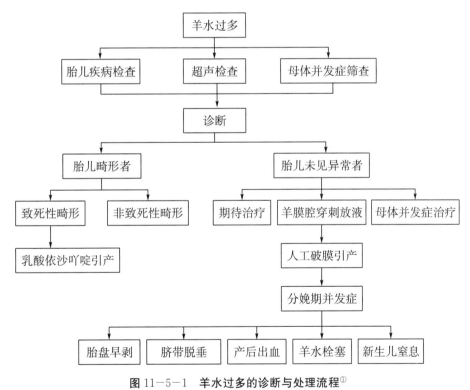

图11-5-1　羊水过多的诊断与处理流程[1]

---

[1]　引自：刘兴会，贺晶，漆洪波. 助产 [M]. 北京：人民卫生出版社，2018.

【羊水过少】

妊娠晚期羊水量少于 300ml 者，称为羊水过少。超声检查羊水最大暗区垂直深度（amniotic fluid volume，AFV）≤2cm，羊水指数（amniotic fluid index，AFI）≤8cm。羊水过少的发生率为 0.4%～4.0%，会严重影响围产儿预后。羊水量少于 50ml，围产儿死亡率高达 88%。

羊水过少可能与羊水生成减少、羊水外漏、羊水吸收过多有关，其发生的常见原因有胎儿结构异常，以泌尿系统为主；胎盘功能减退；羊膜病变，如通透性改变、炎症、感染；孕妇患妊娠期高血压或服用某有些抗利尿作用的药物等。临床表现不典型，多伴有胎儿生长受限，宫高腹围与同期孕周相应指标相比偏小，临产后阵痛明显，且宫缩不协调，前羊膜囊不明显，羊膜紧贴胎儿先露部，破膜后羊水流出极少。胎儿耐受宫缩的能力降低，脐带易受压，影响胎盘与胎儿之间的血供，易发生胎儿窘迫、新生儿窒息。

（一）病例介绍

患者，女，33 岁，因"停经 37^{+2} 周，有规律腹痛 2$^+$ 小时"于 9 月 12 日 07：00 急诊入院。

现病史：平素月经正常，末次月经去年 12 月 24 日，预产期 10 月 1 日，定期产检，孕期未见异常，于 9 月 12 日 04：00 点左右有规律腹痛，阴道有少量血性分泌物流出，未见流液，来院就诊。急诊 B 超示：胎方位 LOA，双顶径 8.5cm，股骨长 6.8cm，AFV 1.9cm，AFI 4.8cm，胎盘 Ⅱ 级，位于子宫后壁。查体：腹围 86cm，宫高 29cm，宫口开大 2$^+$cm，先露 -2，胎方位 LOA，宫颈管消退 60%，宫颈软，居中，未扪及水囊感，胎心率 132 次/分。胎监结果示 Ⅰ 类，宫缩 30～40 秒，间隔 3～4 分钟，强度中。07：30 行人工破膜后，羊水流出约 20ml，Ⅰ 度污染，宫口开大 4$^+$cm，先露 -2。生育史：3 年前人流一次，2 年前足月顺产一子，现健在。无高血压、糖尿病等慢性病史，无传染病史，无手术外伤史。

入院时体温 36.6℃，脉搏 82 次/分，呼吸 20 次/分，血压 112/61mmHg，身高 161cm，体重 67kg，孕期体重增加 13kg。

入院诊断为"羊水过少，胎儿宫内生长受限？G$_3$P$_1$$^{+1}$37^{+2} 周宫内孕头位单活胎临产"。

考虑孕妇是经产妇，宫口开大 4$^+$cm，胎儿耐受宫缩压力，具备分娩条件，但因羊水过少，羊水 Ⅰ 度污染，在分娩过程中，有胎儿窘迫及新生儿窒息，甚至死胎、死产的风险。与孕妇及家属沟通后，孕妇及家属签署相关决定阴道试产。

于 9 月 12 日 08：10 宫口开全，08：20 分娩一活婴，后羊水约 80ml，Ⅲ 度污染。新生儿出生 Apgar 评分 7，经复苏后 5 分钟、10 分钟评分为 9、10，体重 2480g，身长 47cm。产妇分娩顺利，会阴部完整，产时及产后 2 小时出血 180ml。母婴一般情况好，于 9 月 13 日康复出院。

（二）护理

1. 病情观察

（1）自觉症状的评估：羊水过少的孕妇，胎动时可感到腹痛或不适。应向孕妇询问有无不适感。

（2）专科检查结果的评估：了解孕妇有无定期产检，羊水的变化情况，宫高、腹围情况，B超检查了解羊水最大暗区垂直深度、羊水指数、胎儿有无结构性畸形，以及染色体有无异常等。值得一提的是，胎儿情况是决定下一步处理方式的关键因素，如有严重的结构畸形，需致死性引产；不严重的结构畸形可采用儿外科救治技术；正常胎儿可严密观察下试产。

1）胎心、宫缩的评估：若需致死性引产者，无须听胎心。若胎儿成活，无严重畸形者，需定期听胎心、行胎监，指导孕妇正确数胎动，如有异常及时汇报医生并采取宫内复苏措施，做好记录。应在床旁触诊腹部皮肤，评估有无宫缩，以及宫缩的频率、强度、持续时间。该孕妇入院时已临产，无须数胎动，应严密观察胎心、宫缩。

2）评估产程进展情况：羊水过少的孕妇进入产程后易出现羊水污染、黏稠，从而使胎儿窘迫发生率增加。因此，除密切观察胎心、宫缩外，应加强电子胎心监护，一旦出现胎儿窘迫，估计短期内不能分娩的，应立即通知医生，做好剖宫产术前准备，同时做好新生儿复苏准备。该孕妇产程进展较快，但羊水过少，Ⅰ度污染，发生胎儿窘迫的风险较高，应积极做好新生儿复苏准备。

2. 基础护理

（1）舒适度：该孕妇自感胎动时腹部有不适感，加之规律宫缩带来的疼痛，其舒适度降低。可握住孕妇的手，播放一些轻音乐，指导呼吸、按摩背部及腰骶部等让其放松，转移注意力，缓解疼痛不适感。

（2）生活护理：临产的孕妇，消耗过多体力，应补充大量水分及能量，保持皮肤清洁干爽。注意每2~4小时排尿，避免膀胱充盈，引起尿潴留。

3. 健康教育

（1）心理护理：妊娠并发羊水过少，孕妇会过多担心胎儿的健康状况，出现紧张、焦虑情绪。若确定胎儿畸形，需选择放弃或抢救胎儿时，又会出现痛苦、失望、内疚、纠结等情绪。护士应主动关心安慰孕妇，解释羊水过少发生的原因及预后，用专业知识协助其做好对胎儿的选择，给予心理疏导，减轻心理负担，使其冷静面对胎儿情况及分娩方式的选择。该孕妇稍显焦虑，但有分娩经验，经过心理护理后，很快调整好自己心态去沉着应对分娩。

（2）健康教育：住院期间，根据孕妇病情及治疗护理方案，做好相关解释、指导教育工作。出院时，做好产褥期护理及新生儿喂养、护理的出院健康教育。

（三）循证证据

羊水过少多发生在妊娠晚期，是胎儿危险的信号，胎儿脐带易受压，对宫缩耐受能力差，发生胎儿窘迫及新生儿窒息的概率较大，因此分娩时应严密监护，做好新生儿复苏准备。羊水过少的诊断及处理流程见图11-5-2。

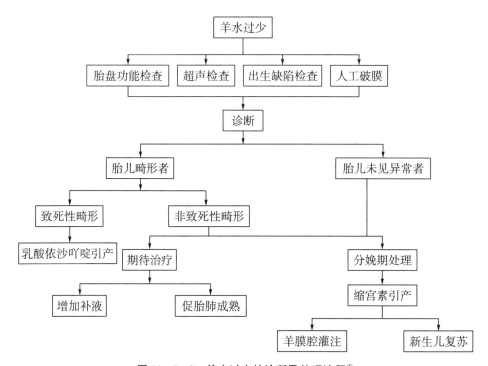

图 11-5-2　羊水过少的诊断及处理流程[①]

（余晓丽）

第六节　分叶胎盘

分叶胎盘：孕卵着床后，因底脱膜血管供应呈局灶状分布，部分灌注不足，仅血管丰富的底脱膜处才有叶状绒毛膜发育，故形成的胎盘可呈多叶状，为单胎多叶胎盘。通常单胎只有一个胎盘，若单胎双胎盘称为分叶胎盘，最常见胎盘分叶为两叶。若两叶完全分离，且血管至临脐带处才合并为脐带血管，称为双叶胎盘；若两叶胎盘分离不完全，且胎儿血管在未汇合形成脐带血管前由一叶伸展到另一叶者，称为复胎盘；胎盘完全分离大于等于三叶，称为多叶胎盘。这类胎盘在剥离娩出时易造成胎盘残留，引起产后出血及感染，如合并脐带帆状附着时需警惕前置血管可能。胎盘娩出后注意胎盘边缘

---

① 引自：刘兴会，贺晶，漆洪波. 助产［M］. 北京：人民卫生出版社，2018.

有无断裂的血管，胎膜上有无圆形的绒毛膜缺损区，避免发生多叶胎盘部分胎盘残留。

（一）病例介绍

患者，女，28 岁 10 月，因"停经 39^{+5} 周，下腹痛 2$^+$ 小时"于 11 月 8 日入院。孕期规律产检，未见异常。既往：2 年前流产一次；2019 年行 IVF－ET 术；无心肺等重大疾病史，无传染病史。

入院后完善相关检查，结合症状、体征及辅助检查结果，考虑入院诊断为"IVF－ET 术后，脐带绕颈一周，G$_2$P$_0$$^{+1}$39^{+5} 周宫内孕单活胎临产"。

11 月 9 日 21：11 自然分娩一活婴，胎儿体重 3850g，身长 51cm，Apgar 评分 10－10－10，外观未见异常。患者分娩过程中生命体征波动于：心率 97～105 次/分，血压 111～124/61～80mmHg，呼吸 20～21 次/分，血氧饱和度 97％～99％。因孕妇疲倦，与分娩前建立静脉双通道，遵医嘱予 0.9％氯化钠注射液 100ml＋葡萄糖酸钙注射液 1g 静脉滴注，胎肩娩出后予以缩宫素 20U 静滴。胎盘自然剥离，胎盘娩出后子宫收缩差，阴道流血多（350ml），立即予以双合诊持续按压子宫，遵医嘱予麦角新碱 0.2mg 肌注，氨甲环酸 1g 静滴，经处理后子宫收缩好。见会阴 I 度裂伤，宫颈 9 点钟方向 3cm 纵行裂伤，予八字缝合两针后止血，未见外阴、阴道血肿。检查胎盘：大小约 21cm×20cm×2cm，重 689g，胎盘小叶完整，绒毛膜及羊膜缺损 1/3，胎盘小叶从脐带附着处分成两叶。脐带绕颈一周，长 52cm，附着于胎盘旁中央。因胎膜缺损，于 B 超检测下行清宫术，清出胎膜样组织 20g，清宫过程中，子宫收缩欠佳，阴道出血较多，立即停止清宫，同时开放静脉双通道补液，合血备用，急查血常规、凝血功能，予益母草 2ml 肌注，更换液体为平衡液 500ml＋缩宫素 40U，以 50ml/h 泵入，经处理后子宫收缩好转。术毕 B 超提示：子宫前位，前后径 7.7cm，宫腔内查见散在稍强回声，最大位于右宫角，大小约 2.6cm×1.4cm，宫腔部分及宫颈管查见不均质弱回声，大小约 5.6cm×2.7cm，肌壁回声均匀，建议复查。分娩失血量 900ml（实量 800ml），分娩过程中未输血，输液 1600ml。孕妇于分娩两小时后转回病房，于 11 月 11 日康复出院。

（二）护理

1. 病情观察

（1）高危因素的评估。产后出血的主要原因包括子宫收缩乏力、软产道裂伤、胎盘因素及凝血功能障碍。子宫收缩乏力是引起产后出血的主要原因。任何影响子宫肌肉正常收缩和缩复功能的因素，均可引起子宫收缩乏力性产后出血，包括全身因素、产科因素和子宫因素等。在全身因素中，临产后过度疲劳，产前精神过度紧张，进食进水不足，膀胱、直肠过度充盈等可能导致产妇体力衰竭，进而引起子宫收缩乏力。该患者基础体重 49kg，于分娩前 2 小时行分娩镇痛术，晚餐进食肉汤约 200ml，膀胱区稍充盈，孕妇临产后过度疲劳，具有多项产后出血高危因素。因此在待产过程中重视孕妇情绪及疲劳程度，适宜地采用导乐、分娩镇痛等方法帮助孕妇休息，保障有效的睡眠，管理孕

妇出入量，对预防产后出血有重要意义。除子宫收缩乏力以外，产科因素中的胎盘问题也是导致产妇出血的重要原因。近年来，胎盘因素引起产后出血的发病率呈上升趋势，在有些地区甚至已经成为产后出血的首因。此患者胎盘为分叶胎盘，检查胎盘小叶完整，绒毛膜及羊膜缺损约 1/3，残留于宫腔，影响子宫收缩。在本案例中还涉及软产道损伤，产妇会阴 I 度裂伤，宫颈 9 点钟方向 3cm 纵行裂伤，可能与胎儿过大或先露异常有关。因此收集病史时应详细了解孕妇孕产史及 B 超检查情况；待产过程中关注孕妇精神及体力状态；胎儿娩出后根据胎膜剥离征象辅助胎盘娩出，若胎盘能娩出，应仔细检查胎盘胎膜完整性。此外，IVF-ET 术后、帆状胎盘、多叶胎盘、副胎盘、多胎妊娠是前置血管的高危因素。前置血管是指独立行走于胎膜上，无脐带或胎盘组织保护，且位于胎先露下方，达子宫下段或跨越宫颈内口的胎儿血管。前置血管受到压迫时，可导致脐血循环受阻，胎儿窘迫或者死亡。前置血管破裂时会导致胎儿极速失血，新生儿死亡率极高。本病例中产妇为 IVF-ET 术后，且为分叶胎盘，具有前置血管的高危因素，通常对具有高危因素的人群可在孕中期进行腹部超声联合阴道超声筛查，孕晚期复查超声或行 MRI 明确诊断，但是前置血管的产前检出率为 53%～100%。因此，在分娩时除了查阅相关报告，还可以通过以下几点识别：①阴道检查可触及胎膜上管径细小、滑动性小且有搏动、不似脱垂脐带的血管，准确性与检查者临床经验有关；②胎膜破裂时，阴道出血特点为持续、小量的新鲜血，出血仅数十毫升就可能出现胎心率显著改变，先快后慢，甚至消失；③对宫腔出血做蛋白电泳，发现胎儿血红蛋白证明为前置血管出血。《前置胎盘的临床诊断与处理指南》中建议前置血管患者妊娠 34～35 周行剖宫产终止妊娠。

（2）出血量的评估。出血量的快速准确评估能够为抢救争取宝贵时间，在预防产后出血休克中起到至关重要的作用。出血量的评估方法主要有称重法、目测法、休克指数法、容积法、血红蛋白测定等。其中称重法比较客观准确，但是要求较高，需要事先称产包、辅料包、卫生巾等的重量，事后再称重，前后的重量相减所得结果除以 1.05 换算成毫升数。在本次抢救案例中，综合使用几种方法对产后出血量进行评估。首先是称重法，通过对产妇血液浸湿的会阴垫、纱布、治疗巾、衣物等进行称重，称得前后质量相差 588g，即血量 560ml；然后使用容积法，通过吸引瓶、积血盘收集到血液 240ml。对于在分娩床、手术床、地面等无法计量的出血，通过目测法进行估计，约 100ml。除了常用的称重法和容积法，休克指数法也是重要的评估方法。休克指数是指脉率/收缩压（mmHg）。在临床观察中，护士及助产士更多可利用休克指数法来快速识别产妇的出血并判断严重程度。

（3）病情变化的监测。病情的监测在任何时候都是医护工作的重点，应根据产妇出现的症状、体征，保持冷静，做出正确的判断。产妇发生大出血时，迅速行心电监护及氧饱和度监测，观察并记录产妇的意识、血压、脉搏、血氧饱和度、体温、口唇、甲床及尿量情况，每 5 分钟 1 次。同时可根据产妇毛细血管再次充盈时间判断末梢循环情况。产妇术后带有尿管，应妥善固定管道，并根据功能用不同颜色的标签进行标识（表 11-6-1）。对于各种管道应每天准确记录引流量，观察引流液的性质、量等，并定期进行更换，同时操作中严格执行无菌操作。

表 11-6-1 各种管道分类及颜色标识

管道名称	作用	标识颜色	举例
供给性管道	通过管道将氧气、能量、水分或药液补充到体内	红色	给氧管、输液管、输血管等
排出性管道	通过专用性管道引流出液体、气体等	绿色	胃肠减压管、留置导尿管、各种引流管等
监测性管道	放置在体内的观察哨和监护站	黄色	中心静脉测压管等
综合性管道	具有供给性、排出性、监测性的功能,在特定的情况下发挥特定的功能	蓝色	如胃管等

2. 基础护理

(1)体温的管理:休克时低血压、低血容量等一系列应激因素导致交感神经兴奋,肾上腺髓质分泌大量儿茶酚胺,并激活肾素-血管紧张素-醛固酮系统,使腹腔内脏和皮肤等处的小血管强烈收缩。由于机体的热量主要由内脏器官供应,内脏缺血,产热减少,休克时体温下降。加之分娩过程中衣着较少,汗液挥发也会带走大量热量,患者呈现低体温状态。低温会造成寒战反应,增加组织 4~5 倍的氧耗量,导致败血症、代谢性酸中毒、器官功能衰竭、凝血、心律失常等发生。因此在抢救过程中,应做好患者的保暖,关闭制冷空调,加盖棉被。分娩过程中,有条件的医院可应用充气式加热装置及输血输液加温器,避免输入的大量液体和血液造成"冷稀释",同时使用与人体温度相近的冲洗液等进行保暖。

(2)体位的管理:失血性休克时,应为产妇取休克体位。头和躯干抬高 20°~30°、下肢抬高 15°~20°,使膈肌下移,利于呼吸,同时增加肢体回心血量,改善重要脏器的血液供应。分娩过程中,可采取自由体位。

(3)饮食的管理:因出血及应激,产妇术后容易出现电解质紊乱及低蛋白血症,而且为减少排便困难对会阴部伤口的影响,需要在遵医嘱用药的同时,指导产妇进食高营养、高蛋白质、高维生素的易消化半流质或流质饮食,增强机体抵抗力。

3. 治疗

(1)快速组建反应团队:抢救工作充分体现"时间就是生命",该案例抢救过程中,由产科医生(包括二线医生、住院总、值班医生等)和助产士组成的抢救团队迅速响应,各司其职。产科医生查找产后出血原因,积极止血,果断决策,助产士积极配合产科医生进行抢救。

(2)血容量的迅速补充:失血性休克的主要病理变化为血容量骤减,微循环灌注不足。建立有效的静脉通道,迅速扩充血容量,维持有效的体液循环,对于失血性休克的抢救尤为重要。多数专家认为在产后急性失血开始 30 分钟内,如能正确选择输液通道、输入液体和输入量,可在 2 小时内保证患者重要脏器的有效血液灌注。经评估,本案例产妇具有产后出血的高危因素,分娩前建立静脉双通道并保持通畅。当出血发生时,积极合血,急查血常规及凝血功能,并派专人负责液体通道的管理工作。抢救过程中,液体的及时、有效输入可以维持有效的血容量，是抢救工作的重要一环。

（3）药物的正确使用：研究表明，宫缩乏力引起产后出血占产后出血的 60%～70%。此患者具备产后出血的高危因素，因此当胎儿娩出后，预防性应用产后出血控制药物缩宫素 20U。当大出血发生时，予麦角新碱 0.2mg 肌注、氨甲环酸 1g 静滴、平衡液 500ml＋缩宫素 40U 持续静脉泵入。钙离子不仅能够促进子宫肌收缩，而且作为凝血因子，能够促进血栓的形成，使产后出血明显减少。此外，产妇胎盘为分叶胎盘且胎盘残留，大出血及清宫术导致机体抵抗力降低，术后并发严重感染的概率增高，术中和术后应加强抗生素的使用，现配现用，同时密切观察有无感染的征象。

4. 健康教育

（1）心理护理：由于出血发生的突然性，产妇及家属缺乏心理准备，大多处于极度恐慌状态，甚至出现情绪休克。医护人员应理解并鼓励产妇情绪表达，做好安慰和解释工作，使产妇及家属情绪稳定，配合各项治疗和护理措施。

（2）出院指导：大量失血后，产妇体质虚弱，活动无力，生活自理可能存在一定困难。应指导产妇及家属加强营养，有效纠正贫血，并逐步恢复体力。观察有无席汉综合征，告知其需要及时就诊的情况。讲解产后复查时间、目的和意义。

（三）循证证据

目前国内外并未单独针对分叶胎盘制定相关指南，相关研究也较少，仅有部分个案报道，但是综合国内外文献可以得出分叶胎盘在病理生理学的角度看来只是胎盘形态的差异，胎盘功能并未改变，但是分叶胎盘在临床中常常伴随着其他的胎盘异常形态或症状出现，如帆状胎盘、前置胎盘、血管前置、胎盘植入等，使分娩时孕妇和胎儿危险性增大。目前对于分叶胎盘的诊断主要依靠彩色多普勒超声，但也有报道显示孕期 MRI 能更好地协助诊断，当分叶胎盘伴随以上异常胎盘形态或症状出现时，应当根据相关指南进行处理，国内对分叶胎盘更多的是强调早期识别、加强孕期监测和产后对胎盘的检查。

（李娟　单朝俊）

第七节　胎盘植入

胎盘植入是指胎盘绒毛不同程度侵入子宫肌层。2018 年，国际妇产科联盟（International Federation of Gynecology and Obstetrics，FIGO）将胎盘植入归为胎盘植入性疾病（placenta accrete spectrum，PAS），是指胎儿娩出后，胎盘部分或全部不能从子宫壁自然分离的一种病理情况。通常认为 PAS 可能与蜕膜缺陷有关，特别是既往子宫手术疤痕处的内膜蜕膜化失败，绒毛外滋养细胞容易侵入子宫深肌层、子宫血管，有时甚至侵袭至子宫邻近器官。随着"二孩"政策的开放，临床可见越来越多的瘢痕子宫妊娠、凶险性前置胎盘。凶险性前置胎盘（pernicious placenta previa）最早由 Chshatto-padyay 提出，是指既往有剖宫产史，此次妊娠为前置胎盘者。但目前多数学者更倾向于将妊娠胎盘附着于原子宫切口部位者称为凶险性前置胎盘。

胎盘植入和凶险性前置胎盘都是产科严重的危重症，常导致产后出血，若两种情况同时出现，孕妇出血的风险进一步增高，容易出现严重产后出血，甚至危及孕产妇及新生儿安全。有研究指出同时合并两种情况者，90％的孕妇术中出血量在 3000 ml 以上，10％的孕妇出血量甚至大于 10000ml。

（一）病例介绍

患者，女，36 岁 4 月，因"停经 17^{+3} 周，发热 2^+ 天，阴道流血 1^+ 天"于 2 月 20 日入院。2 月 15 日当地医院建卡，听诊到胎心；2 月 17 日出现间断寒战、发热，未就诊；2 月 19 日出现阴道流血 50ml，于当地医院就诊。在院外体温最高达 38.6℃，阴道出血约 250ml。入院时体温 36.7℃，脉搏 94 次/分，呼吸 20 次/分，血压 96/58mmHg。血常规示：白细胞（WBC）22.4×10^9/L，血红蛋白（Hb）111g/L，中性粒细胞百分比（NEU％）91.4％。B 超示：宫内死胎，前置胎盘合并胎盘植入，胎盘与子宫肌壁分界欠清（主要是切口附近）。既往患有高泌乳素血症；2001 年剖宫产一男婴，健在；2011—2012 年共行三次腹腔镜分粘手术；无心肺等器官重大疾病史，无传染病史。

入院后完善相关检查，结合症状、体征及辅助检查结果，考虑入院诊断为"凶险性前置胎盘合并胎盘植入，宫腔感染？宫内死胎，胎膜早破，脐带脱垂，瘢痕子宫，$G_6P_1^{+4}$ 17^{+3} 周宫内孕单死胎"。考虑到孕妇怀孕 17^+ 周，胎儿小，且已死亡，经与孕妇及家属反复沟通后，口服米非司酮引产。

2015 年 2 月 22 日 15：15 自然流产一死胎，胎儿轮廓不清，腐朽，宫颈内较多黏稠浓血性液体流出，伴恶臭。而后阴道少许流血，胎盘无剥离征象。15：35 突然出现阴道大量活动性出血，立即予双合诊按摩子宫，卡前列素氨丁三醇、缩宫素等药物帮助子宫收缩，通知血库，联系介入治疗等。患者出血汹涌，如泉喷涌，22 分钟内阴道出血达 3710ml，患者出现血压下降，意识模糊，立即推入手术室行剖腹探查术。术中见膀胱与子宫前壁下段致密粘连，位置牵拉上移，组织分界不清，子宫下段血管怒张明显，予血浆管捆绑子宫下段，阴道活动出血仍明显，行子宫全切术。手术困难，患者生命体征不平稳，血压最低 60/38mmHg。剖视子宫见：胎盘组织腐朽，附着于子宫下段前壁及侧壁，胎盘广泛植入子宫肌壁，其中胎盘穿透子宫下段全层并植入部分膀胱浅肌层，侧壁穿透两侧子宫肌壁全层达宫旁组织。

产后及术中共出血 21780ml。输血 40.5U，新鲜冰冻血浆 2800ml，冷沉淀 14U，血小板 2U，纤维蛋白原 6g。输入晶体液 19250ml，胶体液 3000ml。尿量 3800ml。手术结束后，患者带气管插管转入 ICU。经过严密的病情观察，对症治疗后，2 月 23 日，患者生命体征平稳，拔除气管插管。24 日转入普通病房，继续治疗。3 月 3 日康复出院。

（二）护理

1. 病情观察

（1）高危因素的评估。产后出血的主要原因包括子宫收缩乏力、软产道裂伤、胎盘因素及凝血功能障碍。子宫收缩乏力是引起产后出血的主要原因。任何影响子宫肌肉正常收缩和缩复功能的因素，均可引起子宫收缩乏力性产后出血，包括全身因素、产科因素和子宫因素等。在全身因素中，发热可能导致产妇体力衰竭进而引起子宫收缩乏力。而感染会影响子宫肌肉正常的收缩和缩复功能，引起子宫收缩乏力及出血。该患者系高龄产妇，入院前体温最高达 38.6℃，入院后虽然体温在 36.5℃～36.8℃，但血常规示白细胞及中性粒细胞均增高，不排除宫腔内感染。因此在病情观察中，应重点查看该患者生命体征及血常规等感染相关征象。除感染以外，产科因素中的胎盘问题也是导致产妇出血的重要原因。近年来，胎盘因素引起产后出血的发病率呈上升趋势，在有些地区甚至已经成为产后出血的首因。此患者为凶险性前置胎盘合并胎盘植入，二者中任何一个因素均可以引起严重的产后大出血。因此收集病史时应详细了解孕妇孕产史及胎盘附着情况，胎儿娩出后根据胎膜剥离征象辅助胎盘娩出。若胎盘能娩出，应仔细检查胎盘胎膜完整性。

（2）出血量的评估。出血量的快速准确评估可为及时抢救争取宝贵时间，从而对预防产后出血休克起到至关重要的作用。出血量的评估方法主要有称重法、目测法、休克指数法、血红蛋白测定等。在本次抢救案例中，综合使用几种方法对产后出血量进行评估。首先是称重法，在本案例中，通过对产妇血液浸湿的会阴垫、纱布、治疗巾、衣物等进行称重，得出失血量 12600ml；其次是容积法，通过吸引瓶、积血盘收集到血液 8580ml。对于在分娩床、手术床、地面等无法计量的出血，一般通过目测法进行估计。除了常用的称重法和容积法，休克指数法也是重要的评估方法。休克指数是指脉率/收缩压（mmHg）。在临床观察中，护士及助产士更多可利用休克指数法来快速识别产妇的出血并判断严重程度。

（3）病情变化的监测。病情的监测在任何时候都是医护工作的重点，应根据患者出现的症状、体征，保持冷静，做出正确的判断。产妇发生大出血时，迅速行心电监护及血氧饱和度监测，观察并记录产妇的意识、血压、脉搏、血氧饱和度、口唇、甲床及尿量情况，每 5 分钟 1 次。患者术后带有气管插管，安置了胃管、腹腔引流管、尿管。这些管道应妥善固定，并根据功能用不同颜色的标签进行标识。对于各种管道应每天准确记录引流量，观察引流液的性质、量等并定期进行更换，同时操作中严格执行无菌操作。

2. 基础护理

（1）体温的管理：手术过程中，有条件的医院可应用充气式加热装置及输血输液加温器，避免输入的大量冷液体和血液造成"冷稀释"，同时使用与人体温度相近的冲洗液等进行保暖。

（2）体位的管理：失血性休克时，应为产妇取休克体位。头和躯干抬高 20°～30°、下肢抬高 15°～20°，使膈肌下移，利于呼吸，同时增加肢体回心血量，改善重要脏器的血液供应。手术过程中，应取仰卧位，双上肢外展，不超过 90°，避免神经损伤。

（3）饮食的管理：因大出血及手术应激，患者术后容易出现电解质紊乱及低蛋白血症，在遵医嘱用药的同时，指导患者进食高营养、高蛋白质、高维生素的易消化半流质或流质饮食，增强机体抵抗力。

3. 治疗

（1）组建快速反应团队：抢救工作充分体现"时间就是生命"，该案例抢救过程中，由产科医生（包括三线医生、二线医生、住院总、值班医生等）、麻醉医生、ICU 医生和助产士组成的抢救团队迅速响应，各司其职。麻醉医生作为抢救工作的关键一员，主要负责复苏、术中生命体征的监护、麻醉的实施、通道及液体的管理；产科医生查找产后出血原因，积极止血，果断决策；ICU 医生配合麻醉医生的抢救工作及术后康复治疗。

（2）血容量的迅速补充：失血性休克的主要病理变化为血容量骤减，微循环灌注不足。建立有效的静脉通道，迅速扩充血容量，维持有效的体液循环，对于失血性休克的抢救尤为重要。多数专家认为在产后急性失血开始 30 分钟内，如能正确选择输液通道、输入液体和输入量，可在 2 小时内保证患者重要脏器的有效血液灌注。经评估，本案例产妇具有多重产后出血的高危因素，入院时建立静脉双通道并保持通畅，转入产房分娩时又建立了第三、第四静脉通道。当大出血发生时，另使用 16 号留置针于颈外静脉穿刺再次建立第五静脉通道，并派专人负责液体通道的管理工作。抢救失血性休克患者的过程中，液体的及时、有效输入可以维持有效的血容量，是抢救工作的重要一环。应启动异常紧急输血预案（10～15 分钟内发血），使血液制品快速输入。

（3）药物的正确使用：研究表明，宫缩乏力引起产后出血占产后出血的 60%～70%。此患者具备诸多产后出血的高危因素，因此当胎儿娩出后，预防性应用产后出血药物缩宫素 20U 和卡前列素氨丁三醇注射液 250μg 肌内注射。当大出血发生时，更换平衡液 500ml＋缩宫素 40U 持续静脉泵入，葡萄糖酸钙 1g 静脉滴入。钙离子不仅能够促进子宫肌收缩，而且作为凝血因子，能够促进血栓的形成，使产后出血明显减少。此外，患者术前已存在感染，大出血及手术导致机体抵抗力降低，术后并发严重感染的概率增高，术中和术后应加强抗生素的使用，现配现用，同时密切观察有无感染的征象。

4. 健康教育

（1）心理护理：由于出血发生的突然性，产妇及家属缺乏心理准备，大多处于极度恐慌状态，甚至出现情绪休克。产妇子宫切除后会产生一系列生理和心理变化，对今后不能再次生育产生心理负担，容易发生产后抑郁。医护人员应理解并鼓励产妇的情绪表达，做好安慰和解释工作，使产妇及家属情绪稳定，配合各项治疗和护理措施。

（2）出院指导：大量失血后，产妇体质虚弱，活动无力，生活自理可能存在一定困难。应指导产妇及家属如何加强营养，有效纠正贫血，并逐步恢复体力。观察有无席汉

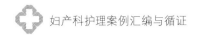

综合征，告知其需要及时就诊的情况。讲解产后复查时间、目的和意义。

（三）循证证据

2018 年，国际妇产科联盟（FIGO）发布了胎盘植入性疾病指南。2016 年，中华医学会围产医学分会发布胎盘植入诊治指南，规范了胎盘植入的定义、高危因素、诊断和处理流程。

胎盘植入可发生于胎盘着床部位，如子宫体部、子宫角等，但多发生于子宫前壁下段，常与子宫内膜创伤、子宫内膜发育不良等因素有关。前次剖宫产史及前置胎盘是胎盘植入常见的高危因素。其他高危因素还包括高龄妊娠、既往子宫穿孔史、胎盘植入史、多次流产史等。胎盘植入诊断需要依靠彩色多普勒超声和 MRI，当接诊此类孕妇时，应提高警惕。一旦确定，可按照中胎盘植入诊疗流程进行处理。

目前国内外没有凶险性前置胎盘的诊治指南和专家共识出台，更多强调早期识别、筛选患者，转诊到具有救治能力的诊疗中心，多学科管理，充分术前准备。英国皇家妇产科医师学会（RCOG）和中华医学会妇产科学分会产科学组建议，对无症状的前置胎盘合并胎盘植入，择期剖宫产手术可以在妊娠满 36 周后进行。另有研究表明，把凶险性前置胎盘伴植入择期剖宫产术提前至孕 34～35 周，风险下降 2/3，同时并不明显增加新生儿患病率。因此，决策分析表明 34～35 周是穿透性植入的凶险性前置胎盘患者接受择期剖宫产术的最佳时机。

（张金玲　任建华）

第十二章　分娩期并发症与异常分娩

第一节　产后出血——Bakri 球囊宫腔填塞

产后出血是分娩严重的并发症，是我国孕产妇死亡的首要原因。一直以来，产后出血都是产科医生关注的重点与难点。治疗产后出血的药物与方法多种多样，药物包括卡前列素氨丁三醇、卡贝缩宫素、米索前列醇等，手术方法包括子宫动脉结扎、子宫压迫式缝合、子宫切除等。与有创的手术方法相比，宫腔内填塞法以其操作简单、无创、方便受到产科医生的欢迎。宫腔内填塞包括纱条填塞和球囊填塞。下面主要针对球囊填塞进行介绍。Bakri 球囊宫腔填塞作为新兴的止血方案，具有压迫和填塞双重作用。其最早报道是在 1992 年，应用该球囊治疗剖宫产术中前置胎盘所致产后出血，之后国内陆续有应用该球囊治疗产后出血的报道。

（一）病例介绍

患者，女，32 岁。因"停经 38^{+3} 周，核实孕周 39 周，下腹痛 5^+ 小时"入院。孕 12 周时于我院建卡定期产检，检查未见明显异常。孕期精神食欲佳，大小便正常，体重增加约 12kg。8 年前人工流产一次；4 年前自然流产一次；3 年前因宫口开全、羊水Ⅲ度行急诊剖宫产分娩一男活婴，体重 3800g，现体健，术后恢复好。

现停经 38^{+3} 周，根据孕早期 B 超核实孕周 39 周。5^+ 小时前出现下腹痛，间歇 7～8 分钟，2^+ 小时前自觉宫缩规律，至我院急诊科就诊。胎监提示宫缩间歇 2～3 分钟，持续 30～40 秒，无阴道流血、流液，子宫下段无压痛，收入我科。入院时体温 36.6℃，脉搏 86 次/分，呼吸 20 次/分，血压 128/79mmHg，内科查体无特殊。专科情况：宫高 34cm，腹围 98cm，骨盆出口测量坐骨结节间径 8cm，胎心率 142 次/分。阴道检查：先露头，－3，宫颈管居中位，质软，消失 70%，宫颈松，容 1 指，内骨盆未见异常。产科彩超示：胎方位 LOA，双顶径 9.33cm，头围 33.49cm，股骨长 7.25cm，腹围 35.2cm，羊水 6.8cm，羊水指数 15.6cm，胎儿颈部查见脐带绕颈两周，孕妇子宫前壁下段肌壁最薄处厚约 0.21cm。入院诊断：瘢痕子宫，妊娠期糖尿病（A1 级），脐带绕颈两周，$G_4P_1^{+2}$ 39 周宫内孕头位单活胎先兆临产。

因"瘢痕子宫，患者及家属要求"，无明确手术禁忌证，在完善相关辅助检查及术前准备后，在腰硬联合麻醉下行"子宫下段横切口剖宫产术，Bakri 球囊宫腔填塞术，子宫修补术，右侧子宫动脉上行支结扎术"。术中见：腹壁各层瘢痕组织增生明显。子宫大小与孕周相符，下段长 8cm，血管中度怒张，无病理性收缩复环。子宫下段与膀胱致密粘连，增生血管丰富，以子宫左侧为甚。缝扎增生血管，分离粘连下推膀胱，取原剖宫产切口上方横切口，头位，取胎顺利。新生儿男，重 3540g，身长 52cm，外观未见明显畸形，Apgar 评分 10−10−10。胎盘自然剥离后，见子宫前后壁渗血明显，尤其子宫前壁胎盘附着处有活动性出血，术中出血 800ml，予宫腔置球囊压迫止血。剖宫产手术顺利，术中生命体征平稳。出血量 800ml，术中未输血。术中输液 1200ml。尿色淡黄色，清亮，无血凝块，尿量 50ml。

术后予头孢西丁预防感染、缩宫素、益母草促宫缩等治疗，母婴同室、母乳喂养。密切观察产妇生命体征、子宫收缩、阴道出血、切口等情况。产妇生命体征平稳，一般情况可。空腹及三餐后两小时血糖正常。双乳不胀，子宫收缩好，血性恶露量少，无异味，切口对合良好，小便自解正常，肛门已排气，未诉特殊不适。术后第二天出院。

（二）护理

1. 病情观察

（1）子宫收缩情况的观察：引起产后出血的四大主要因素是子宫收缩乏力、胎盘因素、软产道损伤及凝血功能障碍，其中子宫收缩乏力是最常见的原因。行 Bakri 球囊压迫止血，球囊置入宫腔时，整个子宫腔被充分扩张并充满，宫腔内压力高于动脉压，而使动脉出血停止，压迫子宫内膜表面静脉、减少渗血，使静脉出血减少或止血。由于宫腔被 Bakri 球囊扩张，子宫质硬，轮廓清楚，容易使医护人员以为子宫本身的收缩情况好。又因为宫腔内注入生理盐水，医护人员在按摩子宫时，担心球囊破裂而蹑手蹑脚。综合以上护理经验，当安置 Bakri 球囊的患者手术完成后，在宫底处做一标记，可方便观察宫底位置是否升高，并结合患者的生命体征及血生化指标，评估是否有隐性出血。

（2）阴道出血的观察监测：有研究报道球囊放置后 24 小时内，尤其是 2 小时内，仍有子宫活跃出血的可能。有报道患者安置 Bakri 球囊 2 小时内，活动性出血达 800ml，后行子宫全切。这提示阴道出血情况是 Bakri 球囊安置后的观察重点，如果活动性出血不止，应积极地选择其他应对方式，以免延误时机，造成不良后果。安置 Bakri 球囊时，在 Bakri 球囊引流管上连接一负压吸引装置可持续引流出宫腔内血液。有文献报道在引流管上连接一尿袋即可，但在实际工作中，发现安置负压吸装置效果更佳，且不易发生引流管的堵塞。当引流管阻塞时，可造成出血减少的假象，在观察过程中应结合宫底高度、生命体征及血生化指标的变化进行判断。笔者曾护理安置 Bakri 球囊的患者在术后 20 分钟内阴道出血量少，20 分钟后再次行子宫按摩时，阴道大量出血 400g 伴血凝块，考虑引流管发生阻塞。文献报道，一旦发现引流管阻塞，可用无菌生理盐水进行冲洗，注意冲洗时注入宫腔内的液体量与流出液体量要等同。

2. 基础护理

（1）生命体征的监测：密切监测生命体征变化，当球囊导管发生堵塞，而引流出血量不多时，保持警惕，及早做出处理。预防感染的发生，每天两次会阴擦洗，及时更换会阴垫。每 4 小时检测 1 次体温。

（2）出入量的管理：安置 Bakri 球囊的患者，重点记录阴道出血量。当发生严重产后出血时，关注尿量、输入量等。

3. 治疗

（1）宫缩药物的应用：多数文献提及，应用 Bakri 球囊后，可持续静脉滴注缩宫素，充分保证缩宫素的血药浓度，保证子宫的收缩力和收缩频率。由于缩宫素和抗利尿激素受体发生交叉反应，放置球囊期间连续使用缩宫素可导致继发性的低钠血症。国外有文献报道，产妇使用卡贝缩宫素 6 小时、24 小时、72 小时后的钾、钠、氯与使用前无显著变化。因此，推荐卡贝缩宫素作为首选。但卡贝缩宫素在我国的应用并不普遍，卡贝缩宫素在我国的具体应用情况还有待进一步的研究。

（2）抗生素的应用：放置 Bakri 球囊会导致阴道细菌感染风险增加，应遵医嘱按时应用抗生素预防感染。最常用的抗生素是头孢类药物，使用 24～48 小时或根据球囊留置的时间进行相应的调整。

（3）Bakri 球囊取出的时机及方法：Bakri 球囊一般留置 2～48 小时，在球囊取出前，做好备血，使用子宫收缩药物，慢慢地放出球囊内液体后再取出球囊。取球囊前将患者推入手术室，建立静脉通道，持续缩宫素静脉滴注，将球囊内的液体缓慢放出后，观察子宫收缩及阴道出血情况，阴道出血在正常范围后，缓慢取出球囊，持续观察半小时无异常后，返回病房休息。安置该球囊后，如活动性出血不止或有感染迹象可随时取出球囊。

4. 健康教育

（1）产妇：根据麻醉方式指导产妇术后体位，术后 1 日后可下床活动，预防深静脉血栓。肛门排气前进食不产气流质饮食，肛门排气后逐渐恢复正常饮食。指导产妇按需哺乳、喂奶体位、含接姿势、有效吸吮方法、正确的挤奶方法以及母婴分离情况下如何保持泌乳等。有医学指征不能哺乳者，指导合理饮食，按医嘱给予退乳措施，并观察退乳效果。

（2）新生儿：协助及指导新生儿穿衣、包被以及更换尿不湿。新生儿进食后予轻拍背，并予右侧卧位。新生儿体位以右侧卧位为主。新生儿回病房后，必须随时有其亲属陪伴，不能将新生儿交其他人。新生儿需暂时离开病房时，必须有家属及护士陪同，并在出门保安处进行登记。

（三）循证证据

国外研究报道，Bakri 球囊填塞子宫治疗前置胎盘剖宫术中出血的有效率为 $80\%\sim$

100％。李惠芬报道 Bakri 球囊治疗中央型前置胎盘产后出血，可显著缩短患者手术时间、止血时间，减少术中出血量、术后 24 小时出血量、输血量，且并发症发生率低，安全性高。倪霖等报道 Bakri 球囊治疗产后出血的疗效受年龄、孕产次、高危因素等影响，年龄增加、孕产次增加均易导致 Bakri 球囊的安置失败。在高危因素中，胎盘植入、瘢痕子宫会导致 Bakri 球囊治疗的效果不佳，同时瘢痕子宫在使用 Bakri 球囊时随着囊内压力的升高，存在子宫破裂的可能。尤其是子宫下段较薄的患者，对抗水囊的压力弱，易造成子宫肌层撕裂，但水囊内压力不足，则起不到压迫止血的效果。

Bakri 球囊压迫治疗产后出血具有操作简便、无创、无需麻醉、安全等优势。在 Bakri 球囊使用期间，医护人员应要提高警惕，注意观察宫底高度、轮廓，有无隐性阴道出血等，当效果不佳时，迅速采取其他措施。

（张金玲　王国玉）

第二节　产后出血

产后出血（postpartum hemorrhage，PPH）指胎儿娩出 24 小时内，阴道分娩者出血量≥500ml，剖宫产者失血≥1000ml。产后出血是分娩期的严重并发症，是导致产妇死亡的首要因素。发生率为 2％～3％，其中 80％发生在产后两个小时以内。产后出血最重要的是及时识别病因、准确估计出血量、快速的反应团队、正确实施产后出血管理流程，如此就能大幅度减少产后出血，降低产妇死亡率。

（一）病例介绍

患者，女，35 岁，因"停经 40^{+2} 周，见红 3 小时伴不规律腹痛"于 6 月 10 日入院。孕期常规建卡，定期体检无特殊。B 超示：胎方位 LOA，双顶径（BPD）9.28cm，股骨长（FL）7.27cm，胎盘（P）后壁厚 3.8cm，Ⅰ$^+$级，羊水（A）4.5cm，羊水指数（AFI）8.6cm，脐动脉血流 S/D＝2.2，胎心率 136 次/分，胎儿颈部见脐带绕颈一周。初步诊断：脐带绕颈一周，G$_2$P$_1$ 40^{+2} 周宫内孕头位单活胎临产。

入院后完善相关检查，6 月 10 日急产娩出一活婴，因孕妇疲惫，系急产，分娩前建立静脉双通道，葡萄糖酸钙 1g 静滴，胎儿娩出后予缩宫素静滴，益母草 2ml 肌注，预防产后出血。胎盘娩出后子宫下段收缩差，轮廓欠清晰，出血汹涌，称重 490ml。立即予双合诊按压子宫，启动应急团队，予氨甲环酸 1g 静滴，麦角新碱 0.2mg 肌内注射，缩宫素 40U 50ml/h 泵入，并持续吸氧，心电监护，合血备用，急查血常规、凝血。出血稍控制后一人经腹持续床旁按压子宫，接生者检查宫颈见宫颈严重糜烂，创面渗血明显，宫颈九点方向有 1cm 裂伤，无渗血，予多个八字缝合宫颈出血创面及宫颈裂伤。子宫收缩呈间歇性乏力，予卡前列素氨丁三醇注射液 250μg 肌内注射。心率波动于 110～124 次/分，产妇诉轻微心慌、胸闷，阴道接血袋收集＋纱条、纱布称重＋面积法，共计出血 1200ml。阴道仍有活动性出血，放置 Bakri 球囊，出血控制。产后安返病房，生命体征平稳。6月11日取出 Bakri 球囊。6月13日出院。

（二）护理

1. 病情观察

（1）高危因素的评估。产后出血的主要原因包括：子宫收缩乏力、软产道裂伤、胎盘因素及凝血功能障碍，出血可由单一因素所致，也可相互影响多因素并存。此案例中存在：

1）子宫收缩乏力。①全身因素：高龄，疲惫，产妇凌晨入院休息欠佳，精神紧张，拒绝用药物助眠导致疲倦。②局部因素：子宫肌壁损伤，急产可致子宫肌纤维损伤。

2）宫颈糜烂创面大量渗血。

3）会阴裂伤伤口渗血。多因素并存时处理起来相对棘手，必须由有经验者快速查找原因。先处理引起出血的主要因素，主要因素可能不断改变。可请助手协助处理其他出血因素。如此案例中胎儿娩出后有经验者可快速处理会阴伤口开放的血窦，助手先观察子宫收缩情况。胎盘娩出后子宫收缩乏力成为主要出血因素，有经验者双合诊持续按压子宫，请助手查看胎盘。在产后出血中查找失血的原因至关重要，原因也常互为因果。应快速查找原因，针对原因，快速止血。

（2）出血量的评估诊断：产后出血治疗的关键为正确的测量和估计出血量，我国产后出血失血量常被严重低估，临床识别和测量比实际失血量低 30%～50%。出血的评估方法主要有称重法、容积法、休克指数法、血红蛋白测定法等，本案例中综合使用几种方法评估，采用阴道接血袋收集，纱条、纱布、会阴垫，称重得出失血量 1080ml；采用面积法测算出臀巾及治疗巾失血量为 120ml。护士及助产士也可利用休克指数法来快速识别产妇的出血，休克指数为脉率/收缩压。但需注意基础生命体征。

病情观察应急处理考验医护工作者基本功是否扎实，依赖于平时完善的抢救管理制度、扎实的三基知识、小组成员分工、诸多应急演练。这样在患者出现症状、体征时医护人员才可以冷静地做出正确判断及处理，以最高效率抢救并防止严重并发症发生。患者发生大出血时应迅速行心电监护及血氧饱和度监测，观察并记录患者的意识、血压、脉搏、血氧饱和度、口唇、甲床及尿量情况，每5分钟1次。

（3）产后出血助产士成员的职能及分工：提前做好抢救人员分工，让小组人员记住自己的角色、职能及分工内容，在抢救患者时才可以真正做到快速反应，为抢救争取时间。在本案例中因为小组人员经长期训练、合作，院内多科合作启动无障碍，抢救得以及时、高效。以下列举抢救产后出血的角色、职能及分工，作为参考（表12-2-1）。

表 12-2-1 抢救产后出血的角色、职能及分工

角色	职能	分工	呼救
接生者	医生(助产士)	(1) 呼救、积极寻找出血原因,并进行相应处理(如双合诊按压子宫,或快速缝合伤口等); (2) 关注台上子宫收缩、阴道出血、会阴伤口、膀胱是否充盈等情况	
护理人员 A	助产士组织者(最高年资助产士、护士长、组长)	(1) 负责护理组指挥,协调人员,必要时越级呼救; (2) 关注产妇出入量(出血量、输入量、饮入量、尿量); (3) 协助建立静脉通道; (4) 收集出血量及时汇报; (5) 关注各岗位护理人员工作有效性; (6) 关注产妇及家属心理,给予心理护理; (7) 配合医生完成抢救工作	科室要求: (1) 出血量≥400ml 通知主值班医生到场,汇报住院总; (2) 出血量 500~1000ml 通知住院总到场,汇报二线医生; (3) 出血量>1000ml 二线医生到场
护理人员 B	通道管理、给药及收集出血量	(1) 建立 2 条以上的有效静脉通道,迅速有效地补充血容量; (2) 遵医嘱给予促进子宫收缩药物; (3) 收集出血量及时汇报	
护理人员 C	病情观察、文件书写	(1) 行心电监护、吸氧; (2) 密切监测生命体征的变化、自诉症状,必要时汇报; (3) 积极预防并发症的发生; (4) 关注新生儿情况; (5) 负责文件书写及用药明细; (6) 记录出入量,随时向医生汇报	
护理人员 D	物资准备、电话联系多科协作	(1) 准备抢救物资; (2) 电话联系多科协作; (3) 关注合血送检及取血情况; (4) 协助进食、进饮,保暖,给予心理护理	
一线医生		(1) 医嘱; (2) 做好抽血、交叉配血等,必要时做好术前准备; (3) 及时向上级医生反馈	
二线医生	决策		

应对产后出血,训练一支经验丰富、配合默契的抢救团队是非常有必要的。团队成员应包括:母胎专家,重症监护专家,麻醉专家,以及血库、检验、影像科的医护人员。所以以院级发起、各科参与的演练应时常进行,事后汇报、总结,从演练中吸取教训,优化流程。

(4) 建立简易观察表单:我科针对产后出血设计了产后出血简易观察表单,用于抢救产后出血患者时快速记录,是患者抢救结束后补充完善病历的第一手资料。在本案例中,抢救患者时情况紧急,护理人员 C 采用本表单,记录生命体征的变化、出入量、

用药、各级医生到场时间及特殊临床表现等，适时汇报（表 12-2-2）。

表 12-2-2　产后出血简易观察表单

时间	生命体征					出入量					各级人员到场时间	用药	特殊临床表现
	T	P	R	BP	SpO$_2$	休克指数	出血量	输入量	饮入量	尿量			

（5）药物通道管理：抢救患者时，多通路输液、输血可能增加临床风险，为减少临床差错事故发生，我科规定在抢救患者时需做标识。本案例中产妇为重症产后出血，需启用动脉监测，故使用到了药物通道标识（见图 12-2-1）。

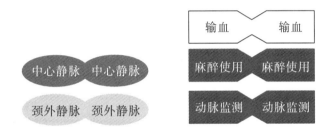

图 12-2-1　药物通道标识

（三）循证证据

昆士兰临床指南以及我国的产后出血定义为胎儿娩出 24 小时内，阴道分娩者出血量≥500ml，剖宫产者≥1000ml。根据发生时间不同，产后出血可分为原发性（早期，分娩 24 小时内）和继发性（晚期，分娩 24 小时后至 12 周）产后出血。

多位国内专家指出产后出血抢救失败导致死亡的主要原因包括：低估出血量而导致治疗延误、缺乏血制品储备、缺乏治疗方案、缺乏知识和训练、多学科沟通不足以及缺乏有效的组织管理。同济大学附属第一妇婴保健院段涛教授曾将其归纳为两个方面：太晚（too late）和太少（too little），即发现太晚、处理太晚、呼叫太晚、输血太晚、子宫切除的时机选择太晚，血容量补充太少、宫缩药物实际使用太少以及血制品使用太少。阴道分娩后 PPH 的治疗流程见图 12-2-2。

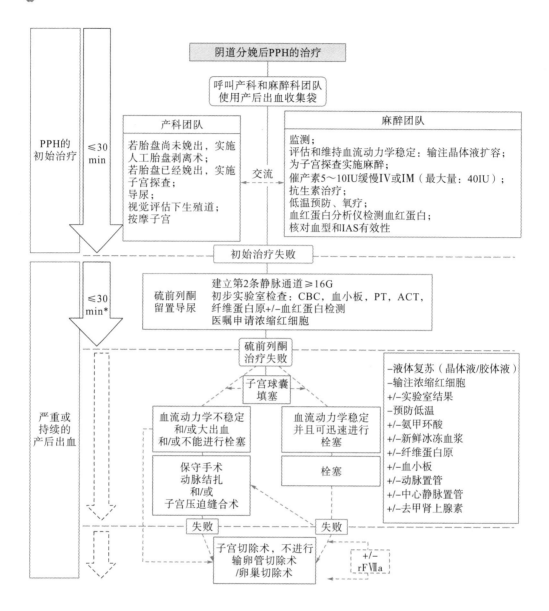

*一般性指导，根据出血量进行调整。PPH，产后出血；min，分钟；IU，国际单位；缓慢IV，缓慢静脉注射；IM，肌内注射；IAS，不规则抗体复查；CBC，全血细胞计数；PT，凝血酶原时间；ACT，活化凝血时间；rFⅦa，重组活化因子Ⅶ。

图12-2-2　阴道分娩后PPH的治疗流程图

（陈凤　王国玉）

第三节　子宫破裂

子宫破裂（rupture of uterus）是指在妊娠晚期或分娩期子宫体部或子宫下段裂开。常见的病因包括瘢痕子宫、梗阻性难产、子宫收缩药物使用不当、产科手术损伤以及子宫发育异常或多次宫腔操作等其他原因。其分类可分为两种：肌层和浆膜层均不完整者为完全性子宫破裂，肌层不完整、浆膜层完整者为不完全性子宫破裂。随着人口老龄化的加剧和我国"二孩"政策的开放，临床上可见越来越多的瘢痕子宫妊娠，越来越多既往有剖宫产手术史的妇女再次妊娠时愿意选择采用阴道分娩的方式，即剖宫产后再次妊娠阴道试产（trail of labor after cesarean，TOLAC），为妇女提供了剖宫产后阴道分娩（vaginal birth after cesarean，VBAC）的可能性，近年来国内外大样本的临床资料表明剖宫产术后再次妊娠是安全且可行的，其成功率可达 75%～94%，可大幅降低剖宫产率，同时有利于降低多次剖宫产带来的远期并发症，亦可减轻社会及个人的经济负担，但在产程过程中仍然存在子宫破裂的风险。

子宫破裂，是罕见且具有潜在灾难性后果的妊娠期并发症，其发生率低，不同地区孕妇子宫破裂的发生率不同，为 0.016%～0.030%。但一旦发生常造成严重出血、DIC、感染性休克、孕妇死亡、胎儿窘迫、胎死宫内、新生儿死亡等严重的不良母儿结局，直接危及产妇及胎儿生命，增加子宫切除风险，近远期并发症也明显增多。

因此加强剖宫产后再次妊娠阴道试产孕妇的产程观察与研究对保障母婴安全显得尤为重要。

（一）病例介绍

患者，女，34 岁 4 月，因"停经 38^{+3} 周，腹痛 2^+ 小时"于 2 月 22 日 02：50 入院。孕期建卡定期产检，未见明显异常。3 年前行剖宫产术，产儿现健在。无心肺等器官重大疾病史，无传染病史。入院时 T 36.6℃，P 82 次/分，R 20 次/分，BP 116/79mmHg。血常规示白细胞（WBC）$12.7×10^9$/L，血红蛋白（Hb）119g/L，中性粒细胞百分比（NEU%）80.6%。孕妇身高 161cm，孕前体重 59kg，孕期体重增加 10kg。专科情况：宫高 32cm，腹围 94cm，骨盆出口测量坐骨结节间径 8cm。入院后 B 超示：双顶径 9.42cm，股骨长 7.40cm，脐带绕颈一周，子宫前壁下段肌壁连续，最薄处厚约 0.18cm。子宫下段原切口处无压痛，胎儿综合估计 3100g。入院诊断为"瘢痕子宫，脐带绕颈一周，G_2P_1 38^{+3} 周宫内孕头位单活胎临产"。综合评估有阴道试产条件，向孕妇及家属交代相关病情及风险后，孕妇及家属要求阴道试产。

产程经过及观察护理：2 月 22 日 00：00 开始规律宫缩，3：45 宫口 2cm，先露－3，未破膜，转产房待产，子宫下段瘢痕处无压痛，带入保留尿管，尿液清亮。04：04 行分娩镇痛，胎心、宫缩及生命体征正常。09：48 宫口开全，先露 0，10：14 自然破膜，羊水清亮，量约 30ml，10：35 停保留尿管（尿色清亮），11：05 因宫缩间歇 2.5～4.0 分钟，持续 15～20 秒，强度中，给予平衡液 500ml＋缩宫素 2.5U 以 12ml/h 泵入，11：10 胎监提示宫缩后胎心率下降至 85 次/分，宫缩间歇 2.0～2.5 分钟，持续 10～30 秒，强度中，立即停止缩宫素泵入，子宫下段无压痛。宫口开全 1^+ 小时，先露+1，宫缩间歇 2.0～2.5 分钟，持续 10～30 秒，强度中，胎监示 Ⅱ 类胎监。向孕妇及家属交代后，孕妇及家属要求行剖宫产术，在准备手术过程中，产妇宫缩后突发胎心减速，胎监提示胎心率最低至 60 次/分（图 12－3－1），持续不恢复，宫缩消失伴下腹部轻压痛，不能排除子宫破裂。立即送入手术室行剖宫产术，启动异常紧急手术流程。

手术开始时间 2 月 22 日 11：35，胎儿娩出时间 2 月 22 日 11：38。术中发现：腹壁各层瘢痕组织增生明显，进腹后见子宫下段厚薄不均，原切口处全层裂开，胎头位于阴道内，腹腔内可见胎体及部分胎肢。新生儿 Apgar 评分 7−10−10，身长 50cm，体重 3540g。术中估计出血量 300ml，尿量 50ml，术中补液 1000ml。产妇预后良好，住院 4 天，于 2 月 26 日出院。

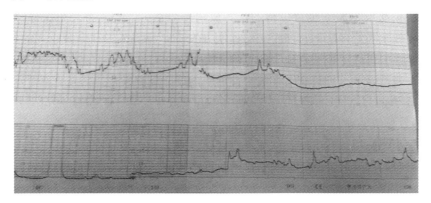

图 12−3−1　病例的胎监图纸

（二）护理

1. 病情观察

（1）高危因素的评估：VBAC 中发生子宫破裂的相关因素包括孕周、孕妇年龄、产次、妊娠间隔时间、孕前 BMI、分娩前 BMI、胎儿体重、妊娠并发症、子宫前壁下段肌壁连续性及厚度、子宫切口缝合技术以及分娩镇痛药物使用剂量等。该孕妇年龄 34 岁，$G_2P_138^{+3}$ 周宫内孕头位单活胎，无妊娠并发症，无流产及引产史，一次剖宫产史，孕前 BMI 22.8kg/m²，孕期我院建卡定期产检，给予个体化的营养指导，以控制自身及胎儿体重，分娩前 BMI 26.6kg/m²。TOLAC 的适应证之一是估计胎儿体重不足 4000g，过大的胎儿会减少阴道试产的机会。该孕妇胎儿综合估计 3100g，无巨大儿风险。有研究显示孕前 BMI 低、孕期体重控制好的孕妇 VBAC 成功率高。巨大儿、母体肥胖、高龄等在普通产妇中是造成难产的高危因素，对于 TOLAC 来讲，也同样会降低 VBAC 成功率，至于是否增加子宫破裂等严重并发症的风险，现有的研究暂无统一的结论。此外研究表明子宫切口的愈合分为纤维瘢痕修复、瘢痕成熟和瘢痕机化 3 个阶段，瘢痕成熟在术后 3 个月开始至术后 6 个月内完成，愈合的第 3 个阶段则需要更长的时间。一般术后 2~3 年是子宫切口愈合最佳的时期，此后子宫瘢痕肌肉化的程度则变差，相应地子宫破裂概率增大。所以临床上对剖宫产后 10 年以上妊娠者应高度警惕，2016 年中华医学会妇产科学分会产科学组制定的《剖宫产术后再次妊娠阴道分娩管理的专家共识（2016）》中指出 TOLAC 的适应证之一是 2 次分娩间隔 18 个月。该孕妇妊娠间隔 3 年且上次伤口恢复良好，处于切口愈合的最佳时期。虽然子宫前壁下段厚度对瘢痕子宫破裂具有良好的预测价值，但是目前尚缺乏明确有效的临床预测方法。有研究称通过超声检测子宫前壁下段厚度有助于了解发生子宫破裂的风险。临床上多采用妊娠晚期子宫下段（lower uterine segment，LUS）肌层厚度来预测子宫破裂，但这种方法是否有效尚存在争议。且有研究发现定性观察剖宫产术后再妊娠孕妇的 LUS 肌层连续性对预测子宫破裂的参考价值，要明显优于 LUS 肌层的厚度。

（2）产程进展评估：产程开始时应做好抢救及剖宫产准备。产程中应严密监测胎心变化、羊水性质及产程进展情况。进入第二产程后，禁用腹压，应适当放宽阴道助产指征。尽量缩短第二产程，以减少子宫下段瘢痕裂伤。

2. 基础护理

（1）监测生命体征：子宫破裂常发生于产前和产时，孕妇常出现面色苍白、出冷汗、呼吸浅快、脉细数、血压下降等休克症状体征，可能存在阴道流血。该孕妇子宫破裂前夕，已处于第二产程，宫口开全 1^+ 小时，持续心电监护可较及时地反馈其生命体征的变化，便于医护人员实时监测。在怀疑子宫破裂后，更需要严密观察生命体征，及时评估失血量。

（2）体位：保暖、吸氧，取平卧位或侧卧位。有失血性休克时，应为孕妇取休克体位，头和躯干抬高 20°～30°、下肢抬高 15°～20°，使膈肌下移，利于呼吸，同时增加肢体回心血量，改善重要脏器的血液供应。手术过程中，应取仰卧位，双上肢外展不超过90°，避免神经损伤。

（3）饮食管理：鼓励孕妇在产程中少量多次进食，尽量进食清淡、易消化的流质饮食，术后指导产妇进食高营养、高蛋白质、高维生素的易消化半流质或流质饮食，增强机体抵抗力。

（4）尿管护理：子宫破裂时由于胎先露压迫膀胱，伤及膀胱黏膜，子宫前壁破裂时裂口可向前延伸致膀胱破裂，因此导尿时多见血尿。该孕妇在入院后即遵医嘱安置保留尿管，第一产程尿色均清亮，第二产程停保留尿管时尿色清亮。在怀疑子宫破裂时应及时观察尿液颜色，有助于临床医生有效判断，VBAC 者在产后仍要密切观察尿液的色泽，以警惕子宫瘢痕裂开。

3. 治疗

（1）胎心监护：在子宫破裂前，胎儿心率与宫缩会有明显的异常改变，因而瘢痕子宫再次妊娠的晚期和试产过程中，应加强对胎儿心率和子宫收缩的监测，必要时可行持续的胎心监护。TOLAC 产程中子宫破裂与正常产程中子宫破裂比较，临床表现呈多样化，包括胎心过缓、宫缩强直、腹痛、阴道流血、胎先露异常等，缺乏特异性的表现，特别是子宫下段瘢痕分离，很少出现病理缩复环等典型改变。但是 TOLAC 子宫破裂最具有共性的表现就是胎心异常，以往的研究发现，持续、妊娠晚期或复发性可变减速，或胎儿心动过缓，通常是首发甚至是唯一的子宫破裂征象。有研究发现在子宫破裂患者的第一产程中，全程胎心监护可出现严重的心动过缓、心动过速、变异减少、宫缩过强和宫缩消失；在第二产程中异常胎心监护图形显著增多，可发生变异减少、严重的变异减速、宫缩过强、宫缩消失。在此案例中出现典型胎心及宫缩变化。故有胎心率异常时需警惕子宫瘢痕破裂。

(2) 药物的正确使用: TOLAC 孕妇催引产时, 不能使用米索前列醇促宫颈成熟。自然临产的 VBAC 率更高, 但是总有相当一部分病例需要利用药物或其他干预措施诱发产程启动或加速产程进展。胎儿娩出前缩宫素使用指征或剂量不当, 或未正确使用前列腺素类制剂等, 可导致子宫收缩过强。文献报道, 缩宫素可以在 TOLAC 孕妇中使用, 但可能会增加子宫破裂的风险, 且子宫破裂的风险与缩宫素的剂量有关。因此对于 VBAC 病例如产程中使用缩宫素应小剂量, 且应由专人看护, 循序渐进, 先使用低浓度与小剂量的缩宫素进行给药, 再结合患者的临床症状与表现逐渐增加缩宫素的用量, 避免子宫破裂的发生。该案例中第二产程出现宫缩欠佳的情况, 主治医生对产程进展、胎心及宫缩变化做全面评估后, 使用平衡液 500ml+缩宫素 2.5U, 以 12ml/h 的速度泵入, 专人守护, 同时在使用过程中对患者的宫缩及胎心情况进行密切观察, 观察宫缩的强度、持续时间及频率等, 以防出现异常宫缩现象。若发现患者出现异常宫缩应高度警惕子宫破裂的风险, 要立即停止缩宫素的使用。

(3) 疼痛的评估: 分娩过程疼痛剧烈, 分娩镇痛能减轻或消除产妇在分娩过程中的疼痛感, 增强阴道分娩的意愿和信心, 硬膜外麻醉可以作为 TOLAC 的常规技术手段, 能显著提高 VBAC 的成功率。不需要过于担心硬膜外镇痛掩盖子宫破裂的临床症状与体征, TOLAC 和正常分娩过程子宫破裂最大的区别就是腹痛等症状并不明显, 往往以胎心率改变为首要表现。因此, 有条件的医院对进行 TOLAC 的孕妇, 如无硬膜外镇痛禁忌证, 提倡尊重孕妇意愿, 广泛开展硬膜外分娩镇痛。另外, 常规实施硬膜外镇痛, 有利于 TOLAC 中缩短可能需要的 DDI。

(4) 急救处理:

1) 减轻疼痛: 立即停止静脉滴注缩宫素, 防止子宫进一步破裂, 严密监测宫缩, 可按医嘱给予镇静药及抑制子宫收缩的药物, 同时做好剖宫产术前准备。

2) 维持及建立静脉通道, 监测生命体征: 我院临产孕妇在进入病房或产房时常规予以 18 号留置针静脉穿刺, 以应对产程中的突发状况。在发生子宫破裂时, 应根据出血情况迅速建立有效多静脉通道, 尽快做好术前准备。

3) 快速反应团队组建: 我院有麻醉医生 24 小时驻守产房, 产科手术室位于产房内, 助产士可担任手术器械护士。科室已制订 TOLAC 应急预案及紧急剖宫产流程, 配有专用异常紧急手术剖宫产大盆及取胎器械, 同时制定异常紧急手术物品清点的实施办法。医务人员定期进行培训及急救演练, 一旦发生急性胎儿宫内窘迫、子宫破裂等紧急情况能及时有效地处理。在麻醉医生、助产士、新生儿科和产科医生的紧密配合下, 从异常紧急剖宫产术的手术决定至胎儿娩出的时间, 产房患者≤15 分钟, 病房患者≤30 分钟。该案例抢救过程中, 由产科医生 (包括二线医生、住院总、产房医生等)、麻醉医生和助产士组成的抢救团队迅速响应, 各司其职。麻醉医生作为抢救工作的关键一员, 可在孕妇已行分娩镇痛的前提下通过椎管内给药达到手术麻醉效果, 在麻醉效果欠佳的情况下也可以及时予以全麻。麻醉医生主要负责术中生命体征的监护、麻醉的实施、通道及液体的管理。产科医生评估胎监, 果断决策。在胎儿娩出之前应通知具有熟练新生儿复苏技能的儿科医生到场参与抢救。

4. 健康教育

心理护理：TOLAC 产妇尤其容易出现恐惧不安、焦虑担心、对分娩方式的犹豫纠结等负性情绪，承受着巨大的心理压力，医护人员作为直接参与者，在分娩过程中，不仅能为产妇提供专业的技术支持，还能给产妇提供适当的心理支持，帮助其树立自然分娩的信心。对符合阴道试产条件的产妇，医务人员在试产过程中需进行充分沟通，帮助产妇正确认识分娩过程，减少思想顾虑，使孕妇在分娩过程中更好地配合医护人员，提高阴道分娩的信心。在发生子宫破裂时，情况紧急，医护人员更加需要有条不紊地组织抢救，减少慌乱，避免给产妇造成紧张不安的不良情绪，增加胎儿缺氧风险。

（三）循证证据

目前美国妇产科医师学会（ACOG）、英国皇家妇产科医师学会都发布了剖宫产后阴道试产指南，目的在于指导如何评估 TOLAC 的风险、收益以及如何对剖宫产后尝试阴道分娩的患者进行管理，我国就 VBAC 也达成了专家共识，随着产科急救能力的提升和评估系统的完善，TOLAC 的适应证越来越广，而且安全性也不断提升，这些都为减少不必要的重复剖宫产提供了有力支持。但我们同时也要清晰地认识到 TOLAC 的母儿安全是建立在完善的制度管理、规范的诊疗行为、高效的应急预案以及充分的医患沟通基础上的。

（李若雨　李娟）

第四节　严重会阴裂伤

会阴体由结缔组织和肌肉组成，在阴道分娩过程中易发生撕裂，发生率为 53%～79%。2015 年英国皇家妇产科医师学会（RCOG）采用会阴撕裂新标准，将会阴裂伤分为四度。Ⅰ度裂伤：会阴部皮肤和（或）阴道黏膜损伤。Ⅱ度裂伤：伴有会阴部肌肉损伤、但未伤及肛门括约肌。Ⅲ度裂伤：损伤累及肛门括约肌，分 3 个亚型，①Ⅲa，肛门外括约肌（EAS）裂伤深度≤50%；②Ⅲb，EAS 裂伤深度>50%；③Ⅲc，EAS 和肛门内括约肌（IAS）均受损。Ⅳ度裂伤：肛门内外括约肌均受损并累及直肠黏膜。延伸甚至穿透至肛门括约肌复合体的严重产科裂伤被称为产科肛门括约肌损伤（obstetric anal sphincter injuries，OASIS），即Ⅲ度和Ⅳ度裂伤，大数据显示Ⅲ度及Ⅳ度裂伤发生率约为 3.3% 和 1.1%，综合分析 OASIS 发生率约为 11%，如未及时发现及处理，可能导致肠道严重并发症，对产妇的生活、精神及家庭带来严重影响。

国际助产士联盟（ICM）将助产士核心胜任力定义为"在助产教育和实践背景下，助产从业人员能够胜任助产岗位所表现出来的知识、专业行为和专科技能的综合能力"。作为接生的主要人员及会阴缝合者，助产士需要具备评估胎儿与产道关系的能力，适时地保护会阴、适当控制胎头速度，以预防会阴裂伤发生，根据综合情况实施个性化处理，同时亦需具备会阴裂伤及严重裂伤的识别及处理能力。

（一）病例介绍

患者，女，38岁5月，因"停经40周，入院待产"于5月9日入院。孕期规律产检，行OGTT提示妊娠期糖尿病，孕晚期因皮肤瘙痒诊断湿疹，其余无特殊。入院专科情况：宫高33cm，腹围99cm，胎方位LOA，胎心率141次/分，B超提示双顶径（BPD）9.18cm，头围（HC）33.1cm，股骨长（FL）7.38cm，腹围（AC）32.7cm，胎儿估重3300g；骨盆出口测量坐骨结节间径8^+cm，宫口未开，内骨盆未见异常。孕妇子宫前壁肌壁间查见大小3.8cm×2.3cm×3.7cm弱回声，边界清楚，初次分娩未诉特殊。

入院考虑诊断为"妊娠期糖尿病（A1级），妊娠合并湿疹，妊娠合并子宫肌瘤，脐带绕颈一周，$G_2P_1$40周宫内孕头位单活胎待产"。

与孕妇及家属进行病情沟通后选择严密监测下行阴道分娩，于5月11日11：30开始出现规律宫缩，13：04宫口开全，宫口开全后孕妇配合差，过度屏气用力，13：05胎儿娩出，13：07胎盘娩出，新生儿体重3100g，身长50cm，Apgar评分10-10-10，胎盘自然剥离。见会阴Ⅳ度裂伤，肛门括约肌完全断裂，直肠前壁全层裂开，长约3cm，多科会诊于硬膜外麻醉下逐层缝合，产时及产后2小时出血410ml，术中血压波动于115～125/70～78mmHg，心率84～102次/分，血氧饱和度98%～100%。

产后诊断为"会阴Ⅳ度裂伤，急产，妊娠合并湿疹，妊娠合并子宫肌瘤，妊娠期糖尿病（A1级），头位顺产，$G_2P_2$$40^{+2}$周宫内孕头位已顺娩一活婴，足月成熟儿脐带绕颈一周"。

产后第3天排便后恢复流质饮食，产后第5天出院，指导妇科盆底康复就诊，预后好。

（二）护理

1. 病情观察

（1）高危因素评估：产科的裂伤可发生于阴道、宫颈、外阴、肛门甚至直肠，产道与胎儿情况评估的不充分、产前沟通的欠缺、预防措施的滞后会增加严重裂伤的风险，因此具备高危因素评估的能力对助产士来说尤为重要。2015年RCOG制定的Ⅲ、Ⅳ度会阴裂伤指南及2018年ACOG发布的阴道分娩产科裂伤的预防和管理指南（以下简称"指南"）指出会阴严重撕裂伤的发生与种族、胎儿、产妇、产程时间及助产技术的应用相关（表12-4-1），其中2018年指南强调常规会阴侧切及会阴正中切是发生严重会阴裂伤的高危因素。我国尚无大数据的统计，临床回顾性研究提示会阴裂伤受很多因素影响，除以上所列外，还包括会阴瘢痕、VBAC、水中分娩、妊娠期糖尿病、缩宫素使用、接生者能力不足等，急产不会增加会阴裂伤的发生率，但在不同程度裂伤的比例上有明显差别。指南还指出，在会阴裂伤的预防措施中，会阴热敷及按摩被认为有效，其他如保护手法、分娩姿势及屏气时间早晚对会阴裂伤的影响无显著差异。该患者高龄，

系经产妇，会阴条件受影响；妊娠期糖尿病，虽胎儿估重正常，但也应警惕巨大儿；产程进展快，缺乏时间进行产程中疼痛管理及沟通，急产发生率增加，应纳入严重会阴裂伤高危人群。基于以上危险因素，经产妇进入活跃期后应做好接生安排及人员、物资准备，风险预警应提前，对接生者经验及能力应做好评估。临床助产士应重视高危因素评估能力的培养。

表 12-4-1　RCOG（2015）指南Ⅲ、Ⅳ度会阴裂伤危险因素

危险因素	RR 或 OR （95%CI）
亚洲种族	2.27 (2.14~2.41)
初产妇	6.97 (5.40~8.99)
巨大儿	2.27 (2.18~2.36)
肩难产	1.90 (1.72~2.08)
枕后位	2.44 (2.07~2.89)
第二产程延长	
第二产程 2~3 小时	1.47 (1.20~1.79)
第二产程 3~4 小时	1.79 (1.43~2.22)
第二产程大于 4 小时	2.20 (1.62~2.51)
器械助产	
胎头吸引助产，无会阴侧切	1.89 (1.74~2.05)
胎头吸引助产，会阴侧切	0.57 (0.51~0.63)
产钳助产，无会阴侧切	6.53 (5.57~7.64)
产钳助产，会阴侧切	1.34 (1.21~1.49)

来源：穆曦燕，刘兴会. 英国皇家妇产科医师学会（2015）的Ⅲ、Ⅳ度会阴裂伤指南解读［J］. 实用妇产科杂志，2017，33（4）：268-271.

（2）严重会阴裂伤的识别及修复：Ⅳ度会阴裂伤指肛门内外括约肌均受损并累及直肠黏膜（图 12-4-1），易导致产后出血、大便失禁、直肠阴道瘘，严重影响产妇生活质量及心理。2018 年指南中明确指出临床中对 OASIS 的识别存在不足，一项早期研究表明产后立即修复与延迟 8~12 小时修复效果相似，但随着时间的延长，感染率提升，故及时发现、早期修复是预后良好的关键。会阴缝合前应仔细检查软产道，特别是组织水肿及出血汹涌时，同时应具备识别特殊类型会阴裂伤的能力，如直肠扣眼裂伤（rectal buttonhole tear），指阴道和直肠黏膜损伤，但肛门括约肌完整，按定义并不能归为Ⅲ度或Ⅳ度裂伤，漏诊后易形成直肠阴道瘘。Fernando 等在研究中发现，阴道分娩后，经视诊、触诊可诊断的"显性"肛门括约肌损伤率在 0.5%~3.0%；与肛门失禁有关，经超声诊断的"隐性"肛门括约肌损伤率在初产妇中约为 35%，多由临床漏诊所致。因此在出现会阴裂伤后，应全面评估是否存在 OASIS，随着影像学的发展，在有条件的医院或裂伤诊断困难时，推荐使用诊断肛门括约肌损伤的金标准——经肛管超声

（endoanal ultrasound，EAUS）帮助识别及处理。产后严重会阴裂伤的修复应该多学科协作，包括产科、妇科、麻醉科、肛肠外科、超声科等，手术应由有经验的妇产科或肛肠外科医生完成。手术应在照明良好的分娩间或手术室完成，根据组织性质、厚度等选择不同规格的缝线，麻醉方式根据镇痛效果及手术难度选择。此案例见肛门括约肌完全断裂，直肠前壁全层裂开，长约 3cm，可快速识别。由妇科医生行裂伤修复，3-0 缝线缝合直肠前壁黏膜，3-0 缝线间断缝合肛门内括约肌，2-0 缝线褥式缝合 2 针肛门外括约肌，使肛门外括约肌全层重叠对合，分层缝合会阴。

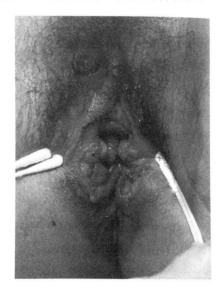

图 12-4-1　Ⅳ度会阴裂伤[①]

（3）产后出血的护理：严重的会阴裂伤易导致产后出血的发生，影响裂伤的修复，因此预防产后出血的发生对产妇预后尤为重要。产后出血为我国孕产妇死亡原因之首，主要原因在于诊断及处理的延误。应对产后出血的根本在于对出血量快速准确的评估。出血量的评估方法主要有容积法、面积法、称重法、休克指数法、血红蛋白测定法等，其中使用最多的为称重法。出血量评估的难点在隐匿性出血的识别、血红蛋白测定受血液浓缩影响等，因此医护人员应重视生命体征、尿量及精神状态的观察，掌握第一手病情资料。同时应该明确，除去出血量的评估，出血速度对于产后出血的诊断同样重要，当出血速度达到 150ml/min 时，即属于产后出血重症情况，应启动预案，采取措施。本案例中出血量尚未达诊断标准，但获取的产后出血量往往较实际出血量低 30%～50%，所以即使未诊断产后出血，当出血量达一级预警线（400ml）时，也立即启动应急预案，及时、有效地给予干预及处理。缝合完毕后，应注意检查有无血肿形成。

（4）行 OASIS 修复术后护理：行 OASIS 修复术后常见的并发症有出血、伤口裂开、疼痛、感染及瘘的形成。术中应严格遵守无菌原则，术后应加强观察。最常见的并发症是出血。严重的会阴裂伤易导致产后出血的发生，影响裂伤的修复，因此预防产后

---

① 引自：刘兴会、贺晶、漆洪波. 助产［M］. 北京：人民卫生出版社，2018.

出血的发生对手术进程、产妇预后尤为重要。产后出血为我国孕产妇死亡原因之首，主要原因在于诊断及处理的延误，根本在于对于出血量是否快速准确评估。出血量的评估方法主要有容积法、面积法、称重法、休克指数法、血红蛋白测定法等，其中使用最多的为称重法。出血量评估的难点在于隐匿性出血的识别、血红蛋白测定受血液浓缩影响等，因此医护人员应重视生命体征、尿量及精神状态的观察，掌握第一手病情资料；同时应该明确，除去出血量的评估，出血速度对于产后出血的诊断同样重要，当出血速度达到 150ml/min 时，即属于产后出血重症情况，应启动预案，采取措施。本案例中出血量尚未达诊断标准，但获取的产后出血量往往较实际出血量低 30%～50%，所以，即使未诊断产后出血，当出血量达一级预警线（400ml）时，立即启动应急预案，及时、有效地给予干预及处理，缝合完毕后，应注意检查有无血肿形成。术后应加强观察产妇的生命体征变化、专科情况（宫底高度、质地、阴道出血），当出现出血、感染等征象时，应立即对症处理。产妇是病情提供的第一人，所以还应该特别关注产妇主诉，是否有休克表现、肛门坠胀感及其他不适。

2. 基础护理

2018 年指南提出修复术后的即时及远期护理均应得到重视，包括疼痛管理、伤口护理、饮食及排泄管理。术后产妇多因伤口疼痛而影响休息及活动，最长可持续至产后 12 周，应根据产妇疼痛评分情况，使用药物控制疼痛及助眠。术后应保持伤口清洁、干燥，注意观察伤口周围皮肤是否有红肿，必要时可湿敷。同时应做好饮食及排泄指导，术后初期禁食及置保留尿管，排便后可恢复饮食，建议食用清淡易消化食物，可增加粗纤维的摄入，根据病情拔除尿管，避免便秘及尿潴留的发生，必要时可使用大便软化剂或口服泻药。

3. 治疗

术中因手术操作难度大，为减少产妇的不适及取得配合，可与麻醉医生配合，根据情况使用麻醉或镇静类药物；同时预防性使用宫缩剂及促凝血药物，避免产后出血。术后根据产妇情况，可使用药物控制疼痛及助眠，保证充足的休息；使用抗生素预防感染；使用大便软化剂或泻药预防便秘的发生。

4. 健康教育

（1）心理护理：会阴裂伤对产妇的心理影响巨大，应鼓励产妇主动参与医疗，早期、有效、持续进行心理疏导。若能将心理护理提前至孕期或产前，能明显降低因配合不当引起的严重会阴裂伤。会阴属于女性私密部位，由于知识缺乏，产妇及家属对于严重会阴裂伤缺乏认知及心理准备，特别是出院后，缺乏专业的指导，家属不能提供有效的心理支持，忽略甚至刻意回避，产妇对预后及生活质量的担心，易引发晚期产后出血或产后抑郁。所以让患者行使自己的知情权，了解严重会阴裂伤发生的原因、处理的进度、产后恢复的注意事项等，可缓解其焦虑情绪，减少医疗纠纷及产后并发症的发生。

（2）出院指导：严重会阴裂伤较轻度裂伤恢复周期长，并发症多，且可能影响下次分娩，因此出院时应强调产后复诊的重要性，明确复诊方式、周期及科室，并告知可能出现的并发症及应对措施，建立完成的管理体系。

5. 人员培训

助产士作为孕妇及新生儿安全的主要责任者，应该具备风险识别、风险预警、风险处理及急救能力。我国助产士培养起步晚，缺乏完整的助产士培训体系，临床助产士教育背景、临床认知及能力参差不齐，大部分助产士的培养依靠医院或科室完成。因此，在规划助产士培养计划时，应该基于助产士核心胜任力进行分层培训，建立完整的培训模式、个性化的培训计划、及时有效的反馈及考核机制，合理利用质量管理工具，如根因分析法（RCA）、帕累托图等，促使助产士培养工作向专业化、科学化、系统化方向发展。

（三）循证证据

多研究表明，除去产科因素及精神心理因素对孕产妇结局的影响，医生及助产士的临床思维及技能水平亦十分重要。英国皇家妇产科医师学会（RCOG）及国际尿控协会（International Continence Society，ICS）推荐使用会阴裂伤新标准，为临床诊断提供支持。2018年美国妇产科医师学会（ACOG）发布了《阴道分娩产科裂伤的预防和管理指南》，为进一步规范产科裂伤的预防、识别及修复提供了依据。2019年，中国妇幼保健协会助产士分会发布了《会阴切开及会阴裂伤修复技术与缝合材料选择指南(2019)》，表明我国的助产工作正在向专业化、规范化迈进。除提升临床一线工作者的工作能力外，建立完善的应急流程及预案，促进人文关怀及医护、医患有效的沟通，引导孕妇正规、持续地进行孕期保健亦可减少不必要的产科损伤，促进自然分娩。

（刘川容）

第五节　产钳助产后盆底血肿

产道血肿是指在分娩过程中产道不同部位的血管破裂，血液因不能外流而形成血肿，产后血肿可以发生于外阴、阴道、阔韧带、盆底，甚至沿腹膜后上延至肾区。会阴组织周围有致密的静脉丛，妊娠晚期会阴组织松软，受子宫右旋压迫，静脉压升高，极易发生产道血肿，是产时常见并发症之一，可伴肛门坠胀感及会阴部疼痛，指检可扪及有波动感、大小不一的肿物。而盆底血肿指分娩时盆底组织血管损伤、断裂，导致血液积聚于盆底局部区域引起肿块，因位置较深，属于隐匿性出血，在临床极易被忽略或发现不及时，严重时可危及生命。

血肿的发生原因很多，常见原因有阴道助产（如产钳、胎吸、臀牵引术等）、巨大儿、急产、软产道静脉曲张、外阴水肿、软产道组织弹性差而产力过强、凝血功能障碍等，而盆底血肿更多地与软产道损伤、凝血功能、医源性因素相关。

（一）病例介绍

患者，女，年龄 31 岁，因"停经 39^{+2} 周，腹痛伴阴道血性分泌物 6 小时"于 8 月 31 日 8：06 急诊入产房待产。患者定期产检。入院时宫口开大 6cm，先露－1，未破膜。考虑入院诊断："脐带绕颈一周，胎儿右肾发育异常，$G_2P_0^{+1}$ 39^{+2} 周宫内孕头位单活胎临产"。

专科情况：8 月 30 日 B 超提示胎方位 LOA，双顶径 9.62cm，股骨长 7.36cm，羊水 5.8cm，羊水指数 14.1cm，胎儿脐带绕颈一周，宫高 34cm。腹围 100cm，身高 164cm，现体重 63.5kg，孕期体重增加约 13.5kg，胎儿估计约 3400g。

诊疗经过：孕妇入院宫口 6cm，先露－1，未破膜，予床旁导乐陪伴，10：20 宫口开全，先露＋1，胎位 ROA，推入分娩间，开全 1 小时、1.5 小时、2 小时、2.5 小时分别汇报值班医生及住院医生产程进展。因宫口开全 3 小时，孕妇极度疲倦，产力极差，评估有阴道助产条件，二线医生予会阴左侧切后产钳助产娩出一活婴，一次成功。予常规分娩后处理，产时出血 300ml，常规缝合会阴侧切伤口，阴查未扪及血肿及异常后专待产室观察。产后 2^+ 小时产妇自诉右侧会阴近肛门处疼痛，床旁肛查扪及右侧会阴似血肿样肿块，触及时疼痛加剧，余无不适，血压波动于 121～139/89～102mmHg，心率 98～106 次/分，其余生命体征平稳，立即将孕妇转至分娩间，同时汇报产房医生及二线医生，请三线及胃肠外科会诊。直肠指检，右侧盆底扪及一质软包块，张力稍高。直肠黏膜光滑，当时考虑盆底血肿可能，暂无特殊处理，密切观察血常规及凝血功能，密切观察生命体征。完善 CT 检查示盆底偏右稍高密度团块影，CT 值较高，内可见少许低密度影，病灶下缘与肛管、尿生殖膈及双侧肛提肌分界不清，向前达右侧及耻骨联合后方，直肠受压向左前方推移，结合病史考虑局部血肿形成，来源于腹膜外可能性大。三线医生查体后示产妇现生命体征平稳，凝血功能正常，盆底血肿暂无继续增长趋势，可暂予观察。予阴道填塞纱条一根，置保留尿管，嘱抗生素抗感染、监测血常规及凝血功能，密切监护生命体征。产后产妇生命体征平稳，产前血红蛋白 126g/L，产后血红蛋白降至 83g/L 后趋于平稳，无感染征象。产后第 8 天复查 CT 提示盆底偏右高密度团状影稍减小，阴道软组织增厚减轻，继续抗感染，补血等治疗，密切观察病情。于产后第 10 天出院，行相关出院宣教，产后复查预后好。

（二）护理

1. 病情观察

（1）正确处理产程：预防大于治疗，孕妇进入第二产程，特别是具有高危因素的孕妇，分娩前评估显得尤为重要，包括掌握孕妇的产检情况、基本资料、诊断、高危因素等，可借用 ISBAR 方式帮助接生者快速掌握病情。针对具有血肿高危因素的孕妇，在采取医疗措施前应充分评估，分娩结束后应认真止血，认真检查、观察。该患者胎儿体重估计约 3400g，孕妇无高危合并症，孕期实验室检查结果无异常，为低危孕妇，做常规待产及分娩准备。本案例第二产程 3 小时，未行椎管内分娩镇痛，过程中按照要求汇报相应级别医生孕妇产程进展情况并做持续评估，符合医院规定及处理流程，但第二产程延长，孕妇极度疲倦，产力极差，拟行阴道助产。助产士应做好产程观察，有指征实施产科操作时做好风险预警，包括产后出血、会阴血肿、会阴严重裂伤、新生儿抢救等应急预案。

（2）出血量的评估：产后出血居我国孕产妇死亡原因的首位，主要原因为诊断的延误与处理的延误，包括显性出血与隐匿性出血，后者不良结局发生率高于前者，因此出血量的快速、准确评估可直接影响产妇的结局。出血量的评估方法主要有称重法、面积法、容积法、休克指数法、血红蛋白测定法等。本案例的盆底血肿属于隐匿性出血，阴道未见明显活动性出血，产妇表现为会阴部疼痛、脉搏轻度加快、休克指数上升，可作为临床出血量观察的参考依据。因孕产妇血液处于高凝状态，产后通过对生命体征、精神状态、尿量等的观察来评估出血量较检测血红蛋白可取。

（3）病情观察：病情观察是指运用视觉、听觉、触觉等感觉器官及辅助工具来获得信息过程，医护人员对患者的病情观察是一种有意识的、审慎的、连续的过程。WHO建议产后 2 小时病情观察应达到 7～10 次，即在最初的 30 分钟内，每 5～10 分钟 1 次，之后 30 分钟内，每 15 分钟 1 次，之后每 30 分钟 1 次，共计 2 小时。亦有临床案例分析指出积极寻找病因，规范产科操作技术，产后严密观察产妇的生命体征变化及注意主诉，及早发现、及早处理，是防止及发现盆底血肿发生的关键。每一个病例都存在各自的特异性，因此，助产士有计划的、针对性的、持续性的诊疗及观察对产妇尤为重要。作为临床病情资料掌握的第一人，助产士应重视患者的主诉，根据产妇出现的症状、体征，保持冷静，做出正确的判断。该案例中产妇自述会阴部疼痛，因产妇系产钳助产，存在高危因素，助产士立即采取相关措施，通知相应级别医生，同时给予其他生命支持，保证抢救及处理的及时性、有效性。因盆底血肿位置较深，且产妇状态平稳，暂未行血肿挖除术，予保守治疗，对该产妇产褥期应制订全面、有效、有针对性的护理计划。

2. 基础护理

（1）生命体征监测：本案例产妇系产钳助产，较其他助产方式，使用产钳时对阴道壁的压迫及损伤更大，对实施产钳助产者的要求高，血肿发生率升高。血肿属于隐匿性出血，且临床表现因人而异，易被助产士及产妇忽略，因此在产后 2 小时的观察中，应严密观察产妇精神状态、面色、生命体征，监测血压、脉搏、呼吸、心率等变化并做好记录，作为评估产妇情况的依据。同时应做好产妇及家属的健康宣教，告知其盆底血肿的临床表现及可能发生的临床改变，以取得及时、全面的医患配合。

（2）休息及饮食管理：因血肿刺激及知识缺乏，产妇产后容易发生贫血及生活方式的改变，且盆底血肿暂未挖除，随时可能出现休克或其他病情变化。因此应做好产妇的休息及饮食管理，告知病情进展，嘱产妇摄入高热量、高蛋白、高维生素、低脂肪、易消化的半流质或流质饮食，保持大便通畅，并注意食物的色香味，以增加患者食欲，加强营养补充，增强机体抵抗力。

（3）会阴护理：该产妇第二产程达 3 小时，阴道检查及胎头长时间压迫，致会阴组织水肿、质脆，影响产妇的舒适性。因此产褥期应做好健康宣教，建议健侧侧卧，保持会阴部清洁、干燥、勤换卫生垫，每日 2 次冲洗会阴，必要时遵医嘱用药。

（4）管道护理：本案例血肿未行挖除，因此产褥期发生失血性休克及其他并发症的可能性大，应保证至少一个静脉通道通畅，建议至少为 18 号留置针。置保持尿管，应保证尿管通畅，避免弯曲、堵塞引起尿道感染。

3. 健康教育

（1）心理护理：产妇相关知识缺乏，发生盆底血肿后，对其后续治疗及预后充满担忧，而精神心理因素是晚期产后出血、精神性疾病发生的诱因之一。医护人员应重视产妇的心理建设及护理，主动介绍病情及后续治疗，如实解答产妇及家属提出的问题，耐心安慰产妇，以取得产妇及其家属的配合。

（2）出院指导：盆底血肿未挖除，经产后针对性治疗及密切观察后产妇达出院标准，但不排除其他并发症发生的可能，因此家庭观察及复查尤为重要。应指导产妇及其家属加强营养，有效纠正贫血，明确复诊时间及随诊方式，讲解产后复查时间、目的和意义。解除产妇心理障碍，提高产妇围生期生活质量。

4. 人员培训

产科助产操作受实施者临床经验、技术的熟练程度影响。明确血肿发生原因，及时采取针对、有效、全面的治疗及支持直接影响产妇的预后及生活质量。医学是一门实践性学科，需要通过临床实践不断地积累经验，提升个人能力及知识储备，熟练掌握产科操作技能及缝合技术。要善于利用碎片化时间，化被动学习为主动学习，具备早发现、早诊断、早处理的能力。

（三）循证证据

我国目前暂无统一的产道血肿相关诊治指南及专家共识，特别针对特殊血肿，多为个案报告或低样本量的临床分析，且因涉及妇科及胃肠外科相关领域，对产科医生及助产士来说是一个巨大的挑战。血肿发生多与孕期生理改变、产程时间、医疗操作与技能熟练程度、实验室相关指标异常等相关，血肿的预后多与医护人员的临床经验及观察能力、风险预警、责任心、医疗操作与技能熟练程度等相关。综上所述，只有不断地加强医护人员的理论及技能水平，提高对产道血肿，特别是特发性、罕见性的血肿类型形成原因及危害性的认识，正确掌握医疗操作指征，同时严密观察、正确处理产程，熟练掌握接生及阴道、会阴伤口的缝合技能，增强产后观察和护理能力，做好健康教育，鼓励患者参与医疗，才能从根本上减少血肿的发生及改善预后。

（刘川容）

第六节　妊娠期外阴静脉曲张

外阴静脉曲张（vulvar varicosities，VV）是发生在女性外生殖器内的静脉扩张和弯曲。妊娠中晚期增大的子宫压迫下腔静脉，静脉瓣承受过重的压力后逐渐松弛，瓣膜功能受到破坏，并在外阴、阴道等局部皮下或黏膜下形成突起迂曲扩张的青色肿块的一种状态（图 12-6-1），对分娩有不同程度的影响。

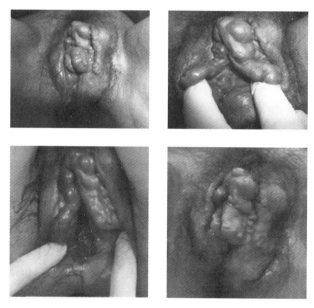

图 12-6-1　外阴静脉曲张[①]

外阴静脉曲张是产科常见病，经阴道分娩时易出现曲张静脉破裂，并容易形成难以控制的血肿。多数在分娩后自行恢复，且目前没有很好的治疗方法。据国外研究表明，外阴阴道静脉曲张可发生在孕妇和非孕妇中，在孕妇中发生率为 8%～10%，一般发生在第二次妊娠的第 5 个月。同时患有下肢静脉曲张的孕妇，外阴静脉曲张的发生率超过 20%。另外，发生外阴静脉曲张的可能性随妊娠次数的增加而增加，发生率最高可达 72%。

（一）案例介绍

患者，女，30 岁，因"停经 38^{+6} 周，规律腹痛 6^+ 小时"于 9 月 3 日入院。入院 6^+ 小时前出现规律腹痛，宫缩间歇 5～6 分钟，持续 40 秒左右。入院时 T 36.9℃，P 88 次/分，R 20 次/分，BP 111/77mmHg，一般情况好，心肺无异常。孕期精神饮食

———————————
　① 引自：Furuta N，Kondoh E，Yamada S，et al. Vaginal delivery in the presence of huge vulvar varicosities：a case report with MRI evaluation［J］. European Journal of Obstetrics ＆ Gynecology and Reproductive Biology，2013，167（2）：127-131.

佳，大小便正常，体重增长约 5kg。入院时专科情况：宫高 33cm，腹围 88cm，胎方位 LOP，双顶径 9.76cm，股骨长 7.33cm，胎心率 132 次/分，每次宫缩间歇 5~6 分钟，持续 30 秒左右；胎儿估重 3400g；阴道检查：先露头，S-3，宫颈管居中位，质软，消退 100%，宫口开大 1^+cm，内骨盆未见异常；双侧大阴唇静脉曲张明显，右侧更甚。既往多年前外院诊断过"过敏性哮喘"（具体不详），近期未有发作史。患者自诉有青霉素、粉尘过敏史。

入院后完善相关检查，结合症状、体征及辅助检查结果，考虑入院诊断："双侧大阴唇静脉曲张，脐带绕颈一周，G_1P_0 38^{+6}周宫内孕头位单活胎临产"。

孕妇于 9 月 4 日 13：00 自然发动分娩，18：00 宫口开大 1^+cm，胎头坐骨棘上 3cm（S-3）入产房待产，在待产期间行导乐陪伴及药物镇痛分娩。9 月 5 日 8：28 自然破膜，羊水清，宫口开大 5^+cm，胎头坐骨棘上 1cm（S-1）。10：30 宫口开全，胎头坐骨棘下 1cm（S+1），推入分娩间。11：51 顺产一女婴，体重 3210g，Apgar 评分 10-10-10。12：00 胎盘自然剥离，因胎盘有一个小叶粗糙，在 B 超下行清宫术。

产妇产程长且疲惫，于分娩前建立好静脉双通道，遵医嘱予 0.9%氯化钠注射液 100ml＋葡萄糖酸钙 1g 静滴预防产后出血。分娩过程中可见产妇双侧大阴唇静脉曲张明显，整个会阴亦可见静脉曲张，避开集中的曲张静脉丛，行左侧会阴切开术，术后切口血管出血汹涌，立即予纱布压迫止血，并协助胎儿娩出。胎肩娩出后，立即予 20U 缩宫素静滴，氨甲环酸 1g 静滴，快速结扎开放血管并缝合止血，缝合过程中出血 310ml，产时出血量共计 620ml（实际称重量 570ml），输液 1600ml。分娩过程中血压波动在 112~129mmHg/65~71mmHg，脉搏 108~123 次/分，呼吸 18~23 次/分，血氧饱和度 96%~99%。产后两小时生命体征平稳，子宫位于脐下二指，质硬，轮廓清楚，会阴切口无渗血渗液、无水肿，阴道流血少，转回病房。

（二）护理

1. 病情观察

（1）胎儿监测：持续胎心监护监测胎心率及基线变异，观察羊水的性状，了解胎儿宫内情况。

（2）高危因素评估：静脉曲张的严重并发症是曲张血管破裂大出血及血肿。从解剖学上讲，正常的外阴静脉具有丰富的与骨盆壁静脉相连的交通支网络，与女性器官的静脉引流相连通和吻合，它们还与髂内静脉和髂外静脉系统有交通支。从组织结构上讲，外阴静脉壁薄，含有许多弹性纤维和少量肌肉纤维，其上分布着激素受体。在妊娠期间，逐渐增大的子宫压迫下腔静脉，静脉瓣承受过重的压力后逐渐松弛，加上雌激素和孕酮水平的增加，瓣膜功能会逐渐受到破坏，因此在已有静脉曲张的基础上，会阴静脉曲张的发病率会大大增加。经阴道分娩风险性较大的原因在于：大阴唇皮下有丰富的脂肪组织、弹性纤维及静脉丛，但无肌肉，妊娠期外阴阴道组织中小静脉显著增多，且高度扩张，形成许多大的血管瘤样静脉束，在胎头拨露着冠及胎儿娩出时，阴道口周围组织张力增大，易出现曲张静脉破裂，并形成难以控制的血肿。因此，在妊娠早中期应重点关注患者是否有原发的静脉曲张，使用静脉造影对外阴阴道静脉进行充分评估，提前发现潜在的静脉曲张，并给予一些有效的临床早期干预。在妊娠晚期，需要密切关注外阴阴道静脉情况，了解曲张静脉的部位、大小、张力等高危因素。对于静脉曲张不明显、张力小、胎儿小、估计经阴分娩无明显影响且无产科并发症、考虑经阴分娩者，应严密评估产程进展中宫缩强度、是否破膜、孕妇屏气用力、胎儿情况、会阴膨隆时血管弹性和延展性以及孕妇对病情的自我认知等。密切观察产程，避免第二产程延长而造成产道和外阴受压时间过长，行阴道检查时动作应轻柔，避免压迫或损伤阴道壁及外阴曲张静脉丛。掌握会阴切开的时机和部位，分娩过程中，一旦胎头拨露着冠应尽快结束分娩，防止曲张静脉随会阴组织张力增大而破裂，会阴切开时需尽量避开曲张的静脉丛，减少大出血的风险。另外，还应根据胎儿大小选择切口大小，虽然已做会阴侧切术，仍应注意保护会阴，协助胎头俯屈，以最小径线缓慢娩出，还应避免宫缩过强及不恰当的腹部加压，健康成年女性双手下压最大瞬间压力可达60kg，持续压力则保持在30～40kg，急剧增大的腹压可引发组织挫伤。在本案例中，胎儿胎盘娩出后，应仔细检查软产道损伤情况，阴道内也需仔细检查，以防不易发现的小静脉曲张破裂，造成阴道内血肿。缝合会阴切开伤口时尽可能避开切口旁曲张的静脉。

（3）出血量的评估：对存在曲张静脉破裂大出血高风险的患者，若发生静脉曲张血管破裂，出血量的快速准确评估可为及时抢救争取宝贵时间，从而对控制产后出血甚至休克起到至关重要的作用。产后出血的传统定义为胎儿娩出后24小时内，阴道分娩者出血量≥500ml、剖宫产分娩者出血量≥1000ml。2017年ACOG指南重新修订了产后出血的定义：无论何种分娩方式，产时及产后24小时内产妇累计出血≥1000ml或伴低血容量的症状和体征出现。常见导致产后出血的因素包括宫缩乏力、软产道撕裂伤、胎盘残留，少见的原因有胎盘早剥、凝血机制障碍、羊水栓塞、胎盘植入、子宫内翻等。无论是何种因素导致的产后出血，及时识别病因并初步估计出血量均十分重要。发生产后出血时，应首先对产后出血患者进行仔细的体格检查，评估患者的出血部位（包括子宫、阴道壁、尿道旁、阴蒂旁、会阴区、肛周或直肠），并判断出血原因。常见的估计出血量的方法有称重法、容积法、目测法、休克指数法、血红蛋白测定法等。在本案例中，综合使用几种方法对产后出血量进行评估。首先是称重法，通过对接血器皿及产妇血液浸湿的会阴垫、纱布、治疗巾、衣物等进行称重，得出失血量570ml；对于在分娩床、手术床地面等无法计量的出血，通过目测法进行估计，约为50ml。除了常用的称重法和容积法，休克指数法也是重要的评估方法。休克指数指脉率/收缩压。在临床观察中，护士及助产士更多可利用休克指数法来快速识别产妇的出血并判断严重程度（详见表11-1-2）。

（4）病情变化的监测：病情变化的监测在任何时候都是医护工作的重点。在整个待产及分娩过程中，应密切关注患者的症状、体征，保持冷静，及时做出正确的判断。对有大出血高风险的患者要提前建立好静脉双通道，行心电监护及血氧饱和度监测。当患者发生大出血时，在寻找出血原因的同时进行一般处理，包括向有经验的助产士、上级产科医生、麻醉医生等求助，通知血库和检验科做好准备；根据出血情况及时建立静脉多通道，积极补充血容量；进行呼吸管理，保持气道通畅，必要时给氧；监测出血量和生命体征，留置尿管，记录尿量；交叉配血；进行基础的实验室检查（血常规、凝血功能、肝肾功能等）并行动态监测。

2. 基础护理

（1）皮肤护理：减少使用刺激性沐浴露或消毒液清洁或消毒外阴皮肤，避免引起皮肤破损。勤换护理垫，保持会阴皮肤干燥清洁，避免皮肤摩擦破损。可根据外阴静脉曲张部位的质地，给予50％硫酸镁溶液局部湿热敷，以降低其张力。冷敷也可以缓解疼痛并减少该部位的肿胀。本案例中孕妇妊娠期便接受外阴皮肤护理相关知识的宣教。

（2）体位护理：及早发现外阴静脉曲张，告知患者减少站立时间，注意卧床休息，减轻外阴静脉充盈。躺下时臀部以下垫入枕头或卷起的毛巾以抬高臀部，可以促进血液循环。

（3）饮食护理：鼓励患者摄入富含营养且易消化的流质或清淡半流质食物，保证摄入足够热量和水分。

（4）心理护理：首先讲明经阴分娩和剖宫产两种分娩方式的优缺点，对符合经阴道分娩的妊娠合并静脉曲张患者，讲解分娩三个过程中的细节、需要医患配合的环节，以及可能出现的并发症，举例说明既往成功病例，减轻其心理负担。

3. 治疗

（1）早期干预：在妊娠早期，询问患者是否有原发静脉曲张，通过充分的体格检查、超声及静脉造影等早期发现外阴静脉曲张，便于临床给予早期干预措施。

（2）临床治疗：外阴静脉曲张的治疗方法和复发风险往往取决于对并存的下肢和盆腔静脉曲张的鉴别和治疗，因此在进行硬化疗法或其他外科干预治疗之前，应对周围静脉进行成像以确定外阴静脉曲张的起源。外阴静脉曲张的处理方法包括压迫、硬化治疗、栓塞和手术结扎。但目前还没有关于外阴静脉曲张治疗的随机对照临床试验，大多数治疗方法来源于病例报告或小病例系列。外阴静脉曲张通常不是剖宫产的指征，但在极少数严重外阴静脉曲张的情况下，考虑到阴道分娩时曲张静脉破裂的风险，可以考虑行剖宫产。通常在产后4~8周静脉曲张症状可以改善，因此不需要特殊治疗，在临床上密切关注曲张静脉的情况即可。在怀孕期间，保守的加压管理可以作为首选。

（3）有效止血：行会阴缝合时，应检查阴道有无切口延伸，顶端缝合时应超过顶端0.5~1.0cm，查看缝合上方有无裂隙，防止回缩血管漏缝而出血或形成血肿。缝合时不应留死腔，逐层缝合。凡创面遇有明显搏动性小动脉出血点最好先结扎或单独缝扎止血。外缝时，应尽可能避开曲张的静脉，如确实无法避开，应将损伤的血管充分结扎止血，避免曲张静脉破裂形成外阴血肿。胎儿胎盘娩出后，要仔细检查软产道损伤情况，若发现曲张静脉破裂，应迅速缝合结扎止血。仔细检查阴道，以防不易发现的小静脉曲张破裂，造成阴道内血肿形成。患者若有肛门坠胀感、刺痛、便意或不明原因的面色苍白、心慌、血压下降等表现时，应及时行肛诊，了解有无止血不全，高度警惕血肿形成，根据病情再予以处理，必要时补充血容量，合理应用抗生素。此外，产后还应注意其他外因造成的曲张静脉破裂。

4. 健康教育

妊娠期及产后应对孕产妇进行健康卫生指导，保持外阴清洁，避免长久站立，保持大便通畅，避免曲张的静脉因外因破裂。

（三）循证证据

长期以来，人们推测妊娠期静脉曲张与循环静脉容量增加有关，而外阴静脉曲张的形成是由子宫不断增大的压力和循环静脉容量的增加造成的。然而，最近国外研究表明，外阴静脉曲张的发生是因为在怀孕期间，雌激素和黄体酮的水平增加。外阴静脉曲张的病因往往是多因素的。妊娠、静脉功能不全、外阴静脉曲张功能不全或缺失、先天性畸形和机械压迫等因素都是静脉瓣膜形成的原因。在一些患者中，外阴静脉曲张还可能与一种称为盆腔充血综合征（PCS）的慢性盆腔疼痛综合征有关。妊娠期间，妊娠子宫的静脉压迫、激素致静脉扩张、血浆容量和血流增加都有助于外阴静脉曲张的形成。一些外阴静脉曲张无症状，而另一些会引起轻微甚至严重的疼痛、不适、瘙痒、压力和性交困难。随着产次增加和产程的进展，外阴静脉曲张有扩大的风险。大多数情况下，外阴静脉曲张在分娩后一个月消失。另外，国内有研究指出，对于严重的静脉曲张患者行对侧侧切，静脉曲张部位在承受胎头下降的冲力时，易造成组织或血管损伤，理论上可考虑在曲张明显的部位行会阴切开术，切开后对曲张的静脉实施充分的结扎止血，从而避免曲张静脉破裂形成血肿，但临床上是否真正可行，有待于临床实践进一步论证与总结。

（陈凤　张金玲）

第七节　产后出血——产道血肿

产道血肿（hematoma of parturient canal）是指产时与产后数小时内软产道即子宫下段、宫颈、阴道、会阴等深部血管破裂，血液不能外流，积聚于局部而形成的血肿。据报道，经阴道分娩产道血肿发生率约为1.14%，常见原因包括初产妇、妊娠期高血压疾病、产程异常（如产程过快和产程延长）、产道伤口缝合不佳、凝血功能不佳，其他原因如急慢性阴道炎患者因组织水肿造成裂伤而形成水肿。根据血肿发生的部位，可将产道血肿分为外阴血肿、阴道血肿、外阴阴道血肿、腹膜后血肿等，相应地也涉及不同的损伤血管，包括子宫动脉下行支、阴道动脉、阴部内动脉等。而根据血肿发生时期也可将其分为速发型和迟发型。产道血肿因其隐蔽性而易被忽略，且出血量不易计算，严重者可导致感染、休克，影响产妇产后康复甚至危及生命，应当引起产科医护人员的重视。产道血肿的临床表现包括：①外阴血肿，阴唇膨大，皮肤或黏膜呈紫色；②阴道血肿，血肿壁向临近组织膨出，触诊血肿壁组织紧张，剧痛；③腹膜后血肿。腹股沟韧带及一侧髂窝处，扪及血肿包块且触痛。产道血肿患者常自觉阴道、肛门胀痛，同时伴里急后重症状，严重时甚至会导致休克。

（一）病例介绍

患者，女，36 岁 6 月。因"停经 40^{+5} 周，阴道流液 1^+ 小时，伴规律腹痛"于 1 月 1 日 07：46 入院。病史特点如下：孕 14^{+1} 周在外院建卡定期产检。孕 4^+ 月至今感胎动。因患者系高龄产妇（36 岁），行羊水核型分析及 FISH 检测，未见异常。孕 24 周胎儿心脏彩超提示三尖瓣轻度反流，孕 29 周行胎儿心脏针对性彩超未见明显异常。孕 24 周系统彩超提示胎盘下缘距宫颈内口约 1.8cm，至孕 35 周多次彩超提示胎盘低置状态，无异常阴道出血，孕 36 周之后复查彩超未再提示胎盘低置。孕 31 周后反复彩超提示胎儿异常：右下腹囊性占位？建卡医生嘱观察。孕 33^{+1} 周产检血常规提示 Hb 102g/L，MCV、MCH 正常，铁蛋白 15.30ng/ml，给予口服铁剂治疗。孕 36^{+5} 周转至我院，孕 37^{+5} 周因血常规示 Hb 106g/L，MCV、MCH 正常，铁蛋白 6.00ng/ml，考虑铁耗竭，口服补铁效果欠佳，遂收入院予静脉补铁治疗 2 天后出院。因胎儿针对性彩超提示胎儿右下腹囊性占位、胎儿左肾集合部分离约 1.0cm，住院期间请小儿外科会诊，建议新生儿完善腹部、泌尿系统彩超后于小儿外科就诊。孕期体重增加约 12.5kg。6 年前在省人民医院诊断"抑郁症"，给予药物治疗，患者未遵医嘱服药，自诉在密闭空间下易晕倒，自诊断该疾病后至今发生过两次晕倒（一次在飞机上，一次因手上戒指无法取掉情绪暴躁晕倒）。自述对"咖啡、奶茶"过敏。专科情况：宫高 35cm，腹围 102cm，胎方位头位，胎心率 135 次/分，骨盆出口测量坐骨结节间径 8.5cm。1^+ 小时前出现阴道流液，色清亮，伴规律下腹痛，宫缩间歇 3 分钟，持续 10～20 秒，遂于我院急诊就诊。阴道检查：先露头，S -1～-2，宫口开大 4^+cm，内骨盆未见异常。阴道可见少许液体流出，色清亮，pH 试纸变蓝，阴道内未扪及条索状物。以"临产"收入我科。上一年 12 月 24 日产科彩超：胎位 LOA，双顶径 9.76cm，头围 34.01cm，股骨长 7.68cm，腹围 36.03cm。

入院后完善相关检查，结合症状、体征及辅助检查结果，考虑入院诊断为"胎膜早破，胎儿右下腹囊性占位？抑郁症，$G_4P_1^{+2}40^{+5}$ 周宫内孕头位单活胎临产"。

患者于 1 月 1 日 06：00 开始出现规律宫缩，08：08 宫口开全，08：32 胎儿娩出，08：35 胎盘娩出。新生儿女，体重 4270g，身长 53cm，外观未见明显畸形，新生儿 Apgar 评分 10－10－10。胎盘自然剥离，胎盘形状不规则，大小约 33cm×31cm×1.5cm，重 765g。检查胎盘、胎膜完整。脐带未见异常，长 55cm，附着于胎盘旁中央，胎膜破口紧邻胎盘边缘。分娩顺利，分娩过程中母亲生命体征平稳。胎肩娩出后予缩宫素 20U 静滴。断脐后胎盘随即娩出，胎盘娩出后子宫收缩极差，轮廓不清，子宫下段及宫颈呈口袋状，出血汹涌，立即双合诊持续按压子宫，予麦角新碱 0.2mg 肌注，建立静脉双通道，予氨甲环酸 1g 静滴，葡萄糖酸钙 1g 静滴，同时予吸氧、心电监护，通知各级医生到场参与抢救，床旁合血备用，急查血常规、凝血功能。经上述处理后，子宫收缩仍差，出血较多，遵医嘱予卡前列素氨丁三醇注射液 250μg 肌注，平衡液 500ml＋缩宫素 40U，以 50ml/h 泵入，并持续双合诊按压子宫，数分钟后子宫收缩转好，出血控制。未见宫颈裂伤，宫颈糜烂面 12 点和 9 点方向渗血明显，有活动性出血，予可吸收线八字缝合止血。常规缝合会阴裂伤伤口时查见右侧大阴唇外侧 7~8 点钟方向有 5cm×3cm×4cm 大小血肿，二线医生上台查看，右侧大阴唇肿胀明显，有波动感，呈增大趋势，电话汇报三线医生后推入手术室，请妇科二线医生协助上台于全麻下行右侧大阴唇血肿挖除术。沿右侧大阴唇表面剪开皮肤，完全清除血凝块，见有活动性出血，静脉血管迂曲，怒张，表面多处渗血明显，予 1 号丝线结扎及间断八字缝合止血，2-0 可吸收线间断八字缝合血肿腔，不留死腔。1 号丝线间断外缝大阴唇皮肤，彻底止血。缝合会阴左侧裂伤伤口，因水肿明显，皮肤予 1 号丝线外缝。因患者阴道壁及会阴组织水肿，于阴道内填压纱条 1 根，建议 24 小时后取出，留置尿管。

产时情况：分娩 58 分钟失血量 1200ml（实量 1100ml）；外阴血肿清除术中出血 800ml。术中输入法布莱士 2g、B 型 Rh 阳性红细胞悬液 3U，拟输 B 型 Rh 阳性新鲜冰冻血浆 600ml（在输注 B 型 Rh 阳性新鲜冰冻血浆 2 分钟后见全身散在红色皮疹，立即停输新鲜冰冻血浆，予以氢化可的松 100mg 静滴，症状明显好转），实际输入新鲜冰冻血浆 450ml。输液 3600ml。产后安返病房，予缩宫素促宫缩、会阴冲洗、抗生素加强预防感染，经过严密的病情观察，对症治疗后，1 月 8 日，患者生命体征平稳，康复出院。

（二）护理

1. 病情观察

（1）高危因素的评估：产前应仔细询问病史并反复检查检验结果，核对有无血小板减少、肝功能异常、凝血功能障碍、妊娠期高血压、巨大儿等可能导致产道血肿的高危因素，对具有上述合并症的孕妇无论分娩方式如何均应认真止血，认真检查、观察。该孕妇胎儿腹围 36.03cm，不排除胎儿腹部脂肪堆积、巨大儿可能，经阴道试产过程中有可能出现肩难产、产程停滞、软产道撕伤、新生儿锁骨骨折、臂丛神经损伤、颅内出血等风险。孕期多次彩超提示胎盘低置，尽管孕 36 周后彩超未再提示胎盘低置，但仍不能排除胎盘低置，上次生产时发生产后大出血，且产妇高龄，增加产时、产后大出血的风险，需加强监护。因此在病情观察中，应重点查看产妇分娩后子宫收缩情况，软产道情况。产妇回病房后，医护人员应勤巡视产妇，密切观察产妇的意识、面色、生命体征的变化。重视产妇的主诉，如有伤口疼痛难忍、阴部或肛门坠胀、排便感、排尿困难，应高度怀疑产后形成阴道血肿，及时报告医生，为产妇做阴道检查，以便较早发现血肿，及时缝合。否则，血肿蔓延至穹窿部、阔韧带或腹膜后，给处理增加了难度。产妇可出现失血性休克，如果产妇出现面色苍白、血压进行性下降，应立即做好输血准备，持续氧气吸入。

（2）出血量的评估：出血量的快速准确评估为及时抢救争取宝贵时间，从而对预防产后出血中休克起到至关重要的作用。出血量的评估方法主要有称重法、目测法、休克指数法、血红蛋白测定法等。在本次抢救案例中，综合使用几种方法对产后出血量进行评估。首先，称重法，在本案例中，通过对产妇血液浸湿的会阴垫、纱布、治疗巾、衣物等进行称重，得出失血量 1100ml；其次是容积法，通过吸引瓶、积血盘收集到剥除血肿的血液 800ml。对于在分娩床、手术床、地面等无法计量的出血，一般通过目测法进行估计。除了常用的称重法和容积法，休克指数法也是重要的评估方法。在临床观察中，护士及助产士更多可利用休克指数法来快速识别产妇的出血并判断严重程度。

（3）病情变化监测：病情的监测在任何时候都是医护工作的重点。根据产妇出现的症状、体征，保持冷静，做出正确的判断。该案例中产妇发生血肿时，助产士迅速通知上一级医生，同时行心电监护及血氧饱和度监测，迅速建立第二、三通道，遵医嘱用药，观察并记录产妇的意识、血压、脉搏、血氧饱和度、口唇、甲床及尿量情况，每 5 分钟一次。产后 24 小时（尤其 2 小时内），严密观察巡视，除注意阴道有无明显流血外，重视产妇对会阴、肛门坠胀，便意紧迫的主诉，产妇出现不明原因的烦躁不安、面色苍白、脉快、血压下降等休克表现时，详细检查，包括肛门检查，必要时做阴道检查，及时发现血肿，及时处理。切忌未检查即以"宫缩痛"对产妇进行解释或简单地给予止痛剂等处理，进而延误病情的诊治。该案例中产妇术后阴道放置纱布卷，即使阴道流血过多，也不易被发现，严重者可出现失血性休克。医护人员定时巡视产妇，观察产妇的面色，按摩子宫，防止发生产后出血。另外，因软产道的复杂损伤，产妇可能较长时间卧床休息，下肢静脉血回流速度缓慢；分娩时脱水、补液量不足；大量止血药物的应用；产褥早期产妇的血液处于高凝状态等，均增加了产后深静脉血栓形成的危险。医护人员应注意观察下肢体表的温度、肤色、脉搏、毛细血管充盈时间、运动与肌张力、有无肿胀等。指导督促产妇卧床时做下肢的主动或被动运动，促进下肢静脉血液回流，防止静脉血栓的形成。

2. 基础护理

（1）生命体征的监测：医护人员要早期给予患者心电监测及吸氧，严密观察产妇精神状态、面色，监测血压、脉搏、呼吸、心率等变化并做好记录。该案例中产妇曾诊断"抑郁症"，自诉密闭空间下易晕厥，第一次生产出血较多，再次生产时更应监测其精神状态、面色，有异常应及时肛诊或阴道检查，及时发现及早处理。对情况比较严重的患者，为其建立静脉通路，采用 16～18 号套管针迅速扩充血容量，必要时行颈内静脉或股静脉穿刺置管扩容。

（2）体位：该案例中产妇术中操作较多，处理血肿过程中应取仰卧位。因采取了全麻操作，双上肢外展不应超过 90°，避免神经损伤。

（3）休息及饮食管理：因大出血及手术应激，产妇术后容易出现电解质紊乱及低蛋白血症，在遵医嘱用药的同时，嘱产妇摄入高热量、高蛋白、高维生素、低脂肪、易消化的半流质或流质饮食，并注意食物的色香味，以增加患者食欲，加强营养补充，增强机体抵抗力，保持大便通畅。

（4）产后会阴护理：保持会阴部清洁，大小便后清洁会阴，勤换卫生垫，每日 2 次冲洗会阴。产妇体位应侧向健侧，避免恶露感染。

（5）管道护理：该案例中产妇静脉已建立三通道，阴道填塞纱条同时已安置尿管，护理人员应保持静脉通道及尿管通畅，避免弯曲、堵塞引起尿道染。

3. 治疗

（1）对于血肿较大、保守治疗困难、局部胀痛明显者，应为其组建快速反应团队。该案例抢救过程中，由产科医生（包括产科三线医生、二线医生、妇科二线医生、住院总、值班医生等）、麻醉医生、助产士组成的抢救团队迅速响应，各司其职。麻醉医生作为抢救工作的关键一员，主要负责复苏、术中生命体征的监护、麻醉的实施、通道及液体的管理；产科医生负责查找、切开血肿，清除血块，缝扎止血，果断决策。

（2）血容量的迅速补充：建立有效的静脉通道，迅速扩充血容量，维持有效的体液循环，对于失血性休克的抢救尤为重要。多数专家认为在产后急性失血开始30分钟内如能正确选择输液通道、输入液体和输入量，可在2小时内保证患者重要脏器的有效血液灌注。经评估，本案例产妇具有多重产后出血的高危因素，入院时建立静脉通道并保持通畅，转入产房分娩时建立了第二静脉通道。当大出血发生时，另使用16号留置针建立第三静脉通道，并派专人负责液体通道的管理工作。术中输入法布莱士2g、B型Rh阳性红细胞悬液3U，拟输B型Rh阳性新鲜冰冻血浆600ml（在输注B型Rh阳性新鲜冰冻血浆2分钟后见全身散在红色皮疹，立即停输新鲜冰冻血浆，予以氢化可的松100mg静滴，症状明显好转），实际输入新鲜冰冻血浆450ml。输液3600ml。抢救失血性休克患者的过程中，液体及时、有效输入可以维持有效的血容量，是抢救工作的重要一环。启动异常紧急输血预案（10~15分钟内发血），使血液制品快速输入。

（3）药物的正确使用：此患者具备诸多产后出血的高危因素，因此当胎儿娩出后，立即给予产后出血药物缩宫素20U和麦角新碱0.2mg肌注，予氨甲环酸1g静滴。葡萄糖酸钙1g静滴，钙离子不仅能够促进子宫肌收缩，而且作为凝血因子，能够促进血栓的形成，使产后出血明显减少。当大出血、发现血肿时，更换平衡液500ml＋缩宫素40U持续静脉泵入。此外，若患者血肿剥除出血量大、存在感染、大出血及手术导致机体抵抗力降低，术后并发严重的感染概率会增高。术中和术后加强抗生素的使用，现配现用，同时密切观察有无感染的征象发生。若出血较多、血肿剥离过程较长，视病情给予杜非合剂，协助患者休息。

4. 健康教育

（1）产前教育：该案列中产妇系经产妇，第一次生产曾发生大出血，在分娩室应指导产妇在分娩过程中如何合理运用腹压，如何配合助产人员，以减少产道血肿的发生。临产后，在第一产程中，指导产妇采取自由体位，宫缩时不要向下屏气，鼓励产妇进清淡易消化的饮食，以保持旺盛的精力和体力。在第二产程中，宫缩较强较密时，产妇往往呼痛不安，助产人员应耐心做好指导工作，指导产妇在宫缩时要先深吸一口气，然后分2次使用腹压向下用力屏气，间歇时给予安慰，使其增强信心；但当胎头着冠时，指导产妇在宫缩时张口呼气，切勿运用腹压，在宫缩间歇时，可令产妇轻轻屏气，使胎头于宫缩间歇期缓慢娩出，可避免或减少产道血肿的发生。

（2）心理护理：当产后发生阴道血肿、产妇被再次推进产房进行二次缝合时，心中充满了紧张、恐惧、无助感。护理人员应如实解答产妇及家属提出的问题，耐心安慰产妇，介绍病情及发生诱因、再次检查及处理的必要性，以取得配合。

（3）出院指导：产后产妇体质虚弱，活动无力，生活自理可能存在一定困难。应指导产妇及家属加强营养，有效纠正贫血，并逐步恢复体力。告知其需要及时就诊的情况。向产妇及家属提供随诊方式和有关注意事项，使产妇能够及时与科室取得联系，讲解产后复查时间，目的和意义。解除产妇心理障碍，提高产妇围生期生活质量。

（三）循证证据

目前暂无产道血肿诊治指南，我们查找了相关文献。根据文献检索和临床观察，很多产道血肿患者缺乏生理知识，且因产道血肿涉及生殖器和性方面的问题，许多患者羞于启齿，不愿详谈，心理上有较重的焦虑和抑郁情绪，不依从医护工作，以及对治疗效果和预后失去信心，给术后护理效果带来极大的影响。通过文献的检索，分析产道血肿患者的相关护理问题，以及护理研究进展及护理要素，结合所观察的结果和护理体会，并对资料进行综合后，做出了对产道血肿患者的相关护理问题最有价值的判断，以针对产道血肿患者的相关护理问题实施最佳护理。循证护理实施具体包括：

（1）认知干预：责任护士有针对性地对患者进行分娩相关知识宣教，使患者了解病因、诱发因素、临床表现、特点和预期治疗效果，认真解释操作过程、术后注意事项及并发症的预防，使其有归属感，主动服从治疗安排。

（2）心理护理：进行心理护理时应热情主动，以端庄的仪表、和蔼的态度与患者及家属接触。做到从患者入院到出院的不同时期，根据患者疾病特点及需求进行一系列有针对性的心理护理，并将之列为护理工作的重要环节。建立良好护患关系，对患者给予心理安慰，承诺保护患者隐私，消除患者的紧张、孤独与恐惧心理。以和蔼可亲的态度，耐心解释患者提出的各种问题，坚定其战胜疾病的信心。在针对具体患者时，临床可在参考本案例的基础上，全面评估患者的病情，制定出针对不同患者合理的个体化诊治方案。

（张仙）

第八节　肩难产

难产是产科较常发生的分娩并发症，其中肩难产患者如处理不当会导致新生儿窒息、臂丛神经麻痹、锁骨及上肢骨折、胸锁乳突肌撕裂、死产、严重撕裂伤等严重后果。肩难产（shoulder dystocia）是指胎头娩出后胎肩嵌顿，轻柔牵拉胎头或复位仍不能娩出胎肩，需要额外的产科干预协助娩出。

（一）病例介绍

患者，女，38岁1月，因"停经40^{+1}周，阴道流液1小时"于11月9日00：40入院。孕14$^+$周建卡定期产检。11月8日23：45无明显诱因出现阴道流液，半小时后出现规律宫缩，间隔 2~3 分钟，持续 30~40 秒，无阴道流血等，于急诊科就诊，阴查示宫口开大 1cm，遂入院待产。既往有乙肝小三阳病史 20$^+$ 年，未予治疗，无结核或其他传染病史。去年在宫腔镜下行分粘术。2014 年前顺娩一活婴，4kg，现体健。2015 年孕 26$^+$ 周"胎死宫内"引产一死胎。11 月 5 日 B 超：胎位 LOA，双顶径（BPD）9.51cm，头围（HC）33.85cm，股骨长（FL）7.81cm，腹围（AC）36.78cm。入院专科测量：宫高 37cm，腹围 109cm。骨盆出口测量坐骨结节间径 8.5cm。患者身高 160cm，体重 68kg，孕期体重增加约 16kg。内科查体无特殊，无心肺等器官重大疾病史。无食物、药物及其他过敏史。

入院后完善相关检查，结合症状、体征及辅助检查结果，考虑入院诊断为"胎膜早破，巨大儿？胎儿脐带绕颈一周，$G_3P_1^{+1}$ 40^{+1} 周宫内孕头位单活胎临产，慢性乙型肝炎病毒携带者"。考虑患者骨盆测量正常，系经产妇，胎儿估计体重 4150g，可在严密监护下阴道试产，密切监护胎心、胎动。

11 月 9 日 00：00 患者出现规律宫缩，01：35 宫口开全，分娩过程中予持续胎心监护，住院总及一线医生守护分娩，新生儿娩出前儿科医生即到场准备参与新生儿抢救。胎心监护示：胎心最低下降至 58 次/分。行会阴左侧切快速娩出胎儿，胎头娩出后回缩，呈"乌龟征"，立即予屈大腿、耻骨联合上加压，旋转胎肩后胎肩娩出。11 月 9 日 01：41 娩出一活婴，新生儿出生体重 4270g，身长 51cm，外观未见明显畸形，无新生儿产伤发生，新生儿 Apgar 评分 10−10−10。胎肩娩出后予缩宫素 20U 静脉滴注，促子宫收缩。胎儿娩出后等待约 15 分钟，胎盘无剥离征象，行手取胎盘顺利，检查见胎盘部分小叶粗糙，绒毛膜羊膜完整。床旁 B 超提示：宫内可见散在数个稍强回声，最大 0.5cm×0.6cm，位于宫底部，未探及血流信号。暂未予清宫，建议患者复查。产后患者无产伤发生，常规缝合会阴侧切伤口。产时及产后两小时出血总量 130ml，输液量 1100ml。术后诊断"肩难产，急产，胎盘粘连巨大儿，胎膜早破，头位阴道分娩，$G_3P_2^{+1}$ 40^{+1} 周宫内孕头位已阴道分娩一活婴"。产后 3 天患者生命体征平稳，一般情况良好，子宫复旧好，恶露量少，无异味，会阴伤口愈合良好，于 11 月 12 日出院。

（二）护理

1. 病情观察

（1）高危因素的评估及预防。肩难产可能与糖尿病、巨大儿、既往肩难产史、过期妊娠等有关。产时需要医护人员提高警惕的高危因素包括活跃期延长或者停滞、第二产程延长、急产或者阴道助产。但大多数情况，发生肩难产的产妇并不是都有这些高危因素，比如巨大儿是发生肩难产的重要高危因素之一，但仅仅根据 B 超参数以及临床检查和经验估计胎儿体重仍存在一定的误差，胎儿体重越重，误差越大。约 90% 巨大儿能经阴道分娩，不发生肩难产，而且 50%~90% 肩难产可发生在正常胎儿。所以，产科医护人员应具有识别肩难产以及急救处理的能力，在待产接生时，时刻做好肩难产的识别以及救治准备。本案例中，患者系经产妇，2014 年分娩新生儿是巨大儿（出生体重 4kg），此次妊娠，胎儿腹围 36.78cm。当胎儿腹围大于 35cm 时就应高度警示巨大儿的发生，且综合估计胎儿体重为 4150g。此次产程快，总产程小于 3 小时。这两者都是发生巨大儿的高危因素。产前应做好患者内外骨盆的测量，对于有肩难产史、糖尿病史、肥胖等的患者，骨盆测量不正常者应以剖宫产为宜，多数建议对估计胎儿体重≥4500g 的非糖尿病患者及估计胎儿体重≥4250g 的糖尿病患者可考虑进行选择性剖宫产。仔细询问患者上一次的分娩情况，是否有难产助产史、肩难产史、新生儿产伤等的发生。根据 B 超参数以及专科测量值，使用多种方法，综合估计胎儿体重，减少估计误差。临产后，观察产程进展，对于产程时间长、胎先露下降不理想或者停滞的患者，应再次全面评估患者以及胎儿情况，同时根据医院条件选择分娩方式。产时，应提前呼叫有经验的产科医生以及儿科医生，组成抢救团队，做好肩难产的急救以及新生儿的抢救，胎头娩出后，最好先让胎头自行复位，不必急于帮助胎头外旋转，更不能过度地外旋转或将其旋转至相反方向，否则可引起肩难产。

（2）肩难产的识别。肩难产的传统定义为胎头娩出后，胎儿前肩嵌顿于耻骨联合上方，用常规助产手法不能娩出胎儿双肩。Leslie 等的研究则认为，胎头娩出后可能伴或不伴胎体的立即娩出，胎头外旋转之前有 2～4 分钟的暂停，当下一次宫缩时胎肩才通过骨盆，因此只有在下一次宫缩时，胎肩仍嵌顿时才能做出肩难产的诊断，多数人认为此种诊断也更符合实际。产时当胎儿面部及下巴娩出困难、胎儿娩出后紧贴会阴部甚至回缩至阴道内、胎头娩出后未外旋转、胎头娩出胎肩不下降时应怀疑肩难产的发生，而当使用常规助产手法不能娩出胎肩时，应诊断肩难产。此病例中，产前已警惕肩难产的发生，行会阴左侧切娩出胎儿，胎头娩出后回缩，呈典型的"乌龟征"，接产人员识别到肩难产的发生后，立即呼救启动相应的肩难产处理流程及措施，帮助娩出胎儿。

（3）肩难产急救处理。一旦识别发生了肩难产，接产人员应立即大声呼救，通知人员到场，快速、有效、正确地进行肩难产的相应处理。本病例中，产前一线医生、住院总及儿科医生已在场准备患者的急救及新生儿的抢救，接产人员识别到肩难产的发生，在场人员可立即启动肩难产急救处理流程。根据英国皇家妇产科医师学会（RCOG）对肩难产处理的建议，肩难产处理方法为：①屈大腿法，也是首选方法，可通过极度屈曲紧贴腹部，双手抱膝，减少骨盆倾斜度，使骶骨位置相对后移，骶尾关节略微增宽，以松动嵌顿在耻骨联合上方的前肩，当此方法不能顺利娩出胎肩，可同时使用其他方法帮助娩出胎肩；②耻骨上加压，助产人员在产妇耻骨联合上方用手掌或拳头向后向下加压，以缩小胎儿双肩径，协助前肩进入骨盆斜径，协助胎肩娩出；③牵后臂法，若胎儿后肩尚未嵌顿时，可使用洗脸法娩出胎儿后臂，若胎儿后肩已嵌顿，可采取内旋转的方式，旋转胎儿双肩至骨盆斜径，使双肩松解；④若上诉方法都无法娩出胎肩，应通知高年资产科医生，实施断锁骨法、胎头复位法、耻骨联合切开法等娩出胎肩。本案例中，发生肩难产时给予屈大腿、耻骨联合上加压，旋转胎肩后顺利娩出胎肩，此过程中除给予上诉急救处理和新生儿抢救外，还应指导患者做好呼吸配合。突发情况下，患者情绪惊恐，应做好患者的心理安慰，缓解其不安情绪。

2. **基础护理**

（1）**休息管理**：产前、产后都应指导患者多休息，除能让患者储存精力与体力外，还可减少产后出血的发生，避免产力差造成肩难产的发生，避免阴道助产率的增加。适当调节环境温度，调暗室内灯光，必要时可放舒缓音乐，调节呼吸节奏与频率，有助于患者休息。

（2）活动指导：产后适度的活动有助于产后恶露的排出，增加肠蠕动，避免便秘，促进血液循环，预防深静脉血栓。需特别注意的是，在指导患者第一次下床活动时，应注意循序渐进，不能活动过快，避免跌倒、坠床等不良事件的发生。

（3）饮食管理：患者分娩体力消耗大，且恢复慢，指导患者及家属进食高热量、高蛋白、高纤维的饮食，有助于患者产后恢复体力和身体抵抗力。

3. 治疗

（1）预防感染：肩难产增加了医护人员在患者阴道内的操作时间，分娩可能会造成患者的严重会阴撕裂伤以及增加产后出血的风险，加之分娩可能使患者机体抵抗力降低，增加产后感染的风险。因此术后应密切监测患者的生命体征变化，特别是体温的变化，若有发热，应及时给予降温措施，查血常规等，必要时使用抗生素预防控制感染。术后指导患者产褥期卫生处置，特别是会阴部伤口的护理，避免会阴伤口的感染以及盆腔感染等。

（2）术后加强宫缩：肩难产可导致严重的母儿并发症，产后出血是肩难产常见的母体并发症之一。一项纳入 236 例肩难产的研究显示，产后出血的发生率为 11%。因此分娩后，除常规使用缩宫素加强宫缩外，应加强对子宫收缩的观察，必要时专人守护。子宫收缩差、阴道出血多时，给予物理按摩子宫以及使用强效宫缩剂，避免产后出血。

4. 健康教育

（1）心理护理：由于肩难产发生之前毫无预兆，患者及家属都处于极度害怕的状态，应做好安慰和解释，安抚患者及家属的情绪，配合相应的治疗与处理。

（2）出院指导：患者的精神和体力消耗大，产后应指导患者注意休息，适当活动，循序渐进，避免产后过度活动。加强营养，指导进食高热量、高蛋白、高纤维的饮食。指导做好产褥期卫生，加强会阴部护理，避免伤口愈合不良和产褥期感染。若出现发热、伤口愈合不良、恶露异常、有异味等应及时就诊的情况，立即就诊。产后 42 天复查随访。

（三）循证证据

传统的肩难产定义是胎头娩出后，胎儿前肩嵌顿于耻骨联合上方，用常规助产手法不能娩出。在此基础上，1980 年，Resnik 提出了一个更为具体的定义，即胎头娩出后除向下牵引和会阴切开之外，尚需其他操作手法以帮助娩出胎肩，该定义成为目前诊断肩难产的主要依据。1995 年，Spong 等提出了一个看似客观的定义，即胎头娩出至胎体娩出时间≥60 秒，或需采取产科辅助手法以娩出胎肩。1998 年，Beall 等对该定义进行回顾性评价，证明该定义有准确性和实用性。临床实践中，由于宫缩间隔时间的存在，以及可操作性不强等因素，后一个定义仍存在争议，应用存在一定困难。美国妇产科医师学会（ACOG）指南（2002年）及英国皇家妇产科医师学会（RCOG）指南（2012年）更倾向于使用 Resnik 的定义，认为其更方便临床诊断和处理，这也得到了国内大多数产科同行的认同。

　　肩难产是一种产科急症，虽然发生率不高，但是发生之后若不能及时、正确、有效地进行相应的急救处理，会对母亲以及新生儿造成严重的损伤甚至导致新生儿死亡，且肩难产的发生多数难以预测，所以接产人员正确、及时识别肩难产并掌握肩难产处理原则及手法，助产团队及时救治对母儿预后极为重要，有研究表明进行肩难产的急救演练可有助于降低肩难产相关的母婴并发症发生率。

（张金玲　任建华）

第十三章　产褥期疾病

第一节　产褥感染

产褥感染（puerperal infection）指产妇在分娩时及产褥期生殖道受病原体侵袭，引起局部或全身感染。发热、腹痛和异常恶露是其主要的临床表现。产褥感染在我国的发病率为 1.0%～7.2%，是产妇死亡的四大原因之一。Hussein 等的一项队列研究指出，及时、彻底治疗产褥感染十分重要，否则产妇易发生败血症、脓毒症、感染性休克，危及生命，或转为慢性盆腔感染，造成盆腔输卵管粘连，影响生育。

（一）病例介绍

患者，女，31 岁，因"产后 5 天，发热 2 天"于 1 月 17 日入院，1 月 12 日在院外二胎足月分娩一活女婴，自诉产时胎盘娩出延迟，行人工剥离胎盘，手取胎盘，产时及产后出血量 850ml。1 月 15 日出现发热、乏力、眩晕、心悸，最高体温 39.5℃，在外院治疗（用药不详），症状未好转。1 月 16 日出现恶心、呕吐，呕吐物为胃内容物，四肢乏力，腹痛，遂转至我院急诊科就诊，经我院诊治，于 1 月 17 日以"产褥感染"收住我科。产妇意识清楚，精神差，平车推入病房，入院时体温 38℃，脉搏 104 次/分，呼吸 22 次/分，血压 90/60mmHg。宫底脐下 2 指，有压痛，无反跳痛。会阴Ⅱ度裂伤，伤口无明显红肿，恶露量多，有臭味。双下肢水肿。B 超提示：宫腔内异常回声（宫内感染？）。血常规提示：白细胞（WBC）15.6×10⁹/L，中性粒细胞百分比（NEU%）92%，血红蛋白（Hb）75g/L，血小板（PLT）85×10⁹/L，白蛋白 30g/L。细菌培养结果：β-溶血性链球菌生长。

入院后结合产妇症状、相关实验室检查及辅助检查结果，考虑入院诊断："产褥感染，失血性贫血"。入院后予持续鼻导管吸氧 2L/min，哌拉西林他唑巴坦钠抗感染，蔗糖铁补铁，人血白蛋白静脉输入，静脉补液治疗。入院后体温波动于 36.3℃～38.4℃，于 1 月 19 日体温降至正常。行清宫术，手术顺利，术中清出少许胎膜残留物及血凝块约 25g，术中出血 50ml，予缩宫素 10U 静脉输入。术后继续抗炎、补铁治疗，产妇未再发热。于 1 月 24 日复查血常规示：白细胞（WBC）7.5×10⁹/L，中性粒细胞百分比

（NEU%）67%，血红蛋白（Hb）85g/L，血小板（PLT）$122×10^9$/L，白蛋白 33.2g/L。予办理出院。

（二）护理

1. 病情观察

（1）高危因素评估。产褥感染的来源主要有外源性感染和内源性感染。外源性感染指外界病原体进入产道引起感染，如医疗器械灭菌不彻底、临床治疗中无菌技术操作不当、助产操作、剖宫产以及妊娠晚期性生活等。内源性感染则为产妇自身因素，寄生于孕产妇生殖道的微生物多数并不致病，当抵抗力降低和（或）病原体数量、毒力增加等感染诱因出现时，由非致病微生物转化为致病微生物而引起感染。产妇体质虚弱、营养不良、贫血、胎膜早破、软产道撕裂伤、产后出血、慢性疾病等均可成为产褥感染的诱因。产褥感染常由大肠杆菌、A 组链球菌和 B 组链球菌引起。该产妇细菌培养结果为β-溶血性链球菌生长，溶血性链球菌可寄生在阴道中，也可通过医护人员或产妇其他部位感染而进入生殖道，能产生致热外毒素与溶组织酶，使病变迅速扩散导致严重感染。同时该产妇产时胎盘娩出延迟、行手取胎盘、产后贫血、体质虚弱，抵抗力下降等为产褥感染高危因素。因此，医护人员通过详细询问产妇病史和分娩过程，再根据产妇的症状体征完善相关辅助检查，迅速辨别感染的高危因素，及时采取有效的临床处置，对保护产妇和新生儿的生命健康具有深远的意义。

（2）症状评估。常见的产后感染包括生殖道感染（子宫内膜炎）、会阴或伤口感染和尿路感染（膀胱炎或肾盂肾炎）。其他也包括乳房感染和呼吸道感染。因此，在病情观察的过程中，应密切观察产妇生命体征、尿量、阴道流血量等，并且全面评估产妇不同部位的临床症状：①产妇全身情况，是否有发热、畏寒、恶心、呕吐、腹部疼痛等；②产妇子宫收缩情况，宫底高度、硬度、有无压痛等；③伤口有无裂开、硬结、流脓流液，红、肿、热、痛等；④恶露的量、性状；⑤产妇有无乳房硬结、红肿等，排除急性乳腺炎；⑥产妇有无下肢疼痛，呈持续性，局部静脉压痛及下肢水肿等。感染β-溶血性链球菌后患者可表现为体温超过 38℃，并伴有寒战、心跳加快、腹胀、子宫复原不良、子宫或附件区触痛，严重者甚至会引发败血症、脓毒症。

（3）脓毒症诊断。妊娠期及产褥期脓毒症一直是孕产妇发病和死亡的重要原因。2016 年，由 55 位国际专家代表 25 个国际组织对脓毒症和脓毒症休克处理指南进行更新，将脓毒症定义为机体对感染的失调性宿主反应引起的（危及生命的）器官功能障碍，将感染性休克定义为伴有足以引起死亡率增加的持续循环和细胞代谢紊乱的脓毒症。孕产妇脓毒症和非孕妇症状相似，包括体温高于 38℃或低于 36℃、心率高于 110 次/分、呼吸>24 次/分、白细胞计数异常低或高，以及凝血异常，应进一步评估其他情况，如是否有与病情不相称的腹痛、呕吐、腹泻和胎心率异常，特别是心动过速。

2. 基础护理

（1）体温管理：保持病室通风，室温 22℃～24℃，湿度 50%～60%。若体温≥

38.5℃，应遵医嘱予药物和物理降温。物理降温有局部和全身冷疗两种方法。局部冷疗采用冷毛巾、冰袋、化学致冷袋，通过传导方式散热；全身冷疗可采用温水擦浴方式达到降温目的。降温是通过机体的蒸发散热而达到降温目的。实施降温后 30 分钟监测体温。

（2）伤口护理：每日行会阴冲洗或擦洗，擦拭时注意要按由上而下、由内而外的顺序进行操作。每次大小便后用温热开水冲洗会阴部，保持会阴局部清洁干燥，穿着宽松、棉质、吸汗的衣物，勤换衣裤和卫生垫。若会阴有水肿，可用 50％硫酸镁溶液湿热敷或红外线照射促进炎症消散，减轻疼痛和组织充血、水肿。

（3）乳房管理：由于母婴分离，医护人员应做好乳房护理，指导产妇挤奶。定时挤奶有利于产妇正常泌乳，防止乳汁淤积，减轻乳房胀痛，预防乳腺炎。指导产妇每 3 小时挤奶 1 次，奶胀时随时挤奶，夜间也要坚持挤奶。挤奶前清洁乳房和双手，备大口径容器，挤奶时产妇取舒适体位，坐或站均可，用热毛巾敷乳房 3～5 分钟，一手置于乳房下托起乳房，另一手以小鱼际按顺时针方向螺旋式按摩乳房后再挤奶。挤奶手法：一手手掌和中指、无名指、尾指托起乳房，拇指和食指呈"C"形，距乳头根部 2cm，向下向中挤捏，另一手拿大口径容器收集乳汁。挤奶时避免压乳晕的手指在皮肤上滑动，用力适度，也可用吸奶器吸奶。两侧乳房每次挤奶共 20～30 分钟。

（4）饮食管理：鼓励产妇多饮，保证足够液体摄入，指导进食高蛋白、高热量、富含维生素、含铁丰富、易消化的饮食，提高身体抵抗力。

（5）休息与活动管理：采取半卧位或抬高床头，促进恶露引流，使炎症局限，防止感染扩散。另外，由于发热使机体脱水及热蓄积作用，导致血液黏度增高，是发生下肢静脉血栓的高危因素，因此应协助产妇行运动疗法，预防下肢静脉血栓形成。鼓励产妇尽早下床活动，同时根据产妇实际情况作出相应的活动计划，以便促进产妇子宫复旧和恶露排出，避免产妇子宫腔内炎症的发生。

3. 治疗

（1）尽早应用抗生素治疗：未能确定病原体时，应根据指南使用广谱抗生素，阿莫西林（羟氨苄青霉素）与β-内酰胺酶抑制剂联合用药效果明显优于青霉素单一用药。然后根据细菌培养和药敏试验结果调整抗生素种类和剂量。病情危重者可短期加用糖皮质激素，以控制机体的应激反应。使用抗生素时应注意对乳儿的影响。在乳汁中浓度高，且对乳儿有影响的药物有磺胺类药、氯霉素、红霉素、四环素、甲氧苄胺嘧啶（TMP）、异烟肼类，应用以上药物时，应暂停哺乳。

（2）抗凝治疗：对于有血栓倾向的产妇，积极使用肝素、尿激酶预防治疗，用药期间检测凝血功能。

（3）抢救配合：发生感染性休克时应积极配合抢救。采取休克体位，头和躯干抬高 20°～30°，下肢抬高 15°～20°；持续心电监护；专人观察并记录病情变化；吸氧；留置尿管，观察并记录每小时尿量；使用敏感抗生素抗感染；专人管理液体通道，快速建立 2 条或以上有效静脉通道；遵医嘱快速补充晶体、胶体液扩容；根据血压情况使用升压药物，去甲肾上腺素和多巴胺是纠正感染性休克低血压的首选升压药；必要时使用糖皮质激素；如出现肺损伤或急性呼吸窘迫症，配合插管及正压通气。

（4）预防产褥感染。

1）妊娠期：有生育要求的女性在怀孕前应做好充分准备，加强体育锻炼、增强体质，为受孕、生产打下良好的基础。既往研究显示，产褥感染的发生率与产前检查呈负相关，所以应加强孕期产前保健，怀孕后应定期检查。妊娠前 3 个月和后 3 个月内禁止盆浴及性生活。若出现胎膜早破超过 12 小时或有其他原因可造成感染时，应预防性地使用抗生素治疗。

2）分娩期：助产士需对每位孕产妇进行综合评估，尽可能降低风险。严格执行无菌操作规程，尽可能减少侵入性操作，避免不必要的阴道检查，认真观察产程，避免产程延长和产后出血，降低生殖道感染率。

3）产褥期：加强产褥期营养摄入，增强自身抵抗力。注意产褥期的卫生护理，建立良好的个人卫生习惯，勤洗澡，及时更换内衣及会阴垫，保持会阴部清洁，禁止盆浴及性生活，避免因外阴不洁造成产褥感染的发生。鼓励产妇尽早下床活动，有利于恶露排出及伤口愈合。

4. 健康教育

（1）心理护理：发生产褥感染后，由于高热、疼痛等不适症状，再加上母婴分离，容易导致产妇产生焦虑、抑郁情绪，医护人员应理解并鼓励产妇表达情绪，做好安抚和解释工作。针对感染发生的部位，说明原因，讲解病情和治疗护理措施，取得产妇及家属的信任和配合。

（2）出院指导：指导产妇注意休息、增加营养、适当运动；讲解产褥感染发生原因及预防措施，保持会阴清洁，勤换卫生巾，注意用品消毒；指导产妇自我观察，识别产褥感染征象，如有恶露异常、腹痛、发热等应及时就诊。

（三）循证证据

英国皇家妇产科医师学会和国家卫生与临床优化研究所在其 2006 年版指南"产后护理：妇女及其婴儿的常规产后护理"中对降低产后感染发生率提出以下建议：限制会阴侧切，及时缝合伤口（不包括不出血的Ⅰ度撕裂伤），使用可吸收缝线，规范缝合方法，执行无菌操作以及使用抗生素预防肛门括约肌损伤。该指南还建议助产士应常规行产后检查，并进行会阴清洁卫生、营养和盆底肌锻炼方面的健康教育。

国内外尚缺乏产褥感染的诊疗、护理及预防措施相关的指南和共识，临床大多数采取的治疗措施仍为经验性地使用抗生素以及对症支持治疗。如何预防会阴区域伤口感染，仍需更多探索。

（柳焱 文静）

第二节　晚期产后出血

晚期产后出血指分娩结束 24 小时后至产后 6 周内发生的子宫大量出血。晚期产后出血常见于产后 1~2 周，也可推迟到产后 2 周后左右发病。目前，晚期产后出血的出血量标准尚无界定，通常是指出血量超过产妇自身既往的月经量。严重晚期产后出血是指需要住院进行立即干预的晚期产后出血。晚期产后出血临床表现是持续或间断阴道少量或中量流血，可伴臭味，恶露颜色由暗红变为鲜红，可伴腹痛、发热和贫血；也可表现为阴道突然大量出血，同时伴有血凝块流出，严重者可引起失血性休克。

（一）病例介绍

患者，女，31 岁 6 月。因"顺产产后 20 天，阴道流血增加 4 小时"于 11 月 17 日入院。患者于 10 月 28 日足月顺产一活婴，产程顺利，产后诊断"妊娠合并亚临床甲状腺功能减退症，妊娠合并子宫肌瘤，头位阴道分娩，G_1P_1 38^{+2} 周宫内孕头位已阴道分娩一活女婴，足月成熟儿"。产后无畏寒、发热等不适，子宫收缩好，阴道流血少，产后 1 天出院。产褥期饮食、休息好，恶露正常。11 月 13 日（产后 16 天）出现无明显诱因阴道少量鲜红色恶露，无畏寒、发热，无腹痛、腹胀，门诊就诊 B 超示：宫腔内占位，宫腔内查见稍强回声，大小 5.4cm×3.9cm×3.2cm，与宫底肌层分界欠清；血人绒毛膜促性腺激素（HCG）574.9mIU/ml，血常规、凝血未见明显异常。继续服用产妇安颗粒，阴道流血量无明显增加。11 月 15 日（产后 18 天）复查 B 超示：宫体前后径 6.1cm，宫腔内查见长条形稍强回声，长约 8.1cm，宽约 2.1cm，边界清楚，未探及明显血流信号，周边探及血流信号。HCG 271.8mIU/ml，血常规未见明显异常。因患者要求回家观察，继续予产妇安颗粒口服并交代注意事项后离院。11 月 16 日（产后 19 天），患者出现发热不适，最高体温达 38.1℃，无咳嗽、咳痰、胸闷、气紧、腹痛、腹胀、尿频、尿急、尿痛等不适。11 月 17 日（产后 20 天）19∶35 患者突然阴道流出大量鲜红色血液，伴血凝块，约 100ml，遂到我院急诊科就诊，急诊医生检查阴道并清理出阴道内血凝块约 400ml。产妇就诊时贫血貌伴头晕症状，无胸闷、心悸、眼花、乏力不适，急诊收入住院。11 月 17 日我院 B 超检查示：子宫前位，前后径 4.0cm，内膜厚约 0.4cm，宫内查见大小约 4.1cm×4.0cm×4.3cm 稍强回声，内探及少许血流信号，肌壁回声欠均匀。双侧附件未见确切占位。11 月 17 日血常规示：白细胞 $6.1×10^9$/L，红细胞 $2.66×10^{12}$/L，血红蛋白 88g/L，血小板 $162×10^9$/L。入院诊断：晚期产后出血，宫内占位，中度贫血。入院时体温 36.7℃，脉搏 101 次/分，呼吸 20 次/分，血压 126/83mmHg。入院后 30 分钟，患者突然再次出现阴道流血，称重 107ml，遂转入产房行急诊清宫术。于 B 超监测下行清宫术，钳夹出胎盘样组织约 50g，手术顺利，术中患者生命体征平稳。术后患者子宫收缩欠佳，予缩宫素持续静脉泵入、葡萄糖酸钙静滴、卡前列素氨丁三醇注射液肌注等治疗措施后子宫收缩转佳。术中失血量 50ml，输液 100ml。术后予头孢西丁预防感染，益母草促宫缩，蔗糖铁纠正贫血。清宫 9 小时后阴道流血量 20ml，子宫质硬，收缩好，阴道流血少。11 月 19 日患者生命体征平稳，康复出院。

（二）护理

1. 病情观察

（1）晚期产后出血的病因及临床表现：晚期产后出血因病因不同，起病时间和临床表现各异，其病因也常可并存或互为因果。晚期产后出血常见原因包括胎盘、胎膜残留，蜕膜残留，子宫胎盘附着部位复旧不全，感染，剖宫产术后子宫切口裂开，产后滋养细胞肿瘤或子宫黏膜下肌瘤等。其中胎盘、胎膜残留是晚期产后出血最常见的原因，并且常伴随子宫复旧不全。子宫复旧不全引起产后出血多发生在产后 2~3 周，症状为突发大量阴道流血，子宫软且体积大于相应产褥阶段的子宫大小。胎盘娩出后，胎盘附着部位随即缩小，可有血栓形成，如果胎盘附着部位复旧不全使血栓脱落、血窦重新开放，导致子宫出血，检查者会发现子宫大而软，阴道及宫口有血块，伴盆腔痛、发热等感染征象。该病例顺产后 20 天突然发生阴道大量流血伴发热、贫血，阴道有大量血凝块。在评估及收集病史时，不同的症状及体征可以区别晚期产后出血的病因，并为临床诊治提供依据。

（2）晚期产后出血的评估：

1）失血量和生命体征的评估：因晚期产后出血常发生于院外，难以准确评估出血量，需仔细询问病史，并结合失血分级的主要参考指标进行评估，如心率、血压、呼吸、尿量、神经系统症状。

2）体格检查：注意子宫轮廓和局部压痛。阴道分娩者重点检查软产道情况，关注切口愈合情况、血肿部位及范围；剖宫产分娩者检查切口有无压痛；怀疑腹腔内血肿者应检查有无腹部压痛、反跳痛、异常包块及移动性浊音；怀疑妊娠滋养细胞疾病者应行肺部听诊及生殖道局部检查；行子宫颈检查排除子宫颈肿瘤所致出血可能。对于院外出血量既往一般通过描述根据经验进行估计，难以获取准确数值，可以使用休克指数、生命体征及血红蛋白值等方式评估院外出血量。在院内最常用的是称重法和容积法，也可以使用休克指数等评估方法。休克指数与出血量的关系参考表 11-1-2。在临床观察中医护人员更多可利用休克指数来快速识别产妇的出血并判断严重程度。该患者入院时生命体征为体温 36.7℃，脉搏 101 次/分，呼吸 20 次/分，血压 126/83mmHg。计算休克指数为 0.8，当休克指数为 1.0 时估计失血量为 500~1500ml。血红蛋白每下降 10g/L，失血量为 400~500ml，该患者 11 月 14 日查血红蛋白为 120g/L，11 月 17 日入院血红蛋白为 88g/L，估计出血量为 1200ml 左右。准确地估计出血量对进一步的治疗和护理有重要的意义。

（3）病情变化监测：病情的监测在任何时候都是医护工作的重点。应根据患者出现的症状、体征，保持冷静，做出正确的判断。产妇发生晚期产后出血，应根据出血量及病因采取相应的病情监测和处置方法。该产妇入院后随即安置心电监护及血氧饱和度监测，一级护理，观察并记录产妇的意识、血压、脉搏、血氧饱和度、口唇、甲床是否红润等，准确记录阴道流血量及尿量，建立可靠的静脉通道持续予缩宫素输注。

2. 基础护理

（1）体温管理：晚期产后出血常伴有寒战和低热。多与反复阴道出血导致贫血及感染有关。当收治晚期产后出血患者时，应加强生命体征的监测，保持泌乳通畅及会阴部清洁，补充营养。当发生低热时可给予物理降温，遵医嘱及时、正确使用药物治疗，包括退热药及抗生素。虽然该患者入院时未出现发热情况，但在住院期间仍应重视体温的监测和管理。

（2）体位管理：对于晚期产后出血患者，鼓励产妇休息时取半卧位。半卧位有利于体位引流，排出宫腔积血，减轻血液对子宫及内脏的刺激，同时还有利于深呼吸，减少肺不张。

（3）饮食管理：因持续出血可引起不同程度贫血，指导患者进食营养丰富、易消化的食物，多进食富含铁、蛋白质、维生素的食物，注意少量多餐，纠正贫血，增强机体抵抗力。

（4）泌乳管理：产妇住院期间虽母婴分离，但仍应鼓励产妇正确地保持泌乳通畅，防止乳腺炎的发生。可用电动吸乳器或手动挤奶保持泌乳通畅，挤奶次数每2~3小时1次，每次单侧15~20分钟。教会产妇将挤出的乳汁及时有效地储存或送回家哺育新生儿。

3. 治疗

（1）晚期产后出血的迅速识别。胎盘娩出后子宫开始复旧，产后10天子宫降至骨盆腔内，腹部检查触不到宫底。该患者于产后20天入院时宫底在耻骨联合上一横指，提示子宫复旧不理想。正常产妇血性恶露一般产后持续3~4天后变为颜色淡红的浆液性恶露，之后的3周持续白色恶露，而后恶露结束。而晚期产后出血表现为持续或间断阴道少量或中量流血，也可表现为阴道突然大量出血，同时伴有血凝块流出。该产妇在发生产后出血之前的2~3天曾间断有少到中量的出血，当时未引起重视，最终出现晚期产后出血。医护人员在临床工作中应密切观察产妇的子宫复旧和阴道流血情况，并且做好出院健康宣教。若发现异常，及时就诊处理。

（2）治疗配合。晚期产后出血发生后，立即建立静脉通道，评估出血量，监测生命体征，积极寻找出血原因，同时促宫缩、止血、抗感染。根据病因的不同采取不同的处理方法，胎盘、胎膜残留以清宫为主，清宫后予抗生素及子宫收缩剂。如怀疑剖宫产切口裂开，必要时剖腹探查。

（3）药物的正确使用。原则上应使用有效的子宫收缩药物促进子宫内膜修复，同时治疗并存的其他晚期产后出血情况。①缩宫素：起效快，但对产褥后期子宫不敏感。②中药制剂：种类较多，但报道较为集中的是益母草注射液，其有效成分生物碱可促进子宫收缩和新生血管生成。多中心研究报道，应用益母草注射液联合基础药物治疗可加速子宫复旧，缩短血性恶露持续时间，提高残留胎膜排出率。③麦角新碱、米索前列醇、前列腺素制剂等：这些强力宫缩剂在晚期产后出血中的应用经验有限，但对于出血持续多于月经量者，可以考虑应急使用该类药物。④抗感染治疗：阴道长时间流血或大量流血、怀疑合并子宫内膜炎时应用。

4. 健康教育

（1）心理护理：由于出血发生突然，产妇及家属缺乏心理准备，再加上入院治疗导致母婴分离，产妇及家属容易产生焦虑、恐惧等情绪。医护人员应理解并鼓励产妇进行情绪表达，做好安慰和解释工作，稳定产妇及家属情绪，以利于其配合各项治疗和护理措施。

（2）出院指导：出血后产妇体质虚弱，活动无力，生活自理可能存在一定困难。应指导产妇及家属加强营养，有效纠正贫血，并逐步恢复体力。讲解母乳喂养知识及产后复查时间、目的和意义。观察有无席汉综合征症状，如闭经、乳房萎缩、性欲减退、阴道分泌物减少、性交痛、阴毛和腋毛脱落等。若有异常，及时就诊。

（三）循证证据

晚期产后出血是产褥期常见并发症，发生率为 0.5%～2.0%，临床医生对其重视程度和处理方案与普通产后出血相比相差甚远。如未及时识别和正确处理，同样可能发生大出血、休克等严重并发症，甚至危及生命。

目前国际上仍缺乏晚期产后出血的指南。2019 年，中华医学会围产医学分会在制定的《晚期产后出血诊治专家共识》中对晚期产后出血的治疗流程提出建议，一旦确定晚期产后出血，可按照该共识中的流程进行处理（图 13-2-1）。

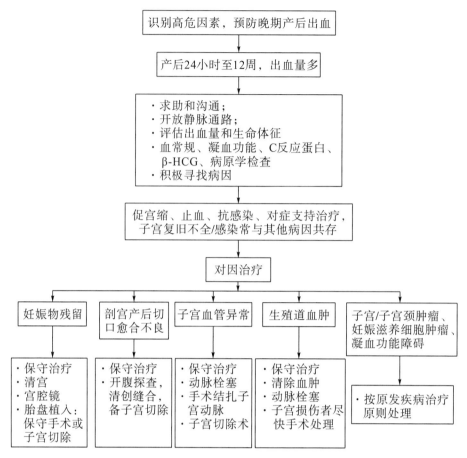

图 13－2－1　晚期产后出血的防治流程图[①]

(卿秀丽　刘涛)

① 引自：中华医学会围产医学分会. 晚期产后出血诊治专家共识［J］. 中国实用妇科与产科杂志，2019，35（9）：1008－1013.

第十四章　新生儿疾病与保健

第一节　新生儿呛奶

新生儿神经系统发育不完善，易造成会厌失灵，而呛奶就是其主要表现。呛奶是指新生儿吐奶时，由于会厌活塞盖运动失灵，未将气管口盖严，奶汁误入气管，如果新生儿不能把呛入呼吸道的奶咯出，便导致气道机械性阻塞而发生严重呼吸困难缺氧，即称为"呛奶窒息"。呛奶窒息的新生儿可出现颜面青紫、全身抽动、呼吸不规则，吐出奶液或泡沫、鲜血、黑水等。新生儿的大脑细胞对缺氧十分敏感，如抢救不及时极易造成猝死。

（一）病例介绍

患儿，女，足月孕剖宫产术后 2 天，出生时体重 3850g，Apgar 评分 10－10－10，混合喂养，大小便正常，母亲无妊娠期合并症。8 月 25 日 06：00，护士 A 巡视病房时发现新生儿平卧于婴儿床上，口角可见少许奶液，全身青紫，四肢肌张力差，呼吸浅而不规律。护士 A 立即将新生儿俯卧置于大腿上，头低脚高，用力拍打后背，同时呼叫护士 B 通知儿科医生。经过护士拍后背和刺激足底，新生儿哭出声来，吐出少许奶液，全身皮肤颜色好转，仍能闻及明显痰鸣音。置新生儿于辐射台上，辐射台温度 32℃～34℃，监测血氧饱和度 89％，心率 105 次/分。调节负压吸引器不超过 100mmHg（1mmHg＝0.133kPa），选择合适的吸痰管（6 号或 8 号）。置新生儿头于轻度仰伸位置（鼻吸气位），先口咽后鼻清理分泌物及奶液，吸引时间小于 10 秒。吸痰后儿科医生再次评估，呼吸 54 次/分，血氧饱和度 94％，心率 115 次/分，全身皮肤转红润，哭声响亮，听诊未闻及痰鸣音。遵医嘱监测脉搏、血氧饱和度，低流量吸氧(0.5L/min)，回母婴同室观察。护士 A 再次向产妇家属做喂养指导及安全宣教。

抢救成功后家属陈述：05：00 新生儿哭闹不止，母乳已经不能满足新生儿的需要，于是家属擅自用奶瓶给新生儿添加配方奶 20ml。在喂奶过程中，新生儿因吃奶速度过快，发生了呛咳，家属暂停喂奶，予拍背，呛咳缓解后，将 20ml 配方奶全部喂完。喂奶后家属将新生儿竖起拍背，但未听到打嗝声就将新生儿平卧于婴儿床上。因家属在医院照顾产妇非常疲惫，所以新生儿吃奶后产妇及家属很快入睡，忽略了对新生儿的观察，直到护士巡视病房时才发现病情。

（二）护理

1. 病情观察

（1）高危因素的评估：新生儿消化系统、呼吸系统的特点及社会因素，均与呛奶的发生有关。新生儿食管黏膜柔嫩，缺乏腺体，弹力纤维和肌层发育不良，管壁柔软；新生儿食道的两个生理狭窄（收缩环）还未形成，食道的生理性弯曲也未形成；咽－食管括约肌吞咽时不关闭，即食管上部括约肌不随奶液的下咽而紧闭，下部括约肌也不关闭，因而容易呕吐，呕吐物易呛入气道引起窒息。新生儿的胃呈水平状，胃底发育差，贲门平胸椎左侧，食道与胃相连处的贲门括约肌收缩的能力还很差，贲门较宽，且括约肌不够发达，胃的肌肉和神经发育不成熟、肌肉张力较低，摄入液体或乳汁后易使胃扩张，在哭闹或吸气时贲门呈开放状态，而幽门括约肌又较发达，新生儿容易发生呕吐。而且新生儿的呼吸为腹式呼吸，由于新生儿的膈肌收缩较弱，腹肌收缩带动膈肌形成新生儿特有的腹式呼吸，新生儿的气管与支气管相对狭窄，产生的气道阻力较大，软骨较软，弹力纤维及肌肉发育不完善，管壁易变形，可因阻塞而出现呼吸困难。在新生儿啼哭、睡眠滚动、平卧时或吃奶后短时间内，其食道、胃、肠道、气道及肺泡内均存着不同程度的羊水、奶水及黏稠的分泌物，极易返流至咽喉、口腔和鼻腔引起呛咳和窒息。同时如若监护人员科普知识欠缺导致喂养不当，喂养次数过于频繁，奶量过多，浓度不当，喂奶后即自由体位（以平卧位多见），或过多、过早地翻动，均易引起呛奶。

（2）病情变化监测：发生呛奶后要尤其注意评估新生儿的口腔有无残留液体，气道是否通畅，这为下一步的急救措施紧密相关。若通畅，可以使用仪器持续监护新生儿的生命体征，如心率、血氧饱和度等；若未通畅，仍有残留液体，但评估错误，认为无液体残留，血氧饱和度水平较低，则下一步可能会进行加压给氧气，这时存在着巨大的风险，口腔中残留的液体可能被挤入肺部，给新生儿造成更大的伤害。所以发生呛奶时，一定首先准确评估和清理呼吸道，再行下一步急救措施，重点关注新生儿的面色、唇周的颜色、呼吸、心率及血氧饱和度等。

2. 基础护理

体位：当新生儿轻微呛奶时，只需侧卧拍背即可。若发生严重呛奶，需取头低足高位，倾斜60°，以利于液体引流，若此时仍未缓解，发生窒息，需立即置于辐射台上予复苏体位。

3. 治疗

（1）常规的急救处理：轻微呛奶状态下新生儿仅表现为呛咳，并在嘴角见乳汁但无面色发绀，呼吸规律，说明呛奶程度轻，可予侧卧轻拍背，刺激新生儿哭出声后可自行调节呼吸，只要密切观察新生儿的呼吸状况及面色即可。如果大量吐奶，首先应迅速将新生儿脸侧向一边，以免吐出物向后流入咽喉及气管。然后将纱布缠在急救人员手指上伸入新生儿口腔中，甚至咽喉，将吐、溢出的奶水快速清理出来，以保持呼吸道顺畅，再用小棉花棒清理鼻孔。呛奶比较严重的状态下新生儿表现为面部发绀、憋气不呼吸、哭声差或无哭声，此时奶汁已经进入气管，应立即将新生儿置于大腿上，使其头低足高倾斜60°，并用力拍背四五次，利用该体位使气管内的乳汁引流出来。如果仍无效，马上夹或捏足底、搓后背使新生儿咳嗽啼哭、加大呼吸、吸氧入肺，使气道完全开放、通畅。若经上述处理后新生生儿哭声仍差，发绀持续存在，应立即通知儿科医生，按新生儿窒息复苏流程处理，给予负压吸引吸出口咽部的乳汁，并监测脉搏及血氧饱和度，适时给氧（图14-1-1）。如新生儿发生呛奶窒息，经紧急处理后仍处于窒息状态，应立即启动新生儿窒息复苏。

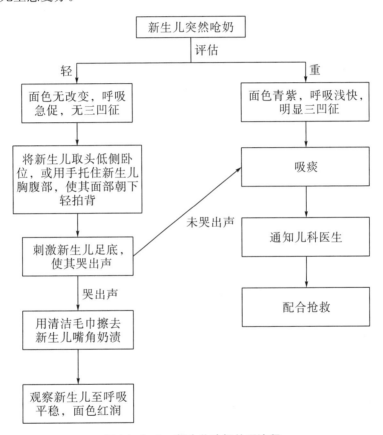

图14-1-1　新生儿呛奶处理流程

（2）呛奶发生窒息的复苏：

1）初步复苏。①保暖：室温设置为25℃～28℃。提前预热辐射台，辐射台温度设置为32℃～34℃，或腹部体表温度36.5℃；早产儿根据其中性温度设置。用毛巾包裹新生儿放在辐射台上，注意保暖，摆好体位后继续初步复苏的其他步骤。避免高温，防止引发呼吸抑制。②体位：置新生儿头于轻度仰伸位（鼻吸气位）。③吸引：必要时（分泌物量多或有气道梗阻）用吸球或吸痰管（6号或8号）先口咽后鼻清理分泌物。过度用力吸引可导致喉痉挛，并刺激迷走神经，引起心动过缓和自主呼吸延迟出现。应限制吸管的深度和吸引时间（<10秒），吸引器负压不超过100mmHg。④刺激：如仍

无呼吸，用手轻拍或手指弹患儿足底或摩擦背部 2 次以诱发自主呼吸。如这些努力无效表明新生儿处于继发性呼吸暂停，需要正压通气。

2）正压通气。新生儿复苏成功的关键是建立充分的通气。①正压通气的指征：呼吸暂停或喘息样呼吸；心率＜100 次/分。对有以上指征者，要求在"黄金一分钟"内实施有效的正压通气。如果新生儿有呼吸，心率＞100 次/分，但有呼吸困难或持续紫绀，应清理气道，监测脉搏血氧饱和度，可常压给氧或给予持续气道正压通气，特别是早产儿。②气囊面罩正压通气：通气压力需要 20～25cmH$_2$O（1cmH$_2$O＝0.098kPa），少数病情严重的初生儿可用 2～3 次 30～40cmH$_2$O 压力通气。国内使用的新生儿复苏囊为自动充气式气囊（250ml），使用前要检查减压阀，有条件最好配备压力表。通气频率 40～60 次/分。无论足月儿或早产儿，正压通气均要在脉搏血氧饱和度仪的监测指导下进行。足月儿开始用空气进行复苏，早产儿开始用 21％～40％浓度的氧气复苏。用空氧混合仪根据血氧饱和度调整给氧浓度，使血氧饱和度达到目标值。胸外按压时给氧浓度要提高到 100％。脉搏血氧饱和度仪的传感器应放在新生儿动脉导管前位置（即右上肢，通常是手腕或手掌的中间表面）。在传感器与仪器连接前，先将传感器与婴儿连接有助于最迅速地获得信号。③评估心率：用听诊器听诊新生儿心跳，计数 6 秒，乘 10 即得出每分钟心率的快速估计值。④判断有效通气：开始正压通气时即刻连接脉搏血氧饱和度仪，并观察胸廓是否起伏。有效的正压通气表现为胸廓起伏良好，心率迅速增快。⑤矫正通气步骤：如达不到有效通气，需矫正通气步骤，包括检查面罩和面部之间是否密闭、再次通畅气道（可调整头位为鼻吸气位，清除分泌物，使新生儿的口张开）及增加气道压力。矫正通气后如心率＜100 次/分，可进行气管插管或使用喉罩气道。⑥评估及处理：经 30 秒有效正压通气后，如有自主呼吸且心率≥100 次/分，可逐步减少并停止正压通气，根据血氧饱和度值决定是否常压给氧；如心率＜60 次/分，应气管插管正压通气并开始胸外按压。⑦其他：持续气囊面罩正压通气（＞2 分钟）可导致胃充盈，应常规经口插入 8F 胃管，用注射器抽气并保持胃管远端处于开放状态。

3）胸外按压。行胸外按压的指征：有效正压通气 30 秒后心率＜60 次/分，在正压通气同时须进行胸外按压。此时应气管插管正压通气配合胸外按压，以使通气更有效。胸外按压时给氧浓度增加至 100％。①按压方法：胸外按压的位置为胸骨下 1/3（两乳头连线中点下方），避开剑突。按压深度约为胸廓前后径的 1/3，产生可触及脉搏的效果。按压和放松的比例为按压时间稍短于放松时间，放松时拇指或其他手指应不离开胸壁。按压的方法有拇指法和双指法。拇指法，双手拇指的指端按压胸骨，根据新生儿体型不同，双拇指重叠或并列，双手环抱胸廓支撑背部。双指法，右手食指和中指 2 个指尖放在胸骨上进行按压，左手支撑背部。因为拇指法能产生更高的血压和冠状动脉灌注压，操作者不易疲劳，加之采用气管插管正压通气后，拇指法可以在新生儿头侧进行，不影响脐静脉插管，是胸外按压的首选方法。②胸外按压和正压通气的配合：胸外按压时应气管插管进行正压通气。胸外按压和正压通气的比例应为 3∶1，即 90 次/分按压和 30 次/分呼吸，达到每分钟约 120 个动作。2 秒内 3 次胸外按压加 1 次正压通气。45～60 秒重新评估心率，如心率仍＜60 次/分，除继续胸外按压外，考虑使用肾上腺素。

（3）药物的正确使用：新生儿心动过缓通常是由于肺部通气不足或严重缺氧，纠正心动过缓的最重要步骤是充分的正压通气。

1）肾上腺素。①指征：45～60 秒的正压通气和胸外按压后，心率持续<60 次/分。②剂量：新生儿复苏应使用 1：10000 的肾上腺素。静脉用量 0.1～0.3ml/kg，气管内用量 0.5～1ml/kg。必要时 3～5 分钟重复 1 次。③给药途径：可气管内快速注入，若需重复给药，则应选择静脉途径。

2）扩容剂。①指征：有低血容量、怀疑失血或休克的新生儿在对其他复苏措施无反应时。②扩容剂选择：推荐生理盐水。③方法：首次剂量为 10ml/kg，经脐静脉或外周静脉 5～10 分钟缓慢推入。必要时可重复扩容 1 次。复苏后的新生儿可能有多器官损害的危险，应继续监护，包括体温管理、生命体征监测、早期发现并发症。

4. 健康教育

（1）喂奶时机：按需哺乳，新生儿非常饿的时候不要急于喂奶，吃奶过急容易呛奶；已经吃饱，不要勉强继续喂；哭、笑、情绪起伏较大时，不要喂奶。

（2）姿势体位：无论是何种喂养方式，切不可让新生儿平躺，最好让其采用斜躺姿势，防止空气进入口腔，引起呛奶。母乳喂养新生儿斜躺在母亲怀里（半身呈 30°～45°）；人工喂奶建议使用斜坡位姿势，奶瓶高于奶嘴，防止吸入空气。根据新生儿消化道的生理解剖特点，右侧卧位可防止新生儿呕吐及呕吐后的呛咳以及其他并发症。为了帮助新生儿产道中误吞的羊水和黏液流出，防止新生儿胃食管反流的并发症，一定要给家属宣教右侧卧位是一种应该积极提倡的新生儿睡姿。但是也需要注意，由于新生儿的头颅骨骨缝没有完全闭合，头型尚未固定，躺在床上时应该不断地改变体位，长时间采取一种睡姿，头偏向一侧，受压侧头颅平坦而对侧隆起，面部会发育不对称，五官不端正，还可能会造成斜视及影响牙齿的排列。所以建议左右两侧交替更换，一般 2～4 小时调换 1 次睡姿。也可在监护人看护下，适当地进行短时间俯卧或平卧。

（3）控制喂奶速度：如果是人工喂奶，奶瓶奶嘴不宜过大，让奶水成滴状流入新生儿嘴里，不易呛着。如果是母乳喂养，母亲奶水多时用手指压着乳晕，使奶水缓缓流出。

（4）喂养时的观察：母乳喂养时防止乳头堵住新生儿口鼻，造成窒息。因此母亲在喂奶时要时刻关注新生儿脸色，发现他们溢奶或者口鼻附近颜色发青，要及时停止喂奶。早产儿或者曾经出现过呛奶症状的婴儿，更要特别注意。

（5）排出胃内气体：喂完奶后，将婴儿直立抱在肩头，轻拍婴儿背部帮助其排出胃内气体，最好听到打嗝，然后放在婴儿床上。床头宜抬高 15°，右侧卧 30～60 分钟，再平卧（尤其是夜间）。不可让婴儿趴着睡，避免婴儿猝死。

（三）循证证据

目前国内外尚无针对新生儿呛奶的指南或专家共识。对发生呛奶的新生儿的抢救复苏可参考《中国新生儿复苏指南（2016 年北京修订）》（图 14－3－1）。

（韦琳　崔浏阳）

第二节　新生儿低血糖

　　低血糖是指血液中的葡萄糖浓度过低，临床上发生新生儿低血糖反映出的是葡萄糖及替代能量在供应和利用之间的不平衡，可能是多重调节机制紊乱所致。在宫内胎儿完全依赖母亲通过胎盘不断地供给葡萄糖获得能量。胎儿在正常分娩前4~8周会存储大量的糖原和脂肪，储备的糖原在新生儿期可以直接转换为葡萄糖被利用。当新生儿存在低血糖高危风险因素时，如糖原和脂肪储备不足、葡萄糖消耗增加、高胰岛素血症、遗传代谢疾病等，新生儿出现低血糖的比例就可能会增加。新生儿如发生低血糖并未得到及时治疗，可导致新生儿神经系统损伤、生长发育迟缓等。目前新生儿低血糖诊断尚无国际公认的标准，合理定义的新生儿低血糖应能够说明所发生的急性症状和神经系统远期后遗症。没有一个特定的血糖浓度和低血糖持续时间能够预测高危儿是否会发生永久性神经损伤。我国新生儿低血糖诊断标准是血糖低于2.2mmol/L（40mg/dL）。

（一）病例介绍

　　患儿，男，6月17日12：11出生，出生体重2370g，Apgar评分10-10-10。因其母系为"凶险性前置胎盘"，于13：15先予早产儿奶10ml人工喂养，喂养后13：45监测足底随机血糖为3.6mmol/L。15：35第二次喂养前监测血糖为3.1mmol/L。15：45行第一次母乳喂养后加早产儿奶7ml。18：00第三次喂养前监测足底随机血糖为2.3mmol/L，立即汇报儿科医生，遵医嘱立即喂养早产儿奶10ml，拟喂养后1小时复查足底随机血糖。19：05第三次喂养后1小时复测随机血糖为2.1mmol/L，遂转新生儿科住院治疗。患儿系4胎、第2产，孕36^{+2}周因"凶险性前置胎盘"6月17日12：11剖宫产出生，羊水清亮，否认胎膜早破，否认宫内窘迫史，无生后抢救史。患儿母亲年龄28岁，血型B型Rh阳性，孕期合并凶险性前置胎盘，中央型前置胎盘，胎盘植入，瘢痕子宫，先天性脊柱侧弯，胎儿生长受限治疗后。产妇分娩前后无发热。患儿入院时T 36.7℃，P 101次/分，R 50次/分，BP 60/34mmHg。反应可，未见皮疹，鼻翼无扇动，口唇红润。呼吸运动对称，呼吸音清，未闻及干湿啰音。心律齐，心音有力，未闻及杂音。腹软，肝脾肋下未触及。竖颈可，原始反射顺利引出，四肢肌张力正常。臀部可见青记。新生儿科住院检查：经皮测胆红素4.0mg/dL，床旁测血糖2.4mmol/L。入院后给予10%葡萄糖注射液静脉输注纠正低血糖，心电监护，监测血糖q2h，早产儿奶q3h合理喂养，补液，加强营养支持等对症治疗。6月19日（出生后2天）出现全身皮肤轻至中度黄染，经皮测胆红素值11.7 mg/dL，诊断"新生儿高胆红素血症"，予蓝光治疗。6月21日（出生后4天）患儿无呕吐、抽搐、反应低下等症状，可完成计划奶量，肺心腹查体无特殊，竖颈可，四肢肌张力正常，新生儿原始反射可引出。床旁监测血糖5.0mmol/L，经皮测胆红素值5.8mg/dL，康复出院。

（二）护理

1. 病情观察

（1）高危因素的评估：母体和胎儿因素可使新生儿处在发生低血糖的危险中。新生儿低血糖常发生在小于胎龄儿、大于胎龄儿、糖尿病母亲所生新生儿、晚期早产儿。健康足月儿在完全正常的怀孕和分娩之后，不需要常规筛查和监测血糖浓度。只有那些具有临床表现或"处在危险中"的足月儿才应测定血糖浓度。新生儿一旦出现与血糖降低一致的临床体征时，则应尽早测定血糖浓度。早产和宫内发育受限可引起糖原储存不足，该新生儿胎龄 36^{+2} 周，系胎儿生长受限治疗后的晚期早产儿，是处于低血糖危险中的新生儿。护士需具备识别高危儿的能力，同时注意新生儿血糖监测。

（2）血糖的评估：出生后最初 1～2 小时，足月正常新生儿血糖浓度会降低到 1.6mmol/L，然后升高并到达稳定的浓度，出生后 12 小时一般在 2.5mmol/L 以上。由于资料有限，尚不能确定一个血糖筛查的理想时间和间歇期。对于在正常生理性最低点期间，是否筛查具有发生新生儿低血糖高危因素的无症状新生儿仍有争议。没有研究能够证实，在正常出生后建立"生理性葡萄糖体内平衡"期间，短时间的无症状性低血糖症对机体有害。大于胎龄儿或小于胎龄儿生后 3 小时血糖浓度就很低，这些新生儿到了生后 10 天仍有发生新生儿低血糖的危险。因此，应根据与新生儿个人有关的危险因素的出现频率和持续时间，对这些高危儿进行筛查。无症状高危儿的筛查应在生后 1 小时内进行，并持续到经过多次稳定的喂养周期以后。晚期早产儿和小于胎龄儿应每 2～3 小时喂养一次，并至少在最初 24 小时内每次喂养前进行血糖筛查。喂养 2 小时后，如果血糖浓度仍然低于 2.5mmol/L，下次喂养前应继续筛查。该新生儿为高危儿并在第三次喂养前出现反复血糖低于 2.5mmol/L，具有转往新生儿科住院进一步治疗的指征。

（3）临床症状评估：新生儿低血糖的临床体征没有特异性，变化大，这些局部或全身表现在患其他疾病的新生儿中常常也可见到，体征包括激惹、发绀、抽搐、呼吸暂停发作、呼吸急促、无力或尖叫、松软无力或嗜睡、喂养困难、眼球旋转。最重要的是应筛查其他与新生儿低血糖表现相似的可能潜在疾患（如感染）。这些体征可随葡萄糖供给和血糖浓度恢复很快缓解。持续和反复的新生儿低血糖可导致昏迷和抽搐。补充葡萄糖能恢复血糖浓度，但不易使严重的体征（如抽搐活动）快速逆转。临床体征的变化可因替代能量的存在而减轻。避免和治疗大脑能量不足是应主要关注的问题，所以应特别注意神经系统体征。Cornblath 等提议，新生儿低血糖诊断标准应满足惠普尔（Whipple）三要素：①低血糖浓度；②符合新生儿低血糖的体征；③恢复血糖浓度到正常范围后，症状和体征消失。但据统计，无症状性低血糖发病率是症状性低血糖的 10～20 倍，由于目前尚不确定引起脑损伤的低血糖阈值，因此不管有无症状，低血糖者均应及时治疗。该新生儿未出现低血糖特异性或非特异性临床表现。

2. 基础护理

（1）体温管理：室内温度较低是引起新生儿低血糖的危险因素之一。新生儿早期基本保健（EENC）技术建议（2017 年，北京）保持产房温度在 26℃～28℃，确保分娩区无空气对流。让新生儿与母亲保持不间断的持续皮肤接触至少 90 分钟，减少新生儿耗能。保持病房环境温度 22℃～24℃，定时监测新生儿体温，保持新生儿体温在 36℃～37.2℃，对体温过低者采取保暖措施。低体温可以导致死亡，在早产儿和低出生体重儿中较常见，出生体重<2500g 的新生儿需要加强保暖或采取袋鼠式护理等特殊护理，预防低体温的发生；出生体重≤1500g 的新生儿应尽可能转诊至儿科接受进一步救护。EENC 指南指出，新生儿的正常腋下体温是 36.5℃～37.5℃。体温在 35.5℃～36.4℃则低于正常，需要改善保暖（如袋鼠式护理）。体温低于 35.5℃是危险体征（低体温）。母婴同室应保证室温在 22℃～24℃，鼓励母亲多与新生儿进行皮肤接触。新生儿的衣服或包被要柔软、干净，生后最初几天要戴柔软的帽子，尤其是低出生体重儿或早产儿。

（2）喂养管理：有效的母乳哺育可以提供正常新生儿所需的能量，并可预防低血糖。当新生儿出现流口水、张大嘴、舔舌、爬行、咬手指等表现时，及时指导母亲开始母乳喂养，促进早吸吮和早开奶，确保母亲正确的哺乳体位和新生儿正确的含接姿势，同时进行频繁、有效的哺乳（每天至少 10 次）可减少新生儿发生低血糖的风险。如母乳喂养有效但新生儿血糖水平依然很低，则应该汇报儿科医生，同时按照医嘱给予适当的补充；如母乳喂养无效且新生儿血糖水平依然很低，则需要根据医嘱建议给予适当的补充物。如需要添加补充物，且新生儿可有效母乳喂养，可将补充物涂抹在乳房上以哺乳方式进行添加；如无法维持含乳，可按照新生儿喜好及父母的习惯方式进行添加（如勺喂养等）。

（3）哭闹管理：减少新生儿哭闹，或在新生儿哭闹时能及时回应也是预防新生儿低血糖的措施之一。

3. 治疗

（1）及时处理：当发生新生儿低血糖时，医护人员应该迅速反应。对无症状性低血糖，患儿能进食者，患儿可先进食，并密切监测血糖，低血糖不能纠正者，可输注葡萄糖。

（2）安全转运至儿科：新生儿转运是危重症新生儿救治中心的重要工作内容之一，目的是安全地将危重症新生儿转运到新生儿重症监护病房进行救治。在转运过程中需要使用转运车，避免使用人工抱走转运，有跌倒风险，同时在转运过程中注意新生儿体位，防止颈部过伸或过曲，保持呼吸道通畅，防止呕吐和误吸。

（3）药物不能经肠道喂养者可给予 10% 葡萄糖注射液静脉滴注，低血糖持续时间较长者可加氢化可的松静脉注射，诱导糖异生相关酶活性增高。

4. 健康教育

（1）母乳喂养：出生后 1 小时内的哺乳会使新生儿血糖水平较高。对出生时生命体征平稳、胎龄>34 周或出生体重>2000g 的早产儿/低出生体重儿，应鼓励生后立即进行母婴皮肤接触和母乳喂养。鼓励母亲按需喂养。新生儿出院前需评估母乳喂养情况。出院时告知母亲如有喂养困难，应及时联系医护人员。

（2）保持泌乳：若新生儿住院期间母婴分离，需指导产妇保持泌乳通畅，协助产妇收集乳汁，将母乳送至新生儿科遵医嘱给予喂养。

（3）健康咨询：向家属解释短期喂养对低血糖患儿的意义。①需要短期食物补充；频繁哺乳的重要性；②需要持续监测血糖，直到正常血糖建立；如果需添加物，协助母亲收集乳汁；③如果有医嘱口服添加，协助患者家属哺育；④向家属宣教判断有效哺乳的表现；向家属宣教低血糖症状的识别。

（三）循证证据

对高风险的婴儿进行检查，且必须追踪观察，并在发生症状或血糖浓度小于建议阈值时，以添加或静脉注射方式治疗。床旁筛检对诊断是有帮助的，但并不总是准确的，因此应以实验室检查来确认诊断。单独一次的低血糖值并不会直接导致长期神经功能异常，新生儿在血糖值恢复正常后异常症状即可缓解。对于无临床症状的婴儿，低血糖造成的脑病变和长期预后不良发生的概率较低，对于有临床表现的婴儿和（或）持续或反复发作严重低血糖的婴儿，其低血糖造成的脑病变和长期预后不良的概率更高。

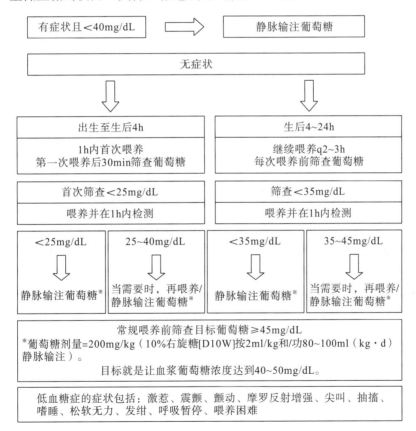

图14-2-1 **晚期早产儿、小于胎龄儿、糖尿病母亲所生新生儿、大于胎龄儿出生后血糖筛查与管理流程图**[①]

---

① 引自：陈昌辉，李茂军，吴青，等. 美国儿科学会胎儿和新生儿委员会《新生儿低血糖症筛查和后续管理指南（2011年版）》解读［J］. 实用医院临床杂志，2011，8（6）：70－72.

2011 年《美国儿科学会胎儿和新生儿委员会〈新生儿低血糖症筛查和后续管理指南（2011 年版）〉解读》规范了新生儿低血糖的定义、高危因素、诊断和处理流程。图 14-2-1 为其公布的晚期早产儿、小于胎龄儿、糖尿病母亲所生新生儿、大于胎龄儿出生后血糖筛查与管理流程。

目前证据不能说明某一特定血糖浓度能够区分新生儿血糖正常和低血糖，或能够预测新生儿将发生急性或慢性不可逆神经损伤。应可靠地建立一个显著降低的血糖浓度并进行治疗，让血糖恢复到正常生理范围。首要目标是认识处在出生后葡萄糖平衡失调中的高危儿，通过早期预防（喂养）和治疗（喂养和静脉输注葡萄糖）低血糖，提供一个安全措施。需要提出的是，应随访血糖测定结果，以保障新生儿经过几个空腹喂养周期之后，能够维持正常血糖浓度。这将有助于识别持续性高胰岛素血症所致低血糖症患儿和脂肪酸氧化紊乱患儿。

（辜莉　卿秀丽）

第三节　新生儿窒息

新生儿死亡率是评价一个国家和地区社会经济、文化、教育和医疗保健水平的重要指标。随着规范的窒息复苏技术不断普及和新生儿重症监护技术的发展，我国新生儿死亡率已大幅降低。国家统计局发布数据显示，我国 2018 年新生儿死亡率为 3.9‰，导致新生儿死亡的主要原因有窒息、早产、出血和感染等，新生儿窒息导致新生儿死亡约占总死亡率的四分之一。

新生儿窒息（asphyxia）是指由于分娩过程中的各种原因使新生儿出生后不能建立正常呼吸，引起缺氧、酸中毒，严重时可导致全身多脏器损害的一种病理生理状况，是围生期新生儿死亡和致残的主要原因之一。正确复苏是降低新生儿窒息死亡率和伤残率的主要手段。2016 年，中国新生儿复苏专家组修订了中国新生儿复苏指南，受到广大新生儿复苏和危重症诊治的围产医学工作者的热烈欢迎。该指南作为我国新生儿复苏的指导性文件，对我国新生儿复苏和危重症急救，发挥了重要的指导和推动作用。提高产科医疗服务质量，推广规范化的复苏技术，加强对产科、儿科、麻醉医护人员的技术培训，是降低新生儿窒息发生率的重要措施。

（一）病例介绍

患儿母亲，女，30 岁 6 月。因"停经 24^{+1} 周，核实孕周 23^{+1} 周腹痛伴阴道流血 1^+ 小时"于 2018 年 10 月 31 日入院。孕 2^+ 月阴道口见较多褐色分泌物，于外院就诊考虑先兆流产，予地屈孕酮口服一周后，流血症状消失。孕 15^{+2} 周建卡，定期产检。入院时 T 37.5℃，P 75 次/分，R 20 次/分，BP 124/74mmHg。孕期多次彩超提示中央型前置胎盘状态，胎盘附着于子宫前壁及左侧壁。4^+ 年前因胎盘粘连于外院行介入手术；3^+ 年前于我院行宫腔镜下宫腔分粘术；2^+ 年前因宫颈机能不全于外院行宫颈环扎术，因胎盘前置状态大出血于外院行剖宫取胎术加宫腔球囊填塞术。平素健康状况良好，否认高血压、冠心病、糖尿病、肝炎、结核或其他传染病史，否认食物、药物及其他过敏史。

入院诊断："胎盘前置状态（中央型），瘢痕子宫，宫颈机能不全，$G_4P_0^{+3}23^{+1}$周宫内孕头位单活胎先兆流产"。入院后完善血常规、凝血、生化、小便常规等检查；监测胎心胎动，向患者及家属解释病情，嘱卧床休息，注意观察阴道流血情况；予外阴擦洗，保持外阴清洁，合血备用，硫酸镁抑制宫缩、抗生素预防感染等治疗。

2019年1月14日，患儿母亲再次入院，入院诊断为"孕33^{+6}周，凶险性前置胎盘，中央型前置胎盘，瘢痕子宫"。出现不规则宫缩，反复活动性阴道流血，已累计约500ml；现孕33^{+6}周，已完善地塞米松促胎肺成熟等治疗，宫缩不能抑制，拟行急诊剖宫产。产科医护团队接到急诊手术通知后立即通知麻醉团队及新生儿科抢救团队，同时准备好剖宫产手术及新生儿抢救：手术间温度设置为28℃，辐射保暖台预热至34℃，备用新生儿清理呼吸道压力调节为80mmHg，检查T-组合辅助通气装置、0号叶片喉镜连接完好，处于功能备用状态，3.0mm气管插管及导丝、血气分析仪、听诊器、新生儿抢救用药（肾上腺素、猪肺磷脂、生理盐水）、保暖薄膜、各型号空针（5ml、10ml、20ml）均已备齐。

1月14日01：40手术开始，1：43胎儿娩出，羊水清亮，四肢张力差，全身皮肤青紫，心率85次/分，无自主呼吸。予保暖、摆正体位、清理呼吸道、擦干全身并移去湿毛巾给予触觉刺激等初步复苏后，评估新生儿心率75次/分，仍无自主呼吸，立即予T-组合辅助通气（氧浓度30％）。有效T-组合辅助通气30秒后，评估新生儿，心率56次/分，无自主呼吸，立即予气管插管、胸外按压、T-组合辅助通气（氧浓度上调至100％）。60秒后，新生儿心率80次/分，喘息样呼吸，肌张力差，刺激后反应稍差，停胸外心脏按压，继续行气管插管下T-组合辅助通气（氧浓度下调至40％）。30秒后再次评估新生儿心率大于100次/分，全身皮肤红润，逐渐下调氧浓度至30％，血氧饱和度维持正常。继续T-组合辅助通气（氧浓度30％）后，新生儿心率大于100次/分，全身皮肤红润，SO_2 95％，呼吸不规则，约40次/分，肌张力稍差，反应可，气管插管T-组合辅助通气下送入新生儿科继续治疗。

查体：体重2410g，身长43cm。T 36.5℃，P 156次/分，R 65次/分，BP 55/32mmHg，全身皮肤未见皮疹，无皮下出血，全身无水肿，结膜正常，瞳孔等大等圆，左3mm、右3mm，对光反射正常，鼻翼无扇动，口唇红润，咽部无充血。无颈强直，呼吸运动对称，呼吸音稍粗，未闻及干湿啰音。心律齐，心音有力，杂音未闻及。全腹柔软。继续完善三大常规、肝肾功、血培养、痰培养等辅助检查。予保暖、合理喂养、维生素K_1预防出血、补液等治疗。密切观察新生儿病情变化。1月14日02：15患儿心率大于100次/分，有自主呼吸，气管插管T-组合辅助通气下SO_2 90％以上，稍有气促，遂拔除气管导管，行无创呼吸机辅助通气治疗。经无创呼吸机辅助通气治疗，患儿气促好转，SO_2 90％以上，于1月17日停无创呼吸机，继续静脉营养支持等治疗。1月22日患儿呼吸可，血氧饱和度维持好，无发热、气促、发绀，无烦躁、嗜睡等，吃奶反应可。查体：反应可，前囟平软，哭声响亮，全身皮肤未见皮疹及皮下出血点，结膜正常，瞳孔等大等圆，对光反射正常，鼻翼无扇动，口唇红润；呼吸运动对称，呼吸音稍粗，未闻及干湿啰音；心脏未闻及杂音；全腹柔软，肠鸣音正常；四肢肌张力可，原始反射引出；复查血常规未见异常。准予出院。

（二）护理

1. 复苏前准备

（1）产前咨询：包括孕周、羊水性状、预期分娩的新生儿数目、有何高危因素。在本案例中新生儿母亲既往有多次不良孕产史，在本院建卡后规律产检，孕期多次彩超提示中央型前置胎盘状态，胎盘附着于子宫前壁及左侧壁，孕 23^{+1} 周出现腹痛伴阴道流血先兆流产症状，后经长达两个多月的保胎治疗现孕 33^{+6} 周，胎盘生长位置凶险，胎儿孕周小，属于极危重患者。

（2）组成团队：每次分娩时应至少有 1 名熟练掌握新生儿复苏技术的医护人员在场，负责处理新生儿。如果有高危因素，则需要有多名医护人员在场，组建一个完整掌握新生儿复苏技术的团队。本案例中评估到该新生儿母亲系凶险性前置胎盘，经长达两个多月的保胎治疗，现孕 33^{+6} 周，新生儿出生情况难以预料，产科医护团队立即就位，同时通知麻醉团队以及新生儿科抢救团队，多科协作，共同完成本次抢救工作。

（3）检查物品：准备复苏所需要的所有仪器和材料，确保齐全且功能良好。接到急诊手术通知后，手术室安排了一位护理人员专人负责准备新生儿抢救用物：包括将新生儿辐射台开启检查预热至 $34℃$，备用新生儿清理呼吸道压力调节为 $80mmHg$，检查 T-组合辅助通气装置、0 号叶片喉镜连接完好，处于功能备用状态，$3.0mm$ 气管插管及导丝、血气分析仪、听诊器、新生儿抢救用药（肾上腺素、猪肺磷脂、生理盐水）、保暖薄膜、各型号空针（5ml、10ml、20ml）均已备齐。

2. 复苏

（1）快速评估：

生后快速评估包括 4 项指标：①是否足月；②羊水性状是否正常；③是否有哭声或呼吸；④肌张力是否良好。如 4 项均为"是"，则快速彻底擦干，和母亲皮肤接触，进行常规护理。如 4 项中有 1 项为"否"，则需复苏，首先进行初步复苏。如羊水有胎粪污染，进行有无活力的评估及决定是否气管插管吸引胎粪。本案例胎儿 33^{+6} 周，属早产，破膜后羊水清亮，娩出后四肢肌张力差，全身皮肤青紫，无自主呼吸，快速评估后，立即断脐（患儿母亲麻醉方式为全麻）放至预热的辐射台上行初步复苏。

（2）初步复苏：

1）保暖：《中国新生儿复苏指南（2016 年北京修订）》规定产房温度应设置为 $25℃～28℃$。并提前预热辐射保暖台，足月儿辐射保暖台温度设置为 $32℃～34℃$，或腹部体表温度 36.5℃；早产儿根据其中性温度设置。用预热毛巾包裹新生儿放在辐射保暖台上，注意头部擦干和保暖。复苏胎龄＜32 周的早产儿时，可将其头部以下躯体和四肢放在清洁的塑料袋内，或盖以塑料薄膜置于辐射保暖台上，摆好体位后继续初步复苏的其他步骤。在本案例中，在手术前准备环节已将手术间温度设置为 28℃，新生儿辐射保暖台开启预热至 34℃，保暖用新生儿包被也放在辐射台上预热，同时准备了塑料薄膜等保暖措施。

2）体位：置新生儿头轻度仰伸位（鼻吸气位）。

3）吸引：必要时（分泌物量多或有气道梗阻）用洗耳球或吸痰管（12F 或 14F）先口咽后鼻清理分泌物。限制吸痰管的深度和吸引时间，吸引负压不超过 100mmHg，因过度用力吸引可导致喉痉挛，并刺激迷走神经，引起心动过缓和自主呼吸延迟出现。此次抢救吸引压力调节为 80mmHg。

4）擦干和刺激：快速彻底擦干头部、躯干和四肢，拿掉湿毛巾。彻底擦干即是对新生儿的刺激以诱发自主呼吸。如仍无呼吸，用手轻拍或手指弹患儿足底或摩擦背部 2 次以诱发自主呼吸。如这些操作无效，表明新生儿处于继发性呼吸暂停，需要正压通气。

（3）正压通气：

1）正压通气指征：①无呼吸、呼吸暂停或喘息样呼吸；②心率<100 次/分。对有以上指征之一者，要求在"黄金一分钟"内实施有效的正压通气。足月儿用空气复苏，早产儿开始给 21%～40% 浓度的氧。在本案例中经过初步复苏后该新生儿心率为 75 次/分，仍无自主呼吸，立即予以 T-组合辅助通气，预先设定氧浓度为 30%，吸气峰压 20～25cmH$_2$O、呼气末正压 5cmH$_2$O、最大气道压（安全压）40cmH$_2$O，频率 40～60 次/分，开始正压通气时即刻连接脉搏血氧饱和度仪，并观察胸廓是否起伏。

2）有效的正压通气表现为胸廓起伏良好，心率迅速增快。如达不到有效通气，需矫正通气步骤，包括：检查面罩和面部之间是否密闭，再次通畅气道（可调整头位为鼻吸气位，清除分泌物，使新生儿的口张开）及增加气道压力。有效正压通气 30 秒后，该新生儿心率 56 次/分，仍无自主呼吸，麻醉医生立即予气管插管。

（4）气管插管：

1）气管插管指征：①需要气管内吸引清除胎粪时；②气囊面罩正压通气无效或要延长时；③胸外按压时；④经气管注入药物时；⑤特殊复苏情况，如先天性膈疝或超低出生体重儿。本案例新生儿符合②③指征。准备早产儿 0 号、足月儿 1 号叶片，喉镜镜筒，各型号气管导管，导丝，固定胶布，卷尺等气管插管必需的器械和用品应放置在一起，在每间产房、手术室、新生儿室和急救室应随时备用。本次抢救时根据新生儿孕周 33^{+6}周，已将 0 号叶片喉镜连接完好，3mm 气管导管、导丝及其他辅助用品放置抢救台备用。

2）气管插管方法：①插入喉镜，由左手持喉镜，将喉镜柄夹在拇指与前 3 个手指间，镜片朝前。小指靠在新生儿颏部提供稳定性。喉镜镜片应沿着舌面右侧滑入，将舌推至口腔左侧，推进镜片直至其顶端达会厌软骨谷。②暴露声门，采用一抬一压手法。轻轻抬起镜片，上抬时需使整个镜片平行于镜柄方向移动，使会厌软骨抬起即可暴露声门和声带。如未完全暴露，操作者用自己的小指或由助手用食指向下稍用力压环状软骨使气管下移有助于暴露声门。在暴露声门时不可上撬镜片顶端来抬起镜片。③插入有导丝的气管导管，将管端置于声门与气管隆凸之间，接近气管中点。④由助手拔出导丝，以胶布固定。整个操作要求在20~30秒内完成，可由经验丰富的麻醉医生或儿科医生进行。本案例中由经验丰富的麻醉医生进行插管，一次成功，为新生儿的抢救争取了时间。插管完成后麻醉医生快速评估导管的位置正确，插管成功。儿科医生立即予 T-组合辅助通气，氧浓度调至100％，同时配合胸外心脏按压。⑤判断气管导管位置，正压通气时导管管端应在气管中点，判断方法如下：声带线法，导管声带线与声带水平吻合；胸骨上切迹摸管法，操作者或助手的小指尖垂直置于胸骨上切迹上，当导管在气管内前进时小指尖触摸到管端，则表示管端已达气管中点。⑥确定插管成功，胸廓起伏对称；听诊双肺呼吸音一致，尤其是腋下，且胃部无呼吸音；无胃部扩张；呼气时导管内有雾气；心率、血氧饱和度和新生儿反应好转；有条件时可使用呼出气 CO_2 检测器，快速确定气管导管位置是否正确。

（5）胸外按压：

1）胸外按压指征：有效正压通气30秒后心率<60次/分，在正压通气同时须进行胸外按压。在本案例中，该新生儿有效正压通气30秒后心率56次/分，无自主呼吸，麻醉医生立即予以气管插管，配合 T-组合辅助通气，给氧浓度增加至100％，同时开始胸外按压。

2）按压部位：胸骨下1/3（两乳头连线中点下方），避开剑突。按压深度约为胸廓前后径1/3，产生可触及脉搏的效果。按压过程中拇指或其他手指应不离开胸壁。

3）按压的方法：有拇指法和双指法，拇指法可以在新生儿头侧进行，不影响脐静脉插管，是胸外按压的首选方法。

4）胸外按压和正压通气的配合：胸外按压和正压通气的频率比例为3∶1，即90次/分按压和30次/分呼吸，达到每分钟约120个动作。2秒内3次胸外按压加1次正压通气。本案例中，行胸外按压配合 T-组合辅助通气（氧浓度100％）60秒后，重新评估该新生儿心率80次/分，停胸外心脏按压，继续气管插管下 T-组合辅助通气，氧浓度下调至40％。30秒后再次评估新生儿心率大于100次/分，全身皮肤红润，浓度逐渐下调至30％，血氧饱和度维持正常。继续 T-组合辅助通气（氧浓度30％）后，新生儿心率大于100次/分，全身皮肤红润，SO_2 95％，呼吸不规则，约40次/分，肌张力稍差，反应可，气管插管 T-组合辅助通气下送入新生儿科继续治疗。如胸外按压加气管插管下正压通气60秒后评估心率仍<60次/分，除继续胸外按压加气管插管下正压通气外，可加用抢救药肾上腺素（本案例不涉及），具体请参考《中国新生儿复苏指南（2016年北京修订）》（详见附录）。

（6）复苏后监护：复苏后的新生儿可能有多器官损害的危险，应继续监护，包括：①体温管理；②生命体征监测；③早期发现并发症。在本案例中，该新生儿经过复苏后全身皮肤红润，心率大于100次/分，SO_2 95％，但呼吸不规则，约40次/分，肌张力稍差，在气管插管 T-组合复苏器辅助通气（氧浓度30％）下转至新生儿科，继续完善肝肾功、血培养、痰培养等辅助检查。予保暖、合理喂养、维生素 K_1 预防出血、补液等治疗。生后半小时患儿心率大于100次/分，有自主呼吸，气管插管 T-组合辅助通气下 SO_2 90％以上，稍有气促，遂拔除气管导管，行无创呼吸机辅助通气治疗。经无创呼吸机辅助通气治疗，患儿气促好转，SO_2 90％以上，于1月17日停无创呼吸机，继续静脉营养支持等治疗。2019 年 1 月 22 日，在新生儿科经过 8 天治疗后，该患儿恢复良好，准予出院。

（三）循证依据

新生儿窒息复苏项目（NRP）是美国儿科学会（AAP）和美国心脏协会（AHA）建立的，自 1987 年在美国首次提出后，迅速传遍世界，仅仅 16 年的时间就有 140 万人受到过一次或再次培训，发行了超过 75 万份课本，并被译为 22 种语言。目前，它已发展为国际知名的教育项目，扩展到 72 个国家，不仅在发达国家，而且在发展中国家开展，明显降低了新生儿窒息的病死率和伤残率。为降低我国新生儿窒息的病死率和伤残率，我国自 20 世纪 90 年代开始引进该项目，在北京、上海等地举办了各种类型的新生儿复苏培训班，对新生儿复苏的广泛应用发挥了很大的作用。

为了继续推进我国的新生儿窒息复苏工作，2004 年 7 月由我国卫生部、中华医学会围产医学分会、中华护理学会妇产科学组与美国儿科学会、强生儿科研究院共同建立了中国新生儿复苏项目，并成立新生儿复苏项目专家组，结合国际新生儿复苏指南先后 3 次制定及修改《中国新生儿复苏指南》。2016 年 7 月《中国新生儿复苏指南（2016 年北京修订）》发表后，受到广大新生儿复苏和危重症诊治的围产医学工作者的热烈欢迎。该指南作为我国新生儿复苏的指导性文件，对我国新生儿复苏和危重症急救发挥了重要的指导和推动作用。2018 年 2 月我国新生儿复苏项目专家组将由美国儿科学会和美国心脏协会出版的《新生儿复苏教程》（第 7 版）中主要内容进行归纳总结，并结合我国现状进行修改，经新生儿复苏项目专家组和其他相关专家讨论，定名为《国际新生儿复苏教程更新及中国实施意见》，作为《中国新生儿复苏指南（2016 年北京修订）》的补充文件，指导今后我国的新生儿复苏工作。其主要内容包括 8 个部分：复苏前的准备工作、初步复苏、正压通气、气管插管、胸外按压、药物、早产儿复苏，以及复苏后的处理等。新生复苏流程可按照《中国新生儿复苏指南（2016 年北京修订）》（图 14-3-1）进行处理。

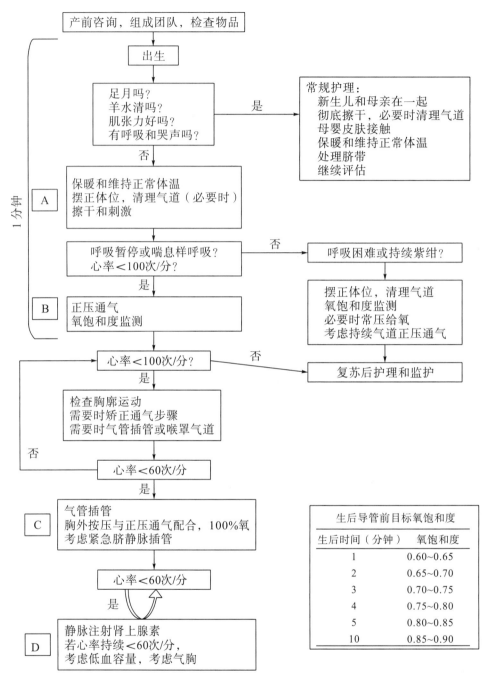

图 14-3-1 新生儿复苏流程图①

（李唐春 刘鸣）

---

① 引自：中国新生儿复苏项目专家组. 中国新生儿复苏指南（2016 年北京修订）〔J〕. 中华围产医学杂志，2016，19（7）：481-486.

第四节 新生儿早期基本保健

新生儿早期基本保健是指在分娩过程中和生后立即采取的基本的、低成本的新生儿保健措施，包括新生儿生后立即和彻底擦干、母婴皮肤接触至少 90 分钟完成第 1 次母乳喂养、延迟脐带结扎至生后 1～3 分钟、延迟洗澡至生后 24 小时、早产儿袋鼠式护理法、新生儿复苏技术等。

世界卫生组织（WHO）调查显示，在 43 个国家的新生儿死亡中，有 2/3 发生在生后 3 天内。2013 年 WHO 制定和发布了 "新生儿早期基本保健（Early Essential Newborn Care，EENC)" 指南，内容涵盖了新生儿从出生时刻开始的基本临床保健技术。WHO 预测实施这些措施，可以降低约 22% 的新生儿死亡率，降低新生儿低体温、新生儿窒息、新生儿感染、新生儿坏死性小肠结肠炎、颅内出血等的发生率，提高纯母乳喂养率，降低新生儿住院率。2016 年我国引入 EENC 指南开展试点工作，并结合我国新生儿医疗保健现状于 2017 年制定了我国《新生儿早期基本保健技术的临床实施建议（2017 年，北京）》。

（一）病例介绍

患者，女，28 岁 6 月，因 "停经 36 周，阴道流液 2^+ 小时，不规律腹痛 1^+ 小时" 于 11 月 10 日入院。患者平素月经规律，停经 30^+ 天时查尿妊娠试验阳性提示妊娠。有恶心、呕吐等早孕反应。早孕期间无阴道流血、流液，无毒物、药物、射线接触史。胎儿 NT 未见异常。孕 13 周建卡定期产检，未见明显异常。2^+ 小时前孕妇出现阴道少量流液，1^+ 小时前出现不规律腹痛于急诊入院。既往患亚临床甲状腺功能减退症 2^+ 年；2006 年因 "急性阑尾炎" 行经腹阑尾切除术；无心肺等器官重大疾病史，无传染病史。

入院后完善相关检查，结合症状、体征及辅助检查结果，考虑入院诊断为 "胎膜早破，亚临床甲状腺功能减退症，G_1P_0 36 周宫内孕头位单活胎先兆早产"。

11 月 10 日 6：15 出现规律宫缩，10：00 宫口开大 2cm 转产房待产。15：35 宫口开全，16：05 分娩一活婴，Apgar 评分 10－10－10。新生儿生命体征平稳，反应可，儿科医生查看后予母婴同室。11 月 12 日母婴康复出院。

（二）护理

1. 病情观察

（1）高危因素的评估：早产为此次妊娠分娩的高危因素，患者入院后待产过程中应根据待产常规进行胎心听诊和电子胎心监护，及时发现胎儿是否存在宫内窘迫等异常情况。分娩过程中，应根据我国新生儿复苏指南做好新生儿娩出前准备，分娩时至少有 1 名熟练掌握新生儿复苏技术的医护人员在场，患者系早产，应同时确保有儿科医生参加的复苏团队组成。保障新生儿复苏设备和药品齐全，单独存放，功能良好。

（2）病情变化监测：胎儿娩出后应根据新生儿的皮肤颜色、心率、呼吸、肌张力、喉反射进行快速评估，准确判断新生儿情况。母婴同室过程中也应动态关注新生儿生命体征、喂养反应、大小便情况等，及时发现异常情况，确保母儿安全。

2．新生儿护理

（1）新生儿早期基本保健的实施：新生儿娩出后，助产人员报告新生儿出生时间（时、分、秒）和性别。立即将新生儿置于母亲腹部已经铺好的干毛巾上，在 5 秒内开始彻底擦干新生儿，在 20~30 秒内完成擦干动作。彻底擦干、刺激后，若新生儿有呼吸或哭声，撤除湿毛巾，将新生儿置于俯卧位（腹部向下，头偏向一侧）与母亲开始皮肤接触。取另一清洁并已预热的干毛巾遮盖新生儿身体，给新生儿戴上小帽子。等待脐带搏动停止后（约生后 1~3 分钟）结扎脐带。让新生儿与母亲保持不间断的持续皮肤接触至少 90 分钟，指导母亲完成第一次母乳喂养，之后再进行产科常规护理措施，包括测量身长和体重、佩戴手足腕带、按手脚印等。

（2）新生儿异常情况的处理：助产人员彻底擦干、刺激后，若新生儿出现喘息或不能呼吸，应立即寻求其他人员帮助。用无菌止血钳夹住并剪断脐带，迅速移至预热的复苏区开始复苏，务必在 1 分钟内建立有效通气。新生儿复苏实施参照《中国新生儿复苏指南（2016 年北京修订）》。新生儿与母亲皮肤接触过程中应动态关注新生儿情况，如新生儿出现肌张力低下、喘息或呼吸暂停等异常情况应迅速移至预热的复苏区给予相应处理。

3．健康教育

（1）重视母婴皮肤接触：在人的生命周期中，由胎儿到新生儿的过渡阶段是变化最大的时期，胎儿从温暖潮湿的宫内环境进入寒冷干燥的环境，易导致新生儿散热增加，体温明显降低。新生儿生后与母亲进行皮肤接触实施得越快、时间越长，新生儿的体温保持得越好。早期的母婴亲密皮肤接触还能促进新生儿和母亲间的情感交流；减少新生儿哭闹的频率和时长；促进激素分泌，促进宫缩和胎盘娩出；能刺激黏膜相关淋巴组织系统，帮助新生儿建立免疫屏障；减少产妇出血量和疼痛值。加之该新生儿系早产儿，出生后应鼓励母亲与新生儿尽早皮肤接触。

（2）重视母乳喂养：母乳是婴儿理想的天然食物，对促进婴儿健康生长发育至关重要，同时为母亲也带来很多健康益处，具有重要的意义。WHO 建议新生儿生后母婴皮肤接触至少持续 90 分钟，以保证超过 90% 的新生儿完成第一次母乳喂养。大量研究证明，生后立即的母婴皮肤接触可以促进早开奶，并有利于其后的纯母乳喂养。因此助产人员应鼓励母亲树立母乳喂养信心，协助其完成第一次母乳喂养。

（三）循证证据

2013 年 WHO 制定和发布了新生儿早期基本保健（Early Essential Newborn Care,

EENC）指南，内容涵盖了新生儿从出生时刻开始的基本临床保健技术，已在包括中国在内的 8 个妇幼保健优先国家（中国、柬埔寨、老挝、蒙古、巴布亚新几内亚、菲律宾、所罗门群岛、越南）开始实施。2016 年我国引入 EENC 指南开展试点工作，并结合我国新生儿医疗保健现状于 2017 年制定了我国《新生儿早期基本保健技术的临床实施建议（2017 年，北京）》，该建议重点关注分娩时和生后 24 小时内的新生儿保健。具体保健流程见图 14－4－1。

WHO 预测，如果在分娩过程中和生后立即采取这些基本的、低成本的新生儿保健措施，可以降低约 22％的新生儿死亡率，降低新生儿低体温、新生儿窒息、新生儿感染、新生儿坏死性小肠结肠炎、颅内出血等的发生率，提高纯母乳喂养率，降低新生儿住院率。因此值得临床推广。

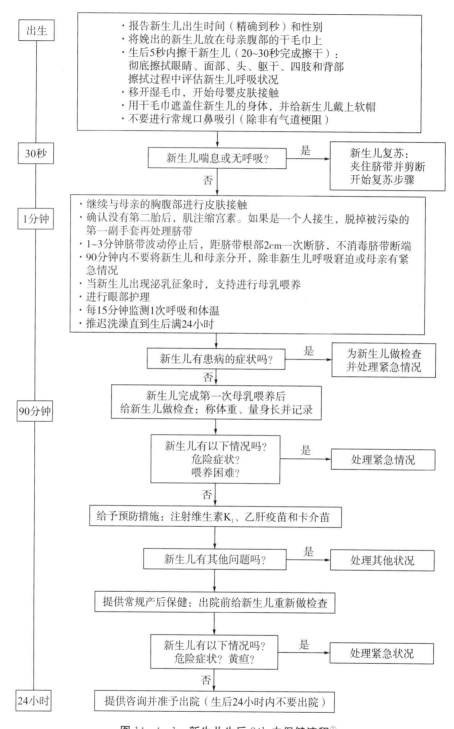

图 14-4-1　新生儿生后 24h 内保健流程[①]

（王永红　何秋阳）

① 引自：中华医学会围产医学分会，中华护理学会妇产科专业委员会，中国疾病预防控制中心妇幼保健中心. 新生儿早期基本保健技术的临床实施建议（2017 年，北京）[J]. 中华围产医学杂志，2017，20（9）：625-629.

第十五章　产科管理案例

第一节　运用 HFMEA 模式进行危重患者院际转运

失效模式与效应分析（failure mode and effect analysis，FMEA）是一种前瞻性风险管理方法。FMEA 的重点在于防患未然，是一种预防失效的结构性系统分析方法，分析对象是系统，有系统地检讨分析各流程与子系统中应有的功能与要求，通过团队运作的方式，逐步地侦测系统、过程、设备、物料、讯息及人为所造成的潜在失效模式及可能的影响结果。医疗失效模式与效应分析（HFMEA）发展自 FMEA，由美国国防部国家病安中心研发，目标是协助医疗院所建立完善的患者安全管理系统，包含组织、体制及技术面的运作，使医院经营符合评鉴要求，保障患者安全。HFMEA 将 FMEA 三维的风险分析简化为二维，保留了严重度和发生率两个维度，再通过决策树分析决定采取改善行动的优先级别。HFMEA 作为医疗工作中高风险流程的前瞻性分析方法，为国际标准组织技术委员会所推荐，是提升医疗安全和业务质量的有效保障。

运用 HFMEA 模式进行危重患者院际转运，是以团队为基础，通过对患者进行病情评估、转运全程的风险因素分析，采取风险防范措施，实现危重患者的安全转运，最大限度降低失效模式，加强对薄弱环节的风险管理，制订标准化管理流程，保证转运安全。HFMEA 的主要步骤包括：成立 HFMEA 转运团队、绘制流程图、进行危害分析、拟定行动与测量等。

本案例运用 HFMEA 模式进行流程分析，分析一例患者在转运过程中跌倒的案例，梳理转运流程中的潜在问题，提出解决方案，以促进危重患者的成功院际转运。

（一）病例介绍

患者，女，$G_4P_0^{+3}$，因"19^{+2}周宫内孕臀位单活胎先兆流产"，于 9 月 25 入院，患者住在医院南院区过道的加床上，于 9 月 25 日 16：30 经医疗组联系，在患者及其家属同意的情况下，由一名医生及护士陪同由急诊救护车送往医院东院区住院病房。患者 17：55 到达病房，由南院区护士及医生和东院区 1 名护士及 1 名护工共同将孕妇推至新病房的 7 床，在将急诊推床护栏放下平移孕妇至病床时，急诊推床上部突然倾斜，患者头朝地面跌落，腹部及双下肢均在推床上，头下滑时头部垫有枕头。医护人员即刻把患者扶起并通知医生，主治医生和住院总至床旁查看患者，立即为患者查体。患者意识清楚，对答切题，情绪稍紧张，自诉有轻微头晕，无头痛、恶心、呕吐等症状，立即监测生命体征，体温 36.7℃，脉搏 98 次/分，呼吸 20 次/分，血氧饱和度 98%，血压 127/85mmHg，行心电监护，生命体征平稳，听诊胎心率 150 次/分，腹软，腹部张力不高，无阴道流血、流液。护士做好其心理安抚，当晚联系重症监护室值班医生会诊，联系床旁 B 超，联系放射科做头部磁共振检查，密切监护，同时汇报上级医生、总值班，并向患者及其家属交代病情。此后检查结果提示无胎盘早剥、无头颅损伤等不良结果，予以硫酸镁保胎治疗。

因考虑孕周仅 19^{+3} 周，易发生感染，流产儿存活率低，经与患者及其家属商量后，于 9 月 27 日用米非司酮引产，9 月 29 日顺利流产一死胎，并行清宫术，同时给予抗生素预防感染。护理人员指导患者饮食、休息、回乳等相关注意事项，做好心理护理，加强与患者和家属的沟通，嘱患者适度活动防止下肢深静脉血栓。住院期间，患者生命体征平稳，无发热，于 10 月 5 日顺利出院。

（二）安全转运流程管理

1. HFMEA 步骤

（1）成立 HFMEA 转运团队。团队成员主要包括产科科室主任、护士长、医生、护士、护工、急诊车队等。小组成员均应接受相关转运、HFMEA 等知识的系统培训，有一定工作经历，具有产科流程管理的风险意识，对现存及潜在问题有一定分析能力，并制订相关护理措施，提前规避转运过程中的意外事件。

（2）绘制流程图并分析转运过程中的细节问题。绘制所要分析项目的目标流程，并将每一步编号，对于复杂的流程可先分为几个次流程，再将次流程展开，至于展开到何种程度，则可视重要性与可管理性决定。团队成员应共同确认流程的真实性与正确性，通过实地模拟转运过程，绘制流程图，详细展示危重症患者院际转运的过程。在患者转运的流程中，有 6 个主流程和 21 个子流程（表 15-1-1），可适当提出护理人员对病情评估不准确、用物准备不充分、未妥善约束保护患者、护送人员资质不足、急救措施处理不当、过床知识不熟悉、不熟悉转运设施使用方法等失效模式。对失效模式根据危害系数（risk priority number，RPN）二维矩阵进行风险分析。RPN 二维矩阵（表 15-1-2）由严重度评估表（表 15-1-3）和发生率评估表（表 15-1-4）两个部分构成。严重度、发生率评估表采用 HFMEA 4 分制。HFMEA 风险评估的 RPN＝严重度×发生率，RPN≥8 分或严重度为 4 分则应该进行干预。

表 15-1-1　患者院际转运流程

主流程	地点	子流程	
提出转院需求	转出科室		
床位安排	接收科室	2a	安排床位
		2b	安排相应医生/护士准备收治患者
评估患者	转出科室	3a	评估病情：意识，皮肤，生命体征，胎心胎动等产科专科情况
	转出科室	3b	评估管路情况：导管种类、固定及通畅情况
	转出科室	3c	评估用药情况：药液余量及用药相关要求
转运前准备	转出科室	4a	用物准备：供氧设施、转运工具、急救药品及物品携带
	转出科室	4b	患者准备：导管固定，妥善安置（护栏、约束等）、保暖、隐私等
	转出科室	4c	病历准备：病历、医嘱单、转运交接单等病历资料
	转出科室	4d	确定转运人员及转运顺序
	转出科室	4e	提前电话告知接收科室患者情况及转运所需时间，接收科室根据患者情况准备急救物品及人员，提前10分钟到急诊迎接患者
	转出科室	4f	辅助科室准备：如电梯、急救车
转运患者	转运途中	5a	患者由转出科室从病房转移至平车，再由平车转至急诊救护车平车上
	转运途中	5b	救护车平车送入救护车
	转运途中	5c	转运途中观察患者病情
	转运途中	5d	做好抢救准备
	转运途中	5e	转运途中其他因素
	转运途中	5f	到达新院区，由急救平车转至病房平车上
	转运途中	5g	转运至病房病床上
患者交接	转运途中	6a	与接收科室进行患者、药品、物品、病情等交接
	转运途中	6b	交接后签名

表 15-1-2　HFMEA 危害示数二维矩阵分

发生率	严重（4）	重度（3）	中度（2）	轻度（1）
经常（4）	16	12	8	4
偶尔（3）	12	9	6	3
不常（2）	8	6	4	2
很少（1）	4	3	2	1

表 15-1-3　HFMEA 严重度评估表

严重（4）	重度（3）	中度（2）	轻度（1）
非疾病因素致患者死亡，如： （1）手术部位或患者身份错误； （2）院内自杀； （3）输血相关溶血反应； （4）药物错误致死； （5）产妇致死或生产所致严重后遗症； （6）新生儿遗失或报错婴儿； （7）现行法律所规定须报告之事项	非疾病因素造成永久性功能丧失，如： （1）因医疗意外致容貌毁损； （2）异物滞留体内需手术移除； （3）同时造成 3 个以上患者须延长住院或加强照护等级	非疾病因素造成短期功能障碍，或有以下状况： （1）因医疗意外事件造成住院时间延长； （2）同时有 1~2 人须提升照护等级	患者虽发生意外事件，但是未造成任何伤害也无需额外的医疗照护

表 15-1-4　HFMEA 子流程失效发生率评估表

分类	分数	定义
经常（frequent）	4	预期很短时间内会再次发生或一年发生数次
偶尔（occasional）	3	很可能再次发生或 1~2 年发生几次
不常（uncommon）	2	某些情形下可能再次发生或 2~5 年发生 1 次
很少（remote）	1	很少发生，只在特定情形下发生或 5~30 年发生 1 次

（3）通过决策树分析，找出需要优先干预的环节：进行失效模式风险分析后，应找出潜在的系统原因，主要包括以下方面：①患者病情评估不全面、不准确，潜在原因是转运指征不详细，转运人员资质不足，导致对转运风险的评估不充分、不全面；②转运前准备不充分：包括急救物品、药品准备不足，潜在原因是评估及准备用物的标准不统一，对转运流程中可能出现的问题缺乏预见性；③转运设备：包括转运设备使用不熟悉，转运床上无固定设备，转运过程中医用设备数量不足或出现故障，潜在原因是应急设备的管理标准不统一；④转运人员：转运人员资质不足，转运设备使用培训不到位，潜在原因为转运培训考核不足，无有效监管等。以上任何一条不解决均可导致转运患者过程中出现问题，轻者转运不成功，重者导致患者病情加重或死亡，最终导致医疗纠纷的发生。

（4）根据潜在的系统原因拟定行动与量测方法：拟订排除或控制失效模式的行动方案（表 15-1-5），选定评估行动方案成效的量测方法或指标，选定负责执行的人员或部门，确定管理阶层同意该措施。最后制订院际转运流程并绘制流程图（图 15-1-1），对相关人员开展转运前培训，做到人人掌握。

表 15-1-5　患者转运安全控制方案

流程	失效模式	控制方案
评估患者	高危患者评估不足，评估方法不对	（1）制作并完善转运过程转运安全评估表单，包括 T、P、R、BP、药液余量、导管、专科情况等，并按要求完成评估，双人核实签字 （2）转运人员资质审核

流程	失效模式	控制方案
转运前准备	急救物品、药品准备不充分	检查转运急救箱，建立药品物品清单，按清单备相应的急救药品、物品等，由高年资护士再次核查是否齐备
	未用床栏、安全约束带妥善保护患者	转运安全相关知识培训考核，并根据转运安全评估表单进行一一核查，对导管种类、固定情况、是否通畅等进行评估并记录，落实导管固定
	护送人员资质不足	规范相关转运人员资质
转运患者	过床知识不熟悉	转运过床相关知识培训考核
	不熟悉平车使用方法	转运工具使用培训考核
	不熟悉急救平车使用方法	转运工具使用培训考核
	转运人员急救能力不足	开展转运人员资质审核，转运人员核心胜任力培训及考核

（三）循证证据

FMEA 模式的发展历程。

1940 年，由美国军工厂首先发展用于军工产品制造；

1950 年，格鲁曼飞机公司引入用于飞机主操控失败模式分析；

1963 年，美国太空总署成功地将 FMEA 应用于太空计划；

1960 年，食品工业开始有人采用；

1970 年代末期，福特汽车公司引入作为制程与设计之标准手法；

1993 年，出版《潜在失效模式与效应分析参考手册》，已将 FMEA 的建构方式、分析方法及风险评估方法等作业给予统一。

FMEA 是目前制造业中较具效力、管理执行过程可靠度的风险评价工具之一；2002 年 JACHO 正式将 FMEA 介绍于医疗照护行业，公开支持和推行 FMEA 用于改善及降低医疗风险的发生，是被实践证实的行之有效的管理工具。

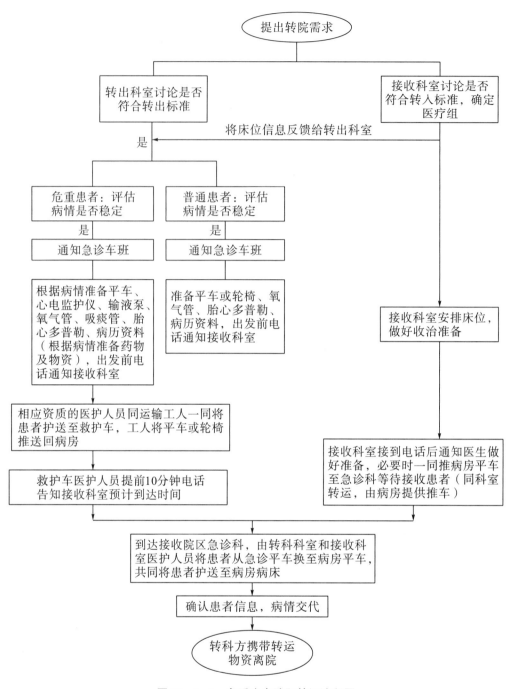

图 15-1-1 危重患者院际转运流程图

（张时鸿 刘秀萍）

第二节　桡神经损伤

静脉输液的并发症包括神经损伤，在选择手腕部头静脉穿刺时，因桡神经的浅支伴桡动脉下行，与头静脉紧密伴行，容易发生桡神经损伤。桡神经主要分布于手背桡侧半的皮肤，即拇指背尺侧、背桡侧、食指桡侧和中指近节指背皮肤，在穿刺及输液过程中若发生损伤，主要表现为"三垂征"：即手腕无力，抬前臂腕部下垂；掌指关节不能伸直，爪状手；拇指不能伸直及外展。此外，也可出现前臂旋后障碍、手背桡侧皮肤感觉减退或消失。据国外文献报道，在最常见的医源性神经损伤中，桡神经浅支损伤发生率达 18%。

（一）病例介绍

患者，女，28岁，因"孕 35^{+1} 周 MRI 提示胎盘植入"入院，入院诊断：凶险性前置胎盘，胎盘穿透性植入，瘢痕子宫，妊娠合并亚临床甲状腺功能减退症，轻度贫血，G_5P_4 35^{+1} 周宫内孕头位单活胎待产。患者因"凶险性前置胎盘伴胎盘植入"，在行双侧髂内动脉球囊阻断术后，同日于全身麻醉下行剖宫产术，术中出血汹涌难以控制，遂行子宫全切术。术前左手肘建立 16 号留置针 1 枚，左手腕穿刺 18 号留置针，因穿刺失败致肿胀，立即拔出后于左手背建立 18 号留置针 1 枚，术中于左手背近手腕处再建立 16 号留置针 1 枚。术中因麻醉需要行桡动脉置管监测动脉血压以及动脉穿刺行血气分析，麻醉医生于左手腕处反复穿刺寻找桡动脉。患者术后回病房时左手腕穿刺处淤青明显，手术第二天开始手背肿胀明显，并伴有疼痛感。术后因血象高，每日予抗生素静脉输入抗感染。术后第六天出现左手乏力症状，左手拇指、食指背侧感觉减退，有麻木感，左手垂腕，拇指无法背伸，左手前壁桡神经分布处按压有疼痛，四肢肌力 5 级，肌张力正常，考虑桡神经损伤。予抬高左手并制动，保持功能位，予甲钴胺片及维生素 B_1 静脉输入营养神经，左手腕安置功能位支具，行超短波物理治疗，于术后第十天出院，出院后继续行康复治疗。

（二）护理

1. 病情观察

（1）病情交接：对手术后回病房的全身麻醉患者，麻醉医生应与病房护士做好床旁交接，特别应明确术中动脉穿刺的部位。除了做好基本的病情交接外，对于重点患者还应有重点地进行交接，特别是长时间手术者、静脉通道穿刺困难者、术中大量输血输液者等。

（2）术后早期观察：加强病情观察及静脉输液的巡视，重视患者主诉，巡察发现穿刺部位出现红肿硬结时应及时拔针，并注重后续观察。嘱患者做抓物动作，观察抓握时大拇指能否外展、有无垂腕，观察输液肢体关节活动度、肌力、皮肤温度、水肿程度等。

2. 基础护理

（1）监测患者生命体征。

（2）严格执行查对制度及无菌操作规程，避免感染。

（3）若术后留置针长时间未使用，应及时拔除，以减少对组织的损伤。

3. 治疗

（1）药物治疗：出现桡神经损伤时，请神经科医生会诊，遵医嘱给予营养神经药物、消肿药物及抗生素治疗。用药期间观察用药后效果。

（2）功能训练：康复科医生会诊后，护士要掌握上肢功能训练方法，指导患者采取正确的肢体位置，通过手指的屈曲增强伸肌力量，提高腕部的背伸功能，保持肘关节处于屈曲功能位。协助患者进行保护性功能康复训练，将方法、时间、次数、幅度、力量制订成功能训练计划表，指导患者循序渐进进行锻炼。再配合针灸、物理治疗，促进桡神经的修复。积极鼓励患者进行"自我护理"，设定功能训练作业，为其回归社会做准备。护士将训练方法、时间、次数、强度及感觉再训练讲述、演示给患者，指导患者随时随地进行训练，练习水平抬腕、抬指，使被动运动逐渐变为主动运动，直至肌肉出现主动收缩，恢复正常功能。

4. 健康教育

（1）指导患者进行早期的自我评估，上肢出现异常情况及时通知医护人员。

（2）向患者解释有留置针穿刺的肢体并不是不能活动，可以轻微活动，如前臂与上臂成60°上下轻摆，手缓慢做握拳动作等。告知患者将静脉留置针侧肢体抬高并定时运动可有效防止穿刺部位肿胀。

（三）循证证据

针对桡神经损伤的治疗并无相关指南及专家共识，根据个案报告及临床经验分享，可将桡神经损伤的原因及预防方法概括如下。

1. 原因分析

（1）腕部头静脉穿刺致桡神经损伤。

1）桡神经在肱骨外上髁前方分为浅支和深支，浅支与头静脉紧密伴行，在桡骨茎突近端位于头静脉的外侧，至桡骨茎突附近，桡神经浅支经头静脉的深面与其交叉，而后行于头静脉的内侧，若针头刺入皮肤后未直接进入血管而沿血管方向潜行一段距离后才进入血管，针头在皮下组织行进的距离越长，对组织的切割和损伤越严重，越容易损伤桡神经浅支。

2）护士静脉穿刺技术不熟练，盲目穿刺，反复多次进针，易误伤桡神经浅支。

（2）药液外渗致桡神经损伤。

1）头静脉穿刺后若药液外渗，或者局部形成水肿或血肿，可刺激甚至压迫桡神经浅支，从而引起损伤。

2）对局部组织有刺激性的药液可刺激桡神经，引发桡神经损伤。

（3）动脉穿刺致桡神经损伤。

1）本例患者行全子宫切除术，实施全身麻醉，术中需桡动脉穿刺监测动态血压，桡神经浅支在前臂上部走行于桡动脉的外侧，桡动脉穿刺难度大，反复摸索穿刺易误伤桡神经。

2）动脉穿刺后若按压时间不够或按压不正确，可形成皮下血肿，容易压迫桡神经引起桡神经损伤。

（4）手术体位安置不正确致桡神经损伤。

1）手术过程中手部过度牵拉或外展，与身体纵轴超过 90°。

2）输液侧肢体的腕部被约束固定而肘部屈曲，桡神经可在手托板边角与肱骨内侧面处受到挤压而引起损伤。

2. 预防

（1）加强对神经解剖结构的理论学习，静脉穿刺时选择合适的血管，对穿刺部位、次数进行评估及计划。

（2）优先选择前臂静脉或者手背静脉，尽量避免腕部头静脉穿刺，若选择头静脉，针头勿在皮下反复穿刺寻找血管，应选择头静脉上方进针，针头穿过皮肤后直接刺入静脉，缩短针尖在皮下潜行的时间和距离，避免刺伤桡神经浅支。

（3）根据患者胖瘦及血管显露情况，确定穿刺的角度、深度，避免盲目反复穿刺，穿刺不成功者，应请经验丰富的护士帮助，尽可能减少穿刺次数。

（4）于前臂下段行静脉穿刺时，一般不选择在桡骨茎突正上方做穿刺，若选择，避免刺破头静脉对侧壁；在桡骨茎突上方穿刺时，避免在头静脉外侧进针；在桡骨茎突下方穿刺时，避免从头静脉内侧进针。

（5）静脉穿刺前了解药物的性能，对神经有刺激性的药液，先用等渗盐水行静脉穿刺，确定针头在血管内后再连接输液器。

（6）关注患者的反应，如患者诉有触电感或手部突然麻木，表明针头碰到了神经，应立即拔出，以免反复穿刺再次触到神经而加重损伤，并应加强后期观察。

（7）术中若涉及动脉穿刺，麻醉医生应尽量减少穿刺次数，提高穿刺成功率。同时在拔除动脉置管后进行正确按压，减少因穿刺失败或按压不当导致的血肿。

（8）加强病情观察及静脉输液的巡视，重视患者主诉，出现红肿硬结应及时拔针并注重后续观察及处理，加强对输液患者的健康教育。

（9）留置针使用记录的细化：注明穿刺具体部位及取针时穿刺部位情况，如是否有肿胀、发红、淤血、硬结、疼痛等，将后续是否减轻或消退及穿刺侧肢体活动情况加入护理观察记录。

（张婷）

第三节　外倒转手术配合

臀位外倒转（external cephalic version，ECV）是指将非头位胎儿转为头位，以增加阴道分娩率。臀位的发生率为 3％～4％，随着剖宫产技术水平的提高，国内不同地区臀位剖宫产占 43％～92％。随着我国计划生育的政策变化，"二孩"时代到来后，剖宫产率的增加也导致再次剖宫产率逐渐增加。剖宫产后再次剖宫产会增加手术风险，如何降低首次剖宫产率成为产科医生面临的问题，面对剖宫产技术的成熟以及臀位助产技术"濒危"的现状，臀位妊娠成了剖宫产的绝对指征，为降低剖宫产率，增加阴道分娩率，臀位外倒转术又重新回到产科医生的视野。因此，推广臀位外倒转或臀位阴道助产术有其必要性。

（一）病例介绍

患者，女，28 岁 9 月，因"停经 34^{+6} 周，见红伴不规律腹痛 1^+ 小时"入院，患者孕 22^{+3} 周于我院建卡，定期产检，未见明显异常。入院一般情况：体温 37.0℃，脉搏 79 次/分，呼吸 20 次/分，血压 119/79mmHg，血氧饱和度 97％。专科情况：宫高 34cm，腹围 90cm，胎方位横位，胎心率 145 次/分，骨盆出口测量：坐骨结节间径 8cm。宫缩间歇 5～6 分钟，持续约 30 秒。阴道镜检查：足先露，S -3～-2，宫颈管居中位，质软，消退 100％，宫口开大 1^+ cm，内骨盆未见异常，当日产科床旁 B 超提示：胎方位横位，双顶径 8.4cm，股骨长 6.4cm，胎盘左侧壁，厚 2.5cm，成熟度 0±Ⅰ级，羊水指数 7.2cm，脐动脉血流 S/D 2.8，胎儿估重 3000g。孕妇于 4 年前在重庆足月顺娩一活男婴，出生时 3400g，健在，产时分娩顺利，无特殊；于 3 年前因计划外怀孕行人工流产术，手术顺利。孕妇既往无心肺等重大疾病史，无传染病史。

入院后完善相关检查，结合症状、体征及辅助检查结果，考虑入院诊断："横位，$G_3P_1^{+1}$ 34^{+6} 周宫内孕横位单活胎先兆早产"，与孕妇及家属沟通后，孕妇选择在麻醉下行臀位外倒转术，必要时行剖宫产术。完善相关检查后，立即推入手术间在腰硬联合麻醉、B 超监测下行腹部臀位外倒转术，手术顺利，术中、术后患者未诉不适，胎心、胎动好，阴道检查：S-3，先露头，宫口开大 1^+ cm，阴道无流液，少许血性分泌物，而后送回待产室观察，当日 21：00 临产，23：08 经阴道自然分娩一女活婴，产时出血 150ml，新生儿 Apgar 评分 10－10－10，因早产转入新生儿科观察，母婴结局良好。

（二）护理

1. 病情观察

（1）术前：在外倒转过程前，床旁 B 超再次确定胎儿及胎盘的位置，排除其他影响阴道分娩的因素，如前置胎盘等。

（2）术中观察要点：术中持续心电监护，密切关注孕妇自觉症状及生命体征，具体观察要点为孕妇是否出现腹痛，子宫张力有无增高和有无子宫压痛，阴道有无流血、流液，孕妇有无出现恶心、呕吐、出汗、面色苍白、脉搏细弱、血压下降等休克征象，动态监测胎心、胎位，关注是否出现胎盘早剥、胎膜早破、胎儿宫内窘迫等情况，术中注意孕妇保暖。

（3）术后观察及护理：在外倒转操作结束后，再次对胎儿进行评估，行 B 超确认胎方位，探查胎盘后壁间隔，确定是否有胎盘早剥，判断脐带情况及脐动脉血流 S/D 值，了解胎儿宫内情况。孕妇监护至少 30 分钟。对于 Rh 阴性患者，如果 72 小时内不会分娩，应该注射抗 D 球蛋白。目前没有证据提示进行外倒转后的孕妇应该尽快引产。行胎监，并用腹带固定胎位，评估胎心是否正常，是否有宫缩。持续关注孕产妇腹部疼痛及阴道流血、流液情况。麻醉医生根据生命体征情况拔除椎管内置管，动态观察背部穿刺处敷料有无出血、渗血、渗液。完成护理文件记录。该患者为经产妇，在转出手术室前，应再次评估宫口情况，以判断是否需要进入待产室等待分娩。术后评估有无出现腰麻后头痛、尿潴留等椎管内麻醉术后并发症。

2. 基础护理

（1）术前访视及准备工作：由于该孕妇入院时已经先兆临产，结合曾经的分娩史，告知 ECV 相关风险后，孕妇随即选择 ECV。术前行胎儿电子监护。

1）术前访视及准备工作：手术前与孕妇签署知情同意书，告知相关风险，同样，如果使用麻醉或宫缩抑制剂也应同时进行患者知情同意。在进行外倒转前后均应进行胎心监护或生物物理评分。由于外倒转术可能出现胎盘早剥、脐带脱垂、胎膜早破、胎死宫内等特殊危急情况，所以外倒转术需在随时能进行剖宫产的手术室进行。手术室护士对孕妇进行手术相关知识教育、手术室环境介绍及心理护理，以缓解孕妇术前紧张、焦虑情绪。进行血常规、尿常规、生化等常规检查，采集交叉配血，完善相关术前准备工作。手术室护士参与相关病情及手术讨论。

2）术前需进行以下准备：①物资准备：移动胎监、耦合剂、B 超机、固定胶布、紧急剖宫产手术用物、34 周早产新生儿复苏抢救物资；②麻醉准备及护理：根据病情建立静脉通道，行心电监护监测生命体征，麻醉医生评估后行腰硬联合麻醉使腹壁肌肉松弛，应用麻醉药物抑制宫缩。麻醉后置保留尿管排空膀胱，以免膀胱充盈影响外倒转术顺利进行，做好相应剖宫产准备；③工作人员准备：产科主刀医生及三名助手，麻醉急救团队，儿科急救团队，手术室熟练的洗手、巡回护士，B 超医生；④环境准备：手术操作应在能进行紧急剖宫产的手术间内进行，以便随时进行急诊剖宫产术。⑤孕妇准备：空腹、排空膀胱，建立静脉通道。

（2）体位：术前协助孕妇侧卧于手术台上，取低头、弓腰、抱膝姿势，便于行椎管内麻醉穿刺；术中孕妇取仰卧位，双下肢屈曲，略外展，暴露整个腹部，术者立于孕妇右侧，根据术中情况遵术者指示调整孕妇体位，一般情况下手术开始时取头低脚高位及右侧位方便手术医生进行操作，继而更换为左侧卧位。

3．治疗

（1）身份核查：孕妇入手术间时进行三方核查，查对身份。

（2）静脉通道护理：2016年指南推荐静脉使用宫缩抑制剂以提高外倒转的成功率，使用宫缩抑制剂的孕妇外倒转成功率较不使用者高。目前绝大多数报道病例都常规或选择性使用宫缩抑制剂。2016年指南推荐的常用药物包括：肾上腺素能 β_2 受体激动剂，外倒转时被广泛使用的宫缩抑制剂如沙丁胺醇、利托君、海索那林或特布他林，静脉注射或皮下注射。术中应注意观察宫缩抑制剂的给药速度、药物作用及不良反应。本例患者在术前未使用宫缩抑制剂，在术中通过麻醉医生静脉给药抑制宫缩，需观察麻醉用药的不良反应，如血压下降、心率减慢、呼吸抑制、恶心、呕吐等。术前使用18号留置针穿刺建立静脉大通道，便于抢救用，注意保持静脉通道通畅。

（3）操作步骤：第一步，超声明确胎方位、胎先露和胎心。第二步，松动先露部。外倒转术最好在先露部尚未衔接前进行。若先露部已部分入盆，应先松动先露部，术者先以两手自下腹两侧从先露部的下方向上推动，使之松动；若不成功可将孕妇臀部垫高，取仰卧位半小时，以利于先露部离开骨盆入口；若此法仍不成功，可让助手从阴道穹窿部上推先露部，术者随即以一手置于先露部下方，接力式把握住已被松动的先露部，然而此法不宜普遍采用。第三步，转动胎儿。一手扶持胎头呈俯屈状，并将胎头轻轻向子宫下部推移，另一手将臀部轻轻向上推，两手动作互相配合，转动需轻柔而有力，不可用暴力。

注意事项：转胎动作间断进行，一手固定胎头于被移动的新位置，另一手安抚胎体，等待片刻以观察胎儿动静，有时会感觉到胎头突然自手中滑出，自动转向骨盆入口处，有时转动较为困难，稍一松手胎头又回到原位，遇到这种情况时可向相反方向试转，或许能够成功，但不可勉强行事、要凭感觉进行操作，并注意通过孕妇表情判断其有无腹痛或不适。操作间歇时要勤听胎心，如胎心加快或变慢应观察4~5分钟，待恢复正常再继续进行，如不恢复应停止。外倒转术成功后应复查胎监。

（4）尿管护理：麻醉实施完毕后留置保留尿管，术中注意观察尿管是否通畅，尿液颜色、量等情况。

4．健康教育

孕妇进入手术室时，手术室护理人员应进行自我介绍，建立良好的护患关系，了解患者病情及需要，给予解释和安慰，为孕妇营造一个安全舒适的术前环境；介绍医院技术及手术成功案例，增强患者对手术成功的信心。行外倒转术的孕妇一般比较焦虑，术中手术室护士可站于床头安慰孕妇，随时询问其感受并告知情况以减轻其紧张情绪。

（三）循证证据

2016年，美国妇产科医师学会（ACOG）颁布了《臀位外倒转指南（2016）》，代替2000年第13号指南。2016年指南更新了臀位外倒转术的运用时机：初产妇为36周、经产妇为37周，因为37周之后胎儿自发性倒转的可能性小；未足月行外倒转术，虽然一次成功率高，但也容易发生自发性倒转，转回臀位，可能需要再次行外倒转术或剖宫产术；若未足月行外倒转术，医生和孕妇需要权衡早产的风险和外倒转间的关系。37周若因外倒转失败或出现并发症而需急诊剖宫产手术，37周足月胎儿娩出，可避免早产风险，新生儿的并发症较少，也避免了人为早产。在本案例中，孕妇虽为早产，但由于已经先兆临产，随即很可能进入产程，在权衡利弊后，积极进行了臀位外倒转术，一次成功，并于当天顺利分娩一活婴，避免了剖宫产手术，降低了分娩费用，减轻了患者术后疼痛。产科手术室护士需掌握手术过程中用药后的作用及不良反应以便于观察。行外倒转术可能出现包括胎盘早剥、脐带脱垂、胎膜早破、胎死宫内及母胎输血等紧急情况，因此在术中需重点关注有无并发症及先兆症状出现，时刻关注胎心、孕妇的自觉症状，以及阴道流血、流液、尿液颜色及有无休克症状等情况。一旦发生胎盘早剥、胎儿宫内窘迫，立即行紧急剖宫产以确保母婴安全。选择EVC的孕妇主要是获得充分知情并理解外倒转术的风险后，相信手术的安全性，且本身渴望阴道分娩者；不选择EVC的孕妇主要担心手术的风险，宁愿选择剖宫产终止妊娠。所以做好术中心理护理也非常重要。术前通过适当的沟通技巧与患者建立良好的护患关系，取得其信任，介绍医院技术及手术成功案例，可增强其信心，减轻焦虑。

臀位外倒转术具有安全性高、可降低剖宫产率等优点，但其操作还是有严格的要求。护理重点为术前做好评估及心理护理，完善各项准备；术后根据臀位外倒转术实施情况，予外倒转术常规护理，同时做好胎盘早剥、胎膜早破等并发症的监护及应急处理，重视外倒转术失败者的心理护理，加强剖宫产术后护理，以保证母婴安全。

（陈珠丽　黄铭）

第四节　产时宫外治疗手术配合

随着产前诊断技术的日益成熟，胎儿宫内手术的应用也越来越广。根据手术路径可分为微创胎儿手术和开放性胎儿手术，根据手术部位又可分为针对胎儿的手术和针对胎盘、脐带及胎膜的手术。

产时宫外治疗（ex-utero intrapartum treatment，EXIT）的核心技术是在进行胎儿治疗的同时保持子宫低张状态和子宫胎盘循环。其应用指征包括：①产时子宫外开放呼吸道（EXIT-to-airway）：主要应用于颈部肿块引起的气道梗阻；先天性气道梗阻综合征（CHAOS），如气管或咽喉发育不良、严重的小下颌畸形、严重先天性膈疝FETO术后的球囊取出。②产时子宫外体外膜肺（EXIT-to-ECMO）：如严重的膈病（肝膈病）、左心发育不良综合征（HLHL）、主动脉狭窄伴完整的房间隔。③产时子宫外分离术（EXIT-to-separation）：如连体双胎的分离术。

以下情况不是进行EXIT的指征：腹壁缺损（如脐膨出、腹壁裂），肺部病变（如严重的肺囊腺瘤病变、肺隔离征、支气管囊肿等），无须ECMO的先天性膈疝。

可行开放性胎儿手术的胎儿异常包括后尿道瓣膜、严重先天性膈疝、骶尾部畸胎瘤、胎儿颈部肿块、脊髓脊膜膨出等。目前唯一经过随机对照试验证实的开放性手术疗效的是胎儿脊髓脊膜膨出。子宫开放性手术对于孕妇和胎儿均有很大风险，需谨慎选择。

（一）病例介绍

患者，女，29 岁，因"停经 33^{+6} 周，发现胎儿异常 1^+ 月"，于 12 月 26 日入院。孕 12^+ 周于某市第一人民医院彩超检查提示胎儿 NT 未见异常，于某市第一人民医院建卡并定期产检，未见明显异常。孕 4^+ 月至今感胎动。孕期早唐氏筛查未做，中唐氏筛查提示低风险，孕期甲状腺功能、肝肾功能未见异常。孕 23^+ 周行胎儿系统彩超未见明显异常。孕 27 周 OGTT 正常。孕 27^+ 周胎儿心脏彩超未见异常。孕 27^{+3} 周胎儿单脏器彩超示：胎儿左肺下叶实质强回声（38mm×29mm），考虑隔离肺。左侧胸腔积液（深9mm）。建议于产前门诊咨询。2 天后孕妇于某省妇幼保健院就诊，胎儿胸腔彩超示：胎儿左侧胸腔强回声团（2.39cm×3.12cm×2.72cm），考虑隔离肺；胎儿胸腔积液（深1.48cm）。孕 29^{+4} 周，于某市医院就诊，复查彩超示：胎儿宫内孕单活胎，胎儿左侧胸隔离肺（CVR 0.65），引起压力性大量左侧胸积液，心脏、主动脉右移。建议宫内治疗，将胎儿左侧胸腔积液用引流管引流到羊水。后孕妇于上海市某妇幼保健院胎儿医学科和产前诊断中心就诊，建议行 MRI。入院前 9 天（12 月 17 日），孕妇于我院小儿外科就诊，拟行 MRI。于 12 月 19 日门诊行疑难病例多科讨论。入院前 3 天，孕妇于我院遗传咨询门诊就诊，医生解释病情，建议孕妇及其家属自行选择是否继续妊娠。今停经 33^{+6} 周，孕妇要求宫内治疗，无腹痛及阴道流血、流液，自觉胎动如常。

入院后完善相关检查，12 月 19 日本院彩超提示：双顶径（BPD）9.01cm（36^{+3}周），头围（HC）30.77cm（34^{+2} 周），股骨长（FL）6.38cm，腹围（AC）31.26cm。胎盘附着子宫后壁；羊水 11.1cm，羊水指数 27.7cm；左侧胸腔内紧邻胸段脊柱查见大小约 4.4cm×3.2cm×3.1cm 稍强回声，隐约可见包膜回声，其内探及血流信号，动态观察，似见主动脉分支血管深入其内。稍强回声旁查见肺组织样回声，大小 3.6cm×2.2cm×1.6cm，稍强回声与左肺样回声关系密切。右侧胸腔查见液性暗区，范围3.8cm×1.8cm×2.1cm，较局限于胸腔后份，右侧胸腔肺脏样，回声大小 4.5cm×2.5cm×3.1cm。膈肌回声尚连续。2019 年 12 月 19 日"32^{+5} 周孕"胎儿针对性胸部MRI 普通扫描示：①胎儿左侧胸腔内大量积液，左肺体积明显受压变小，左侧胸腔下部团块影，考虑左侧隔离肺可能性大，其他待排，纵隔明显向右侧偏移。②宫内单胎，头位，胎盘组织大部分位于子宫后壁中上段。③扫及胎儿腹腔大量积液。12 月 20 日胎儿心脏彩超示：胎儿右移心（多系左胸大量积液所致），胎儿胸腔、腹腔积液（大量），胎儿心血管系统功能评估：9 分。专科情况：宫高 30cm，腹围 90cm，胎方位头位，胎心率 136 次/分。骨盆出口测量：坐骨结节间径 8.5cm。无宫缩。阴道检查未做。综合估计胎儿体重 2200g。入院诊断：羊水过多，胎儿异常，胎儿胸腔异常（隔离肺样改变），胎儿水肿（胸腹腔积液），G_1P_0 33^{+6} 周宫内孕头位单活胎待产。

12 月 31 日，患者一般情况好，生命体征平稳，胎心、胎动好，相关辅助检查已完善，无明显手术禁忌，术前准备就绪，经产科、小儿外科、超声科、新生儿科、PICU、医务部多次多科会诊及讨论，告知患者手术风险并签字，予当日急诊行剖宫产，术中需在维持胎儿胎盘循环下行新生儿气管插管，需使用盐酸利托君注射液抑制宫缩，以完成EXIT。

12月31日，患者在全麻行胎儿胸腔穿刺抽液术＋剖宫产术＋EXIT。入室前已予盐酸利托君注射液静脉滴注预防胎儿娩出断脐前子宫收缩。向孕妇呈视胎儿超声实时图像。消毒铺巾，麻醉后超声引导下经孕妇腹壁行羊膜腔穿刺，穿刺针进入羊膜腔后行胎儿左侧胸腔穿刺，缓慢抽出胎儿左侧胸腔积液50ml，积液清亮，呈淡黄色。拔出穿刺针。取子宫下段横切口，头位，取胎顺利，清理呼吸道，在维持胎儿胎盘循环下由新生儿科医生手术台上行EXIT，EXIT成功后断脐交台下小儿外科团队及新生儿团队处理：置于辐射台上行左侧胸腔闭式引流（操作中引流出约50ml黄色清亮胸腔积液），同时予以25ml生理盐水扩容支持。Apgar评分8－9－9，新生儿生命体征平稳，与家属沟通后于气管插管T－组合辅助机械通气下转新生儿科进一步治疗。新生儿：男，身长47cm，体重2400g，外观未见明显畸形。

1月4日，产妇生命体征平稳，一般情况良好，予办理出院。

1月11日，拔除新生儿胸腔闭式引流，听诊双肺呼吸音对称，血氧饱和度正常。

1月27日，患儿反应可，计划奶量完成可，体温正常，无气促、呼吸暂停、少食、少动、嗜睡，无呕吐、腹胀、便血等，大小便外观未见明显异常。左侧前胸部见一愈合伤口，鼻翼无扇动，呼吸运动对称，三凹征阴性，双肺呼吸音稍粗，未闻及干湿啰音。心脏、腹部查体无特殊。竖颈尚可，四肢肌张力可，原始反射可引出。胸部B超（1月27日）示双侧胸腔及腹腔少量积液。予办理出院。

（二）手术室护理

1. 术前准备

（1）术前评估：由手术当日的巡回护士于手术前进入病房，收集产妇及胎儿的一般生命体征、相关检验及影像学资料，确定胎儿畸形问题，做好术前评估。胎儿体重评估对胎儿手术用物准备具有重要意义，直接关系到气管插管导管型号的选择、扩容液体剂量的计算。同时护士应积极主动、耐心地与家属进行沟通交流，讲解疾病的相关知识、术前孕妇及胎儿的准备、手术的大致过程及术后常见的并发症和注意事项等，就家属的疑惑及时给予解答，取得家属的信任，使其拥有良好的心态积极配合治疗。

（2）环境及设备准备：准备一间较大的手术室，有两张手术台（可同时进行新生儿和母亲的手术），由于新生儿体温调节机制发育不全，体温易受环境温度等因素影响，故应提前做好手术间的准备。术前将手术间内温度控制在25℃～28℃，湿度50%～60%。可采用新生儿辐射台作为胎儿手术的手术台，将温度控制在32℃～34℃，对新生儿保暖、防止低体温的发生，对新生儿预后有重要意义，新生儿辐射台宜选用具备新生儿监测设备（包括心率、氧饱和度监测仪）及呼吸支持系统的辐射台，如新生儿发生窒息时可及时抢救；其他设备还包括彩色超声仪；脐血收集袋；新生儿转运车（包括新生儿新生儿心率监测仪、氧饱和度监测仪、呼吸支持系统）；两台负压吸引装置，一台用于母亲剖宫产手术，一台用于胎儿气管插管吸痰。

（3）物资准备：常规剖宫产器械，用于孕妇剖宫产手术；产包布类；根据胎儿畸形情况准备相应的物资，灭菌气管插管 2.5、3.0、3.5、4.0 各两根，灭菌气管插管导丝两根，气管插管固定胶布 2 根，灭菌喉镜（镜筒、0♯叶片、00♯叶片），灭菌听诊器，灭菌复苏球囊（包括大面罩、小面罩），氧气连接管，气管内吸痰管（14♯），口鼻吸痰管（8♯），负压吸引管；另备刀柄 1 个，尖刀片 1 个，中弯 1～2 把，4—0 可吸收皮内缝合线，无菌输液通道，无菌伤口敷料，5 张显影纱布，消毒碗一个（纱球 4 个、环钳一把），胸管，胸瓶，高频电刀，所有仪器术前检查调试，确保性能良好；准备复苏板一个，大小 30cm×50cm，可放置于产妇腿部，胎儿娩出后可于复苏板上完成气管插管等操作，可大大增加插管成功的概率，也便于新生复苏抢救操作的进行。

（4）药物准备：宫缩抑制药物，为了避免胎盘过早剥离，必要时可采用宫缩抑制药物。加强子宫收缩的药物，如缩宫素、卡贝缩宫素、麦角新碱、卡前列素氨丁三醇，在胎儿手术结束后应立即使用，以预防产后出血的发生。预防感染的药物，因为胎儿手术会增加产妇手术的时长，手术人员增多会增加感染风险，要积极预防感染。

（5）人员准备：巡回护士 2 名（1 名巡回护士 A 参与剖宫产手术，保证母亲手术顺利完成，1 名熟练掌握新生儿复苏技术的巡回护士 B 参与胎儿手术及新生儿处理），洗手护士 2 名（1 名参与剖宫产手术的洗手护士 A，保证母亲手术顺利完成，1 名熟练掌握新生儿复苏技术的洗手护士 B，参与胎儿手术及新生儿处理）。

2. 术中配合

（1）铺台：准备两个手术台，常规剖宫产手术台常规准备，另备胎儿产时手术手术台，将气管插管用物、球囊等用物依次排开，做到无菌、方便拿取，准备复苏板一个，按无菌原则包裹复苏板，铺台时将托盘后移，距离切口 80cm，可以将复苏板完全置于孕妇腿部，方便产时手术插管操作的完成。

（2）体位：通常取仰卧位，可适当垫高产妇右侧背部，以抬高子宫防止其压迫下腔静脉，避免静脉回流受阻，避免仰卧位低血压综合征。

（3）配合：首先由熟练掌握新生儿复苏的洗手护士 B 配合胎儿娩出，胎儿娩出后不断脐，由麻醉医生或新生儿科医生行胎儿喉镜下气管插管或气管切开，离断脐带后由插管医生持续给予新生儿呼吸支持，主刀医生及洗手护士 B 迅速借由复苏板将新生儿转运至辐射手术台进行后续相应处理，保证胎儿的温度及湿度，防止胎儿循环衰竭。产科医生通过应用宫缩抑制剂保持宫腔内压力，尽量避免胎盘过早剥离。术中监测胎儿生命体征、血氧饱和度，必要时超声检查胎儿血流、心脏等状况。然后洗手护士 A 及巡回护士 B 继续配合完成母亲手术。洗手护士 B 随新生儿转运至辐射手术台后继续配合完成新生儿后续手术，巡回护士 B 配合完成新生儿手术巡回工作。

（4）预防感染：所有配合新生儿及母亲手术的医护人员，严格遵守无菌原则。新生儿转运至辐射台后，在完成静脉通道建立和生命体征监测后，需要再次消毒铺巾。

3．术后转运

（1）转运设备：手术开始前提前预热转运车至 32℃～34℃，转运车具备新生儿监测设备（包括新生儿心率监测仪、血氧饱和度监测仪、呼吸支持系统），检查转运车处于功能完好的备用状态，并消毒。

（2）妥善固定：新生儿带气管插管及引流管，应擦干净多余的消毒液，保暖，放置于转运车内，完成新生儿生命体征监测，通知电梯于产房门口等候以减少转运时间，由新生儿科团队陪同转运，直至完成后续治疗。

（3）组建快速反应团队：抢救工作充分体现了时间就是生命，该案例抢救过程中，由产科医生、麻醉医生、新生儿科医生和产房护士组成的抢救团队迅速响应，各司其职。麻醉医生作为抢救工作的关键一员，主要负责术中生命体征的监测、麻醉的实施、通道及液体的管理；产科医生完成剖宫产手术及宫缩抑制；新生儿科医生完成胎儿产时手术及新生儿术后管理，产房护士完成物资环境准备及术中配合。

4．健康教育

（1）心理护理：由于胎儿存在先天畸形，产妇可能因新生儿出生即刻手术及对手术的不了解产生恐惧、担忧等情绪，对胎儿预后及发育产生心理负担，容易发生产后出血及产后抑郁。护理人员应理解并鼓励患者进行情绪表达，做好安慰和解释工作，使患者及其家属情绪稳定，配合各项治疗和护理措施。

（2）出院指导：应指导产妇及其家属加强营养，加强母乳喂养健康教育，指导母乳保存方法及新生儿护理相关知识。

（三）循证证据

出生缺陷是围产儿致死、致残的主要原因，严重影响我国人口素质，影响社会经济的健康可持续发展，给家庭和社会带来沉重的精神和经济负担。随着各种产前诊断方法、微创外科设备及技术的不断改进，越来越多的出生缺陷可以在出生前被发现及诊断。部分出生缺陷可在胎儿－新生儿期间通过胎儿外科手术或产时手术等得到及早矫正和治疗，明显改善出生缺陷儿的预后。目前我国有多家单位已设置胎儿外科，其中子宫外产时处理是目前国内开展得比较成熟的技术之一。

（任芮　张金玲）

第三篇　女性生殖篇

第十六章 异位妊娠

第一节 输卵管妊娠

正常妊娠时，受精卵着床于子宫内膜。受精卵在子宫体腔外着床发育时，称为异位妊娠（ectopic pregnancy），习称宫外孕（extrauterine pregnancy）。异位妊娠包括输卵管妊娠、卵巢妊娠、腹腔妊娠、宫颈妊娠及阔韧带妊娠等；宫外孕仅指子宫以外的妊娠，宫颈妊娠不包括在内。异位妊娠是妇产科常见的急腹症，发病率2‰～3‰，是妊娠早期孕妇死亡的主要原因。在因阴道流血和（或）腹痛至急诊就诊的早期妊娠妇女中，异位妊娠者最高可占18%。

在异位妊娠中，输卵管妊娠最为常见，占异位妊娠的95%左右。输卵管妊娠因其发生部位不同又可分为间质部、峡部、壶腹部和伞部妊娠，以壶腹部妊娠多见，约占78%，其次为峡部、伞部妊娠，间质部妊娠少见。任何妨碍受精卵正常进入宫腔的因素均可能造成输卵管妊娠，常见的原因有输卵管炎症、输卵管发育不良或功能异常、受精卵游走等。当输卵管妊娠流产或破裂时，可引起腹腔内严重出血，如不及时诊断、处理，可危及生命。2011—2013年输卵管妊娠破裂导致的死亡人数占所有妊娠相关死亡人数的2.7%，是导致失血相关性死亡的首要原因。

（一）病例介绍

患者，女，21岁1月，因"停经49天，阴道流血1天"于2月8日入院。患者平素月经规律，周期26～34天，经期5天。末次月经：去年12月21日。停经30$^+$天查尿HCG阳性，偶有下腹痛，能忍受，阴道无流血，未予特殊处理。2月7日患者持续腹痛，于当地医院就诊，查血HCG 4406 IU/ml。测生命体征示：体温36.5℃，脉博88次/分，呼吸20次/分，血压128/85Hgmm。B超示：左卵巢上查见一混合声团，大小约4.4cm×2.5cm，考虑异位妊娠可能。建议手术，患者拒绝并转上级医院就诊。2月8日患者于我院就诊，B超示：右卵巢旁查见大小约1.6cm×1.4cm×1.1cm的稍强回声，边界清楚，形态欠规则，未探及明显血流信号；左卵巢旁查见范围约5.8cm×2.9cm×4.0cm的混合回声团，边界欠清，形态欠规则，周边及其内探及点状血流信号；盆腔查见游离液性暗区，最深约4.1cm，内充满细弱点状回声，可见絮状回声漂浮。血HCG 4041.7 IU/ml，考虑异位妊娠急诊收入院。患者患病以来无肛门坠胀感及下腹坠痛，无尿频、尿急、尿痛等不适。近期精神、睡眠、饮食可，大小便正常，体重无明显改变。无过敏史。初次性生活年龄16岁。流产次数1次。

入院后完善相关检查，结合临床表现及辅助诊断，考虑入院诊断为"停经，阴道流血待诊：异位妊娠？"患者夜间起床小便后，突感下腹一侧剧烈疼痛，阴道少许流血，有轻微肛门坠胀感，测生命体征示：心率110次/分，血压85/50mmHg，提示患者可能发生输卵管妊娠破裂，立即联系手术室，与患者及其家属进行沟通后，于2月8日23：00点在全身麻醉下行左侧输卵管异位妊娠病灶清除术、左输卵管修复整形术。术中见左输卵管扭曲增粗，水肿明显，壶腹部明显膨大蓝染，约3cm×2cm×2cm，表面见一直径1cm大小破口，周围可见血凝块粘连包裹，切开见妊娠组织及血凝块，盆腔内血凝块约50ml，不凝血约400ml。患者术中生命体征平稳，手术失血量50ml，术中未输血，术中输液1500ml，术中尿量100ml。术后诊断：左侧输卵管异位妊娠破裂型、肠粘连、女性盆腔炎。术后补液2369ml，并予克林霉素预防感染，妇炎康复片口服。2月11日患者出院，复查HCG 747.1 IU/ml。

（二）护理

1. 病情观察

（1）高危因素评估：有学者研究显示，输卵管妊娠破裂发生的独立危险因素包括无阴道流血症状、高孕酮水平、高血β-HCG水平、长停经时间，按危险度由大到小依次排列。另有研究显示，患者年龄增大、放置节育环、B超包块较大、盆腔积液量较多是输卵管妊娠破裂的危险因素。该患者停经时间长达49天，入院时查HCG 4041.7IU/ml，阴道B超示包块最大直径为5.8cm，盆腔游离液性暗区最深约4.1cm。因此，在病情观察中，应注意监测患者有无输卵管妊娠破裂的征象，当患者出现血流动力学不稳定、异位妊娠破裂的症状（如盆腔疼痛）或腹腔内出血征象时需进行手术治疗。

（2）病情变化监测：在护理输卵管妊娠患者的过程中，病情变化的严密监测尤为重要。正确识别输卵管妊娠破裂大出血征象，并积极干预，是治疗输卵管妊娠的关键。需注意的是，不能应用止痛镇静药物，以免掩盖病情、延误诊治。该患者入院后，予心电监护，严密观察患者的意识、生命体征、腹痛情况、阴道流血情况、有无肛门坠胀感，重视患者主诉。患者术后安置了尿管、盆腔引流管，应注意观察管道是否通畅，尿液及引流液颜色、性状、量等。术后需严密观察患者的意识、生命体征、切口敷料的情况、引流液的性状和量等，严防再次出血的发生。

（3）腹腔内出血量的评估：正确评估患者腹腔内出血的量，可为患者提供更准确的治疗依据。目前可采用休克指数、血红蛋白测定、盆腔积液等方法来评估患者的出血量。临床上多采用休克指数来判断输卵管妊娠破裂腹腔内出血量，该法可以在第一时间，根据休克指数以及患者的症状、生命体征，快速评估出血量。休克指数是指脉率/收缩压。休克指数≥1.0提示休克；>2.0提示严重休克，估计失血量在1600ml以上。

该患者入院时，脉率 88 次/分，收缩压 128mmHg，得出休克指数为 0.69，估计出血量不超过 500ml。直至患者手术前，患者的休克指数波动于 0.69～1.29。

2. 基础护理

（1）活动和体位：患者入院后，嘱患者绝对卧床休息，更换体位宜慢，避免做增加腹压的活动，如咳嗽、打喷嚏、弯腰、提重物等。当患者出现失血性休克的征象时，应为患者取休克体位，头和躯干抬高 20°～30°、下肢抬高 15°～20°，使膈肌下移，利于呼吸，同时增加肢体回心血量，改善重要脏器的血液供应。

（2）饮食管理：该患者入院时，评估患者随时有输卵管妊娠破裂大出血的可能，因此患者入院后予禁食禁饮，遵医嘱予静脉补液。术后应指导患者进食营养、高蛋白、高维生素的易消化流质饮食或半流质饮食，再逐渐过渡到正常饮食。

3. 治疗

（1）组建快速反应团队：积极干预能有效地挽救患者的生命。此案例中，医生（值班医生、住院总、二线医生）、病房护士、麻醉医生、手术护士组成了抢救团队。该患者入院后，医护人员评估患者有输卵管妊娠破裂的高风险，遂积极完善了合血、皮肤准备、衣着准备等术前准备。当患者出现失血性休克征象后，当班护士立即配合医生纠正患者休克症状。同时，值班医生立即联系二线医生、麻醉医生及手术室护士，做好手术准备。手术室接到电话后，立即做好手术准备，手术室工人立即到病房，和医生一起护送患者入手术室。

（2）补液治疗：补液治疗有利于维持血流动力学稳定，保证器官及组织有效灌注。补液时首选平衡盐溶液，可减少高氯性代谢酸中毒的发生，改善内脏血流灌注。患者入院经医护评估后，已使用 18 号留置针建立一条有效静脉通路，并予平衡盐溶液 500ml、10％葡萄糖注射液 500ml 静脉输入。手术中，由专人负责液体通道的管理工作，以维持患者有效血容量。

4. 健康教育

（1）心理护理：在进行入院评估时得知，该患者此次为意愿妊娠，对本次怀孕期待较大，发现是异位妊娠后，患者有自责、抑郁的不良情绪。另外，由于患者及其家属缺乏疾病相关知识，尤其是输卵管妊娠破裂后，紧张、焦虑和恐惧心理逐渐加重，同时担心手术对生育能力的影响。因此，在患者入院后，医护人员向患者及家属讲解了输卵管妊娠的有关知识，介绍了手术的目的和必要性。护理人员护理过程中注意缓解患者和家属的不良情绪，取得理解和支持。

（2）出院指导：患者出院时，嘱患者多摄入高蛋白、含铁丰富的食物。指导患者做好体温、切口等方面的自我监测。告知患者出院当日 HCG 结果，嘱患者出院后每周需复查 1 次血清 HCG，直至正常非孕水平。如有异常及时与主管医生联系，以进一步治疗。同时，告知患者出院后需严格避孕半年。向患者强调下次妊娠再次发生异位妊娠的风险，告诫患者下次妊娠时要及时就医。

（三）循证证据

2016 年英国皇家妇产科医师学会（RCOG）及早期妊娠学会（AEPU）发布了《异位妊娠的诊断和管理》指南，2019 年英国国立临床规范研究所（NICE）发布了《异位妊娠和流产的诊断和初始管理》指南，两个指南均对异位妊娠的诊断和治疗进行了规范。2018 年美国妇产科医师学会（ACOG）更新发布《输卵管妊娠》指南，规范了输卵管妊娠的高危因素、诊断和治疗等。2019 年，中国优生科学协会肿瘤生殖学分会组织专家在参考国外相关共识及指南，结合国内外最新研究及我国具体情况的基础上，编写并发布了《输卵管妊娠诊治的中国专家共识》，对输卵管妊娠的规范诊断和治疗提供循证医学指导。

研究表明，既往有过 1 次异位妊娠病史的女性，其重复异位妊娠的概率大约是 10%，有过 2 次以上者风险增加至 25% 以上。输卵管妊娠的主要高危因素包括既往有异位妊娠病史、输卵管损伤或手术史、盆腔炎性疾病、辅助生殖技术助孕等。次要危险因素包括吸烟史、年龄>35 岁。而 33%～50% 诊断为异位妊娠的患者没有明确的高危因素。目前，经阴道超声检查是可疑异位妊娠患者首选的诊断方法，同时需结合病史、临床表现、血 HCG 水平等。

我国《输卵管妊娠诊治的中国专家共识》中指出，输卵管妊娠的治疗方式根据患者的临床症状、阴道超声检查结果、血 HCG 水平和患者选择等而定。在接诊此类患者时，需警惕大多输卵管妊娠患者就诊时生命体征平稳，病情稳定，而在诊治过程中，随时有发生输卵管妊娠流产或破裂大出血的可能。因此，正确识别，积极干预，是治疗输卵管妊娠的关键。

（雷岸江）

第二节　剖宫产瘢痕妊娠

剖宫产瘢痕妊娠（cesarean scar pregnancy，CSP）是指受精卵在既往剖宫产瘢痕处着床的异位妊娠状态，由 Larsen 等在 1978 年首次提出，但是是一个限时定义，仅限于妊娠≤12 周的早孕期，是剖宫产术后的严重远期并发症。剖宫产瘢痕妊娠的发病机制尚不明确，研究发现其发生可能与剖宫产术后瘢痕处的组织缺陷、切口缝合方式、炎症因素等有关。近年来由于国内剖宫产率居高不下，该病的发病率也逐年上升。CSP 的发病率为 1∶2216～1∶1800，占有剖宫产史妇女的 1.15%，占有前次剖宫产史妇女异位妊娠的 6.1%。

CSP 早孕期无特异性的临床表现，或仅有类似先兆流产的表现，如阴道少量流血、轻微下腹痛等。处理不当可导致胎盘植入、子宫破裂，甚至可能导致孕产妇死亡。

（一）病例介绍

患者，女，35岁8月，因"停经61天，阴道流血4天，外院B超提示'切口妊娠4天'于9月3日入院。患者平素月经规则，周期27天，经期5天，无痛经，末次月经为7月4日。8月29日，患者因无诱因间断性少量阴道流血，于当地医院就诊，无恶心、呕吐、腹痛、腹胀、尿频、尿痛、肛门坠胀感、头晕、乏力等不适，B超提示切口妊娠，HCG 14200mIU/ml，嘱观察，未行处理。9月2日患者至我院门诊就诊，行B超检查提示："子宫后位，宫体大小约4.7cm×5.8cm×5.8cm，宫腔中下份查见孕囊，大小约3.5cm×2.9cm×4.5cm，囊内胎芽不清，孕囊位于切口后方，切口处探及较多点线状血流信号，切口处肌壁最薄约0.14cm，宫腔上份分离约0.8cm，内见絮状回声，余肌壁回声均匀，双附件区未见确切占位。疑切口妊娠，宫腔积液"收住我科。9月3日HCG 62555.5mIU/ml。2008年因巨大儿于外院剖宫产一男婴，手术顺利；7年前清宫术中大出血，手术止血治疗；3年前清宫术后安环，1年前3月取环。

入院后主管教授及全组医生就患者病情进行讨论及分析：目前考虑诊断"切口妊娠？瘢痕子宫"，患者病程中随时有可能出现大出血、失血性休克、DIC等危及生命的情况，必要时需输血、介入治疗甚至可能需切除子宫，子宫切除后永无月经来潮且丧失生育能力。经与患者及家属反复沟通后，拟行盆腔MRI后行双侧子宫动脉栓塞术，术后择日清宫。

9月4日，患者在放射科行双侧子宫动脉栓塞术，手术顺利，术后给予抗感染、补液治疗。9月5日在全麻下行超声引导下清宫术、膀胱灌注术。术中见：子宫后位，如40天孕大；术前探宫腔深8cm，吸刮出妊娠组织及血凝块约20g，查见绒毛，感宫腔形态规则，子宫收缩好，阴道出血少。手术顺利，术中患者生命体征平稳。失血量2ml，未输血。输液500ml。术后诊断：切口妊娠（清宫术后）、瘢痕子宫、双侧子宫动脉栓塞术后。术后予缩宫素促子宫收缩治疗。9月7日患者康复出院。

（二）护理

1. 病情观察

（1）高危因素评估：有研究发现，发病年龄小、停经时间长、包块型CSP、病灶径线大是CSP患者发生大出血的主要危险因素。另外，距前次手术时间、治疗前HCG、病灶前壁肌层厚度、早孕期阴道流血等也与CSP大出血有关。该患者停经时间长达61天，HCG 62555.5mIU/ml，超声结果显示切口处探及较多点线状血流信号，切口处肌壁最薄约0.14cm。因此，在病情观察中，应重点监测患者生命体征情况，以及腹痛及阴道流血情况。

（2）病情变化监测：患者入院后，应密切观察患者生命体征、腹痛及阴道流血情况。子宫动脉栓塞（uterine artery embolization，UAE）术毕返回病房后，应继续观察患者生命体征、腹痛及阴道流血情况。除此之外，还需密切观察穿刺部位敷料是否干燥，有无出血、渗血，观察双下肢皮温、皮色和足背动脉搏动情况，观察有无恶心、呕吐等胃肠道反应。患者术后予留置尿管，应注意查看尿管是否妥善固定，是否通畅，观察并记录尿量、尿液性状。因患者术后需平卧10小时，应注意观察患者受压部位皮肤情况。患者行清宫术后，应注意观察生命体征、子宫收缩及阴道流血情况，严防清宫术后大出血。

（3）疼痛管理：UAE术后，由于局部组织缺血、坏死，再加上栓塞剂注入和子宫收缩可导致下腹部、腰部及会阴部疼痛。有研究显示，其发生率为92.7%。因此，除上述病情变化监测项目外，还应注重对患者疼痛的管理。该患者返回病室后，使用数字评价量表（numeric rating scales，NRS）对其疼痛进行评估。轻度疼痛时，教会患者通过转移注意力来减轻疼痛，如看电视、听音乐、聊天等。中重度疼痛时，上报主管医生，遵医嘱予镇痛药止痛，使用药物后半小时评估患者疼痛是否缓解，根据患者的疼痛程度，持续监测患者的疼痛情况，做好疼痛管理。

2. 基础护理

（1）体位：患者入院后，嘱患者卧床休息，更换体位宜慢。UAE术后，嘱患者平卧10小时，穿刺侧肢体制动10小时。嘱患者避免咳嗽和打喷嚏，以免局部压力突然增高而导致出血。因术中使用甲氨蝶呤（MTX），患者术后可能会有恶心、呕吐等，此时应指导患者头偏向一侧，以免呕吐物反流引起窒息。

（2）饮食管理：患者入院后，嘱患者进食无渣半流质饮食，如米粥、软面条、馒头等。与放射科确定子宫动脉栓塞术的时间后，提前通知患者于术前4小时禁饮禁食。患者术后4小时内禁饮禁食，之后可进清淡易消化饮食，同时多饮水，以促进造影剂的排出。

（3）皮肤准备：嘱患者术前一日晚淋浴，注意预防感冒。UAE术前遵医嘱予备皮，备皮范围为脐下至大腿上1/3，两侧至腋中线，以及外阴部。

3. 治疗

（1）药物的正确使用：目前，关于子宫动脉栓塞的具体操作流程报道较少。我院子宫动脉栓塞术流程中，术前30分钟需给予苯巴比妥钠100mg肌内注射，生理盐水500ml＋地塞米松5mg静脉滴注，术中通过子宫动脉向孕囊注入甲氨蝶呤50mg。在用药过程中，需严密观察患者有无药物不良反应。肌内注射苯巴比妥钠后，应注意患者有无药物过敏反应。因地塞米松注射液与葡萄糖注射液配伍使用可加重人体的高血糖反应，地塞米松稀释溶媒一般应选择0.9%氯化钠注射液。静脉输入地塞米松后，应关注患者有无兴奋、失眠、躁动及消化系统不良反应，如恶心、呕吐、呃逆等。使用甲氨蝶呤后，应观察患者有无口腔黏膜溃疡等。

（2）穿刺部位管理：子宫动脉栓塞术一般经股动脉进行穿刺，术后易造成出血、血肿或下肢血液循环障碍。患者子宫动脉栓塞术结束后，穿刺部位予指压2小时，2小时后予1kg沙袋压迫4小时。压迫过程中需每隔15～30分钟观察穿刺部位敷料有无渗血，观察双下肢皮肤温度、颜色及足背动脉搏动情况，评估压力是否合适。若穿刺部位出现渗血，应适当增加按压力度，若穿刺侧肢体出现发冷，足背动脉搏动减弱，应减小按压力度。术后 24 小时后可将敷料撕下。

4. 健康教育

（1）心理护理：患者此次为意愿妊娠，就诊发现是切口妊娠后，由于患者及家属对疾病相关知识、子宫动脉栓塞术不了解，担忧治疗对今后生育能力会有影响，存在紧张、焦虑、恐惧等不良情绪。因此，在患者入院后，应向患者及家属讲解疾病和 UAE 相关的知识，让患者了解 UAE 是治疗子宫瘢痕妊娠的有效手段，不影响生育能力，耐心解答患者及家属提出的问题，消除其顾虑，让她们能够配合各项医疗和护理措施。

（2）出院指导：患者出院后，指导患者回家后进食高营养、易消化食物，注意休息。保持外阴清洁，禁盆浴和性生活 1 个月，严格避孕 6 个月。出院后严格定期随访，行 B 超和血清 HCG 检查，直至血清 HCG 浓度降至正常范围、B 超提示局部包块消失。嘱患者回家后若有发热、腹痛、阴道大量流血应及时至医院就诊。

（三）循证证据

目前，国际上对剖宫产瘢痕妊娠尚无明确统一的诊疗规范，2016 年中华医学会妇产科学分会计划生育学组发布了《剖宫产术后子宫瘢痕妊娠诊治专家共识》，对剖宫产瘢痕妊娠的诊断、分型和治疗发布了规范。2018 年江苏省妇幼保健协会妇产介入分会、江苏省医学会介入医学分会妇儿学组发布了《剖宫产瘢痕妊娠诊断与介入治疗江苏共识》，对 CSP 介入治疗的适应证、禁忌证、不同妊娠阶段介入辅助治疗策略、不良反应和并发症等做了全面阐述。

CSP 的发生原因目前不十分清楚，但大多数学者一致认为 CSP 的发生与剖宫产手术所致的子宫内膜损伤有关，尤其是瘢痕局部的纤维化和内膜修复不全。CSP 的高危因素除剖宫产术，还有子宫肌瘤切除术、胎盘人工剥离术和刮宫术史。研究证明，宫腔异常，如宫腔粘连、子宫内膜息肉、子宫纵隔等也是 CSP 发生的危险因素。CSP 诊断需结合病史、临床表现、超声检查及 HCG 结果，一旦接诊此类患者，可参考《剖宫产瘢痕妊娠诊断与介入治疗江苏共识》诊疗流程（图 16-2-1）进行诊治。

目前，CSP 没有统一的治疗标准。2016 年专家共识强调，CSP 要尽早诊断，及时终止妊娠，去除妊娠囊，保障患者安全及尽可能保留患者生育能力。另外，许多学者也主张，不能盲目对剖宫产切口妊娠患者行清宫术，以免造成子宫破裂、膀胱损伤或严重大出血。目前，临床上对于风险高的 CSP 患者，首选行子宫动脉栓塞术，再行清宫术，以避免严重并发症的发生。

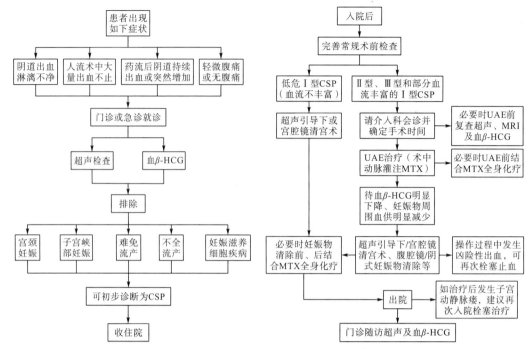

图 16-2-1　早期妊娠 CSP 诊疗流程①

(雷岸江)

　①　引自：江苏省妇幼保健协会妇道介入分会. 剖宫产瘢痕妊娠诊断与介入治疗江苏共识〔J〕. 介入放射学杂志，2018，27（10）：911-916.

第十七章　女性生殖器官发育异常

第一节　先天性无阴道

先天性无阴道（congenital absence of vagina）为双侧副中肾管发育不全的结果，也称为 MRKH 综合征（Mayer-Rokitansky-Kuster-Hauser syndrom），是由 1829—1961 年描述和报道此病的四位科学家姓名的首字母命名的。MRKH 综合征几乎均合并无子宫或仅有始基子宫，卵巢功能多为正常。症状为原发性闭经及性生活困难。因子宫为始基状况而随月经周期出现周期性下腹痛。检查见患者体格、第二性征以及外阴发育正常，但无阴道口，或仅在前庭后部见一浅凹，偶见短浅阴道盲端。可伴有泌尿道发育异常，个别伴有脊柱异常。染色体核型为 46，XX，血内分泌检查为正常女性水平。MRKH 综合征按照其临床表现分为两型：MRKH 综合征 I 型，亦称单纯型，表现为始基子宫、无阴道，而泌尿系统、骨骼系统等其他系统发育正常，此型最常见；MRKH 综合征 II 型，亦称复杂型，表现为除了始基子宫、无阴道以外，合并泌尿系统、骨骼系统乃至其他系统的发育异常。

（一）病例介绍

患者，女，25 岁，因"发现先天性阴道、子宫缺失 7+ 年"于 6 月 28 日入院。7+ 年前患者因无月经来潮于我院门诊就诊，查体示阴毛分布正常，无阴道，乳房发育可；行超声检查示无子宫（具体不详）；行染色体检查未见明显异常（报告未见），因患者暂无性生活需求，建议择期手术。1+ 月前再次于我院就诊，妇科超声示：子宫发育异常（疑痕迹子宫）。性激素检查示：卵泡刺激素 2.9IU/L，黄体生成素 2.7IU/L，睾酮 0.4ng/ml，泌乳素 10.2ng/ml，孕酮 2.03ng/ml，雌二醇 79.5pg/ml。抗米勒管激素（AMH）：3.3ng/ml。染色体检查示：46，XX。患者要求行阴道成形手术入我科。患者平素精神、食欲、睡眠佳，大小便正常，生长发育、体重增长正常。专科查体：第二性征女性。乳房发育正常，可见正常乳头、乳晕。外阴阴毛分布正常，可见大小阴唇，阴道口见浅窝。肛查：盆腔空虚，未扪及包块，附件区未扪及异常。我院超声示：盆腔纵横扫查，膀胱后方未见确切正常发育子宫声像图，似查见宽约 0.4cm 弱回声带，未探及明显异常血流信号，双侧卵巢显示不清。

入院后考虑诊断：MRKH综合征。经过与患者及家属反复沟通，患者及家属经慎重考虑后选择阴道成形术（使用生物膜）。

6月29日，患者在全麻下行阴道成形术（使用生物膜）。术中取2张7cm×10cm生物组织补片缝合成筒状置于人工阴道内，成形阴道。手术顺利，术中患者生命体征平稳，手术失血20ml，术中输液1500ml，尿量300ml，尿色淡黄、清亮，无血凝块。无手术并发症。术后给予头孢西丁预防感染、补液等对症支持治疗。术后第2天拆除外阴敷料，予外阴擦洗。术后第4天，拆除外阴缝线，取出阴道油纱卷，更换阴道模具。术后第5、6天更换阴道模具，予乳果糖（杜密克）帮助排便。术后第7天，予更换阴道模具，查看阴道黏膜生成情况。

（二）护理

1. 病情观察

（1）病情变化监测：患者入院后，监测其生命体征。行阴道成形术后，护理人员应严密监测患者的意识、生命体征、管道情况（尿管）、受压部位皮肤、肠道功能恢复情况，是否有恶心、呕吐等不适症状。术后2小时内每半小时测量一次生命体征，观察并记录患者病情；术后2～6小时内，每1～2小时测量一次；如无异常，术后6小时后，每2～4小时测量一次；如有异常，应随时观察并记录。保持尿管通畅，固定妥善，避免折叠、脱出；观察尿液的性状及量；定时更换尿袋；保持外阴清洁，每日用1：10碘伏擦洗外阴及尿道口周围，以防尿路逆行感染。注意观察会阴敷料是否清洁干燥，有无渗血、渗液及其颜色、性质、量、气味等。注意观察人工阴道是否有异常分泌物，如有异常，及时通知医生处理。

（2）疼痛的管理：因手术伤口和更换模具，患者常常感到疼痛。在条件允许的情况下，可使用自控镇痛泵来控制疼痛。及时使用数字评价量表（numeric rating scales，NRS）对其疼痛进行评估，观察镇痛泵的镇痛效果，患者疼痛明显时，即可调节药物剂量。另外，可指导患者采用看电视、听音乐等方式来转移注意力，以减轻疼痛。

2. 基础护理

（1）饮食护理：术前予半流质饮食。术后禁食6小时，6小时后可进食流质饮食，肛门排气后，改为半流质饮食，3天后过渡到普食。尽量给予高蛋白、高维生素、高热量饮食。指导患者多饮水，多食蔬菜、水果，以防止便秘。

（2）体位：去枕平卧6小时后取侧卧位，患者需卧床1周，不宜取半卧位或坐位，应摇起床尾，协助患者双腿取30°屈膝位，防止人工阴道端脱垂，增加身体的支撑面，降低阴道张力，促进伤口的愈合。嘱患者适量地进行下肢活动，以预防下肢静脉血栓形成。

（3）会阴部护理：指导患者保持外阴的清洁，每日擦洗会阴2次，以防止感染。

（4）管道护理：阴道成形术后患者常规留置尿管，留置时间一般为2～3天。护理人员应妥善固定尿管，保持尿管通畅，并注意观察和记录尿液的性状和量。

3. 治疗

（1）阴道成形术：阴道成形术是指通过手术的方法建立一个人工阴道，加上术后扩张，从而达到形成一个有稳定深度和宽度的人工阴道的目的。阴道成形术的种类繁多，如 Vechietti 法（前庭黏膜提拉法）、羊膜法、腹膜法、生物补片法、肠管法、皮瓣或皮片法、Williams 法等。临床中选择术式时，应该遵循方法简便、创伤少、并发症少、不破坏外阴的原则。

（2）阴道模具的佩戴：术后佩戴阴道模具是目前较为常见的阴道成形术后治疗手段。患者佩戴模具直至有规律的性生活。阴道模具的佩戴能够保持人工阴道的深度和宽度，但是需要患者及家属长期坚持。在该患者术前，已根据患者的年龄选择适当型号的阴道模具，并准备了五个阴道模具及丁字带，消毒后备用。患者术后第一次更换阴道模具，更换前半小时遵医嘱使用杜非合剂，以减轻患者疼痛。取出模具后彻底清洁人工阴道的分泌物，观察人工阴道组织的弹性、颜色、有无渗血等。用手指进行人工阴道的扩张，更换阴道模具，带上丁字带固定，交代患者尽量避免腹压增高，防止模具脱出。

4. 健康教育

（1）心理护理：患者及家属在疾病确诊后，往往会感到绝望，护理人员应与患者及家属多沟通交流，讲解治疗的方式与效果，让患者和家属了解有关的知识，了解疾病的发生、发展过程，积极面对现实。术后应鼓励患者尽快恢复原来的生活，积极参与集体活动，充分认识自己其他方面的才能，使其对今后的生活充满信心。鼓励患者加入病友群，以获得更多的心理帮助，保持良好心态。

（2）阴道模具的放置和消毒：向患者讲解阴道模具的放置方法，告知患者取放模具时采取膀胱截石位，按阴道的形状和模具角度顺势轻巧送入。注意模具的正反方向，放置前在模具外涂抹无菌紫草油，使之润滑。掌握好放置深度，过浅易滑出，造成阴道前端闭合；过深会引起疼痛，压迫阴道顶端可引起缺血坏死，甚至阴道直肠瘘。每晚睡前更换，并用丁字带固定，防止模具脱出。取下的模具浸泡于碘伏 30 分钟后用冷开水冲净备用。

（3）出院指导：出院前评估患者是否已掌握阴道模具的消毒和放置方法。鼓励患者出院后坚持使用阴道模具，并每日消毒更换。告知患者应使用阴道模具至结婚有性生活为止。术后应到医院复查，阴道伤口完全愈合后方可有性生活。注意饮食，预防便秘。避免增加腹压，不宜站立过久，半年内不宜做重体力劳动。如出现咳嗽等腹压骤增的情况，应注意防止模具脱出。如已滑出，应在消毒后还纳。保持外阴的清洁卫生，及时更换丁字带及内裤。观察阴道分泌物的性状和量，如有异常及时就诊。

（三）循证证据

2018 年，美国妇产科医师学会（ACOG）青少年健康保健委员会颁布了《MRKH

综合征诊断、管理与治疗》指南。国内也出台了关于阴道斜隔综合征、MRKH 综合征和阴道闭锁诊治的专家共识，规范了 MRKH 综合征的分型、诊断和治疗等。

MRKH 综合征的发病机制尚不明确。MRKH 综合征的诊断应结合染色体核型、女性性激素检测及影像学检查，影像学检查首选 MRI。

2018 年 ACOG 指南中，推荐顶压法作为 MRKH 综合征的一线治疗方法；对于顶压法治疗失败或主动选择手术治疗的 MRKH 综合征患者可采取人工阴道成形术，术后仍需持续阴道顶压以保持人工阴道的长度和宽度。ACOG 最新建议中未推荐具体人工阴道成形术式，但强调无论选择何种术式，都应由经验丰富的医生来完成，以保证首次手术的成功，因为初次手术比再次手术成功率更高。目前，鉴于人文关怀的理念，若患者有性生活的意愿可尽早进行手术。ACOG 推荐非手术治疗可以在患者情感成熟后的任何时间进行，手术治疗的最佳时间一般在 17~21 岁。在国内，建议在 18 岁之后进行手术治疗。

（习春杨）

第二节　两性畸形

两性畸形，即性发育异常（disorders of sex development，DSD），包括一大组疾病，这组疾病的患者在染色体、性腺、外生殖器或性征方面存在一种或多种先天性异常或不一致。两性畸形分为假两性畸形和真两性畸形。真两性畸形是一种睾丸组织和卵巢（含滤泡）组织同时存在于一个个体内的性发育异常。假两性畸形分为男性、女性假两性畸形，其中男性假两性畸形患者的染色体核型为 46，XY，性腺为睾丸，双侧性腺呈条索状，外生殖器呈现不同程度的女性化；女性假两性畸形的染色体核型为 46，XX，性腺为卵巢，外生殖器有不同程度男性化，此类患者最常见的病因是肾上腺皮质增生，其次是孕期母体患有分泌雄激素的肿瘤或服用含雄激素的药物等。XY 单纯性腺发育不全可发生生殖细胞肿瘤，是性发育异常中最易发生的肿瘤疾病，发生率达 23.33%，恶变率也最高，达到 61.9%。

（一）病例介绍

患者，20 岁 10 月，因"月经未来潮，发现染色体异常 10 月"于 7 月 15 日入院。患者出生后其父母以女性抚养，有乳房发育，无腋毛、阴毛生长，现已 20 岁，月经未来潮，曾因"左侧腹股沟疝"于外院行手术治疗（具体时间、病检不详），自己偶可扪及右腹股沟包块（具体描述不清），否认性生活，无周期性下腹痛等。患者选择女性性别，要求切除性腺入院。患者平素精神、食欲、睡眠佳，大小便正常，生长发育、体重增长无明显异常。专科查体：G_0P_0，月经初潮未至。第二性征为女性外阴。上唇两侧少量唇毛，未见明显腋毛，双侧手臂毳毛较重，腿毛分布基本正常，腹部、背部未见明显多毛；阴蒂 2^+cm 大小，其下仅见尿道口，尿道口及肛门见较长会阴体，未见明显阴道口、处女膜痕、大小阴唇；肛查未触及明显子宫体、宫颈存在；腹股沟未扪及明显异常。8月于我院行染色体检查示：46，XY。性激素全套示：雌二醇 19.2pg/ml，孕酮 0.19ng/ml，睾酮 0.30ng/ml，黄体生成素 29.6IU/L，卵泡刺激素 93.7IU/L。彩超示：盆腔内纵横扫查，膀胱后方未见正常发育子宫声像图，双卵巢显示不清，盆腔内未见确切异常回声，双侧输尿管未见明显异常。

入院后考虑诊断"男性假两性畸形"。经过慎重考虑，患者选择女性性别，要求切除性腺。入院后完善相关术前检查和术前准备，经过全科讨论后，拟行性腺切除术。

7月17日，患者在全麻下行"腹腔镜下双侧性腺切除术"。腹腔镜术中见：盆腔空虚，未见女性内生殖器官，右盆侧壁见一大小约2cm×3cm发育不良性腺，左盆侧壁见一大小约2cm×3cm发育不良性腺，双侧输卵管未见。手术顺利，术中患者生命体征平稳。手术失血约30ml，术中输液1000ml，尿量100ml，小便呈淡黄色，清亮，无血凝块。无手术并发症。术后第1天，拔除尿管。术后第2天，患者康复出院。

（二）护理

1. 病情观察

病情变化监测：患者入院后，监测其生命体征，若有异常及时通知医生并处理。行性腺切除术后，护理人员应严密监测患者的意识、生命体征、腹部切口情况、管道情况（尿管）、受压部位皮肤情况、肠道功能恢复情况，以及有无恶心、呕吐等不适症状。术后2小时内，每半小时测量一次生命体征，观察并记录患者病情；术后2~6小时内，每1~2小时测量一次；如无异常，术后6小时后，每2~4小时测量一次；如有其他异常，应随时观察并记录。

2. 基础护理

（1）饮食指导：术前1天以清淡、易消化流质饮食为主。术后患者完全清醒、无恶心和呕吐等胃肠道不适，指导患者少量多次饮水。术后第1天可进半流质，术后1~3天避免摄入牛奶、豆浆及过甜食物，以防肠胀气，恢复普食后注意保持大便通畅。

（2）管道护理：患者行双侧性腺切除术后，常规留置尿管。护理人员应妥善固定尿管，保持管道通畅，观察并记录尿液的性状及尿量。每日予外阴擦洗2次，保持外阴的清洁干燥，防止逆行感染。

3. 治疗

当患者有明显的女性生殖器伴有阴蒂增大、生殖器外形与染色体核型不一致等情况时，应先对患者进行性别分配。性别分配时需考虑的因素包括：成年时可能的性别认同（最重要的因素，但可能是初步预测）、性功能质量的预测、根据手术指征和风险选择的手术方式、生育潜能、胎儿时期中枢神经系统暴露于雄激素环境的依据、性腺恶性肿瘤的风险和社会心理因素（家庭、社会和文化）。经过医护人员与患者及家属的充分沟通，考虑到患者长久以来的社会性别，该患者选择了女性性别。

4. 健康教育

（1）心理护理：两性畸形患者及其家属因为疾病本身和疾病带来的影响，容易出现焦虑、恐惧、抑郁等不良情绪。当确诊为男性假两性畸形，发现遗传性别与社会性别发生冲突时，患者内心非常痛苦。因此，患者入院后，护理人员应真诚、热情地接待患者及家属，条件允许时安排入住单间，并及时予以个性化心理干预。充分地尊重和保护患者的隐私，积极主动与其交流，建立良好的护患关系。向患者和家属介绍该病的病因、治疗和护理知识，介绍成功案例，树立患者治疗疾病的信心。

（2）出院指导：告知患者出院后休息1个月，不得提重物，饮食要清淡，进食高热量、高蛋白、高维生素饮食，保持会阴清洁卫生，保持切口敷料干燥，出院一周后自行拆除。如有发热、切口异常、阴道大量出血或脓性分泌物、腹痛等不适应及时就诊。嘱患者1个月后门诊复查，定期随访。

（三）循证证据

2019年，中华医学会儿科学分会内分泌遗传代谢学组率先发表《性发育异常的儿科内分泌诊断与治疗共识》，同年中华医学会泌尿外科分会也组织多学科专家撰写中国的《性发育异常的诊治指南》。

两性畸形是一种先天性疾病，与染色体、性腺或性解剖结构异常相关，其中绝大多数与遗传物质改变相关。两性畸形的诊断应在多学科团队（multidisciplinary team，MDT）诊疗模式下完成，即内分泌科、泌尿外科、临床心理科、遗传学科、影像学科及其他相关学科医生共同参与讨论，结合患者的病史、体格检查、实验室检查、遗传学诊断、影像学检查等结果，最终确诊。

目前，国内外还没有更多的关于两性畸形的诊治指南和专家共识出台。国际上普遍主张，一旦发现婴幼儿外生殖器模糊，疑似性发育异常，应尽早进入诊断程序。治疗时性别取向恰当与否对患者身心健康极为重要，一般认为2～3岁前确定性别可避免发生心理异常。另有学者认为，改变外观的手术应该推迟至患者年龄足够大，到能参与性别选择的决策时再进行。大部分专家的共识性建议指出，对于含有Y染色体的DSD患者，即使是条索状性腺也应切除，以预防和治疗肿瘤。总之，及早明确诊断、恰当的性别选择、尽早手术对患者的治疗效果及生活质量极其重要。

（习春杨）

第十八章　生殖内分泌疾病

第一节　排卵障碍性异常子宫出血

排卵障碍包括无排卵、稀发排卵和黄体功能不足。排卵障碍可引起月经周期与经期出血量不符合正常参数范围的异常子宫出血（abnormal uterine bleeding，AUB），2014年中华医学会妇产科学分会妇科内分泌学组将排卵障碍性异常子宫出血（abnormal uterine bleeding ovulatory dysfunction，AUB-O）定义为：因稀发排卵、无排卵及黄体功能不足所致，主要由下丘脑—垂体—卵巢轴功能异常引起的异常子宫出血。无排卵主要由下丘脑—垂体—卵巢轴（HPO轴）功能异常引起，常见于青春期、绝经过渡期，生育期也可因多囊卵巢综合征（PCOS）、肥胖、高催乳素血症、甲状腺和肾上腺疾病等引起；无排卵可以是持续的，也可以是间断或暂时的。无排卵时卵巢无黄体形成和孕激素分泌，引起子宫内膜增殖过度和不规则剥脱而导致AUB，常表现为月经频率、规律性、经期长度和出血量异常。稀发排卵如不超过60天，可以随访观察，但更长时间的稀发排卵的处理与无排卵相似。黄体功能不足可表现为经间期出血（inter-menstrual bleeding，IMB）。

异常子宫出血患者因疾病需长时间接受药物治疗等原因，易产生焦虑、抑郁等负性情绪，严重影响患者的生活和工作，降低患者的生活质量。

（一）病例介绍

患者，女，14岁1月，因"经量增多伴头晕2年，加重1^+月"于7月18日入院。2年前无明显诱因出现月经量增多，每周期用卫生巾由原来的10~20个增加到20多个，浸湿卫生巾约2/3，周期及经期无改变，2年前4月左右开始出现头晕，无乏力、耳鸣等不适，曾到某市中心医院检查，血常规提示血红蛋白84g/L，考虑贫血，口服蛋白琥珀酸铁口服液治疗后头晕逐渐好转，血红蛋白逐渐上升并恢复到137g/L。今年6月出现月经周期改变，一个月来两次月经，每次持续4~7天，且经量较前增多，每次用卫生巾20~30个，每个浸湿2/3面积。并再次出现头晕症状，活动量稍增加后感双下肢乏力，7月8日到外院检查，血常规提示血红蛋白62g/L，建议到上级医院诊治。7月

11 日来我院儿科门诊就诊，血常规提示血红蛋白 61g/L，缺铁全套示血清铁 $1.7\mu mol/L$，铁蛋白 1.7ng/ml，转铁蛋白饱和度 2.6%。内科查体：贫血面容。7 月 17 日血常规示血红蛋白 59g/L，红细胞 $3.18×10^{12}/L$，红细胞比容 21.9%。性激素全套示：卵泡刺激素 7.4IU/L，黄体生成素 22.3IU/L，睾酮 0.29ng/ml，催乳素 15.7ng/ml，孕酮 0.42ng/ml，雌二醇 68.9pg/ml。7 月 17 日超声检查示：子宫前位，宫体前后径 3.9cm，内膜居中，厚 0.6cm（单层），肌壁回声均匀，未探及明显异常血流信号；右卵巢 3.6cm×1.7cm×2.4cm，一个切面内 9～10 个卵泡，最大直径 1.1cm。左卵巢 4.2cm×2.0cm×2.3cm，一个切面内 12 个卵泡，最大直径 0.6cm。

7 月 18 日以"重度贫血、异常子宫出血"收住入院。入院后完善相关检查，结合症状、体征及辅助检查结果，考虑入院诊断为"重度贫血、异常子宫出血：AUB－O?"患者入院血红蛋白 59g/L，重度贫血，为纠正贫血，2019 年 7 月 18 日给予地屈孕酮 10mg，q8h 口服，分别于 7 月 18 日、19 日、20 日静脉输注 Rh 阳性去白红细胞悬液 1.5U，7 月 21 日血常规提示：血红蛋白 90g/L，较前明显上升，面色较前红润。7 月 22 日起给予蔗糖铁 100mg，bid 静脉输注纠正贫血。7 月 24 日缺铁全套提示：血清铁 $66.0\mu mol/L$，铁蛋白 220.6ng/ml，转铁蛋白饱和度 111.9%；血常规提示：血红蛋白 91g/L。

7 月 25 日，患者病情好转后出院，出院后继续予地屈孕酮 10mg，q8h 口服至 8 月 1 日，于下次月经第 15 天继续予地屈孕酮 10mg，bid 口服，共 10 天，总共 2 月；8 月 8 日开始予多糖铁复合物 1 片口服；定期门诊复查。

（二）护理

1. 病情观察

（1）阴道流血量的评估：对于排卵障碍性异常子宫出血，尤其出血量多的患者，准确测量并记录阴道出血量对疾病的观察和治疗有非常重要的意义。临床一般采用称重法，嘱患者使用同一品牌、规格的会阴垫，保留用后会阴垫，放于秤上称重，减去会阴垫重量即为出血量。根据此法，可以准确地评估出血量。该患者 7 月 19 日阴道流血量 5ml，7 月 20 日阴道流血量 3ml，之后住院期间阴道无流血。

（2）病情变化监测：AUB 患者住院期间，需正确掌握患者的病情、月经史、阳性体征（血红蛋白等），观察并记录患者的生命体征、阴道流血情况、有无贫血相关症状（贫血面貌、口唇及甲床有无发绀、有无头晕、眼花、气促、心悸、乏力不适），有无感染相关征象（体温升高、脉搏增快、子宫压痛）。

2. 基础护理

（1）休息与活动：患者入院后，指导患者以卧床休息为主，避免过度疲劳和剧烈运动，减少机体的耗氧量，待病情好转后可逐渐增加活动量。

（2）饮食管理：指导患者加强营养，进食富含铁、维生素 C 和蛋白质的食物。含铁丰富且吸收率较高的食物包括动物肉类、肝脏、血、蛋黄、海带与黑木耳等。富含维生素 C 的食物或加服维生素 C 可以促进食物中铁的吸收。尽可能避免同时进食或饮用可减少食物铁吸收的食物或饮料，如红茶、咖啡等。

（3）跌倒的预防：AUB 患者入院时多伴有中重度贫血，全身各组织和器官存在缺氧与功能障碍，患者有跌倒风险。做好患者的跌倒评估和预防跌倒措施，是护理人员的重要工作。患者入院后，嘱患者卧床休息，24 小时留陪。待症状缓解后下床活动时，指导患者动作慢，陪伴搀扶，穿防滑拖鞋。加强对患者的巡视和照顾，常用物品放在易取的位置，将呼叫器置于患者手边，有需要时随时呼叫。保持地面清洁干燥，病区拖地后、地面有水等情况应立提醒标志。床头和腕带张贴"跌倒风险标识"，做好交接班。向患者和家属介绍跌倒的危害、高危因素，使其了解预防跌倒的意义，主动配合。

（4）预防感染：指导患者保持外阴清洁干燥，及时更换会阴垫。

3. 治疗

（1）激素药物的正确使用：指导患者定时按量正确服用孕激素（地屈孕酮），不可随意停服或漏服。首先，按照医嘱，与患者一起安排准确、合理的给药时间，给药尽量避开患者的休息时间，同时告知患者及家属严格定时按量服药的重要性。除口头告知患者给药时间外，为患者准备一份书面的时间安排表。各班次护士严格做好书面和口头交接班，按时给药，准确及时执行医嘱。另外，护理管理者加强对激素用药的监督和质控，将激素用药的正确率纳入护理关键质控指标，每月进行监控，加强临床护士对其重要性的认识，提高准确执行率，确保患者安全和治疗效果。

（2）输血护理：严格遵医嘱输入浓缩红细胞，以减轻贫血和缓解机体的缺氧症状。输血需严格按照《临床输血技术规范》等进行。输血过程应先慢后快，根据病情和年龄调整输注速度，密切观察患者有无输血反应，输血开始后的最初 15 分钟尤其重要，在输血前、输血开始时、开始输后 15 分钟、输血过程中每小时、输血结束后 4 小时都应严密观察并记录患者有无输血反应。

（3）静脉输注蔗糖铁的护理：补充足量的铁剂是治疗缺铁性贫血的重要手段。但铁剂对血管壁有较强的刺激作用，药液渗漏后易引发静脉炎。静脉输注蔗糖铁时，应选择粗直血管，并选用留置针。穿刺时留置针连接生理盐水，以免蔗糖铁溶液影响静脉穿刺，或穿刺失败导致药液渗出。每次输注蔗糖铁前，应先检查留置针是否在静脉内。输注过程中加强巡视，输注时间应＞30 分钟，嘱患者勿擅自调节滴速，有异常及时告知医护人员。输注完毕后使用生理盐水冲管。

（4）口服铁剂的应用和指导：口服补铁也是纠正缺铁性贫血的有效手段。发药时向患者说明服用铁剂的目的，并给予必要的指导。告知患者口服铁剂可能会出现恶心、呕吐、胃部不适和排黑便等胃肠道反应，因此，为预防和减轻胃肠道反应，宜饭后服用。避免与牛奶、茶、咖啡同服。为促进铁的吸收，还应避免同时服用抑酸药（碳酸钙和硫酸镁）以及 H_2 受体拮抗剂，可服用维生素 C、乳酸等酸性药物或食物。

4. 健康教育

（1）心理护理：由于患者及家属对疾病知识不了解，加上长时间的阴道流血，患者及其家属容易产生紧张、恐惧等心理，严重影响患者和家属的学习、工作和生活。因此，患者入院后，护理人员应向患者和家属讲解青春期月经特点和疾病相关知识，耐心解答患者和家属的疑问，主动关心和帮助患者和家属，消除其顾虑。

（2）出院指导：患者出院时，告知患者注意休息，加强营养，多吃富含铁、维生素C和蛋白质的食物。若有发热，体温＞37.5℃、阴道出血增多、腹痛等不适及时就诊。根据医嘱，为患者制订口服激素药物的书面时间安排表，指导患者设置闹钟，定时按量服药。嘱患者定时至门诊复查，定期复查血常规。同时，养成良好的生活习惯，规律作息和饮食，进行适量运动。

（三）循证证据

2014 年，中华医学会妇产科学分会妇科内分泌学组发布了《异常子宫出血诊断与治疗指南》，梳理了异常子宫出血的病因、诊断及治疗流程。2018 年中华医学会妇产科学分会妇科内分泌学组发布了《排卵障碍性异常子宫出血诊治指南》，规范了排卵障碍性异常子宫出血的诊断和治疗。

任何年龄段的育龄期女性都可能发生 AUB-O。研究显示，青春期情绪紧张、压力过大、营养失调、剧烈运动、体重异常等均可使神经内分泌轴功能失调，导致无排卵型子宫出血的发生。育龄期妇女异常子宫出血的危险因素为妊娠期高血压疾病、孕产次多、流产、子宫肌瘤、贫血等。目前，AUB-O 的诊断需结合患者病史、体格检查和辅助检查（如血常规、B 超），并排除导致异常子宫出血的其他可能病因。

目前，国内外没有更多关于 AUB-O 的诊治指南和专家共识出台。其诊治核心是要明确诊断。2018 年《排卵障碍性异常子宫出血诊治指南》中指出，AUB-O 的治疗原则是，急性出血期维持一般状况和生命体征，积极支持治疗（输液、输血），尽快止血并纠正贫血；止血后调整月经周期，预防子宫内膜增生和 AUB 复发。由于 AUB-O 涉及从初潮到绝经前的各年龄段，不同年龄段的常见病因不同，临床表现多样，患者需求也不同，涉及发育、生殖和避孕等，治疗措施需全面考量。另外，适当的辅助治疗，对维持一般状况和生命体征非常重要，与性激素治疗配合可达到更好的止血效果。

（蒲燕　雷岸江）

第二节　闭经

病理性闭经分为两类：原发性闭经（primary amenorrhea）和继发性闭经（secondary amenorrhea）。2011 年中华医学会妇产科学分会内分泌学组发表的共识为：原发性闭经是指女性年龄超过 14 岁，第二性征未发育；或年龄超过 16 岁，第二性征已发育但无月经来潮；继发性闭经是指正常月经周期建立后，月经停止 6 个月以上，或按自身原有月经周期停止 3 个周期以上。下丘脑—垂体—卵巢及子宫—下生殖道生殖轴中经血引流的任何部位发生功能性或器质性病变均可能引起闭经。按生殖轴病变和功能失调的部位分为下丘脑性闭经、垂体性闭经、卵巢性闭经、子宫性闭经以及下生殖道发育异常性闭经。

临床上，原发性闭经仅占全部闭经病例的 5％。继发性闭经的发病率明显高于原发性闭经，且病因复杂。下丘脑性闭经是由下丘脑多巴胺分泌减少、体重下降、神经性厌食等引起的不规则月经甚至闭经，其发病率占继发性闭经的 11％～55％。

（一）病例介绍

患者，女，27 岁，因"停经 26 个月"入院。患者自行控制饮食加运动减肥后停经，遂口服中药治疗 2 个月，月经未恢复。妇科超声未见异常。性激素检查：雌二醇 45.5pg/ml，孕酮 0.45 pg/ml，睾酮 0.14ng/ml，黄体生成素<0.1IU/L，卵泡刺激素<0.3 IU/L，催乳素 2.45ng/ml。遵医嘱先后行孕激素及雌、孕激素序贯治疗，月经可维持，经量可，自行停药后月经停止。后自行周期性服药 3 个月，停药 3 个月，服药时月经可维持，停药后月经停止。入院后予垂体兴奋试验检查，结果提示有反应，确诊为下丘脑功能性闭经。因患者有生育要求，因此给予垂体激素泵输注促性腺激素释放激素治疗。

（二）护理

1. 病情观察

（1）垂体兴奋试验：垂体兴奋试验用于了解垂体功能，判断闭经病因在垂体还是下丘脑。静脉注射黄体生成素释放激素（luteinizing hormone－releasing factor，LHRH）15～60 分钟后黄体生成素（luteinizing hormone，LH）较注射前高 2～4 倍以上说明垂体功能正常，病变在下丘脑；若经多次重复试验，LH 值仍无升高或增高不显著，提示引起闭经的病变在垂体。因该试验持续时间长且需要多次抽血，试验过程中除需观察患者是否有面色苍白、头晕、乏力等不良反应，有无情绪紧张等，还需观察患者是否有心慌、呼吸困难、皮疹、水肿等过敏反应。

（2）垂体激素泵：垂体激素泵是运用微量输注技术，模拟人体下丘脑，脉冲式输注促性腺激素释放激素（gonadotropin－releasing hormone，GnRH），刺激垂体分泌卵泡刺激素（follicle－stimulating hormone，FSH）和 LH，达到自然的卵泡发育、排卵的目的，也被称为"人工下丘脑"。由受过专业训练的护理人员为患者安装垂体泵，遵医嘱调节相关参数，并观察 30～60 分钟，方可离院。观察时需检查垂体激素泵参数设置是否准确、药液在管道内的运行情况，监测生命体征是否平稳，观察患者有无不适、是否有过敏反应等，观察敷料周边皮肤是否有红肿、渗血、破溃，观察埋入皮下的针管有无脱出，敷贴是否卷曲。

2. 基础护理

（1）活动指导：告知患者适当减少运动量及运动强度，进行适当的有氧运动，如慢跑、快走、游泳等，以增强免疫力，提高各器官功能，改善内分泌功能。

（2）饮食管理：患者行垂体兴奋试验当日早晨，指导进食进水，以免引起虚脱。告知患者过度节食的危害，指导患者日常生活中宜进食高蛋白、高维生素、低脂食物，以满足机体营养需要，维持机体必要的肌肉/脂肪比例。

3. 治疗

该患者接受孕激素及雌、孕激素序贯治疗时，有自行停药行为。因此，经过与患者反复沟通后，患者决定采取垂体激素泵进行治疗。医生下医嘱说明药物名称、药物浓度、推注速度等，由专人为患者安置垂体激素泵，并根据医嘱设置相关参数。重点是教会患者垂体激素泵居家护理的办法，让患者加入激素垂体激素泵的病友群，以及时传授相关信息，帮助患者解决出现的问题。患者复诊时，由医生查看垂体激素泵用药效果，以便及时调整用药方案等。护理人员则再次评估患者对相关知识的掌握程度，做针对性的健康教育，查看患者有无穿刺部位感染、药物过敏等并发症的发生。

4. 健康教育

（1）垂体激素泵护理：患者在病房完成垂体激素泵的安装和调试，回家后在带泵期间需自行完成更换药物、连接输注管路、穿刺等操作。因此做好患者的健康教育尤为重要。应在离院之前教会患者垂体激素泵的正确使用方法、输注管路的连接及穿刺方法、剩余药量的观察及药物更换方法。告知患者带泵期间避免剧烈的撞击，以免造成泵的损坏；勿擅自改动参数；在沐浴时避免直接冲洗穿刺部位；讲解常见并发症的症状及预防措施；告知患者使用期间如有异常及时就诊。同时，制作使用垂体激素泵的健康教育手册，发放给患者，方便患者获取相关信息；制作配药及垂体激素泵操作的视频，帮助患者掌握使用垂体激素泵的相关操作技能。

（2）心理护理：由于该患者患病时间长，垂体激素泵治疗的费用较昂贵，加之有生育压力，患者易出现焦虑、抑郁等负性情绪。护理人员应加强疾病相关健康指导，使患者积极主动配合治疗，同时避免引起闭经的诱因，防止疾病复发。教会患者减轻压力的技巧，如多与家人及朋友沟通情感、写日记、旅游等。

（3）出院指导：指导患者建立健康的生活模式，加强营养，适度运动，规律生活。告知患者应按时复诊，做好垂体激素泵的居家护理，有异常情况随时就诊。

（三）循证证据

2011 年，中华医学会妇产科学分会内分泌学组发布了《闭经诊断与治疗指南（试行）》，规范了闭经的定义和分类、病因、诊断和治疗。2017 年，美国内分泌学会（TES）发布了《功能性下丘脑闭经：内分泌学会临床实践指南》，对功能性下丘脑闭经的诊疗给出了指导意见。

继发性闭经可能由环境改变、过度紧张、慢性病、厌食、过度锻炼、营养不良、体重过低、肥胖、肿瘤、人流等引起。而下丘脑性闭经的主要原因是减肥、剧烈运动和压力。继发性闭经的诊断需结合病史（尤其是诱发因素的评估）、体格检查（智力、身高、体重、第二性征发育情况、有无发育畸形等）、妇科检查（内、外生殖器发育情况）、实验室辅助检查（激素水平测定）。接诊此类患者时，可按照以下流程进行诊断（图 18－2－1）。

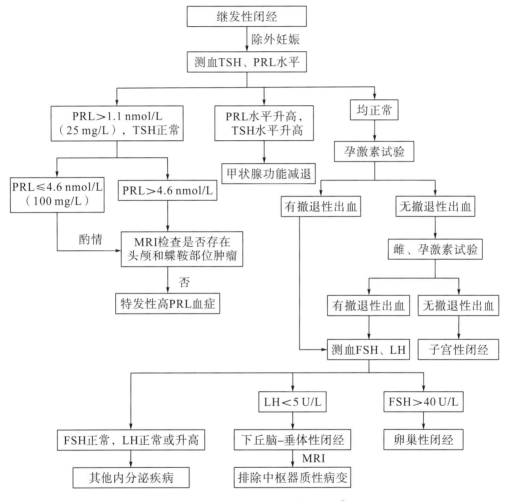

图 18－2－1　继发性闭经诊断流程[①]

　　目前，没有更多关于继发性闭经和下丘脑性闭经的诊治指南和专家共识出台。治疗时应首先明确患者闭经的病因，根据闭经的病因及其病理生理机制，采用针对性内分泌药物治疗。对于有生育要求者，可采用诱、促排卵药物治疗。另外，2017 年 TES 指南中指出，功能性下丘脑性闭经的治疗应采取多学科治疗方法，包括医疗、饮食等，积极

---

　　① 引自：中华医学会妇产科学分会内分泌组. 闭经诊断与治疗指南（试行）［J］. 中华妇产科杂志，2011，46（9）：712－716.

纠正能量失衡，改善下丘脑—垂体—卵巢轴功能，并对患者进行心理支持，如认知行为治疗。对于有生育要求的功能性下丘脑性闭经的患者，建议以脉冲式输注 GnRH 作为一线治疗。

（雷岸江　蒲燕）

第三节　痛经

痛经（dysmenorrhea）为月经期出现的子宫痉挛性疼痛，可伴腰酸、下腹坠痛，或合并头痛、乏力、头晕、恶心等其他不适，严重者可影响生活和工作。痛经分为原发性和继发性两种：原发性痛经为无盆腔器质性病变的痛经，痛经始于初潮或其后 1～2 年；继发性痛经通常是器质性盆腔疾病的后果，如子宫内膜异位症。原发性痛经通常始于排卵周期建立后的青春期，是子宫痉挛性收缩引起的子宫缺血所致，其原因与子宫内膜前列腺素类物质分泌量增多或失衡有关。疼痛多自月经来潮后开始，最早出现在经前 12 小时，以行经第 1 日疼痛最剧烈。疼痛常呈痉挛性，通常位于下腹部耻骨位置，可放射至腰骶部或大腿内侧，持续 2～3 日后缓解。痛经可伴有恶心、呕吐、腹泻、头晕、乏力等症状，严重病例可发生晕厥而急诊就医。

痛经是女性最常见的妇科症状之一。一般妇女对痛经不适都能耐受，但对此不适的反应因人而异。有的人疼痛阈低，对疼痛较为敏感，反应强烈，因此伴随痛经还可产生一些其他的身体不适。我国妇女中痛经的发生率为 33.1％，其中原发性痛经占 53.2％，重度痛经的发生率为 13.55％。随着我国大部分青少年女性月经初潮年龄的提前，原发性痛经的发病率也逐年升高。

（一）病例介绍

患者，女，23 岁，因"痛经 3 年，加重 1 年"就诊。患者 3 年前开始痛经，以下腹、腰骶部为主，时感疼痛向大腿放射，或伴有肛门坠胀。近 1 年加重，需服用止痛药，有时因痛经无法工作。平素无明显腹痛及腰痛，亦无发热。大小便正常。月经：15 岁初潮，经期 5～7 天，周期 28～30 天，无停经。平素经量中等，痛经程度为中至重度。

（二）护理

1. 病情观察

（1）危险因素评估：研究发现，痛经的危险因素为平素喜冷饮冷食、经期喜冷饮冷食、平素暴饮暴食、爱生气、平素怕冷、平素有小腹疼痛、母亲年轻时有痛经、居室潮湿等。经详细评估，发现该患者母亲年轻时有痛经，患者平素喜冷饮，喜吃辛辣食物，因学习压力大，有暴饮暴食倾向，以上均是痛经的诱发因素。因此，在护理该患者时，应注意对其生活方式的干预，促进患者养成良好的生活方式。

（2）病情变化监测：在诊疗期间，应严密观察患者的疼痛情况。疼痛严重时，需密切观察患者面色、脉搏、血压等。另外，还需观察有无其他伴随症状，如恶心、呕吐、腹泻、头晕等。

（3）疼痛评估：痛经的主要症状是周期发作性的下腹坠痛，而疼痛是一种主观感受，同一个人不同时间和不同人在同一病情或处置下的疼痛感受差异较大，难以客观而精确地计量和比较。因此，选择有效的疼痛程度评估方法，对判定痛经严重程度及临床研究的疗效评价至关重要。目前临床使用最多的疼痛评估工具是视觉模拟评分量表（visual analog scales，VAS）和数字评价量表（numeric rating scales，NRS），可用于评估痛经的初始表现和治疗反应。该患者使用数字评价量表进行疼痛评分。

2. 基础护理

（1）运动指导：适量的体育运动能有效地改善血液循环状况并增强心血管功能，同时适量的体育运动还可以调节大脑皮质的兴奋和抑制过程，改善盆腔血液循环，减轻经期的不适感。因此，指导患者平时加强体育锻炼，提高机体抵抗力，经期适量体育锻炼，可以减少痛经的发生率。

（2）饮食管理：指导患者多吃豆制品、鱼类等富含蛋白质的食品，并且增加绿色蔬菜的食用，少吃生冷和辛辣等刺激性强的食物。适当补充一些含有维生素 E 的食物，能有效地维持患者的生殖器官功能和肌肉代谢。也可喝红糖姜水，可以活血通经，起到行气散寒的作用。

3. 治疗

（1）非药物治疗：告知患者卧床休息，保证足够的休息和睡眠时间，并指导患者热敷或按摩腹部，进食热的饮料，有助于缓解疼痛。增强患者的自我控制感，使身体放松，以缓解痛经。

（2）药物治疗：患者疼痛不能忍受时，应遵医嘱服用止痛药物减轻疼痛。目前，临床上多采用口服避孕药和前列腺素合成酶抑制剂这两类药物来治疗原发性痛经。避孕药适用于有避孕要求的痛经妇女。前列腺素合成酶抑制剂适用于不要求避孕或口服避孕药效果不佳者。若每一次经期习惯服用止痛药，则应防止药物成瘾。该患者疼痛严重时，遵医嘱予布洛芬口服。

4. 健康教育

（1）心理护理：痛经引起的不适可能会让患者有意识或无意识的怨恨自己是女性，认为来月经是"倒霉的""痛苦的"，所以患者月经来潮前及月经期会有恐惧感，甚至出现神经质的性格。护理人员应关心并理解患者的不适和恐惧心理，阐明月经期可能有一些生理反应，如小腹坠胀和轻度腰酸，一般不影响日常生活、学习和工作。给予患者心理疏导与安慰，缓解患者的焦虑与抑郁。

（2）其他：指导患者注意经期清洁卫生，经期避免性生活。加强经期保护，预防感冒，注意合理休息和充足睡眠，加强营养。告知患者日常适度规律锻炼，注意合理膳食，营养平衡，增强体质。经期保持心情愉快，防寒保暖。

（三）循证证据

2017年，加拿大妇产科学会发布了《临床实践指南：原发性痛经》，对痛经的高危因素、诊断、辅助检查、治疗等做出了规范。2018年，美国妇产科医师学会发布了《青春期痛经和子宫内膜异位症委员意见》，对青春期痛经的定义、临床表现、评估、治疗和随访等给出了指导意见。

原发性痛经的发生主要与月经时子宫内膜前列腺素（prostaglandin，PG）含量增加或失衡有关。痛经患者子宫内膜和月经血中 $PGF_{2\alpha}$ 和 PGE_2 含量均较正常妇女明显增高，尤其是 $PGF_{2\alpha}$ 含量升高是造成痛经的主要原因。研究发现，年龄与经期疼痛呈负相关，原发性痛经与接触到环境中的烟草烟雾、情绪障碍、频繁的生活变化、较少的社会支持、紧张的亲密关系等有关。目前，根据月经期下腹坠痛，妇科检查无阳性体征，临床即可诊断。

目前，国内没有关于痛经的指南或专家共识出台。处理原则为避免精神刺激和过度疲劳，以对症治疗为主；原发性痛经的治疗强调重视精神心理治疗，必要时可给予镇痛、镇静、解痉治疗。近年来，随着人们对药物不良反应及化学合成药物治疗疾病的局限性的深入认识，越来越多的患者倾向于选择传统中医药治疗。目前中医药在治疗原发性痛经方面有许多行之有效的方法，在改善痛经症状及远期疗效方面有着独特的优势。

（蒲燕 雷岸江）

第四节 经前期综合征

经前期综合征（premenstrual syndrome，PMS）是指月经前周期性发生的影响妇女日常生活和工作、涉及躯体精神及行为的综合征，月经来潮后可自然消失。伴有严重情绪不稳定者称为经前焦虑障碍（premenstrual dysphoric disorder，PMDD）。1931年，美国医生弗兰克（Frank R.）在《神经病学和精神病学档案》杂志上首次使用了"经前期紧张"（premenstrual tension）这一术语。PMS病因涉及心理、激素、中枢神经系统之间的相互作用，但确切的作用机制尚未明了。本病多见于25~45岁妇女，出现于月经前1~2周，逐渐加重，至月经前最后2~3日最为严重，月经来潮后迅速减轻直至消失。

经前期综合征使患者反复出现生理、精神及行为方面的改变，可严重影响患者的学习、工作、人际关系和生活质量，严重者甚至有自杀倾向，对家庭乃至社会产生严重影响。大量调查显示，妇女经前或经期出现一种或数种体征或情绪症状者占50%~80%，20~30岁妇女可高达90%，且有年轻化的趋势。

（一）病例介绍

患者，女，28 岁。因"每次经前、经期均出现烦躁易怒、情绪不宁、失眠多梦等 1^+ 年"而就诊。患者近一年来，每值经前、经期即出现面目、四肢浮肿，月经量多，感疲乏，失眠多梦，偶感头痛剧烈，严重影响工作。门诊就诊后予利尿剂口服治疗。

（二）护理

1. 病情观察

（1）高危因素评估。研究发现，家庭条件差、学习负担重、性格内向、情绪易激动、饮食不规律、睡眠不充分、身体素质差、行经时间长、担心月经来潮、痛经、躯体化症状、抑郁、焦虑、人际关系敏感均是 PMS 的危险因素。精神因素与 PMS 的严重程度具有动态相关性，日常生活中趋于焦虑不安、性情急躁、神经敏感的女性，发生 PMS 时精神症状更为突出。根据详细的护理评估发现，该患者长期工作压力大、失眠、性格急躁、行经时间长，因此每次经前、经期均出现烦躁易怒、情绪不宁、失眠多梦等症状。

（2）病情变化监测。严密观察患者经前期综合征的症状、症状出现的时间与月经的关系、经前期综合征持续的时间，以及对日常工作和生活的影响。观察水肿的体征，监测体重，并与之前体重比较。注意有无精神疾病征象。

2. 基础护理

（1）休息与活动：指导患者合理安排生活、工作和学习，注意劳逸结合，症状严重时应卧床休息。鼓励患者进行规律的有氧运动，如游泳、跑步、跳健美操等。

（2）饮食管理：嘱患者饮食要有规律，勿暴饮暴食，指导患者摄入高碳水化合物、低蛋白饮食，限制摄入盐、糖、咖啡因、酒，多摄入富含维生素 E、维生素 B_6 和镁的食物，如猪肉、牛奶、蛋黄和豆类食物等。经前 2~3 天忌刺激性饮食，如辣椒、咖啡、酒及浓茶等。

3. 治疗

利尿剂适用于月经前体重增加明显（>1.5kg）者。口服螺内酯有利尿作用，可解除水钠潴留，对血管紧张素有直接抑制作用，对精神症状也有效。指导患者服药期间注意对尿量的观察，以及有无消化道不良反应。维生素 B_6 可调节自主神经系统与下丘脑—垂体—卵巢轴的关系，还可抑制催乳素的合成而减轻抑郁症状。护理人员应做好用药相关指导，注意观察经常服用维生素 B_6 的患者有无不良反应。

4. 健康教育

（1）心理护理：做好妇女保健卫生常识的健康教育，使患者认识到月经是一种正常的生理现象，月经周期是女性特有的生理过程，以消除恐惧感。鼓励患者保持心情舒畅，学会与家人、朋友沟通，减轻心理压力。护理人员加强对患者的心理护理，帮助其放松精神，消除紧张、恐惧、焦虑心理，增强治疗信心。教会患者应对压力的技巧，如腹式呼吸、生物反馈训练、渐进性肌肉松弛。

（2）调整生活状态：指导患者合理饮食和营养，限制盐和咖啡的摄入。鼓励患者进行适当的身体锻炼，减轻紧张、焦虑的情绪。

（三）循证证据

2016 年，英国皇家妇产科医师学会（RCOG）发布了《经前期综合征管理指南》，对于经前期综合征的诊断、治疗、分型和管理进行了规范。

经前期综合征的病因尚无定论，可能与精神社会因素、卵巢激素失调和神经递质异常有关。易焦虑、抑郁、愤怒的个性特征，紧张、抑郁的情绪，社会心理压力，吸烟及酒精摄入等不良生活方式，以及肥胖，均是经前期综合征的诱发因素。在国外，PMS 的诊断采用美国精神病协会推荐的标准或加利福尼亚大学圣地亚哥分校标准，而国内尚无统一的诊断标准。临床上，主要根据经前期出现周期性典型症状来诊断，并应与轻度精神障碍及心、肝、肾等疾病引起的水肿相鉴别。

目前，国内尚没有关于经前期综合征的指南或专家共识出台。经前期综合征一般先采用心理疏导及饮食治疗，若无效可给予药物治疗。药物治疗以解除症状为主，如利尿、镇静、止痛等。2016 年 RCOG 指南指出，在治疗患有严重 PMS 的妇女时，认知行为治疗是一种常规治疗选择，含有屈螺酮的短效口服避孕药是一线药物干预方法。

（雷岸江 蒲燕）

第五节 绝经综合征

绝经（menopause）指卵巢功能衰退所致永久性无月经状态。绝经的判断是回顾性的，停经后 12 个月随访可判断绝经。围绝经期（perimenopausal period）是妇女自生育期的规律月经过渡到绝经的阶段，指从出现与卵巢功能下降有关的内分泌、生物学和临床特征起，至末次月经后一年。绝经综合征（menopausal syndrome，MPS）指妇女绝经前后出现性激素波动或减少所致的一系列躯体及精神心理症状。绝经分为自然绝经和人工绝经，人工绝经者更容易发生绝经综合征。

绝经是每一个妇女必然会经历的生理过程，绝经提示卵巢功能的衰退，生殖功能的终止。患绝经综合征的妇女除了有月经紊乱、潮热、自主神经失调和激动易怒、抑郁等近期症状以外，还可能受到泌尿生殖道萎缩、骨质疏松、阿尔茨海默病和心血管疾病等远期影响，给患者及其家属带来极大的困扰。

（一）病例介绍

患者，女，55 岁。因"潮热、盗汗、心烦、失眠 3$^+$ 年"就诊。患者于四年前绝经，绝经后即出现潮热、多汗、心烦、易激惹、乏力、睡眠障碍等，并伴有心悸、气短，日渐加重，影响正常生活和工作。予激素补充治疗后症状缓解。

（二）护理

1. 病情观察

（1）高危因素评估：研究发现，与绝经综合征是否发生有关的因素包括居住环境、患慢性病与否、运动与否、邻里关系、家庭或社会支持。离异丧偶、伴侣患病、月经紊乱、合并有慢性病会引起或加重围绝经期症状。更年期睡眠障碍与抑郁是绝经综合征的常见症状。衰老的生理变化、更年期相关症状、压力、情绪症状（如抑郁和焦虑）和慢性健康问题会导致更年期睡眠障碍。人口学因素（经济问题、失业等）、躯体因素（更年期妇女血管舒缩症、睡眠问题）、健康相关问题（抑郁先兆、严重经前症状、精神药物使用、高体质指数、产后抑郁史、焦虑史等）、心理社会因素（伴侣死亡、重大压力生活事件、社会支持度低、高度焦虑、亲密朋友少等）等是抑郁的危险因素。经过评估，该患者年轻时离异，现一人独居，不喜运动，可能会加重症状，护理过程中，应注意加强心理护理和运动指导。

（2）病情变化监测：严密观察患者有无心悸、眩晕、头痛、失眠、耳鸣等自主神经失调症状，有无面部、颈部及胸部皮肤潮红、发热、出汗的症状，观察月经周期、经期持续时间及经量，注意监测有无骨质疏松、心血管病变等远期并发症。

2. 基础护理

（1）运动指导：规律的运动能够改善自主神经功能紊乱，有利于调节神经精神状态，能改善骨骼的血液循环，促进骨转换平衡，维护和提高骨密度，延缓骨量丢失。同时，运动还可提高肌肉的力量、增加身体的协调性，减少跌倒风险。因此，应鼓励患者进行有氧运动，如散步、打太极拳、骑自行车等。另外，运动要遵循循序渐进的原则，不宜过劳。

（2）饮食管理：围绝经期患者由于体内激素的失调，引起一系列躯体和神经精神症状。部分患者除有心血管症状外，还伴有食欲减退，甚至出现厌食、胃肠道不适等消化系统症状。因此，正确指导患者饮食，有利于疾病的转归。指导患者清淡饮食，避免吃过度辛辣、刺激的食物；多摄入奶制品，可补钙；多摄入豆制品，因为大豆中含有类雌激素物质。保持大便通畅，避免便秘。改正不良习惯，如吸烟、酗酒及偏食等。

3. 治疗

（1）调整生活状态：帮助患者建立健康的生活方式，包括培养广泛的兴趣爱好，多交朋友、多交谈；坚持锻炼身体，控制体重；保证充足的睡眠；保持个人卫生，注意外阴的清洁；坚持用脑；保持情绪稳定。

（2）激素补充治疗：激素补充治疗是绝经综合征最有效的治疗措施，但雌、孕激素治疗都会有不良反应及危险性。因此，护理人员应做好患者的用药指导，预防不良反应发生。帮助患者了解用药的目的、药物剂量、适应证、禁忌证、用药时可能出现的反应等，督促患者定期随访。指导患者在服用性激素期间，观察有无异常子宫出血，若有应及时就诊。

（3）非激素类药物治疗：指导患者适当补充钙剂和维生素 D，促进钙的吸收。指导患者遵医嘱口服镇静药如艾司唑仑，帮助睡眠。

4．健康教育

（1）心理护理：绝经综合征患者往往存在激动易怒、焦虑、多疑、情绪低落、自信心降低、记忆力减退及注意力不集中等精神神经症状。护理人员要积极主动地与患者交谈，及时了解患者的心理及对疾病知识的掌握情况。向围绝经期妇女及其家属介绍绝经是一个生理过程，介绍绝经发生的原因及绝经前后身体将发生的变化，帮助患者消除因绝经产生的紧张心理，协助其对将发生的变化做好心理准备。使其家人了解绝经期妇女可能出现的症状，并给予同情、安慰和鼓励。

（2）健康指导：指导患者每年进行健康体检，增加社交脑力活动和身体锻炼，合理饮食。正确对待性生活，做好避孕。指导患者加强自我监测，及时发现异常情况并就诊。

（三）循证证据

2015 年，英国国立临床规范研究所（NICE）发布了《NICE 指南总结：绝经的诊断和管理》。2018 年，中华医学会妇产科学分会绝经学组发布《绝经管理与绝经激素治疗指南（2018）》，对绝经的诊断和分期、绝经健康管理策略和绝经激素治疗的指导原则、绝经激素治疗的适应证和禁忌证、绝经激素治疗诊疗流程等都做出了规范。

随着人类寿命的延长，绝经过渡期和绝经后期已成为女性生命周期中最长的一个阶段。2011 年召开的生殖衰老分期专题讨论会上，达成使用"生殖衰老研讨会分期＋10（STRAW＋10）"系统（图 18-5-1）的共识，细化了生殖衰老过程。绝经属回顾性临床诊断，诊断时应结合病史、临床表现、体格检查、激素测定、超声等。一旦患者确诊，可按照指南中的规范流程进行诊疗（图 18-5-2）。

初潮　　　　　　　　　　　最终月经（0）

分期	-5	-4	-3b	-3a	-2	-1	+1a	+1b	+1c	+2
术语	生育期				绝经过渡期		绝经后期			
	早期	峰期	晚期		早期	晚期	早期			晚期
					围绝经期					
持续时间	可变				可变	1~3年	2年（1+1）		3~6年	余生
主要标准										
月经周期	可变到规律	规律	规律	经量周期长度轻微变化	邻近周期长度变异≥7天，10个月经周期内重复出现	月经周期长度≥60天				
支持标准										
内分泌 FSH AMH 抑制素B			正常 低 低	可变* 低 低	↑可变 低 低	↑≥25IU/L** 低 低	↑可变 低 低		稳定 极低 极低	
窦卵泡数			少	少	少	少	极少		极少	
描述性特征										
症状						血管舒缩症状	血管舒缩症状			泌尿生殖道萎缩症状

注：* 在周期第 2~5 天取血检测；** 依据目前采用的国际垂体激素标准的大致预期水平。

图 18-5-1　STRAW+10 分期系统[①]

目前，国内外已经出台了比较多的有关绝经诊治的指南和建议。美国内分泌学会（TES）、意大利睡眠医学协会（AIMS）、北美绝经学会（NAMS）以及国家抑郁中心网（NNDC）分别就女性绝经后骨质疏松、绝经相关睡眠障碍和围绝经期抑郁的诊治做出了规范。激素补充治疗已被证实是绝经综合征的有效治疗方式，而被广泛应用于临床实践当中。2019 年国外《围绝经期综合征一线治疗中的激素治疗》中也指出，激素补充治疗是绝经综合征的一线治疗方式，是绝经期妇女全面管理战略的一部分。2018 中华医学会妇产科学分会指南指出，应对绝经期女性进行全面生活方式指导和健康管理，包括饮食、运动、控烟、限酒等，并指导适宜人群开展绝经激素治疗（menopause hormone therapy，MHT）或对非适宜人群采用非激素治疗，以缓解更年期相关症状，提高和改善其生命质量。绝经激素治疗规范流程见图 18-5-2。

① 引自：中华医学会妇产科学分会绝经学组. 绝经管理与绝经激素治疗中国指南（2018）［J］. 中华妇产科杂志，2018，53（11）：729-739.

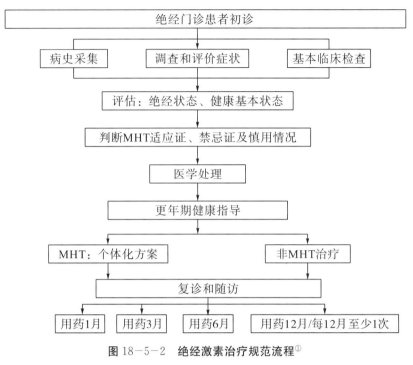

图 18-5-2 绝经激素治疗规范流程[①]

（习春杨 蒲燕）

第六节 高催乳素血症

各种原因导致血清催乳素（prolactin，PRL）异常升高，PRL＞1.14nmol/L（25μg/L），称为高催乳素血症（hyperprolactinemia）。高 PRL 血症可引起女性溢乳、月经紊乱，导致患者生殖功能下降，影响精卵细胞的结合，甚至引起女性排卵障碍，从而引起不孕症。高 PRL 血症可由疾病所致，也可在某些生理状态下发生，垂体疾病是最常见的原因。临床表现以月经紊乱和不育、溢乳、性功能改变为主，垂体腺瘤增大明显时，患者除有高 PRL 血症表现，还伴有头痛、眼花及视觉障碍。

据报道，25～34 岁妇女中高 PRL 血症的年发病率为 23.9/10 万。高 PRL 血症患者中，90%有月经紊乱，异常泌乳发生率达 90%，约 40%的患者可有多毛表现，这些症状会给患者的正常生活和工作造成极大困扰。

（一）病例介绍

患者，女，28 岁，因"未避孕未怀孕 4 年，月经稀少至闭经半年，头痛 1 个月"就诊。患者月经初潮 13 岁，平素月经规律，经量中等，无痛经。近一年无明显诱因出

---

① 引自：中华医学会妇产科学分会绝经学组. 绝经管理与绝经激素治疗中国指南（2018）[J]. 中华妇产科杂志，2018，53（11）：729-739.

现月经 40 天一个周期，最后闭经，最近一个月经常头痛，无发热，咳嗽等不适。体格检查：发育正常，营养中等，无胡须，无痤疮，甲状腺不肿大，心、肺正常，双乳发育好，无结节，双乳均可挤出乳汁。腹软，肝、脾肋下未触及，腹部无压痛，未触及包块，双下肢无水肿，全身无多毛。就诊后予溴隐亭口服治疗。

（二）护理

1. 病情观察

（1）高危因素评估：有研究显示，吸烟、酗酒、缺乏运动、高脂饮食、熬夜是引起高 PRL 血症的高危因素。另外，不能按时就餐、常吃夜宵、焦虑、抑郁、睡眠质量较差也与高催乳素血症的发生有关。经过详细的评估后可知，该患者平素喜食油炸荤食，经常吃夜宵，因工作繁忙，未进行体育锻炼，且经常熬夜。近期由于生育压力大，睡眠差。因此，在患者诊疗过程中，应注意对患者高危因素的干预。

（2）病情变化监测：观察患者月经情况、溢乳情况，观察有无性功能改变。诊疗期间，应定期监测血清 PRL。

2. 基础护理

（1）安全指导：溴隐亭可导致体位性低血压，护理人员需加强患者的自我保护意识，用药前做好宣传工作，告知患者改变体位时动作宜慢。开始服药时嘱患者睡前服用，以减少夜间活动，避免突然体位改变引起的跌倒或晕厥。嘱患者穿防滑拖鞋，卧床时拉起床档。一旦有头晕、眩晕等症状，应立即平卧。

（2）饮食管理：帮助患者养成良好的饮食习惯，禁暴饮暴食，勿有偏嗜。指导患者多摄入新鲜果蔬、薯类、未加糖的豆类及奶类等低升糖指数的食物。戒烟限酒。

（3）运动指导：告知患者定期进行有氧运动。

3. 治疗

（1）溴隐亭的用药指导：溴隐亭是治疗高 PRL 血症最常用的药物。溴隐亭的副作用主要有恶心、呕吐、便秘、眩晕、疲劳和体位性低血压等，用药数日后可自行消失，故治疗时从小剂量开始，根据患者对药物的敏感性和耐受性逐渐加量。应指导患者在晚餐后或睡前服药，等患者耐受后，可逐渐增加剂量，改为餐前服用。指导患者加强自我监测，有异常情况时及时到医院就诊。

（2）PRL 测定：因某些生理状态如妊娠、哺乳、夜间睡眠、长期刺激乳头乳房、性交、过饱或饥饿、运动和精神应激等，PRL 会轻度升高，临床上测定 PRL 时，应嘱患者早晨空腹或进食纯碳水化合物早餐后，于上午 09：00—11：00 时到达，先清醒静坐半小时，然后取血，采血时力求"一针见血"，尽量减少患者应激。

4. 健康教育

（1）心理护理：因患者担心患病后不能生育，思想负担重，缺乏信心。因此，护理人员应向患者及其家属讲解疾病相关知识及治疗成功案例，增强患者治愈的信心。护理过程中鼓励患者表达自己的情绪，耐心解答患者的疑问，提供情感支持等心理干预措施，消除其焦虑、恐惧等负面心理，使其充分感受家属及医务人员的温暖，积极主动配合治疗与护理。

（2）随访指导：高 PRL 血症患者应长期严密随访血 PRL 水平，以决定药物治疗方案。

（三）循证证据

2016 年，中华医学会妇产科学分会内分泌学组发布了《女性高催乳素血症诊治共识》，对高 PRL 血症的定义、发病原因、临床表现、诊断和治疗做出了规范。

根据血清学检查，PRL 持续异常升高，同时出现月经紊乱及不育、溢乳、闭经等临床表现，辅以影像学检查和眼底检查，即可诊断高 PRL 血症，具体的诊断流程见图 18-6-1。

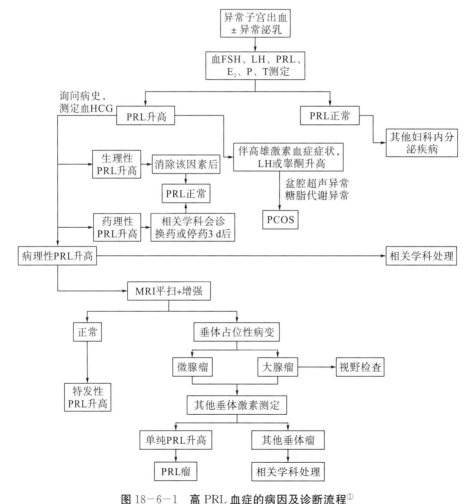

图 18-6-1　高 PRL 血症的病因及诊断流程①

---

①　引自：中华医学会妇产科学分会绝经学组. 绝经管理与绝经激素治疗中国指南（2018）[J]. 中华妇产科杂志，2018，53（11）：729-739.

目前，国内外关于高 PRL 血症的指南和专家共识很少。高 PRL 血症治疗根据病因而定，目标是控制 PRL 水平、恢复正常月经和排卵功能、减少乳汁分泌及改善其他症状（如头痛和视力障碍等）。高 PRL 血症多采用药物治疗，溴隐亭是治疗高催乳素血症最常用的药物，能有效降低血清催乳素水平，但停药后易造成病情反复，且服药过程中不良反应较多。2016 年中华医学会妇产科学分会内分泌学组发布的《女性高催乳素血症诊治共识》指出，应根据患者的实际情况，采取相应的治疗措施。

（蒲燕 任建华）

第七节 多囊卵巢综合征

多囊卵巢综合征（polycystic ovarian syndrome，PCOS）是一种以雄激素过高、稀发排卵或无排卵、卵巢多囊改变为特征的病变。PCOS 最早由 Stein 和 Leventhal 于 1935 年报道，病因至今尚不清楚，目前多认为 PCOS 发病可能由多基因异常和一些环境因素相互作用所致。在育龄期妇女中，其发病率为 5%～10%，远远高于全部恶性肿瘤的总发病率（每 10 万人中 400～500 例，即 0.4%～0.5%）。其常见的临床表现为月经异常、不孕、高雄激素血症、卵巢多囊样改变等，可伴有肥胖、胰岛素抵抗、血脂紊乱等代谢异常。

多囊卵巢综合征的患者，由于外形、月经不调、不孕不育，可能出现自尊受挫、焦虑、抑郁等情感障碍。另外，该病还会影响最终妊娠结局，是 2 型糖尿病、心脑血管疾病和子宫内膜癌发病的高危因素，严重影响患者的生活质量。

（一）病例介绍

患者，女，29 岁，因"未避孕未孕 3 年，月经紊乱 1 年"就诊。患者月经初潮 15 岁，平素月经规律，经量中等，无痛经。近 1 年开始出现月经紊乱，月经周期 2～3 个月。体格检查：生命体征正常，BMI≥25kg/m²。盆腔检查：触及双侧增大卵巢。因患者现有生育要求，门诊予促排卵治疗和二甲双胍口服。

（二）护理

1. 病情观察

（1）高危因素评估：研究发现，BMI 过高，PCOS 家族史，不良生活、饮食习惯及生活压力过大及孕酮、黄体生成素和游离睾酮水平均是引发 PCOS 的高危因素。PCOS 相关危险因素包括饮食作息不规律、母亲存在月经稀发、缺乏锻炼以及心理状态差。经过评估，该患者 BMI≥25kg/m²，平素喜食辛辣、油炸和膨化食品，无运动习惯，有较大的生育压力，患者母亲曾患 PCOS。因此，护理人员在管理该患者时，应注重加强对患者生活方式、饮食习惯的健康教育和督导，帮助患者排解压力。

（2）病情变化监测：指导患者正确测量体重，每周测体重 1 次，以监测体重变化。定期对患者的心理状态进行评估，尽早对不良情绪进行干预。观察并记录患者月经周期、经期、月经量等。患者服用促排卵药物后，需密切监测患者的病情变化和排卵情况，观察用药后的效果及用药反应，监测患者体温变化。

2．基础护理

（1）运动指导：对于肥胖或超重的患者，运动的主要目标是改善身体脂肪分布及减重，体重下降 5%～10% 可使患者的生殖和代谢异常得到明显改善。指导患者运动以步行为主，120～150 步/分，前 2 周运动时间为 30 分钟/日，以后逐渐延长至 1 小时/日，早晚 1 次，运动形式由步行逐渐过渡到走跑结合、慢跑、仰卧起坐、蹲下起立等。运动强度逐渐使心率达到 110～140 次/分，运动时间一般应在早餐或者晚餐 1 小时之后。运动过程中不宜过于劳累，注意运动的强度，以免造成损伤。

（2）饮食管理：总能量的控制及膳食结构的合理化是管理肥胖型 PCOS 患者的关键。因此应指导患者合理调整饮食结构，饮食应以清淡、易消化、高蛋白、低脂肪、低热量、低胆固醇，富含维生素及铁、钙的食物为主。同时坚持少食多餐，纠正不良的饮食习惯，禁辛辣饮食，少吃油炸或膨化等高热量食品。

3．治疗

（1）生活方式干预：生活方式干预是 PCOS 患者首选的基础治疗，尤其是对合并超重或肥胖的 PCOS 患者。生活方式干预可在药物治疗之前和（或）伴随药物治疗同时进行。生活方式干预包括饮食控制、运动和行为干预。生活方式干预可有效改善超重或肥胖 PCOS 患者的生活质量。生活方式干预包括加强对低热量饮食计划和增加运动的措施依从性的行为干预。行为干预包括对肥胖认知和行为两方面的调整，是在临床医生、心理医生、护士、营养学家等组成的团队的指导和监督下，患者逐步改变易于引起疾病的生活习惯（不运动、摄入酒精和吸烟等）和心理状态（如压力、沮丧和抑郁等）。

（2）药物的正确使用：PCOS 患者的治疗以药物治疗为主，服药的时间、剂量都有严格的要求。护理人员要根据医嘱准确指导患者服药，以达到治疗目的。在使用药物治疗过程中，应详细向患者讲解药物的服用方法及注意事项，嘱患者遵医嘱按时、按量服用药物，反复多次向患者讲解服药的目的、重要性和随意停药的弊端。二甲双胍最常见的不良反应是胃肠道反应，应指导患者餐中服药以减轻症状。同时，需指导患者定期复查肾功能，防止发生肾功能损害和乳酸性酸中毒。患者促排卵治疗期间，应指导患者严格遵医嘱用药，同时监测基础体温，观察有无排卵性双相曲线，还需观察患者用药后的反应，避免卵巢过度刺激综合征的发生。

4．健康教育

（1）心理护理：由于激素水平紊乱、体形改变、不孕恐惧心理等多方面因素的联合作用，PCOS 患者的生活质量降低，心理负担增加。在临床诊疗过程中，护理人员应充分尊重患者隐私，评估其心理状态并积极引导，调整、消除患者的心理障碍，通过咨询指导或互助小组等形式给予患者合理的心理支持及干预。

（2）其他：在临床治疗的同时要对患者进行科学的健康教育，讲解疾病相关知识，告知患者生活方式干预是治疗疾病的关键，以促进患者养成良好的生活习惯，减轻体重，促进患者病情的缓解。

（三）循证证据

2018 年，美国生殖医学会发布了《国际循证指南：多囊卵巢综合征的评估和管理》。同年，中国医师协会内分泌代谢科医师分会发布《多囊卵巢综合征诊治内分泌专家共识》，中华医学会妇产科学分会内分泌学组及指南专家组发布《多囊卵巢综合征中国诊疗指南》，对 PCOS 的诊断依据、诊断标准和治疗原则方面做出了规范。

PCOS 好发于 20～35 岁育龄期妇女，患病率因其诊断标准、种族、地区、调查对象等的不同而不同。PCOS 是导致育龄期妇女不孕的常见原因之一，PCOS 患者的不孕不育率为 6.36％。其诊断主要依靠患者病史、体格检查结果、实验室检查结果（如高雄激素血症的评估、LH、FSH 等）、子宫及附件超声检查结果等。一经诊断，则应该根据患者主诉、治疗需求、代谢改变，采取个体化的治疗措施，以达到缓解临床症状、解决生育问题、维护健康和提高生活质量的目的。

尽管 PCOS 发病率较高，但仅有 9.6％的 PCOS 患者意识到自己患有内分泌系统疾病或妇科方面的疾病，仅 5.9％的 PCOS 患者接受了治疗。接受规范化治疗的人群疗效差强人意。2018 国际循证指南指出，PCOS 确诊后，需要及时接受评估和管理，包括了生殖、代谢和心理特征的管理。因此，对于 PCOS 患者，应建立个人健康档案，根据患者的具体情况实施科学管理。2018 年《多囊卵巢综合征中国诊疗指南》也提出生活方式干预是 PCOS 患者首选的基础治疗手段。2018 年《多囊卵巢综合征诊治内分泌专家共识》指出，以代谢异常表现为主的育龄期 PCOS 患者，不论肥胖与否，均推荐诊断成立后即可开始使用二甲双胍治疗。也有学者强调，要注意预防 PCOS 的远期并发症，如 2 型糖尿病、心血管病变以及子宫内膜癌。

（习春杨　蒲燕）

第十九章　不孕症和辅助生殖技术并发症

第一节　不孕症

女性未避孕，有正常性生活至少 12 个月而未受孕，称为不孕症（infertility），在男性则称为不育症。不孕症可分为原发性和继发性两类，其中从未妊娠者称为原发性不孕，有妊娠史而后不孕者称为继发性不孕。按照不孕是否可以纠正又分为绝对不孕和相对不孕。有先天或后天解剖生理方面的缺陷，无法纠正而不能妊娠者称为绝对不孕；因某种因素阻碍受孕，导致暂时不孕，一旦得到纠正仍能受孕者称相对不孕。不孕症发病率因国家、种族和地区不同存在差异，我国不孕症发病率为 7%～10%，其中，输卵管性不孕占女性不孕的 25%～35%，是女性不孕最主要的病因之一。

近年来，全世界范围内不孕症发病率呈上升趋势，WHO 提出，不孕症、心血管疾病和肿瘤已经并列成为当今影响人类生活和健康的三大疾病。不孕症直接关系到患者的身心健康、夫妻感情的稳定和家庭关系的和谐，甚至影响社会的安定，现已成为世界性的生殖健康难题。不孕症尽管不是一种可以导致死亡的疾病，但一旦确诊为不孕症之后，受传统观念的影响，患者往往会产生较多负面心理，以焦虑、抑郁最常见。最近的研究显示，不孕症女性存在着较高的病耻感，其病耻感主要来源于自身、家庭和社会等，病耻感会给不孕女性带来很多的负面影响，如消极情绪、社交孤立等。

（一）病例介绍

患者，女，30 岁 4 月，因"正常性生活，未避孕未孕 2 年"于一年前的 8 月 2 日入院。一年前的 6 月于外院行子宫输卵管碘油造影示：子宫腔大小、形态未见明显异常；右侧输卵管走形略扭曲，左侧输卵管上举，均通而不畅；盆腔造影剂弥散较局限，考虑盆腔粘连可能。丈夫检查精液未见异常。患者患病以来月经规律，经量正常，无明显痛经。

入院后完善相关检查，考虑的入院诊断为"双侧输卵管粘连、继发不孕"。于一年前 8 月 3 日在全麻下行"腹腔镜输卵管修复整形术、腹腔镜下肠粘连松解术、宫腔镜检查术"。术中宫腔镜下见：子宫前位，宫颈光滑，宫腔深约 7cm，子宫各壁未见异常组织，可见内膜，双侧输卵管开口可见。腹腔镜下见：子宫前位，大小、形态正常；子宫左侧肠管与盆侧壁膜状粘连；左输卵管长约 12cm，大小、形态正常，走行正常，伞端与卵巢稍粘连，分离粘连后伞端口可见；右输卵管长约 12cm，大小、形态正常，走行正常，伞端开口可见。术毕通亚甲蓝，双侧输卵管均见亚甲蓝通畅流出。手术顺利，术中患者生命体征平稳。术后诊断：双侧输卵管粘连、肠粘连、继发不孕。术毕予补液治疗。8 月 5 日康复出院，术后行 GnRH－a 治疗三个周期，亮丙瑞林微球 3.75mg，ih，停药 1 月备孕。今年 9 月 20 日顺利分娩一男婴。

（二）护理

1. 病情观察

（1）高危因素评估：年龄是影响生育的重要因素，随年龄增长生育力逐渐下降。支原体或衣原体感染、初次性生活年龄过小、性伴侣多、输卵管妊娠史、宫颈炎史、盆腔炎史、结核史、阑尾炎史是输卵管性不孕的危险因素。另有研究显示，人工流产史是不孕的高度危险因素。经过仔细询问患者病史，得知该患者既往有盆腔炎。评估患者有无术后恶心呕吐的高危因素，如年龄>50 岁、晕动症、既往术后恶心呕吐史、非吸烟者、使用吸入性麻醉剂或 NO、麻醉时间长、使用阿片类药物、肥胖。经评估，该患者有晕动症，无吸烟史，有术后发生恶心呕吐的高危因素。患者术后返回病室，应注意有无恶心呕吐，并及时处理，防止胃内容物反流引起窒息。

（2）病情变化监测：患者入院后，无特殊合并症者，监测其生命体征，若出现生命体征异常、上呼吸道感染征象或月经来潮，应及时通知主管医生。患者术后返回病室，应密切观察患者意识、生命体征，切口、管道情况（腹腔引流管、尿管），受压部位皮肤情况，肠道功能恢复情况，有无恶心呕吐等不适症状。术后 2 小时内每半小时测量一次生命体征，观察并记录患者病情；术后 2~6 小时内，每 1~2 小时测量一次；如无异常，术后 6 小时后，每 2~4 小时测量一次；如有异常，应随时观察并记录。保持尿管、引流管通畅，妥善固定，避免折叠、脱出；观察尿液、引流液的颜色性状及量；定时更换尿袋和引流袋；保持外阴清洁，留置尿管期间每日用 1：10 碘伏擦洗外阴及尿道口周围，以防尿路逆行感染。观察阴道流血的性状和量，必要时保留会阴垫并称重。

（3）疼痛评估：手术作为一项有创性操作，使大部分患者术前都处在持续的焦虑、紧张状态中。而持续的焦虑状态增加了儿茶酚胺等应激性激素的释放，可引起心率加快、血压升高、氧耗增加等一系列反应，不仅使心血管并发症的发生率增加，也不利于术后的远期康复。应鼓励患者主动表达疼痛感受，采用数字等级评分法持续性动态评估并准确记录患者的疼痛感受，为医生进行镇痛治疗提供依据。若患者使用镇痛药物，静脉给药 15~30 分钟后和口服用药 1~2 小时后评估疼痛缓解情况。

2. 基础护理

（1）皮肤准备：腹腔镜和宫腔镜手术术前 1 天，协助患者清洁肚脐，指导患者术前一日晚间沐浴，清洁肚脐、腹部及会阴部皮肤。

（2）饮食管理：要求患者术前 4 周开始戒烟、戒酒。根据快速康复指南，告知患者麻醉前 3 小时可饮用不含酒精的饮料，如清水和运动饮料，总量不超过 200ml，术前 8 小时可进普食，以缓解术前口渴、紧张及焦虑情绪，减轻围手术期胰岛素抵抗，减少术后恶心与呕吐及其他并发症的发生。患者手术后返回病室，告知患者及其家属，术后麻醉清醒后若无恶心、呕吐即可饮温开水，10~15ml/h，直至可进食，术后 4~6 小时开始进流质饮食，肛门排气后可进食半流质饮食。

（3）体位：患者返回病房后，无须去枕平卧，体位舒适即可。若患者有恶心、呕吐等，应取去枕平卧位，头偏向一侧，防止窒息。同时，应拉起两侧床档，防止坠床。

（4）活动指导：鼓励患者在术后 24h 内尽早离床活动，活动顺序为床上坐起—床边站立—扶床行走—室内行走—室外活动，活动时需家属搀扶，循序渐进，逐步增加活动量，防止跌倒。

3. 治疗

（1）补液治疗：补液治疗是围手术期处理的重要组成部分，目的在于维持血流动力学稳定，保证器官及组织的有效灌注。术前为防止患者发生低血糖等不良反应，遵医嘱予静脉补液，多选含有葡萄糖的溶液（术前葡萄糖的应用降低了患者术前口渴、饥饿、烦躁的出现，并能显著减少术后胰岛素抵抗的发生）。术前补液既可改善患者术后营养状况，又能够减轻机体应激反应，加速切口愈合，降低感染风险，从而达到促进康复的目的。术前予以 500~1000ml 的液体量较合适。术中补液首选平衡盐溶液，可减少高氯性代谢性酸中毒的发生。术中限制补液量，可有效改善血液循环，促进胃功能恢复，缩短住院时间，减少住院费用。术后常规补液时间不超过 24 小时，并根据患者的血压、呼吸频率、心率和血氧饱和度调整补液量及补液速度。

（2）疼痛管理：术后遵医嘱给予患者对乙酰氨基酚、非甾体抗炎药（如氟比洛芬酯）、加巴喷丁/普瑞巴林作为基础镇痛方案，若镇痛效果欠佳，可遵医嘱加用羟考酮/曲马多。该患者术后疼痛评分为 1~4 分，运用口服止痛药后效果显著。另外，还可以采取音乐干预配合意念想象放松训练的方式减轻患者疼痛。

（3）药物的正确使用：为促进宫颈机械性扩张，减少人流综合征的发生，减少术中疼痛，避免宫颈撕裂等，常规在患者宫腔镜术前一日晚给予阴道后穹窿放置米索前列醇，放置前应评估患者有无禁忌证，如心、肝、肾疾病，用药后需观察有无腹泻、腹痛、恶心呕吐、阴道出血及发热，警惕有无严重过敏反应。或于手术当日使用一次性宫颈扩张器。患者手术后开始予亮丙瑞林微球皮下注射，护理人员应指导患者严格遵医嘱按时用药，说明药物不良反应，如潮热、恶心、呕吐、头痛等，告知患者无须紧张，停药后不良反应即消退。

4. 健康教育

（1）入院教育：患者入院后，对住院流程、安全、术前准备、围手术期处理流程（包括手术及麻醉过程）、患者需要配合完成的步骤、术后康复、疼痛管理、出院标准等内容进行详细介绍。为确保入院教育的完整性、规范性，推荐使用"入院教育 Checklist 清单"。

（2）提高受孕的技巧：指导夫妇保持健康状态，如注重营养、减轻压力、增强体质，戒烟、戒毒、戒酒。在性交前、中、后勿使用阴道润滑剂或进行阴道灌洗。不要在性交后立即如厕，应卧床并抬高臀部，持续 20～30 分钟，以使精子进入宫颈。掌握简单的生理知识，学会监测排卵，选择排卵前后同房，适当增加性交次数。在备孕期间，慎用药物，慎做检查。

（3）心理护理：长久以来，生育被看作是妇女基本的社会职能之一，具有生育和养育能力被视为女性的标志之一。不孕的诊断及治疗给女性带来了生理和心理上的不安。同时，不孕的压力可引起一些不良的情绪反应，如焦虑和抑郁，又将进一步降低成功妊娠的概率。因此，护理人员应对夫妇双方提供心理护理，可以夫妇各自单独进行，也可以同时进行。教会妇女进行放松，如练习瑜伽、调整认知、改进情绪表达的方式方法等。

（4）出院教育：告知患者出院手续办理流程，指导患者出院后适当增加营养摄入，饮食宜清淡、易消化。术后遵医嘱休息一个月，可适当活动，以不劳累为宜。告知患者出院后需监测体温、切口情况、阴道流血情况、疼痛、大小便情况等，嘱患者出现发热、切口红肿、阴道流血量多于月经量、腹痛剧烈等异常情况时及时就诊。切口处敷料无渗血渗液、浸湿等情况，则无须更换，出院一周后撕掉敷料即可。出院后一周可淋浴，一个月内禁止性生活和盆浴。告知患者出院后 1 个月于门诊随访。

（三）循证证据

2015 年，欧洲人类生殖及胚胎学会发布了《不孕和医学辅助生殖的常规心理护理》，指出患者护理看重的是护理人员与患者的关系，护理人员应关注患者与病史有关的不同需求。患者看重照顾的连续性、生育护理人员的专业能力、接受个性化护理、与其他患者接触的机会。应在试管婴儿治疗之前、期间和之后提供专门的心理社会护理（不孕症咨询或心理治疗）；积极的工作人员特征（沟通、尊重、能力、意愿和信息）与更好的患者反应有关；量身定制的在线心理教育干预措施可以改善不孕症患者的特定压力和自我效能。

2019 年，中华医学会妇产科学分会妇科内分泌学组发布了《不孕症诊断指南》，对不孕症的病因分类、诊断依据、诊断流程做出了规范。2018 年中华医学会生殖医学分会的《输卵管性不孕诊治的中国专家共识》指出输卵管因素是女性不孕最常见的因素，输卵管性不孕的高危因素包括盆腔炎性疾病、异位妊娠史、盆腹部手术史、阑尾炎、宫腔操作史、子宫内膜异位症。因导致不孕症的原因较多，且通常是男女双方多种因素同时存在作用的结果，因此需要通过男女双方全面检查找出原因，并根据特定的病史、体格检查、辅助检查结果明确诊断，具体的诊断流程见图 19-1-1。

另外，有研究显示，生殖系统感染、输卵管病变、人工流产是女性不孕的高危因素。子宫内膜异位症、接触有毒有害物质（酒精、农药、苯、甲苯和二噁英）6 个月以上、生殖系发育异常是女性不孕的危险因素。长期处于紧张焦虑状态下的妇女，其神经内分泌功能会受到影响，从而引起不孕。

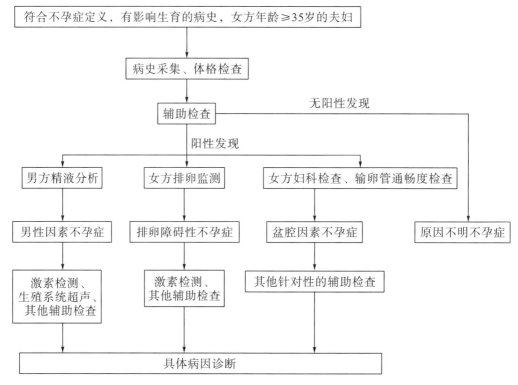

图 19-1-1　不孕症的诊断流程（年龄）

目前，有关不孕症的指南和专家共识出台较多。在护理过程中，首先要指导患者加强体育锻炼、增强体质、促进健康、保持良好乐观的生活态度，戒烟戒酒，养成良好的生活习惯。适当增加性知识，了解自己的排卵规律，性交频率适中，以增加受孕机会。同时要考虑到年龄是不孕的重要因素之一，应充分评估女性卵巢的年龄、治疗方案的合理性和有效性以选择恰当的治疗方案。有明确病因者针对不孕症的病因进行治疗。

（雷岸江　王宇扬）

第二节　卵巢过度刺激综合征

卵巢过度刺激综合征（ovarian hyperstimulation syndrome，OHSS）是由于使用促排卵药物，卵巢对促性腺激素的刺激反应过度所致的一系列临床症候群，表现为卵巢增大、腹胀、胃肠道不适、腹水、少尿及低血容量。OHSS 根据临床表现可分为轻、中、重度，其中重度 OHSS 的发生率为 0.5%～5.0%，可危及生命。

OHSS 的发病机制尚未阐明，但已知与 HCG 使用有关，可能是 HCG 通过一些物质中介而引发 OHSS 的一系列表现。一般认为有以下几方面的原因：

（1）由于卵巢对促性腺激素反应过度，激活肾素-血管紧张素-醛固酮系统，使肾素、血管紧张素Ⅰ、血管紧张素Ⅱ、血管紧张素Ⅲ及其转化酶活性增强，前列腺素分泌增加。

(2) 促排卵造成过多卵泡发育，雌激素水平过高。

(3) 淋巴细胞、巨噬细胞活性增强，导致 IL 等细胞因子增多。

(4) 组胺、5-羟色胺分泌增加。

(5) 血管内皮生长因子增加。

以上因素都可导致毛细血管通透性增加，造成 OHSS 的发生。

(一) 病例介绍

患者，女，30 岁，因"取卵术后 12 天，胚胎移植后 9 天，下腹胀 3 天，加重伴胸闷 1 天"于 3 月 21 日 19：20 急诊入院。查体：T 36.7℃，P 78 次/分，R 19 次/分，BP 115/65mmHg。患者曾因"慢性输卵管炎，多囊卵巢综合征"于我院接受辅助生殖治疗，采用拮抗剂方案。3 月 9 日患者于我院行经阴道 B 超引导下取卵术，获卵 15 枚。3 月 12 日移植 2 枚卵裂期胚胎。3^+ 天前患者感腹胀，无其他特殊症状。3 月 20 日，患者出现腹胀加重伴尿量减少，并出现胸闷，偶有胸痛，并出现恶心和呕吐，呕吐胃内容物 10^+ 次，呕吐物为无血性分泌物，无腹泻等不适，食欲减退，进食差，无发热、咳嗽、尿急、阴道流血等不适。于我院就诊，查妇科 B 超示：右侧胸腔查见积液 3.2cm，左侧胸腔未见明显积液。血常规示：白细胞 $20.9×10^9/L$，中性粒细胞百分比 85.1%，Hb 110g/L，HCT 48.8%，HCG 67mIU/mL，肝肾功、电解质正常，白蛋白 38g/L。急诊考虑卵巢过度刺激综合征收入我科。患者一般情况良好，否认肝炎、结核或其他传染病史，已接种乙肝疫苗、卡介苗、脊灰、麻疹疫苗等，无过敏史，无外伤史。2 年前行腹腔镜手术，无输血史，无特殊病史。初潮年龄 14 岁，周期 30~50 天，经期 5~7 天，末次月经 2 月 27 日，无痛经，经量正常，白带正常。20 岁结婚，配偶体健，无离异、再婚、丧偶史。首次性生活 21 岁。婚外性伴侣：无。近亲婚配：否。孕次，2；产次，1。顺产次数，1；流产次数，1；宫外孕次数，0。否认葡萄胎病史。专科查体：第二性征女性，外阴发育正常，无水肿。初步诊断：妊娠合并卵巢过度刺激综合征（重度），胚胎移植术后，继发性不孕，多囊卵巢综合征，慢性输卵管炎。

(二) 护理

1. 病情观察

(1) 高危因素评估：警惕具有高危因素的患者，注意病史、体格检查和超声检查的诊断。对于有风险因素的患者（具体见表 19-2-1），如多囊卵巢综合征（PCOS）、年轻、瘦小、有高免疫敏感性或 OHSS 病史者，应结合 E_2 水平、卵泡募集的情况与 B 超进行严密监护，出现 OHSS 倾向时积极采取治疗措施。

表 19－2－1　OHSS 风险因素的具体标准

风险因素	具体标准
主要风险因素	
年龄	＜33 岁
既往 OHSS 病史	前次发生 OHSS，且住院治疗
PCOS	PCOS 诊断标准
卵巢 PCO 改变	单侧卵巢窦卵泡数＞12 枚，呈"项链征"
AMH	＞3.36mg/ml 或＞7mg/ml
次要风险因素	
基础 AFC	＞14 枚（双侧）
COH 中卵泡及 E_2 水平	≥11mm 卵泡超过 18 枚，E_2＞9150pmol/L
HCG 日卵泡数及 E_2 水平	≥12mm 卵泡数大于 20 枚，E_2＞14640pmol/L
获卵数	≥15 枚或＞20 枚
可能风险因素	
VEGF	
过敏体质	
低体重或低 BMI	

来源：李娜，师娟子．激动剂长方案中卵巢过度刺激综合征的预防［J］．生殖医学杂志，2015，24（10）：783－789.

（2）症状及病情变化评估：症状的快速准确评估以及病情变化的及时监测是医护工作的重难点。OHSS症状分为轻、中、重度。轻度表现为下腹不适，轻度腹胀痛，食欲缺乏，B超测卵巢直径≤5cm，血 E_2≥1500ng/L；中度表现为明显下腹胀痛、恶心、呕吐或伴腹泻、腹围增大，体重增加≥3kg，明显腹腔积液，少量胸腔积液，双侧卵巢明显增大，直径达 5～10cm；重度表现为腹胀痛加剧，腹腔积液明显增加，可导致呼吸困难，不能平卧，大量胸腔积液、腹腔积液致心肺功能障碍，血液浓缩等，体重增加≥4.5kg，卵巢直径≥10cm。针对此案例，应综合以下 4 个方面进行评估：①观察和记录患者的呼吸、脉搏、体温、血压、腹痛、腹胀等情况，注意患者的皮肤弹性和湿度，是否有出血点、水肿等全身情况；及时完成各项实验室检查，包括白细胞计数、电解质、肝功能等，全血细胞分析和血细胞比容检测用以评估血液浓缩情况；遵医嘱行 B 超检查，观察卵巢大小、盆腔积液量变化情况。②为保证测量的准确性，嘱患者在每日早晨固定时间、空腹、排空大小便后，穿单衣测量体重并记录；让患者平卧于床上，双腿伸直，在呼气末经脐部绕腹部一周测量，记录腹围的变化。③准确记录 24 小时出入量，嘱患者家属将每日饮食的种类和量进行记录，并使用专用量杯记录患者的尿量，密切观察患者尿量情况。④当患者出现腹胀、腹痛加剧，明显的呼吸困难，迅速报告医生，行心电监护及血氧饱和度监测，观察并记录患者的意识、血压、脉搏、血氧饱和度、腹痛情况，记录腹痛的程度，性质。遵医嘱给予患者低流量吸氧，协助腹腔穿刺抽出腹腔积液，以缓解症状。准确记录腹腔积液量，观察腹腔积液的颜色及性质，定期更换引流管，操作中严格执行无菌操作。胸腔积液可通过胸导管穿过横膈进入循环，如腹腔积液消除，胸腔积液可自行吸收，因此较少行胸腔穿刺。

2. 基础护理

（1）体位：卧床休息时，抬高双下肢，避免突然改变体位，以防止剧烈活动后引起卵巢蒂扭转等并发症。如患者胸闷、腹胀较重不能平卧，可取半卧位，适当进行下肢活动锻炼，可在床上做踝泵练习促进下肢血液循环，正确穿着医用弹力袜，根据患者具体情况，遵医嘱鼓励患者下床活动以防下肢静脉栓塞发生。OHSS 患者应避免妇科检查，以免引起卵巢破裂出血。

（2）饮食护理：OHSS 患者胃肠道症状明显，护理人员应为其创造良好的进食环境，促进食欲。鼓励患者进食高热量、高蛋白、富含维生素的食物，少食多餐，同时注意水电解质的平衡。嘱患者多饮水，适当进食高纤维食物，预防便秘，保持大便通畅。

（3）皮肤护理。

1）OHSS 患者大量腹水可导致低蛋白血症，引起全身水肿，皮肤弹性变差，易出现皮肤抵抗力降低，导致损伤及感染。患者毛细血管通透性增加，可能出现皮肤瘙痒，应指导患者保持皮肤清洁、干燥、避免搔抓。保持床单位清洁、干燥、平整、柔软。

2）外阴水肿时，应保持外阴清洁，予 50% 硫酸镁湿热敷或红外线灯物理治疗，嘱患者穿着棉质宽松内裤，避免局部摩擦、损伤。

3）使用黄体酮注射的患者，应注意注射部位皮肤状况，注射后针眼处用无菌棉签按压，防止药物外渗，注射部位水肿较严重者可改用阴道用黄体酮。

3. 治疗

（1）血容量的迅速补充：重度 OHSS 患者饮食摄入量减少，第三间隙液体潴留及伴有呕吐或腹泻，入院时往往处于低血容量状态，需迅速建立静脉通路，在为患者补充血容量时，应注意合理安排输液顺序，按晶体与胶体结合的原则。胶体液常用人血白蛋白、羟乙基淀粉，有利于保持胶体渗透压和血容量，降低游离的 E_2 和一些有害因子的水平。

（2）药物的正确使用：遵医嘱用药，扩容首选人血白蛋白；输注人血白蛋白时应注意在开始的 15 分钟内缓慢输入，以 15~20 滴/分为宜，因为快速滴注可能导致过快逆转血液浓缩而发展为血液稀释，造成游离的水又漏回第三间隙，若无不良反应可调至 50ml/h，持续 4 小时以上，并注意观察患者有无过敏反应。滴注羟乙基淀粉时以 30~40 滴/分为宜。使用低分子右旋糖酐进行补液扩容时，应注意输注起始滴速缓慢，观察患者有无过敏反应。保持电解质平衡，纠正低血容量，血容量不足时，慎用利尿剂。此外，现有证据表明，静脉钙剂能有效降低 OHSS 的发生率，而不影响妊娠结局。

4. 健康教育

（1）心理护理：卵巢过度刺激综合征是一种医源性疾病，且患者往往经历了较长时间的不孕、检查及治疗过程，承受了来自不同方面的压力，心理问题较为突出，常常产生恐惧、悲观、紧张、焦虑、失望等情绪，容易发生情绪失控，不利于疾病的康复。因此，心理护理是预防和治疗该疾病的重要措施，护理人员要和患者建立良好的护患关系，关心和体贴患者，向患者解释 OHSS 的相关知识，了解患者的心理状态，介绍成功治疗的案例，解除患者的恐惧心理，增强患者战胜疾病的决心。增加与患者家属的沟通，了解家属的顾虑，帮助家属主动参与到患者的护理过程中来，多鼓励、安慰。在进行各项检查治疗时，事先说明，以减少患者顾虑。

（2）出院指导：告知患者做好自我监护（腹胀程度、尿量及是否有阴道出血），回家要劳逸结合，加强营养，多食用高蛋白、高维生素、易消化的食物，保持外阴清洁，遵医嘱用药。

（三）循证证据

目前国内外尚无卵巢刺激综合征的诊治指南和专家共识出台。强调预防比治疗更为重要。其预防措施包括以下几个方面。

（1）对高危因素的患者进行评估。

（2）调整促排卵方案。

PCOS 患者促排卵前期可使用口服避孕药（OC）和双胍类药物、芳香化酶抑制剂、地塞米松等药物改善激素环境，顽固性高 LH 水平可考虑应用 GnRH－a 超长方案。对于卵巢高反应患者，目前国内多采用激动剂降调节长方案（同行交流）。因抑制了内源性促性腺激素（Gn）释放，必须增加外源性 FSH 刺激卵巢，可增加 OHSS 风险。在卵泡直径 12~14mm 时添加拮抗剂，通过与 GnRH 受体结合，抑制内源性 LH 释放，不抑制早期内源性 FSH。与激动剂方案比较，显著降低中度 OHSS 发生率。

GnRH－ant 方案并不能减少 OHSS 的发生，在 GnRH－ant 方案中应用 GnRH－a 代替 HCG，可减少 OHSS 的发生。自然周期中应用 GnRH－ant，可在预防自发的 LH 峰出现的同时，避免 OHSS 的发生。

（3）控制外源性 HCG 的应用。

1）取消周期或取消 HCG：证据表明，取消周期并避免注射 HCG 是预防 OHSS 的有效措施。可疑发生严重 OHSS 者，如在排卵的早期（卵泡直径<14mm），应及时取消本周期；如在促排卵的后期，接近注射 HCG，则应依病情而定，可延迟、减少 HCG 注射量，或停止注射 HCG。若发生重度或极重度 OHSS 也可考虑取消周期，避免注射 HCG，可缓解症状。但考虑到患者的经济及心理负担，应谨慎评估。

2）GnRH－a 或重组 LH 替代 HCG 诱导排卵：GnRH－a 是 HCG 的有效替代物，LH 作用时间短，对卵巢刺激小，且溶黄体作用快速彻底，OHSS 发生率低。

3）单纯采用黄体酮而不是 HCG 进行黄体支持。

（4）"Coasting 疗法"或者延迟 HCG 的注射。

当患者进行促排卵后，出现明显的 OHSS 倾向，如腹部不适、大量卵泡募集（每侧发育卵泡数超过 10 个）、血清 E_2>18350pmol/L，优势卵泡直径为 16~18mm 时，可以采用"Coasting 疗法"，即停止使用 Gn、继续使用 GnRH－a 1~2 天，直至血清 E_2 降至安全范围，即 9177~13760pmol/L 再使用 HCG，D'An－gelo 等的系统回顾研究发现，Coasting 疗法不能避免高危患者发生 OHSS，但可以减少意外事件，减少严重病例发生。

（5）单胚胎移植或者放弃移植而行胚胎冷冻。

在体外受精—胚胎移植（IVF－ET）的周期中，OHSS 发生的风险与 HCG 水平直接相关，同时与多胎妊娠相关，所以避免多胎妊娠实施单胚移植可减轻迟发型 OHSS 的严重程度。若移植前已发生严重 OHSS 或出现严重 OHSS 的倾向，可将胚胎冷冻保存不进行移植，待以后再移植冷冻胚胎。这样虽不能减少早发型 OHSS 的发生，但可以避免迟发型 OHSS 的发生，减轻病情及减少其他并发症的发生。

（王宇扬　唐英）

第三节　辅助生殖中的多胎妊娠

多胎妊娠是指一次妊娠同时有 2 个或 2 个以上的胎儿形成。按照 Hellin 在 1895 年得出的自然受孕多胎妊娠发生率公式 $1/89^{(n-1)}$（n 代表一次妊娠中的胎儿数）计算得出自然受孕后的双胎妊娠发生率为 1.12% 左右，经诱导排卵治疗后，多胎妊娠率可达 16%~31%。随着人类辅助生殖技术的发展、促排卵药物的广泛应用和高龄孕妇的逐年增多，多胎妊娠的发生率逐年上升。世界各国多胎妊娠现象在辅助生殖技术（ART）开展的几十年间显著增加。2016 年中华医学会生殖医学分会数据报告系统显示，我国生殖医学中心多胎发生率达 30% 以上，有些中心甚至高达 40%。多胎妊娠直接导致妊娠并发症及围产儿死亡率增加，新生儿脑瘫等发生率随胎数增加而增加。2018 年我国专家共识提出要通过阶段努力及临床实践争取尽早将我国 IVF－ET 的多胎率降低至 20% 以下。与多胎妊娠发生有关的因素有以下几个方面：

（1）年龄及产次；

（2）内源性促性腺激素；

（3）促排卵药物的应用；

（4）遗传因素。

由于 ART 的广泛应用，多胎妊娠被认为是 ART 的常见并发症之一。不少研究表明，在多胎妊娠早期，行减胎术减少孕妇妊娠胎儿个数，可以有效降低母体孕产期并发症发生率，改善围产儿结局。目前，减胎术已成为处理多胎妊娠的重要手段，减胎手术方式的选择主要依据减胎时的妊娠周数及绒毛膜性。孕早期的减胎术主要为阴道超声引导下经阴道减胎术，常用方法有负压吸引、被减胎儿心脏穿刺或心脏注射 KCl、生理盐水等。12 周及以上时可选择经腹减胎术，采用 KCl 心脏注射或射频消融减胎术。

（一）病例介绍

患者，女，30 岁，因"胚胎移植术后 45 天，发现三胎妊娠 1 天"，于 5 月 27 日入院。患者因不孕症在院外行辅助生殖，于 4 月 12 日移植解冻囊胚 2 枚，术后予戊酸雌二醇（补佳乐）、地屈孕酮、黄体酮治疗，5 月 19 日院外行 B 超提示双孕囊三胎芽，遂来我院行减胎治疗。患者精神、睡眠、食欲可，大小便无明显异常。既往身体情况良好，否认糖尿病、高血压、冠心病，否认肝炎、结核或其他传染病史，否认食物、药物及其他过敏史，否认手术史。初潮 13 岁，经期 7 天，周期 30 天，G_0P_0，末次月经 3 月 23 日。入院时 T 36.5℃，P 84 次/分，R 18 次/分，BP 106/62mmHg。内科查体无特殊。专科查体：孕期未查。5 月 26 日 B 超示：子宫前位，宫体前后径 6.4cm，宫内查见两个孕囊，孕囊 1（左侧）4.3cm×3.2cm×3.6cm，囊内胎芽 2.1cm，可见胎心搏动；孕囊 2（右侧）大小 4.6cm×2.1cm×3.0cm，囊内 2 个胎芽，直径分别为 1.7cm、1.9cm，均可见胎心搏动，双附件区未见确切占位。入院后予完善相关检查，结合症状、体征及辅助检查结果，考虑入院诊断为"$G_1P_0 8^{+3}$ 周宫内孕三活胎，IVF－ET 术后"。拟择期行减胎术。

1. 病情观察

（1）监测生命体征：1 小时内每 15～30 分钟观察 1 次，1 小时后每 1 小时观察 1 次，2 小时后病情变化时随时观察。

（2）评估：观察有无宫缩及阴道流血；观察有无头晕、心悸，观察有无恶心、呕吐等；观察面色、口唇情况。如患者有腹痛，应首先注意辨别腹痛的性质、评估腹痛的程度；如发生阴道流血，应严密观察出血的量及性质，如有异常及时向医生汇报。

（3）管道观察：若有输液管道，需观察输液管道是否通畅，穿刺点周围皮肤情况等。

2. 基础护理

（1）术前护理。

完善术前准备：术前一日遵医嘱予药物敏感试验、皮肤准备和阴道准备，遵医嘱使用 5%聚维酮碘溶液擦洗会阴；手术当日可进食早餐，避免患者因空腹引起低血糖综合征。

（2）术后护理。

1）协助患者采取适宜体位，并注意观察受压部位皮肤情况。注意患者个人卫生，可洗淋浴，禁同房、盆浴；指导其自行清洁会阴，同时要注意观察阴道分泌物的情况，如果出现脓性分泌物或阴道出血的情况，要及时向医生汇报。

2）饮食管理：合理饮食，注意膳食搭配；鼓励患者进高蛋白、高维生素、易消化的饮食，以增强机体抵抗力；禁止吃辛辣、生冷的食物，避免腹泻及便秘。

3）指导患者下床小便时需有人搀扶陪同，注意安全，以免头晕、跌倒。注意休息，避免重体力劳动，禁止剧烈运动。

3. 治疗

（1）术前治疗。

1）保胎治疗：遵医嘱继续使用黄体支持药物。密切关注患者是否发生腹痛及阴道流血情况。

2）预防感染：术前建立有效的静脉通道，术前遵医嘱预防性口服或静脉滴注抗生素，防止宫腔减胎感染。

（2）术后治疗。

1）预防感染：遵医嘱使用抗生素；使用无菌会阴垫，勤更换，保持外阴清洁；禁止不必要的妇科检查，以减少对子宫的刺激。

2）保胎治疗：遵医嘱予硫酸镁静脉滴注，预防宫缩；继续黄体酮肌内注射，并告知患者所用药物名称、用法、作用等。

4．健康教育

（1）术前健康教育。

1）心理护理：通过促排卵及 IVF－ET 怀孕者，胎儿十分珍贵，又因为患者及家属对减胎术缺乏了解，担心减胎失败，又担心伤及存活的胎儿，故患者在减胎术前、术中表现为精神紧张、焦虑。护理人员应向患者介绍减胎的方法，分享减胎成功的病例，告知减胎后的围生期结局优于未减胎者，增加患者信心；关心、体贴患者，及时答疑解惑；解除患者的思想顾虑及心理压力，取得患者和家属的信任，使其主动配合手术。

2）术前指导：向患者及家属解释减胎术的必要性及减胎术后可能发生的并发症，协助签署知情同意书；向患者介绍手术的流程，讲解手术步骤及成功案例。通过肢体、语言交流，指导患者学会瑜伽呼吸法缓解焦虑情绪，有助于手术的成功。

（2）术后健康教育。

术后 24 小时和 7 天后进行 B 超检查，其目的是观察被减胎孕囊胎心有无复跳及其余孕囊胎心搏动是否正常；术后 1 个月内禁止盆浴，3 个月内禁止性生活；继续遵医嘱使用保胎药物，指导用药注意事项；出院后应注意多休息，避免重体力劳动，定期产前检查，观察胎儿的生长发育情况，指导围生期保健，定期随访。

（三）循证证据

2016 年，中华医学会生殖医学分会发布《多胎妊娠减胎术操作规范（2016）》，规范了多胎妊娠的诊断、多胎妊娠的风险和预防及手术规范操作流程。2017 年，美国妇产科医师学会（ACOG）发布了关于多胎妊娠减胎术的临床指南，该指南指出，发生多胎妊娠时，结合该指导意见的伦理框架，有助于产科医生为患者提供继续妊娠或减胎决定的咨询和指导。

对于医源性多胎妊娠，更多强调的是预防。要严格掌握促排卵治疗的适应证、严格掌握促排卵药物的使用，对于诱导排卵时有＞3 枚优势卵泡者（卵泡直径≥14mm），建议取消周期治疗，并严格避孕，避免发生多胎妊娠。随着辅助生殖技术的不断提高，临床妊娠率可达 50％左右，应严格控制体外受精－胚胎移植的移植胚胎数，建议移植胚胎数目不超过 2 个，鼓励选择性单胚胎移植。

（王宇扬　任建华）

第四节　辅助生殖手术中的膀胱出血

随着辅助生殖技术中的体外受精-胚胎移植（IVF-ET）及超声技术的发展，阴道超声监视下经阴道穿刺取卵成为一种简单有效、相对安全的取卵方式。阴道超声引导下取卵一般是安全的，但是女性生殖器与输尿管、膀胱及乙状结肠、阑尾、直肠在解剖位置上相邻，各器官在取卵的过程中都有可能受到损伤。取卵术中可能由于操作不当、技术不熟练、穿刺针受力向后弯曲而改变方向，以及患者盆腔内炎症使器官粘连导致解剖位置改变，使毗邻的膀胱、输尿管等器官受到损伤。穿刺后膀胱出血是一种少见的并发症，但因其可引起患者下腹不适、排尿困难，甚至发生大出血危及患者的生命安全，应引起临床医护人员的重视。

（一）病例介绍

患者，女，25岁，因"取卵术后12小时，尿频及尿痛伴有血尿3小时"，于3月25日入院。患者3月25日在全身静脉麻醉下，于阴道超声引导下行取卵术。3小时前患者返院就诊，自诉小便时见鲜红色血尿伴血凝块，有尿频、尿痛，少量阴道流血，感轻度下腹胀痛。无头晕、眼花、心悸、胸闷等不适。初潮13岁，经期7天，周期28天，G_0P_0，末次月经3月11日。查体：T 36.8℃，P 86次/分，R 19次/分，BP 116/72mmHg。心肺未闻及明显异常。专科查体：第二性征女性；已婚未产式。外阴发育正常，阴道无充血，无活动性出血，宫颈光滑，扪及膀胱充盈。急诊彩超提示：膀胱形态基本正常，壁光滑，膀胱内查见较多团状及片絮状稍强回声，较大约7.0cm×6.2cm×6.8cm，形态欠规则，未探及明显血流信号。患者精神、睡眠、食欲可，大便无明显异常。既往身体情况良好，否认糖尿病、高血压、冠心病，否认肝炎、结核或其他传染病史，否认食物、药物及其他过敏史。入院后予完善相关检查，结合症状、体征及辅助检查结果，考虑入院诊断为"膀胱出血，取卵术后"。拟予止血、预防感染、三腔导尿管保留导尿、膀胱灌洗等治疗，必要时膀胱镜下清除血凝块或手术止血。

（二）护理

1. 病情观察

（1）病情评估：严密观察潜在性损伤，了解患者的病史，评估是否合并其他脏器损伤。严密观察患者症状及体征的变化，做好抢救准备，配合医生做好各项实验室检查及B超、X线、CT检查等。

（2）病情变化监测：密切观察患者生命体征变化，注意皮肤色泽及肢体温度；若有休克发生，在抗休克治疗的同时做好术前准备；观察排尿异常情况，尿液的量、质变化。必要时留置导尿管；密切观察下腹部疼痛、压痛、肌紧张，血尿及排尿困难及尿外渗情况。

2．基础护理

（1）饮食管理：鼓励患者多饮水，勤排尿，促进尿液中细菌的排泄；不吃辛辣刺激性食物，饮食宜清淡，多进食高蛋白、高纤维食物，保持大便通畅。

（2）会阴护理：患者应卧床休息，每天定时护理会阴，保持会阴部清洁，预防尿路感染。会阴护理时注意保护患者隐私，不过分暴露患者，同时注意把家属请出病房。

3．治疗

（1）膀胱冲洗：膀胱出血的患者行膀胱冲洗，其目的是将创面的出血冲洗到膀胱外，避免在膀胱内形成血块堵塞输尿管。其步骤为：①将膀胱冲洗液 3000ml 生理盐水悬挂在输液架上，将冲洗管与冲洗液连接，"Y"形管一头连接冲洗管、另外两头分别连接导尿管和尿袋，连接前对管道各个连接部进行消毒。②冲洗时，冲洗液面距床面60cm，以便产生一定的压力，利于液体流入。打开冲洗管，夹闭尿袋，然后夹闭冲洗管，打开尿袋，排出冲洗液。如此反复进行。③根据医嘱调节冲洗速度（40～60 滴/分）。滴速以冲洗液排出无血凝块、颜色淡红为准，随时调整。④在持续冲洗过程中，观察患者的反应及冲洗液的量及颜色。评估冲洗液入量和出量，膀胱有无憋胀感，如果患者出现冲洗液鲜红或者突然颜色改变，引流量过多、过少，或感到剧痛不适等情况，应及时通知医生，尽早发现病情变化并按医嘱给予相应处理。⑤冲洗完毕，取下冲洗管，消毒导尿管口接尿袋，妥善固定，位置低于膀胱，以利引流尿液。冲洗结束后继续观察有无出血，定时夹闭、开放尿管培养膀胱排尿反射，待功能恢复后拔除尿管。

（2）药物的正确使用：遵医嘱合理使用抗生素，现配现用，同时密切观察有无感染征象。若发现患者体温升高、引流管内容物为脓性、血白细胞计数和中性粒细胞百分比上升等，常提示有继发感染，应及时通知医生并遵医嘱应用抗生素类药物。

（3）血容量的补充：一旦发现患者出现面色苍白、出冷汗、血压下降等休克表现，立即通知医生，同时建立静脉通道，并遵医嘱快速补充液体，如 0.9％氯化钠注射液、林格溶液、血浆代用品等，应用止血药物，同时给予心电监护及吸氧，注意保暖。

4．健康教育

（1）心理护理：不孕症患者承受着家庭和社会的压力，普遍伴有焦虑不安、紧张、抑郁等情绪，而治疗过程发生的并发症对患者更是一个极大的心理打击，患者容易出现消极、烦躁不安、情绪低落。医务人员要鼓励患者，帮助其树立信心，告知患者保留各种管道的目的，使其从心理上接受并配合治疗。

（2）出院指导：对患者进行生活指导，嘱其注意休息，适当锻炼，劳逸结合，保持生活规律，定期检查，观察有无血尿，若出现血尿，应及时到医院就诊。

（三）循证证据

国内外尚没有膀胱出血诊疗的指南和专家共识出台，目前强调取卵技术正确的实施以预防膀胱损伤，其具体内容如下：

（1）穿刺时不宜反复进出针，尽可能控制在 2 次。

（2）辨清卵巢的边缘，对于处于边缘的卵泡，穿刺前应做超声扫描观察，注意勿将盆腔血管的横断面误认为卵泡样结构。

（3）取卵时穿刺针必须进入较深的距离时，操作者必须注意穿刺针的整个行程。

（4）17G 取卵针膀胱穿刺孔小，多能迅速闭合不出现临床症状，仅当刺穿膀胱血管时出现肉眼血尿，因此报道的取卵术后血尿发生率仅为 0.1%。

一些研究者认为，取卵术引起膀胱损伤出现血尿，通过使用止血剂、多饮水排尿，多能自愈。有研究报道，当患者膀胱出现血块时，可每次抽吸 40~50ml 温度为 35℃~37℃的生理盐水，迅速注入膀胱，然后进行脉冲式反复抽吸，如果出现抽吸困难，则可能是有较大的血块存在，此时可以将甘油注射器保持负压抽吸状态，边吸边将尿管（吸痰管）外拉，将较大血块或成条血块吸出，直到冲洗干净为止。冲洗干净后抽出的冲洗液变澄清，肉眼观察无血块存在，尿管引流通畅，患者腹部胀痛减轻，B 超检查膀胱内无血块存在。

（唐英　王宇扬）

第五节　辅助生殖手术中的盆腔出血

20 世纪 80 年代中，经阴道超声引导下取卵术（transvaginal ultrasound-guided oocyte retrieval，TVOR）因操作简单，相对安全，患者花费低，术后恢复快，逐渐取代了经腹取卵术，广泛应用于体外受精－胚胎移植，成为经典的取卵方式。盆腔出血是取卵术比较严重的并发症。女性有盆腔出血时，如果出血量少，出血积聚于盆腔最低的位置——子宫直肠陷凹内，引起女性出现肛门坠胀感或者下坠感；当出血量增多，可以引起腹膜刺激征，如腹部疼痛，还可以引起失血性贫血，出现头晕、乏力、休克等。

（一）病例介绍

患者，女，25 岁，因"取卵术后 1 天，下腹疼痛 4 小时"于 4 月 17 日 20：50 急诊入院。患者于 4 月 16 日在全麻术下经阴道行取卵术，术中取卵 19 颗，术中一切正常，术后休息 6 小时无不适出院回家休息。自诉于 4 小时前无明诱因感下腹部持续性疼痛，无肛门坠胀感，无阴道流血及腹泻，未在意。半小时前症状明显加重，即到医院就诊。患者既往体健，月经规律，末次月经 3 月 28 日，G_0P_0，入院查体：T 36℃，P 68 次/分，R 19 次/分，BP 110/70 mmHg，对答切题，自动体位，心肺体检正常，腹平软，全腹压痛，以下腹正中为甚，无反跳痛及肌紧张，移动性浊音阴性。妇检：外阴已婚型，阴道通畅，壁光滑，宫颈光滑，有抬举痛，子宫及双附件压痛明显，未触清楚有无包块。急诊 B 超示：①子宫后方见 5.5 cm×2.6 cm 实质不均质回声包块（炎性包块）。②左卵巢见 3.4 cm×3.0 cm 囊性暗区。③子宫直肠陷凹少量积液声像。血常规：RBC 4.23× 10^{12}/L，WBC 14.16×10^9/L，PLT 182×10^9/L，Hb 118 g/L，NEU％ 79％。凝血功能正常。尿 HCG 阴性。入院后行阴道后穹隆穿刺抽出不凝血 1ml。与家属及患者本人谈话后，以"盆腔出血"收住入院，进行止血治疗。

（二）护理

1. 病情观察

（1）病情变化监测：遵医嘱给予患者吸氧，心电监护，严密观察生命体征及出血倾向，注意尿量的变化，随时观察患者意识、皮肤的色泽及温湿度的变化。观察并记录患者腹痛的部位、性质、持续时间。

（2）出血量评估：盆腔出血量的快速准确评估能保证快速的救治，对预防失血性休克起到至关重要的作用。出血量的评估方法主要有称重法、目测法、休克指数法、血红蛋白测定法等。在本案例中，对失血量的评估采用的是称重法，通过对患者血液浸湿的会阴垫、卫生巾进行称重，得出失血量。

2. 基础护理

（1）休息：卧床休息，保持病室清洁，室温保持在 24℃～26℃，

（2）饮食管理：嘱患者少量多次进餐，刚开始进食时密切观察患者有无腹痛、腹胀、呕吐，观察二便情况，发现异常及时报告医生，及时处理。饮食应以高蛋白、高能量、高维生素、清淡、易消化的食物为主，增强机体抵抗力。

3. 治疗

（1）血容量的补充：建立有效的静脉通道，迅速扩充血容量，维持有效的体液循环。常规建立静脉双通道，保证通道的通畅，确保液体及时、有效地输注从而维持血容量。抽血交叉配血备用，必要时启动输血治疗。

（2）药物的正确使用：遵医嘱正确及时使用止血药。严格按输液原则准确及时输入各种药物，准确记录 24 小时出入量。

4. 健康教育

（1）心理护理：不孕症患者是一个比较特殊的群体，患者承受着巨大的心理压力，甚至可能引发离异、婚外恋之类的家庭乃至社会问题，她们普遍对妊娠抱有很大的期望。当得知取卵术中损伤卵巢后，由于对并发症知识的缺乏，大多数患者表现出惊慌、害怕。患者面对损伤、疼痛会感到紧张、焦虑，担心预后，护理人员要充分理解患者，言语上轻柔安慰并向其分析出血的原因，向患者介绍相似的案例，消除患者的恐惧、焦

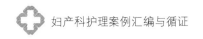

虑情绪，增加患者信心。

（2）出院指导：告知患者出院定期检查，观察有无血尿、下腹疼痛，若出现，应及时到医院就诊。劳逸结合，注重饮食营养。

（三）循证证据

目前国内外没有盆腔出血诊疗的指南和专家共识出台，更多研究强调取卵术技术正确的实施以及采取相关预防措施。其具体内容如下：

（1）取卵手术前常规行血常规及凝血功能检查。

（2）手术中特别注意避开血管的位置，对超声屏幕上圆形无回声区，需要用探头纵横探查，明确其是否为血管断面图像。

（3）注意设计进针的途径，争取单次序贯进入多个卵泡抽吸，避免穿刺针反复进出卵巢、盆腔和阴道壁；尽量避免从侧穹隆进针，避免针在盆腔里和阴道壁上来回摆动。

（4）穿刺针的直径尽量小，以减少对组织的损伤。

（5）对远距离的卵巢位置要特别小心，必要时放弃或改为腹部进针取卵。

（唐英　王宇扬）

第六节　卵巢扭转

由于促排卵药物的广泛应用，卵巢过度刺激反应增多，可并发急性卵巢扭转。卵巢扭转作为一种少见但严重的并发症已经越来越受到临床的重视。卵巢扭转又称附件扭转，是指卵巢或附件的血管蒂发生部分或完全扭转。卵巢一旦发生扭转，可导致组织坏死，血液供应中断，可造成卵巢的不可逆损害。

造成卵巢扭转的病因有以下几方面：

（1）促排卵治疗后卵巢体积增大，重量增加，比重分布不均匀，输卵管与卵巢系膜延长，卵巢活动度增加。并发 OHSS 者卵巢体积明显增大，腹水的出现使卵巢活动度进一步加大。

（2）妊娠后卵巢黄体形成及妊娠后内源性 HCG 增加，使卵巢体积增大，且持续时间较长。

（3）患者剧烈运动、膀胱充盈后突然排空、肠蠕动活跃、妊娠后子宫增大等因素容易引起卵巢位置改变而诱发卵巢扭转。

（一）病例介绍

患者，女，30 岁，未避孕，不孕 4 年，2 年前确诊为多囊卵巢综合征，患者于今年4—7月接受控制性超促排卵治疗，于前次月经黄体中期遵医嘱皮下注射促性腺激素释放激素激动剂（曲普瑞林）0.05mg 进行垂体降调节，于促排卵周期的第3～5 天皮下注射重组卵泡刺激素（果纳芬）150～225IU 促排卵，同时检测卵泡生长情况及激素水平，当优势卵泡直径达到 18mm，并且其他卵泡至少 2 个直径达到 14mm 时，注射绒毛膜促性腺激素（HCG）250μg，34～36 小时后取卵。卵子培养 2～6 小时后授精，培养至第 3 天行胚胎移植。患者于取卵术后第 2 天起床穿鞋时出现明显腹痛，系阵发性腹痛，左下腹尤甚，刺痛剧烈，呕吐一次，为胃内容物，排气正常，无发热，表情痛苦，自动体位，心肺无异常。腹软不胀，未见肠型，左下腹压痛明显，无反跳痛，未扪及包块，肝脾未扪及，肠鸣音正常。血常规示：白细胞 7.2×10^9/L，中性粒细胞百分比 69%，淋巴细胞百分比 31%。尿常规检查未见异常；尿淀粉酶 28 单位（温氏法）。X 线检查示心、肺、腹部未见异常。B 超可见扭转的卵巢，CT 可见盆腔内一侧异常肿块，盆腔积液。完善相关检查结合症状，急诊以"卵巢扭转"收治入院。

（二）护理

1. 病情观察

（1）评估病史：了解患者接受辅助生殖技术治疗的情况，注意是否有卵巢增大的病史，检查血常规、超声检查结果，了解患者的心理和社会支持状况。

（2）病情变化监测：严密监测患者生命体征，注意观察其面色、腹痛情况；几乎所有的卵巢扭转患者均有不同程度的下腹痛，以患侧明显，可能有压痛和反跳痛，疼痛可以放射至患侧背部和大腿，伴有恶心、呕吐、腹泻等，严重时可导致休克。评估腹痛的性质和程度，有时扭转自然复位，疼痛可自行缓解。经过观察后，若腹痛经体位复位和手法复位不能缓解，有持续性、进行性加重趋势，血象升高，彩色多普勒超声检查提示卵巢蒂血流消失，应急诊进行手术探查。

2. 基础护理

（1）休息与体位：嘱患者减少活动，卧床休息。平卧位、半卧位和侧向卵巢体积大的一侧卧位是促排卵治疗患者预防卵巢扭转的有效体位，俯卧位和患侧卧位有助于不全扭转卵巢的复位、减轻卵巢扭转引起不适。

（2）饮食管理：指导患者合理饮食，多进食易消化、富含蛋白质及维生素的食物，少食多餐，保持大便通畅，防止用力排便。

3. 治疗

（1）对症治疗：建立静脉通道，遵医嘱合理使用消炎药，对诊断不明者，禁用止痛药，以免影响病情观察。需经常询问患者腹痛情况，可指导患者尝试音乐疗法，分散其注意力，缓解疼痛。如果同时有宫内妊娠的患者，密切观察患者有无阴道出血、腹痛等先兆流产的征象，遵医嘱进行保胎治疗；尽早处理卵巢扭转，防止干扰宫内胎儿生长。

（2）血容量的补充：对于出现剧烈腹痛引起休克者，应积极配合医生做好抢救工作，迅速备好抢救物品，抽血交叉配血备用，给予患者吸氧、输液、输血纠正休克、扩充血容量等抢救治疗。同时应做好急诊手术术前准备工作，予备皮，做好药物敏感试验。

4. 健康教育

（1）心理护理：行IVF-ET后发生卵巢扭转使患者思想负担加重，尤其是合并宫内妊娠的患者，既担心胎儿流产，又担心卵巢扭转病情，多存在焦虑与恐惧心理。护士在接待患者时应态度温和，通过语言、表情、态度和行为给予患者精神鼓励，营造安静舒适的环境，了解患者夫妇的身心感受，讲解本病发病机制、诱发因素及治疗方法。注意运用沟通技巧进行心理疏导，释放患者的心理压力，提高其对卵巢扭转的认知水平，使患者积极配合治疗。

（2）出院指导：妊娠患者需监测胎儿情况，观察有无腹痛及阴道出血情况。出院后，按时来院进行产前检查。

（三）循证证据

2017年，加拿大妇产科医师协会（SOGC）颁布第341号临床实践指南，亦即《儿童、青少年和成年人附件扭转的诊治临床实践指南》，该指南由加拿大儿童/成年人妇科委员会（CANPAGO）起草制订，经妇科临床、影像学等有关专家评审后，获得SOGC理事会批准并通过。

该指南明确了关于附件扭转的病因学和高危因素、附件扭转的诊断和治疗。该指南建议：发生卵巢扭转，应首选保守治疗，卵巢扭转后的血栓栓塞事件的理论风险毫无根据，不应该排除保守治疗。

国内目前针对辅助生殖技术并发症——卵巢扭转的防治尚无相关指南和专家共识，但针对并发症的预防是很重要的。

（1）尽早识别发生卵巢扭转的高危因素：包括卵巢过度刺激综合征、既往有过卵巢扭转病史、伴有卵巢肿物或卵巢旁肿物以及妊娠等。

（2）健康宣教：护理人员在患者接受辅助生殖治疗的前、中、后三个阶段均应加强宣教，告知患者及家属辅助生殖技术相关并发症的知识。宣教时尤其应告知患者在取卵手术后避免突然改变体位，转身、睡觉翻身时动作应轻柔、缓慢；避免剧烈运动；避免憋尿，及时排空膀胱，告知患者如出现急腹痛应随时就诊。

（王宇扬　唐英）

第七节　肌注黄体酮皮肤硬结

黄体酮为无色或淡黄色的澄明油状液体，是一种孕激素类药，具有孕激素的一般作用。由于黄体酮注射液肌内注射后可通过毛细血管壁被迅速吸收进入血液循环发挥作用，价格低廉，临床上常用于黄体功能不足、先兆流产和习惯性流产（因黄体功能不足引起者）的治疗。此外，黄体酮肌内注射是体外受精－胚胎移植（IVF－ET）患者黄体支持最常用的给药途径，接受 IVF－ET 的患者进行黄体酮肌内注射的治疗时间较长，多次注射后会对注射局部造成刺激，带来一些局部不良反应，如疼痛、皮下硬结等，其中硬结的发生率较高，可严重影响患者的生存质量，预后较差。

硬结产生的主要原因与下列几种因素有关。①药物因素：黄体酮针剂是油性的，油分子颗粒表面张力大，不易溶解，难吸收，易在注射部位集聚而形成硬结。②操作者因素：操作者操作不规范，在同一部位反复多次注射，针头及药物对局部组织反复刺激使肌纤维受损、变性，形成硬结；注射时深度不够，药物注入脂肪层，脂肪层血管少，药物在此吸收慢，停留时间长，结晶析出刺激组织，引起组织增生，形成硬结；注射时推注速度过快，组织间隙承受不了较大的压力而引起撕裂性损伤，形成硬结。③操作环境因素：注射环境不符合要求，微生物超标，注射过程中将微粒如玻璃、纤维、尘埃，尤其是肉眼可见的微粒注入体内，微粒作为异物刺激机体防御系统，引起巨噬细胞增生而形成硬结；④患者的机体因素：个别患者胚胎移植后因担心活动会影响成功妊娠而采取静卧的生活方式，导致血液循环差、药物吸收慢，形成硬结；肥胖患者因脂肪层较厚，注射时易注入脂肪层，形成硬结；⑤心理因素：注射时患者因高度紧张，肌肉痉挛，使局部药物不易吸收，易形成硬结。

（一）病例介绍

患者，女，27 岁，体重 42kg，因"不孕症"于去年 12 月来我院门诊行体外受精—胚胎移植治疗。患者平素健康状况良好，无传染病史，无遗传病史，无家族史，无食物、药物过敏史。患者今年 1 月 17 日起使用黄体酮注射液进行黄体支持治疗，每次 40mg，每日 1 次，于两侧臀部外上 1/4 处深部肌内注射，治疗过程中患者发觉双侧臀部出现硬结（伴皮肤发热、疼痛），此后症状呈进行性加重，其间自行采取热敷、土豆片贴敷，未见好转，今年 2 月 11 日停止治疗。期间症状持续加重，严重影响坐卧和睡眠，于 4 月 17 日来我院门诊复诊，考虑硬结出现在原注射部位，且双侧同时出现，以"黄体酮针注射性皮下硬结"收治入院。

（二）护理

1. 病情观察
硬结症状的评估：详细记录硬结产生的部位、大小、皮温及局部症状等，做好每班交接，以便治疗之后的效果评价。

2. 基础护理
（1）饮食管理：告知患者应均衡饮食，摄入足够的营养，饮食宜清淡，忌吃油腻、辛辣食物。

（2）疼痛管理：尊重并接受患者对疼痛的反应，解释疼痛的原因，尽可能地满足患者对舒适的需要。鼓励患者适当参加感兴趣的活动，用看报、听音乐、深呼吸等方法分散对疼痛的注意力，以减轻疼痛。

3. 治疗

（1）西药外敷：常用药物包括硫酸镁、维生素 E 丸。50％硫酸镁湿敷常被用于治疗长期注射造成的局部硬结，其高渗作用能促使组织水肿在短期内消退，从而减轻局部组织的损伤。

1）硫酸镁湿敷：在 60℃～70℃的 100ml 热水中加入 50g 硫酸镁充分搅拌使之溶解，将小毛巾放在药液中浸湿、拧干，热敷于硬结处，2～3 分钟更换 1 次，持续 10～20 分钟，3～4 次/天，此时若结合按摩效果更好。硫酸镁能使肌肉松弛，血管扩张，有利于组织软化和药液吸收。勿用热水袋，湿热比干热效果好。

2）乳酸依沙吖啶局部外敷：将纱布放入 0.1％乳酸依沙吖啶中浸湿，纱布厚 3～4 层，拧半干后敷于患处，每 10 分钟更换 1 次，持续 30 分钟，每日 2 次，10 天为一个疗程。

（2）中药外敷：较多的研究证实了马铃薯片外敷对硬结的确切疗效，目前临床及家庭护理其应用也较广泛。马铃薯，又名洋芋。其味甘性平，补脾益气，缓急止痛，外用有解毒、散结、消肿的作用。孙志霞经实验证明芒硝、大黄外敷治疗肌内注射硬结效果良好。

1）马铃薯片贴敷：新鲜马铃薯洗净后切成厚 1～2cm 的薄片覆盖于肌内注射处，用胶布固定。贴敷马铃薯片有助于缓解肌注黄体酮引起的局部硬结，并有消炎、止痛、消肿的功能。

2）大黄和芒硝外敷：大黄可活血祛瘀，芒硝外用能清热消肿，所以可采用大黄、芒硝各 50g，焙干研成粉，再加醋调匀后外敷于硬结处，覆盖纱布，再用医用胶布固定。

（3）特色电磁波谱治疗器（TDP）照射：肌内注射 30 分钟后使用 TDP 照射注射部位，每日 2 次，30 分/次，10 天为一个疗程。照射时首先打开 TDP 灯，预热 5 分钟，将定时器旋至 30 分钟，暴露臀大肌，直接照射肌内注射区，照射距离约 30cm，或根据患者对热的感受确定距离，以皮肤感觉温度为 40℃时治疗效果最好。

4. 健康教育

（1）心理护理：以亲切的态度对患者介绍医院环境和医护人员等，可消除其对医院的紧张感和陌生感，快速建立安全感，这对疼痛阈值的提高有重要意义；发现硬结后，及时关心安慰患者，并向患者说明硬结的治疗时间偏长，贵在每日坚持。

（2）出院指导：后期需要将药物带回家自行注射时，告知患者一定要到正规诊所注射，不能在家注射。离院之前须再次向患者交代黄体酮使用相关注意事项，直到患者充分理解为止，之后对患者加强随访，了解患者黄体酮使用情况，嘱患者若有不适及时复诊。

（三）循证证据

目前国内外尚无肌注黄体酮皮肤硬结的诊治指南和专家共识出台。临床研究较多针对相应症状的治疗与预防，现将其总结如下：

（1）护理人员掌握好准确的肌注部位及肌注深度，以保证药物注入臀中肌或臀小肌肌层。一般情况下，应根据患者的体型及注射量来选择针头。一般患者选择 5ml 注射器、7 号针头进行深部肌内注射，肥胖患者可选用 8 号针头。此外，注射时应避开红肿、硬结、疤痕部位，避免在同一部位反复、多次注射，尽量延长注射同一部位的间隔时间。

（2）熟练掌握"Z"型注射法。"Z"型注射法注射时操作者左手中指和无名指将待注射部位皮肤及皮下组织拉向一侧，右手持注射器呈 90°插入，小心地用左手食指和拇指固定注射器基部，但不可松开对组织的牵引，右手回抽注射器活塞，确定无回血后，缓慢注入药液，并等待 10 秒，让药物散入肌层，之后再拔出注射器，松开对组织的牵引，此时侧移的皮肤和皮下组织位置还原，原先垂直的针刺通道随即变成"Z"型。此种方法可使药液全部进入肌肉组织内，减少拔出针头时顺针口渗入脂肪层、皮下组织的药液，从而减轻局部组织受刺激的程度，减轻疼痛，减少硬结的形成。针头拔出后，用干棉签按压注射点，直到针口无渗液、渗血即可，按压时不能按摩，因按摩易使组织受损。嘱患者暂时不穿紧身衣服。

（3）注射室环境符合要求，增强无菌观念，严格按照操作流程进行注射，防止肌内注射时的微粒污染。

（4）为改善局部血运，嘱患者注射 2~3 小时后用热毛巾湿敷注射部位，促进局部血流加速，加快药物吸收，每日 2~3 次，每次 20~30 分钟，并保持注射局部清洁，防止感染。

（5）推药时速度要慢，用力均匀，而不致形成快速冲击，减少对局部组织的刺激，而进针及拔针速度宜快，以减少疼痛。

（6）做好患者的心理护理，消除患者的焦虑、紧张、恐惧；做好解释和安慰工作，主动与患者交谈，分散其注意力，使患者身心放松。采用无痛注射技术，注射前按压注射部位皮肤 10 秒，或注射前叩击注射区皮肤，注射时在一定程度上可减轻疼痛。

（7）每日查看黄体酮注射局部皮肤情况，发现硬结及早治疗。

（王宇扬　唐英）

第二十章　终止妊娠

第一节　早期妊娠终止方法

人工流产（induced abortion or artificial abortion）指因意外妊娠、疾病等原因而采用人工方法终止妊娠，是避孕失败的补救方法。早期终止妊娠的人工流产方法包括手术流产和药物流产。

手术流产是采用手术方法终止妊娠，包括负压吸引术和钳刮术，适用于妊娠 14 周内自愿要求终止妊娠而无禁忌证者，或因各种疾病不宜继续妊娠者。负压吸引术适用于妊娠 10 周以内者；钳刮术适用于妊娠 10～14 周者。

药物流产（drug abortion）也称药物抗早孕，是指应用药物终止早期妊娠的方法，具有简单、无创伤等特点。目前临床常用药物为米非司酮与米索前列醇。两者协同作用既能提高流产成功率，又能减少用药剂量，完全流产率达 90% 以上。

人工流产虽然在临床上已经是一项比较成熟的技术，但人工流产后患者易发生盆腔炎、宫腔粘连等并发症，严重时甚至导致继发不孕、妊娠结局异常等，给女性身心造成严重的影响。

（一）病例介绍

患者，女，30 岁 1 月，因"停经 13^{+6} 周，彩超发现'胎死宫内'2 天"于 7 月 30 日入院。患者既往月经规律，末次月经 4 月 25 日，停经后有恶心不适，停经 30 天自测尿 HCG 阳性。停经 37 天在外院行彩超确诊宫内早孕，停经后反复出现少量阴道流血，口服黄体酮保胎，阴道流血症状缓解。7 月 20 日出现阴道流血明显增多，急诊完善彩超提示"胎膜剥离"，门诊留观，予肌内注射黄体酮、口服杜仲颗粒和地屈孕酮保胎治疗，阴道流血较前减少。7 月 29 日患者拟行 NT 检查，完善彩超提示"宫内胎儿顶臀长 3.51cm，胎盘附着子宫后壁，厚 1.0cm，0 级，羊水 3.5cm，未见胎心搏动，诊断宫内单死胎"。患者为求进一步治疗收入我科。曾于 2019 年 3 月在我院行宫腔镜子宫内膜息肉切除术。

入院完善相关检查，考虑入院诊断" $G_3P_1{}^{+1}$ 13^{+6} 周宫内孕单死胎"。7 月 30 日

22：00开始予米非司酮50mg，q12h口服，8月1日08：00于阴道后穹窿放置米索前列醇0.4mg，14：40经阴道自然排出一死胎，胎盘自然剥离，完整，胎膜欠完整，出血少，约50ml，产时顺利，产后予以促宫缩治疗。8月2日复查B超示：子宫后位，宫体大小5.2cm×6.7cm×5.0cm，宫腔内查见稍强回声，大小4.1cm×1.1cm×2.9cm，其内及周边探及少许血流信号；双附件区未见确切占位。于8月2日在全身麻醉下行"B超监测下清宫术、膀胱灌注术"。术中见：子宫前位，如2⁺月孕大；术前探宫腔深9cm，宫颈口可见胎膜组织嵌顿，予以钳夹，吸管全面吸刮宫腔，吸刮出蜕膜、血凝块约80g，感宫腔形态规则；术毕探宫腔深8cm，子宫收缩好，阴道出血少。术毕超声示：术后子宫，后位，前后径4.9cm，宫内可见多处点状强回声。手术顺利，术中患者生命体征平稳。失血量5ml，未输血。输液500ml，尿量50ml。术后予补液治疗。8月3日康复出院。

（二）护理

1. 病情观察

（1）病情变化监测：服用米非司酮后，护理人员应注意观察阴道开始流血的时间、出血量、妊娠产物的排出。使用米索前列醇后，密切观察患者体温、血压、脉搏变化及有无恶心、呕吐、腹泻、头晕、腹痛、手心瘙痒、药物过敏等不良反应，警惕过敏性休克及喉头水肿等严重不良反应，不良反应较重者应及时对症处理。密切注意阴道出血和胎儿、胎盘排出情况，妊娠产物排出前后如有活动性出血，应急诊处理。产后协助医生查看胎盘胎膜是否完整，观察产后宫缩、阴道流血、排尿、泌乳情况。胎儿娩出后2小时，应密切观察子宫收缩情况和阴道流血情况。该患者服用米非司酮期间，无宫缩及阴道流血。阴道后穹窿放置米索前列醇后，患者生命体征正常，无手心瘙痒、皮疹等不良反应，放置后1小时开始出现规律宫缩，胎儿娩出顺利。

（2）疼痛管理：当患者出现宫缩以后，即有疼痛感，疼痛的程度因人而异。有研究显示，舒缓的音乐能使患者心率减慢，肌肉放松，激活副交感神经系统，抑制交感神经系统，使肾上腺素分泌明显下降，内啡肽含量上升，降低痛感，减轻由陌生环境及疼痛诱发的焦虑与恐惧。该患者入院后，护理人员先教会患者腹式深呼吸的方法，告知患者疼痛时可采用深呼吸来减轻疼痛。当患者出现规律宫缩后，由受过专业训练的人员采用音乐治疗和肌肉渐进式放松的方法来缓解患者的宫缩疼痛。

2. 基础护理

（1）饮食管理：人工流产后嘱患者进食清淡、易消化的食物，勿进食汤类，如鸡汤、鱼汤等，以免乳汁产生引起乳房胀痛。多吃富含蛋白质、维生素的食物，禁吃辛辣刺激性食物，忌烟酒。

（2）卫生指导：嘱患者保持外阴清洁卫生，不超过4小时更换一次护理垫，预防感染。对于宫缩规律或阴道出血者指导其采用便盆如厕。

3. 治疗

（1）米非司酮的正确使用：米非司酮为受体水平抗孕激素药，具有终止妊娠、抗着床、诱导月经及促进宫颈成熟等作用，并能明显增高妊娠子宫对前列腺素的敏感性，与米索前列醇序贯使用，可以终止 16 周以内的妊娠。医生开具医嘱，护理人员核对医嘱无误后，按时到患者床旁核对姓名、登记号、药名、药物剂量、用药途径等，并看其服入。因米非司酮易引起恶心、呕吐、过敏等不良反应，护理人员应指导患者服药前后 2 小时内禁食禁饮，以免引起恶心、呕吐等胃肠道反应，并密切观察患者阴道流血及妊娠产物排出情况。

（2）米索前列醇的正确使用：米索前列醇具有软化宫颈、增强子宫张力及宫内压的作用。用于终止早期妊娠时，常在第一次口服米非司酮 36～48 后小时给药。医生予米索前列醇阴道用药后，护理人员应密切观察患者有无恶心、呕吐、腹泻、头晕、腹痛、手心瘙痒、药物过敏等不良反应，并注意观察患者宫缩及阴道流血情况。

4. 健康教育

（1）心理护理：患者因妊娠不良结局易出现情绪低落，自责、抑郁等负性情绪。因此，患者住院期间，护理人员应关心患者心理变化，介绍人工流产的相关知识，嘱家属多陪伴患者，减轻其思想顾虑。并在入院时、分娩后，对患者及其家属进行表达性艺术治疗，鼓励患者表达、发泄负性情绪，重拾信心。

（2）回乳指导：一旦采用医学方法终止妊娠，体内雌、孕激素水平可急剧下降，解除对腺垂体催乳素的抑制，催乳素开始分泌，导致患者出现乳房胀痛，伴有乳汁溢出，处理不好可引起发热、乳腺炎、乳腺脓肿，严重影响产后恢复，故常需回乳。告知患者人工流产后勿进食汤类食物，如鸡汤、鱼汤等，避免乳汁的产生，嘱患者以生麦芽泡水作茶饮。

（3）出院指导：指导患者注意休息，加强营养，有泌乳情况者，指导其及时采取回乳措施。如发生大量阴道流血、持续腹痛或发热，均需及时就诊。人工流产后 6 周内禁止性生活及盆浴，提供避孕指导。

（三）循证证据

2018 年世界卫生组织 WHO 发布《流产的医学管理指南》，国家流产联盟（NFA）发布了《流产临床政策指南》。2015 年，中华医学会计划生育学分会发布《米非司酮配伍米索前列醇终止 8～16 周妊娠的应用指南》，对药物流产的适应证和禁忌证、操作方法与程序等进行了规范。

目前，国内外关于早期妊娠终止方法的指南和专家共识较多。指南和专家共识均指出，人工流产应在具备住院及抢救条件，如急诊刮宫、给氧、输液、输血的区、县级及以上的医疗单位进行。不同于国内关于早期妊娠终止过程中的疼痛管理，2018 年法国国家妇产科医生协会（CNGOF）《临床实践指南：选择性流产》和 NFA《流产临床政策指南》均推荐使用非甾体抗炎药物，如布洛芬，将其作为缓解医疗流产相关疼痛的一线治疗方法。

手术流产和药物流产都是终止早期妊娠的方法，但两种方式各有利弊。有研究显示，手术流产更易造成再次妊娠自然流产及不孕，而药物流产术后恢复过程较快，但输卵管堵塞发生率相对较高。因此，在临床中，应注意评估患者的孕周、有无内科合并症，有无手术流产和药物流产的禁忌证，并结合患者的辅助检查结果和意愿来选择人工流产的方式。

（习春杨）

第二节　中期妊娠终止方法

孕妇患有严重疾病不宜继续妊娠或为防止先天性畸形儿出生需要终止中期妊娠，可以采取依沙吖啶（利凡诺）引产或水囊引产。适用于妊娠 13 周至不足 28 周，患有严重疾病不宜继续妊娠，或妊娠早期接触导致胎儿畸形因素、检查发现胚胎异常者。

依沙吖啶引产术成功率达 95% 以上，是临床上常用的中期妊娠终止方法。有报道示，行羊膜腔内注射后，会发生胎盘滞留、胎膜滞留、发热、软产道损伤、大出血等并发症。中期妊娠患者行利凡诺引产术后，23% 患者合并有生殖道损伤，0.2% 患者合并有盆腔感染，40.02% 患者产后 2 小时内阴道出血≥100ml。

（一）病例介绍

患者，女，33 岁 7 月，因"停经 5$^+$ 月，要求终止妊娠"于 8 月 5 日入院。患者平素月经规律。停经 30$^+$ 天时查尿妊娠试验阳性，提示妊娠，无恶心、呕吐等早孕反应。早孕期间有少量阴道流血，无流液，无毒物、药物、射线接触史。胎儿 NT 未见异常。孕 12 周在外院建卡定期产检，未见明显异常。孕 4$^+$ 月感胎动至今。孕期行胎儿无创 DNA 检查提示：13－三体高风险。彩超检查示：宫内单活胎，胎盘低置状态，疑全前脑。建议到华西医院行针对性彩超检查。8 月 2 日我院针对全前脑彩超检查示：宫内单活胎，胎儿颅内及颜面回声异常；心脏未见正常三血管切面（疑全前脑伴颜面发育异常；疑先天性心脏病，符合 13－三体综合征超声改变），胎盘前置状态。既往于 6 年前和 5 年前分别行人流术，3 年前行剖宫产手术，分娩一男婴，现健在。

入院考虑诊断为"$G_4P_1^{+2}$ 孕 20^{+3} 周宫内孕单活胎、胎儿染色体异常？胎盘前置状态"。入院后完善相关检查，于 8 月 7 日行依沙吖啶羊膜腔穿刺术，8 月 8 日 18：00 开始出现规律宫缩，有少量阴道流血，色暗红，8 月 9 日 03：18 自然娩出一死胎，B 超检查示宫腔内查见范围约 4.5cm×3.2cm 的不均质回声。产后予促宫缩治疗。8 月 13 日复查彩超示：子宫后位，宫体大小 6.7cm×8.9cm×6.6cm，内膜居中，厚 0.1cm（单层），宫腔内查见几个稍强回声，最大位于宫腔下段至宫颈，大小 4.3cm×3.0cm×3.5cm，未探及明显血流信号，肌壁回声均匀，未探及明显异常血流信号；双附件未见确切占位。于 8 月 13 日在全身麻醉 B 超监测下行清宫术。8 月 14 日康复出院。

（二）护理

1. 病情观察

（1）病情变化监测：依沙吖啶羊膜腔内注射时应注意观察并记录患者生命体征，识别有无呼吸困难、发绀等羊水栓塞症状，做好抢救准备。引产过程中，密切观察产程，一旦发现宫缩过强、强直性宫缩或不协调性宫缩时，可以肌内注射哌替啶 100mg 抑制宫缩。产后协助医生查看胎盘胎膜是否完整，有无软产道裂伤，观察产后宫缩、阴道流血、排尿、泌乳情况。

（2）疼痛管理：在患者入院后，教会患者腹式深呼吸的方法，告知患者疼痛时可采用深呼吸来减轻疼痛。指导患者采用看电视、听音乐等方式转移注意力，减轻疼痛。当患者出现规律宫缩后，采用音乐治疗、肌肉渐进式放松、按摩来缓解患者的宫缩疼痛。

2. 基础护理

（1）体温管理：使用依沙吖啶者在引产过程中可发生体温升高，一般不超过 38℃，胎儿排出后体温很快下降。患者出现体温升高后，应密切观察患者生命体征，定时监测体温，并注意观察有无寒战、淋巴结肿大等伴随症状。使用物理降温或药物降温措施后，应及时评估治疗效果。该患者行依沙吖啶引产术后，体温波动在 37.8℃~38.3℃，面色潮红，感发热、轻微头晕、恶心、呕吐，无寒战、出汗、咽喉疼痛，遵医嘱予物理降温和美林口服，患者体温未再升高。产后 1 天体温即降至正常。

（2）饮食管理：患者发热期间，鼓励患者多饮水。产后嘱患者勿进食汤类，如鱼汤、鸡汤等，避免乳汁产生。宜进食清淡、易消化、高维生素食物，避免进食生冷、辛辣等刺激性食物。

（3）卫生指导：指导患者每日清洗外阴，更换会阴垫间隔不超过 4 小时，保持外阴清洁，预防感染。

3. 治疗

（1）依沙吖啶的使用：依沙吖啶容易引发宫缩过强、强直性宫缩或不协调性宫缩，而妊娠中期时子宫颈不成熟、弹性差，导致子宫颈扩张缓慢，与较强的子宫收缩不同步，易发生子宫颈撕裂、剖宫产术后子宫瘢痕处破裂或胎儿从阴道后穹隆排出等严重并发症，危及孕妇的生命安全。因此，应严格掌握依沙吖啶羊膜腔内注射的剂量。在引产过程中，护理人员应严密观察患者的宫缩频率及强度，当发生宫缩过强、强直性宫缩或不协调性宫缩时，应及时汇报医生并处理。

（2）米非司酮的使用：米非司酮为受体水平抗孕激素药，具有终止妊娠、抗着床、诱导月经及促进宫颈成熟等作用，并能明显增高妊娠子宫对前列腺素的敏感性。米非司酮配伍依沙吖啶用于中期妊娠引产，取得良好的效果，在临床被广泛使用。因米非司酮易引起恶心、呕吐等胃肠道反应，护理人员应指导患者口服米非司酮前后 2 小时内禁食禁饮，并密切观察患者阴道流血及妊娠产物排出的情况。

4. 健康教育

（1）心理护理：患者易对依沙吖啶羊膜腔内注射术产生恐惧心理，担忧引产效果，从而产生紧张、焦虑和恐惧等负性情绪。护理人员应与患者及家属建立良好的关系，给予同情、宽慰、鼓励和帮助，鼓励患者表达负性情绪。

（2）回乳指导：一旦采用医学方法终止妊娠，体内雌、孕激素水平可急剧下降，解除对腺垂体催乳素的抑制，催乳素开始分泌，导致患者出现乳房胀痛，伴有乳汁溢出，处理不好可引起发热、乳腺炎、乳腺脓肿，严重影响产后恢复，故常需回乳。指导患者使用生麦芽泡水当茶饮，根据患者乳房大小，将棉布制作成圆形袋子，中心开一小口，将芒硝装入袋子中并均匀敷在乳房上，露出乳头，芒硝变硬就及时更换。此方法相比药物回乳，无毒副作用。嘱患者勿挤乳，以免促进乳汁产生。

（3）出院指导：指导患者注意休息，加强营养，有泌乳情况者，指导其及时采取回乳措施，术后 6 周禁止性生活及盆浴，并提供避孕指导。告知患者出院后出现发热、腹痛及阴道流血多等异常情况时应及时就诊。

（三）循证证据

2018 年世界卫生组织 WHO 发布《流产的医学管理指南》，国家流产联盟（NFA）发布了《流产临床政策指南》。2019 年，中华医学会计划生育学分会发布了《剖宫产术后瘢痕子宫孕妇中期妊娠引产的专家共识》，分别就引产前的准备、引产方法的选择及并发症的处理给出了指导意见。

目前常用的中期妊娠引产方法包括依沙吖啶羊膜腔内注射引产、米非司酮配伍米索前列醇引产、水囊引产和剖宫取胎术等。有报道显示，剖宫产术后瘢痕子宫孕妇采用米非司酮联合依沙吖啶羊膜腔注射等联合治疗方案可有效降低子宫破裂等风险，而孕周较小的孕妇采用米非司酮配伍米索前列醇引产可有效降低子宫颈裂伤等风险。各引产方案有其各自的优缺点，应根据患者的实际情况进行选择。剖宫产史、孕周和孕次是影响中期妊娠引产的重要临床特征。引产前应严格评估病情，对于存在既往多次孕产史、剖宫产史及孕周偏大的患者，采用联合引产方案可减少并发症，增加安全性。

（习春杨）

第四篇　妇产科危急重症篇

第二十一章 妇产急症

第一节 前置胎盘大出血

妊娠 28 周以后，胎盘位置低于胎先露部，附着在子宫下段、下缘达到或覆盖宫颈内口称为前置胎盘（placenta previa）。前置胎盘为妊娠晚期阴道流血最常见的原因，也是妊娠严重并发症之一。国外发病率为 0.3%～0.5%，国内报道为 0.24%～1.57%。病因尚不清楚，可能与胎盘异常、子宫内膜病变或损伤、受精卵滋养层发育迟缓、辅助生殖技术有关。既往有多次流产史、宫腔操作史、产褥感染史、高龄、剖宫产史、多孕产次等是前置胎盘的高危因素。根据胎盘下缘与宫颈内口的关系可将前置胎盘分为 4 类：完全性前置胎盘、部分性前置胎盘、边缘性前置胎盘、低置胎盘。典型症状是妊娠晚期或临产后发生无诱因、无痛性反复阴道流血。妊娠晚期子宫峡部拉长形成子宫下段，牵拉宫颈内口，宫颈管逐渐缩短；临产后规律宫缩使宫颈管消失成为软产道的一部分。宫颈口扩张时，附着于子宫下段与宫颈内口的胎盘前置部分伸展能力差，与其附着处发生错位分离，血窦破裂引起出血。患者的一般情况与出血量、出血速度密切相关，大量出血后患者可呈现出面色苍白、脉搏细弱、四肢湿冷、血压下降等休克表现。反复出血患者表现为贫血貌。腹部检查常见子宫软，无压痛，轮廓清楚，大小与孕周相符。由于胎盘占据子宫下段，影响胎先露部衔接入盆，故胎先露高浮，1/3 患者合并有胎位异常。反复出血或一次出血量过多可使胎儿宫内缺氧，胎心异常甚至消失，严重者导致胎死宫内。当前置胎盘附着于子宫前壁时，可在耻骨联合上方闻及胎盘血流杂音。

（一）病例介绍

患者，女，32 岁，因"停经 37 周，阴道流血 1 小时"于 3 月 25 日 22：07 急诊就诊。3 月 25 日 21：00 于家中发现阴道流血，伴不规律腹痛，无阴道流液，未数胎动，遂自行来我院急诊就诊，22：07 到达医院时已血染会阴垫及衣裤，外阴可见鲜血迹，阴道口可见血凝块，暂未见活动性出血，1^+ 小时出血量共约 210ml，体温 36.6℃，脉搏 102 次/分，呼吸 22 次/分，血压 111/68mmHg，胎心率 141 次/分，下腹部瘢痕处无压痛。急诊查血常规示：白细胞（WBC）19.1×10^9/L，血红蛋白（Hb）102g/L，中性粒细胞百分比（NEU%）95.2%。B超示：胎盘早剥，瘢痕子宫，轮状胎盘，前置胎盘。患者2年前剖宫产一女婴，健在，患者无心肺等器官重大疾病史，无传染病史，无药物滥用史，无嗜烟、嗜酒史。

患者于急诊完善血常规、血生化、凝血功能检测、交叉配血试验、产科彩超（胎儿及宫腔彩起常规检查）、胎儿电子监护，合去白红细胞悬液3U，建立2条18G静脉留置通道，鼻导管吸氧（2升/分），保暖，联系手术室准备紧急剖宫产术。

3月25日22:50患者由医护共同护送入手术室，腰硬联合麻醉下行"子宫下段横切口剖宫产、宫颈提拉缝合术、子宫修补术、左侧子宫动脉上行支结扎术、肠粘连松解术"，娩出一活婴。术后予预防感染、促宫缩治疗，子宫收缩好，阴道恶露少，小便自解通畅，切口愈合好。3月29日出院。

（二）院前抢救

1. 危重症的快速识别

（1）胎儿情况监测：宫内胎儿的情况可通过胎动变化、胎心监测、胎儿电子监护、胎儿彩超、生物物理评分等方法进行监测。胎动变化情况是胎儿宫内情况变化的第一预警信号，在院前急救没有医疗设备辅助的情况下是帮助判定病情的关键证据。本案例中的患者就诊非常及时，即使没有留意胎动变化，但医务人员在急诊及时地通过听胎心、胎儿电子监护和胎儿彩超等手段了解了宫内胎儿的情况。

（2）出血量评估：快速准确地评估出血量可为产科危重症的快速识别提供依据，为救治孕妇失血性休克和胎儿宫内窘迫争取时间。出血量的评估方法主要有称重法、目测法、休克指数法、血红蛋白测定法等。本案例综合使用了几种方法对孕妇出血量进行了评估。第一，称重法，通过对孕妇血液浸湿的会阴垫、大棉签、血块等进行称重，得出失血量160ml；其次，目测法，通过对衣裤被血液浸湿的面积进行目测估计，得出失血量50ml。除了最常用的称重法和目测法外，休克指数法也是重要的评估方法。休克指数（shock index，SI）是脉搏（次/分）与收缩压 [mmHg（1mmHg=0.133kPa）] 的比值，是反应血流动力学的临床指标之一，可用于粗略估计失血量及休克程度分级。通常认为，该指数正常值为0.5~0.7；SI=1时，血容量减少10%~30%，属轻度休克；SI=1.5时，表示血容量减少30%~50%，属中度休克；而SI=2时，表示血容量减少50%~70%，属重度休克。阴道流血量不一定等于患者的实际失血量，血凝块堆积在阴道口，会掩盖宫内出血情况，而休克指数法可以排除这一因素，对出血量进行较准确的估计。

（3）孕妇情况监测：孕妇的意识、脉搏、血压、血氧饱和度、肢端颜色、皮肤温湿度及尿量情况，都是病情变化的观察要点。

2. 及时启动绿色通道

识别到出血患者有休克表现或倾向或出血无法控制时，应迅速启动大出血绿色通道（图21-1-1），医生、护士、工人各司其职，缩短应急反应时间，为抢救孕妇及胎儿赢得时间。

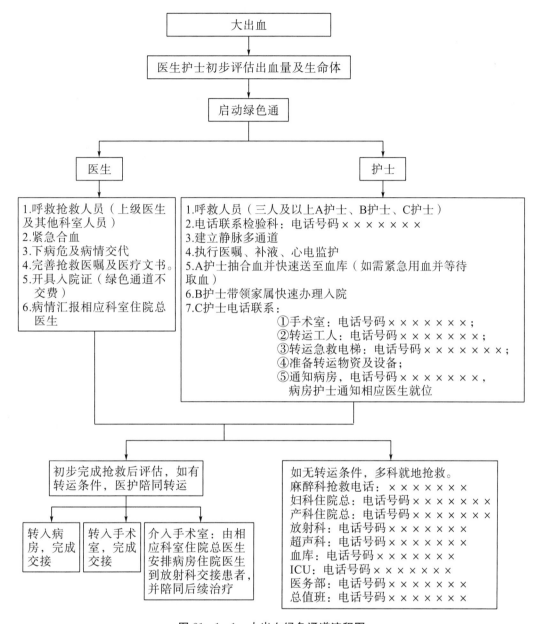

图 21-1-1　大出血绿色通道流程图

3. 治疗与护理

（1）体温管理：低血容量会引起交感神经兴奋，肾上腺髓质分泌大量儿茶酚胺，并激活肾素－血管紧张素－醛固酮系统，使腹腔内脏和皮肤等小血管强烈收缩，内脏缺血，产热减少，导致体温下降，而低温造成的寒战反应，会增加组织 4～5 倍的耗氧量，会加重败血症、代谢性酸中毒、各个器官功能衰竭、凝血、心律失常等。因此在抢救过程中，要做好患者的保暖，予以调高室温、加盖棉被、加温静脉补液等措施。

（2）体位：失血性休克时，应为产妇取休克体位。头和躯干抬高 20°～30°，下肢抬高 15°~20°，使膈肌下移，利于呼吸，同时增加肢体回心血量，改善重要脏器的血液供应。

（3）容量管理：建立有效的静脉通道，迅速扩充血容量，维持有效的体液循环，对于失血性休克的抢救尤为重要。大量失血时，机体为保护重要脏器的供血，肢端静脉会保护性收缩，所以在失血初期，需快速建立 2 条以上的静脉大通道（最小 18G），以确保在大出血发生时，能够及时有效地补充血容量，为娩出胎儿、抢救孕妇赢得机会。

4. 心理护理

由于出血发生突然，患者及家属缺乏心理准备，大多处于极度恐慌状态，甚至出现情绪休克。医护人员应在充分交代病情的基础上，理解并鼓励患者的情绪表达，做好安慰和解释工作，使患者及家属情绪稳定，配合各项救护工作。

（三）循证证据

2013 年，中华医学会妇产科学分会产科学组发布了《前置胎盘的临床诊断与处理指南》，规范和指导医护人员对前置胎盘的诊治做出合理的临床决策。2018 年，英国皇家妇产科医师学会（RCOG）更新发布了《前置胎盘和胎盘植入的诊断和管理指南（第 4 版）》，为前置胎盘和胎盘植入的诊断和管理提供指导建议。2007 年，中华医学会重症医学分会发布了《低血容量休克复苏指南（2007）》，对低血容量休克的临床规范化管理提供了建议和依据。

（李明轩　胡娟）

第二节　异位妊娠致失血性休克

受精卵在子宫体腔以外着床称为异位妊娠（ectopic pregnancy），习惯称宫外孕（extrauterine pregnancy）。异位妊娠是妇产科常见的急腹症，发病率为 2%~3%，是早期妊娠孕妇死亡的主要原因。其中 95% 为输卵管妊娠，表现为停经、腹痛、阴道流血。随着医疗技术手段的提升，阴道后穹窿穿刺结果不再是盆腹腔出血的鉴定标准，血 HCG 测定和超声检查成为主要的辅助检查手段。输卵管妊娠发生流产或破裂时，患者会突感一侧下腹部撕裂样疼痛，常伴有恶心、呕吐。若血液局限于病变区，主要表现为下腹部疼痛，当血液积聚于直肠子宫陷凹时，可出现肛门坠胀感。随着血液由下腹部流向全腹，疼痛可由下腹部向全腹扩散，血液刺激膈肌，可引起肩胛部放射性疼痛及胸部疼痛。由于腹腔内出血及剧烈腹痛，轻者出现晕厥，严重者出现失血性休克。出血量越多越快，症状出现越迅速，病情越严重，且与阴道流血量不成正比。

（一）病例介绍

患者，女，34 岁，因"腹痛 1 天，加重 1 小时"于 5 月 21 日 13：00 急诊就诊。5

月 20 日 12：00 患者无明显诱因出现下腹持续性胀痛，不伴放射痛，伴有阴道流血，不伴畏寒、发热，不伴大小便异常，无明显缓解及加重因素。5 月 21 日 12：00 突然下腹痛加剧，撕裂样，伴里急后重感，遂在家属陪同下急诊就诊。就诊时意识清楚，面唇苍白，皮肤温凉，无法独立站立，外阴及卫生巾上可见少量鲜血迹，约 10g，阴道口未见活动性流血，全腹压痛、反跳痛、肌紧张，左附件区压痛明显，宫颈举痛摇摆痛明显，宫体压痛。体温 36.2℃，脉搏 131 次/分，呼吸 23 次/分，血压 88/52mmHg。急诊查血常规示：血红蛋白 78g/L，血钾 3.09mmol/L，人绒毛膜促性腺激素 4232mIU/ml。B 超示：左附件区查见大小 7.2cm×4.1cm×5.3cm 的不均质稍强回声，将左卵巢包裹其中，其内探及血流信号，盆腔查见液性暗区，最深约 5.5cm，内见细密点状血流信号，肝肾间隙查见深约 0.6cm 的游离液性暗区。患者停经 40 天，无心肺等器官重大疾病史，无传染病史，无药物滥用史，无嗜烟嗜酒史。

患者于急诊完善血常规、血生化、血 HCG、凝血功能筛查、快速输血免疫、阴道（子宫及双附件）超声等检查，合去白红细胞悬液 6U，新鲜冰冻血浆 400ml，建立 3 条 18G 静脉留置通道快速补充晶体液及胶体液，同时纠正电解质紊乱，鼻导管吸氧（2 升/分），保暖，留置尿管，安置胃肠减压，联系手术室。

5 月 21 日 14：00 患者由医护人员共同护送入手术室，体温 36.2℃，脉搏 125 次/分，呼吸 22 次/分，血压 90/58mmHg，全麻下行"腹腔镜探查术、左侧输卵管切除术、肠粘连松解术"，术中见腹腔内大量出血及血凝块约 2000ml。术中出血 50ml，输注去白红细胞悬液 6U、新鲜冰冻血浆 400ml，输入晶体液 1500ml、胶体液 800ml，尿量 350ml。术后予抗感染治疗，小便自解通畅，切口愈合好，5 月 24 日出院。

（二）院前抢救

1. 危重症的快速识别

（1）出血量评估：出血量的评估方法主要有称重法、目测法、休克指数法、血红蛋白测定法等。本案例中综合使用了几种方法对孕妇出血量进行了评估。通常认为，休克指数（SI）正常值为 0.5~0.7。SI=1 时，血容量减少 10%~30%，属轻度休克；SI=1.5 时，表示血容量减少 30%~50%，属中度休克；而 SI=2 时，表示血容量减少 50%~70%，属重度休克。异位妊娠破裂出血会积聚在盆腹腔内，不会完全经阴道流出，阴道流血量不一定等于患者的失血量，而休克指数可以排除这一干扰因素，对出血量进行较准确的估计。本案例中患者来到急诊就诊时 SI 约 1.5，成年女性总血容量约5000ml，患者此时丢失的血容量在 1500~2500ml，处于中度休克状态。

（2）患者情况监测：患者腹痛情况的变化、意识、脉搏、血压、血氧饱和度、肢端颜色、皮肤温湿度、尿量情况，都是病情变化的观察要点。

2. 及时启动绿色通道

识别到患者有失血性休克表现或倾向或出血无法控制时，应迅速启动绿色通道（图 17-1-1），医生、护士、工人各司其职，缩短应急反应时间，为抢救患者生命赢得时间。

3. 治疗与护理

（1）体温管理：低血容量会引起交感神经兴奋，肾上腺髓质分泌大量儿茶酚胺，并激活肾素－血管紧张素－醛固酮系统，使腹腔内脏和皮肤等小血管强烈收缩，内脏缺血，产热减少，导致体温下降，而低温造成的寒战反应，会增加组织 4~5 倍的耗氧量，会加重败血症、代谢性酸中毒、各个器官功能衰竭、凝血、心律失常等。因此在抢救过程中，应要做好患者的保暖，予以调高室温、加盖棉被、加温静脉补液等措施。

（2）体位：失血性休克时，应为患者取休克体位。头和躯干抬高 $20°\sim30°$、下肢抬高 $15°\sim20°$，使膈肌下移，利于呼吸，同时增加肢体回心血量，改善重要脏器的血液供应。

（3）容量管理：建立有效的静脉通道，迅速扩充血容量，先晶体液后胶体液，胶体液可以使用聚明胶肽或新鲜冰冻血浆。维持有效的体液循环，对于失血性休克的抢救尤为重要。大量失血时，机体为保护重要脏器的供血，肢端静脉会保护性收缩，所以在失血初期，需快速建立 2 条以上的静脉大通道（最小 18G），以确保在大出血发生时，能够及时有效地补充血容量，挽救患者生命。

（4）术前准备：急诊手术需要通过胃肠减压做好胃肠道准备，尽量减少全麻术中胃食管反流导致的误吸风险；留置尿管可以协助判断患者血容量情况。

4. 心理护理

由于患者发病急、进展快，患者及家属缺乏心理准备，大多处于极度恐慌状态，甚至出现情绪休克。医护人员应在充分交代病情的基础上，理解并鼓励患者的情绪表达，做好安慰和解释工作，使患者及家属情绪稳定，配合各项救护工作。

（三）循证证据

2019 年 4 月，英国国立临床规范研究所（NICE）发布了《异位妊娠和流产的诊断和初始管理》（NG. 126）指南，涵盖了异位妊娠相关并发症（如疼痛、出血早期妊娠）的诊断和管理，改善早期妊娠丢失的诊断，并针对该类患者的管理提供指导建议。2007 年，中华医学会重症医学分会发布了《低血容量休克复苏指南（2007）》，对低血容量休克的临床规范化管理提供了建议和依据。

（李明轩　胡娟）

第三节　胎儿窘迫

胎儿窘迫（fetal distress）指胎儿在子宫内因急性或慢性缺氧（hypoxia）危及其健康和生命的情况，发生率为 2.7%~38.5%。急性胎儿窘迫多发生在分娩期；慢性胎儿窘迫发生在妊娠晚期，但在临产后常表现为急性胎儿窘迫。母体血液含氧量不足、母胎间血氧运输及交换障碍、胎儿自身异常因素，均可导致胎儿窘迫。缺氧初期表现为胎动频繁，继而减弱及次数减少，进而消失。胎动减少为胎儿缺氧的重要表现。胎动的变化、电子胎心监护、胎儿生物物理评分及胎儿多普勒超声血流检查是判断胎儿宫内窘迫的重要手段。

（一）病例介绍

患者，女，27岁，因"停经39周，复查胎监"于3月11日11：27急诊就诊。患者于我院建卡，定期产检，3月11日上午我院门诊胎监示NST无反应型，遂于急诊复查胎监，自数胎动减少。无阴道流血，无阴道流液，无腹痛。查体：体温36.3℃，脉搏105次/分，呼吸20次/分，血压119/74mmHg。3月11日11：30开始进行急诊胎监，11：59胎监显示胎心率基线无变异并且出现2次晚期减速，判定为胎儿宫内窘迫，立即启动绿色通道，7分钟内为患者完善静脉通道的建立、合血、身份识别标识的佩戴及入院手续的办理等，12：06医护人员护送该患者进入产科手术室终止妊娠。12：25患者娩出一活婴，Apgar评分7—9—10。

（二）护理

1. 高危病例的早期识别

胎儿窘迫的急救处理，时间是关键。早一秒发现早一秒处理，胎儿娩出后的结局有时候会有天壤之别。因此在产科，胎儿窘迫的快速处理就是与时间赛跑。急诊护士需要在接诊时始终保持识别胎儿窘迫的警惕，孕妇因胎动减少或因常规产检胎监不合格到急诊就诊，分诊护士需依据孕周，做出筛检。30周及以上的孕妇，分诊护士需护送孕妇到诊断室，立即行胎监，同时与诊断室医生做好病情交接，严密监测胎监，一旦判定胎儿宫内窘迫，立即启动绿通道。30周以下的孕妇，分诊护士需护送孕妇到诊断室，与诊断室医生做好病情交接，医生接诊查体后确定是否胎监，依据胎监结果判定胎儿是否存在宫内窘迫，如果发生宫内窘迫，立即启动绿色通道。急诊胎监2次不合格，即便不存在胎儿宫内窘迫，也需要联系产科，快速入院，以便及时应对急诊手术。

2. 及时启动绿色通道

识别到胎儿宫内窘迫时，迅速启动绿色通道（图21-3-1），医生、护士、工人各司其职，缩短应急反应时间，为胎儿快速娩出赢得时间，本案例急诊通道医护配合时间表见表21-3-1。

妇产科护理案例汇编与循证

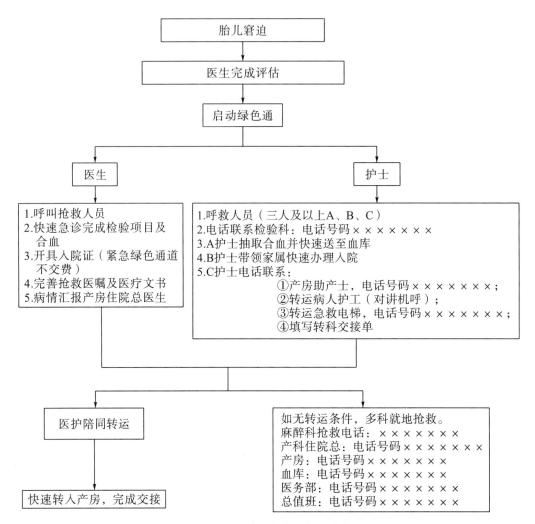

图 21-3-1　胎儿窘迫绿色通道流程

表 21-3-1　急诊绿色通道医护配合时间表

患者姓名	XXX			
患者登记号	XXXXXX			
就诊时间	3月11日11：27			
时间节点	流程节点	完成项目		备注 （需记录的病情或流程中特殊情况）
11：27	就诊	带入诊断室		
11：30		胎监		
11：59		打印手腕带		
11：59	启动绿色通道	诊断胎儿窘迫		
—		诊断大出血		

时间	环节	内容	
12：00	联系产房/病房医生	联系住院总医生	
—		联系二线医生	
12：00	抢救团队到位	建立静脉通道	
12：02		抽合血标本	
12：06		送合血	
11：59		联系检验科	
—		联系B超	
12：02		联系运送工人	
12：03		联系电梯	
12：03		联系产房/手术室	
12：05		填写转科交接单	
12：03		办理入院	
12：04	护送患者到产房/手术室	到达电梯	
12：05		到达产房/手术室	
12：06		交接	
—	联系病房护士（直接进手术室的大出血患者）		

（三）循证证据

美国妇产科医师学会（ACOG）于 1989 年建议紧急剖宫产术自决定紧急手术至胎儿娩出时间间隔（decision to delivery interval，DDI）不应超过 30 分钟。然而，30 分钟的界限并非来源于临床循证医学证据。有文献报道，缩短紧急剖宫产的 DDI 时间，有助于减少新生儿窒息的发生率，改善新生儿的预后。其他研究也发现当 DDI<10 分钟时，胎儿预后较好。因此所有产科医疗机构都应该在保证安全的前提下，尽力缩短 DDI 时间，尽快帮助胎儿娩出。紧急剖宫产手术 DDI 时间已成为衡量产科医疗质量的标准。

2005 年 ACOG 产科实践专家委员会就"胎儿窘迫"作为产前、产时诊断术语发表了其观点，重申了"胎儿窘迫"一词的不准确性及非特异性，认为即使在高危人群中，其阳性预测值也不高，而医方往往将一个出生时 Apgar 评分或脐血血气分析结果均正常的新生儿也诊断为胎儿窘迫，建议产科、新生儿医生最好使用"胎儿状况不良（non-reassuring fetal status）"一词代替"胎儿窘迫"，并随后详细描述出其不良表现（如反复出现胎心变异减速，胎儿心动过速或心动过缓、晚期减速，低生物物理评分）。而产前的一些列不良表现和产后新生儿健康状况的差异，与 DDI 时间、胎儿孕周等因素都有很大关系。

2015 年 6 月昆士兰卫生组织（Queensland Health，QLD）发布了《产时胎儿监测

（2015 版）》指南，为预防与分娩有关的胎儿代谢性酸中毒导致的围生期不良结局提供依据和建议。

（李明轩　胡娟）

第四节　子宫内翻

子宫内翻（uterine inversion）是指子宫底向宫腔内陷入，甚至自宫颈翻出的一种罕见妇产科急症，主要发生在第三产程，一旦发生如未及时处理，患者可因疼痛、失血发生休克甚至死亡。

（一）病例介绍

患者，女，34 岁，因"G_2P_1 孕 41^{+2} 周，阴道流液 1 小时，无产兆"，于 3 月 6 日 14：00 急救就诊，3 月 6 日 18：00 宫口开大 10cm，先露＋2cm，产程中胎心正常。3 月 6 日 19：00 会阴侧切下自然分娩一活婴，Apgar 评分 10－10－10，体重 3560g，予缩宫素静脉滴注，19：08 阴道口可见脐带自行外延，胎盘连同子宫翻出在阴道内，伴随阴道流血约 80ml，产妇疼痛感剧烈。立即停止静脉滴注缩宫素，建立 2 条 18G 静脉留置通道，静脉滴注硫酸镁，肌内注射哌替啶，吸氧，留置导尿，同时汇报医生。医生人工剥离内翻子宫上的胎盘，出血约 500ml，此时患者体温 36.6℃，脉搏 148 次/分，呼吸 30 次/分，血压 110/82mmHg，血氧饱和度 98％。护士用碘伏纱布暂时包裹内翻的子宫，备合血，麻醉医生给予患者全麻，医生行子宫内翻复位术，术中出血约 300ml。术后予缩宫素静脉滴注，卡前列素氨丁三醇肌内注射，促进子宫收缩止血，抗生素抗感染治疗。3 月 10 日患者康复出院。住院时间 4 天。

（二）护理

1．快速识别

子宫内翻按内翻程度分为：①不完全子宫内翻，子宫底向下内陷，可接近宫颈口或越过但存在部分子宫腔；②完全子宫内翻，子宫底下降于子宫颈外，但还在阴道内；③子宫内翻脱垂，整个内翻子宫暴露于阴道口外。突发下腹剧烈疼痛、产后出血，以及与出血量不符的休克，均是子宫内翻的临床表现。子宫内翻时患者发生的休克可能是急性失血引起的失血性休克，也可能是内翻的子宫牵拉了骨盆副交感神经，增加迷走神经张力而引起的神经源性休克。在本案中，患者子宫底下降于阴道内，且有突然发生的下腹剧烈疼痛，遂诊断为完全子宫内翻。

2．病情观察

（1）出血量的评估：出血量的评估方法主要有称重法、目测法、休克指数法、血红蛋白测定法等。在本案例中，综合使用了称重法和目测法。抢救中应每 5 分钟汇总一次出血量，以指导血容量的补充。

（2）病情变化监测：根据患者出现的症状、体征，保持冷静，做出正确的判断。子宫内翻时，迅速连接心电监护，观察并每 5 分钟记录一次患者的意识、血压、脉搏、呼吸、血氧饱和度、口唇及甲床颜色、尿量、皮肤温湿度、毛细血管充盈时间等。

3. 治疗

（1）体温管理：低血容量会引起交感神经兴奋，肾上腺髓质分泌大量儿茶酚胺，并激活肾素－血管紧张素－醛固酮系统，使腹腔内脏和皮肤等小血管强烈收缩，内脏缺血，产热减少，导致体温下降，而低温造成的寒战反应，会增加组织 4～5 倍的耗氧量，会加速败血症、代谢性酸中毒、各个器官功能衰竭、凝血功能障碍、心律失常等的发生。因此在抢救过程中，应要做好患者的保暖，予以调高室温、加盖棉被、加温静脉补液等措施。

（2）体位：为患者取休克体位。头和躯干抬高 20°～30°、下肢抬高 15°～20°，使膈肌下移，利于呼吸，同时增加肢体回心血量，改善重要脏器的血液供应。

（3）容量管理：建立有效的静脉通道，迅速扩充血容量，维持有效的体液循环，对于失血性休克的抢救尤为重要。大量失血时，机体为保护重要脏器的血供，肢端静脉会保护性收缩，所以在失血初期，需快速建立 2 条以上的静脉大通道（最小 18G），以确保在大出血发生时，能够及时有效地补充血容量，为娩出胎儿、抢救孕妇赢得机会。子宫复位后，静脉滴注缩宫素，肌内注射卡前列素氨丁三醇，以促进子宫收缩，减少出血。

（4）疼痛管理：子宫复位前停止静脉滴注缩宫素，予硫酸镁静脉滴注缓解狭窄环，有利于子宫复位，降低因子宫内翻牵拉骨盆副交感神经导致的疼痛；同时肌内注射哌替啶止痛，预防神经源性休克；迅速组织抢救团队，实施麻醉，准备子宫复位。

（5）子宫复位后处理：绝对卧床休息，禁止实施按压宫底等强烈刺激活动，静脉滴注缩宫素，促进子宫收缩止血，防止子宫松弛而再次发生内翻甚至脱垂。做好保暖和抗感染治疗，制订合理的饮食计划，多摄入纤维素和水分，防止咳嗽、便秘等增加腹压。

（6）感染预防：术中严格执行无菌操作，术中即开始使用抗生素抗感染治疗。

4. 心理护理

由于子宫内翻发生突然，患者及家属缺乏心理准备，疼痛使患者极度烦躁，护理人员应及时向患者及家属解释疼痛的原因，理解并鼓励患者的情绪表达，做好安慰和解释工作，使患者及家属情绪稳定、配合各项治疗和护理工作。

（三）循证证据

2007 年，中华医学会重症医学分会发布了《低血容量休克复苏指南（2007）》，对低血容量休克的临床规范化管理提供了建议和依据。2016 年欧洲重症协会发布了"休克与血流动力学共识"，对休克的定义、推荐意见、最佳临床实践以及事实陈述进行了描述。

（李明轩　胡娟）

第五节　子宫破裂

子宫破裂（rupture of uterus）指在妊娠晚期或分娩期子宫体部或子宫下段发生破裂，是直接危及产妇及胎儿生命的严重并发症。主要病因有子宫手术史（瘢痕子宫）、先露部下降受阻、子宫收缩药物使用不当、产科手术损伤等。子宫破裂多发生于分娩期，部分发生于妊娠晚期。按其破裂程度，分为完全性破裂和不完全性破裂。子宫破裂的发生通常是渐进的，多数由先兆子宫破裂进展为子宫破裂。胎儿窘迫是最常见的临床表现，大多数子宫破裂伴有胎心异常。常见的临床表现还有电子胎心监护异常、宫缩间歇仍有严重腹痛、阴道异常出血、血尿、宫缩消失、孕妇心动过速、低血压、晕厥或休克、胎先露异常、腹部轮廓改变等。

（一）病例介绍

患者，女，36 岁，因"停经 38^{+1} 周，发现先兆子宫破裂半小时"于 3 月 13 日 16：10 急诊就诊。患者孕早期于我院建卡，定期产检，凶险性前置胎盘。3 月 13 日下午门诊常规产检过程中发生下腹疼痛，阴道有少量流血，15：40 我院彩超示子宫破裂，自数胎动无异常，遂由医护人员护送至我院急诊科就诊。16：10 到达急诊时，患者自诉持续腹痛明显，阴道可见少量流血，会阴垫上少许鲜血迹，共约 10g，子宫下段压痛。查体：体温 36.7℃，脉搏 108 次/分，呼吸 20 次/分，血压 101/68mmHg，胎心率 130 次/分，未扪及宫缩。急诊查血常规示：白细胞（WBC）$10.3×10^9$/L，中性粒细胞百分比（NEU%）73.5%，红细胞（RBC）$3.45×10^{12}$/L。患者 2008 年剖宫产一男婴，健在，患者无心肺等重大疾病史，无传染病史，无药物滥用史，无嗜烟嗜酒史。

患者于急诊完善血常规、血生化、凝血功能检测、交叉配血检查等。合去白红细胞悬液 3U，建立 2 条 18G 静脉留置通道，快速补充晶体液及胶体液，留置尿管，保暖，联系手术室准备紧急剖宫产术。

3 月 13 日 16：24 患者由医护共同护送入产科手术室，全麻下行"再次子宫下段横切口剖宫产术、瘢痕剔除术、子宫动脉结扎术、双侧子宫动脉上行支结扎术、子宫修补术、子宫整形术、大网膜部分切除术"，娩出一活婴，Apgar 评分 10－10－10。术中出血约 2200ml，术中自体血回收 1600ml，自体血回输 874ml，无不良反应，术中补液 3100ml，尿量 100ml。术后予抗生素预防感染，缩宫素、益母草促宫缩治疗，子宫收缩好，阴道恶露少，小便自解通畅，切口愈合好。3 月 18 日患者出院。住院日共计 5 天。

（二）院前抢救

1. 危重症的快速识别

（1）胎儿情况监测：宫内胎儿的情况可通过胎动变化、胎心监测、胎儿电子监护、胎儿彩超、生物物理评分等方法进行监测。胎动变化情况是胎儿宫内情况变化的第一预警信号，在院前急救没有医疗设备辅助的情况下是帮助判定病情的关键证据。本案例中的患者发生子宫破裂是在院内，护理人员及时通过听胎心、胎儿彩超等手段了解了宫内胎儿情况。

（2）出血量评估：出血量快速准确的评估为产科危重症的快速识别提供了依据，为救治孕妇失血性休克和胎儿宫内窘迫争取时间。出血量的评估方法主要有称重法、目测法、休克指数法、血红蛋白测定法等。在本案例中，综合使用几种方法对孕妇出血量进行了评估。第一，称重法，通过对孕妇血液浸湿的会阴垫进行称重，得出失血量 8ml；第二，目测法，通过对阴道口流出的血液进行目测估计，得出失血量 2ml。除了最常用的称重法和目测法外，休克指数法也是重要的评估方法。在本案例中，患者来到急诊就诊时 SI≈1，成年女性总血容量约 5000ml，也就是说患者从开始腹痛到急诊就诊这短短 30 分钟内，丢失的血容量在 500～1500ml，处于轻度休克状态。

（3）孕妇情况监测：孕妇的意识、脉搏、血压、血氧饱和度、肢端颜色、皮肤温湿度及尿量情况，都是病情变化的观察要点。

2. 及时启动绿色通道

识别到出血患者有休克表现或倾向或出血无法控制时，迅速启动绿色通道（图 21-1-1），医生、护士、工人各司其职，缩短应急反应时间，为抢救孕妇及胎儿赢得时间。

3. 治疗与护理

（1）体温管理：低血容量会引起交感神经兴奋，肾上腺髓质分泌大量儿茶酚胺，并激活肾素-血管紧张素-醛固酮系统，使腹腔内脏和皮肤等小血管强烈收缩，内脏缺血，产热减少，导致体温下降，而低温造成的寒战反应，会增加组织 4～5 倍的耗氧量，会加速败血症、代谢性酸中毒、各个器官功能衰竭、凝血功能障碍、心律失常等的发生。因此在抢救过程中，应要做好患者的保暖，予以调高室温、加盖棉被、加温静脉补液等措施。

（2）体位：失血性休克时，应为产妇取休克体位。头和躯干抬高 20°～30°、下肢抬高 15°～20°，使膈肌下移，利于呼吸，同时增加肢体回心血量，改善重要脏器的血液供应。

（3）容量管理：建立有效的静脉通道，迅速扩充血容量，维持有效的体液循环，对于失血性休克的抢救尤为重要。大量失血时，机体为保护重要脏器的供血，肢端静脉会保护性收缩，所以在失血初期，需快速建立 2 条以上的静脉大通道（最小 18G），以确保在大出血发生时，能够及时有效地补充血容量，为娩出胎儿、抢救孕妇赢得机会。

4. 心理护理

由于病情变化突然，患者及家属缺乏心理准备，大多处于极度恐慌状态，甚至出现情绪休克。医护人员应在充分交代病情的基础上，理解并鼓励患者的情绪表达，做好安

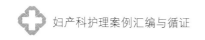

慰和解释工作，使患者及家属情绪稳定、配合各项救护工作。

（三）循证证据

2019 年 9 月，英国国立临床规范研究所（NICE）发布了终止妊娠护理指南，涵盖了要求终止妊娠的任何年龄女性（包括 18 岁以下）的护理，目的是改善医疗服务，内容还涉及不同妊娠阶段终止妊娠的详细建议。2007 年，中华医学会重症医学分会发布了《低血容量休克复苏指南（2007）》，对低血容量休克的临床规范化管理提供了建议和依据。

（李明轩　胡娟）

第六节　脐带脱垂

脐带（umbilical cord）是连接胎儿与胎盘的条索状组织，胎儿借助脐带悬浮于羊水中。足月妊娠的脐带长 30~100cm，平均约 55cm，直径 0.8~2.0cm。脐带表面有羊膜覆盖，呈灰白色，内有一条脐静脉，两条脐动脉，脐血管周围为含水量丰富、来自胚外中胚层的胶样组织，称为脐带胶质（Wharton jelly），有保护脐血管的作用。脐带是母胎间气体交换、营养物质供应和代谢产物排出的重要通道。脐带受压使血流受阻，可致胎儿缺氧，甚至危及胎儿生命。

胎膜未破时脐带位于胎先露部前方或侧方，称为脐带先露（presentation of umbilical cord）或隐性脐带脱垂。胎膜破裂时脐带脱出于宫颈口外，降至阴道内甚至露于外阴部，称为脐带脱垂（prolapse of umbilical cord）或真性脐带脱垂。发生脐带脱垂的危险因素包括：胎头入盆困难；胎位异常，如臀先露、肩先露、枕后位；胎儿过小或羊水过多；脐带过长；脐带附着异常及低置胎盘等。

脐带脱垂在产科并不常见，是一种产科急症，对母体生命安全影响不大，但往往导致胎儿急性缺氧，甚至死亡，是产科紧急剖宫产及阴道助产指征。脐带脱垂对母体和胎儿的影响如下：

（1）对母体的影响：增加剖宫产率及手术助产率。

（2）对胎儿的影响：发生在胎先露部尚未衔接、胎膜未破时的脐带先露，因宫缩时胎先露部下降，一过性压迫脐带，可导致胎心率异常。胎先露部已衔接、胎膜已破者，脐带受压于胎先露部与骨盆之间，引起胎儿缺氧，甚至胎心完全消失，以头先露最严重，肩先露最轻。若脐带血液循环阻断超过 7~8 分钟，可造成胎死宫内。

（一）病例介绍

患者，女，20 岁，因"停经 35 周，阴道流液 1 小时"呼叫"120"，急诊医护人员快速到达患者家里，见患者坐于椅子上，情绪稳定，测得生命体征：胎心率 140 次/分，体温 36.4℃，脉搏 98 次/分，呼吸 20 次/分，血压 129/82mmHg，病史采集如下：

现病史：孕期未规律进行产检，初产妇，现停经 35 周，横位，发现胎儿大小小于孕周，1 小时前出现阴道流液，打湿外裤。既往史：无。手术史：无。

专科查体：阴道检查见先露高浮，阴道内扪及条索状物，有搏动感，阴道有清亮羊水流出，扪及不规律宫缩。

院前处理：取平卧位，密切监测胎心率，建立静脉通道，备合血标本，给予硫酸镁注射液 4g 加入生理盐水 100ml 以 120ml/h 静脉泵入，控制宫缩。与院内急诊医护人员沟通，做好接诊准备，安全快速转运至院内。

院内处理：启动绿色通道流程，抢救小组即刻到位，分诊护理人员快速完成分诊及挂号工作，接诊医生开具入院证及医嘱，与产房住院总沟通患者情况，做好接收准备；护理人员协助患者家属办理入院，送合血标本，通知协助检验人员完成血常规、凝血功能筛查、生化 B（电解质/肝肾功）、快速输血免疫、ABO 血型鉴定＋Rh 血型检查；通知急诊 B 超进行产科彩超（胎儿及宫腔彩超常规）检查；与产房护士沟通做好接收患者准备，医护护送患者转运至产房。

（二）护理

1. 病情观察

（1）高危因素评估：脐带脱垂的主要危险因素包括胎头入盆困难；胎位异常，如臀先露、肩先露、枕后位；胎儿过小或羊水过多；脐带过长；脐带附着异常及低置胎盘等。当患者有脐带脱垂危险因素存在时，应警惕脐带脱垂的发生。胎膜未破，于胎动、宫缩后胎心率突然变慢，改变体位、上推胎先露部及抬高臀部后迅速恢复者，应考虑有脐带先露的可能，临产后应行胎心监护。胎膜已破出现胎心率异常，应立即行阴道检查，了解有无脐带脱垂和有无脐带血管搏动。在胎先露部旁或其前方以及阴道内触及脐带者，或脐带脱出于外阴者，即可确诊。超声，特别是彩色多普勒超声检查有助于明确诊断。

（2）病情变化监测：脐带先露经产妇，胎膜未破、宫缩良好者，取头低臀高位，密切观察胎心率，等待胎头衔接、宫口逐渐扩张，胎心持续良好者，可经阴道分娩。初产妇，或足先露或肩先露者，应行剖宫产术。发现脐带脱垂，胎心尚好，胎儿存活者，应争取尽快娩出胎儿。宫口开全，胎头已入盆，行产钳术；臀先露行臀牵引术。宫颈未开全，产妇立即取头低臀高位，将胎先露部上推，应用抑制子宫收缩的药物，以缓解或减轻脐带受压，严密监测胎心，同时尽快行剖宫产术。

2. 基础护理

（1）胎心监测：胎心监护检查是利用超声波的原理对胎儿在宫内的情况进行监测，是准确评估胎儿宫内状况的主要检测手段。胎儿心率受交感神经和副交感神经调节，通过信号描记瞬间的胎心变化所形成的监护图形曲线，可以了解胎动时、宫缩时胎心的反应，以推测宫内胎儿是否缺氧。通常在孕 12 周之后能够做胎心监测。孕妇可以自己在家通过听诊器、胎心仪、胎语仪监测，也可以直接到医院做胎心监测。胎心率正常的标准为每分钟 120～160 次，一旦胎心率低于 120 次/分，或者高于 160 次/分，则为胎心过缓或胎心过速，通常与宫内缺氧、胎儿患有先天性心脏疾病等相关，需要及时干预，避免不良后果。

（2）体位：胎膜未破可采用头低臀高位；胎膜已破，采取平卧位。保持外阴部清洁。

（3）饮食管理：发生脐带脱垂，需尽快手术，因此需要暂禁食禁饮，为手术做好准备。

3．治疗

（1）组建快速反应团队：抢救工作充分体现"时间就是生命"，该案例抢救转运过程中，院前、院内无缝衔接，及时启动绿色通道，为患者争取时间，由院前出诊医生、护士与院内值班医生及护理人员组成的抢救团队迅速响应，各司其职。

（2）对于脐带脱垂孕妇，无论隐性或真性，取侧向脐带脱出对侧的头低臀高位可以减轻先露部对脐带的压迫。彩超诊断的隐性脐带脱垂，若脐带位于先露部前方，改变体位后脐带自行还纳的可能性不大，胎膜破裂后即成为脐带脱垂，大多需要急诊剖宫产。若脐带脱出于阴道口外，胎死宫内的风险大增，不论何种胎先露，均应行择期剖宫产术。对于经产妇胎儿头先露，超声检查提示脐带位于胎头侧方，可通过改变体位期待脐带自行还纳，但需与孕妇及家属做好充分沟通，取得理解，不能排除胎膜破裂时发生脐带脱垂。有脐带脱垂高危因素的孕妇，胎监出现与胎动或宫缩相关的变异减速或延长减速，应考虑脐带脱垂可能，阴道检查要仔细，慎行人工破膜，同时应杜绝无指征的人工破膜，减少脐带脱垂的发生。脐带脱垂的结局，取决于为减轻胎儿脐带压迫、使胎儿在子宫内复苏和加快分娩所采取的干预措施的及时性和适宜性。脐带脱垂患者，建议行剖宫产术结束分娩。

4．健康教育

由于病情发生突然，患者及家属缺乏心理准备，大多处于极度恐慌状态，甚至出现情绪休克。护理人员应理解并鼓励患者的情绪表达，做好安慰和解释工作，使患者及家属情绪稳定、配合各项治疗和护理措施。

（三）循证证据

2014 年，英国皇家妇产科医师学会（RCOG）发布了第二版《脐带脱垂预防诊断管理指南》，是对 2008 年第一版的更新。

指南推荐：①胎产式异常的孕妇可在妊娠 37 周后入院，如果出现分娩先兆或怀疑出现胎膜破裂，应视为紧急情况紧急处理；②胎先露为非头先露以及出现未足月胎膜早破（PPROM）的孕妇均建议入院治疗；③如果胎先露未固定或者位置较高，应尽量避免人工破膜，但是必须人工高位破膜时，则需在可实施紧急剖宫产的情况下进行操作；

④因在胎膜破裂的情况下存在胎先露上浮以及脐带脱垂的风险，所以对孕妇进行阴道检查或其他产科干预时，不能随意上推胎头；⑤如果进行阴道检查发现脐带低于胎先露，则应避免人工破膜；⑥在分娩过程中确诊脐带先露后，应尽快实施剖宫产。

研究证实，对于发生脐带脱垂但未临产的孕妇，与阴道分娩相比，剖宫产可以降低围产儿死亡率以及减少出生后 5 分钟 Apgar 评分＜3 分的风险。如果孕妇已临产，阴道分娩的预后与剖宫产预后类似或者更佳，但是前提应为这些孕妇具备阴道分娩的有利条件。同时，应该注意的是，如果存在任何可造成延迟分娩的因素，均应考虑立即行剖宫产术，应安排技术熟练的医生进行剖宫产。

（何利清　胡娟）

第七节　药物过敏性休克

过敏性休克（anaphylactic shock）又称变应性休克，属Ⅰ型超敏反应，即速发型变态反应，是指某些过敏体质的人可因注射某些药物（如青霉素）、血清制剂或疫苗，或进食某些食物或接触某些物品（如花粉），发生Ⅰ型超敏反应而引起休克。本病常伴有荨麻疹及呼吸道和消化道的过敏症状，发病急骤，如不紧急使用缩血管药，可导致死亡。其发生主要与休克的两个始动环节有关：①过敏反应使血管广泛扩张，血管床容量增大；②毛细血管通透性增高使血浆外渗，有效循环血容量减少。当过敏原（如青霉素或异种蛋白等）进入机体后，可刺激机体产生抗体 IgE。IgE 的 Fc 段能持久地吸附在微血管周围的肥大细胞，以及血液中嗜酸性粒细胞和血小板等靶细胞表面，使机体处于致敏状态；当同一过敏原再次进入机体时，可与上述吸附在细胞表面的 IgE 结合形成抗原抗体复合物，引起靶细胞脱颗粒反应，释放大量组胺、5－HT、激肽、补体 C3a/C5a、慢反应物质、血小板活化因子（PAF）、前列腺素类等血管活性物质。这些活性物质可导致后微动脉、毛细血管前括约肌舒张和血管通透性增加，外周阻力明显降低，真毛细血管大量开放，有效循环血容量和回心血量急剧减少，动脉血压迅速而显著地下降。

临床可见患者因使用造影剂而发生过敏性休克。碘造影剂分为离子型和非离子型；单体和双体；高渗、次高渗和等渗。离子型造影剂，如泛影葡胺，此类高渗性离子造影剂，有引起血管内液体增多和血管扩张，肺静脉压升高，血管内皮损伤及神经毒性等缺点，使用中易出现不良反应。非离子型造影剂，如碘海醇（欧乃派克）、碘佛醇等，具有相对低渗性、低黏度、不良反应少、造影效果好等优点，临床应用相对安全，适用于血管、神经系统造影及增强 CT 扫描。

（一）病例介绍

患者，女，44 岁，因"CT 造影术后，出现耳鸣、面部肿胀、大汗淋漓 2 分钟"推送入急诊抢救室。患者病检提示宫颈鳞状细胞癌于 12 月 2 日 10：38 在放射科行盆腔

CT+增强扫描，静脉推入造影剂后 1 分钟出现耳鸣、面部肿胀、大汗淋漓，血压 85/45mmHg，考虑过敏性休克，由放射科医护人员推送入急诊抢救室。

10：40 患者进入急诊抢救室，快速成立抢救小组，包括急诊儿科查房主治医师、妇产科查房副主任医师、妇产科值班主治医师、ICU 住院医师、急诊护士 3 人。

A 护士病情评估：患者意识模糊，呼喊有反应，不能发声应答，全身皮肤潮红，眼睑及四肢轻微水肿，全身抖动，呕吐一次，为大量胃内容物。安置心电监护，测得生命体征：体温 36.6℃，心率 60 次/分，呼吸 24 次/分，经皮血氧饱和度 93％，血压 58/34mmHg，毛细血管再充盈试验阳性，留置导尿，导出淡黄色尿液 200ml。

B 护士为患者保持气道通畅，头偏向一侧，清理口腔中的呕吐物，给予鼻导管吸氧（2L/min）。通知检验科进行血常规、凝血功能检查、生化检查、血气分析检查。

C 护士建立 18G 留置针静脉双通道，遵医嘱给予生理盐水、平衡液扩容，肾上腺素、地塞米松、葡萄糖酸钙抗过敏治疗。

5 分钟后患者意识清楚，不能发声，全身抖动，皮肤潮红，心率 84 次/分，呼吸 18 次/分，血压 75/45mmHg，经皮血氧饱和度 98％。

10 分钟后患者意识清楚，能发声，欠清晰，全身抖动，皮肤潮红，心率 80 次/分，呼吸 16 次/分，血压 106/65mmHg，经皮血氧饱和度 98％。

30 分钟后患者意识清楚，应答清晰，皮肤潮红消退，肢体无抖动，继续病情监测。

2 小时后患者诉无不适，进食流质饮食，实验室检验示血钾为 3.1mmol/L，给予口服氯化钾 10ml。

4 小时后患者诉右眼视物不清，医生查看后建议去综合医院眼科就诊，患者签字后离开抢救室。

（二）护理

1. 病情观察

（1）高危因素评估。可简单总结为"ABCD"四个方面。

A，气道（airway）：通过观察呼吸形态，听呼吸音，询问患者发生了什么来判断患者气道有无梗阻。该患者出现发音困难，气道有不完全性梗阻，若出现严重梗阻，威胁生命，立即处理，做好气管切开准备。

B，呼吸（breathing）：观察呼吸形态及口唇颜色，呼吸频率，听诊肺部呼吸音。该患者呼吸形态规则，呼吸频率 24 次/分，面唇红润，给予鼻导管吸氧（2L/min），经皮血氧饱和度维持在 98％，如血氧饱和度不能维持，可以改变吸氧方式，甚至行气管插管，进行机械通气。

C，循环（circulation）：休克指数（SI）是指脉率与收缩压之比，用于判定有无休克以及休克程度，指数为 0.5 多提示无休克；1.0~1.5 提示有休克；>2.0 为严重休克。进行毛细血管充盈试验：血容量充足、毛细血管功能正常，毛细血管开放，有大量血液通过，因而表浅部位皮肤潮红；对皮肤施加一定压力后，局部毛细血管血流中断，血液被挤向周围，皮肤呈白色，去除压力后，血流很快恢复，皮肤又重新变回红色，恢复时间小于等于 2 秒为正常，试验阴性；当血压过低、血容量不足、休克时，解除压力后毛细血管血流恢复缓慢，皮肤由白转红时间大于 3 秒，或呈斑点状发红，试验阳性，说明循环障碍。触摸患者动脉搏动及指端温度，听心音是否有力，测量血压。该患者休克指数 1.03，毛细血管再充盈试验阳性，血压 58/34 mmHg，存在休克，立即给予扩容。

D，意识（disability）：使用询问、拍打、疼痛刺激来评估患者意识状态，该患者意识清楚，若伴有抽搐和瞳孔不等大，应给予止痉和脱水治疗。

（2）病情变化监测：病情的监测在任何时候都是医护工作的重点。根据患者出现的症状、体征，保持冷静，做出正确的判断。发生过敏反应时，迅速行心电监护及血氧饱和度监测，观察并记录患者的意识、血压、脉搏、血氧饱和度、口唇、甲床及尿量情况，每 5 分钟一次。

2．基础护理

（1）体温管理：休克时低血压作为应激因素导致交感神经兴奋，肾上腺髓质分泌大量儿茶酚胺，并激活肾素 - 血管紧张素 - 醛固酮系统，使腹腔内脏和皮肤等小血管强烈收缩。内脏缺血，机体产热减少，休克时体温下降。低温造成的寒战反应，会增加组织 4～5 倍的氧耗量，加速败血症、代谢性酸中毒、各个器官功能衰竭、凝血功能障碍、心律失常等的发生。因此在抢救过程中，应要做好患者的保暖，关闭制冷空调，加盖棉被。

（2）体位：休克时，应为患者取休克体位。头和躯干抬高 20°～30°、下肢抬高 15°～20°，使膈肌下移，利于呼吸，同时增加肢体回心血量，改善重要脏器的血液供应。

（3）氧疗：给予患者氧气吸入，改善缺氧症状。

（4）尿管护理：监测患者尿量，保持尿道口清洁，每日 2 次尿管护理。

3．治疗

（1）组建快速反应团队：抢救工作充分体现了时间就是生命，该案例抢救过程中，由急诊儿科医生、急诊妇产科医生、ICU 医生，以及急诊科护理人员、放射科护理人员组成的抢救团队迅速响应，各司其职。

（2）迅速补充血容量：过敏性休克的主要病理变化为血管广泛扩张，血管床容量增大，毛细血管通透性增高使血浆外渗，有效循环血容量减少。建立有效的静脉通道，迅速扩充血容量，维持有效的体液循环，对于休克患者的抢救尤为重要。本案例患者使用 18G 留置针建立静脉双通道并保持通畅，并派专人负责液体通道的管理工作。

（3）药物的正确使用：

1）肾上腺素（AD）。激动心脏 β 受体，增加心肌收缩力，加速传导，加快心率，增加心输出量，增加心肌耗氧量；激动血管平滑肌上的 α_1 受体及 β_2 受体。由于各类血管平滑肌上受体种类及密度不同，其效应也不一致。AD 对小动脉及毛细血管前括约肌收缩作用明显，对静脉及大动脉收缩作用较弱，而皮肤黏膜血管受 AD 影响明显强于内脏血管。AD 引起肾血管明显收缩，对脑及肺血管影响不大，冠状动脉和骨骼肌血管因

以 β_2 受体为主而扩张。由于肾上腺素的强心作用及对血管的复杂作用，使血压呈"双相反应"，即先出现明显升压反应，继而出现弱的后扩张反应。如果先给 α 受体阻断药，则 AD 的升压反应可翻转，呈现明显的血压降低反应。肾上腺素激动 β_2 受体，使支气管平滑肌舒张，对于气管痉挛状态作用更明显。出现过敏性休克首选使用肾上腺素。

2）糖皮质激素。大剂量的糖皮质激素类药物可用于各种休克的治疗。其抗休克原理主要与下列因素有关：①抗炎、抗毒、免疫抑制的综合作用；②降低血管对某些缩血管活性物质的敏感性，解除血管痉挛，改善微循环，增加器官血流；③增加心肌收缩力，使心输出量增多；④稳定溶酶体膜，减少心肌抑制因子（MDF）的形成，从而防止 MDF 所致的心肌收缩无力与内脏血管收缩。

4. 健康教育

（1）心理护理：由于过敏性休克发生突然，患者及家属缺乏心理准备，大多处于极度恐慌状态，甚至出现情绪休克。护理人员应理解并鼓励患者的情绪表达，做好安慰和解释工作，使患者及家属情绪稳定、配合各项治疗和护理措施。

（2）出院指导：国外过敏性休克高发危险人群有携带肾上腺素笔注射的情况，可明显减少致死性过敏性休克的发生。指导患者在发病时采取自救方式进行抢救现已成为大部分国家抢救过敏性休克的重要方式。护理人员应对过敏性休克的抢救有足够的认识和重视，要积极询问患者药物过敏史，再酌情选择合理的药物实施治疗，同时提高患者对药物过敏尤其是过敏性休克的认知度，并严格规范治疗操作，以最大限度地降低过敏性休克的发生率。

（三）循证证据

研究显示，严重过敏史（主要指过敏性休克等严重过敏反应）、对多种过敏原过敏是碘造影剂所致不良反应的危险因素。Kobayashi 等提出，荨麻疹是与碘造影剂所致不良反应相关性最高的危险因素。应用碘造影剂时，尤其应注意患者既往有无过敏史。研究表明，既往有过敏史与碘造影剂全部不良反应、皮肤及其附件损害和中枢及外周神经系统损害相关。在询问患者是否存在食物过敏时，应将是否有海鲜过敏单独提出，且将该因素进行 Logistic 回归分析。

（何利清　胡娟）

第八节　妇产儿童专科医院急诊遇非专科疾病突发事件

妇产儿童专科医院，面对的患者群体为妇产科和儿科患者，主要研究学科是妇产科学、儿科学、母婴医学，但是妇产儿童专科医院，也会遇到院内患者家属、院外附近人群突发疾病（非妇产儿科疾病），需要紧急救治的情况，虽然是专科医院，但救治生命是医务人员义不容辞的责任。

急诊医学的范畴包括初步急救、灾害救治、危重症救治、心脑肺复苏、急性中毒救治、创伤救治。这既是急诊医学的主要内容，也是急诊医学的首要任务。

急救医疗服务体系（emergency medical service system，EMSS）是集院前急救、院内急诊科诊治、重症监护单元救治和各专科"急救绿色通道"为一体的急救网络。急诊标准作业流程与制度包含急救绿色通道、急诊护理应急预案、急诊患者接待管理制度、急诊患者转运流程。

妇产儿童专科医院急诊遇到非专科疾病突发事件，应该遵循急诊标准作业流程，开放急救绿色通道，先实施抢救、护理，再按急诊患者转运流程，实施评估、转运到相应专科或综合医院继续救治。

（一）病例介绍

患者，女，66 岁，11 月 2 日 19：00 时因"气促半小时，晕厥"由家属开车护送到妇女儿童专科医院（离家最近的医院），家属下车向急诊科医护呼救，预检分诊台护士携急救设备至车上查看并评估患者。患者急性危重症面容，浅昏迷，肢端凉，点头样呼吸，三凹征阳性，双肺呼吸音粗，闻及喘鸣。测量生命体征：体温 36.7℃，脉搏 128 次/分，呼吸 24 次/分，血压 170/102mmHg，SpO_2 68%。立即予面罩吸氧，通知妇产科医生、儿科医生一起评估抢救患者，转运患者至抢救室抢救。患者病情进行性加重，心率下降至 34～54 次/分，立即予胸外心脏按压、球囊面罩正压通气，联系麻醉科医生插管抢救。经抢救，患者恢复自主心律，恢复意识，医生评估患者病情不平稳，救护车转运至综合医院继续治疗风险大，完善 CT、血常规等检查、检验后，护送入本院妇产科 ICU 继续治疗。急诊诊断：意识障碍、呼吸衰竭、慢性支气管炎急性发作、哮喘急性发作、高血压。患者经妇产科 ICU 治疗病情平稳后，救护车转送综合医院继续治疗。

（二）护理

1. 病情观察

正确地判断和评估病情才能使现场救护有的放矢。研究表明，5%～15%的急诊患者属于危重患者，其中5%的人需立即采取抢救措施，因此对疾病的严重性、复杂性的判断至关重要。

（1）初步评估：第一目击者应迅速通过周围环境、人员判断病情，若患者清醒，应通过交流了解突发疾病的原因及情况；对意识不清或昏迷患者则应通过旁观者、家属或查看其是否携带病历信息卡片等发现线索。

（2）初步判断：若来不及携带监护设备，急救护士应评估患者意识，观察患者的呼吸、脉搏、心搏、肢体活动度、面色及皮肤颜色与温度改变等，初步判断疾病危重程度。通过轻拍患者肩部并大声询问"您怎么了"评估患者的意识。直接观察胸部或上腹部有无起伏可判断患者的呼吸状况；也可以通过听患者口、鼻有无呼吸音或用面颊感觉有无气流的吹拂感等方法来参考判断，时间限定在 5～10 秒。现场如有医务人员，同时检查患者颈动脉搏动，急救人员一手食指和中指并拢，在甲状软骨旁开 0.5～1cm 处、胸锁乳突肌内侧缘凹陷处即可触及颈动脉。

2. 急救护理

根据初步评估判断，发现患者需要急救，立即呼救，启动院内快速反应系统（rapid response system，RRS），置患者于适当卧位、开放气道、清理呼吸道、必要时行气管插管呼吸机辅助通气，积极开展呼吸支持；建立静脉通道，必要时行 CPR、早期除颤，积极开展循环支持，病情平稳后护送至相应科室，给予高级生命支持。

（1）呼吸支持。置患者于平卧位，开放气道、清理呼吸道，给予面罩吸氧，若评估缺氧不能纠正，改球囊面罩正压通气。若评估缺氧仍未纠正，配合医生、麻醉医生准备气管插管呼吸机辅助通气。

（2）循环支持。确定患者心搏、呼吸骤停后，让患者仰卧于硬平面上，施救者位于其旁，准备行胸外按压。胸外按压部位在胸骨下半段，胸骨正中间。按压手法：施救者用一只手掌根部置于按压部位，另一手掌根部叠放其上，双手十指紧扣，以掌根部为着力点进行按压。有效的胸外按压必须快速、持续、有力。要求施救者肩、肘、腕位于同一轴线上，与患者身体平面垂直，用上身重力按压。胸外按压频率 100～120 次/分，按压深度成人为 5～6cm，儿童为 5cm，婴儿为 4cm 或 ≥1/3 胸部前后径。每次按压后保证胸廓充分回弹，按压暂停间隙施救者不可双手倚靠患者，放松时手掌不离开胸壁，按压与放松时间相同。同时建立两条以上的静脉通道，遵医嘱输注肾上腺素、碳酸氢钠、生理盐水。

（3）抢救护理团队分工：ABC/AB 定位抢救模式。

1）ABC 三人定位抢救法：A，呼吸护士，由护理组长或高年资护士（CN3/CN2 级）担任，位于患者头侧，负责呼吸系统的管理，即保持呼吸道通畅，使用呼吸球囊辅助呼吸，吸痰，协助医生将气管插管连接至呼吸球囊或呼吸机，同时负责抢救现场的全程指挥。B，循环护士，由高年资护士或中年资护士（CN2/CN1 级）担任，位于患者右侧，负责循环系统的管理，即进行心电监护连接、胸外按压、除颤等。C，药物护士，由中低年资护士（CN1 级/规培护士）担任，位于患者左侧，负责建立静脉通路、遵医嘱用药、抢救联络与记录工作等。

2）AB 二人定位抢救法：A，呼吸循环护士，由护理组长或高年资护士（CN3/CN2 级）担任，位于患者头右侧，负责呼吸与循环系统的管理，即保持呼吸道通畅，使用呼吸球囊辅助呼吸，协助医生进行胸外心脏按压，使用除颤仪及呼吸机，同时负责抢救现场的全程指挥。B，药物护士，由中低年资护士（CN1 级/规培护士）担任，位于患者左侧，负责心电监护、建立静脉通路、遵医嘱用药及抢救联络与记录工作等。

患者恢复自主心律、病情平稳后，转送入妇产科成人 ICU 进行高级生命支持，后续病情平稳后救护车转运入综合医院继续治疗。

（三）循证证据

1. 院前急救疾病谱分析与晕厥急救

（1）院前急救疾病谱分析。某地 13233 例院前急救疾病谱分析显示，院前急救疾病前五位分别为创伤、循环系统疾病、消化系统疾病、呼吸系统疾病、神经系统疾病。而院前急救中非创伤疾病首发症状常表现为晕厥。有文献资料显示，晕厥在急诊科患者中的发生率为 3‰～5‰，在住院患者中的发生率为 1‰～2‰。晕厥的病因复杂多样，常涉及多个系统疾病。

（2）晕厥的急救。对晕厥患者，在进行院前急救时要遵循急救基本原则，就地抢救。让患者取平卧位（或头低足高位），将其头侧向一边，防窒息，保持其呼吸道通畅；根据患者情况给予静脉补液、吸氧，并行心电监护和测血糖等检查。患者到达医院后遵循"救命原则"对症治疗。待患者病情稳定后采集病史进行辅助检查，尽快明确病因，对因治疗。应详细向家属询问患者病史，并辅以相关检查。在明确病因的过程中要严密观察和监护患者的病情变化。

2. 院内快速反应系统

《急诊专科护理》（人民卫生出版社，2018）在应急管理中规范了快速反应系统（RRS）的建立和运行，RRS 是一个多学科合作系统，通过监测危机事件和触发反应来调度相应团队。国外有许多国家有相应的危重患者的急救应急模式及执行方法。RRS 包括四个连续综合的救治系统：呼叫 RRS 标准、评价呼叫方式、启动系统及运行机制；人员和设备；患者安全和质量改进；行政管理。

RRS 启动标准包括患者各项生命体征的异常，最常见的病症是急性呼吸衰竭、急性心力衰竭、意识急性变化、低血压、心律失常、肺水肿和败血症。

（金秋　胡娟）

第九节　取卵术后严重腹腔内出血

辅助生殖技术中的体外受精-胚胎移植（in vitro fertilization and embryo transfer，IVF-ET）技术指从女性卵巢内取出卵子，在体外与精子受精并培养 3～5 日，再将发育到卵裂期或囊胚期的胚胎移植到宫腔内，使其着床发育成胎儿的全过程。临床上的 IVF-ET 主要包括促排卵、取卵、体外受精和胚胎移植。其中取卵是指医生在 B 超引导下应用特殊的取卵针经阴道穿刺成熟的卵泡，吸出卵子。阴道超声引导下穿刺取卵术（transvaginal oocyte retrieval，TVOR）是体外受精-胚胎移植技术中卵子获取的首选方法，该技术于 20 世纪 80 年代初推出后，迅速取代了之前的腹腔镜下收集卵子的方法。虽然 TVOR 具有易于操作、时间短、高卵子回收率、成本低、创伤少、恢复快等明显优势，但作为一项有创性操作，临床上在取卵过程中会出现出血并发症，且随着

IVF-ET 的广泛应用、周期数量增加，并发症的发生率日趋增长。有观察性研究评估了 TVOR 相关的并发症发生率，表明该技术是安全的，发生严重不良事件的概率很低。尽管如此，2010 年发生的 2 例相关死亡事件仍警示临床工作者，对于 TVOR 相关的并发症绝不能掉以轻心。

（一）病例介绍

患者，女，36 岁，因"取卵术后 5 天，腹痛 8 小时"于 7 月 27 日来院就诊。患者于 7 月 23 日行取卵术，8 小时前出现下腹痛，无心悸、胸闷，无阴道流血，无肛门坠胀感等，查体：体温 36.1℃，脉搏 103 次/分，呼吸 17 次/分，血压 111/77mmHg，下腹部压痛、反跳痛。血常规示：白细胞 17.6×10⁹/L，血红蛋白 140g/L，中性粒细胞百分比 82.2%，血小板 325×10⁹/L，凝血功能示：PT 10.9 秒，APTT 25.6 秒，生化未见明显异常。阴道超声检查：子宫前位，宫体前后径 4.2cm，内膜厚 0.6cm（单层），肌壁回声均匀，未探及明显异常血流信号。右卵巢 6.1cm×5.1cm×5.9cm，内见多个囊性占位，最大直径 2.5cm。左卵巢 8.2cm×5.8cm×6.4cm 内见多个囊性占位，最大直径 2.3cm，其旁紧贴左卵巢查见 4.9cm×3.3cm×4.4cm 囊性占位，囊内充满絮状稍强回声，周边探及血流信号。盆腔查见游离液性暗区，深约 3.3cm。肝肾、脾肾间隙查见线性液性暗区，右侧腹腔查见游离液性暗区，深约 3.8cm。诊断意见：双卵巢长大（促排卵治疗后），左附件囊性占位，盆腹腔积液。急诊初步诊断：腹痛待诊、盆腹腔积液、取卵术后。患者在急诊留院观察，予止血、抗感染治疗，观察腹痛情况，监测血常规，必要时复查 B 超。患者留观第 3 天，复查血常规示：血红蛋白 111g/L。医生查房后，患者诉腹痛加剧，不能忍受，复查血常规示血红蛋白 87g/L，复查 B 超示盆腔偏右查见 9.6cm×7.4cm×6.7cm 稍强回声团形态欠规则，边界不清，盆腔查见深约 3.3cm 液性暗区，腹腔多间隙查见游离液性暗区，最深约 4.2cm。结合复查血常规、B 超结果，考虑盆腔内活动性出血，予急诊合血、备血，立即入院予急诊腹腔镜手术治疗，术中清除盆腔积血 1000ml，术后第三天，患者康复出院。

（二）护理

1. 病情观察

（1）密切观察病情变化，识别早期症状，重视患者主诉，并给予及时的诊治和护理。取卵后患者可有腹胀、眩晕、乏力、肩背部疼痛、肛门坠胀感等内出血的不典型症状，应引起重视和关注，警惕严重腹腔内出血的发生。对有严重和持续腹痛症状的患者，评估是否伴随压痛、反跳痛等急腹症症状，如伴有血压持续降低、脉搏增快时，观察患者面色、口唇和指甲是否红润，注意意识改变和尿量情况等，警惕失血性休克的发生。一旦发生休克应迅速采取相应措施，包括调整体位，改为平卧位或休克体位，并给予吸氧、保暖和保持呼吸道的通畅，及时建立两条静脉通路，给予补液、合血等对症处理，必要时留置中心静脉导管，监测中心静脉压，了解患者循环情况，指导输液量和速度；留置导尿管，观察和记录患者 24 小时液体进出量；监测患者血红蛋白、凝血功能、电解质变化。

（2）运用病情评估框架观察病情变化：

1）A/B/C/D 紧急评估。

A（气道）：评估气道是否通畅。

B（呼吸）：呼吸频率、血氧饱和度。

C（循环）：心率、血压、毛细血管充盈时间、皮肤颜色、皮肤温度、尿量、阴道出血情况、患者出血倾向。

D（意识）：出血性休克患者会出现淡漠、谵妄、浅昏迷等改变。

2）O/P/Q/R/S/T 症状评估，用于评估患者需要密切观察的某一临床症状，在该案例中，"腹痛"是需要护士严密观察的重要临床症状。

O（时间/部位）：评估患者腹痛时间、疼痛部位。

P（减轻/加剧）：患者留观第三天医生查房后腹痛突然加剧。

Q（症状/性质）：刺痛、钝痛。

R（伴随症状）：伴腹膜刺激征、肛门坠胀感，心率上升、血红蛋白下降、B 超改变（腹腔积液增多）。

S（严重程度）：疼痛不能忍受，疼痛评分 8 分。

T（持续时间）：疼痛持续，不能缓解。

2. 治疗

建立两条以上静脉通路，及时给予补液等支持治疗，血红蛋白进行性下降时，考虑仍有活动性出血，及时通过静脉输注止血药及晶体液、胶体液；中重度贫血时及时补充血浆、红细胞等血液制品。输血前严格执行交叉配血试验，2 名护士核对患者信息、血型、血袋标签上各项内容，检查血液质量，输血前注射地塞米松预防过敏反应，输血期间观察患者有无发热、皮疹等情况并及时处理。在抗生素治疗过程中，选择合适的使用方式、时间和量，观察有无药物的不良反应。在腹痛原因不明确之前，禁止使用止痛药物，以免掩盖病情。

3. 心理护理

不孕症女性承受着家庭和社会的压力，家庭亲密度高，有利于家庭功能的发挥。护理需要充分利用家庭功能，使患者家属与患者积极沟通，缓解患者因为大出血而出现的恐惧、焦虑等不良心理。IVF—ET 漫长而复杂的治疗过程会加重患者的焦虑、烦躁情绪，而治疗过程中出现的出血对患者更是一个极大的心理打击，导致其消极、情绪低落，充满恐惧。故需解释出血的原因及处理原则等，解除其心理压力，使她们树立信心，配合治疗。由于该类患者心理状态的特殊性，护理人员要安慰患者，治疗中要多交流，多做心理疏导。最大程度增加其生理和心理的舒适度。

（三）循证证据

1. 腹腔内出血发生率

2018 年，首都医科大学附属北京妇产医院生殖医学科将阴道超声引导下穿刺取卵术（TVOR）后腹腔内出血发生率纳入首都临床特色应用研究项目。TVOR 穿刺针需要穿过阴道壁和卵巢才能进入卵泡，很可能损伤卵巢表面和卵泡外膜的血管网及其他邻近的盆腔器官，导致腹腔内出血。出血主要来自卵巢表面穿刺点、其他邻近器官或者盆腔内的血管损伤，或者是用含有肝素的溶液冲洗卵泡腔导致卵泡内小血管损伤出血，以及比较少见的术前使用抗生素等药物诱导的血小板减少症。2011 年 Dessole 等报道，220 例 TVOR 无临床并发症患者取卵术后 24 小时出血量是（232.4±130.8）ml；2009 年 Ragni 等，通过血液检查和阴道超声评估 150 例 TVOR 术前、术后 4~6 小时、术后 72 小时出血量，TVOR 术后 4~6 小时估计出血量为（73±161）ml，术后 72 小时红细胞计数、血红蛋白浓度和红细胞比容明显高于 TVOR 术前（$P<0.001$），认为大多数女性在接受取卵术后并没有明显的失血量。既往文献报道的 TVOR 术后腹腔内出血的发生率见表 21-9-1。

表 21-9-1　不同文献报道的 TVOR 术后腹腔内出血的发生率

时间	作者	研究内容	发生率
2008 年	Bodri 等	回顾性分析 4052 例 TVOR	0.35%
2010 年	Zhen 等	回顾性分析 10251 例 TVOR	0.20%
2010 年	Liberty 等	回顾性分析 3241 例 TVOR	0.22%
2011 年	Aragona 等	回顾性分析 7098 例取卵周期	0.06%
2014 年	Nouri 等	汇总分析 32 例卵巢出血	0.08%
2016 年	鹿群等	回顾性分析 11 例 TVOR	0.14%
2018 年	Levis-Setti 等	回顾性分析 23825 例取卵周期	0.23%

2. 诊断

轻度出血诊断标准：取卵术后盆腔内发现新生成的液体，血压和心率稳定，止血治疗 2 小时后盆腔液体没有增多，且深度<6cm；重度出血诊断标准：红细胞比容、血红蛋白浓度、血压均下降，盆腔液体深度>6cm。

3. 治疗

腹腔内出血首选保守治疗，保守治疗无效可选用手术治疗。病情稳定，血红蛋白下降<40g/L，估计出血量 1400ml 以内可在严密监测病情变化下，给予止血补液支持治疗；血红蛋白下降>40g/L，估计出血量超过 1400ml，立即建立两条静脉通道，及时进行输血治疗及抗休克治疗，同时加强心电监护，留置导尿，记录出入量。约 2/3 术后腹腔内出血患者，出血具有自限性，在观察中可以自行止血，无须进行手术治疗。对生命体征平稳者，给予止血、卧床休息、输注成分血、预防感染治疗。如果出现进行性血红蛋白下降、血压下降，在监测生命体征、卧床休息、补充血容量、抗休克治疗的同时，立即行腹腔镜或开腹探查术，拖延手术可增加卵巢切除的风险。血液系统疾病引起的出血，应在术前和术后请血液科医生配合确定治疗及用药方案。

（金秋　胡娟）

第十节　肾功能衰竭合并阴道流血

肾功能衰竭指肾功能减退进入尿毒症期，可分为急性肾衰竭和慢性肾功能衰竭，其中急性肾衰竭指的是多种原因导致的肾脏生理功能急剧减低甚至丧失，进而引起一系列生理变化的情况。慢性肾功能衰竭（chronic renal failure，CRF）是指各种原因造成的慢性进行性肾实质损害，致使肾脏明显萎缩，不能维持其基本功能，临床出现以代谢产物潴留，水、电解质、酸碱平衡失调，全身各系统受累为主要表现的临床综合征。慢性肾功能衰竭患者可能存在凝血功能紊乱，既存在出血倾向，又有高凝状态。在临床上患者出血可发生于各个部位，如轻微外伤或穿刺部位出血、皮肤黏膜出血、内脏出血、颅内出血等，严重的出血可导致病情加重甚至患者死亡。目前研究显示，出血倾向主要由血小板功能异常引起。CRF患者血小板功能异常主要表现为血小板黏附聚集功能异常、血小板释放功能异常和血小板收缩功能异常。

阴道流血是一种妇科常见症状，也是最常见的主诉之一。女性生殖道任何部位，包括阴道、宫颈、宫体及输卵管均可发生出血。虽然绝大多数出血来自宫体，但不论其源自何处，除正常月经外，均称为"阴道流血"。阴道流血主要表现为经期延长、血性白带及阴道出血量增多等，其临床病因较为复杂，主要为宫腔内病变、妊娠因素等。如果女性长期阴道出血，可造成失血性休克、缺铁性贫血等不良后果，将严重威胁广大女性患者的生命安全，因此必须及时给予有效治疗。

肾功能衰竭的女性患者，由于疾病原因存在出血倾向，当合并可致阴道流血的妇产科疾病时，更容易出现严重出血，导致出血性休克，病情加重甚至患者死亡。

（一）病例介绍

患者，女，20岁4月，因"慢性肾功能衰竭、阴道流血10⁺天"于2月20日护送入急诊科，来时由朋友护送，乏力，面色苍白，诉月经淋漓不尽。患者每周血液透析3次。查体：体温36.7℃，脉搏120次/分，呼吸20次/分，血压135/80mmHg，血常规示：血红蛋白40g/L。入院后完善相关检查，结合症状、体征及辅助检查结果，考虑入院诊断为"慢性肾功能衰竭、阴道流血待诊、重度贫血"，予急诊留院观察，输血纠正贫血、口服止血药后出院，生殖内分泌科随访。

（二）护理

1. 病情观察

（1）高危因素评估：慢性肾功能衰竭患者容易出现代谢产物潴留，水、电解质、酸碱平稳紊乱，应该严格监测患者出入量、血电解质；重度贫血患者免疫力降低，存在较高的感染风险；重度贫血加重了循环系统的携氧负荷，容易发生心衰，需要加强循环系统监测；患者安全方面，重度贫血、明显乏力的患者跌倒风险增加，需要预防跌倒坠床。阴道流血原因复杂，持续性出血或突然发生大量出血，均会造成大量失血的严重后果。

（2）出血量评估：出血量的评估方法主要有称重法、目测法、休克指数法、血红蛋白测定法等。在本案例中，综合使用几种方法对产后出血量进行评估。首先是称重法，患者卫生巾均需要称重，计算出血量。在临床观察中，急诊护士更多可利用休克指数法来快速识别产妇的出血并判断严重程度（具体可参考表 11－1－2）。血液丢失还可以通过血红蛋白测定估算，血红蛋白每下降 10g/L，出血量约为 400ml。

（3）病情变化监测：病情的监测在任何时候都是医护工作的重点。按照病情评估框架 A（气道）、B（呼吸）、C（循环）、D（意识）进行评估监测。该患者重点监测如下：

B（呼吸）：呼吸频率、血氧饱和度。

C（循环）：心率、血压、毛细血管充盈时间、皮肤颜色、皮肤温度、尿量、阴道出血情况、患者出血倾向。

D（意识）：出血性休克患者会出现淡漠、谵妄、浅昏迷等意识改变。

2. 基础护理

（1）患者安全：在评估患者安全需要后，对意识模糊、谵妄、具有潜在隐患（跌倒、走失、自杀倾向）的患者，护士应该综合考虑患者及家属的生理、心理及社会方面的需求，采取必要的安全措施，如 24 小时留陪护，准备保护具（床档）、辅助器（轮椅）等，为患者提供全面的健康维护，确保患者安全，提高患者生活质量。

（2）患者清洁卫生：会阴部因特殊的生理结构有许多孔道，成为病原微生物侵入人体的主要途径。会阴部温暖、潮湿、通风差，为致病菌滋生创造了有利条件，肾功能衰竭、重度贫血患者抵抗力低，有感染的风险，且存在阴道出血，因此会阴部护理尤为重要。护士需要评估患者会阴部卫生状况、患者自理能力以确定由患者自行完成还是护士协助完成会阴部护理，以保持会阴部清洁干燥，让患者卫生舒适。

（3）饮食与营养：评估患者营养情况，必要时请营养师会诊。肾功能衰竭患者，应该摄入"治疗饮食"，即低蛋白饮食，限制蛋白摄入，多补充蔬菜、含糖量高的食物，成人饮食中蛋白质含量不超过 40g/d，肾功能不全患者应该摄入优质动物性蛋白，忌用豆制品；若肾功能严重衰竭，需摄入无蛋白饮食，并静脉补充氨基酸。

3. 治疗

尽量选择对肾功能影响小的药物，如需使用抗生素，建议使用代谢双通道的药物，如头孢菌素；严密监测血常规、凝血及肝肾功能变化，肾功能不全患者输入液体量不宜过多，严格控制入量，量出为入。

（1）积极纠正重度贫血，给予鼻导管吸氧等支持治疗。该患者输入1.5单位红细胞悬液，观察无循环负荷过重，第二日复查血常规，示血红蛋白50g/L，再次输入1.5单位红细胞悬液，复查血红蛋白66g/L，出院随访。

（2）积极控制阴道出血，肾功能衰竭合并阴道流血者，应积极查明出血原因，排除妊娠。结合该患者B超结果，性激素为首选止血药物，予地屈孕酮片10mg口服，每日两次。雌激素促使子宫内膜生长，短期内修复创面止血，适用于血红蛋白低于80g/L的青春期患者。急诊观察止血后，生殖内分泌科随访。

4. 健康教育

（1）心理护理：慢性肾功能衰竭是临床常见疾病，患者大多需要长期进行透析治疗，身体承受了极大的痛苦，精神压力大，从而造成患者出现焦虑、忧郁甚至对疾病绝望的心理，大多患者对疾病治疗的积极性、依从性不高。慢性肾功能衰竭伴阴道流血的女性患者，焦虑、忧郁、绝望心理更加突出，因疾病检查涉及隐私部位，就医意愿不高，往往来医院时，失血、贫血已非常严重，责任护士应通过与患者谈心，了解患者的心理状态，依据患者的文化程度、性格特点做出初步评估，有针对性地进行心理疏导，培养患者建立自我价值观，增强战胜疾病的信心，消除负性情绪。

（2）出院指导：继续定期透析，定期肾内科、生殖内分泌科随访，积极纠正贫血、注意预防感染，经期出血量异常及时就诊。

（三）循证证据

目前还没有关于女性肾功能衰竭合并阴道流血的诊疗指南，这种病例需要肾内科、妇科、生殖内分泌科、输血科多学科协作诊治。关于肾功能衰竭的定义、临床表现、透析期间饮食护理主要参考《中国慢性肾脏病患者合并高尿酸血症诊治专家共识》、2017年ISRNM《血液透析治疗期间饮食》专家共识解读、《基础护理学》（第六版）。阴道流血主要参考《妇产科学》（第九版）。

（金秋　胡娟）

第十一节　妊娠合并心力衰竭

妊娠合并心脏病（包括妊娠前已有心脏病及妊娠后新发生的心脏病）在我国孕产妇死因顺位中居第2位，是最常见的非直接产科死因。其发病率国外报道为1‰～4‰，我国约为1‰。妊娠合并心脏病主要分为结构异常性心脏病、功能异常性心脏病和妊娠期特有心脏病三类，以结构异常性心脏病为主，其中先天性心脏病占35％～50％。风湿性瓣膜性心脏病发病率逐年下降。妊娠期特有心脏病如妊娠期高血压疾病性心脏病、围生期心肌病等也占有一定的比例。不宜妊娠的心脏病患者妊娠或妊娠后心功能恶化者，发生流产、早产、死胎、胎儿生长受限、胎儿宫内窘迫及新生儿窒息的概率明显增高。其围产儿死亡率是正常妊娠的 2～3 倍。

妊娠合并心力衰竭是妊娠合并心脏病常见的严重并发症，也是妊娠合并心脏病孕产妇死亡的主要原因。从妊娠期、分娩期及产褥期心脏及血流动力学的改变来看，妊娠 32～34 周、分娩期（第一产程末、第二产程）、产后 3 日内心脏负担最重，是心脏病孕产妇的危险时期，极易诱发心力衰竭，以急性肺水肿为主要表现的急性左心衰多见，常为突然发病。一旦发生急性心衰，则需多学科合作抢救，根据孕周、疾病的严重程度及母胎情况综合考虑终止妊娠的时机和方法。

（一）病例介绍

患者，女，35 岁，因"胚胎移植术后 32^{+3} 周，胸闷、气短加重 1 天"于 12 月 21 日急诊就诊。患者 5 月 16 日于外院行胚胎移植术（3 天胚胎）2 枚，存活 2 枚，孕早期 B 超提示双绒毛膜双羊膜囊双胎。孕期未建卡，未规律产检。孕期未行产前诊断及口服葡萄糖耐量试验（OGTT）。患者 10 天前无明显诱因出现反复咳嗽咳痰，遂于当地医院住院治疗，予以吸氧、控制液体入量、利尿、减轻心脏负荷、抗感染（头孢克肟）等治疗，多巴酚丁胺增强心肌收缩力，地塞米松促胎肺成熟。4 天前患者感活动后心累气紧，夜间不能平卧。当地医院考虑患者心功能Ⅳ级，建议终止妊娠，患者及家属拒绝，要求转至我院治疗。

我院急诊测得患者生命体征：体温 36.3℃，脉搏 126 次/分，呼吸 25 次/分，SpO_2 91%，血压 131/76mmHg。半卧位，休息状态下感心累气紧，无腹痛及阴道流血，无头晕、头痛、眼花等不适。否认糖尿病史，否认毒物接触史，否认药物滥用史。月经生育史：$G_4P_1^{+2}$，顺产次数 1，流产次数 2，剖宫产次数 0，宫外孕次数 0，葡萄胎否认。11 月 20 日外院心脏彩超：左心长大，右房长大，二尖瓣中度反流，三尖瓣轻-中度反流，心包腔积液，左室收缩功能正常。11 月 21 日胸腔彩超：双侧胸腔查见游离液性暗区，左侧最深约 1.9cm，右侧最深约 2.8cm。泌尿系统彩超：双肾轮廓清晰，形态大小正常，实质回声均匀，皮髓质分界清楚，左肾集合系统分离约 3.0cm，右肾集合系统分离约 3.8cm，其内未见确切占位。产科彩超：宫内查见双胎儿图像，胎儿 1（左侧）胎位 LOA，双顶径（BPD）7.6cm，股骨长（FL）5.5cm；胎儿 2（右侧）胎位横位，双顶径（BPD）7.5cm，股骨长（FL）5.4cm；胎盘前壁，厚 3.8cm，Ⅰ级；羊水 1 6.2cm，羊水 2 5.9cm；胎儿 1 脐动脉血流 S/D＝2.45，胎儿 2 脐动脉血流 S/D＝3.05；胎儿 1 心率 145 次/分；胎儿 2 心率 135 次/分；胎儿 1 脐带绕颈一周；双胎间查见隔膜回声。

入院后立即协助患者取坐位，双腿下垂，遵医嘱安置心电监护，面罩吸氧，建立静脉留置通道，予硝酸甘油 0.3μg/（kg·min）泵入。请 ICU、产科医生急会诊，与患者及家属充分沟通后收入妇产科 ICU 继续治疗。在麻醉科、心内科、产科、ICU、新生儿科等多学科合作下，于 12 月 22 日对患者紧急行全身麻醉下腹膜内剖宫产手术终止妊娠。分娩胎儿一：女，2380g，45cm，外观无畸形，Apgar 评分 8—10—9，胎儿二，女，2190g，44cm，外观无畸形，Apgar 评分 9−10−10。早产儿转儿科治疗。术后密切监测患者生命体征，严格控制液体输入量，吸氧，予对症支持治疗。术后 2 天转入普通病房，术后 9 天康复出院。

（二）护理

1. 病情观察

（1）心功能判断：纽约心脏病协会（NYHA）根据患者生活能力状况，将心脏病患者心功能分为 4 级。Ⅰ级，一般体力活动不受限；Ⅱ级，一般体力活动稍受限制，活动后感心悸、轻度气短，休息时无自觉症状；Ⅲ级，体力活动明显受限，休息时无不适，轻微日常活动即感不适、心悸，呼吸困难或既往有心力衰竭病史者；Ⅳ级，不能进行任何体力活动，休息状态下即出现心悸、呼吸困难等心衰症状。该分级标准简便易行，不依赖任何器械检查，但不足之处是主观症状和客观检查并非完全一致。美国心脏病协会（AHA）对心功能分级方案进行了修订，采用两种分级方案并行的方式对心功能进行评估。即第一种为上述的四级方案，第二种为客观的评价。客观评价即根据心电图、负荷试验、X 线摄影、超声心动图等客观检查来评估心脏病变程度，分为 A、B、C、D，共 4 级。A 级，无心血管疾病客观依据；B 级，客观检查提示有轻度心血管疾病的客观依据；C 级，客观检查提示有中度心血管疾病的客观依据；D 级，有严重心血管疾病表现的客观依据。两种方案可单独使用，也可联合应用。如患者无主观症状，但客观检查主动脉瓣中度反流，心脏扩大，则判定为心功能Ⅰ级 C。该患者休息状态下感心累气紧，心功能Ⅳ级，且心脏超声示"左心长大，右房长大，二尖瓣中度反流，三尖瓣轻−中度反流，心包腔积液"，可判定该患者心功能为Ⅳ级 C。

（2）心衰的早期识别：对于妊娠合并心脏病的患者，尤其是对于存在诱发心力衰竭因素的孕产妇，需要警惕心衰的发生，要重点观察患者的生命体征、意识、有无早期心力衰竭的表现：①轻微活动后即出现胸闷、心悸、气短；②休息时心率超过 110 次/分，呼吸超过 20 次/分；③夜间常因胸闷而坐起呼吸，或到窗口呼吸新鲜空气；④肺底部出现少量持续性湿啰音，咳嗽后不消失。该患者急诊就诊时心率 126 次/分，呼吸 25 次/分，感心悸气紧，伴咳嗽咳痰，已有心衰表现，应尽快抢救。

2. 基础护理

（1）生活指导：妊娠合并心脏病患者应保证充分休息，避免过度劳累，保证患者每天至少 10 小时的睡眠，且宜有 2 小时午睡时间，休息时应采取左侧卧位或半卧位。

（2）饮食指导：指导患者摄入高热量、高维生素、低盐、低脂且富含多种微量元素的食物，多吃水果、蔬菜，防止便秘。控制整个孕期体重增加不超过 12kg。妊娠 16 周后，每日食盐量不超过 4~5g。

3. 治疗

（1）急性左心衰的抢救：立即安置心电监护，检查生命体征和血氧饱和度。患者取坐位，双腿下垂，减少静脉回心血量；给予常规吸氧（2～3L/min），或高流量吸氧（6～8L/min），必要时面罩加压给氧或正压通气。可使用50％～70％乙醇湿化氧气，以利于肺泡通气的改善。紧急情况下，可使用四肢轮流三肢结扎法，以减少静脉回心血量，减轻心脏负担。

（2）用药护理：为防止产褥期组织内水分与强心药物同时回流入体循环而引起毒性反应，通常选择作用和排泄较快的制剂，如地高辛0.25mg口服，每日2次，2～3日后根据临床效果改为每日一次。肌内注射吗啡科使患者镇静，以减少躁动所带来的额外的心脏负担，同时也能舒张小血管以减轻心脏负荷。

4. 健康教育

（1）心理护理：妊娠合并心脏病的患者及家属，常常因担心疾病预后而感到焦虑、恐慌，护理人员应主动了解患者及家属的心理状态，主动为其提供信息，帮助其减轻焦虑，让患者了解目前的状况，了解监测胎儿的方法。

（2）疾病指导：指导患者及家属掌握妊娠合并心脏病的相关知识，指导其自我照顾，限制活动程度，避免诱发心力衰竭。教会患者及家属识别早期心衰的常见症状和体征，有异常及时告知医务人员。

（三）循证证据

2018年8月，欧洲心脏病学会（ESC）发布了《2018 ESC妊娠期心血管疾病管理指南》，对妊娠期心血管疾病的妊娠前咨询、风险评估、妊娠期管理及诊治、妊娠期药物使用等方面进行了详细阐述，更加强调风险评估。2018版指南建议对所有育龄期心脏病妇女在妊娠前后进行风险评估，使用改良版世界卫生组织（mWHO）心血管疾病女性妊娠风险分类法对产妇进行风险分类（表21－11－1）。

表21-11-1　改良版世纪卫生组织心血管疾病女性妊娠风险分级(2018版指南)

疾病	mWHO Ⅰ级	mWHO Ⅱ级	mWHO Ⅱ~Ⅲ级	mWHO Ⅲ级	mWHO Ⅳ级
疾病	(1)微小或轻度的肺动脉瓣狭窄、动脉导管未闭,左房室脱垂;(2)已成功行手术治疗的单纯心脏病(房间隔缺损、室间隔缺损、动脉导管引流,肺静脉畸形引流);(3)房性或室性期前收缩	(1)未行手术治疗的房间隔缺损或室间隔缺损;(2)法洛四联症修补术后;(3)大部分心律失常(室上性心律失常);(4)无主动脉扩张的特纳综合征	(1)轻度左心功能不全(射血分数>45%);(2)肥厚型心肌病;(3)不能归属为mWHO Ⅰ、Ⅳ级的瓣膜病(轻度左房室狭窄和中度主动脉瓣狭窄);(4)无主动脉扩张的马凡综合征;(5)度左心室扩张胸主动脉直径<45 mm的二叶式主动脉瓣膜疾病;(6)主动脉缩窄矫正术后;(7)房室间隔缺损	(1)中度左心功能不全(射血分数30%~45%);(2)既往围生期的左心肌病后,没有任何残留的左心功能受损;(3)机械瓣膜置换术后;(4)右心室体循环;(5)Fontan循环;(6)未行手术治疗的发绀型心脏病;(7)复杂型心脏病;(8)中度房室瓣狭窄;(9)部分主动脉疾病:马度左心室扩张的其他HTAD主动脉瓣直径45~50 mm;二叶式主动脉瓣主动脉直径45~50mm;特纳综合征合并主动脉瓣主动脉大小指数20~25mm/m²;法洛四联症主动脉直径<50 mm;(10)室性心动过速	(1)肺动脉高压;(2)严重的心功能不全(射血分数<30%或者纽约心脏协会(NYHA)心功能分级Ⅲ~Ⅳ级);(3)既往围生期心肌病史,左心功能受损;(4)严重的左房室狭窄;(5)严重的,有症状的主动脉瓣狭窄;(6)右心室功能中,重度受损;(7)严重的主动脉扩张(马凡综合征或其他HTAD主动脉直径>45 mm,左房室主动脉直径>50 mm,特纳四联症主动脉大小指数>25mm/m²,法洛四联症主动脉直径>25mm);(8)血管型Ehlers-Danlos(>50mm);(9)有并发症的Fontan
母亲心血管事件发生概率	2.5%~5.0%	5.7%~10.5%	10.0%~19.0%	19.0%~27.0%	40.0%~100.0%
妊娠风险	孕妇病死率未增加,母儿并发症无或轻度增加	孕妇病死率轻度增加,母儿并发症中度增加	孕妇病死率和严重并发症发生风险显著增加	孕妇病死率和严重并发症发生风险显著增加	孕妇病死率和严重并发症发生风险极高,属妊娠禁忌证,一旦妊娠应讨论终止妊娠
妊娠期及分娩管理医院	当地医院	当地医院	中心医院	具备产科和心脏科的医疗中心	具备产科和心脏科的医疗中心
妊娠期随访频次(至少)	1~2次	妊娠早,中,晚期各1次	每2个月1次	每月1次/每2个月1次	每月1次

来源:张嫠峰,张军.《2018ESC妊娠期心血管疾病管理指南》解读[J].中国全科医学,2018,21(36):4415-4423.

(赵静　胡娟)

第十二节　重度子痫前期

妊娠期高血压疾病是妊娠与血压升高并存的一组疾病，发病率5％～12％，是严重的妊娠期合并症之一，其分为妊娠期高血压、子痫前期、子痫、慢性高血压并发子痫前期及妊娠合并慢性高血压。

子痫前期是妊娠20周后出现收缩压≥140mmHg和（或）舒张压≥90mmHg，伴有尿蛋白≥0.3g/24h，或随机尿蛋白（＋），或虽无尿蛋白，但合并下列任何一项者：血小板减少（血小板<$100×10^9$/L）；肝功能损害（血清转氨酶水平为正常值2倍以上）；肾功能损害（血肌酐水平大于1.1mg/dL或为正常值2倍以上）；肺水肿；新发生的中枢神经系统异常或视觉障碍。子痫前期基础上发生不能用其他原因解释的抽搐，则为子痫。

子痫前期、子痫的基本病理生理变化是全身小血管痉挛和血管内皮损伤，全身各脏器各系统灌注减少，对母体和胎儿造成严重损害甚至死亡。《妇产科学》（人民卫生出版社，2018年）中指出，为避免忽视病情，不再诊断"轻度"子痫前期，将伴有严重表现的子痫前期诊断为"重度"子痫前期（表21-12-1）。

表21-12-1　重度子痫前期的诊断标准

子痫前期伴有以下任何一种表现：
收缩压≥160mmHg，或舒张压≥110mmHg（卧床休息，两次测量间隔至少4小时）
血小板减少（血小板<$100×10^9$/L）
肝功能损害（血清转氨酶水平为正常值2倍以上），严重持续性右上腹或上腹疼痛，不能用其他疾病解释，或二者均存在
肾功能损害（血肌酐水平大于1.1mg/dL或无其他肾脏疾病是肌酐浓度为正常值2倍以上）
肺水肿
新发生的中枢神经系统异常或视觉障碍

（一）病例介绍

患者，女，34岁，因"停经30^{+1}周，发现血压升高2周"于12月16日急诊就诊。外院建卡，定期产检，2周前外院产检发现血压升高，自诉最高170/120mmHg，尿蛋白＋＋＋，超声提示胎儿臀位，外院住院予以硫酸镁、地塞米松、硝苯地平治疗，住院期间胎心监护NST无反应型，告知患者不排除胎儿窘迫等可能，建议上级医院就诊。遂自行于我院急诊就诊。

急诊分诊测得患者生命体征值：体温36.5℃，心率95次/分，呼吸20次/分，SpO_2 98％，血压210/140mmHg。无腹痛，无阴道流血流液，无头晕、头痛、眼花等不适，可平卧，夜间无憋醒，轻度活动无不适，自觉胎动好。否认糖尿病史，否认毒物接触史，否认药物滥用史。月经生育史：孕次2，产次0，末次月经今年5月19日。查体：四肢水肿，心肺听诊无明显异常，发育正常，正常面容，表情自如，自主体位，意识清楚，查体合作。专科查体：胎心率145次/分，腹软，未扪及宫缩。

我院急诊床旁超声提示胎儿脐血流舒张期消失、横位。血常规、肝肾功大致正常。结合症状、体征及辅助检查结果，急诊诊断：重度子痫前期；胎儿横位；胎儿脐血流舒张期消失；$G_2P_030^{+1}$周宫内孕单活胎待产。

急诊予以鼻导管吸氧，硫酸镁、硝酸甘油静脉输注后患者血压波动在157~168/112~116mmHg，转运至产科病房继续治疗。

（二）护理

1. 急救护理

（1）快速识别：子痫前期病情复杂，变化快，急诊分诊护士需要对患者病情进行快速评估，快速识别重度子痫前期，及早处理。本案例中，急诊分诊护士测出患者收缩压210 mmHg，舒张压140mmHg，通过询问患者病史（外院最高血压170/120mmHg，尿蛋白+++）可判断患者为子痫前期，且符合重度子痫前期诊断标准，为危重患者，急诊分诊级别为Ⅱ级，立即带入抢救室进行处理。需要注意的是，急诊分诊护士在对产科患者进行预检分诊时，不能仅仅评估孕妇，还需要对胎儿的情况进行快速评估和判断，评估内容如胎心、胎动、胎监结果等。

（2）紧急处理：常规急救处理有保持呼吸道通畅，吸氧，建立静脉通道，维持呼吸、循环功能稳定，安置心电监护等，以上同样适用于重度子痫前期的患者。本案例中，分诊护士将患者带入抢救室，立即遵医嘱为其安置心电监护、吸氧、建立静脉留置针双通道，协助完成查血、超声检查，同时，评估到该患者可能会行紧急剖宫产术，予急诊备合血。

（3）血压控制：降压治疗的目的是预防子痫、心脑血管意外和胎盘早剥等严重并发症。达到当收缩压≥160mmHg和（或）舒张压≥110mmHg时必须降压治疗；收缩压≥150mmHg和（或）舒张压≥110mmHg时建议降压治疗；收缩压140~150mmHg和（或）舒张压90~100mmHg时不建议降压治疗，但若并发脏器损伤可考虑降压治疗，对于妊娠前已使用降压药治疗的孕妇则应继续降压治疗。本案例患者来时收缩压210mmHg，舒张压140mmHg，在外院已进行口服硝苯地平治疗，但效果不佳，因此采用硝酸甘油静脉泵入。除硝酸甘油外，常用的降压药还有拉贝洛尔、硝苯地平（与硫酸镁有协同作用，不建议联合使用）、尼莫地平、尼卡地平、酚妥拉明、甲基多巴、硝普钠（其代谢产物对胎儿有毒性作用，不宜在妊娠期使用）。

（4）抽搐预防及控制：硫酸镁是子痫发作的首选药物，也是重度子痫前期预防子痫的关键药物，其控制子痫复发的效果优于地西泮、苯巴比妥等镇静药。血清镁离子有效浓度为1.8~3.0mmol/L，浓度过高则会引起中毒。硫酸镁使用必备条件：膝腱反射存在；呼吸≥16次/分；尿量≥17ml/h或≥400ml/24h；备10%葡萄糖酸钙。使用输液泵或推注泵进行硫酸镁输注时，还需要关注穿刺部位是否完好，泵入机器是否工作正常，用药期间加强巡视。

2. 院内转运

（1）转运原则：患者在院内安全转运是抢救的重要环节。2017 年 6 月急诊危重症患者院内转运共识专家组发布了《急诊危重症患者院内转运共识——标准化分级转运方案》，规范及优化了急诊危重症患者院内转运流程，保证院内转运安全。确定了急诊危重症患者的分级转运原则为"降阶梯预案、充分评估、优化分级、最佳路径、动态评估"。重度子痫前期患者在急诊科进行紧急处理后，在条件允许的情况下需转运至产科病房继续治疗。在转运前根据患者病情可能出现的最高风险，准备能力匹配的转运人员和相应的设备。充分评估转运存在的风险，评估患者、转运人员、仪器设备、药品和转运环境和时间，并将存在的风险进行告知。确定好最佳转运路线，设定专用电梯或提前通知电梯做好准备，保证转运路径顺畅，同时，也需要提前告知目标科室患者及转运情况，做好相应准备。本案例中的重度子痫前期患者，在急诊就诊时达到高血压危象，予以鼻导管吸氧，硫酸镁、硝酸甘油静脉输注后，患者控制血压在 157～168/112～116mmHg，胎儿脐血流舒张期消失，胎位为臀位，需要立即转运至产科病房，评估后确定患者当时可进行转运。

（2）人员配备：经充分评估，该重度子痫患者在转运途中存在子痫的风险，转运医生需要能够独立处理子痫，建议配备急诊工作时间不少于两年、掌握基本妇产科急救技能的急诊专科医生；转运护士需要掌握急救操作，能熟练使用抢救仪器，建议配备 CN2 级或以上的护士。

（3）装备和药品配置：本案例重度子痫患者在转运途中需要吸氧、监测生命体征，需要持续泵入硫酸镁和硝酸甘油，使用的仪器有氧气筒、心电监护、输液泵、推注泵。除了使用的仪器外，还需要保证转运床的功能完好，以防发生意外。针对此案例患者，转运途中存在子痫的风险，准备好抢救药品硫酸镁。需要重视的是，转运途中不能忽视对胎儿的评估，因此还需要准备多普勒胎心仪。

（三）循证证据

2019 年美国妇产科医师学会（ACOG）发布了妊娠期高血压疾病妇产科医师临床管理指南，对子痫前期定义和诊断标准进行了修改，诊断子痫前期不再区分"轻度"与"重度"，提出"无严重特征的子痫前期"和"有严重特征的子痫前期"。"严重特征"是指其他靶器官损害的表现，新版指南明确指出了严重特征所包含的内容和实验室检测的判断标准（表 21－12－2）。蛋白尿不再作为诊断子痫前期的必要条件，其他靶器官异常与蛋白尿并列成为诊断标准的内容之一，无蛋白尿、新发高血压患者伴随新发任意一种靶器官异常表现即可诊断子痫前期。

表 21-12-2　子痫前期诊断标准

诊断标准	内容
血压	血压正常的妇女在妊娠 20 周后，间隔 4 小时以上的两次测量结果为收缩压≥140 mmHg，或舒张压≥90 mmHg，或两者皆有；收缩压≥160 mmHg 或舒张压≥110 mmHg（确认重度高血压，两次测量只间隔数分钟即可，以便及时进行降压治疗）
蛋白尿	24 小时尿蛋白≥300 mg（或即时尿检测结果推测尿蛋白≥300 mg）； 蛋白质/肌酐比值≥0.3； 蛋白尿试纸读数为＋＋（仅在其他定量方法不可行时使用）
无蛋白尿，新发高血压伴随新发任意靶器官损害症状（严重特征）	血小板减少（血小板计数<100×10^9/L）； 肾功能不全：血清肌酐浓度大于 1.1mg/dL 或在无其他肾脏疾病的情况下血清肌酐浓度加倍； 肝功能受损，血浆肝转氨酶浓度升高至正常上限的 2 倍，严重的持续性右上或上腹部疼痛，且无法用其他诊断解释 肺水肿； 无其他病因诱发的药物不能缓解的新发头痛； 视觉障碍；

来源：罗晓雪，王涛. 2019 年 ACOG 妊娠期高血压疾病妇产科医师临床管理指南要点解读 [J]. 实用妇产科杂志，2019，35（04）：259-262.

　　妊娠≥37 周无严重特征的妊娠期高血压或子痫前期患者，建议分娩而非期待治疗；妊娠≥34 周的妊娠期高血压或有严重特征的子痫前期在孕产妇状况稳定、产程启动或胎膜破裂早产时，建议分娩。对于妊娠期不足 34 周、母胎状况稳定的有严重特征的子痫前期患者，可考虑采用期待疗法。

　　目前国内外没有产科分诊和转运相关的指南和专家共识出台，可参考《急诊危重症患者院内转运共识——标准化分级转运方案》和《急诊预检分诊专家共识》对产科危重症患者进行分诊和转运。

（赵静　胡娟）

第十三节　瘢痕妊娠清宫术后大出血

　　剖宫产术后子宫瘢痕妊娠（cesarean scar pregnancy，CSP）是指受精卵着床于前次剖宫产子宫切口瘢痕处的一种异位妊娠，也被称为切口妊娠，是一个限时定义，仅限于早孕期（≤12 周）。CSP 的发生率为 1∶2216~1∶1800，在至少有一次剖宫产史的育龄妇女中占 1.15%，且随着剖宫产率的增加有逐年上升趋势。CSP 可导致子宫破裂、胎盘植入及难以控制的子宫出血等严重并发症，严重威胁妇女的生殖健康甚至生命，一经确诊必须尽早终止妊娠。

　　目前 CSP 的治疗方法包括药物和（或）手术治疗。甲氨蝶呤是首选的药物，手术方法主要包括清宫术、经腹或腹腔镜下子宫下段病灶切除术、子宫切除术以及子宫动脉栓塞术（uterine artery embolization，UAE）等，其中，UAE 是重要的辅助治疗手段，与药物治疗或手术治疗联合可更有效地处理 CSP。

（一）病例介绍

患者，女，30岁，因"清宫术后52天，不规则阴道流血1⁺月，加重2小时"于3月7日02：31急诊就诊。患者于52天前因"切口妊娠、瘢痕子宫"在当地医院行清宫术，术后有反复不规则阴道流血，10天前外院血常规检查示血红蛋白74g/L。2小时前患者阴道流血增多，伴血凝块，打湿3张夜用卫生巾，伴腹痛、头晕、晕倒1次，晕倒后迅速恢复意识，无恶心、呕吐、大小便失禁等，遂来急诊。就诊时体温36.2℃，脉搏106次/分，呼吸20次/分，血压102/66mmHg，贫血面容、表情忧虑。专科查体：阴道通畅，内见少许暗红色血液及约2g血凝块，无异味；宫颈肥大、光滑、无触血，宫颈管内无活动性出血，宫颈无举痛及摆痛；宫体前位，饱满，无压痛；双附件区无压痛。患者4年前因"巨大儿，羊水粪染"于当地医院剖宫产一活女婴，出生体重4200g，现健在；无心肺等器官重大疾病史，无传染病史。

完善相关检查，急诊实验室检查示：血红蛋白48g/L，血钾3.27mmol/L，绒毛膜促性腺激素234411.5mIU/ml。阴道超声检查示子宫后位，宫体前后径4.3cm，宫颈管至宫腔内可见分离，最宽处约1.6cm，内充满絮状弱回声及点状稍强回声，最大位于宫底偏左，大小约2.5cm×1.7cm×1.9cm，该团块与子宫左后壁肌壁分界欠清，内探及动静脉瘘样血流频谱，左后壁肌壁回声不均匀，内可见多处管状无回声，内充满花色血流，通至稍强回声内，阴道内查见大小约4.0cm×3.3cm×3.7cm不均匀稍强回声团，边界不清，内未探及明显血流信号，附件区未见确切占位，盆腔内见深约1.3cm液性暗区。考虑：宫腔积液伴稍强回声，残留伴动静脉瘘形成？滋养细胞疾病？阴道内稍强回声团（疑血凝块），盆腔少量积液。胸部及头颅CT未见确切异常。立即建立留置针静脉双通道，予以输注去白红细胞悬液3U纠正贫血，补钾，促宫缩、止血、抗感染等治疗。患者仍有不规则阴道出血，3月7日10：00—12：00患者阴道流血量增多，共计阴道流血及血凝块约850ml，再次复查血红蛋白67g/L，血钾3.91mmol/l，绒毛膜促性腺激素186385.7 mIU/ml。遂联系放射科介入治疗，行"双侧子宫动脉化疗栓塞术"，手术顺利，术后患者生命体征稳定，转入病房继续治疗。3月12日患者康复出院。

（二）护理

1. 病情观察

（1）早期识别：CSP早孕期无特异性的临床表现，或仅有类似先兆流产的表现，如阴道少量流血、轻微下腹痛等。有剖宫史的育龄期妇女再次妊娠时应尽早行超声检查排除CSP。急诊护士在对自诉阴道流血患者进行分诊时应询问患者生育史、停经史及追踪超声检查结果。

（2）出血量估算：出血量估算方法包括称重法、面积法、容积法、血红蛋白测定法、休克指数法等。本次抢救案例中，综合使用了称重法、血红蛋白测定法、休克指数法对该患者出血量进行评估。本案例患者于我院急诊就诊时休克指数为1.04，患者失血量估计 1000ml。血红蛋白测定法，患者血红蛋白每下降 10g/L，患者失血量估计在 400~500ml，本案例患者 3 月 7 日于我院急诊就诊查得血红蛋白 48g/L，10 天前外院检查血常规结果示血红蛋白 74g/L，估算出该患者 10 天内累计失血共 1040~1300ml。该患者急诊就诊 2 小时内，通过对产妇血液浸湿的会阴垫、衣物等进行称重，得出失血量 850ml。在临床工作中，护士应根据实际情况，选择合适的方法来估算患者的出血量，做出准确的判断及处理。

（3）病情监测：对于切口妊娠的患者要重点观察腹痛、阴道流血等症状。观察患者有无发生失血性休克，要立即安置心电监护，严密监测患者生命体征、血氧饱和度，严密观察并记录患者的意识、瞳孔的变化，四肢循环及尿量情况。介入术后要观察患者有无恶心、呕吐等症状，有无肢体麻木和感觉障碍，观察患者介入穿刺处伤口有无渗血渗液，检查足背动脉搏动情况，观察患者下肢血液循环、皮肤温度、皮肤颜色。

2. 基础护理

（1）体温管理：休克时由于血压低、低容量血症等一系列的应激因素造成交感神经兴奋，大量儿茶酚胺分泌，腹腔的内脏和皮肤等小血管强烈收缩。内脏缺血则产热减少，加之患者在行各类检查和治疗的过程中暴露躯体，液体复苏时输入大量液体等都会造成患者体温逐步下降。严重、持续的低体温会影响凝血功能、肾功能、心肌收缩力和药物代谢，增加护理难度，影响休克转归。因此应尽量减少患者的暴露，在抢救过程中，要做好患者的保暖，予以调高室温或加盖棉被，禁止使用电热毯或热水袋提高体表温度，避免造成烫伤及因局部皮肤血管扩张致组织耗氧增加而造成重要内脏器官血流量进一步减少。有条件的医院可应用充气式加热装置及输血输液加温器，避免输入的大量液体和血液造成"冷稀释"。

（2）体位：失血性休克时，应采取休克体位。头和躯干抬高 20°~30°、下肢抬高 15°~20°，使膈肌下移，利于呼吸，同时增加肢体回心血量，改善重要脏器的血液供应。

3. 治疗

（1）补充血容量：①可通过休克指数估算患者的失血量，失血性休克时，应快速建立两条以上静脉补液通道，大量快速补液，甚至可进行加压输液，选择血管时应选择粗大的血管，必要时建立中心静脉输液通道。②液体种类的选择，一般先快速输入扩容作用迅速的晶体液，首选平衡盐溶液；后输入扩容作用持久的胶体液，如低分子右旋糖酐、血浆、全血等。一般认为，若血红蛋白浓度大于 100g/L 不必输血；低于 70g/L 可输浓缩红细胞；在 70~100g/L 时，可根据患者出血是否停止、一般情况、代偿能力和其他重要器官功能来决定是否输入红细胞。输入液体的量应根据病因、尿量和血流动力学进行评估，临床上常以血压结合 CVP 指导补液。③休克患者常规给氧，氧浓度调节在 40%~50%，氧流量为 6~8L/min。严重呼吸困难时，协助医生进行气管插管，尽早使用呼吸机辅助呼吸。

（2）控制出血：失血性休克患者若存在活动性出血，应积极处理原发疾病，控制出血。本案例中的患者，阴道出血量持续增加，静脉输入了酚磺乙胺（止血敏）等药物，效果不佳，需紧急手术止血。考虑到患者年龄及需求，为保留患者子宫完整性及患者生育能力，遂联系放射科介入治疗，行"双侧子宫动脉化疗栓塞术"，以甲氨蝶呤通过导管灌注子宫动脉，使用明胶海绵颗粒栓塞双侧子宫动脉，控制子宫动脉血流，控制出血。

4. 健康教育

（1）心理护理：由于对子宫瘢痕妊娠相关知识的缺乏，患者及家属常常会产生焦虑、恐慌等情绪。本案例患者由于知识缺乏，对清宫术后阴道出血未重视，导致病情加重，发生失血性休克，患者感到害怕、恐惧，对疾病预后感到焦虑。护理人员应在积极抢救的同时给予人文关怀，鼓励患者，增加患者的信心。同时，患者和家属对介入手术的不了解也会造成患者产生较大的心理负担，担心手术的成功率及对手术效果产生怀疑。护理人员应在术前对患者及其家属进行疾病相关治疗的讲解，对患者进行健康宣教，向患者介绍介入手术的相关原理及患者行介入手术的必要性，介绍其科学性及可行性，消除患者对未知治疗的恐惧，减轻患者心理负担，最大限度使患者接受手术并配合手术。

（2）出院指导：嘱患者出院后 1 个月内禁止性生活及盆浴，注意休息；加强营养，进食高蛋白、高维生素、易消化饮食；观察腹痛及阴道流血情况，如出现异常腹痛、阴道大量流血等异常情况，及时到正规医院就诊；定期门诊复查血 HCG 及 B 超；对于无生育要求的患者应严格避孕，有生育要求的患者需严格避孕 1～2 年（禁用宫内节育器），且再次妊娠时应尽早行超声检查排除 CSP。

（三）循证证据

目前，CSP 的发病机制尚不清楚，对 CSP 的诊断与治疗在国内外均无统一的标准和指南以及较好的循证医学证据，缺乏大样本量的随机对照研究。2016 年中华医学会计划生育学分会发布的《剖宫产术后子宫瘢痕妊娠诊治专家共识（2016）》是目前全国关于 CSP 的诊断与治疗的最新版本的专家共识。

2018 年 10 月，江苏省妇幼保健协会妇产介入分会、江苏省医学会介入医学分会妇儿学组发布了《剖宫产瘢痕妊娠诊断与介入治疗江苏共识》，该共识在回顾我国剖宫产瘢痕妊娠（CSP）诊疗现状的基础上，对 CSP 诊断、分型、鉴别诊断及 CSP 介入治疗的适应证、禁忌证、不同妊娠阶段介入辅助治疗策略、不良反应和并发症等做了全面阐述；同时结合江苏省 CSP 介入治疗开展情况，制订了早期 CSP 介入诊疗流程。本共识客观分析了 CSP 介入治疗的优势，重点强调了 CSP 介入治疗时生育力保护的问题。

（赵静 胡娟）

第十四节　妊娠剧吐

妊娠剧吐（hyperemesis gravidarum，HG）指妊娠早期孕产妇出现的严重持续恶心、呕吐，可引起脱水、酮症甚至酸中毒，需要住院治疗。孕期出现妊娠剧吐的概率为0.3%～1.0%。

妊娠剧吐是妊娠期孕妇最常见的住院原因之一，仅次于早产。妊娠剧吐会显著增加韦尼克脑病（Wernicke encephalopathy）、脾撕裂、食管破裂、气胸和急性肾小管坏死等严重并发症的发病率，增加孕妇住院率，还会导致孕妇产生严重心理疾患。妊娠剧吐也会增加小胎龄儿、低出生体重儿及早产儿的发生率。

（一）病例介绍

患者，女，33 岁，因"停经 7^{+4} 周，恶心呕吐 20^+ 天，进食差"于 9 月 14 日就诊，患者 20^+ 天前出现恶心呕吐，进食欠佳，自诉近期睡眠差，体重减轻 5kg，无腹痛及阴道流血，患者于当地医院就诊予以补液治疗，6 天前患者小便常规结果示酮体（＋＋）。患者焦虑，担心恶心呕吐影响胎儿生长，遂于我院急诊就诊。来时体温 36.5℃，脉搏90 次/分，呼吸 20 次/分，血压 92/67mmHg。急诊 B 超示：宫内双孕囊，考虑双绒毛膜双胎，查血示：血钾 3.41mmol/L，予急诊留观。入院后完善相关检查，予补液、补钾等支持治疗后，患者生命体征平稳，能常规进食，恶心呕吐明显缓解，复查血钾3.76mmol/L，小便常规正常，于 9 月 17 日出院观察。

9 月 21 日，该患者因"恶心呕吐 1^+ 天，进食差"再次就诊，患者 1^+ 天前出现呕吐，偶有少许血丝，无腹痛及阴道出血等不适。来时体温 36.7℃，脉搏 92 次/分，呼吸 20 次/分，血压 95/62mmHg。急诊查血钾示 3.47mmol/L，予急诊留观。予以补液、补钾等支持治疗后，患者生命体征平稳，自觉恶心呕吐明显缓解，复查血钾3.72mmol/L，小便常规正常，于 9 月 24 日要求出院观察。

10 月 12 日，患者因"停经 14^{+2} 周，呕吐 8 天，食欲差"第三次就诊，患者自觉恶心呕吐，不能正常进食，无腹痛及阴道出血等不适。来时体温 36.5℃，脉搏 86 次/分，呼吸 20 次/分，血压 105/72mmHg。急诊诊断：G_1P_0 14^{+2} 周宫内孕双活胎，妊娠剧吐。予急诊留观。给予止吐、补液等治疗后，患者呕吐缓解，进食可，生命体征平稳，于10 月 16 日出院观察。

患者自 10 月 16 日出观后未再出现恶心呕吐症状，孕期于我院产科门诊常规产检。

（二）护理

1. 病情观察

（1）高危因素评估：妊娠剧吐可能与绒毛膜促性腺激素（HCG）水平升高有关，

多胎妊娠孕妇血 HCG 水平明显升高，妊娠剧吐发病率也高；60％的妊娠剧吐患者可伴有短暂的甲状腺功能亢进，呕吐的严重程度与游离甲状腺激素水平显著相关；精神过度紧张、焦虑的孕妇易发生妊娠剧吐。该患者为双胎妊娠，可能是引起妊娠剧吐的主要原因之一，同时该患者担心胎儿预后，精神紧张焦虑，也可加重恶心呕吐的症状。

（2）恶心呕吐的评估：妊娠期恶心呕吐是一种排除性诊断，患者初次恶心呕吐常发生于妊娠 9 周以前，妊娠 9 周后发生恶心呕吐，应仔细询问病史，排除导致恶心呕吐的其他疾病，如胃肠道疾病、泌尿生殖系统疾病、代谢性疾病、神经系统疾病等。该患者初次出现恶心呕吐的症状是在停经 6^+ 周，继而逐渐加重，并出现纳差、电解质紊乱，是妊娠剧吐典型的临床表现。

对妊娠剧吐患者，需要重点观察恶心呕吐的情况，包括恶心的次数、呕吐的次数、呕吐量及呕吐物的性质。2018 年版 ACOG"妊娠期恶心呕吐诊治指南"中新增了孕期恶心和呕吐量化表（表 21-14-1），用以评估孕早期恶心和呕吐的严重程度。

表 21-14-1　改良版孕期恶心和呕吐量化表

评分条目	评分（分）
1. 一般而言，每天有多久感到恶心或反胃？	从不（1），≤1 h（2），2～3 h（3），4～6 h（4），>6 h（5）
2. 一般而言，每天会呕吐几次？	≥7 次（5），5～6 次（4），3～4 次（3），1～2 次（2），从不呕吐（1）
3. 一般而言，每天会干吐几次？	从不（1），1～2 次（2），3～4 次（3），5～6 次（4），≥7 次（5）
总分（将各项分数相加）：	轻度：≤6，中度：7～12，严重：≥13

（3）脱水症状的评估：妊娠剧吐患者持续性呕吐、不能进食，除评估患者生命体征之外还需要观察患者有无出现皮肤弹性降低、眼窝凹陷、口唇干燥、少尿等症状，需警惕脱水的发生。

2. 基础护理

妊娠剧吐的患者应收治在通风好、安静的房间，保持床单元位的整洁，及时清理房间内的垃圾，指导患者选择刺激性小的牙膏刷牙漱口，保持口腔清洁，增加舒适度。

3. 治疗

（1）纠正脱水及电解质紊乱：对于不能耐受长时间口服补液或出现临床脱水体征的妊娠期恶心呕吐患者，应予静脉补液，纠正脱水及电解质紊乱，一般每日静脉补液量 3000 ml 左右，补钾 3～4g/d，严重低钾血症时可补钾 6～8g/d，同时补充维生素 B_6、维生素 B_1、维生素 C，连续输液至少 3 d，维持尿量≥1000 ml/d。还可以按照葡萄糖 4～5g+胰岛素 1U+10％KCl 溶液 1.0～1.5g 配成极化液补充能量。为防止患者发生韦尼克脑病，输注葡萄糖前应先给予口服补充维生素 B_1。

（2）止吐药物的使用：①维生素 B_6 或维生素 B_6 联合多西拉敏治疗妊娠期恶心呕吐

安全有效；②甲氧氯普胺（胃复安）和各种吩噻嗪类药物（如异丙嗪、丙氯拉嗪和氯丙嗪）等多巴胺拮抗剂可有效缓解恶心呕吐症状，但可能出现口干、肌张力异常和嗜睡等药物不良反应；③苯海拉明等抗组胺药物已被证明安全有效，被广泛应用于临床治疗妊娠期恶心呕吐，常见不良反应包括嗜睡、口干、头晕、便秘等；④昂丹司琼对孕妇具有潜在的引发严重心律失常的风险，在孕 10 周前使用昂丹司琼应个体化权衡利弊，并向患者解释相关潜在风险；⑤甲泼尼龙治疗重度妊娠期恶心呕吐或妊娠剧吐可能有效，但鉴于早孕期应用与胎儿唇裂相关，应避免孕 10 周前作为一线用药，且仅作为顽固性恶心呕吐治疗的最后方案。

4. 健康教育

（1）饮食及生活指导：妊娠剧吐的患者应注意休息，尽量避免可能引发症状的感官刺激，如气味、高温、潮湿、噪音、闪光灯等。避免早晨空腹，鼓励少食多餐，两餐之间饮水、进食清淡干燥及高蛋白的食物，避免辛辣和油腻食物。本案例中的患者害怕进食会加重呕吐而拒绝进食，造成了营养失衡，体重减轻，水、电解质紊乱。因此护理人员要向患者解释饮食营养的重要性，鼓励患者少食多餐，进食清淡营养的食物。该患者低钾，可以适当增加进食香蕉、苹果、橘子等富含钾的食物。

（2）心理护理：有研究证明，妊娠剧吐患者的抑郁和焦虑量表得分明显高于正常孕妇。护理人员应及时了解患者的心理需求，及时做出心理评估和指导。有研究证明，催眠术、正念冥想认知疗法对于消除恶心呕吐症状有明显效果。本案例中的患者情绪较低落，不愿过多与医务人员交流。从家属处了解到该患者此次怀孕实属不易，患者对疾病预后非常焦虑，担心呕吐会对胎儿造成不良后果。护理人员应先主动关心患者，语言温和、动作轻柔，与患者建立良好的关系，获取患者的信任，鼓励患者表达心中的想法，再针对患者的焦虑向患者讲解相关的知识，告诉患者妊娠剧吐患者的妊娠结局通畅较好，让患者建立信心，积极配合治疗和护理。护理人员还可以给患者播放舒缓的音乐，指导患者放松，增加患者舒适度，减轻症状。

（3）其他：早期治疗妊娠期恶心呕吐可预防更严重并发症的发生，并减少住院率，应指导患者出院后若再次出现恶心呕吐应及时就医。

（三）循证证据

2018 年 1 月，美国妇产科医师学会（ACOG）发布了新的妊娠期恶心呕吐诊治指南，该指南对妊娠期恶心呕吐的定义、诊断及鉴别诊断、药物治疗等进行了规范和建议。对于妊娠期恶心呕吐的患者，目前尚无明确证据表明哪种药物治疗更有效、更安全，关于药物治疗的方案选择可参见图 21－14－1。

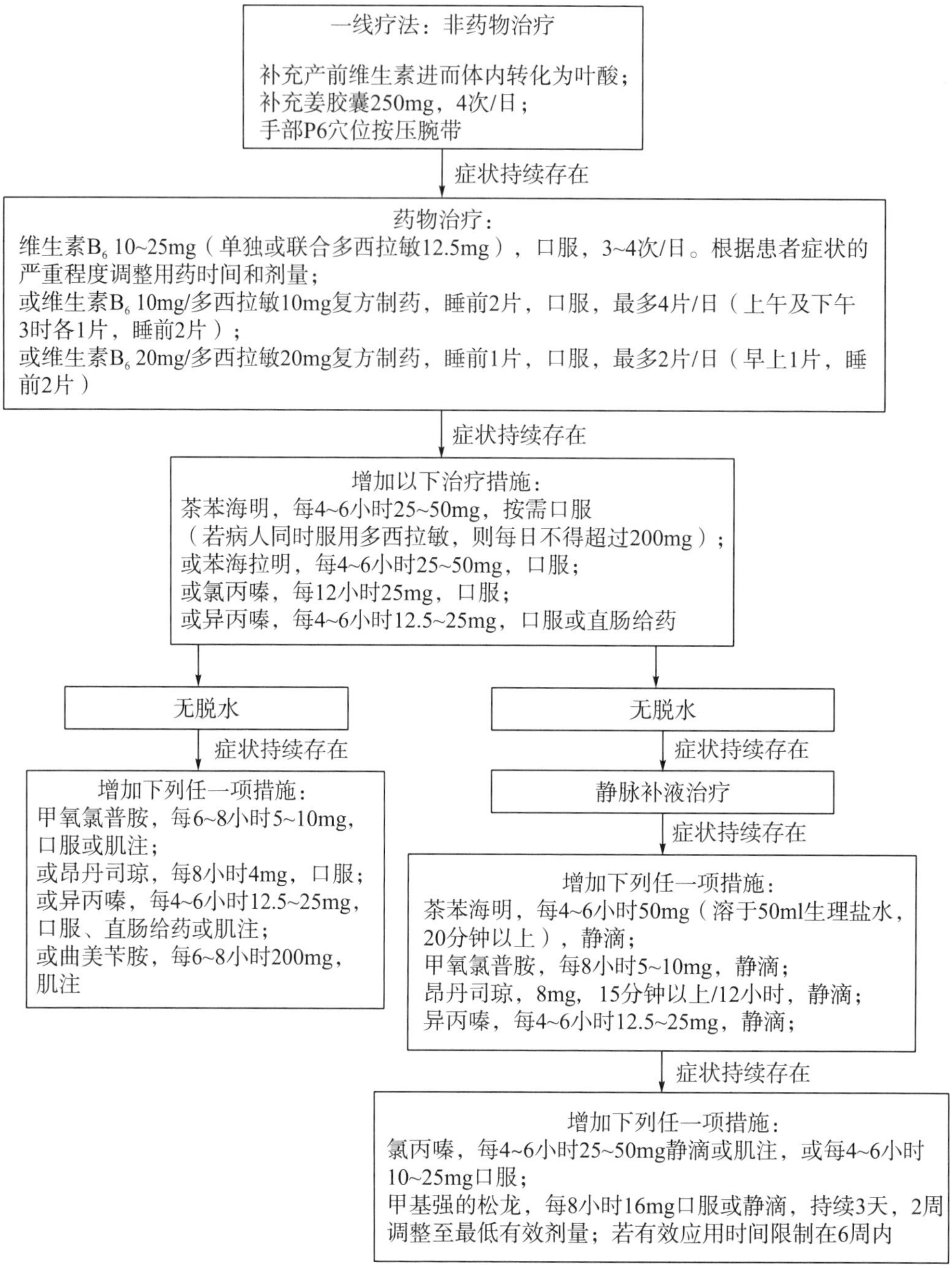
一线疗法：非药物治疗
补充产前维生素进而体内转化为叶酸；
补充姜胶囊250mg，4次/日；
手部P6穴位按压腕带
症状持续存在
药物治疗：
维生素B_6 10~25mg（单独或联合多西拉敏12.5mg），口服，3~4次/日。根据患者症状的严重程度调整用药时间和剂量；
或维生素B_6 10mg/多西拉敏10mg复方制药，睡前2片，口服，最多4片/日（上午及下午3时各1片，睡前2片）；
或维生素B_6 20mg/多西拉敏20mg复方制药，睡前1片，口服，最多2片/日（早上1片，睡前2片）
症状持续存在
增加以下治疗措施：
茶苯海明，每4~6小时25~50mg，按需口服
（若病人同时服用多西拉敏，则每日不得超过200mg）；
或苯海拉明，每4~6小时25~50mg，口服；
或氯丙嗪，每12小时25mg，口服；
或异丙嗪，每4~6小时12.5~25mg，口服或直肠给药
无脱水
症状持续存在
增加下列任一项措施：
甲氧氯普胺，每6~8小时5~10mg，口服或肌注；
或昂丹司琼，每8小时4mg，口服；
或异丙嗪，每4~6小时12.5~25mg，口服、直肠给药或肌注；
或曲美苄胺，每6~8小时200mg，肌注
无脱水
症状持续存在
静脉补液治疗
症状持续存在
增加下列任一项措施：
茶苯海明，每4~6小时50mg（溶于50ml生理盐水，20分钟以上），静滴；
甲氧氯普胺，每8小时5~10mg，静滴；
昂丹司琼，8mg，15分钟以上/12小时，静滴；
异丙嗪，每4~6小时12.5~25mg，静滴；
症状持续存在
增加下列任一项措施：
氯丙嗪，每4~6小时25~50mg静滴或肌注，或每4~6小时10~25mg口服；
甲基强的松龙，每8小时16mg口服或静滴，持续3天，2周调整至最低有效剂量；若有效应用时间限制在6周内

图 21－14－1　妊娠期恶心呕吐的药物治疗方案①

（赵静　胡娟）

① 引自：辛虹，黄静，王璐璐. 2018 年美国妇产科医师学会实践简报：妊娠期恶心呕吐（NO. 189）解读[J]. 医学研究与教育，2018，35（3）：6－19.

第十五节 急性盆腔炎急诊

盆腔炎症性疾病（pelvic inflammatory disease，PID）包括子宫内膜炎、输卵管炎、输卵管卵巢脓肿和盆腔腹膜炎。性传播感染性疾病（sexually transmitted infection，STI）的病原体如淋病奈瑟球菌、沙眼衣原体是主要的 PID 致病微生物；其他一些需氧菌、厌氧菌、病毒和支原体等也参与 PID 的发生。引起 PID 的致病微生物多数是由阴道上行而来的，且多为混合感染。根据发病过程和临床表现 PID 可分为急性盆腔炎和慢性盆腔炎。

急性盆腔炎是女性盆腔生殖器官及其周围结缔组织和腹膜的急性炎症性疾病，根据其病变部位的不同，分别称作急性子宫内膜炎、急性输卵管炎、输卵管积脓、输卵管卵巢脓肿、急性盆腔结缔组织炎、急性盆腔腹膜炎等。盆腔炎症可局限于一个部位，也可同时累及几个部位，最常见的是输卵管炎及输卵管卵巢炎。急性盆腔炎临床多表现为急性起病、发热、下腹痛、经期延长、经量增多、恶心、呕吐、下腹部包块、局部压痛、反跳痛、腹泻等，严重时可引起败血症、脓毒血症危及患者生命。

急性盆腔炎在妇科为常见病、多发病，多发生在育龄期女性，发病率呈逐年上升趋势。其临床特点是发病急、病情重，病势进展迅速，延误急性盆腔炎的诊断和有效治疗都可能导致 PID 永久性后遗症（如输卵管因素不孕症、异位妊娠等），严重影响妇女的生殖健康，增加家庭与社会的经济负担。

（一）病例介绍

患者，女，33 岁，因"腹痛、发热 9 小时"于 1 月 2 日收入妇科急诊观察室。患者平素月经规律，入院 9 小时前进食冷牛奶后出现下腹持续胀痛，伴呕吐、腹泻、发热。入院前 5 小时院外检查血常规示：白细胞（WBC）16.5×10⁹/L，人绒毛膜促性腺激素（HCG）阴性。入院时体温 38.3℃，脉搏 110 次/分，呼吸 22 次/分，血压 102/67mmHg。HCG：10.6 mIU/ml。血常规示：白细胞 21.2×10⁹/L，中性粒细胞百分比 90.5%。阴道分泌物显微镜检查示：白细胞增多。急诊超声示：子宫前位，宫体前后径 3.6cm，内膜厚 0.35 cm（单层），宫内未见明显异常回声，肌壁回声均匀，未探及明显异常血流信号。双卵巢查见，双附件区未见确切占位。盆腔查见游离液性暗区，深约 1.4cm。专科查体：阴道见白色脓性分泌物，子宫及右附件压痛。既往无痛经，$G_6P_1^{+5}$，无心肺等重大疾病史，无传染病史。

入院后完善相关检查，结合症状、体征及辅助检查结果，考虑入院诊断为"急性盆腔炎"。予头孢曲松静脉给药抗感染治疗、物理降温。1 月 3 日诉轻微腹痛，可忍受，体温降至正常。

1 月 5 日复查血常规示：血红蛋白 122 g/L，血小板 258×10⁹/L，白细胞 7.6×10⁹/L，嗜酸性粒细胞绝对值 0.11×10⁹/L，嗜碱性粒细胞百分比 0.3%，淋巴细胞绝对值 2.19

$\times 10^9$/L，淋巴细胞百分比 28.8%，单核细胞绝对值 0.46×10^9/L，中性粒细胞绝对值 4.83×10^9/L。复查 HCG：26.3mIU/ml。1 月 5 日出院，口服头孢克洛（希克劳）至 14 天后复诊。

（二）护理

1. 病情观察

密切观察患者生命体征变化，定时测量体温并记录。观察有无炎症的加重，有无出现高热、寒战、头痛等；观察患者有无消化道症状加重，如反复恶心、呕吐、腹泻、腹胀；观察患者有无包块或脓肿形成，主要表现为压迫症状，如膀胱刺激症状、直肠刺激症状等。了解患者月经情况，如遇月经来潮，观察是否有月经不规则、经量增多。及时跟进患者辅助检查结果，通过血常规、尿常规、白带常规了解患者的炎症情况；B 超了解患者有无盆腔的粘连、包块、脓肿等情况。

2. 基础护理

（1）体温管理：本例患者入院体温 38.3℃，予温水擦浴全身物理降温。遵医嘱补液并给予足量抗生素治疗，注意观察血象变化，及时纠正电解质紊乱及酸碱失衡。保持病室内空气清新，定时通风换气。另外需注意患者的保暖，汗湿的衣物及床单被套及时更换。

（2）疼痛护理：采用疼痛数字评分法结合观察患者行动状态、自理能力及表情评估其疼痛程度。该患者自我疼痛评估 3 分，为轻度疼痛。嘱患者尽量卧床休息，避免盆腔充血导致疼痛加剧。运用转移注意力法减轻疼痛，鼓励患者阅读书籍、看电视，本例患者疼痛评分未达到用药标准。

（3）体位和卫生管理：建议患者取半坐卧位，有利于脓液聚积在子宫直肠陷凹，使炎症局限，避免炎症向四周组织扩散。嘱患者保持会阴部清洁干燥，每日早晚用清水清洁外阴，专人专盆，阴道分泌物多时勤换内裤，选择宽松透气的棉质内裤。

（4）饮食护理：因呕吐、腹泻和发热，患者容易出现电解质紊乱及脱水，鼓励患者多饮水，脱水症状明显时应及时予口服补液盐补液，必要时静脉补液。指导患者进食高营养、高蛋白质、高维生素的易消化半流质或流质饮食，补充营养的同时缓解胃肠道压力，呕吐停止后可少食多餐，逐步过渡至软食。

3. 治疗

抗生素治疗是治疗该病的主要手段，抗生素的选用应根据细菌培养及药敏试验结果，但在未明确致病菌的情况下，应根据经验选择广谱抗菌药物覆盖可能的病原体，包括淋病奈瑟球菌、沙眼衣原体、支原体及其他厌氧菌和需氧菌等。本例患者采用《盆腔炎症性疾病诊治规范（2019 修订版）》中推荐静脉给药的 A 方案：以 β－内酰胺类抗菌药头孢曲松 1g，每 24 小时 1 次进行治疗。护理时注意用药前进行皮试，皮试阴性后静脉给药，用药期间需观察患者有无过敏等不良反应。抗生素现配现用，以保证药物效果。

4．健康教育

（1）心理护理：本例患者腹痛、发热等症状持续时间较长，表现出明显焦虑情绪，且担心留下不孕等后遗症。护士需告知患者急性盆腔炎的发病原因和临床症状等信息，让其了解自身疾病，并告知患者该病可以治愈，安慰和鼓励患者，用心倾听患者的需求。鼓励家属参与到临床护理中，缓解患者紧张情绪。

（2）出院指导：指导患者在出院后严格按医嘱服药至规定疗程，服药期间须避免无保护性交。注意会阴部清洁卫生，建议其性伴侣进行沙眼衣原体、淋病奈瑟球菌等致病菌筛查，必要时共同治疗。加强营养，保持大便通畅，多饮水，避免吃辛辣刺激食物，注意休息，避免劳累。如有腹痛、阴道出血等异常情况及时复诊。

（三）循证证据

2015 年美国疾病控制和预防中心（Centers for Disease Control and Prevention，CDC）发布了有关 PID 的诊治指南。2018 年英国性健康与艾滋病协会（BASHH）更新发布了《盆腔炎症性疾病的管理指南》。2019 年中华医学会妇产科学分会在原版本的基础上修订发布了《盆腔炎症性疾病诊治规范（2019 修订版）》，规范了盆腔炎症性疾病的定义、临床表现、诊断和治疗。

PID 的临床诊断准确度不高，诊断 PID 仍然依靠最低的诊断标准，需同时考虑其他相关因素。PID 诊断的最低标准为，性活跃妇女及其他患性传播感染性疾病的高危妇女，如排除其他病因且满足以下条件之一者，应诊断 PID 并给予 PID 经验性治疗：①子宫压痛；②附件压痛；③子宫颈举痛。下腹疼痛同时伴有下生殖道感染征象，诊断 PID 的准确性增加。一旦患者"主诉下腹痛"，可按照《盆腔炎症性疾病诊治规范（2019 修订版）》中的流程（图 21-15-1）进行处理。

盆腔炎症性疾病以抗菌药物治疗为主，必要时行手术治疗。抗菌药物治疗至少持续14 天。研究表明正确、规范使用抗菌药物可使 90% 以上的 PID 患者治愈。出现以下两种情况时需紧急手术：①药物治疗无效，输卵管卵巢脓肿或盆腔脓肿经药物治 48～72 小时，体温持续不降、感染中毒症状未改善或包块增大者，应及时手术。②脓肿破裂，腹痛突然加剧、寒战、高热、恶心、呕吐、腹胀，检查腹部拒按或有感染中毒性休克表现，应怀疑脓肿破裂，需立即在抗菌药物治疗的同时行手术探查。出现以下情况时可择期手术治疗：经药物治疗 2 周以上，包块持续存在或增大。

另外，近年来较多研究显示，在抗菌药物治疗的基础上辅以中医护理，在 PID 的治疗中可发挥显著效果。国家中医药管理局在 2015 年制定了《带下证（盆腔炎性疾病）的中医护理方案》并颁布实施，主要特色治疗护理包括药物治疗（内服中药、注射给药、外用中药）和特色技术（包括穴位按摩、中药保留灌肠、中药外敷等）。有研究证实，应用该中医护理方案后患者下腹疼痛、白带异常等症状得到了明显改善。

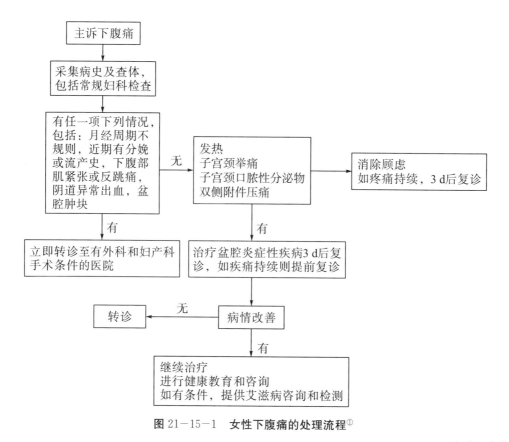

图 21-15-1　**女性下腹痛的处理流程①**

（赵静　胡娟）

第十六节　前庭大腺脓肿

前庭大腺炎是前庭大腺（vestibular gland）的炎症，前庭大腺又称巴氏腺（Bartholin gland），位于两侧大阴唇下 1/3 深部，直径为 0.5～1.0cm，其出口腺管长 1.5～2.0cm，腺管开口于处女膜与小阴唇之间，具有分泌黏液、保持阴道润滑的作用。正常情况下，前庭大腺不能被触及。在性生活、分娩及其他情况污染外阴时，病原体可侵入前庭大腺引起炎症反应。本病在育龄期女性多见，幼女及绝经后女性少见，常见病原体有葡萄球菌、大肠埃希菌、链球菌、肠球菌、淋病奈瑟球菌及沙眼衣原体等，此外，厌氧菌也可致病。

前庭大腺急性炎症发作时，病原体首先侵犯腺管，导致前庭大腺管炎，腺管常因肿胀或渗出物凝聚而阻塞，脓液不能外流而形成脓肿称为前庭大腺脓肿（abscess of bartholin gland）。临床上，炎症多发生在一侧前庭大腺。病初患侧局部可有肿胀、疼痛、灼热感，患者行走不便，有时会导致大小便困难。查体见局部皮肤红肿、发热、压痛明

---

　　① 引自：中华医学会妇产科学会感染性疾病协作组. 盆腔炎症性疾病诊治规范（2019 修订版）[J]. 中华妇产科杂志，2019，54（7）：433-437

显，患侧前庭大腺开口处有时可见白色小点。脓肿形成后，可有波动感，脓肿直径可达3～6cm，疼痛加重，有时患者可伴有体温升高、白细胞增多、腹股沟淋巴结肿大等症状。当脓肿压力增大时，表面皮肤变薄，脓肿自行破溃。若破孔大可自行引流，炎症较快消退而痊愈；破孔小、引流不畅时，脓液不能完全流出，导致本病易反复发作。

（一）病例介绍

患者，女，31岁，因"外阴肿痛7天，加重伴流液5$^+$小时"于5月24日收入妇科急诊观察室。患者于5月17日解便后觉外阴红肿伴疼痛，自述触及红肿直径约3cm，无寒战、发热，自行予高锰酸钾坐浴，症状无明显改善。5月24日自觉疼痛加剧，发现红肿范围较前增大伴流脓。入院时体温38.1℃，脉搏103次/分，呼吸21次/分，血压120/68mmHg，急性病容，腹软，无压痛及反跳痛。专科查体：右侧大阴唇红肿伴黄色清亮脓液，范围6cm×5cm，压痛明显，未扪及明显包块，有波动感，左侧大阴唇未见异常。血常规示：白细胞16.78×10^9/L，中性粒细胞百分比89.8%，肝肾功能、电解质正常。外阴肿块B超示：右侧大阴唇探及混合性回声6.5cm×4.5cm，内见不规则液性暗区2.0cm×1.2cm，见网状分隔。患者既往体健，G_1P_1，无心肺等器官重大疾病史，无传染病史。

入院后取前庭大腺开口处分泌物进行细菌培养，结合症状、体征及辅助检查结果，初步考虑入院诊断为"前庭大腺脓肿"。留观后立即转入急诊手术室予切开引流，聚维酮碘反复冲洗脓腔，切口处留置聚维酮碘纱条引流，联合头孢西丁2g/8h静脉输入抗感染治疗，予物理降温。5月25日体温降至正常，未诉疼痛，右侧脓肿明显消散，继续予每日冲洗换药、稀聚维酮碘外敷联合头孢西丁抗感染治疗。5月29日各项临床检查均无异常，康复出院。

（二）护理

1. 术前护理

做好患者术前心理护理，进行心理疏导，帮助患者消除紧张、恐惧心理。详细介绍手术的优点、安全性、必要性，同时讲解女性生理特点及术后康复情况，详细介绍手术的目的、过程、术前术后的注意事项。

2. 术中护理

协助患者躺至手术床上，协助患者脱衣服，套上腿套，取膀胱截石位，尽量减少躯体暴露。术中与患者及时交流以转移注意力，密切观察患者生命体征及一般情况，如表情、面色等。术中严格执行无菌操作，密切配合医生做好器械、药品准备。

3. 术后护理

术毕以聚维酮碘纱条引流，以防腺管造口处粘连、堵塞。每班观察创口引流及愈合情况并记录，配合医生予患者每日冲洗换药，联合应用抗生素预防感染。应用抗生素前进行皮试，皮试阴性后进行抗生素的静脉输注，输液过程中密切关注患者有无过敏等不良反应。指导患者每日以稀聚维酮碘纱布外敷创面。饮食方面选择高蛋白、高热量、高维生素、粗纤维、易消化、无刺激饮食，避免大便干结增加腹压引起创面出血。嘱患者保持外阴清洁干燥，勤换内裤。

4. 健康教育

出院时指导患者养成良好的生活习惯，加强个人卫生，建议穿棉质宽松内裤，注意性生活清洁，每日清洗外阴。如有复发征兆及时复诊。

（三）循证证据

目前国内外均未出台前庭大腺炎症相关诊疗指南及规范，根据《妇产科学（第8版）》以及国内外相关文献，前庭大腺脓肿的治疗方法主要有手术治疗和保守治疗。手术治疗包括切开引流及造口，根据实际情况考虑是否联合使用抗生素。保守治疗包括使用抗生素口服、肌注或静脉滴注，也可选用清热、解毒中药局部热敷或坐浴。此外，采用CO_2激光打孔造口、硝酸银棒灼烧、脓肿穿刺注射酒精或者锐扶刀切开引流等有别于传统切开引流疗法的新型疗法也有报道。值得注意的，是脓肿较大或首诊处理引流不善者此病常复发，以上各类疗法复发率波动在 0%～38%，但没有证据表明某种疗法优于其他疗法，因此降低前庭大腺脓肿复发率成为该疾病的研究热点。

（徐敏　胡娟）

第十七节　先兆流产

妊娠不足 28 周、胎儿体重不足 1000g 而终止者，称为流产（abortion）。流产发生在 12 周以前称为早期流产，发生在妊娠 12 周至不足 28 周者称为晚期流产。先兆流产属于自然流产中的第一阶段，自然流产（spontaneous abortion）发生率占全部妊娠的10%～15%，其中 80% 以上为早期流产。

流产按发展的不同阶段，分为以下临床类型。

（1）先兆流产（threatened abortion）。指妊娠 28 周前先出现少量阴道流血，常为暗红色或血性白带，无妊娠物排出，随后出现阵发性下腹痛或腰背痛。妇科检查宫颈口未开，胎膜未破，子宫大小与停经周数相符。经休息及治疗后症状消失，可继续妊娠；若阴道流血量增多或下腹痛加剧，可发展为难免流产。

（2）难免流产（inevitable abortion）。指流产不可避免。在先兆流产基础上，阴道流血量增多，阵发性下腹痛加剧，或出现阴道流液（胎膜破裂）。妇科检查宫颈口已扩张，有时可见胚胎组织或羊膜囊堵塞于宫颈口内，子宫大小与停经周数基本相符或略小。

（3）不全流产（incomplete abortion）。难免流产继续发展，部分妊娠物排出宫腔，还有部分残留于宫腔内或嵌顿于宫颈口处，或胎儿排出后胎盘滞留宫腔或嵌顿于宫颈口，影响子宫收缩，导致出血甚至发生休克。妇科检查见宫颈口已扩张，宫颈口有妊娠物堵塞及持续性血液流出，子宫小于停经周数。

（4）完全流产（complete abortion）。指妊娠物已全部排出，阴道流血逐渐停止，腹痛逐渐消失。妇科检查宫颈口已关闭，子宫接近正常大小。

此外，流产还有 3 种特殊情况。

（1）稽留流产（missed abortion）。又称过期流产，指胚胎或胎儿已死亡，滞留宫腔内未能及时排出者。表现为早孕反应消失，有先兆流产症状或无任何症状，子宫不再增大反而缩小。若已到中期妊娠，孕妇腹部不见增大，胎动消失。妇科检查宫颈口未开，子宫较停经周数小，质地不软，未闻及胎心。

（2）复发性流产（recurrent spontaneous abortion，RSA）。指与同一性伴侣连续发生 3 次及 3 次以上的自然流产。复发性流产大多数为早期流产，少数为晚期流产。虽然复发性流产的定义为连续 3 次或 3 次以上，但大多数专家认为连续发生 2 次流产即应重视并予以评估，因为再次流产的风险与 3 次者相近。复发性流产的原因与偶发性流产（sporadic abortion）基本一致，但各种原因所占的比例有所不同，如胚胎染色体异常的发生率随着流产次数的增加而下降。早期复发性流产的常见原因为胚胎染色体异常、免疫功能异常、黄体功能不全、甲状腺功能低下等；晚期复发性流产常见原因为子宫解剖异常、自身免疫异常、血栓前状态等。

（3）流产合并感染（septic abortion）。流产过程中，若阴道流血时间长，有组织残留于宫腔内或不洁流产，有可能引起宫腔感染，常为厌氧菌及需氧菌混合感染，严重感染可扩展至盆腔、腹腔甚至全身，并发盆腔炎、腹膜炎、败血症及感染性休克。

先兆流产的发病原因较多，环境、饮食、情绪等因素以及免疫、内分泌功能异常、生殖器官异常等均会对孕妇的妊娠过程产生影响，从而导致其发生流产，本章节着重介绍一例先兆流产患者的护理。

（一）病例介绍

患者，女，30 岁 4 月，因"核实孕 11^{+6} 周，阴道流血 2^+ 小时"于 8 月 9 日入院。患者 6 月 4 日于我院移植两枚 3 天胚，8 月 1 日 B 超提示宫内孕囊及胎心，2^+ 小时前出现阴道流血，量多于月经量，无腹痛、发热、畏寒等不适。患者平素健康。入院时体温 36.7℃，脉搏 94 次/分，呼吸 20 次/分，血压 106/62mmHg。血常规示：白细胞（WBC）8.3×10^9/L，血红蛋白（Hb）114g/L，中性粒细胞百分比（NEU%）70.3%。内科查体无特殊。专科情况：严格消毒外阴后窥阴器窥开见阴道内大量药渣及血凝块，宫口未开，未见活动性出血。急诊超声检查示：胎方位横位，顶臀径 5.6cm，胎盘（P）后壁，厚 1.5cm，0 级，胎盘下缘达宫颈内口；羊水（A）2.7cm；胎心率 168 次/分；子宫前壁肌壁与胎膜间见范围约 7.1cm×1.3cm×5.6cm 的液性暗区，内充满絮状稍强回声，未探及明显血流信号，似延伸至胎盘下缘。初步诊断：胎膜剥离合并胎盘剥离？IVF－ET 术后，$G_1P_011^{+6}$ 周宫内孕单活胎先兆流产。

诊疗计划：硫酸镁、杜仲、地屈孕酮（达芙通）、美洛西林，保胎抗感染治疗。

8 月 9 日急诊留观至 8 月 10 日早晨 08：00，出血 70ml，患者输注硫酸镁后自觉胸闷、呼吸困难，停硫酸镁，予黄体酮 20mg 肌内注射，杜仲、地屈孕酮、美洛西林保胎抗感染治疗。

8 月 11 日，24 小时出血 23.5ml，予硫酸镁静脉泵入，杜仲、地屈孕酮口服，美洛西林静脉输注治疗。

8 月 12 日，24 小时出血 6ml，继续予硫酸镁静脉泵入，杜仲、地屈孕酮口服，美洛西林静脉输注治疗，复查电解质，血钾 3.8mmol/L，血镁 1.85mmol/L。

8 月 13 日，24 小时阴道流血 3ml，停硫酸镁，口服药同前。B 超：孕妇子宫前壁肌壁与胎膜查见范围约 6.4cm×1.0cm×5.9cm 的液性暗区，内充满网絮状回声。

8 月 14 日，24 小时阴道流血 18ml，口服药同前，黄体酮 40mg 肌内注射。

8 月 15—18 日，继续观察阴道流血量，黄体酮 40mg 肌内注射，口服药物保胎治疗，直至无阴道流血，8 月 19 日复查 B 超后，回家继续休养保胎。黄体酮 40mg，qd，肌内注射一周。

（二）护理

1. 病情观察

停经、阴道流血和腹痛是流产的主要症状。护士应详细询问孕妇的停经史、早孕反应情况；阴道流血的持续时间与阴道流血量，常规记录 24 小时阴道出血量，观察有无腹痛，腹痛的部位、性质及程度。此外，还应了解阴道有无水样流液，流液的色、量、有无臭味，以及有无妊娠产物排出等。对于既往病史，应全面了解孕妇在妊娠期间有无全身性疾病、生殖器官疾病、内分泌功能失调及有无接触有害物质等，以识别流产的诱因。

2. 基础护理

（1）先兆流产孕妇需要卧床休息，禁止性生活，禁灌肠。护士需要向孕妇和家属讲明卧床休息的必要性，以取得孕妇和家属的配合。孕妇在病情稳定的情况下，可进行适当的床上活动，如可主动或被动进行腹部仰卧按摩，可以增加肠蠕动，促进排便，有助于增强食欲。

（2）会阴部的护理：伴阴道流血的孕妇，每日需要进行两次会阴擦洗。监测体温、血象、阴道流血、分泌物性质等。护士应严格执行无菌操作，加强会阴部护理，指导孕妇使用消毒会阴垫，保持会阴部清洁，维持良好的卫生习惯。

（3）预防便秘：指导孕妇进食清淡、易消化的食物及富含维生素的新鲜水果、蔬菜，以及含有粗纤维的糙米、豆类等，以增加肠蠕动。鼓励孕妇多饮水，推荐每日清晨空腹饮淡盐水一杯，以保证大便通畅，预防便秘引起腹压增加而加重流产症状。

3. 治疗

（1）先兆流产者应适当休息，禁性生活。黄体功能不全者肌内注射黄体酮，每日一次，或口服孕激素制剂；甲状腺功能减退者可口服小剂量甲状腺激素。经治疗，若阴道流血停止，超声检查提示胚胎存活，可继续妊娠。若临床症状加重，超声检查发现胚胎发育不良，血 HCG 持续不升或下降，表明流产不可避免，应终止妊娠。

（2）黄体酮是由肾上腺、胎盘及子宫分泌的类固醇激素的一种，其作用机制为：对腺体及血管增生起到促进的作用；对子宫内膜由增殖期进入分泌期起诱导作用，促进胚胎的植入、发育；对蜕膜生长发育起到促进作用，对胎儿的成熟起到促进作用；预防子宫的收缩，创造有利于妊娠的免疫调节环境，缓解因黄体不足而引发的先兆流产。

（3）地屈孕酮是一种口服的孕激素，对于子宫内膜完全进入分泌相可起到一定的促进作用，亦可起到显著的保胎作用。

（4）硫酸镁保胎治疗。静脉用药负荷剂量：硫酸镁 4～6g，溶于 25％葡萄糖注射液 20ml 静脉推注（15～20 分钟），或者溶于 5％葡萄糖注射液 100ml 快速静脉滴注（15～20 分钟），继而以硫酸镁 1～2g/h 静脉滴注维持。硫酸镁 24 小时用药总量一般不超过 25g，用药时限一般不超过 5 日。

硫酸镁使用的注意事项：血清镁离子的有效治疗浓度为 1.8～3.0mmol/L，超过 3.5mmol/L 可能出现中毒症状。使用硫酸镁必备条件：①膝腱反射存在；②呼吸≥16 次/分；③尿量≥17ml/h 或≥400ml/24h；④备有 10％葡萄糖酸钙。镁离子中毒时应停用硫酸镁并静脉缓慢推注（5～10 分钟）10％葡萄糖酸钙注射液 10ml。如患者同时合并肾功能不全、心肌病、重症肌无力等，则应慎用或减量使用硫酸镁。条件许可时，用药期间可监测血清镁离子浓度。

4. 健康教育

护士针对孕妇和家属进行健康宣教，讲授先兆流产的病因、预防、治疗以及预后等知识，告知先兆流产孕妇负性情绪对怀孕的不良影响，鼓励其宣泄不良情绪，不能将负性情绪压抑在心底，避免恶性循环。让孕妇及家属了解经保胎治疗后继续妊娠的胎儿与是否畸形无直接关联，消除心理阴影；可适时告诉患者治疗进展及良性检查结果，介绍保胎成功案例，帮助患者树立战胜疾病的信心。帮助孕妇和家属树立正确的生育观，特别是做好其丈夫的思想工作，鼓励家人关心理解孕妇，进行持续情感支持，营造良好的家庭氛围，使孕妇从内心深处感受温暖。帮助孕妇保持健康的心理状态，孕早期孕妇的负性情绪不利于胎儿的健康发育，易增加流产的危险性。护士要针对患者心理状态提供个性化心理疏导，消除或减轻负性情绪，帮助患者顺利度过整个孕期，促进胎儿的健康生长发育。

（三）循证证据

随着经济的发展，人们的生活习惯也发生了较大变化。妊娠妇女发生先兆流产的概率有显著增加的趋势。目前，先兆流产的具体发生机制尚不完全明确。诸多学者认为，先兆流产发生的主要原因有：基因染色体异常；孕期营养不良；体质虚弱；过度劳累。

妊娠期间，孕妇体内的孕酮水平会随着孕龄的增长而不断地增高，以维持胚胎的生长发育。孕酮能够抑制母体对胎儿抗原的免疫反应，抑制母体对滋养细胞的排斥反应。一旦孕妇体内的孕酮值低或下降明显，预示着流产的发生或胚胎停育。β－HCG 是一种由合体滋养细胞分泌的糖蛋白激素，一般情况下受精后十天，应用特异 β－HCG 抗血清即可在母血中检测出 β－HCG，对于 β－HCG 的检测已是当前诊断早期先兆流产及预测妊娠结局的最有效的方法。近年来，随着医学技术的不断提高与医学研究的深入，越来越多的临床资料表明，是否发生早期先兆流产与孕酮及 β－HCG 的含量存在着一定的相关性。维持正常的激素水平，对孕早期胚胎正常发育十分重要，当两者分泌量小于正常值时，孕妇发生自然流产的概率会大大增加。

血清孕酮是一种天然孕激素，血清孕酮将会随着孕期的增长而增长，对子宫具有镇静效果，与此同时能够降低子宫兴奋性，便于受精卵顺利生长。血清孕酮是监测胎盘是否正常发育的指标，研究资料显示，19％以上的先兆流产由血清孕酮不足所致，80％左右的先兆流产患者人绒毛膜促性腺激素水平低于正常范围。

（金秋　胡娟）

第二十二章 血液系统疾病

第一节 妊娠合并血栓性血小板减少性紫癜

血栓性血小板减少性紫癜（thrombotic thrombocytopenic purpura，TTP）是一种严重的弥散性血栓性微血管病，以微血管病性溶血性贫血、血小板聚集消耗性减少，以及微血栓形成造成器官损害（如肾脏、中枢神经系统等）为特征。该病最早由 Moschowitz 在 1924 年描述，1958 年 Amorosi 和 Vltman 总结了该病临床的五大特征，即血小板减少性紫癜、微血管病性溶血、中枢神经系统症状、发热及肾脏损害，并称之为 TTP 五联征，仅有前三大特征的称为三联征。多数 TTP 患者起病急骤，病情凶险，如不治疗病死率高达 90%，尽早进行血浆置换可大大降低患者病死率。妊娠可能为该病的诱发因素而表现为妊娠合并血栓性血小板减少性紫癜。

（一）病例介绍

患者，女，31 岁 8 月，因"停经 37^{+4} 周，NT 核实孕周 38^{+4} 周，要求入院待产"于 3 月 22 日 10：14 入院。初步诊断：瘢痕子宫，二尖瓣轻度反流，轻度贫血，脐带绕颈一周，G_2P_1 38^{+4} 周宫内孕头位单活胎待产。

入院后予完善术前检查及术前准备，于 3 月 25 日在硬膜外麻醉下行"子宫下段横切口剖宫产术，子宫修补术，盆腔粘连松解术，肠粘连松解术"，术后安返产科病房，予头孢西丁防感染，缩宫素及益母草促宫缩，补液等治疗。患者于术后第一天开始反复发热，体温最高 38.6℃，伴有咳嗽、咳痰，血小板急剧下降。请血液内科会诊后考虑血小板减少可能与免疫活跃相关，建议查凝血、免疫、复查抗磷脂抗体、狼疮抗凝物及抗 B2 糖蛋白抗体；控制感染，无禁忌证的情况下可予地塞米松 10mg 或甲强龙 40mg，qd 治疗（可联合丙种球蛋白总量 1g/kg）。因患者 5 年前于外院诊断为骨质疏松症，暂未予激素治疗。因患者反复发热，感染科会诊后调整抗生素为美罗培南 0.5g，q8h。患者感染重，血小板低下，并有出血倾向，病情危重，为进一步治疗于 3 月 28 日 23：00 转入妇产科 ICU。转入后复查血常规：白细胞 $8.2×10^9$/L，中性粒细胞百分比 82.7%，血红蛋白 77g/L，血小板 $26×10^9$/L。3 月 29 日查血常规：白细胞 5.8×

10^9/L，中性粒细胞百分比 75.5％，血红蛋白 73g/L，血小板 11×10^9/L。10：42 接检验科危急值报告，生化检验结果显示：ALT 13U/L，AST 34U/L，TB 69.3μmol/L，BC 0μmol/L，BU 69.3μmol/L，Alb 31.1g/L，BUN 4.81mmol/L，Cr 35μmol/L，Na^+ 139.9mmol/L，K^+ 2.99mmol/L，Ca^{2+} 2.07mmol/L，Mg^{2+} 1.03mmol/L；凝血功能示：PT 12.2 秒，APTT 27.2 秒，Fg 617mg/dL，D－二聚体 4.19μg/L，FDP 14.7μg/ml。患者血小板低，患重度骨质疏松症，与血液内科联系，建议暂不予以激素治疗，予以丙种球蛋白治疗，防止颅内出血，密切观察病情变化。此后，予去白红细胞悬液 3U，血浆 600ml，丙种球蛋白 15g 治疗，继续使用抗生素、地塞米松治疗。4 月 1 日患者病情发生变化，急诊颅脑 CT 检查示：双侧大脑半球脑沟稍宽，余头颅 CT 平扫未见异常。与血液内科联系，指示：患者溶血待诊，谵妄待诊，病情危重，建议转至专科医院继续治疗，尽早进行血浆置换是关键，治愈率可达 80％～90％。患者进行两次血浆置换后病情好转，继续输注血浆治疗一月后痊愈出院。

（二）护理

1. 病情观察

（1）预防出血：观察患者皮肤有无淤斑淤点，有无出血倾向，及时关注血象及凝血功能检查等结果；严密观察患者意识、瞳孔、肢体活动情况，预防皮肤黏膜及颅内出血。

（2）产科情况：密切观察子宫收缩情况，因为子宫收缩乏力是引起产后出血的主要原因。观察腹部切口有无渗血情况，及时汇报医生并处理。做好乳房护理，与产科医生沟通，如不能进行母乳喂养及时回乳，予口服维生素 B_6 200mg，tid 或芒硝外敷乳房。

（3）病情变化监测：TTP 造成的微血管狭窄可导致严重器官缺血性功能障碍，80％～92％的 TTP 患者合并神经系统症状。患者病情变化快，未及时发现并处理病死率高，因此，应每小时观察意识、瞳孔、精神状况及行为异常。TTP 患者多会出现意识不清及谵妄，应注意做好防护，防坠床，防自伤。

2. 基础护理

（1）体温的管理：约 90％TTP 患者可在不同病程中出现发热，多为中度发热。每 4 小时监测一次体温，发热时根据情况适当给予物理降温或药物降温。

（2）饮食及休息管理：以高蛋白、易消化、清淡饮食为主，保持大便通畅；绝对卧床休息，根据病情及患者自身情况可适当采用一些简单的床上运动疗法，如上下肢的肌肉训练及呼吸功能训练。

3. 治疗

（1）组建快速反应团队：该案例抢救过程中，ICU 护士发现患者意识发生变化后立即通知 ICU 医生及产科医生到场抢救，并护送至放射科行颅脑 CT 检查，在此过程中积极联系专科医院，做好转院准备，为患者尽早做血浆置换争取了宝贵的时间。

（2）血浆输注：在无条件进行血浆置换时可每日输注血浆进行治疗。如今认为TTP患者血小板减少不是输注血小板的适应证。只需在严重的血小板减少致颅内出血、危及生命且物理方法不能控制时或进行侵入性操作时才考虑酌情输注血小板，且最好应当在血浆置换治疗后慎重进行。它能导致TTP迅速进展。因此，关于在预防性治疗中是否能输注血小板还存在一定的争议。

（3）药物的正确使用：美罗培南0.5g，q8h抗感染，地塞米松10mg/d＋丙种球蛋白15g/d治疗。

4. 健康教育

（1）心理护理：由于发病突然，病情危重且发展迅速，患者及家属缺乏对疾病知识的了解，容易产生焦虑、恐惧等情绪，护理人员应随时陪伴在患者身边，耐心做好安慰和解释工作，安抚患者及家属情绪。特别是患者突发意识变化时更应做好家属的解释工作，以取得家属配合。

（2）出院指导：指导患者及家属做好乳房护理，观察恶露情况，如有异常及时就诊，讲解产后复查时间。指导患者保证充足的睡眠时间，避免重体力劳动。注意保暖，少去公共场所，避免交叉感染，提高自我观察和管理能力。出现发热和牙龈等出血倾向及时就诊。

（三）循证证据

2003年，英国血液学会血栓性微血管病性溶血性贫血的诊断和处理指南建议TTP的常规检查应包括凝血、血细胞计数、电解质（LDH）、肝肾功能、乳酸脱氢酶、尿素等。在进行诊断时建议同时进行HIV和肝炎病毒的血清学检测。TTP通常发生于妊娠24周前，及时终止妊娠也不能改变病程的进展，因此，不建议尽早终止妊娠。妊娠也不会减弱对血浆置换的反应。发生TTP的孕产妇还未有报道出现可以致命的血小板减少。再次妊娠可能会引起以前发生过TTP的患者病情复发。有些证据显示类固醇、抗血小板药物或长期血浆输注可能可以预防复发，但应特别注意妊娠期妇女血浆量的增加。

（赵冬梅　杨弋）

第二节　妊娠合并心力衰竭

心力衰竭（heart failure）简称心衰，是指由于心脏的收缩功能和（或）舒张功能发生障碍，不能将静脉回心血量充分排出心脏，导致静脉系统血液淤积，动脉系统血液灌注不足，从而引起的一组复杂临床症候群，此种症候群集中表现为肺淤血、腔静脉淤血。心力衰竭并不是一个独立的疾病，而是心脏疾病发展的终末阶段。绝大多数的心力衰竭是以左心衰竭开始的，首先表现为肺循环淤血。

基本病因：几乎所有的心血管疾病最终都会导致心力衰竭的发生，心肌梗死、心肌病、血流动力学负荷过重、炎症等任何原因引起的心肌损伤，均可造成心肌结构和功能的变化，最后导致心室泵血和（或）充盈功能低下。

在基础性心脏病的基础上，一些因素可诱发心力衰竭的发生。常见的心力衰竭诱因如：①感染，如呼吸道感染，风湿活动等；②严重心律失常，特别是快速性心律失常如心房颤动、阵发性心动过速等；③心脏负荷加大，妊娠、分娩、过多过快地输液、过多摄入钠盐等导致心脏负荷增加；④药物作用，如洋地黄中毒或不恰当地停用洋地黄；⑤不当活动及情绪，过度的体力活动和情绪激动；⑥其他疾病，如肺栓塞、贫血、乳头肌功能不全等。

根据心力衰竭发生的缓急，临床可分为急性心力衰竭和慢性心力衰竭。根据心力衰竭发生的部位可分为左心、右心和全心衰竭。还有收缩性或舒张性心力衰竭之分。

（一）病例介绍

患者，女，26岁8月，因"停经35^{+6}周，咳嗽半个月，呼吸困难2天"于9月4日入院。患者2^+周前出现咳嗽、咳黄痰。2天前无明显诱因出现气促，不能平卧，于当地医院就诊，因病情危重转入我院。入院后复查生化示：Alb 19.9g/L，Cr 114μmol/L，NT-BNP 34500pg/ml；血气分析示：pH值7.38，PCO_2 2.7kPa，PO_2 13.2kPa，乳酸2.7mmol/L，BE -11mmol/L。床旁心脏彩超示：EF63%，双房偏大，心包见深1.0cm液性暗区；右侧胸腔见深约3.1cm液性暗区，左侧胸腔见深约0.7cm液性暗区。入院诊断：妊娠合并急性心力衰竭（Ⅳ级心功），妊娠合并系统性红斑狼疮，狼疮性肾炎，肾性高血压，妊娠合并肺部感染？低蛋白血症，$G_5P_2^{+2}$ 35^{+6}周孕宫内单活胎头位待产。

患者入院后予纠正心衰、治疗SLE。于当日行"剖宫产术"，术中失血250ml，输液300ml，尿量100ml，术毕于06：00转入妇产科ICU。转入查体：意识清晰，对答切题，遵嘱动作，重度水肿。心电监护示：HR 141次/分，BP 138/98mmHg，R 26次/分，SpO_2 95%，鼻导管吸氧（2L/min）。转入后复查床旁血气分析结果无明显变化，予监护、吸氧、抗感染、化痰、促宫缩、镇痛镇静、利尿、扩血管、纠酸、抑酸治疗，监测血糖，另外予丙种球蛋白20g ivgtt，qd×3天、甲泼尼龙80mg ivgtt，qd治疗SLE；血栓风险评分5分，高危，因产后有活动性出血，待出血风险降低后加用低分子量肝素抗凝。10：00患者R 34次/分，SpO_2 90%，双肺听诊闻及明显湿啰音，予利尿，无创呼吸机辅助呼吸后SpO_2 95%。

9月5日，停无创呼吸机，予面罩吸氧（8L/min）。患者自诉腹胀明显、腹痛，无恶心、呕吐等不适，予胃肠减压。9月6日，最高体温38.4℃，腹胀较前好转，双下肢水肿较前减轻，继续给予利尿、强心治疗。9月7日，精神差，衰竭状，翻身活动仍感心累、气促，腹胀较前稍有好转，右肺呼吸音清，左肺呼吸音低于右肺，左肺可闻及少许湿啰音，继续利尿、强心、抗感染、补充白蛋白，继续予甲强龙输注，停用丙种球蛋白，辅以护胃补钙治疗，腹部膨隆，胀气明显，肠鸣弱，予超声理疗，促进肠功能恢复。9 月 8 日 07：00 患者解水样黄绿色大便后心率加快至 140 次/分，BP 138/98mmHg，R 36 次/分，感气促，心悸不适，未咳嗽、咯痰等。床旁心电图提示房性心律失常。予胺碘酮 0.15g 静推，后持续泵注，并予西地兰强心、硝酸甘油降压，11：28 患者查脂肪酶 1093U/L，考虑急性胰腺炎，予以禁食，生长抑素 6mg，qd 持续泵入，加量奥美拉唑每日剂量加强抑酸，并动态监测血脂肪酶、淀粉酶，严密观察腹部体征。9 月 9 日至 9 月 15 日患者病情相对平稳。9 月 16 日患者出现幻觉，考虑：幻觉状态、躯体疾病所致谵妄？狼疮性脑病？予奥氮平 2.5～5mg，qn 口服，预防患者冲动、自伤、自杀、坠床等，家属陪伴后患者情绪稍稳定。9 月 17 日患者意识清晰，精神尚佳，未诉胸闷、心慌、气紧等不适，体温 37.4℃。心电监护示：HR 80 次/分，BP 150/85mmHg，R 22 次/分，SpO2 99%（鼻导管吸氧，2L/min）。心肺查体无特殊，腹软，无明显压痛、反跳痛，肠鸣正常，双下肢无水肿。患者病情平稳，转风湿免疫科进行专科治疗。

（二）护理

1. 病情观察

（1）高危因素评估。妊娠对心血管系统的影响：妊娠期，孕妇的总血容量较非孕期增加，一般于妊娠第 6 周开始，32～34 周达高峰，较妊娠前增加 40%～45%，心输出量增加 30%～50%。分娩期，此期为心脏负担最重的时期。产褥期，产后 3 日内仍需预防心衰的发生。因此，具有心衰隐患的女性，应于病情控制平稳的情况下评估可否妊娠，并从孕早期开始按计划进行常规心脏监测，妊娠合并心衰的早期表现可为单纯咳嗽，护士应密切观察心衰早期表现，包括：①轻微活动后即有心慌、胸闷、气短；②休息时心率在 110 次/分以上；③呼吸在 24 次/分以上或夜间常因胸闷而需坐起或需到窗口呼吸新鲜空气；④肺底部可听到少量持续性湿啰音，咳嗽后不消失。一旦发现及早治疗。

（2）出入量评估。准确记录出入量对心衰患者尤为重要。护士应控制输液量及输液速度并准确记录出入量，可采用输液泵输液。

（3）病情变化监测。病情的监测在任何时候都是医护工作的重点，应密切观察患者生命体征，持续心电监护，持续吸氧，密切注意心律、血氧饱和度及精神意识状况，每小时记录尿量。当心衰发作时，应协助患者取坐位，双腿下垂，减少静脉回流，立即给予高流量吸氧，遵医嘱用药：镇静（吗啡），快速利尿（呋塞米），血管扩张（硝普钠、硝酸甘油、酚妥拉明），强心（西地兰），解除支气管痉挛，缓解呼吸困难，增加心肌收缩力（氨茶碱）。其他：四肢轮扎，减少静脉回流。

2. 围术期护理

（1）术前护理：全面评估孕妇情况，了解心功能情况，听胎心，了解子宫收缩及阴道流血、流液情况。行心电监护及血氧饱和度监测，观察有无早期心力衰竭表现，根据医嘱进行备皮、皮试、合血等术前准备。

（2）术中护理：术中密切观察患者生命体征，遵医嘱予吸氧，并维持循环的稳定以预防心力衰竭。多数孕妇有相对的高血容量，限制输液量和避免低血压是分娩管理原则的重点。限制输液量及输液速度，可避免短时间大量输液加重心脏负荷。

（3）术后护理：

1）控制输液量：控制输液量及速度并准确记录出入量，可采用输液泵输液。

2）防腹压骤降：胎儿娩出后，腹部持续压一沙袋，持续 24 小时，以防腹压骤降，引起血流动力学改变而诱发心力衰竭。

3）镇痛及吸氧。

4）利尿：产后 3 天内，体液大量回吸收，循环血容量增加，加重心脏负担，易诱发心力衰竭，可根据医嘱应用利尿药，常用呋塞米，减轻循环负荷，同时应注意维持电解质平衡。

5）饮食与排便：术后 6 小时给予流质饮食，避免进食易产气食物，术后肛门排气后给予半流质饮食，预防便秘，告知产妇勿用力排便，以免增加腹压，诱发心衰，必要时使用开塞露帮助排便。

6）休息与活动：术后 72 小时内绝对卧床休息，照顾患者的饮食、洗漱、排便，创造良好的休息环境，并保证患者充足的睡眠。每 2 小时协助翻身 1 次，并检查评估受压部位皮肤，鼓励产妇在床上活动四肢，以不感到累为宜。妊娠期的生理变化可使产妇血液处于高凝状态，产后长时间卧床后活动或体位改变易形成血栓脱落而造成肺栓塞，或在心脏病变基础上诱发心律失常，产后前 4 周是血栓栓塞性疾病的高发期。因此，护理人员应以不增加心脏负担为指征，合理指导和安排患者的休息和活动。

7）防止产后出血：可肌内注射益母草注射液，静脉给予缩宫素帮助子宫收缩，临床采用 0.9%氯化钠注射液 50ml 加缩宫素 20U 以 10ml/h 速度静脉泵入，既控制了输液量，还能有效地预防产后出血。

8）预防感染及感染性休克：遵医嘱预防性使用抗生素，预防感染；加强基础护理，做好晨间护理，会阴冲洗每日 2 次；限制探视，预防上呼吸道感染；口腔护理，预防口腔炎。

9）心理护理：倾听产妇需求，并给予相应帮助及指导。给予产妇鼓励，帮助其树立恢复健康的信心。

10）其他：不可母乳喂养者给予生麦芽和芒硝回乳，若发生胀奶，应指导产妇减少饮汤，勿挤奶。

（三）循证证据

《中国心力衰竭诊断和治疗指南 2018》在 2104 年指南的基础上结合新的循证医学证据，对心衰的分类、预防、诊断、治疗和综合管理等均做了全新阐述和推荐。更新亮点包括提出射血分数中间值的心衰和急性心衰的临床分型，提出急、慢性心衰的诊断和治疗流程，推荐血管紧张素受体脑啡肽酶抑制剂和希氏束起搏。新指南重点突出心衰的综合管理和心衰随访，强调心衰的预防，其制订过程中充分检索和评估了国内心衰研究，其中的地高辛推荐级别和高原心脏病、老年心衰等特殊类型心衰的管理具有"中国特色"。

（尹燕 赵冬梅）

第三节 产后出血性休克

传统定义中，产后出血（PPH）是指胎儿娩出后 24 小时内阴道分娩出血量≥500ml 或剖宫产出血量≥1000ml，美国妇产科医师学会（ACOG）2017 年发布的产后出血临床实践简报将产后出血定义为无论采用何种分娩方式，产时及产后 24 小时内出血量累积达到 1000ml 或者出现低血容量性症状及体征表现。众所周知，产后出血的最常见因素为宫缩乏力、软产道撕裂伤、胎盘残留，少见因素为胎盘早剥、凝血功能障碍、羊水栓塞、子宫内翻等，且有的时候多个因素交织，使临床上的救治更加困难。

妇产科失血性休克多因产后出血引起，产妇短时间内大量出血，循环血量不足，引起休克征象，患者表现为面色苍白、冷汗、恶心、呕吐，生命体征监测可见心率加快、脉搏细弱，这极大地威胁到了患者的生命。产后大出血单纯靠产科的技术力量和设备还远远不够，需要多学科联合救治。ICU、麻醉科、手术室、检验科充分协调合作，形成强大的抢救模式和抢救路径，才能使患者在最短的时间内获得最有效的救治，从而提高产后大出血救治的成功率，降低产妇死亡率。对于合并失血性休克、弥散性血管内凝血（DIC）等的患者，重症监护、各项指标的监测、精细化的液体管理、精准的血流动力学监测、机械通气等保障措施，对患者器官功能的保护起到重要作用，可明显降低患者心衰、肾衰及组织缺血缺氧风险。

（一）病例介绍

患者，女，36 岁，因"停经 17^{+3} 周，发热 2$^+$ 天，阴道流血 1$^+$ 天"于 2 月 20 日入院。2 月 22 日 15：15 自然流产一死胎，胎儿轮廓不清，腐朽，送病检，宫颈口见较多黏稠脓血性液体流出，伴恶臭，产后大出血。立即在全麻下行"剖腹探查术，经腹子宫全切术，肠粘连松解术，盆腔粘连松解术，膀胱亚甲蓝灌洗检查术"。手术失血 21780ml。术中输血：去白红细胞悬液 40.5U，新鲜冰冻血浆 2800ml，冷沉淀 14U，血小板 2U，纤维蛋白原 6g。术中输液晶体液 19250ml，胶体液 3000ml。尿量 3800ml。

2 月 22 日 23：50，术后带气管插管转入 ICU，转入时全麻未醒，心电监护示：HR 101 次/分，BP 142/88mmHg，R 14 次/分，SpO2 100%。呼吸机辅助呼吸，颜面水肿。身体可见散在淤斑，主要分布在两侧腰部。双肺可闻及湿啰音及散在分布的干啰音。腹膨隆，切口敷料有少许渗血。转入诊断：凶险性前置胎盘合并胎盘广泛植入，产后大出血，失血性休克，DIC，肺水肿？肺部感染？瘢痕子宫，G$_6$P$_1$$^{+5}$ 17^{+3} 周宫内孕死胎已流产一死胎，脐带脱垂，胎膜早破，宫腔感染。转入后气管插管吸出黄色黏痰，急查床旁胸片示：右肺炎症可能。急查血常规、凝血示：Hb 112g/L，PT 13.3 秒，

APTT 40.8秒（危急值），Fg 392mg/dL，FDP 15.7μg/ml（危急值），ATⅢ 41%（危急值），D-二聚体 4.43μg/dL（危急值）。予美罗培南抗感染，盐酸氨溴索（沐舒坦）化痰，氨茶碱解痉扩张支气管，氨甲环酸止血、抗纤溶，减慢输液速度，慎防急性左心衰，奥美拉唑（洛赛克）预防消化道出血。

2月23日07：00，患者发热，体温38.7℃，予抽取血培养、物理降温，其余生命体征平稳，09：30拔除气管插管，面罩吸氧（8L/min），患者自主呼吸良好，无呼吸困难，拔管后生命体征平稳。2月20日送检宫颈分泌物培养示：大肠埃希菌和无乳链球菌（B群链球菌），对美罗培南敏感。当日送检痰涂片提示：查见革兰阳性球菌和革兰阴性球菌。2月24日生命体征平稳，遂转出ICU。

（二）护理

1. 病情观察

（1）出血情况的观察：产后出血的最常见原因为子宫收缩乏力，转入ICU且保留子宫的产后大出血患者，需及时观察子宫轮廓、质地、宫底情况，按照规定时间按摩子宫。观察阴道流血量，在ICU常常采用称重法来计算失血量，通过对产妇产褥垫的称重，得出阴道流血量。若患者切除子宫，需观察负压引流情况与阴道流血情况，这时需要用容积法来计算，通过量杯测量负压引流量来获得失血量。术后的患者不仅要观察引流及负压引流情况，还需观察患者伤口敷料是否渗血，这时出血量的估计就需要用称重法。若患者合并DIC，还必须观察患者皮肤、黏膜、消化道等是否存在出血倾向。本案例中，患者转入后7小时负压引流液体670ml，呈暗红色，阴道流血20ml，伤口敷料少量渗血，这期间医生针对出血进行处理，之后伤口未再渗血，负压引流量逐渐减少。

（2）意识的观察：休克的早期，脑组织血流灌注减少，缺氧较轻，患者易出现兴奋状态，如烦躁、激动。随着缺氧的加重，神经细胞功能转为抑制，患者意识表现转为淡漠、嗜睡，甚至昏迷。关注患者的意识，及时发现病情变化，可及早处理。若患者进行机械通气，处于镇静状态，需要采用镇静程度评估表（表22-3-1）或Ricker镇静-躁动评分（表22-3-2）对患者进行镇静评分，根据评分及时调整镇静药物剂量。

表22-3-1 镇静程度评估表（RASS）

分值	意识状态	行为反应
+4	有攻击性	有暴力行为
+3	非常躁动	试着拔出呼吸管，胃管及其他管路
+2	躁动焦虑	身体激烈移动，无法配合呼吸机
+1	不安焦虑	焦虑紧张但身体只能轻微的移动
0	清醒平静	清醒自然状态
-1	昏昏欲睡	没有完全清醒，但可保持清醒超过十秒
-2	轻度镇静	无法维持清醒超过十秒

续表

分值	意识状态	行为反应
−3	中度镇静	对声音有反应，昏睡
−4	重度镇静	对身体刺激有反应，昏睡
−5	昏迷	对声音及身体刺激都无反应，昏睡

表 22-3-2　Ricker 镇静-躁动评分（SAS）

分值	意识状态	行为反应
7	危险躁动	拉拽气管内插管，试图拔出各种导管，翻越床栏，攻击医务人员，在床上辗转挣扎
6	非常躁动	需要保护性束缚并反复言语提示劝阻，咬气管插管
5	躁动	焦虑或身体躁动，经言语提示劝阻可安静
4	安静合作	安静，容易唤醒，服从指令
3	镇静	嗜睡，语言刺激或轻轻摇动可唤醒，并能服从简单指令，但又迅速入睡
2	非常镇静	对躯体刺激有反应，不能交流及服从指令，有自主运动
1	不能唤醒	对恶性刺激无或仅有轻微反应，不能交涉及服从指令

（3）循环与组织灌注的观察：①皮肤及末梢血液循环的观察，检查产妇四肢皮肤情况，血容量不足时会表现出四肢皮肤冰冷、潮湿、发绀，此时不宜局部保温（保温袋、电热毯等），以防外周血管扩张导致中心循环血容量减少，可适当提高室温、加盖被子等；②血流动力学监测，休克患者病情变化迅速，有创血流动力学监测更为灵敏与准确。可采用测量 CVP 或者 ABP 来监测产妇血流动力，此病例中患者生命体征在转入ICU 后平稳，未监测 CVP 及 ABP。

（4）生命体征的监测：①体温，q4h 进行体温监测，若患者发热，采取物理、药物降温半小时后需测量体温，之后测量体温 q1h 直至体温降至正常；②心率，心率是休克观察的重要指标；③呼吸，密切观察患者的呼吸频率，有无呼吸困难，如鼻扇、三凹征等，休克后组织灌注不足，组织进行无氧代谢会导致乳酸堆积、代谢性酸中毒，刺激呼吸中枢使呼吸加快；④血压，血压下降是休克的重要表现，若产妇观察无明显可见出血，但心率加快，血压下降，呼吸急促，休克指数越来越高，需警惕内出血，及时汇报医生，行床旁超声检查。

（5）尿量的观察：尿量是反应肾灌注及血容量是否足够的最直观的指标，因此休克患者应常规留置尿管观察每小时尿量，休克时尿量减少是必然的，应靠补液来补充血容量。在转入 ICU 后持续留置尿管，更换尿袋为精密集尿袋，q1h 记录尿量，以达到及时、准确记录患者出入量。

（6）精细化的液体管理：在产后大出血的抢救中，成功的关键是为患者补充足够的血容量，但由于短时间内快速、大量补液，很容易导致患者急性左心衰，因此在患者血压回升后，应适量减少液体的输注。在此次抢救中，患者在转入 ICU 后，听诊肺部存在湿啰音，于是减慢输液速度，观察产妇尿量。

2. 基础护理

（1）卧位及环境：产后出血患者应卧床休息，低血压时可采取中凹卧位，当生命体征稳定时翻身活动，警惕压力性损伤的发生。保持环境整洁、空气流通、温度适宜，及时更换衣物、床单，观察阴道流血性质、有无异味，警惕产褥期感染。根据产科医生评估是否可以母乳喂养进行乳房护理，防止因乳汁分泌不畅导致乳腺炎的发生。

（2）准确记录出入量：每 12 小时记录一次所有入量与出量，计算出入量是否平衡，指导液体量的管理。入量包括输入量、饮入量、管喂量等；出量包括尿量、大便量、阴道流血量、负压引流量等。

3. 治疗

（1）一般处理：在寻找出血原因的同时进行一般处理，包括向有经验的助产士、上级产科医生、麻醉医生、ICU 医生等求助，通知血库和检验科做好准备；建立双静脉通道，积极补充血容量；进行呼吸管理，保持气道通畅，必要时予吸氧；监测出血量和生命体征，留置尿管，记录尿量；交叉配血；进行基础的实验室检查（血常规、凝血功能、肝肾功能等）并行动态监测。

（2）针对出血原因的处理：①子宫收缩乏力。持续按摩子宫，首选缩宫素促宫缩，但 24 小时使用量不得超过 60U，若效果不佳，可再次给予其他子宫收缩药，包括麦角生物碱、卡前列素氨丁三醇、米索前列醇等。若宫缩剂止血失败，可选择止血药物，如氨甲环酸。上述止血措施效果不佳时可选择宫腔填塞术、子宫压迫缝合术、盆腔血管结扎术、经导管动脉栓塞术、子宫切除术。②产道损伤的处理。查明损伤部位，及时缝合，发现血肿尽早处理，可采取切开清除积血、缝扎止血或碘伏纱条填塞血肿压迫止血（24～48 小时后取出）。③胎盘因素。胎盘滞留者立即行人工胎盘剥离，对胎盘、胎膜残留者应用手或器械清理，动作要轻柔，避免子宫穿孔。④凝血功能障碍。及时补充相应的凝血因子。

（3）气管插管的护理：妥善固定气管插管，定时测量门牙处气管插管刻度，常规测量气囊压力，抬高床头，对患者行保护性约束，口腔护理每天 2 次，及时吸痰。

4. 健康教育

由于突发的疾病状态会增加产妇的恐惧心理，再加上与新生儿的分离可导致产妇焦虑，心理护理显得格外重要。科室可针对以上情况开展一日双探视、艺术疗法、音乐疗法等。本案例科室内有心理咨询师，可及时对焦虑孕妇进行心理疏导。

（三）循证证据

对于产后出血，各个国家分别发布了指南，2016 年法国国家妇产科医生协会（CNGOF）和法国麻醉与重症医学会发布产后出血指南，指南根据现有的循证医学证据对产后出血的治疗方法给予了建议。2016 年英国皇家妇产科医师学会（RCOG）发布了 PPH 的指南，该指南重点在于阐述如何预测、预防及管理 PPH。2017 年美国妇产科医师学会（ACOG）发布了产后出血临床实践简报，将产后出血的定义进行了修订，且提出子宫按摩、延迟断脐、刺激乳头等方法在降低产后出血风险上的证据尚不充分。2017 年 WHO 建议：应用氨甲环酸治疗产后出血。中华医学会妇产科学分会产科学组已于 2009 年制订并发表了《产后出血预防与处理指南（草案）》，对指导产后出血的临床诊治工作、降低其所导致的孕产妇死亡率发挥了重要作用。2014 年中华医学会妇产科学分会产科学组组织专家进行了多次讨论，在广泛征求意见的基础上，推出了《产后出血预防与处理指南（2014）》，指南对产后出血的防治流程进行了规范（图 22－3－1）。

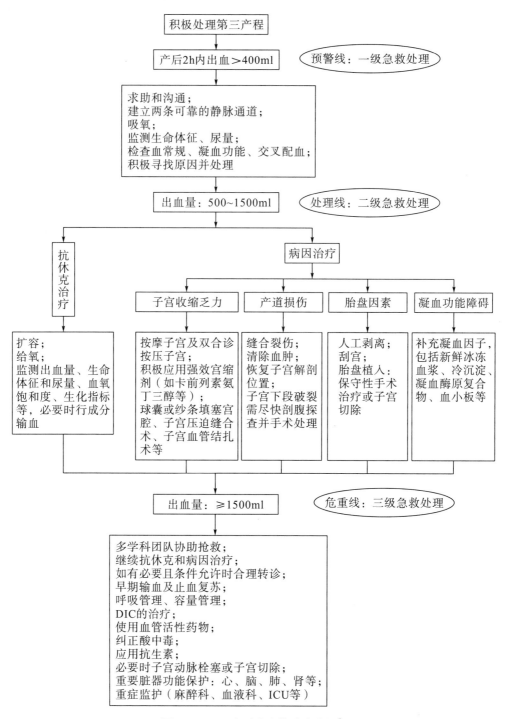

图22-3-1　产后出血的防治流程①

————————

① 引自：中华妇产医学会妇产科学分会产科学组. 产后出血预防与处理指南（2014）[J]. 中华妇产科杂志 2014，49（9）：645.

产后出血的处理可划分为预警线、处理线和危重线，分别启动一级、二级和三级急救方案（图22-3-1）。产后2小时出血量达到400ml且出血尚未控制者为预警线，应迅速启动一级急救处理，包括迅速建立两条畅通的静脉通道、吸氧、监测生命体征和尿量、向上级医护人员求助、交叉配血，同时积极寻找出血原因并进行处理；如果继续出血，应启动相应的二、三级急救措施。病因治疗是产后出血最重要的治疗措施，同时应行抗休克治疗，并求助麻醉科、ICU、血液科医生等协助抢救。在抢救产后大出血时，团队协作十分重要。近年来，多个研究提出PPH的处理需要多科协助。在维持血流动力学稳定和确定最佳麻醉方式上，麻醉师起着至关重要的作用。对于合并失血性休克、DIC等患者，在重症监护、各项指标的监测、精准的血流动力学监测、机械通气的保障上，ICU医护人员担任了重要角色。

（徐晨　杨弋）

第四节　宫颈癌术后合并感染性休克

宫颈癌是临床较为常见的女性生殖系统恶性肿瘤，其发病率占我国女性生殖系统恶性肿瘤首位，近年来发病年龄呈年轻化趋势。目前早期宫颈癌的治疗手段以手术为主，但宫颈癌术后患者易继发感染，术后手术部位感染是宫颈癌手术患者常见的医院感染之一。有研究表明，对于宫颈癌根治术患者，年龄大、贫血、接受化疗、手术时间长及住院时间延长均可能增加术后发生感染的风险。

脓毒症和感染性休克是严重疾病状态，可迅速发展为多器官功能障碍和衰竭，伴随累及的器官增多，患者死亡率也增高。Zhou等报道北京协和医院住院的脓毒症患者死亡率达20.6%。《2016年脓毒症和感染性休克处理国际指南》将脓毒症和感染性休克定义进行了修改，重新定义脓毒症是一种由感染引发的，机体反应对机体组织和器官本身造成损害而导致的致命性疾病，感染性休克是脓毒症的一种类型，伴有足以引起死亡率增加的持续循环（和）细胞代谢紊乱。该定义强调了感染导致宿主产生内稳态失衡，存在潜在致命性风险，需要紧急识别和干预。

（一）病例介绍

患者，女，54岁7月，因"宫颈黏液腺癌ⅡB期放化疗未控3[+]月"于10月14日入院，患者9[+]月前外院诊断宫颈黏液腺癌ⅡB期，至今已化疗5次，放疗33次。完善各检查后于10月15日在全麻下行"经腹子宫广泛性切除术＋盆腔淋巴结清扫术＋双侧附件切除术＋肠粘连松解术＋输尿管松解术＋全阴道切除术＋直肠切除术＋膀胱切除术＋尿道切除术＋肛门切除术＋外阴整形术＋经腹双侧输尿管皮肤造口术＋乙状结肠造瘘术"，术后转入ICU。患者术后生命体征平稳，于10月18日转出ICU在妇科病房继续观察与治疗，其间无发热，治疗一周无感染征象后停药。术后切口愈合不良。11月6日开始出现输尿管造口小便引流不畅，结肠造口排气排便不畅。

11月7日04：00患者突然出现寒战，随后出现高热、谵妄，测体温39.7℃，遂转入ICU。转入后持续高热，嗜睡，精神稍差，下腹正中切口愈合不良，可见少量黄白色分泌物，双侧造口袋固定，未见引流出大小便，右侧引流管及左侧造口周围有大量淡黄色渗液流出，予物理降温并使用头孢哌酮钠和舒也坦钠抗感染，积极更换伤口敷料。当日14：30体温降至38℃，并出现血压下降，最低为74/42mmHg，予多巴胺控制血压，更换亚胺培南抗感染。16：40检验科通知危急值：血培养见革兰阴性杆菌。21：00感染科会诊后使用亚胺培南抗感染，21：30置中心静脉导管（CVC），改用去甲肾上腺素维持血压，监测中心静脉压。11月10日切口分泌物培养示"粪肠球菌"，加用万古霉素抗感染。经过积极抗感染、抗休克治疗，患者于11月17日生命体征平稳后转出ICU，在妇科病房继续治疗，12月3日出院。

（二）护理

1. 病情观察

（1）意识的观察：休克的早期，脑组织血流灌注减少，缺氧较轻，患者易出现兴奋状态，如烦躁、激动，随着缺氧的加重，神经细胞功能转为抑制，患者意识转为淡漠、嗜睡，甚至昏迷。一旦出现以上症状，会加重感染性休克，故应积极恢复患者的血液循环。在休克的监测中，要把反映脑部血流灌注情况的指标作为一项重要监测指标。

（2）循环与组织灌注的观察：①皮肤及末梢血液循环的观察。检查患者四肢皮肤情况，血容量不足时交感神经兴奋会导致四肢皮肤冰冷、潮湿、发绀，此时不宜局部保温（保温袋、电热毯等），以防外周血管扩张导致中心循环血容量减少，可适当调高室温、加盖被子等。②血流动力学监测。休克患者病情变化迅速，有创血流动力学监测更为灵敏与准确。有创血流动力学监测包括动脉压（ABP）、中心静脉压（CVP）、心排出量（PO）等。近年来PICCO监测仪成为对重症患者血流动力学检测的重要工具，该仪器简便、微创、高效，可监测动脉压、心率、每搏输出量等数据。

（3）生命体征的观察：①体温。进行体温监测，q4h，若患者发热，物理/药物降温半小时后需测量体温，之后每1小时测量一次直至体温降至正常。感染性休克早期，患者可出现高热，但随着休克的加重，患者可出现低体温。若患者出现寒战，应先采取保暖和用药等措施。高热时，应及时留取血培养标本。②心率。心率是休克观察的重要指标，心率的加快往往出现在血压下降之前，心率大于120次/分，表明心输出量减少，见于休克早期。③呼吸。密切观察患者的呼吸频率，有无呼吸困难，如鼻翼扇动、三凹征等，休克后组织灌注不足进行无氧代谢会导致乳酸堆积、代谢性酸中毒，刺激呼吸中枢加快呼吸。④血压。血压下降是休克的重要表现，一般感染性休克患者收缩压低于90mmHg，平均动脉压低于70mmHg，或成人收缩压下降超过40mmHg，因此必须密切关注血压变化，10~15分钟测量一次。

（4）尿量的观察：尿量是反应肾灌注及血容量是否足够的最直观指标，因此休克患者应常规留置尿管观察每小时尿量，休克时尿量减少是必然的，应靠补液来补充血容量。当尿量>30ml/h时，说明病情好转；如果尿量持续<30 ml/h或无尿，而中心静脉

压升高、血压正常，提示可能发生急性肾衰竭。因此，每小时尿量的监测在感染性休克中的观察中极为重要。

（5）容量复苏的观察：

1）初步复苏：感染性休克和由其引起的酸中毒是脓毒症发展为多器官功能障碍和衰竭的关键环节，及时纠正感染性休克与酸中毒至关重要。最新指南强调对脓毒症和感染性休克患者最初 3 小时的液体输注复苏，强调乳酸水平升高至正常为组织低灌注复苏成功的标志，强调应用血管活性药物的患者初始平均动脉压目标为 65mmHg。最新指南推荐在最初 3 小时内初始液体复苏时至少给予 30ml/kg 的晶体液静脉输注。对于诊断后立即开始的治疗和复苏，应用血流动力学及动态指标评估优于静态指标。

2）液体治疗：①只要患者血流动力学不断改善，就选择容量负荷试验并快速输液；②选择晶体液进行脓毒症患者的最初复苏和扩容，当患者需要输注大量晶体液时，选择在晶体液后输注白蛋白；③应用平衡液或生理盐水对脓毒症患者进行液体复苏；④不要应用羟乙基淀粉对脓毒症患者进行扩容。图 22－4－1 为新提出的脓毒症患者液体处理策略。

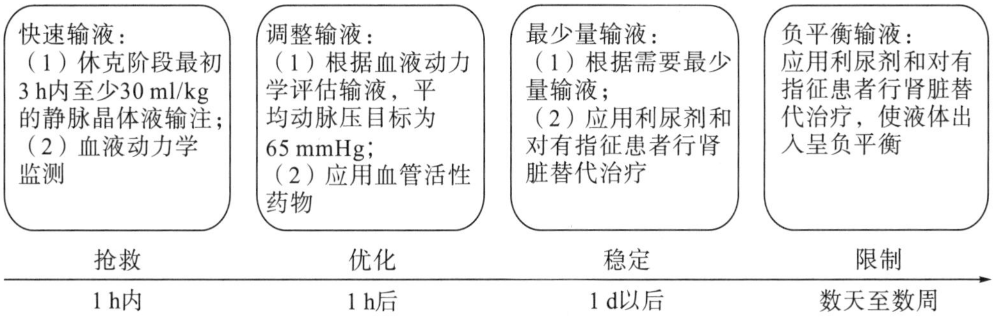

快速输液： （1）休克阶段最初 3 h 内至少 30 ml/kg 的静脉晶体液输注； （2）血液动力学监测	调整输液： （1）根据血液动力学评估输液，平均动脉压目标为 65 mmHg； （2）应用血管活性药物	最少量输液： （1）根据需要最少量输液； （2）应用利尿剂和对有指征患者行肾脏替代治疗	负平衡输液： 应用利尿剂和对有指征患者行肾脏替代治疗，使液体出入呈负平衡
抢救	优化	稳定	限制
1 h 内	1 h 后	1 d 以后	数天至数周

图 22－4－1　感染性休克患者的液体治疗图[①]

（6）防止出现并发症：重症感染性休克可导致呼吸窘迫综合征、脑水肿、心功能障碍、肾衰竭及弥散性血管内凝血 5 种并发症。在护理过程中要密切观察患者的生命体征及病情变化，保护重要脏器功能，加强监测，及时处理及预防并发症。

2．基础护理

（1）卧位与环境：患者绝对卧床休息，保证室内空气流通，温湿度适宜；保持口腔清洁、湿润，每天进行口腔护理，防治口腔感染；及时更换衣物及床单，保持患者衣物及床单的清洁、干燥；给予吸氧，改善血氧饱和度及呼吸情况，减轻心脏负担。

（2）CVC 的护理：严格执行无菌操作，妥善固定、防止脱出，3～7 天更换敷料，观察穿刺点有无红肿、脓液等。

---

① 引自：程宁宁，樊尚荣．"2016 年脓毒症和感染性休克处理国际指南"解读［J］．中华产科急救电子杂志，2017，6（3）：182－187．

3. 治疗

（1）升压药的应用：容量复苏和应用血管活性药物是治疗感染性休克中重要的循环支持手段，目的是改善血流动力学状态、逆转器官功能损害并且预防多器官功能衰竭的发生。使用血管活性药物前应充分补液、扩容，从小剂量开始，采用针筒微量式注射泵给药，其流速均匀、精确度高。同时准确记录给药时间、剂量及血压、心率、尿量、末梢循环状态变化。对血管活性药物疗效的评价不应单纯以血压升高为标准，应注意观察组织器官灌注情况是否改善。停药时应逐步减量，不可骤停以免血压波动过大。最新指南指示去甲肾上腺素比多巴胺有更多生存益处、更好的血流动力学特征和更少的不良事件发生率，去甲肾上腺素是治疗感染性休克的一线升压药。值得注意的是，使用血管活性药物时应尽可能使用中心静脉置管给药，若必须使用外周静脉置管时，应在粗、直、有弹性的血管上留置两条静脉通道，每2小时更换一次静脉通道。

（2）抗生素的使用：最新指南强调在怀疑脓毒症与感染性休克1小时内立即启动抗感染治疗，对脓毒症患者应用一种或多种广谱抗生素进行经验性治疗，以覆盖所有可能病原体，一旦确定病原体和药敏结果和（或）有足够的临床改善，选择相应的窄谱抗生素。根据患者血液降钙素原的水平决定患者用药时间。

4. 健康教育

由于患者病情重，转入ICU后，与家属分离，会导致患者产生焦虑，心理负担增加，因此应和患者多沟通与交流，缓解其焦虑。

（三）循证证据

美国危重症医学会（SCCM）和美国胸科医师学会（ACCP）在1991年将脓毒症定义为感染引起的全身炎症反应综合征（SIRS），即"脓毒症1"；2001年SCCM、AC-CP、欧洲危重症医学会（ESICM）等对"脓毒症1"进行了修订，即"脓毒症2"，其核心仍是感染及其引起的SIRS；2014年1月起，SCCM和ESICM的专家探讨并修订了脓毒症的定义与诊断标准（脓毒症3），并于2016年2月正式颁布，"脓毒症3"更强调感染导致宿主产生内稳态失衡、存在潜在致命性风险、需要紧急识别和干预。其中感染性休克指伴有足以引起死亡率增加的持续循环和（或）细胞代谢紊乱的脓毒症。

2016年3月1日，中国医师协会急诊医师分会发布了《中国急诊感染性休克临床实践指南》，其中对感染性休克的诊断及处理如下：

1. 感染性休克的诊断流程

感染性休克的诊断强调标准化流程，应结合现病史和既往疾病状况，识别休克相关的症状和体征，检测实验室指标进行诊断。主要流程见图22-4-2。

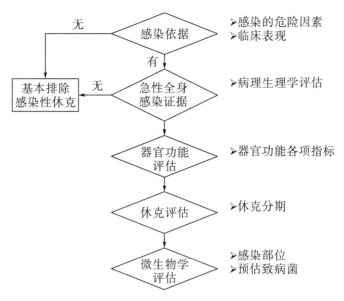

图 22-4-2 感染性休克的诊断流程图[1]

2. 感染性休克的治疗

感染性休克的治疗首先应快速评估并稳定患者的生命体征,尽早经验性使用抗菌药物,同时积极确定病原菌,并基于对患者病理生理学状态的分析及器官功能障碍的评估,改善机体的炎症状态和器官功能,防止向感染性休克多器官功能障碍综合征(MODS)发展。感染性休克的治疗包括初始治疗、抗微生物治疗、组织器官功能支持治疗等。治疗过程中应注重个体化因素,不能固守于程序化的标准治疗。

(徐晨 杨弋)

第五节 妊娠合并白血病

白血病(leukemia)是起源于造血干细胞的恶性克隆性疾病,受累细胞(白血病细胞)出现增殖失控、分化障碍、凋亡受阻,大量蓄积于骨髓和其他造血组织,从而抑制骨髓正常造血功能并浸润淋巴结、肝、脾等组织器官。白血病的临床表现主要有两类,一类是正常造血抑制导致的骨髓衰竭相关临床表现,如贫血、白细胞减少导致的感染;另一类是白血病细胞浸润组织器官引起的临床表现,如肝脾肿大、绿色瘤等。

妊娠合并白血病是产科的危急重症,其发病率国内外报道不尽相同,国外报道的发病率为 1/10 万~1/7.5 万,国内较早的研究报道其发病率为 17.78/10 万。妊娠合并白血病的主要类型为急性白血病,约占 90%,其中约 60% 为急性粒细胞白血病,30% 为急性淋巴细胞白血病;慢性白血病约占 10%,其中以慢性粒细胞性白血病为主。尽管

---

① 引自:中国医师协会急诊医师分会. 中国急诊感染性休克临床实践指南[J]. 中国急救医学,2016,36(3):197.

妊娠合并白血病的发病率不高，但肿瘤细胞浸润、重度贫血、反复出血、感染都将严重损害重要脏器的功能，威胁母胎健康，甚至导致孕产妇死亡。同时，由于妊娠导致治疗延迟将严重影响疾病的远期预后。

（一）病例介绍

患者，女，31 岁，因"胚胎移植后 32^{+3} 周，发现白血病 2^+ 月"于 11 月 25 日入院。4 月 12 日移植 D3 鲜胚 3 枚，4 月 26 日查血 HCG 阳性提示妊娠，5 月 10 日 B 超提示存活一枚胚胎。孕期规律产检，孕早期、中期唐氏筛查提示低风险。孕 24^{+6} 周常规产检血常规提示三系降低（白细胞 2.07×10^9/L，血红蛋白 88.0g/L，血小板 90.0×10^9/L），刷牙时偶有牙龈出血，不伴寒战、高热等不适。孕 26^{+2} 周行骨髓穿刺，细胞免疫分析检验报告（10 月 12 日）提示：流式细胞术（FCM）分析考虑急性髓细胞性白血病（AML）未完全缓解，表型符合粒单核细胞白血病。白血病融合基因筛查定性检测：检测出 $CBF\ \beta/MYH\ 11$ 融合基因阳性。骨髓细胞学检验结果（10 月 15 日）提示"目前骨髓符合 AML－M_4 未缓解象"。AML 预后 15 种基因突变检测报告（10 月 12日，外院）：该样本 $WT1$ 基因上检测到移码突变 c. 1104dup（p. Arg369AlafsTer16）（杂合，突变频率 28.9%），$WT1$ 基因突变在 AML 患者中，提示预后不良。患者及家属有强烈保胎意愿，于血液内科定期随访复查血常规，其间白细胞波动在（2.01～3.08）$\times10^9$/L，血红蛋白波动在 78～95g/L，血小板波动在（41～97）$\times10^9$/L。

入院前 1 周患者出现劳累后心慌气短、乏力、头痛、膝关节疼痛等不适，2 天前症状加重，再次于血液内科就诊，查血小板计数 37×10^9/L，建议终止妊娠进行后续治疗。遂入院待产，入院时生命体征正常，血常规示：白细胞 3.5×10^9/L，血红蛋白 78g/L，血小板 30×10^9/L，中性粒细胞百分比 25%。专科查体正常。骨盆出口测量：坐骨结节间径 8cm。3^+ 年前因宫外孕于当地医院行经腹异位妊娠病灶清除术，无输血史、特殊病史、传染病史、心肺等重大疾病史。入院后完善相关检查，结合症状、体征及辅助检查结果，考虑入院诊断：妊娠合并急性粒细胞白血病（M_4 型），IVF－ET 术后，$G_2P_0^{+1}34^{+6}$ 周宫内孕头位单活胎待产。

请血液内科会诊后，与孕妇及家属沟通，选择择期剖宫产终止妊娠。术前 2 天予地塞米松促胎肺成熟，并联系血库合血小板、去白红细胞悬液备用，完善肝胆胰脾彩超、产科彩超、心脏彩超、肝功能相关检查，补充诊断妊娠合并肝功能异常、胆囊结石，余无异常。

11 月 28 日，12：00 在全麻下行子宫下段横切口剖宫产术、肠粘连松解术，取胎顺利，新生儿性别女，重 2540g，身长 47cm，外观未见明显畸形，Apgar 评分 10－10－10。胎儿娩出后立即予卵圆钳钳夹子宫切缘各出血点，并予缩宫素 40U＋平衡液 500ml 以 50ml/h 泵入、氨甲环酸 1g 静滴，子宫收缩差，呈软口袋状，予持续按压子宫、卡前列素氨丁三醇 $250\mu g$ 肌注后，子宫收缩逐渐好转。胎盘自然剥离，检查胎盘、胎膜完整。术中输液 1500ml＋血小板 1U，尿量 200ml，术中出血 400ml。手术结束后，患者转入 ICU，予抗感染、促宫缩、对症支持治疗后，12 月 3 日患者生命体征平稳，转入血液内科住院治疗。

（二）护理

1. 病情观察

（1）术前密切观察胎心、胎动及宫缩情况：妊娠合并白血病产妇的胎儿易缺氧，容易发生宫内窒息甚至胎死宫内。必须加强胎儿监护，及时发现异常变化。告知患者左侧卧位，给予间断吸氧，监测血氧饱和度。每班次需加强胎心监测，勤听胎心。教会产妇自数胎动，每天早、中、晚平静状态下各监测胎动 1 次，若有异常，随时监测。

（2）术后观察子宫收缩及阴道流血情况：注意观察宫底位置、子宫硬度及阴道流血情况。

（3）出血的观察及护理：妊娠合并白血病患者易发生出血情况，出血可发生于全身各部位，以淤点、淤斑、鼻出血、牙龈出血常见，出血原因与血小板减少、血小板功能异常、凝血因子减少、凝血功能异常有关。护士应密切观察患者全身皮肤、黏膜有无新增出血点或淤斑淤点，有无鼻腔、牙龈出血；有无呕血、便血、血尿，注射、穿刺部位有无出血不止，有无不明原因的腹痛、胸闷、呼吸困难、咯血、头痛、呕吐、视物模糊、烦躁、意识改变等，警惕严重并发症如弥散性血管内凝血或颅内出血的征象，如有异常立即报告医生，并配合抢救。护理操作应尽量减少穿刺机会，采血、注射部位应延长按压时间直至彻底止血。当血小板 $< 20 \times 10^9 / L$，嘱患者绝对卧床休息，保持情绪稳定，勿用力咳嗽及排便，避免情绪激动及剧烈活动。为预防术中出血，术前贫血较重、血小板过低者，遵医嘱输注成分血、血小板。剖宫产术中应加强止血措施，避免腹腔内出血、腹直肌下血肿，胎儿取出后宫腔内注入缩宫素，以增加子宫收缩，防止出血。剖宫产术后腹部加压包扎，沙袋压迫 6~8 小时，注意观察切口敷料有无渗血、渗液。

（4）感染的观察和护理：妊娠合并白血病患者抵抗力差，易发生各种感染。针对此类患者应做好保护性隔离工作，以预防感染的发生。保持皮肤和会阴部清洁，温水擦洗皮肤 2 次/天，0.5% 碘伏外阴擦洗 2 次/天，指导患者及时更换卫生护垫，防止泌尿、生殖系统感染。手术过程和护理操作严格无菌操作，预防感染。密切观察生命体征的变化，尤其是体温的变化。产后遵医嘱应用广谱抗生素预防产褥期感染，并观察药物的不良反应。

（5）病情变化监测：严密观察病情变化，备好急救药品及器械，持续心电监护，监测血压、脉搏、呼吸和血氧饱和度，注意观察患者有无头痛、意识改变等，注意观察子宫收缩情况及阴道流血量、性状及气味变化，准确记录 24 小时出入量。对于各种管道应每天准确记录引流量，观察引流液的性质并定期进行更换。

2. 基础护理

（1）病室环境及个人清洁卫生：保持病室安静，光线柔和，定时开窗通风，保持室内空气流通，保持床单元和衣物清洁干燥，如有浸湿及时更换，防止受凉。

（2）口腔护理：指导患者每日用软毛牙刷刷牙 2 次，进餐前后漱口，保持口腔清洁，防止感染，注意观察患者有无牙龈出血、口腔溃疡、口腔黏膜炎等发生。

（3）体位：剖宫产手术过程中，应取仰卧位，双上肢外展，不超过 90°，避免神经损伤。全麻术后未醒患者应去枕平卧，头偏向一侧，避免呕吐引起误吸；患者清醒后可取半卧位，有利于减轻腹部伤口的张力，减轻疼痛，有利于伤口的愈合。

（4）饮食护理：因手术应激，患者术后容易出现电解质紊乱及低蛋白血症，在遵医嘱用药的同时，指导患者进食高营养、高蛋白质、高维生素的易消化半流质或流质饮食，增强机体抵抗力。

（5）皮肤护理：指导患者穿着舒适柔软的衣服，勤剪指甲，勿搔抓皮肤，沐浴时水温以 37℃～40℃为宜，以防水温过高促进血管扩张，加重皮下出血。

（6）管道护理：妥善固定各管道，做好管道标识，定期更换，更换时注意无菌操作。

3. 治疗

（1）终止妊娠术前准备：妊娠合并白血病患者因妊娠可能导致治疗延迟从而影响疾病的远期预后，一般都会选择尽早终止妊娠。应做好解释，增强患者信心，密切监测胎儿情况，同时，做好剖宫产术前准备，未足月胎儿遵医嘱给予地塞米松促进胎肺成熟；术前指导患者进食高热量、高蛋白、高维生素、清淡、易消化少渣软食，多饮水，多食蔬菜、水果，以保持大便通畅，忌辛辣、刺激性食物，避免干、硬、粗糙和过烫的食物。

（2）组建多学科团队：由妇产科、血液内科、输血科、ICU、新生儿科等多学科团队综合管理。由妇产科和血液内科权衡妊娠结局和白血病进展后共同决定终止妊娠时机、方式及白血病治疗开始的时机，血库做好备血（成分血、血小板等）工作，妇产科ICU 和新生儿科做好术后母儿治疗护理工作。

（3）药物的正确使用：该患者术中子宫收缩乏力，腹腔各层渗血明显，遵医嘱给予平衡液 500ml＋缩宫素 40U 持续静脉泵入，卡前列素氨丁三醇 250μg 肌内注射，并持续按摩子宫。氨甲环酸 1g 静脉滴注，氨甲环酸主要用于急性或慢性、局限性或全身性原发性纤维蛋白溶解亢进所致的各种出血。此外，白血病患者白细胞数异常、贫血、体质差，抵抗力低，术后并发感染概率增高，术中和术后应加强抗生素的使用，现配现用，同时密切观察有无感染发生的征象。

（4）纠正贫血、出凝血障碍：严重贫血可给予吸氧、输入浓缩红细胞。血小板计数过低时，需输注单采血小板。严密监测出凝血时间、适当补充凝血因子。

（5）乳房护理：妊娠合并白血病患者终止妊娠后需进行后续治疗，产后不建议母乳喂养，应遵医嘱回乳。指导产妇保持乳头清洁，遵医嘱给予芒硝外敷，生麦芽冲服，防止乳腺炎的发生。

4. 健康教育

（1）心理护理：妊娠合并白血病患者担忧胎儿情况、疾病治疗效果及预后，害怕连累亲人，对以后的生活悲观失望。护士应鼓励患者表达内心感受，并针对患者的心理问题及时给予开导、安慰，加强疾病知识宣教，向患者介绍治愈的典型病例，使患者配合治疗，增强战胜疾病的信心；指导家属给予患者更多的生活照顾及心理支持。

（2）出院指导：嘱患者出院后立即于血液科继续住院治疗白血病，嘱患者严格遵医嘱服药，定期复诊。房间定时开窗通风，保持空气流通，减少亲友探视。注意休息，避免劳累；根据气温增减衣物，避免受凉；注意个人卫生，预防感染；注意阴道出血、腹痛情况，如有异常及时就诊；鼓励患者保持良好情绪，以利病情稳定；严格遵医嘱按时来医院化疗。

（三）循证证据

2018 年，国家卫生健康委员会发布了《成人急性髓系白血病诊疗规范（2018 年版）》，规范了白血病的定义、分型、临床表现及诊疗。

白血病的诊断主要是依赖骨髓涂片计数原始细胞比例。白血病的分型早期主要是依赖细胞形态学和细胞化学染色，目前白血病的分型主要依据以流式细胞仪为基础的免疫学分析。遗传学信息主要用于白血病患者的诊断分型和预后判断。

根据白血病细胞的分化程度和自然病程，将白血病分为急性和慢性两大类。急性白血病（acute leukemia，AL）细胞的分化停滞于早期阶段，多为原始细胞和早期幼稚细胞，病情发展迅速，自然病程仅数月。慢性白血病（chronic leukemia，CL）细胞的分化停滞于晚期阶段，多为较成熟细胞或成熟细胞，病情相对缓慢，自然病程可达数年。

根据主要受累的细胞系列可将急性白血病分为急性淋巴细胞白血病（acute lymphoblastic leukemia，ALL）和急性髓系白血病（acute myelogenous leukemia，AML）。

急性髓系白血病的法美英（FAB）分型标准见表 22-5-1。FAB 标准将原始细胞 ≥30％作为急性白血病的诊断标准，按照细胞形态和细胞化学染色分为 AML 和 ALL，AML 分为 $M_0 \sim M_7$ 型。

表 22-5-1　AML 的 FAB 分型标准

分型	中文名	骨髓特点
M_0	急性髓细胞白血病微分化型	原始细胞>30％，无噬天青颗粒及 Auer 小体，MPO 及苏丹黑 B 阳性细胞<3％，CD33 及 CD13 阳性，淋巴抗原及血小板抗原阴性
M_1	急性粒细胞白血病未分化型	原粒细胞占非红系有核细胞（NEC）>90％，其中 MPO 阳性细胞>3％
M_2	急性粒细胞白血病部分分化型	原粒细胞占 NEC30％~89％，其他粒细胞≥10％，单核细胞<20％
M_3	急性早幼粒细胞白血病（APL）	早幼粒细胞占 NEC≥30％
M_4	急性粒细胞-单核细胞白血病	原始细胞占 NEC≥30％，各阶段粒细胞≥20％，各阶段单核细胞≥20％，
M_5	急性单核细胞白血病	原单、幼单细胞占 NEC≥30％，且原单、幼单及单核细胞≥80％
M_6	急性红白血病	有核红细胞≥50％，原始细胞占 NEC≥30％
M_7	急性巨核细胞白血病	原始巨核细胞≥30％，血小板抗原阳性，血小板过氧化物酶阳性

1. 临床表现

（1）正常造血功能受抑制表现：

1）贫血：少数患者因病程短可无贫血，多数患者就诊时已有贫血。

2）发热：白血病本身可以引起发热，但发热往往提示有继发感染。

3）出血：主要为皮肤和黏膜出血，也可见消化道、呼吸道、泌尿道、眼底甚至中枢神经系统出血，严重时威胁生命。急性早幼粒细胞白血病（AML－M$_3$，APL）可因并发 DIC 而出现全身广泛性出血。

（2）白血病增殖浸润的表现：

1）肝、脾、淋巴结肿大：AML 较 ALL 少见。

2）骨骼和关节：急性白血病常有胸骨下段局部压痛和骨关节疼痛。发生骨髓坏死时，可引起骨骼剧痛。

3）粒细胞肉瘤：2%～14% AML 患者出现粒细胞肉瘤（granulocytic sarcoma），又称绿色瘤。常累及骨膜，以眼眶部位最常见，可引起眼球突出、复视或失明。

4）口腔和皮肤症状：常见于急性单核细胞白血病，是由于白血病细胞浸润出现的牙龈增生、肿胀，皮肤出现局限性或弥漫性紫色突起硬结或斑块。

5）中枢神经系统白血病（CNSL）：AML 以 AML 伴 t（8；21）、AML 伴 inv（16）、M$_4$ 和 M$_5$ 多见。临床上轻者表现为头痛、头晕，重者有呕吐、颈项强直，甚至抽搐、昏迷。可能存在视乳头水肿、视网膜出血、颅神经麻痹，常侵及软脑膜，脑实质损伤少见。

2. 实验室检查

（1）血常规：可见红细胞、血红蛋白、血小板减少，白细胞数目可高可低。血涂片分类检查可见数量不等的原始和幼稚细胞。

（2）骨髓象：骨髓增生多明显活跃或极度活跃，也可以增生减低。少数甚至骨髓"干抽"，主要见于白血病细胞显著增高，或合并骨髓纤维化的患者，需骨髓活检明确诊断。Auer 小体是急性髓系白血病的特征。

（3）细胞化学：细胞化学染色是形态诊断的重要组成部分。可以用于鉴别 AML 和 ALL，急性白血病的细胞化学染色见表 22-5-2。

表 22-5-2　急性白血病的细胞化学染色

	ALL	急性粒细胞白血病	急性单核细胞白血病
髓过氧化物酶（MPO）	－	分化差的原始细胞－～＋ 分化好的原始细胞＋～＋＋	－～＋
糖原染色（PAS）	成块或粗颗粒状	弥漫性淡红色或细颗粒状	弥漫性淡红色或细颗粒状
非特异性酯酶（NSE/NEC）	－	－～＋，NAF 抑制＜50％	＋，NAF 抑制＞50％

（4）免疫学检查：流式细胞仪的免疫学检查主要用于急性白血病的分型，按照 WHO 标准对 AML 和 ALL 鉴别诊断。

（5）染色体核型和分子生物学检查：主要用于检查白血病的遗传学异常，用于诊断分型和预后评估。

（6）血液生化改变：血清尿酸浓度增高，特别在化疗期间，尿酸排泄量增加。血清乳酸脱氢酶（LDH）可增高。

（7）脑脊液检查：出现 CNSL 时，脑脊液压力升高，白细胞数增加，蛋白质增多，糖定量减少，涂片中可找到白血病细胞。

3. 诱导方案

目前 AML 诱导治疗方案的组成以蒽环类药物联合阿糖胞苷（Ara-C）为基础，常用的有去甲氧柔红霉素（IDA）或柔红霉素（DNR）联合阿糖胞苷组成的 IA/DA（3+7）方案，具体剂量需要根据患者的病情决定。同时，随着近年新药的研发，AML 的诱导治疗也可以在 3+7 方案的基础上加用其他药物，如目前美国已经上市的米哚妥林（midostaurin）和靶向 CD33 的免疫毒素 GO 单抗。此外，柔红霉素和阿糖胞苷的脂质体混合物 CPX351 也可以用于 AML 的诱导治疗。

研究发现，多数急性髓系白血病一般于妊娠中期或晚期明确诊断。

在孕早期使用阿糖胞苷会导致严重的胎儿肢体畸形，因此，孕早期不提倡使用，强烈建议终止妊娠。在孕中期和晚期，可能发生短暂性血细胞减少，子宫内胎儿死亡，胎儿宫内发育迟缓，败血症以及胃肠炎引起的新生儿死亡。柔红霉素是妊娠期首选的蒽环类药物。使用蒽环类药物有罕见的胎儿心脏毒性，在怀孕期间使用应注意监测胎儿的心脏功能。

对于复发性 AML，强烈建议终止妊娠，因为治疗通常需要使用大剂量化疗药物和骨髓移植，而骨髓移植在孕期不能进行。

总而言之，对于 AML 化疗的患者，建议在妊娠早期终止妊娠；在妊娠中期和晚期，可以使用柔红霉素和阿糖胞苷诱导化疗，但需定期监测胎儿发育和心功能。

目前国内外没有妊娠合并白血病的诊治指南和专家共识出台。更多强调多学科团队合作，共同管理。早发现、早治疗，选择适宜的时机终止妊娠和化疗，积极开展支持治疗，减少妊娠合并症，是改善母胎预后的关键。

（何华　赵冬梅）

第六节　围生期心肌病

围生期心肌病（peripartum cardiomyopathy，PPCM）是产褥期出现的一种罕见且严重的心脏病，表现为进行性心脏收缩功能减退，见于无心脏疾病既往史的孕产妇。妊娠期心脏功能减退最早于 1849 年被 Rithie 报道。1971 年由 Demakis 等提出 PPCM 的定义及诊断标准，且获得美国国家心肺血管研究所及罕见疾病办公室相关工作组的认可。2010 年欧洲心脏病学会将其重新定义为：既往无心血管系统的病史，主要发生在妊娠末期或产后几个月内的、以左心室收缩功能减退和心力衰竭为主要表现的临床疾病。这是一种排他性的诊断，不同于扩张型心肌病。该病的发生率低，死亡率却很高，预后也有很大差异。临床症状主要有呼吸困难、咳嗽、颈静脉明显充盈、肝大、水肿等心力衰竭表现，诊断主要依靠超声心动图、心脏磁共振检查等。

因 PPCM 的临床表现各异，容易导致临床漏诊或不能及时确诊，且尚无系统的流行病学研究，故 PPCM 的真实发病率至今尚不明确，仅为机构或地区的流行病学报道。目前各地报道的 PPCM 发病率差异较大，有种族和地域差异。综合近年来的报道，国外总体发病率为 $1/4000 \sim 1/1485$，且有逐年增加的趋势。目前我国尚无该病明确的流行病学资料。

（一）病例介绍

患者，女，25 岁。因"停经 8^+ 月，咳嗽 6^+ 天，呼吸困难 1^+ 天"于 3 月 4 日 17：24 入院。患者自诉停经 8^+ 月，其间未定期产检，6^+ 天前患者无明显诱因出现咳嗽、咯痰，咯少量粉红色泡沫痰，夜间咳嗽明显，无畏寒、寒战、高热等。活动后感心累、气促等，伴腹部轻微疼痛不适、双下肢凹陷性水肿，无头晕、头痛、黑矇等，心脏彩超提示左房、左室增大，右室内径达高限，左、右肺动脉内径增宽，肺动脉高压中度，左室收缩、舒张功能测值下降。血气分析提示Ⅰ型呼吸衰竭，呼吸性碱中毒。胸部 CT：双肺间质性肺水肿伴双侧积液（右侧为主）。查血常规示：WBC 10.39×10^9/L，NEU％ 82.8％，Hb 90g/L，氨基末端脑钠肽（NT－proBNP）25748.60pg/ml，Alb 25.8g/L，Na^+ 132.4mmol/L，降钙素原（PCT）4.484ng/ml。1 天前患者出现呼吸困难，当地医院予以抗感染、利尿、促胎肺成熟等对症支持治疗，因病情危重，今转入我院进一步诊治。患者意识不清，家属语言不通，既往史不详。初潮年龄 13 岁周期 28 天经期 5 天，末次月经时间不详。孕次 3，产次 2，顺产次数 2，流产次数 0。入院时 T 36.2℃，HR 120 次/分，BP 122/90mmHg，R 25 次/分。

入院后完善相关检查，结合症状、体征及辅助检查结果，初步诊断：围生期心肌病？急性左心衰，心源性肺水肿，肺动脉高压，多浆膜腔积液，$G_3P_28^+$ 月宫内孕头位单活胎临产。因患者病情极为危重，随时可能发生猝死、危及母儿生命，患者现已临产，宫口开大 2cm，需紧急剖宫产终止妊娠。因患者家属语言沟通障碍，且无书面沟通能力，无法签署相关知情同意书，再次向法务部、医务科、总值班备案后，立即推入手术室行急诊剖宫产终止妊娠，并请妇产科 ICU、麻醉科、新生儿科医生到场参与抢救，电话督促心内科急会诊。

完善相关检查及准备后，在全麻下行"子宫下段横切口剖宫产术＋子宫修补术＋双侧子宫动脉上行支结扎术"。手术顺利，麻醉满意，术中估计出血量约 300ml，术中未输血。术中补液 500ml，尿量 50ml。术后转入 ICU。

转入 ICU 后予有创呼吸机辅助呼吸，力月西＋舒芬太尼镇静，控制输液速度，心电监护示：HR 137 次/分，R 20 次/分，SpO_2 99％。有创血压（ABP）102/69mmHg。双下肢轻度水肿，患者 1 小时尿量＜10ml，予呋塞米 200mg＋0.9％氯化钠注射液 50ml 以 5ml/h 静脉泵入利尿。患者 ABP 下降至 83/50mmHg，医生立即床旁行中心静脉置管穿刺术，经中心静脉予去甲肾上腺素泵入维持血压，请心内科会诊后遵指示予米力农缓慢持续泵入。床旁彩超示：双侧胸腔积液，左房、左室增大，左室收缩、舒张功能测值下降，EF＝22％。于 3 月 6 日转入综合医院心内科 ICU 继续治疗。

（二）护理

1. 病情观察

（1）早期心力衰竭的判断。围生期心肌病的主要临床表现为充血性心力衰竭，且患者既往无心血管系统病史，所以，判断心力衰竭的早期临床表现尤为重要。早期心力衰竭的临床表现：①轻微活动后即有胸闷、心悸、气短；②休息时心率超过 110 次/分，呼吸频率大于 20 次/分；③夜间常因胸闷而需坐起呼吸，或需到窗口呼吸新鲜空气；④肺底部出现少量持续性湿啰音，咳嗽后不消失。该患者 6+ 天前无明显诱因出现咳嗽、咯痰，咯少量粉红色泡沫痰，夜间咳嗽明显，且活动后感心累、气促等，入院时心率 120 次/分，呼吸频率 25 次/分，表明该患者入院时即有早期心衰的表现，入院后立即完善术前检查，终止妊娠。一旦出现早期心衰征象，需及时处理。

（2）生命体征的观察。生命体征的观察无论何时都是医生护士工作的重点，生命体征就是体温、心率、呼吸、血压。血压对心衰患者非常重要，除了心脏自身的病变外，血压越高，心脏负荷越重。血压持续降低，提示休克、容量不足等的可能，有条件者可以使用有创的方式连续稳定地监测患者血压，该患者心衰症状严重，使用有创血压监测更利于护士及早发现血压变化，尽快通知医生做出处理。对比有创血压（ABP）与无创血压（NBP）时，有创血压数值较低。给予心力衰竭的患者尤其是急性左心衰的患者早期心电监护能够更加全面的掌握患者的生命体征变化。同时也要注意患者心律、心率及呼吸的变化。除此之外产后，还应关注患者伤口疼痛情况，做好疼痛评估，避免因疼痛诱发心力衰竭，且应注意，患者心率及呼吸加快是疼痛引起的还是心衰的早期表现，做好区分（表 22-6-1）。

表 22-6-1　有创血压与无创血压的差异

	有创血压	无创血压
原理	直接感知血液内的压强，通过传感器将导管内液体压转换为电信号输入监测仪，将具体转换成数字和波形，显示于屏幕上	柯罗特柯夫医生提出"断、续流"原理进行测压，并通过电子换能器将动脉搏动的声强转变为电信号，输入监测仪而得出
影响因素	（1）测量部位； （2）传感器的位置； （3）休克患者、高血压患者、外周血管病变患者	（1）袖带的选用； （2）不同体位的测量差异
优点	（1）连续、持续的动态监测 （2）及时、准确监测患者的病情变化	无创伤性、重复性好、操作简单、易于掌握、省时省力
缺点	有创性，可能致外周动脉腔闭塞、假性动脉瘤形成、穿刺部位血肿形成等	（1）灵敏度易受外界因素干扰，不能反映瞬时血压变化； （2）肢体活动或压迫袖带会影响血压值； （3）测量过于频繁、测量时间过久和间隔太短会引起肢体缺血、麻木等症状

有创血压	无创血压
两者差值对比分析	(1) 在对休克患抢救和治疗用药时应考虑 NBP 和 ABP 监测的差值，休克状态的 NBP 可能提供不可靠且较高的血压值； (2) 休克患者的无创血压收缩压与舒张压均较有创血压高； (3) 肥胖患者有创血压收缩压较无创血压高，而舒张压较无创血压低； (4) 高血压患者有创血压收缩压较无创血压高，血压越高的患者，有创血压与无创血压之间的差值越大

2. 基础护理

(1) 体液量的护理：心衰患者补液量以"量入为出"为原则，控制输液速度和总量，以免加重心脏负担。遵医嘱正确使用利尿剂，注意药物不良反应的观察和预防。呋塞米属于排钾类利尿剂，主要的不良反应是低钾血症，可诱发心律失常和洋地黄中毒，故使用呋塞米时应适时监测血钾。患者出现低钾血症时常表现为乏力、腹胀、肠鸣音减弱、心电图 U 波增高等。

(2) 气体交换受损的护理：围生期心肌病合并心力衰竭患者往往出现不同程度的胸闷、呼吸困难等。患者有明显呼吸困难时应卧位休息，以减轻心脏负荷。根据心功能分级来判断患者的活动量。休息时一般取半卧位或坐位，下肢下垂，这样可以减少回心血量、降低心肌耗氧量，从而改善心脏功能。但长期卧床容易形成下肢静脉血栓，在病情许可时，可以适当地轻微活动，避免剧烈活动。对于该患者，使用有创呼吸机辅助呼吸时，应抬高床头，注意患者的气道护理，适时吸痰，每日进行口腔护理，根据病情调整呼吸机参数，争取尽早拔管脱机，获得家属同意后适当使用保护性约束。

(3) 饮食护理：给予低盐、清淡、易消化饮食，以低热量、容易消化的流质或半流质饮食为宜，少食多餐。低蛋白血症者可静脉补充白蛋白。限制钠盐摄入，每天食盐摄入量在 5g 以下为宜，告诉患者及家属低盐饮食的重要性，因为水钠潴留是心衰很多临床表现的基本病因。

(4) 皮肤的护理：保持床褥清洁、柔软、平整、干燥，严重水肿者可使用气垫床。定时协助或指导患者更换体位，膝部及踝部、足跟处可垫软枕以减轻局部压力。心衰患者常因呼吸困难而被迫采取半卧位或端坐位，最易发生压力性损伤的部位是骶尾部，可用减压敷料保护局部皮肤，并保持会阴部清洁干燥。

3. 治疗

(1) 组建快速反应团队：该案例中，因患者病情极为危重，随时可能发生猝死、危及母儿生命，需紧急剖宫产终止妊娠。因患者家属语言沟通障碍，无书面沟通能力，无法签署相关知情同意书，多次向法务部、医务科、总值班备案后，立即推入手术室行急诊剖宫产终止妊娠并请妇产科 ICU、麻醉科、新生儿科多科协同到场参与抢救，电话督促心内科急会诊。

(2) 正确用药：对于有液体潴留的心衰患者，利尿剂是唯一能充分控制和有效消除液体潴留的药物，是心衰标准治疗中必不可少的组成部分，合理使用利尿剂是其他治疗取得成功的关键因素之一。该患者早期正确使用呋塞米利尿，且治疗效果显著，经利尿剂使用后 12 小时自主尿量维持在 100ml/h 左右，有效减轻外周循环负荷。米力农属于磷酸二酯酶抑制剂，能增强心肌收缩力，仅限于重症心衰患者治疗效果不好时短期应用。

4. 健康教育

（1）告诉产妇多注意休息，保持心情愉悦。注意保暖、定时开窗通风，积极预防上呼吸道感染。告知产妇进行避孕的必要性，对曾经患有围生期心肌病合并心衰且有心脏扩大者，绝对禁止再次怀孕，而口服避孕药有可能会引发血栓形成，所以若条件允许建议做节育手术。根据心功能的情况，听取医生建议进行产后哺乳，如不允许，要及时给予药物回乳，预防乳腺炎的发生；出院后严格按照各科医生的医嘱进行随访，保持随访 3 月。

（2）心理护理：由于患者及家属对疾病不了解或者担心疾病不能治愈，常感到紧张、焦虑甚至恐惧。另外，母婴分离使产妇更加担心宝宝，降低了产妇对胜任母亲角色的自我效能感，使其产生自责心理。护理人员应对产妇进行心理沟通，讲解病情，帮助产妇树立战胜疾病的信心，减少对患者的各种不良刺激，鼓励家属多陪伴、关心产妇，可以给产妇看一些宝宝的照片及视频等，在允许的范围内进行母婴接触。

（三）循证证据

围生期心肌病主要的临床表现是心力衰竭，2014 年中华医学会心血管病学分会发布了《中国心力衰竭诊断和治疗指南 2014》，并在 2018 年进行了更新，规范了急性心衰的治疗流程。围生期心肌病孕妇一旦发生心衰，可参照指南中的流程救治（图 22-6-1）。

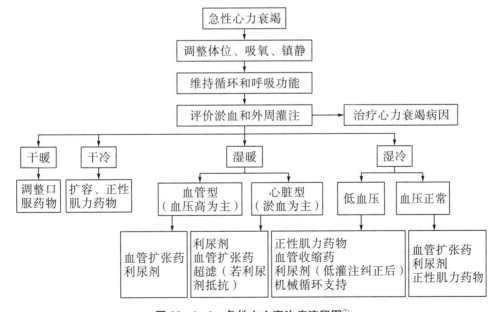

图 22-6-1　急性左心衰治疗流程图[①]

---

① 引自：中华医学会心血管病学分会心力衰竭组. 中国心力衰竭诊断和治疗指南（2018）[J]. 中华心血管病杂志，2018，46（10）：760-789.

指南指出，急性心衰治疗目标如下：稳定血流动力学状态，纠正低氧，维护脏器灌注和功能；纠正急性心衰的病因和诱因，预防血栓栓塞；改善急性心衰症状；避免急性心衰复发；改善生活质量，改善远期预后。治疗原则为减轻心脏前后负荷、改善心脏收缩和舒张功能、积极治疗诱因和病因。

急性心衰危及生命，对疑诊急性心衰的患者，应尽量缩短确立诊断及开始治疗的时间，在完善检查的同时即应开始药物和非药物治疗。护理人员应与医生配合，在急性心衰的早期阶段，根据临床评估，选择最优化的治疗策略。

（陈煜林）

第七节　子痫

妊娠期高血压疾病（hypertensive disorders of pregnancy，HDP）是妊娠与血压升高并存的一组疾病，发生率5%～12%，该组疾病包括妊娠期高血压（gestational hypertension）、子痫前期（preeclampsia）、子痫（eclampsia），以及慢性高血压并发子痫前期（chrinic hypertension with superimposed preeclampsia）和妊娠合并慢性高血压（chronic hypertension），严重影响母婴健康，是孕产妇和围产儿病死率升高的主要原因。

子痫是指在子痫前期基础上发生不能用其他原因解释的抽搐，子痫发生前患者可有病情不断加重的表现，但也可能发生于无血压升高或升高不明显、蛋白尿阴性的病例。

（一）病例介绍

患者，女，26岁，因"停经38^{+6}周，阴道见红16$^+$小时，下腹胀痛4$^+$小时"于6月17日21：00入院，患者平素月经规律，停经30$^+$天时尿妊娠试验阳性"提示妊娠。早孕期间无阴道流血、流液，无毒物、药物、射线接触史，胎儿NT未见异常，孕13周建卡，定期产检，孕期无头昏、头痛、眼花等不适，血压波动于104～125/72～86mmHg，孕期多次小便常规提示尿蛋白（－）/（＋－），肝肾功能、血常规检查均正常。1岁半时被狗咬伤鼻根部，行缝合术。2016年在我院行外阴息肉摘除术，无心肺等器官重大疾病史，无传染病史。入院后完善相关检查，入院诊断：G_1P_0 38^{+6}周宫内孕头位单活胎先兆临产。

患者6月17日21：00入院，入院时血压125/87mmHg，行小便常规检查，后提示尿蛋白（＋），23：00出现规律宫缩，6月18日00：03因宫口开大至5cm转入产房，00：07宫口开全，血压144/86mmHg，复查小便常规，尿蛋白（＋＋），予持续心电监护，避免声光等刺激，00：32会阴左侧切下娩出一活婴，常规给予缩宫素20U静滴，益母草肌内注射，葡萄糖酸钙静脉输入，以预防产后出血。00：58阴道累计出血达700ml，血压123/74mmHg，遵医嘱予卡前列素氨丁三醇注射液250μg肌内注射，10分钟后患者出现血压增高，测血压为191/102mmHg，自诉头痛，随后出现全身抽搐，

30 秒后自行停止，1 分钟后再次出现全身抽搐，双眼凝视，口吐白沫，口唇发绀，牙关紧闭，四肢强直，患者意识不清，呼之不应。予保持呼吸道通畅、面罩吸氧、硫酸镁解痉、硝酸甘油降压、甘露醇降低颅内压治疗，同时通知麻醉科医生、ICU 医生到场协助抢救。

产时及产后 2 小时 3 分钟小结：输液量 2810ml，饮入量 100ml，阴道流血量 870ml，尿量 800ml。行头颅 CT 检查后转 ICU，经过严密的病情观察，对症治疗后，6 月 20 日，患者生命体征平稳，转入普通病房，继续治疗。6 月 21 日康复出院。

（二）护理

1. 病情观察

（1）高危因素评估：《中国高血压防治指南 2010》中提到正常高值血压为收缩压 120~139mmHg，舒张压为 80~89mmHg。此患者孕期检查收缩压为 104~125mmHg，舒张压为 72~86mmHg，入院时血压为 125/87mmHg，均处于正常高值血压范畴，入院后查尿蛋白（+），此两者为该患者发生子痫的高危因素，在待产过程中应动态观察血压的变化，以及时发现问题。对尿蛋白可疑阳性或阳性的患者也最好能够留取 24 小时尿液以检测尿蛋白。

（2）病情变化监测：病情的监测在任何时候都是医护工作的重点。子痫患者分娩过程中应避免声、光等刺激，护理操作应集中进行。持续心电监护及血氧饱和度监测尤为重要，同时需要关注患者的自觉症状，观察患者有无头昏、头痛、眼花等不适。当患者出现抽搐症状时应保持冷静，做出正确的判断，避免发生坠床、跌倒等；对各种管道妥善固定并根据功能用不同颜色的标签进行标识（表 22-7-1）；专人观察并记录患者意识、生命体征的变化。

表 22-7-1　各种管道分类及颜色标识

管道名称	作用	标识颜色	举例
供给性管道	指通过管道将氧气、能量、水分或药液补充到体内	红色	给氧管、输液管、输血管等
排出性管道	指通过专用性管道引流出液体、气体等	绿色	胃肠减压管、留置导尿管、各种引流管等
监测性管道	指放置在体内的观察哨和监护站	黄色	中心静脉测压管等
综合性管道	具有供给性、排出性、监测性的功能，在特定的情况下发挥特定的功能	蓝色	胃管等

2. 急救措施

（1）呼吸道管理：子痫会导致严重的缺氧、创伤和吸入性肺炎，是孕产妇死亡的主要原因，当发生子痫抽搐后患者往往表现为牙关紧闭，口吐白沫，严重影响患者的呼吸，使得血氧饱和度急剧下降，因此，各级人员都应当知晓本科室抢救物资及设备的位置，熟练掌握抢救器材的使用方法，定期组织人员对子痫抢救流程进行演练，以便抢救患者的时候能更高效、安全。抽搐后容易并发坠床、跌倒的风险，在抢救的过程中应使用床档，合理使用约束带，避免二次损伤。

（2）静脉通道管理：一旦患者发生抽搐，需要快速使用各种药物来减轻血管痉挛、降低血压、纠正酸中毒等，所以可靠的静脉通道是非常有必要的。针对有子痫高危因素的患者，可在分娩前建立至少两条可靠的静脉通道，并在抽搐的过程中将管道妥善固定，以免滑脱，保证抢救过程中药物能快速进入患者体内，达到抢救目的。

3. 治疗

子痫的抢救流程见图 22-7-1。

（1）组建快速反应团队：子痫抽搐进展迅速，是造成母儿死亡的最主要原因，应积极处理，抢救工作充分体现"时间就是生命"，应组成由产科医生（包括二线医生、住院总、值班医生等）、麻醉医生、ICU 医生和产科护士组成的抢救团队，迅速响应，各司其职。

（2）控制抽搐：硫酸镁是治疗子痫及预防复发的首选药物，在使用过程中注意监测硫酸镁的血药浓度。血清镁离子的有效治疗浓度为 1.8~3.0mmol/L，超过 3.5mmol/L，可能出现中毒症状。使用硫酸镁的必备条件是：①膝腱反射存在；②呼吸≥16 次/分；③尿量≥17ml/h 或≥400ml/24h；④备有 10%的葡萄糖酸钙注射液。

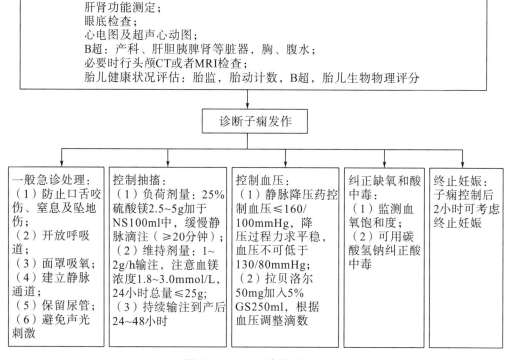

图 22-7-1　子痫抢救流程

（3）控制血压：脑血管意外是造成子痫患者死亡的最主要原因，针对高血压患者可使用药物将血压平稳下降至目标血压（目标血压：未并发脏器功能损害者，收缩压应控制在 130～155mmHg，舒张压应控制在 80～105mmHg；并发脏器功能损害者，则收缩压应控制在 130～139mmHg，舒张压应控制在 80～89mmHg），不可波动过大。

（4）药物的正确使用：此案例系产后患者使用卡前列素氨丁三醇注射液以后出现的血压骤然升高及抽搐，目前临床上使用的大多数强有力的促进子宫收缩的药物对血压都有一定影响。因此，针对妊娠期高血压疾病患者，在分娩时应积极处理产程，预防产后出血，根据血压变化、患者的自觉症状，慎重使用卡前列素氨丁三醇注射液类药物，使用后应持续动态观察生命体征的变化，及时发现问题，及时处理。

4. 健康教育

（1）心理护理：由于抽搐发生得突然，患者及家属缺乏心理准备，对疾病及预后情况不了解，容易出现焦虑、恐慌等心理，护理人员应理解并鼓励患者的情绪表达，做好患者及家属的安慰和解释工作，使患者及家属情绪稳定、配合各项治疗和护理措施。

（2）出院指导：由于血压升高，可能会伴随头痛、头昏等自觉症状，患者生活自理存在一定困难。应指导产妇及其家属在活动时注意安全，勿突然改变体位。出院后仍应居家自我监测血压的变化，告知其需要及时就诊的情况。需要持续药物治疗的产妇，应告知药物的使用方法、母乳喂养的注意事项。同时告知产后复查时间、目的和意义。

（三）循证证据

2019 年美国妇产科医师学会（ACOG）发布了《妊娠期高血压和子痫前期指南2019 版》，该指南主要针对妊娠期高血压和子痫前期。其在 2013 版指南的基础上加入了最近几年该领域的研究进展，包括疾病的背景信息和处理建议两部分内容。2019 版指南中指出：子痫定义为排除癫痫、脑动脉缺血和梗死、颅内出血等情况，新发的强直性阵挛、局部或多部位的痉挛抽搐。一部分子痫在产后 48～72 小时或使用硫酸镁解痉时发生。子痫可以发生在产前、产时和产后，78％～83％的子痫患者会有前驱症状，如持续性枕部或前额的头痛、视物模糊、畏光、精神状态改变等。头痛反映了颅内压升高、脑水肿和高血压脑病。以往认为，子痫是由高血压、蛋白尿等一系列临床表现逐渐发展而成的，但有两项随机对照研究指出，子痫发作仅出现在极少数子痫前期（1.9％）或重度子痫前期（3.2％）患者中。同样值得注意的是，子痫还可发生于没有任何前驱表现或症状的患者。一项对英国全国范围内子痫病例的分析指出，有 38％的子痫发生在没有高血压或蛋白尿病史的医院内患者中。因此，简单认为子痫前期的发生和发展过程是"轻度—重度—子痫"是不准确的。

子痫重在预防，医护人员应正确处理子痫前期，避免发展成子痫。一旦发生子痫，高效的团队合作是急救成功的保障，因此平时的子痫抢救演练非常重要。目前，仍未建立有效且特异性高的子痫前期预测方法，ACOG2019 版指南指出超声联合生化指标不能准确预测子痫前期，尚需研究。另外，在 2013 版指南中提出具有 A 类级别的预防建议，对于有早发子痫前期且早于 34 孕周早产史，或有多次子痫前期病史的妇女，推荐在早孕晚期开始每日给予低剂量阿司匹林（60～80mg/d）。该指南对阿司匹林的应用时间和应用对象都给出了明确的建议（表 22-7-2），为产科医生的临床工作进行了针对性的指导。

表 22-7-2 子痫临床高危因素与阿司匹林的应用

风险等级	高危因素	推荐
高	子痫前期病史，尤其伴有不良妊娠结局	建议具有一项以上高危因素患者使用小剂量阿司匹林
	多胎妊娠	
	慢性高血压	
	1、2 型糖尿病	
	肾脏疾病	
	自身免疫性疾病（SLE、抗磷脂抗体综合征）	
中	初产	考虑具有一项以上中危因素的患者使用小剂量阿司匹林
	肥胖（BMI＞30kg/m^2）	
	子痫前期家族史（母亲或姐妹）	
	社会人口特征（非洲裔、低社会经济地位）	
	年龄≥35 岁	
	个人病史因素［低出生体重和（或）小于胎龄儿分娩史、前次不良妊娠结局、距前次妊娠大于 10 年］	
低	前次无并发症的足月分娩史	不建议应用阿司匹林

来源：《美国妇产科医师学会（ACOG）"妊娠期高血压和子痫前期指南 2019 版"要点解读（第一部分）》。

（谭钦照　王永红）

第八节　马凡综合征

马凡综合征（Marfan syndrome，MFS）是一种结缔组织常染色体显性遗传病。其发病率为 0.04‰～0.1‰，患者一般具有家族病史。病变主要累及眼、骨骼、韧带、心血管、腹腔脏器、肺及神经系统，以骨骼畸形最常见，表现为全身管状骨细长、手指和脚趾细长，呈蜘蛛脚样。心血管病理改变为主动脉中层囊性变性、弹性纤维断裂，造成主动脉壁薄弱，是导致胸腹主动脉瘤的重要病因之一。主动脉夹层瘤是血液自主动脉壁内膜撕裂处进入主动脉腔内，造成主动脉壁真假两腔分离，外膜扩张膨出，常见于马凡综合征或高血压，其发病急剧、凶险、进展快。妊娠合并主动脉夹层瘤在临床中很少见，在妊娠合并心血管并发症中，妊娠合并主动脉夹层或分娩后并发主动脉夹层的致死率居于第二位。

（一）病例介绍

患者，女，26岁1月，未婚。因"停经19^{+2}周，发现主动脉夹层瘤2^{+}月"于8月6日12：30入院。5月26日外院B超提示：宫内早孕，存活。早孕期间无阴道流血、流液，无毒物、药物、射线接触史。孕期未建卡，未定期产检，孕4^{+}月感胎动至今。孕期精神食欲佳，大小便正常，体重减少约3千克。7年前因"社会因素"于当地医院行剖宫产一次，分娩一活婴，现体健。另有三次人流史。2年前患者因突发"背痛、心悸、气紧"于外院就诊，诊断为马凡综合征（主动脉夹层瘤），行"主动脉夹层支架植入术及主动脉瓣换瓣术"，术后定期随访，自诉病情稳定，无相关家族史。2^{+}月前因早孕于当地医院检查发现"腹主动脉异常"，患者为进一步诊疗就诊于某综合性医院，行夹层动脉瘤CTA提示：降主动脉至腹主动脉全层瘤样扩张，较粗处约66mm，降主动脉至双侧髂总动脉开口层面夹层形成，胸11、腰1椎体水平可见破口，真腔小，假腔大，左锁骨下动脉及双侧颈总动脉起始部多处夹层形成，可见破口。心脏外科建议患者手术治疗，患者及家属拒绝手术治疗。2月前患者因"非计划性妊娠"为"引产"就诊于我院，经全科讨论后建议患者先于心脏外科手术治疗，再入我院终止妊娠，但患者一直未行心脏主动脉夹层瘤手术。现患者中强度活动后有胸闷、心悸、气紧，一般活动不受限，夜间可平卧。患者于8月6日再次就诊于我院急诊科，要求入院引产。

入院查体：T 36.5℃，P 82次/分，R 20次/分，左侧上臂血压为104/63mmHg，右侧上臂血压为84/57mmHg。意识清楚，自诉偶感左前胸、左侧背部疼痛，无胸闷、咳嗽、咳痰、视物模糊、呼吸困难等不适，大小便正常，生命体征平稳。口唇及甲床无发绀，胸前见一长约10cm陈旧性瘢痕，四肢细长，双手指及双足趾细长，右手小指卷曲不能伸展，活动受限，双手捏握时大拇指超出尺侧缘，除右小指外其余四肢活动自如，全身皮肤完整。听诊心前区闻及金属瓣膜杂音，收缩期吹风样杂音，双肺呼吸音清。无宫缩，阴道无流血流液，下腹部瘢痕处无压痛。专科查体：宫高14cm，腹围83cm，胎心率140次/分。阴查未查。产科彩超：胎方位LOP，双顶径4.0cm，股骨长2.7cm，胎盘附着子宫后壁，胎盘下缘血窦距宫颈内口0.6cm，羊水5.2cm。肝胆胰脾及泌尿系统彩超示：胆囊结石，双肾、输尿管未见明显异常。四肢血管超声示：双侧股浅静脉及腘静脉流速减慢。心电图示：窦性心律，电轴不偏，左房异常，左室高电压。心脏彩超：左心功能测量示EF＝62％，FS＝33％，主动脉瓣置换术后，人工机械瓣功能未见明显异常，主动脉支架安置术后，腹主动脉增宽伴可疑腹主动脉夹层。凝血功能示：APTT 40.1秒、PT 28.5秒、INR 2.38。

初步诊断为"马凡综合征，降主动脉至腹主动脉瘤样扩张伴夹层，主动脉夹层术后，主动脉瓣换瓣术后（心功能Ⅱ级），瘢痕子宫，胆囊结石，$G_5P_1^{+3}$ 19^{+3}周宫内孕单活胎待产"。

患者入院后血压波动于100～121/51～71mmHg，心率95～98次/分，予下病危，一级护理，持续心电监护，密切监测患者生命体征及病情变化，进一步完善相关检查，监测胎心。嘱患者避免情绪波动，保持大便通畅。患者口服华法林2.5mg，qd至今，无明显出血倾向。因患者系不宜妊娠群体、病情极其危重、随时有动脉夹层破裂大出血风险，与患者及家属（父亲及男朋友）多次沟通，在沟通病情过程中患者情绪激动，血压波动于 140～160/80～100mmHg。多次多学科会诊联合各相关产急办人员共同讨论引产方案，商讨围术期的预防、抢救措施。选择手术方式：分为二次进行，先行剖宫取胎术，待患者恢复后再行血管外科手术。围术期尽量控制血压在 110/90mmHg 以下，正常偏低，左右侧血压以最高的肢体为准；心率尽量控制在 100 次/分以下；疼痛时可用镇痛药。避免患者情绪波动，建议剖宫取胎前提前 2 天左右停用华法林，使用维生素 K_1（30mg 肌内注射，6～8 小时后复查凝血，若未降至正常，可再肌注 20mg～30mg）拮抗华法林，待 INR 降至正常后安排手术，INR 降至 1.5 以下使用低分子量肝素 0.4 ml 皮下注射，q12h，术后外科出血倾向停止后继续使用低分子量肝素，然后再过渡到服用华法林抗凝。下病危，持续心电监护；做好抢救工作及术前准备。8 月 11 日开始拮抗华法林治疗：维生素 K_1 30mg 肌内注射，6～8 小时后复查凝血功能：PT 31.6 秒，APTT 45.6 秒，INR 2.65。8 月 11 日夜间患者诉晚饭时胸痛，持续一两分钟后自行缓解，不伴心悸、晕厥、出汗等，主要位于胸骨中下段，呈钝痛，未放射至其他部位。8 月 12 日予低分子量肝素 0.4ml 皮下注射，q12h，术前 INR 波动在 1.41～2.65。

8 月 13 日在全麻下行"子宫下段横切口剖宫取胎术＋双侧输卵管结扎术"。术中母亲生命体征平稳，出血 200ml；术中未输血。术后诊断为"马凡综合征，降主动脉至腹主动脉瘤样扩张伴夹层，主动脉夹层术后（心功能Ⅱ级），瘢痕子宫，选择性剖宫取胎，$G_5P_1^{+4}20^{+2}$ 周宫内孕头位已剖宫取一死胎"。

患者术后转入 ICU，病情稳定，心率 90～114 次/分，血压 95～118/52～67mmHg，R 18～20 次/分，SpO_2 98%～99%，双瞳等大等圆。治疗及护理：避免搬动患者，预防跌倒、撞击，羟考酮持续泵入充分镇痛，马拉地尔泵入或硝苯地平 60mg，qd 口服控制血压，维持收缩压≤120mmHg；持续低流量氧气吸入；避免按压子宫，益母草肌注促宫缩，观察阴道流血情况；头孢西丁预防感染；低分子量肝素（克赛）0.4ml 皮下注射，q12h 抗凝，术后 12 小时加用华法林 2.5mg，qd 口服，动态监测 INR，INR 波动在 1.07～1.03。

8 月 17 日，患者转回普通病房，情绪稳定，自诉下腹部疼痛，生命体征均控制在目标范围以内。病情稳定，拔除尿管后床上自解小便通畅。复查凝血功能：PT 18.9 秒，APTT 40.7 秒，INR 1.55。术后第 6 天 17：00 患者咳嗽频繁、咳少量白痰、鼻塞、稍感咽痛，无发热、咯血、胸痛等不适。生命体征平稳，查体咽部稍充血，无水肿，听诊双肺呼吸音清，未闻及明显干湿啰音，腹软，腹部切口干燥，阴道流血少。HR 98 次/分，R 14 次/分，BP 106/57mmHg，SpO_2 98%（未吸氧）。予动态监测体温，完善血常规检查；积极化痰止咳，予雾化排痰＋沐舒坦 30mg，bid 化痰对症处理；咽部症状予口服蒲地兰消炎口服液对症处理；继续密切监测血压，维持收缩压小于<120mmHg。患者自诉咳嗽时伤口疼痛明显，无胸闷憋气，无胸痛不适，予肌注布托啡诺（诺扬）镇痛，同时给予低流量吸氧。术后辅助检查：白细胞 $6.6×10^9$/L，中性粒细胞百分比 82.5%～80.1%，血钾 3.61～3.79mmol/L，血钠 131.1～136mmol/L。经过上述处理后症状缓解。

8 月 22 日，患者术后第 9 天，产妇康复出院。

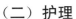

（二）护理

1. 病情观察

（1）重视高危因素评估：我国大部分育龄期妇女并没有接受孕前检查。对于有心脏病史等的高危妇女，产检及风险评估显得尤为重要。该患者孕前未接受孕前咨询，妊娠后未进行正规产检，入院时合并主动脉夹层，且腹主动脉瘤样扩张最粗直径为 66mm，有随时发生动脉瘤破裂的风险。而发生主动脉夹层的高危因素有结缔组织病、主动脉直径增大、血压升高、主动脉缩窄、二尖瓣主动脉瓣畸形等，妊娠期间雌、孕激素对于血管壁的影响和血流动力学改变是主动脉夹层好发的主要原因。患者系不宜妊娠的群体，2^+ 月前外院心脏外科建议入院评估后终止妊娠。患者因个人因素未办理入院，继续妊娠。现孕周达 19^{+3} 周，病情极其危重，随时有动脉夹层破裂大出血风险。因动脉夹层范围广，一旦出现破裂，抢救成功的概率极小，妊娠风险分级Ⅳ级，且随时可能出现心衰、心包积血、主动脉瓣关闭不全、多器官功能衰竭、休克、猝死，即使立即抢救，死亡的可能性也极大。患者即使在平稳状态下，随时可能因咳嗽、翻身、进食、喝水、排便等日常行动出现突发的夹层破裂致死亡。在引产的围术期死亡风险更高。因此，医护人员应重视患者疾病的高危因素评估，提前预估风险，做好高风险标识及交接，加强对妊娠合并心脏病患者的病情评估及宣教。

（2）预防主动脉瘤破裂：主要涉及血压、心率的管理。主动脉夹层发病率在普通人群中约为 29/100 万，妊娠期间发生的主动脉夹层超过半数发生在 40 岁以下年轻女性患者中，且约半数患有马凡综合征。高血压是主动脉夹层最常见的致病因素之一，密切关注患者的血压变化及有效控制血压、心率，是预防主动脉瘤破裂的重要措施。该患者为年轻女性，妊娠合并有降主动脉至腹主动脉全层瘤样扩张伴夹层，且腹主动脉瘤样扩张最粗直径为 66mm，病情极其危重，随时有动脉夹层破裂大出血风险，经过多学科讨论后遵医嘱术前予口服硝苯地平缓释片 30mg，qd 控制血压在 110/90mmHg 以下，心率控制在 100 次/分以下，术后静脉泵入乌拉地尔控制血压，联合口服硝苯地平缓释片，维持收缩压在 90～120mmHg，舒张压≤90mmHg。由于主动脉分支内膜撕裂或受夹层血肿压迫，主动脉开口阻塞或缺如，导致患者四肢血压不一致，遵医嘱监测双上肢血压，1 次/天，左右侧上肢血压以最高的肢体为准，若两侧肢体的血压相差 20mmHg 要提高警惕。观察双侧肢体是否对称，颈动脉、桡动脉、四肢及足背动脉搏动情况。文献报道，最初 24～48 小时内的急性主动脉夹层未经及时治疗，其死亡率每小时增加 1%，治疗最初以控制血压、心率为主。因此孕期及剖宫产术后有效控制血压及降低心率是治疗成功的关键。本案例中护士严密监测患者心率、血压、呼吸等变化，特别是血压变化，避免血压波动过大；情绪激动及疼痛也会导致患者血压增高和心动过速，而腹压增加的活动，如上呼吸道感染引起的咳嗽、便秘等，都会增加主动脉瘤破裂的危险。疼痛时可用镇痛药，避免情绪波动，是预防主动脉瘤破裂不容忽视的措施。一旦出现异常，及时通知医生进行对症处理。血压持续控制在稳定状态，是主动脉夹层动脉瘤停止扩展的表现。该患者术前术后血压、心率控制理想，未发生腹主动脉瘤破裂。

（3）预防血栓形成：先心病患者为了保证生活质量，一般在妊娠前行心脏瓣膜修补或置换术，不同年龄人群因临床瓣膜使用寿命不同而有不同的瓣膜材料选择。年龄偏大者常选择生物瓣膜，耐久性差，10年左右瓣膜退化，但血栓发生率低，术后仅需要抗凝2~3个月，不需要终身抗凝。年轻患者宜选择机械瓣膜，使用寿命较长，但血栓发生率高，需要终身抗凝。文献报道，行人工机械瓣膜置换术后的患者在孕期，血栓发生部位以二尖瓣最常见，推荐在妊娠4~9个月口服抗凝药物至妊娠36周，华法林和肝素是临床上常用的抗凝药物。如因病情需要急诊剖宫产终止妊娠者，可肌内注射维生素$K_1$10~20mg，以期快速终止华法林的作用，迅速使凝血功能达到最佳手术状态。该患者孕前曾因马凡综合征行主动脉夹层支架植入术及主动脉瓣换瓣术，所换为机械瓣膜，术后患者一直口服华法林2.5mg，qd至今，入院评估患者全身皮肤黏膜无明显出血倾向。该患者属不宜妊娠的群体，入院要求引产，遵循血管外科会诊建议予剖宫取胎前2天停用华法林，肌内注射维生素$K_1$30mg，qd，6~8小时后复查凝血功能，待INR降至正常后即安排手术，术前患者INR在1.14~2.65。术中和术后密切观察患者意识及有无头昏、头痛、视物模糊、恶心、呕吐症状和四肢活动状况，判断有无颅内出血的征兆；观察腹部切口及穿刺点部位有无渗血，腹部切口可用腹带加压包扎，穿刺点延长按压时间；观察口腔牙龈有无出血，全身皮肤有无淤斑淤点，子宫收缩及阴道流血情况，评估有无皮肤黏膜出血倾向。注意对患者末梢循环状况进行评价，观察足背动脉搏动、皮温及皮肤颜色的变化，预防动脉栓塞。术后鼓励患者早期活动，是预防深静脉血栓的有效措施。麻醉未消失前可指导家属按摩患者四肢，做被动运动，能自主活动后可协助患者进行床上双足背屈伸运动或气压治疗。由于华法林72小时后才能在体内生效，术后12~24小时，患者病情稳定后，给予华法林加低分子量肝素联合使用3天，并动态监测INR，患者INR目标值维持在正常值的1.5~1.8倍，即停用低分子量肝素，继续口服华法林抗凝治疗，术后患者INR维持在1.07~1.55。住院期间患者未发生血栓及出血倾向。出院后指导患者产褥期定期监测凝血功能，血管外科随访，根据INR值调整华法林的药物剂量，保障患者产褥期的安全。

（4）疼痛管理：疼痛是主动脉夹层动脉瘤的典型表现，90%以上患者的首发症状为突发剧烈的针刺样、搏动样或撕裂样疼痛，伴有恶心、呕吐、大汗淋漓和晕厥等，疼痛部位常出现在前胸靠近胸骨区、后背、下腹，并随夹层延伸路径转移。疼痛会导致患者血压升高、心动过速，使血管壁压力增加，从而增加主动脉瘤破裂的危险。因此做好妊娠合并马凡综合征、主动脉瘤样扩张伴夹层患者的疼痛观察及早期干预是预防并发症发生的关键。本案例患者术前偶感左前胸、左侧背部疼痛，一过性胸骨中下段钝痛，无胸闷、憋气、咳嗽、咳痰、视物模糊、呼吸困难等不适，未放射至其他部位，不伴心悸、晕厥、出汗等，指导其正确进食，给予心理干预、转移注意力，密切观察病情变化。手术当天无胸痛、后背疼痛，但腹部切口疼痛明显，给予羟考酮持续静脉泵入充分镇痛，术后第六天，出现咳嗽、咽痛症状，咳嗽引起腹部切口的疼痛增加，予肌注诺扬镇痛。医护人员每班密切观察患者在围术期有无突发持续性胸部或背部撕裂样疼痛或伴有胸闷、大汗，有无腹部放射痛。术前医护人员要学会鉴别下腹部主动脉夹层痛、宫缩痛及子宫下段疤痕处压痛的区别，组织对特殊案例的疾病相关知识、观察要点进行集中培训学习，保证临床重点患者病情观察及处理的及时性，一旦病情变化，及时通知医生积极处理。该患者住院期间未出现因疼痛而引起的主动脉瘤破裂、心动过速等并发症。

（5）预防心衰的发生：MFS 心血管病变越重，患者死亡率越高，多数死于心力衰竭或主动脉瘤破裂。本例患者妊娠合并 MFS，已出现主动脉夹层，且夹层范围广，多处夹层有破口，降主动脉至腹主动脉全层瘤样扩张，较粗处直径约 66mm，随时可能发生破裂，一旦破裂大出血，抢救成功率极低，患者死亡风险极高。《2018 ESC 妊娠期心血管疾病管理指南》指出，马凡综合征或 HTAD 主动脉直径＞45mm，妊娠风险分级评为Ⅳ级。术前患者中强度活动后有胸闷、心悸、气紧，一般活动不受限，夜间可平卧，心功能Ⅱ级。术中胚胎娩出后，因腹压骤降致大量血液进入体循环，血流对血管壁的压力增大，增加心脏负荷，随时可能诱发主动脉夹层破裂或心衰。所以术前应建立两条以上有效静脉通道，合血，联系血库备血，遵医嘱予吸氧预防低氧血症，密切监测患者意识、自诉症状、血压、心率、心律及血氧饱和度，教会家属做好容量管理。指南指出，合理控制 24 小时出入量，严格控制液体入量＜2000ml，有水肿者，出入量维持负平衡 500～1000ml/d，待水肿消退后出入量过渡到大致平衡。术后予限制液体摄入，选择输液泵输液或微量泵输入药物，严格控制输液滴速≤120ml/h。指导患者正确进食，密切观察尿量及其性状，保持大便通畅，准确记录出入量，观察全身有无水肿，防止肾功能不全发生。该患者住院期间未出现心衰及肾功能不全等并发症。

（6）呼吸道及皮肤的管理：该患者术后出现频繁咳嗽、咳少量白痰、鼻塞、咽痛等呼吸道症状，无发热、咯血、胸痛等不适，查体咽部稍充血、无水肿，听诊双肺呼吸音清，未闻及明显干湿啰音。应及时给予静脉输入沐舒坦等化痰的药物联合雾化吸入、口服蒲地蓝口服液对症治疗，按时输入抗生素预防感染。协助患者翻身拍背，鼓励患者练习深呼吸及有效咳痰。密切观察患者呼吸节律、频率，胸痛、咳嗽症状有无改善，有无咯血、休克的症状，预防因咳嗽引起腹压增加，导致夹层血肿破入胸腔引起出血性休克或胸腔积液。由于患者四肢细长，形体消瘦，体重较孕前减少约 3 千克，全身皮下脂肪层薄弱，Norton 压疮风险评估表评分为 14 分，且术后因疼痛及麻醉药物作用，不能自主活动，卧床时间较长，发生压疮或皮肤受损的危险增高。护理人员应做好患者皮肤管理，做好压疮高风险的标识并班班交接，制订翻身计划，每 2 小时协助翻身，保持床单元干燥整洁，指导家属轻柔按摩患者腰背部及四肢肌肉，缓解患者不适症状，预防压疮等并发症的发生。该患者住院期间受压部位皮肤完好。

2. 基础护理

（1）饮食评估：了解患者饮食、生活方式等并合理干预。指导患者进食高热量、高蛋白、低盐低脂饮食，多吃新鲜蔬菜、水果及富含粗纤维的食物，摄入充足营养，有助腹部切口愈合；保持大便通畅，避免便秘引起主动脉夹层加重；禁烟酒，养成良好生活习惯。如此可促进康复，缩短住院时间，减轻经济负担。

（2）休息：保持环境安静、舒适。MFS 患者四肢细长，身高较普通人高，应预防跌倒，指导患者绝对卧床休息，床档保护避免坠床，禁止剧烈活动，嘱其保持安静状态，避免大笑。评估患者睡眠质量，夜间入睡欠佳者，必要时给予口服地西泮帮助睡眠，术后根据病情酌情给予镇痛药物帮助休息，可有效降低交感神经的兴奋性，有助于预防因全身血管收缩而引起的血压升高，心率增快，病情加重。该患者经过精心护理，生命体征平稳。

（3）心理干预：患者对陌生环境恐惧，不了解疾病的相关知识，容易引起焦虑情绪；妊娠合并马凡综合征且已发生主动脉夹层，对孕妇及胎儿都是致命的危险。MFS患者一般预后较差，平均寿命是正常人的 1/2。本案患者为年轻未婚女性，拟行引产，因病情需要选择剖宫取胎术，因此更容易对自己的病情产生担心、恐惧等负性情绪，而这种负性情绪会引起血压及心率不稳定，不利于控制病情。医生在与该患者及家属进行病情沟通过程中，患者曾因情绪激动，引起血压增高，血压波动于 $140\sim160/80\sim100$ mmHg，使动脉夹层瘤破裂的风险增加。护士不仅需要遵医嘱给予口服降压药物对症治疗，还应该主动了解患者心理状态，进行环境介绍、心理疏导、健康宣教等，耐心对疾病相关知识进行讲解，讲解手术方式及术后的注意事项，让患者安心，积极配合治疗，维持心率、血压在稳定状态，避免产后抑郁的发生。经过积极的早期心理干预，该患者在住院期间配合良好，未发生心理问题。

3. 健康教育

针对性地进行健康教育，对促进患者快速康复及改善预后具有非常重要的意义。首先，护理人员应向患者介绍疾病成因、剖宫产手术过程、术前术后注意事项等，稳定患者情绪。患者猝死风险大，住院期间可以针对患者家属进行急救技能培训，帮助其掌握心肺复苏等基本技能，并指导患者随身携带有病史信息的急救卡，以便发生异常情况时能得到及时准确的救治。为患者制作预防眼压及血压升高的宣教图片，帮助患者避开诱发因素。动态运动可降低周围血管阻力和舒张压，从而降低心率、收缩压及心输出量，而静态运动的作用则相反，所以 MFS 患者应避免高强度的静态运动，如举重。在病情稳定的情况下，建议进行中低强度的动态运动，如骑自行车、散步、钓鱼、游泳等。每年进行一次眼科检查，避免接触性运动，预防视网膜剥离和晶状体脱位。其次，指导患者产褥期正确的回乳方法、清洁卫生、饮食及休息。该患者已行双侧输卵管结扎术，如未结扎者应强调避孕的重要性及指导避孕方法。指导患者遵从医嘱口服促进子宫复旧及抗凝的药物，不能擅自调整药物剂量，尤其是华法林及降压药物。定期到产科门诊及心血管外科门诊随访及监测凝血功能。产褥期以休息为主，劳逸结合，活动量宜循序渐进。教会患者自我调整心理状态，避免情绪激动，出院前让患者学会自我监测心率、脉搏、血压的方法，识别胸、腹、腰痛症状，一旦出现异常及时就诊。

4. 针对高危人群设置绿色通道

完善的抢救体系是抢救成功的保障，评估高危因素，开放绿色通道收治患者，多学科通力合作制订治疗及手术、护理方案是抢救成功的关键。本案例中针对妊娠合并 MFS 患者的病情及可能出现的风险，立即组织了心血管外科、产科、ICU、血库、新生儿科、医务科、产科急救管理办公室等进行反复多次讨论，与患者家属多次沟通，共同制订应急预案，保证各项急救药物、急救物资处于随时备用状态。为病情变化争取抢救时间。

5．充分发挥社会支持系统的作用

各社会机构的介入帮扶及家属的积极配合和支持，可为患者创造一个良好的休养环境，对促进康复、提高生活质量及改善预后具有重要的意义。该患者的降主动脉至腹主动脉全层瘤样扩张，较粗处直径约 66mm，有确切行腹主动脉血管置换术的手术指征，但患者及家属对疾病的认知不足，家庭经济状况不允许，患者父亲与患者男朋友意见不合，患者自己不愿意手术。FMS 心血管病变严重，如不尽早手术治疗，会严重影响患者生存质量。妊娠合并 FMS 患者必须在三级医疗中心尽早终止妊娠，由具有专业技术、经验丰富的多学科团队共同讨论妊娠分娩中的风险和好处，全面预测潜在的并发症，详细制订孕期随访、分娩及产后的具体治疗方案，并联系当地的产科急救管理办公室共同参与讨论，与患者沟通并为患者提供社会支持。出院后可将患者转卡到居住地所在社会机构，由社区服务中心、妇幼保健院、产科急救管理办公室定期到家随访指导并提供帮助，以期获得最佳的围产结局。

（三）循证证据

目前关于妊娠合并马凡综合征并已发生主动脉夹层瘤的治疗局限在缓解症状或延长生命，患者还不能从根本上达到或接近正常人水平，也不能改变或阻断染色体上的基因结构遗传到下一代。2011 年欧洲心脏病学会（ESC）发布《妊娠期心血管疾病的管理指南》，2018 年 ESC 修订了该指南，2018 年 12 月《中国全科医学》发表了《〈2018 ESC 妊娠期心血管疾病管理指南〉解读》，其中对马凡综合征孕产妇的风险评估、妊娠期管理及诊治等进行了描述。一旦收治此类孕产妇可按表 21-11-1 进行妊娠前后风险评估，评估母儿可能的并发症，决定是否继续妊娠及规范围生期管理。

马凡综合征的孕产妇应由经验丰富的产科及心外科专业医护人员组成团队协同管理，制订的治疗方案应全面考虑孕妇及胎儿情况。对于妊娠合并马凡综合征主动脉夹层的特殊患者，应采取快速评估、多学科合作的方式，优化手术方式（保留子宫），给予围术期及时准确的治疗及精细的护理，包括药物治疗、介入手术等，提高诊治水平，有效降低病死率。

（周淑蓉　罗玉）

第九节　马凡综合征伴急性主动脉夹层

马凡综合征（Marfan syndrome，MFS），亦称马方综合征，为结缔组织常染色体显性遗传性疾病，发病机制尚不明确。MFS 的主要诊断标准为家族史，心血管、骨骼肌及眼部的特征性改变，相关的临床表现及严重程度存在个体差异性，主要表现为主动脉疾病、骨骼发育异常、蜘蛛（指）趾等，其中主动脉疾病为 MFS 的主要致死原因。2018 年 5 月，MFS 被纳入由国家卫生健康委员会、科学技术部、工业和信息化部、国家药品监督管理局、国家中医药管理局五部门联合发布的《第一批罕见病目录》，在一项基于中国 1500 余万例次住院病例的 121 种罕见病现况分析中，马凡综合征位例第 8 位。

主动脉夹层（aortic dissection，AD）是一种严重的威胁中国人健康的心血管疾病，2017 年发布的《主动脉夹层诊断与治疗规范中国专家共识》，定义 AD 是由于各种原因导致的主动脉内膜、中膜撕裂，主动脉内膜与中膜分离，血液流入，致使主动脉腔被分隔为真腔和假腔。患者临床常以疼痛为主诉，表现为"撕裂样"或"刀割样"持续性锐痛。MFS 是 AD 发生的独立高危因素。孕妇受妊娠期生理改变影响，心脏负荷加重，亦有多位学者认为妊娠亦是主动脉夹层的独立高危因素，40 岁前发病的女性近 50％发生在妊娠期，而此发病患者群中 50％以上与马凡综合征有关。妊娠合并急性主动脉夹层（acute aortic dissection，AAD）是一种病死率极高的妊娠并发症，孕产妇主要表现为突发性"撕裂样"疼痛，多发生于前胸、后背或下腹，使用非药物及药物手段不能缓解。

2018 年，欧洲心脏病协会（European Society of Cardiology，ESC）修订了《妊娠期心血管疾病管理指南》，明确指出合并马凡综合征或主动脉疾病会显著增加孕产妇风险及不良结局发生。随着我国生育政策的开放，高龄孕产妇增多，产科工作者更应该增加对此病的认识，重视妊娠期孕妇风险管理及预警。

（一）病例介绍

患者，女，33 岁，因"胚胎移植术后 34^{+4} 周，核实孕周 37^{+2} 周，皮肤瘙痒 5^+ 天"于 6 月 3 日入院，孕期定期产检，无自觉症状。孕期 OGTT 提示血糖异常，饮食及运动控制血糖可。孕期因阴道流血、先兆早产及皮肤瘙痒入院治疗。确诊"马凡综合征" 6^+ 年，无家族史；既往有血小板及白细胞减少史；今年 5 月 3 日外院超声提示：主动脉窦部稍增宽，左室收缩功能正常，自诉胸外科建议定期复查，目前可耐受阴道分娩。系经产妇，2 年前分娩，分娩过程无特殊。

入院后一般情况：T 36.4℃，P 92 次/分，R 20 次/分，BP 117/78mmHg，身高 174cm，体重 59.5kg（孕期增加 9.5kg），BMI 19.5kg/m² （孕前 16.5kg/m²），完善相关实验室检查，血常规：血小板 $54×10^9$/L，白细胞 $3.2×10^9$/L。考虑入院诊断：妊娠合并马凡综合征（主动脉窦部增宽），妊娠期肝内胆汁淤积症（轻度），妊娠期糖尿病（A1 级），妊娠合并血小板减少症，妊娠合并白细胞减少症，IVF－ET 术后，$G_4P_1^{+2}$ 37^{+2} 周宫内孕头位单活胎待产。

患者入院后予保肝、降胆汁酸等治疗，监测血糖，胎儿估重 3300g，与家属沟通后选择严密监测下行阴道分娩，必要时行剖宫产。因尿蛋白可疑，妇产科 ICU 会诊，修正诊断：ICP（重度），建议剖宫产，患者及家属要求阴道试产，行 OCT 试验。6 月 5 日 17：10 规律宫缩，宫口开大 1^+ cm 转产房，转产房途中突发背部牵拉不适感及锐痛（大叫），与宫缩无明显关系，按摩可轻度缓解，经本组医生查看后立即完善相关实验室检查，行急诊剖宫产。术中超声、ICU、心外科会诊，手术顺利，术毕行增强 CTA，彩超及 CTA 提示主动脉夹层动脉瘤（B 型）（图 22－9－1），气管插管下经救护车转至综合医院心外科 ICU 继续治疗，待产及手术过程中血压波动于 116～149/64～91mmHg，其余生命体征平稳。

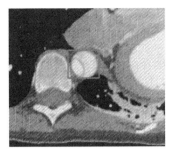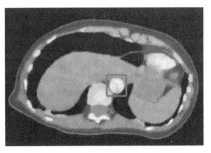

图 22-9-1　患者的 CTA 检查

（二）护理

1. 评估

（1）病情评估：多位学者认为，妊娠为主动脉夹层的独立高危因素。妊娠期特别是妊娠晚期，孕妇血容量增加，心脏负荷加重，雌、孕激素的增加改变血管的弹性，使得主动脉夹层的预防比较困难。妊娠合并马凡综合征本身已导致主动脉的缺陷，在增加孕产妇不良结局的同时也增加了预防的困难性。因此，提高临床评估能力及预警显得尤为重要。本例孕妇入院及前次分娩过程无特殊，且无家族史，入院后生命体征平稳，无特征性临床表现；孕妇转入产房时机为交接班时间，临床状态及环境较特殊，易导致医护人员降低警觉性；受宫缩及精神心理因素影响，孕妇血压升高，心率加快，心排出量在原来的基础上继续增加，循环负荷进一步加重，增加了 AD 发生的风险。因此转入前应重视患者病情的评估及交接，同时充分评估交接人员的临床、抢救及风险预警能力，做到专人护送，床旁交接，重点病情重点评估。

（2）风险预警：妊娠合并急性主动脉夹层的诊断及治疗较普通 AD 存在特殊性，国内针对妊娠合并主动脉夹层及马凡综合征的报导多为个案或者小样本量临床试验，诊断、治疗及预后存在较大差异，缺乏统一的诊治标准供临床医护人员参考，对临床工作者的风险预警能力提出了挑战。助产士是第一手病情信息的收集者，病情的传递者，而孕妇是病情信息的直接提供者，因此临床工作人员针对患者的临床主诉应当格外重视，需注意与妊娠晚期及临产后表现进行甄别，同时应重视健康教育，让孕妇明确异常症状及表现，方可及时向医护人员进行反馈。本案例孕妇出现突发剧烈疼痛并大叫，易与宫缩疼痛进行区分，结合马凡综合征病史，降低了诊断的困难，同时提升了助产士的警觉性，可立即启动紧急预案，通知相关人员到场，缩短了诊治时间及决策时间，避免了孕妇及胎儿不良结局的发生。

（3）多学科合作：妊娠合并马凡综合征及 AAD，病情复杂，诊断及治疗都具有特殊性，为达到更好的治疗效果，建议多团队协作，包括心外科、产科、麻醉科、ICU、新生儿科及超声科。在本案例中，孕妇在进入产房后出现临床症状，作为急救护理措施的决策者及配合有效抢救的执行者，助产士立即启动应急预案，调整人员及临床措施，将孕妇安置于 LDR 待产室半卧床休息，床旁导乐陪伴，专人守护；管床助产士要求 CN2 级（适任护士）及以上，给予持续心电监护，维持静脉通道通畅；立即通知本组医生查看患者，医生级别至教授级。产房立即启动紧急剖宫产预案，助产士准备急诊剖宫产物资及手术间，包括择期手术调整、剖宫产急救包使用（可不清点）、麻醉及新生儿团队配合。医生联系 ICU、超声科、心外科急会诊，确保急诊剖宫产顺利进行，同时有效地控制手术过程中的风险。

2. 流程、预案及演练

（1）流程、预案护理：应急预案是指在国家卫健委、医院整体应对突发事件预案的基础上，根据护理工作的专业性、特殊性而制定的具有科室特色的措施及流程。护理人员在临床上的实际工作能力、科室的应急预案及流程是完成应急事件反应及救治的根本保证。产科是一个特殊的科室，风险高，节奏快，忙闲不均，患者病情复杂、变化快，涉及学科广泛，有预见性、系统性、实用性、全面性的应急预案是保证产科安全有序运行的基础。本案例发生在我院新建期，科室特殊的流程、制度及预案已初步完善，但本院为专科医院，孕妇的后续治疗需在综合医院心外科完成，为本科室首例院区危重患者转移，相关转院流程及预案尚待完善与落实。基于本案，针对气管插管下危重患者转院流程及预案制订，建议至少包含适用事件、人员要求及分工、患者转移、相关科室归属及沟通、上报要求及流程、仪器设备、病例管理及交接等。

（2）培训、演练：医学是实践性学科，助产士的专业水平、临床思维、急救能力及沟通能力是配合完成抢救的关键要素。在高龄、高危孕产妇增多的医疗环境中，旨在提升助产士核心竞争力的理论知识及技能培训，根据临床真实案例基于流程、预案的临床演练显得尤为重要。我院采用分层培训的方式对不同院龄、能力的助产士进行针对性的培训，包括基础理论与技能、专科理论与技能、制度流程与预案、拓展内容等，低年资助产士重在基础与专科理论及技能培训，中年资助产士基于以上内容重在教学及科研能力培训，高年资助产士基于以上重在临床思维、急救组织及实施能力培训。科室以低、中、高搭配形式组成临床小组及产房工作小组，小组成员根据不同层级及能力进行角色分配，确保了产房安全、有序、高效的运行及持续发展。

3. 团队协作

（1）组建快速反应团队：抢救工作充分体现时间就是生命，该案例抢救过程中，由产科医生（包括三线医生、二线医生、住院总、值班医生等）、麻醉医生、ICU 医生、心外科医生、超声科、放射科、助产士和工勤组成的抢救团队迅速响应，各司其职，针对各自负责领域实施正确、及时、有效的处理。由于术中患者血流动力学及血容量等发生改变，因此术中维持生命体征及内环境稳定尤为重要，为了手术过程的顺利，建议由麻醉医生主导。文献及临床经验表明，CAT 及 MRI 在 AAD 诊断中有决定性的作用，而剖宫产过程中无法完成，为确保母婴安全，提前风险预警，术中请超声科会诊初步诊断，可为术中应急措施及风险管理提供依据。

（2）人员培养：助产士作为产房的主要团队，其风险意识、应急能力、慎独精神及团队协作决定了临床服务质量。本科室始终致力于培养一个呼之即来，来之能战的团队，每天设有一线至四线共四名值班人员。本次案例中助产士充分展示了专业水平及素养，积极响应、高度协作、互帮互助，为母婴安全保驾护航。产科还有一个特殊群体亦发挥着重要的作用，即工勤团队，其确保患者安全、平稳、有效的转移，仪器设备快速到位，高度依从及协作，是本次患者有效抢救、安全转移的后备力量，而这依赖于科室日常的培训及要求。本科室针对工勤团队制订专项培训计划，做到专人专岗，专岗专责，使工勤人员主动参与科室建设及运行，经专业培训后作为快速反应团队成员参与患者抢救。

（三）循证证据

马凡综合征是主动脉夹层发生的独立高危因素，妊娠合并马凡综合征会提高主动脉夹层的发生率及孕产妇死亡率，所以提前及及时识别主动脉夹层发生非常重要。2017年发布的《主动脉夹层诊断与治疗规范中国专家共识》就主动脉夹层定义、分期、临床表现及诊断给予了指导意见，针对有发生高风险或疑似主动脉夹层者，可按照指南中的流程（图22-9-2）进行处理。

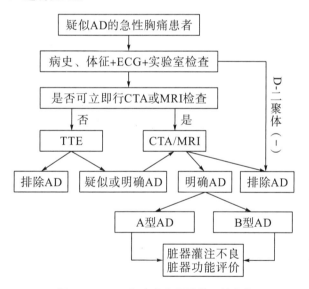

图 22-9-2　主动脉夹层的处理流程[①]

2018年5月，马凡综合征纳入《第一批罕见病目录》，同年8月，欧洲心脏病学会（ESC）发布了《妊娠期心血管疾病管理指南》，强调妊娠期心血管疾病的风险评估和妊娠期管理的重要性，尤其是对于妊娠前就存在心血管疾病的女性，建议使用改良版世界卫生组织孕产妇心血管风险分类法对产妇进行风险分类（表21-11-1）。

目前国内缺乏对于妊娠合并马凡综合征的相关诊治指南及专家共识，一项马凡综合

[①]　引自：中国医师协会心血管外科分会大血管外科专业委员会. 主动脉夹层诊断与治疗规范中国专家共识［J］. 中华胸心血管外科杂志，2017，33（11）：641-654.

征患者孕产期及产后心血管系统并发症的临床分析针对 MFS 孕期处理及分娩方式选择指出，MFS 平均干预年龄在 40 岁左右，对于确诊的 MFS 患者，除定期监测心血管功能外，还应制订详细的分娩计划和选择恰当的分娩方式，根据病情轻重及主动脉根部直径大小酌情考虑分娩方式，病变轻，主动脉根部直径<40mm，可选择严密监测下的阴道分娩。2018 年 ESC《妊娠期心血管疾病管理指南》指出，马凡综合征患者在妊娠期出现主动脉夹层剥离的风险约为 3%，其风险因素是主动脉直径。主动脉直径>45mm 的马凡综合征患者发生主动脉夹层的风险极大，应避免妊娠；主动脉直径为 40~45mm 的患者则应同时考虑其他因素，如家族史、主动脉内径增长速度等；即使主动脉直径<40mm，患者仍有 1% 的风险发生主动脉夹层，一旦可疑 AAD，应立即终止妊娠。综上所述，妊娠合并心血管疾病的孕妇在妊娠期，特别是妊娠晚期，完整及成熟的应急预案、多科协作、快速反应团队的建立及临床风险预警对母婴结局将起到决定性的作用，及时、有效、准备充分的决策可挽救孕产妇的生命。

（张金玲　于霞　王国玉）

第十节　法洛四联症

法洛四联症（tetralogy of Follot，TOF）是一种联合的先天性心脏血管畸形疾病，包括主动脉骑跨、肺动脉口狭窄、室间隔缺损及右心室肥厚等 4 种情况，其中主要是肺动脉口狭窄和室间隔缺损。该病患者的自然死亡率极高，长期存活十分罕见，未经手术矫治者，极少生存至生育年龄。研究显示，随着心脏外科手术及先心病诊断技术的发展和进步，大部分先心病患者经过早期诊断、及时手术治疗后能够存活到生育年龄，并且能够承受妊娠，导致妊娠合并先心病的患者数逐年上升。妊娠合并心脏病在中国占非直接产科死因的第 1 位，在产科死因顺位中居第 2 位，其死亡率为 0.5%~3.0%，以先心病及风湿性心脏病为主，其中妊娠合并先心病占 35%~50%。TOF 发病率为 3/10000，占先心病发病率的 7%~10%。

（一）病例介绍

患者，女，29 岁 2 月，因"停经 37+2 周，一般体力活动后心累、气紧 10+ 天"于 10 月 15 日 14：00 入院。患者平素月经不规律，停经 30+ 天时行 B 超检查提示宫内早孕，有恶心、呕吐等早孕反应，孕期无阴道流血流液，无毒物、药物、射线接触史。自诉孕 2+ 月于乡卫生院定期产检（未见报告）无明显异常，未正规产检。孕 3 月时曾无明显诱因晕倒 2 次，于该卫生院就诊测血压低（具体不详）；孕 4+ 月至今感胎动。自诉孕期行唐氏筛查提示低风险（未见报告）。孕中期 OGTT 示空腹血糖 4.39mmol/L、1 小时血糖 10mmol/L、2 小时血糖 8.09mmol/L，诊断妊娠期糖尿病，予饮食控制血糖，自诉控制欠佳，整个孕期体重增长约 14kg。胎儿系统彩超、心脏彩超未见明显异常。孕 5+ 月时出现双下肢水肿。10+ 天前出现一般体力活动后心累、气紧、夜间不能平卧，每上一层楼需停下休息片刻，休息状态下无心累、气紧，侧卧无呼吸困难。无腹痛、无阴道流血流液等不适。于当地市医院就诊，行 B 超示：法洛四联症术后、肺动脉瓣中－重度反流、肺动脉瓣前向血流稍加速、卵圆孔未闭、房水平左向右分流、三尖瓣轻度反流、残存欧氏瓣，左室舒张功能正常。予地塞米松促胎肺成熟、补钾等对症治疗。患者2 岁时因"感冒"检查出"法洛四联症"，2009 年于外院行"体外循环下法洛四联症矫正术、房缺修补术"，术后随访，愈合尚可；5^+ 年前于外院行"输卵管造影术"。因患者病情危重，急诊转入我院。

入院时孕妇意识清楚，不能平卧，面色及口唇、甲床无发绀，安静休息时无心慌、胸闷、气紧症状，活动后感心累、气紧。无明显宫缩，阴道无流血流液。双下肢水肿明显。嘱卧床休息减少活动，下病危、行心电监护，完善相关检查，合血备用，向上级医生汇报病情，请心内科及 ICU 会诊。入院查体：T 37℃，P 109 次/分，R 20 次/分，BP 118/67mmHg，胸骨左缘第 3、4 肋间可闻及收缩期杂音，双肺呼吸音稍粗，未闻及确切干湿啰音。专科情况：宫高 31cm，腹围 114cm，胎方位 LOA，胎心率 143 次/分；骨盆出口测量坐骨结节间径 8cm；阴查：头先露，S－3，宫颈管居中位，质中，消退50%，宫口未开，内骨盆未见异常。10 月 15 日急诊超声示：胎方位 LOA，双顶径8.6cm，股骨长 6.3cm，羊水 4.3cm，胎盘位于前壁。心脏超声示：先天性心脏病，法洛四联症矫正术后，左室射血分数（LVEF）47%。入院考虑诊断：妊娠合并先天性心脏病，法洛四联症矫正术、房缺修补术后，肺动脉瓣中－重度反流，卵圆孔未闭，窦性心律，心功能Ⅲ级，妊娠期糖尿病，$G_3P_0^{+2}$ 37^{+2} 周宫内孕头位单活胎待产。

患者入院当日，经心内科、ICU、麻醉科、新生儿科、产科等多学科联合会诊讨论后立即完善术前准备，术前禁食，保留尿管，静推呋塞米利尿，减轻容量负荷，口服氯化钾 10ml，tid 维持血钾浓度在 4mmol/L，予抗生素预防感染，控制输液滴速在40 滴/分以内，严密观察病情变化及胎心胎动情况。入院 5.5 小时后在硬膜外麻醉下急诊行"子宫下段横切口剖宫产术"。术中产妇生命体征平稳，手术顺利，术中出血约 300ml，新生儿体重 2730g，Apgar 评分 10－10－10，外观未见异常。术毕产妇转入 ICU 继续治疗，新生儿转回病房行人工喂养。在 ICU 期间，产妇双下肢水肿明显，有咳嗽咳痰症状，且血氧饱和度下降至 94%，低钾，腹胀明显，给予对症处理后好转。术后给予特级护理、持续心电监护、吸氧、充分镇痛，抗生素预防感染，缩宫素及益母草促宫缩治疗，磷酸肌酸钠 1g，bid 营养心肌，止咳化痰，呋塞米 20mg 静推利尿，严格控制输液量，准确记录出入量，密切监测电解质，静脉补钾维持血钾在 4.0mmol/L 以上。辅助检查：WBC $13.1×10^9/L$，NEU% 82.9%，Hb 130g/L，PLT $138×10^9/L$，Na^+ 135.7mmol/L，K^+ 3.4～4.13mmol/L，Ca^{2+} 2.13mmol/L，Mg^{2+} 0.76mmol/L。术后3 天转回产科病房，术后第 11 天产妇无合并症及并发症发生，母儿平安，康复出院。

（二）护理

1. 病情观察

（1）高危因素评估：早期评估和识别是否存在心衰的高危因素，对患者的治疗及预后非常重要。由于妊娠期及分娩期血流动力学及血容量的巨大变化，在妊娠 32～34 周、分娩期、产后 3 日内是心脏负荷最重的时期，妊娠合并心脏病孕妇极易发生心力衰竭。妊娠合并心脏病以结构异常性心脏病为主，先心病占 35％～50％。而妊娠合并先心病未行手术矫正、孕期贫血、低蛋白血症、血压升高、射血分数＜50％、中－重度肺动脉高压，是妊娠合并心脏病孕妇孕晚期发生心衰的高危因素。法洛四联症孕妇对血流动力学的改变及血容量的增加耐受力极差，孕妇及胎儿的死亡率可高达 30％～50％，但在妊娠之前行心脏矫正手术者，相比于妊娠前未行心脏矫正手术的妇女，可能有更好的妊娠结局。该患者为法洛四联症矫正术后，入院时无口唇及甲床发绀，生命体征平稳，但存在以下高危因素：未正规产检，妊娠晚期，射血分数 47％，活动后有心累、气紧症状，经历手术及术后 3 天内的高危期，随时可能诱发心衰。因此，先心病孕妇孕期规律产检、早期进行妊娠风险评估至关重要。先心病的严重程度及风险评估结果决定了孕期心功能随访频率，妊娠晚期至少每周检查 1 次，每次均需充分评估病情，包括患者自觉症状、右心功能、血氧饱和度等，评估有早期心衰征象者立即住院，孕期顺利者应提前入院（一般在 36～38 周），及时发现高危因素并进行有效干预，从而改善心脏功能及孕产妇与新生儿的结局，降低心衰的发生率。对未经过正规产检且已经入院的患者，医护人员应重视并正确全面地对患者进行症状、体征、心衰高危因素及治疗依从性的评估，并及时给予治疗观察护理，提供相应的宣教及照护，避免心衰的发生。

（2）分娩方式选择：法洛四联症经手术治疗后，对于心功能Ⅰ～Ⅱ级的妊娠合并心脏病孕产妇且无产科手术指征者，一般主张阴道分娩，阴道分娩失血少，血栓发生率及感染率低，产后恢复快；对于心功能Ⅲ～Ⅳ级的孕产妇或合并有产科手术指征者，主张剖宫产终止妊娠。剖宫产能缩短患者产程，使血流动力学的变化最小化，可预防急性肺水肿或心力衰竭。本案例患者因妊娠风险分级为Ⅳ级，心功能Ⅲ级，足月孕、无急性左心衰表现，在入院当日完善术前检查后选择了剖宫产及时终止妊娠。手术顺利，母婴平安。

（3）病情变化监测：根据患者的主诉、症状、体征，密切监测患者病情变化，做出正确的判断及处理，是保证患者顺利度过妊娠危险期的重要措施。妊娠合并心脏病孕产妇容易并发呼吸道感染、心衰、妊娠高血压疾病等，而心力衰竭是妊娠合并心脏病常见的严重并发症。因此应在孕期、术中及术后 3 天至 1 周内，对患者心功能进行再次评估，评估有无心衰早期征兆，积极预防心衰、感染、产后出血等并发症。该患者在孕晚期出现一般体力活动后感心累、气紧，夜间不能平卧，且孕期增大的子宫迫使横膈上移加重呼吸不畅，可予抬高床头半卧位休息、低流量吸氧缓解呼吸困难，心电监护监测生命体征及血氧饱和度，予保留尿管以减少活动量。由于孕期子宫右旋，压迫右侧腹主动脉及下腔静脉，回心血量及胎盘血供减少，指导左侧卧位为宜，行胎儿电子监护。观察并记录产妇的意识、血压、脉搏、血氧饱和度、末梢循环状况及宫缩、胎心、胎动情况。术后由于胎盘胎儿娩出后，母胎循环终止，大量血液在子宫收缩时进入体循环，同时腹腔内压力骤减，下腔静脉压力解除，导致回心血量增加。可在腹部放置 1 个 1.0kg 重的沙袋并用腹带加压包扎，可有效预防心衰的发生。严格控制补液量及补液速度，准确记录 24 小时出入量。一旦发现心功能异常，应积极汇报处理。妊娠合并心脏病产妇常因组织缺血缺氧，子宫肌层对缩宫素敏感性降低，容易导致宫缩乏力而发生产时或产后大出血，因此应加强术中及术后 24 小时内子宫收缩及阴道流血情况的观察。该患者术中及术后经过正确治疗及精心护理，未发生心衰及产后出血。

（4）呼吸道管理：法洛四联症患者肺血流减少，血液黏稠，氧气运送障碍，各重要器官长期处于缺氧状态。妊娠晚期血液循环的特点为高血流、低阻抗、生理性贫血，可严重影响孕妇心、脑、子宫及胎儿的供氧；而增大的子宫压迫下腔静脉及腹主动脉，可使 30％的血液淤积于下肢而易发生仰卧位综合征，导致肺血流进一步减少。预防低氧血症的关键在于呼吸道的管理，孕期应避免感冒、剧烈运动，多休息，保持呼吸道的通畅，术中、术后观察有无咳嗽咳痰症状，口唇及甲床有无发绀，密切观察血氧饱和度变化。该患者术后在 ICU 期间出现咳嗽、咳痰症状，且痰液不易咳出，血氧饱和度下降至 94％。根据病情，静脉给予患者止咳化痰的药物，辅以雾化吸入、翻身拍背，协助并鼓励排痰，必要时吸痰；持续低流量氧气吸入，缓解缺氧症状；按时按量使用抗生素，预防上呼吸道及肺部的感染。

（5）电解质监测：低钾是造成患者心律失常的主要因素之一，成人法洛四联症患者应密切监测电解质，根据结果及时对患者进行补钾，术后血钾浓度需要维持在 4.0～5.0 mmol/L。该患者术后出现低钾、腹胀、肠鸣音减弱，血钾浓度最低为 3.4mmol/L，予静脉及口服补钾后血钾浓度升至 4.13mmol/L，避免了心律失常等并发症的发生。

（6）制订妊娠合并心脏病的抢救体系，组建多学科抢救团队，急救演练常态化：妊娠合并先心病患者病情变化快，死亡率极高。本例患者从入院、手术、转科到出院，由心内科、ICU、麻醉科、新生儿科、产科等多个科室的专家教授及护理人员联合讨论治疗方案，协作配合，精心护理，最后母婴结局良好。因此应制订安全、高效、便捷的抢救体系，为妊娠合并心脏病患者的收治、转诊、抢救开放绿色通道，建立应急预案，组织各层级人员以小组为单位进行专业技能培训、情景模拟式演练急救流程并将其常态化，保证在最短的时间内能快速组建一支高效的抢救团队，快速拟定抢救治疗措施，提供高质量的护理，为维护母婴安全、降低孕产妇死亡率保驾护航。

2. 基础护理

（1）休息：保持房间通风良好，环境安静舒适，患者卧床休息。保证充足睡眠，避免过劳及情绪激动，保持心态平稳。护理人员术后按压子宫应轻柔，及时评估疼痛，根据疼痛程度给予镇痛药物、音乐疗法等干预措施，避免因疼痛而增加心脏负荷。

（2）饮食管理：妊娠合并心脏病患者孕期应加强营养，合理补充高蛋白、高维生素、低脂饮食，妊娠 20 周后适量补充铁剂预防或纠正贫血。可多食用富含钾的食物，尤其是新鲜的蔬菜、水果及菌类等，以增加钾的摄入量。2018 年《中国心力衰竭诊断和治疗指南》明确提出，对病情稳定者不严格限盐，不稳定的心衰患者摄入钠盐＜3g/d，而急性发作者应少于 2g/d。该患者病情虽相对稳定但有早期心衰的表现，应适当限制食盐，一般食盐量每日不超过 4～5g，以预防高血压及低蛋白血症的发生。限制过度营养、体重增长过快，整个妊娠期增重以不超过 12kg 为宜。该患者合并有妊娠期糖尿病，但未进行正规产检，未接受过关于妊娠期糖尿病的饮食控制、运动锻炼、卫生保健、血糖监测的管理，对妊娠期糖尿病相关知识缺乏，入院前血糖控制不理想，导致孕期曾因为低血糖反应而晕倒 3 次，整个孕期体重增长约 14kg。因此，入院后指导患者进食糖尿病饮食，进行相关知识宣教，密切监测空腹及三餐后 2 小时血糖值，避免低血糖或酮症酸中毒的发生。术后 6 小时指导产妇进食流质饮食，肛门排气后进食清淡、易消化半流质饮食，根据肠蠕动情况逐步过渡到普食，预防便秘，保持大便通畅。指导其产褥期仍要重视饮食及体重管理。妊娠期糖尿病产妇生出的新生儿容易发生低血糖反应、红细胞增多症及新生儿呼吸窘迫综合征等，因此新生儿应按高危儿处理，加强新生儿的喂养指导及观察。新生儿出生后 30 分钟内进行末梢血糖检测。本案例产妇因为妊娠合并先心病，心功能Ⅲ级，不宜母乳喂养，需指导新生儿人工喂养方法及奶具消毒、手卫生的相关知识。

（3）乳房护理：产妇心功能Ⅲ级，术后不宜哺乳，以免影响产妇休息，增加心脏负担，因此应重视乳房护理，切忌挤奶，指导正确的回乳方法，避免出现乳腺肿胀疼痛而加重心脏负担。

3. 治疗

（1）严格控制输液滴速：为了防止妊娠合并心脏病患者因为大量输液引起的循环波动，可设置专用静脉通道，采用静脉输液泵或微量泵将液体及药物恒速泵入，保证药物的时效性，且能准确控制每小时液体入量，避免输液过程中由于观察不到位导致的输液滴速过快而诱发心衰，而输液过慢则影响治疗进程。

（2）药物的正确使用及观察：利尿剂可用于减轻症状和改善心脏功能。有明显液体潴留，如入量大于出量、尿量减少、体重短期内明显增加、水肿明显患者，首选祥利尿剂，最常用呋塞米。无液体潴留的症状及体征者禁用。但应避免孕期过度使用利尿剂而造成子宫胎盘血流灌注减少。排钾利尿剂长期大量使用可导致低钾、低镁血症而诱发严重心律失常。因此使用利尿剂治疗时，需密切监测患者生命体征及电解质，及时调整药物治疗方案及剂量。术前、术中及术后应使用抗生素预防心内膜炎。抗生素宜现配现用，严格遵守无菌原则，使用过程中注意观察患者有无输液不良反应发生。

4. 健康教育

（1）心理护理：综合性情感干预可改善心功能。患者担心先心病会影响胎儿健康，担心自己预后不好，故情绪紧张。针对患者的心理状态，应鼓励患者保持乐观，为其讲解相关知识，消除顾虑，指导家庭人员给予支持，避免不良精神刺激，用一流的技术及服务让其充分信任医护人员，积极配合检查及治疗。该患者依从性较好，术后未发生产后抑郁或焦虑症状。

（2）预防血栓：由于孕期母体血流动力学变化显著，血液处于高凝状态，术后应预防血栓栓塞。手术初期卧床患者，指导家属协助其做被动运动或每天做 10 分钟的双下肢气压治疗，以预防深静脉血栓形成。在临床病情平稳的情况下，应鼓励患者尽早下床活动、进行运动或日常体力活动训练，活动宜循序渐进。对 VTE 评估为中高风险者，可予抗凝治疗降低血栓栓塞风险。

（3）预防感染：每天监测体温变化；指导洗脸、漱口等基础清洁及手卫生；术前、术后应用抗生素至产后1周，预防生殖道、呼吸道的感染，尤其是防止感染性心内膜炎的发生；每天给予0.02％碘伏会阴冲洗2次，大便后随时冲洗；勤换会阴垫，保持会阴部清洁；密切注意切口变化及恶露性状。

（4）出院教育：妊娠合并法洛四联症、妊娠期糖尿病患者，剖宫产术后抵抗力下降，产褥期体质虚弱，切口愈合能力较无合并症产妇差，活动耐受力弱，应指导产妇及家属正确的饮食、运动方式，适当加强营养，预防贫血，促进切口愈合。指导患者避孕、血糖监测方法及新生儿护理知识等，42天后及时到产科门诊复查。教会患者动态自我监测心脏功能，如出现原因不明的运动耐力明显减低或疲乏，以及心率增加15～20次/分，可考虑是心衰加重的早期征兆，应及时到专科医院就诊。

（三）循证证据

2019年中华医学会、《中华全科医师杂志》发布了《慢性心力衰竭基层诊疗指南（2019年）》。2019年《中国临床医生杂志》发表了《接轨国际指南、彰显中国特色——〈中国心力衰竭诊断和治疗指南2018〉解读》。2018年8月欧洲心脏病学会（ESC）发布了《2018 ESC妊娠期心血管疾病管理指南》，《中国全科医学》发表了《〈2018 ESC妊娠期心血管疾病管理指南〉解读》，对妊娠期心血管疾病的孕前咨询、妊娠期管理及诊治、风险评估、妊娠期药物使用等进行了详细的阐述。一旦接诊此类孕产妇，可按照指南中的流程（图22-10-1）、心力衰竭发生、发展阶段（表22-10-1）、心功能分级标准（表22-10-2）、健康教育内容（表22-10-3）进行评估、处理及健康宣教。

表 22-10-1 心力衰竭发生、发展的 4 个阶段

心力衰竭阶段	定义	患病人群
A（前心力衰竭阶段）	患者为心力衰竭的高危人群，尚无心脏结构或功能异常，无心力衰竭症状和/或体征	高血压、冠状动脉粥样硬化性心脏病、糖尿病、肥胖、代谢综合征、使用心脏毒性药物史、酗酒史、风湿热史、心肌病家族史等
B（前临床心力衰竭阶段）	患者无心力衰竭症状和/或体征，已发展成结构性心脏病	左心室肥厚、无症状的心脏瓣膜病，以往有心肌梗死史等
C（临床心力衰竭阶段）	患者已有基础的结构性心脏病，以往或目前有心力衰竭症状和/或体征	有结构性心脏病伴气短、乏力、运动耐量下降等
D（难治性终末期心力衰竭阶段）	患者有进行性结构性心脏病，虽经积极的内科治疗，休息时仍有症状，且需要特殊干预	因心力衰竭反复住院，且不能安全出院者；需要长期静脉用药者；等待心脏移植者；使用心脏机械辅助装置者

表 22－10－2　纽约心脏协会（NYHA）心功能分级

分级	症状
Ⅰ级	活动不受限。日常体力活动不引起明显的气促、疲乏或心悸
Ⅱ级	活动轻度受限。休息时无症状，日常活动可引起明显的气促、疲乏或心悸
Ⅲ级	活动明显受限。休息时可无症状，轻于日常活动即引起显著的气促、疲乏、心悸
Ⅳ级	休息时也有症状，任何体力活动均会引起不适。如无须静脉给药，可在室内或床边活动者为Ⅳa级；不能下床并需静脉给药支持者为Ⅳb级

表 22－10－3　心力衰竭患者健康教育内容

项目	主要内容
疾病知识介绍	纽约心脏协会（NYHA）心功能分级、分期，心力衰竭的病因、诱因、合并症的诊治和管理
限钠	心力衰竭急性发作伴容量负荷过重时，限制钠摄入<2g/d；轻度或稳定期时不主张严格限制钠摄入
限水	轻中度心力衰竭患者常规限制液体并无获益。慢性 D 期心力衰竭患者可将液体摄入量控制在 1.5～2 L/d，也可根据体重设定液体摄入量。体重<85kg 患者每日摄入量为 30ml/kg，体重>85kg 患者每日摄入量为 35ml/kg
监测体重、出入量	每天同一时间、同一条件下测量并记录体重
监测血压、心率	介绍血压、心率的测量方法，将血压、心率控制在合适范围
营养和饮食	低脂饮食，戒烟限酒，肥胖者需减肥，营养不良者需给予营养支持
监测血脂、血糖、肾功能、电解质	将血脂、血糖、肾功能、电解质控制在合适范围
随访安排	详细讲解随访时间安排及目的，根据病情制定随访计划，并需根据随访结果及时给予相应的干预措施
家庭成员	心肺复苏训练
用药指导	详细讲解药物使用及相关注意事项
症状自我评估级	呼吸困难加重、活动耐量下降、静息心率增加≥15 次/分、水肿加重、体重增加（3d 内增加 2kg 以上）时，应增加利尿剂剂量并及时就诊
处理	不建议完全卧床静养，建议康复专科就诊，遵循现有指南进修康复训练
康复指导心理和精神指导	建议患者保持积极乐观的心态，给予心理支持，必要时使用抗焦虑或抗抑郁药物

来源：中华医学会，中华医学杂志社，中华医学会全科医学分会，等. 慢性心力衰竭基层诊疗指南［J］. 中华全科医师杂志》2019，10（18）：936－947.

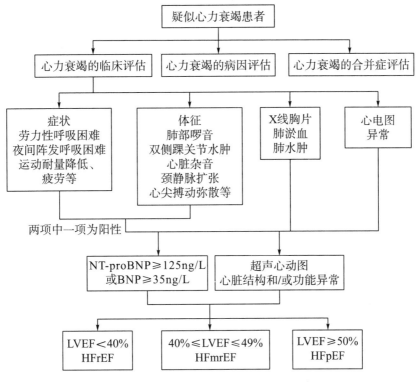

图 22-10-1 慢性心力衰竭诊断流程[①]

注：NT-proBNP，N 末端 B 型利钠肽；BNP，B 型利钠肽；LVEF，左心室射血分数；HFrEF，射血分数降低的心力衰竭；HFmrEF，射血分数中间值的心力衰竭；HFpEF，射血分数保留的心力衰竭。

综上，加强对此类患者的综合管理，早期进行个体化、多学科的风险评估，制订详细的孕期随访、分娩和产后诊疗计划，可降低风险及改善围产结局，对降低孕产妇死亡率具有重要的意义。

（周淑蓉 罗玉）

第十一节 羊水栓塞

羊水栓塞（amniotic fluid embolism，AFE）是指胎儿的产物（羊水及其内容物）进入母体循环系统，导致促炎症反应介质系统的异常激活，类似于全身炎症反应综合征。羊水栓塞是妊娠期特有的罕见并发症，可以导致母儿死亡等灾难性后果。由于病例散发、少发，目前对其诊断标准还缺乏确切的共识。在全球范围内 AFE 的发病率、病死率统计存在很大差异。根据现有的报道，AFE 发病率为（1.9~6.1）/10 万，死亡率

---

① 引自：中华医学会，中华医学杂志社，中华医学会全科医学分会，等. 慢性心力衰竭基层诊疗指南（2019年）[J]. 中华全科医师杂志，2019，10（18）：936-947.

为19%~86%。AFE的低发病率也使得临床医生很难通过实践积累足够丰富的应对经验。

AFE的发病机制尚不明确。通常认为，当母胎屏障破坏时，羊水成分进入母体循环，一方面引起机械性的阻塞，另一方面母体将对胎儿抗原和羊水成分发生免疫反应，当胎儿的异体抗原激活母体的炎症介质时，可发生"瀑布样"级联反应，从而发生类似全身炎症反应综合征的症状，引起肺动脉高压、肺水肿、严重低氧血症、呼吸衰竭、循环衰竭、心搏骤停及孕产妇严重出血、DIC、多器官功能衰竭等一系列表现。在这个过程中，补体系统的活化可能发挥着重要的作用。AFE的高危因素包括所有可能增加羊水及胎儿成分进入母体机会的状况，如剖宫产、会阴切开等手术操作，前置胎盘、胎盘植入、胎盘早剥等胎盘异常。催、引产诱发的宫缩过强也曾被认为是AFE的高危因素，但是这一观点目前存在争议，AFE患者早期往往存在宫缩过强的表现，但是目前认为这种平滑肌高张是由于子宫灌注不足导致的内源性儿茶酚胺释放引起的。宫缩过强是结果而不是原因。其他被认为是AFE高危因素的有宫颈裂伤、子宫破裂、子痫、羊水过多、多胎妊娠以及高龄、人种差异等。但是由于发病例数少，目前数据显示，没有任何一项高危因素可针对性地指导产科规范处理AFE。

（一）病例介绍

患者，女，29岁6月，因"停经40^{+2}周，核实孕周38^{+6}，入院待产"于7月24日入院。孕24周OGTT示：空腹、1小时、2小时血糖为5.26mmol/L、9.15mmol/L、8.13mmol/L，孕33^{+5}周三餐后血糖控制不佳，最高8.7mmol/L，给予诺和灵4U皮下注射，间断用药，血糖控制尚可，自诉近两周晚餐后血糖控制差，最高为7.9mmol/L，给予诺和灵6U皮下注射，未见血糖监测表。孕中晚期，无胸闷、气紧，无头晕、眼花，有多饮，无多食、多尿，无双下肢水肿，无尿蛋白。入院诊断：妊娠期糖尿病（A2级），羊水过多，G_1P_0 38^{+6}周宫内孕头位单活胎待产

7月25日10：40放置地诺前列酮栓（欣普贝生）促宫颈成熟引产，14：58患者宫缩1~2分钟一次，持续30秒，宫口开大2cm，头先露，S-3~-2。本组主治医生床旁查看后指示：取出欣普贝生，转产房待产。患者于15：35转入产房后，持续胎监。胎监提示Ⅰ类胎监，胎心基线、基线变异及加速均正常。床旁触诊，扪及宫缩有间歇，宫缩间歇期子宫软、张力不高、无压痛，阴道少量血性分泌物，无阴道流液。床旁守护患者过程中，患者突发双眼向上凝视、全身强直状态、牙关紧闭、呼之不应。立即呼救，给予开放气道、正压面罩给氧、建立静脉通道、监测生命体征及胎儿宫内状况，并立即予硫酸镁解痉、行术前准备。约2分钟后，患者强直状态缓解，但意识持续不恢复，呈叹息样呼吸，且出现发绀，血压115/73mmHg，脉搏65次/分，正压通气下血氧饱和度下降至73%，胎心音无法探清。

上级医生到达后指示立即推入手术室，全麻下行剖宫产终止妊娠。手术困难但顺利，麻醉满意。术中见：子宫大小与孕周相符，下段长7cm、血管中度怒张，无病理性缩复环。取子宫下段横切口，头位，取胎顺利。胎儿娩出后，予缩宫素10U宫壁注射、

10U 静脉滴注。新生儿：男，重 3570g，身长 50cm，外观未见明显畸形，Apgar 评分 4－6－7。胎盘自然剥离，大小约 20cm×18cm×2.5cm，重 599g。检查胎盘、胎膜完整。脐带未见异常，长 59cm，附着于胎盘旁中央。羊水清亮，约 2200ml。产妇术中胎儿娩出后心搏骤停一次，经胸外心脏按压及除颤抢救成功。血压波动于 60～123/40～85mmHg，心率波动于 50～135 次/分。术中探查双附件外观未见明显异常，右肝Ⅶ段多处裂口，伴快速活动性出血，右肝静脉撕裂，由肝胆外科医生迅速台上会诊修补，手术顺利。

患者术中出血多，凝血功能示：PT＞150 秒，APTT＞300 秒，TT＞150 秒，纤维蛋白原＜50mg/dL；Hb63g/L，PLT 36×$\times$10^9/L。为纠正贫血，改善凝血功能，输注 O 型 Rh 阳性去白红细胞悬液 30U，血小板 5U，血浆 3250ml，冷沉淀 31U，人纤维蛋白原 10g，人凝血酶原复合物 800IU，自体血回输 2899ml。输血过程中及输血完成后患者生命体征平稳，无高热、寒战，输血毕，无输血反应。复查凝血功能示：PT 15.6 秒，APTT 44.4 秒，纤维蛋白原 211mg/dL，TT 21.9 秒。红细胞 4.18×10^{12}/L，Hb 124g/L，PLT 103×10^9/L。术中出血量共计 14075ml（其中自体血回收 5450ml）。术中输液 8950ml。尿色淡黄色，清亮，无血凝块，尿量 2400ml。

术毕按压产妇子宫，排除宫腔积血，观察无明显活动性出血。患者在气管插管下，经我院产科医生、麻醉生、ICU 医生陪同转运至某综合三甲医院 ICU 继续治疗。术后诊断为"羊水栓塞，肝脏破裂，妊娠期糖尿病（A2 级），羊水过多，新生儿轻度窒息，急症剖宫产分娩，G₁P₁ 39 周宫内孕头位已剖宫产分娩一活婴"。

患者诊治经过见表 22－11－1。

表 22－11－1　患者诊治经过

时间	生命体征					事件	处理措施
	T（℃）	P（次/分）	R（次/分）	BP（mmHg）	SpO₂（％）		
10：40	36.6	100	20	121/69	98	宫颈评分 4 分，放置欣普贝生	欣普贝生引产
14：58	—	90	20	125/66	98	宫缩间歇 1～2 分钟，持续 30 秒，取出欣普贝生	取出欣普贝生，密切观察宫缩
15：35	36.1	90	21	118/63	98	宫口开大 2cm，转入产房待产。宫缩持续 30～40 秒，间歇 1～1.5 分钟，胎监示Ⅰ类胎监	转入产房待产
16：14	—	68	12（人工）	115/73	79	突发双眼向上凝视、全身强直状态、牙关紧闭、呼之不应	立即呼救、开放气道、正压面罩给氧、建立静脉通道、硫酸镁 4g 解痉
16：16	—	65	12（人工）	115/73	73	强直状态缓解，意识未恢复，面色、唇周、甲床发绀	持续正压通气

续表

时间	生命体征					事件	处理措施
	T（℃）	P（次/分）	R（次/分）	BP（mmHg）	SpO₂（％）		
16：19	—	72	12（人工）	—	70	产妇意识未恢复，全身发绀，胎监示胎心音持续3分钟未探及	持续正压通气下送入手术室
16：23	—	50	12（呼吸机）	80/50	60～75	全麻下行剖宫产术	手术开始
16：25	—	52	12（呼吸机）	80/45	60～75	胎儿娩出	剖宫产术下娩出胎儿
16：27	—	心搏骤停	12（呼吸机）	—	60～70	心搏骤停	立即予胸外按压及电除颤
16：29	—	100～125	12（呼吸机）	80～100/40～60	85	恢复窦性心律	手术继续
22：10	—	101	12（呼吸机）	120～130/80～90	100	手术结束	气管插管下转入外院ICU

（二）护理

1. 病情观察

（1）前驱症状：30％～40％的AFE孕产妇会出现非特异性的前驱症状，主要表现为憋气、呛咳、呼吸急促、心慌、胸痛、寒战、头晕、恶心、呕吐、乏力、麻木、针刺样感觉、焦虑、烦躁、精神状态的改变及濒死感等，临床上需重视这些前驱症状。AFE如在胎儿娩出前发生，胎心电子监护可显示胎心减速、胎心基线变异消失、宫缩异常。严重的胎儿心动过缓可为AFE的首发表现。本案例中AFE发生在胎儿娩出前，于孕妇抽搐后出现了严重的胎心减速。

（2）呼吸循环功能：AFE孕产妇可出现突发呼吸困难和（或）口唇发绀、血氧饱和度下降、肺底部较早出现湿啰音、插管者的呼气末二氧化碳分压测不出、心动过速、低血压休克、抽搐、意识丧失或昏迷，心电图可表现为右心负荷增加等。病情严重者，可出现心室颤动、无脉性室性心动过速及心搏骤停，于数分钟内猝死，本案例中孕妇出现了突然的抽搐及持续血氧饱和度不升，并于抽搐后13分钟出现了心搏骤停。

（3）凝血功能障碍：大部分AFE孕产妇存在DIC，发生率高达83％以上，且可为AFE的首发表现。表现为胎儿娩出后无原因的、即刻大量产后出血，且为不凝血，以及全身皮肤黏膜出血、血尿、消化道出血、手术切口及静脉穿刺点出血等DIC表现。本案例中，通过各类血液制品的输入，患者由PT>150秒、APTT>300秒、TT>150秒、纤维蛋白原<50mg/dL，Hb 63g/L，PLT $36×10^9$/L纠正至PT 15.6秒；APTT 44.4秒；纤维蛋白原211mg/dL；TT 21.9秒；红细胞 $4.18×10^{12}$/L；Hb 124g/L；PLT $103×10^9$/L。

（4）出血量的评估：出血量的快速准确评估可为及时抢救争取宝贵时间，从而对救治产后出血及休克起到至关重要的作用。出血量的评估方法主要有称重法、目测法、休克指数法、血红蛋白测定法等。在本次抢救案例中，综合使用几种方法对产后出血量进行评估。首先是称重法，在本案例中，通过对产妇血液浸湿的会阴垫、纱布、治疗巾、衣物等进行称重，得出失血量8000ml。对于在分娩床、手术床、地面等无法计量的出血，一般通过目测法进行估计。其次，休克指数法也是重要的评估方法。休克指数=脉率/收缩压（mmHg）。在临床观察中，护士及助产士更多可利用休克指数来快速识别产妇的出血并判断严重程度。此外，血红蛋白的变化也是出血量的重要的参考指标，本案例中通过抢救，血红蛋白由63g/L上升至124g/L，是非常成功的抢救案例。

2. 基础护理

（1）体温的管理：休克时低血压、低容量血症等一系列应激因素可引起交感神经兴奋，肾上腺髓质分泌大量儿茶酚胺，并激活肾素-血管紧张素-醛固酮系统，使腹腔内脏和皮肤等小血管强烈收缩。由于内脏缺血，产热减少，休克时体温下降，加之手术过程中，麻醉药的影响和手术室室温的影响，患者呈现低体温状态。低温造成的寒战，可增加组织4~5倍的氧耗量，会加速败血症、代谢性酸中毒、多个器官功能衰竭，造成凝血障碍、心律失常等的发生。因此在抢救过程中，要做好患者的保暖，关闭制冷空调，加盖棉被。手术过程中，有条件的医院可应用充气式加热装置及输血输液加温器，避免输入冷的大量液体和血液造成"冷稀释"，同时使用与人体温度相近的冲洗液等为患者保暖。本案例中使用了保温毯、输血输液加温器、恒温冲洗水等，有效对患者进行了术中保暖护理。

（2）通道的管理：羊水栓塞抢救时，短时间内凝血功能发生障碍，出血不容易控制，应及时建立通道并由专人管理，便于快速、有效补充各类晶、胶体液及血液制品，迅速纠正凝血功能障碍。本案例中，患者在待产过程中即建立了静脉双通道，推入手术室予16号留置针迅速建立了第三及第四静脉通道，由高年资助产士管理，并在第一时间启动异常紧急输血预案（10~15分钟内发血），使血液制品快速输入。液体及时、有效地输入从而维持有效的血容量，是本案例抢救成功的重要一环。

（3）新生儿管理：因产妇抢救困难，耗费了大量产科的人力物力。需要及时呼叫新生儿抢救团队进行新生儿管理。确保新生儿能够得到及时有效的复苏和进一步生命支持。本案例中助产士、产科医生及新生儿团队合理分工，共同参与新生儿抢救，新生儿Apgar评分4-6-7，及时转入新生儿科进行进一步治疗。

3. 治疗

（1）组建快速反应团队：抢救工作充分体现"时间就是生命"。该案例抢救过程中，由产科医生（包括三线医生、二线医生、住院总、值班医生等）、麻醉医生、ICU医生和助产士组成的抢救团队迅速响应，各司其职。麻醉医生作为抢救团队的关键一员，主要负责复苏、迅速气管插管辅助呼吸并保持气道通畅，同时负责术中生命体征的监护、麻醉的实施、通道及液体的管理。充分给氧、保持良好的通气状况是抢救成功的关键。

产科医生尽快通过剖宫产终止妊娠取出新生儿并在手术台上查找到肝脏出血部位，积极止血，因此产科医生果断决策，积极实施治疗也是抢救成功的关键之一。ICU 医生配合麻醉医生的抢救工作，及时进行中心静脉置管。助产士积极建立外周静脉通道并妥善管理，确保充分有效的入量；同时快速配合手术进行，协助新生儿复苏，及早转入新生儿科。

（2）血容量的迅速补充：凝血功能障碍会导致大量失血。建立有效的静脉通道，迅速扩充血容量，维持有效的体液循环，对于失血性休克的抢救尤为重要。多数专家也认为在产后开始急性失血 30 分钟内如能正确选择输液通道、输入液体，可在 2 小时内保证患者重要脏器的有效血液灌注。本案例术中输液 8950ml。输血：O 型 Rh 阳性去白红细胞悬液 30U，血小板 5U，血浆 3250ml，冷沉淀 31U，自体血回输 2899ml，人纤维蛋白原（法布莱士）10g，人凝血酶原复合物（康舒宁）800IU。及时有效补充血容量、自体血回收及回输技术的开展和使用对抢救成功起到了重要的作用。

（3）药物的正确使用：①使用去甲肾上腺素和正性肌力药物等维持血流动力学稳定。AFE 初始阶段主要表现为右心衰竭，心脏超声检查可提供有价值的信息。针对低血压，应使用去甲肾上腺素或血管开压素等药物维持血压，如去甲肾上腺素 $0.05\sim3.30\mu g/$（kg·min）静脉泵入。多巴酚丁胺、磷酸二酯酶抑制剂兼具强心和扩张肺动脉的作用，是治疗的首选药物，使用多巴酚丁胺 $2.5\sim5.0\mu g/$（kg·min）静脉泵入；磷酸二酯酶抑制剂（米力农）$0.25\sim0.75\mu g/$（kg·min）静脉泵入。②解除肺动脉高压。使用前列环素、西地那非、一氧化氮及内皮素受体拮抗剂等特异性舒张肺血管平滑肌的药物。如前列环素 $10\sim50$ ng/（kg·min）吸入；或伊洛前列素（iloprost）$10\sim20$ 微克/次吸入，$6\sim9$ 次/天；或曲前列尼尔（treprostinil）以 $1\sim2$ ng/（kg·min）为起始剂量静脉泵入，逐步增量直至达到效果；西地那非 20 毫克/次，口服，3 次/天，或通过鼻饲和（或）胃管给药；一氧化氮 $5\sim40$ ppm① 吸入。也可给予罂粟碱、阿托品、氨茶碱、酚妥拉明等药物。③糖皮质激素。糖皮质激素用于 AFE 的治疗存在争议。基于临床实践经验，尽早使用大剂量糖皮质激素，应作为有益的尝试。如氢化可的松 $500\sim1000$ mg/d静脉滴注，甲泼尼龙 $80\sim160$ mg/d 静脉滴注；或地塞米松 20 mg 静脉推注，然后再予 20 mg 静脉滴注。

本案例中，麻醉医生专人负责药物的监管和使用，专注于稳定患者的生命体征，为产科医生和助产士的抢救解除后顾之忧，是本案例抢救成功的另一个关键。

4. 健康教育

（1）心理护理：由于羊水栓塞发生突然，家属缺乏心理准备，大多处于极度恐慌状态，甚至出现情绪休克。产妇历经抢救后会产生一系列生理和心理变化，新生儿出生后窒息、预后尚不明了，容易引发产妇的产后抑郁。护理人员应理解并鼓励患者的情绪表达，做好安慰和解释工作，使患者及家属情绪稳定，配合各项治疗和护理措施。本案例中，产科医生及助产士一直在手术室外安慰家属，并为其单独提供空间等待，缓解和释

---

① 1ppm$=1\times10^{-6}$

放情绪。

（2）转院指导：患者术后全麻下带管转入 ICU，应指导家属如何办理转院，及时准确地与转院后的主管医生与护士交接病情并介绍给家属。必要时向家属讲解产后复查时间、目的和意义。

（三）循证证据

美国母胎医学会（Society for Maternal－Fetal Medicine，SMFM）2016 年 3 月发布了 AFE 诊断和处理指南 *SMFM clinical guidelines－Amniotic fluid embolism：diagnosis and management*。该指南重点在于指导临床工作中如何早期识别、及时处理随时可能发生的 AFE，努力改善母儿预后。

2018 年，中华医学会妇产科学分会产科学组结合国内外文献，参考美国母胎医学会指南等，根据我国的临床实践制定了《羊水栓塞临床诊断处理专家共识（2018）》，旨在提高及规范对 AFE 的诊断和抢救治疗能力，以改善孕产妇和围产儿结局。

因为目前并无特异性的检查方法，所以 AFE 的诊断仍然是以临床表现为基础的排除性诊断。如果临床高度怀疑 AFE，及早治疗是有必要的。准确到位的日常急救演练是保证 AFE 抢救成功的关键。治疗主要是支持、对症治疗，包括呼吸支持（通常以气管插管和机械通气的形式）、适当补液的循环支持、血管活性药物、正性肌力药物、肺血管扩张剂、及时分娩及适时的子宫切除、积极处理凝血功能障碍以及器官功能的支持治疗与保护。迅速、全面的监测是实施有效治疗措施的保证，AFE 的抢救流程见图 22－11－1。

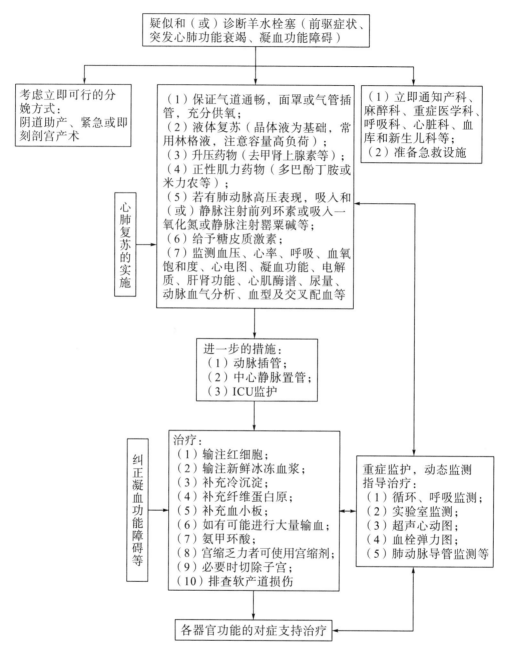

图 22-11-1　羊水栓塞的抢救流程[①]

（何菁菁　谯利萍）

---

　　① 引自：中华医学会妇产科分会产科学组. 羊水栓塞临床诊断与处理专家共识（2018）［J］. 中华妇产科杂志，2018，53（12）：831.

第二十三章　呼吸系统疾病

第一节　重度子痫前期合并肺部感染

妊娠期高血压疾病（hypertensive disorders of pregnancy）是妊娠与血压升高并存的一组疾病，发病率为 5%～12%。该组疾病严重影响母婴健康，是导致孕产妇和围产儿病死率升高的主要原因，包括妊娠期高血压（gestational hypertension）、子痫前期（preeclampsia）、子痫（eclampsia），以及慢性高血压并发子痫前期和慢性高血压合并妊娠（chronic hypertension complicating pregnancy）。其中，子痫前期分为轻度与重度，重度子痫前期表现为指孕妇血压和尿蛋白持续升高，发生母体器官功能不全或胎儿并发症，是孕产妇病死率最高的疾病之一。

肺部感染（lung infection）是指由多种致病因素导致的包括终末气道、肺间质及肺泡腔在内的肺实质炎症，包括肺炎、肺脓肿等多种疾病，其发病率较高，是常见的感染性疾病之一。在我国每年肺部感染病例数达 250 万，死亡 12.5 万。肺炎（pneumonia）是肺部感染中较典型的一种，主要包括医院获得性肺炎、呼吸机相关性肺炎、社区获得性肺炎等，其中医院获得性肺炎是最常见的类型之一，占院内感染的 10%～31%。

重症子痫前期的患者易发生肺部感染，肺部感染又促进重度子痫前期的病情发展。一方面，妊娠期间解剖和生理上的改变使机体清除呼吸道分泌物的能力下降，易发生肺部感染；另一方面，重度子痫前期患者病情重，活动受限，机体免疫能力较低，接受侵入性操作多，药物使用等因素，进一步增加其肺部感染的风险。而重度子痫前期患者一旦发生肺部感染，其心肺功能负担即增加，进一步加重患者病情，易发展为呼吸窘迫综合征。

（一）病例介绍

患者，女，24 岁，因"停经 7⁺月，双下肢水肿 1⁺月，发现血压升高 8⁺天"于 11 月 28 日入院。患者平素月经周期不规律，自诉末次月经 7⁺月前。孕期未建卡，未产检。1⁺月前出现双下肢水肿，未重视。10⁺天前，出现会阴水肿。8⁺天于外院就诊，测血压为 180/140mmHg，诊断为"重度子痫前期，低蛋白血症，肺部感染，妊娠合并心衰，右侧股深静脉、双侧股浅静脉、腘静脉管壁附着，凝血功能障碍"，予以硫酸镁解痉、硝苯地平降压、地塞米松促胎肺成熟等治疗，血压控制不佳，转至我院 ICU 治疗。入院时，T 36.7℃，P 100 次/分，R 20 次/分，BP 158/116mmHg，患者自诉有轻度头痛、咳嗽，无胸闷、头晕、眼花、腹痛等不适。孕期精神食欲佳，大小便正常，体重增加不详。一般情况稍差（患者系素食者，营养情况稍差），否认肝炎、结核或其他传染病史，无过敏史，无外伤史，无手术史，无输血史，无特殊病史。$G_{12}P_1^{+10}$ 6^+ 年前足月顺产一男活婴，3 天后新生儿死亡（具体不详）。随后陆续怀孕 10 次，均于孕 3～5 个月后自然流产，未进一步诊治。查体：双侧颜面部可见片状蝶形红斑，双肺呼吸音粗，未闻及干湿啰音，心脏听诊未闻及明显异常，双下肢中度水肿。专科查体：宫高 22cm，腹围 97cm，胎方位 RSA，胎心率 134 次/分。会阴肿胀明显，阴查未查。辅助检查：彩超 RSA（混合臀），双顶径 7.47cm，股骨长 5.68cm，胎盘后壁及右侧壁，羊水指数 7.0cm，脐动脉血流 S/D=3.87，胎心率 134 次/分；心脏彩超：EF 46%，FS 28%，各房室大小基本正常，心包未见明显积液，左室收缩功能测值减低；胆囊壁增厚；右肾集合部分离 1.4cm，右侧输尿管上段扩张约 1.0cm；腹腔多间隙查见液性暗区，较深约 6.6cm；双侧胸腔查见积液，左侧约 5.0cm，右侧约 1.1cm。

入院初步诊断：重度子痫前期，妊娠合并急性左心衰竭，妊娠合并凝血功能异常，双下肢静脉血栓？肺部感染？轻度贫血，臀位，低钾血症，$G_{12}P_1^{+10}7^+$ 月宫内孕臀位单活胎待产，不良孕产史。入院后完善小便分析、24 小时尿蛋白定量、双下肢血管彩超等检查，监测血压、胎心、胎动，予硫酸镁解痉，硝酸甘油降压、头孢曲松抗感染等治疗，持续心电监护，监测胎儿宫内情况，密观孕妇病情变化。11 月 29 日，患者自诉反复自觉胎动减少，行床旁胎监示 NST 无反应型，胎监变异差，患者拒绝剖宫产。11 月 30 日行水囊引产，安置水囊后半小时水囊脱出。12 月 1 日，行缩宫素引产，12：40 娩出一死胎，因胎盘小叶粗糙、绒毛膜缺损行 B 超监测下清宫术，产后转入 ICU 进一步治疗。12 月 5 日，转入产科病房。12 月 16 日，出院。

（二）护理

1. 病情观察

（1）血压监测：重度子痫前期以血压和尿蛋白持续升高为主要临床表现，控制血压达到目标范围，能有效预防子痫、心脑血管意外和胎盘早剥等严重母胎并发症的发生，因此血压变化是护理的重要观察项目之一。临床上血压测量方法包括无创血压测量和有创血压测量，各有优缺点。无创血压测量简便易行，被广泛使用，但无创血压测量的准确性受多种因素的影响，包括患者的体位、袖带尺寸、测量部位、测量时间等。往往测量时选择型号合适的袖带易被忽略，为确保准确性，袖带长度应该是上臂围的 1.5 倍。有创血压监测实时、准确、直观，可以及时发现瞬时动脉血压的变化情况，真实地反映危重症患者的实际血压状态，因此，在危重症患者的抢救过程中广泛应用。但有创血压需要进行有创操作，不仅增加患者的痛苦和不适，如护理不当，还易出现感染、出血、血栓等并发症。患者行有创血压监测时，应保持穿刺处的无菌，妥善固定导管，保证导管的通畅也是护理的重点之一。护理人员应明确目标血压的范围，根据第八版《妇产科学》，目标血压：孕妇未并发脏器功能损伤，收缩压应控制在130～155mmHg，舒张压应控制在80～105mmHg；孕妇并发脏器功能损伤，则收缩压应控制在130～139mmHg，舒张压应控制在80～89mmHg。为保证子宫胎盘血流灌注，血压不可低于130/80mmHg。护理人员应遵医嘱正确使用降压药物，密切观察血压变化，降压过程力求平稳，不可波动过大。

（2）感染症状的观察：肺部感染的患者会出现咳嗽、咳痰、发热、胸闷、消化道症状及意识改变等临床表现。但患者由于妊娠期间解剖与生理上的改变使机体清除呼吸道分泌物的能力下降，即使有较严重的肺部病灶，咳痰症状却不明显。孕妇在孕晚期常有不同程度的呼吸困难，若在肺部听诊上也未引起重视，易引起肺部感染被忽略。重症子痫前期往往伴有低蛋白血症及胸腔积液，其胸闷、气促的症状易掩盖肺部感染的病情。因此，病情观察时不仅要关注患者是否有咳嗽、咳痰等症状，还需关注患者的主诉、血氧饱和度及体温的变化，警惕肺部感染的发生及病情的加重。

（3）胎儿心率及子宫收缩的监测：重度子痫前期产生的病理生理变化使胎盘灌流下降，并伴有内皮损害及胎盘血管动脉粥样硬化，使胎盘功能下降，出现胎儿生长受限、胎儿窘迫，甚至胎盘早剥，严重时可导致母儿死亡。因此，护理人员应密切监测胎儿的心率及胎动。根据孕周及医嘱，定时行多普勒超声监测胎心变化，若患者出现病情变化也需及时监测胎心的变化。教会患者正确数胎动的方法，分别在一天的早、中、晚督促患者自数胎动，胎动过多或过少都应及时汇报医生。重度子痫前期患者易出现早产，且剖宫产率高，在监测胎儿心率时，也需密切关注子宫收缩、子宫张力及阴道流血等情况，做好剖宫产术前准备工作，警惕胎盘早剥的发生。

2. 基础护理

（1）环境管理：重度子痫前期的患者易受环境及情绪的刺激加重病情，引发子痫的发生。患者需卧床休息，以左侧卧位为主，保持病室安静，各类操作相对集中进行，避免声、光等对患者的刺激。患者病情重，病情变化快，应安排靠近护士站的病房，床旁备开口器、拉舌钳、负压吸引等抢救物资。每日病房开窗通风，减少人员探视，做好手卫生及床边清洁卫生，及时清除痰液及排泄物，避免感染。

（2）饮食管理：患者根据口味及喜好选择进食营养丰富、清淡易消化的食物。注意补充优质蛋白及高钙食物，如牛奶、鸡蛋、禽肉、鱼及海鲜类，同时限制盐的摄入。患者卧床休息，活动减少，易出现便秘，可鼓励多进食蔬菜水果，注意粗粮细粮搭配、少食多餐。

（3）促进肺功能恢复：抬高床头（低于30°），减轻患者胸闷、气促的症状。遵医嘱进行雾化吸入治疗，治疗后采用人工或机械拍背的方法，协助患者排痰。教会患者正确、有效的排痰方法：取坐位，身体向前倾斜，采用缩唇呼吸法进行呼吸训练，深吸气后，适度用力咳嗽，同时用手压在腹部，有助于将痰从肺的深部咳出。鼓励患者有痰尽量排出，多做深呼吸，缓解症状，避免痰液堵塞气管，引起肺不张。

（4）皮肤管理：患者可因低蛋白血症出现下肢甚至全身的水肿，加之卧床时间增加、孕期活动不便等因素，存在高皮肤损伤及压力性损伤风险。护理人员可依照 Re-SSKIN 原则（图 23-1-1）对患者进行皮肤管理。入科时，采用 Norton 量表对患者进行压力性损伤的风险评估筛查；病情发生变化时，再次进行风险评估。评估为高危患者时，需在患者床头、手腕带及交班报告中做好标识。告知患者产生压力性损伤的原因、危害及预防措施，明确翻身及更换支撑面的重要性，教会患者及家属减压抬起法及皮肤护理的技巧。每班护理人员对患者进行皮肤检查，班班交接，做好记录。根据患者病情、活动能力、体重等因素，选择气垫床作为支撑面；每 2 小时协助患者翻身，利用枕头、三角垫等工具改变患者体位；采用泡沫敷料贴于患者尾骶部及骨隆突处，做好高危部位的减压保护。保持衣服、被服及床单位清洁、干燥；及时更换护理垫，保持局部皮肤的清爽；做好皮肤清洁工作，避免使用肥皂等刺激性清洁剂清洁皮肤，避免用力搓揉、擦拭皮肤，可使用乳液、霜膏、油剂等涂抹皮肤，保护皮肤。加强营养摄入，保证每日至少按照 30～35 千卡/公斤摄入能量，鼓励进食优质蛋白及水果蔬菜。

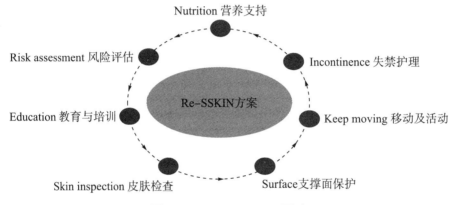

图 23-1-1　Re-SSKIN 原则

3. 治疗

（1）硫酸镁的正确使用及观察：硫酸镁是重度子痫前期预防子痫发作的预防用药。主要作用机制是通过镁离子阻断神经肌肉接头间的信息传导，使骨骼肌松弛；抑制内皮素合成，缓解血管痉挛状态；提高孕妇和胎儿血红蛋白的亲和力，改善氧代谢。遵医嘱正确使用硫酸镁药物：负荷剂量硫酸镁 2.5～5g，溶于 10％葡萄糖注射液 20ml 静脉推注（15～20 分钟），或溶于 5％葡萄糖注射液 100ml 快速静脉滴注，继而 1～2g/h 静脉滴注。24 小时硫酸镁总量 25～30g。但因镁离子有效治疗浓度（1.8～3.0mmol/L）与中毒浓度（>3.5mmol/L）接近，易发生镁离子中毒，用药过程中护理人员应密切观察。使用硫酸镁药物时需满足以下条件：①膝腱反射存在；②呼吸≥16 次/分；③尿量≥17ml/h 或 400ml/24h；④备有 10％葡萄糖酸钙注射液。用药过程中，应密切评估患者的呼吸、尿量及膝腱反射情况，若有异常，应即刻停用硫酸镁，通知医生，遵医嘱使用 10％葡萄糖酸钙注射液 10ml 缓慢静脉推注（5~10 分钟），做好抢救工作。

（2）降压药物的使用与观察：遵医嘱正确使用静脉和口服降压药物，平缓降压，避免血压波动过大，注意观察药物的副作用。常用的钙离子通道阻滞剂降压药有硝苯地平、尼莫地平等，硝苯地平的副作用为心悸、头痛，与硫酸镁有协同作用；尼莫地平的副作用为头痛、恶心、心悸及颜面潮红等。硝酸甘油可同时扩张动脉和静脉，降低前后负荷，剂量过大可出现剧烈头痛，低血压等。硝普钠为强效血管扩张剂，能迅速通过胎盘进入胎儿体内，其代谢物（氰化物）对胎儿有毒性作用，不宜用于妊娠期患者。

4. 健康教育

（1）心理护理：重度子痫前期的患者病情重，常有咳嗽、咳痰、发热等不适，加之在 ICU 治疗期间无家属陪伴，会使患者产生无措感，而对于自身疾病和胎儿的担忧又易引起患者的焦虑，因此做好患者的心理护理也是护理工作很重要的一部分内容。入 ICU 时护理人员应及时进行环境介绍，采用"愿望清单"的方式，了解患者日常生活习惯及活动意愿，提供耳塞、眼罩、书籍等物品，减少患者的陌生感和不适感，建立患者与护理人员之间的信任感。做好疾病知识、用药情况等宣教工作，及时识别患者的负性情绪，加强沟通交流，必要时提供心理专科护士的一对一疏导。

（2）出院宣教：子痫前期患者产后 3~6 个月是产褥期血压高峰期，高血压、尿蛋白等症状可能反复出现甚至加重，因此患者仍需监测血压及尿蛋白，直至恢复正常。

（三）循证证据

肺部感染是卧床患者常见的并发症之一，预防重于治疗。2018 年中华护理学会行政管理专业委员会发布的《卧床患者常见并发症护理专家共识》中就包含了肺部感染的定义、临床表现、风险因素、预防及护理等内容。

肺部感染的预防及护理基本预防措施包括：保持环境温湿度适宜、严格执行消毒隔离管理制度、遵循无菌操作原则、加强手卫生、按需吸痰、保持患者口腔清洁等。另外，针对卧床患者发生肺部感染的特殊性，未经机械通气患者的基础预防措施有以下几个方面。

1. 病情观察

每日监测患者的生命体征、意识状态。观察患者咳嗽、咳痰情况，评估痰液的颜色、性状、量、气味等。听诊肺部呼吸音情况。了解影像学检查结果。

2. 床头抬高

在病情允许及鼻饲过程中，床头抬高 30°~45°，并在鼻饲后保持 30 分钟为宜。

3. 早期下床活动

在保证患者安全的前提下，提倡并协助患者早期下床活动。

4. 呼吸功能锻炼和促进有效排痰指导

指导患者练习使用缩唇呼吸、腹式呼吸等呼吸功能锻炼方法及有效咳嗽方法。对于长期卧床、咳痰无力的患者，定期为卧床患者翻身，采用雾化吸入、胸部叩击、体位引流、振动排痰、吸痰等措施促进排痰。

5. 误吸的预防

（1）识别误吸高风险人群，包括有吞咽功能障碍、胃食管反流、胃排空延迟、意识障碍、精神状态异常、牙周疾病或口腔卫生状况差等情况的患者。患者在躁动、剧烈咳嗽、无创正压通气、体位变动等情况下，发生误吸的风险增加。

（2）对误吸高风险患者进行肠内营养支持时，建议使用经鼻十二指肠管或经鼻空肠管。

（3）留置胃管时，每次鼻饲前评估胃管位置。持续鼻饲患者应每 4 h 评估一次。体位引流、吞咽功能障碍等误吸高风险患者应评估其胃残余量，并听诊肠鸣音，遵医嘱调整鼻饲的速度和量。

6. 症状护理

（1）发热：高热时可进行物理降温或遵医嘱给予药物降温。降温过程中注意观察患者体温和出汗情况。大量出汗的患者应及时更换衣服和被褥，保持皮肤清洁干燥，防止受凉；及时补充水、电解质，维持水、电解质平衡。

（2）咳嗽、咳痰：指导并协助患者有效咳嗽排痰，根据病情进行胸部物理治疗。正确留取痰标本和血培养标本，尽量在抗生素治疗前采集。痰标本尽量在患者晨起时采集，采集前先漱口，并指导或辅助其深咳嗽，留取的脓性痰液标本于 2h 内尽快送检。

（3）呼吸困难：低氧血症的患者遵医嘱给予氧气治疗，以改善呼吸困难。

（4）胸痛：评估疼痛的部位、性质和程度等。可采取患侧卧位，或用多头带固定患侧胸廓减轻疼痛，必要时遵医嘱给予止痛药。

7. 多重耐药菌感染患者的管理

如果患者发生多重耐药菌感染，须增加醒目的隔离标识，并采取严格的消毒隔离措施。尽量选择单间隔离，与患者直接接触的医疗器械、器具及物品，如听诊器、血压计、体温表、输液架等要专人专用，并及时消毒处理。同时，实施各种侵入性操作时，应当严格执行无菌技术操作原则和标准操作规程。

8. 营养支持

对于存在营养不良风险或营养不良的患者，由医生、护士、营养师共同制订营养干预计划。对患者及其照顾者进行饮食指导，鼓励患者通过平衡膳食摄入充足的能量、蛋白质、水分、维生素与矿物质。若通过调整饮食仍无法纠正营养不良情况，应遵医嘱为患者提供肠内、肠外营养支持。

（聂俏 杨弋）

第二节　子宫肌瘤术后合并支气管哮喘

　　子宫肌瘤（uterine myoma）是女性生殖器中最常见的良性肿瘤，由平滑肌及结缔组织组成。育龄期妇女平均发病率约为77%，而45岁女性的发病率则高达60%，且发病率呈逐年上升的趋势。按肌瘤与子宫肌壁的关系，可分为肌壁间肌瘤、浆膜下肌瘤和黏膜下肌瘤。临床表现包括：经量过多、经期紊乱及以头晕、血红蛋白降低为表现的继发性贫血；因瘤体肿大造成的盆腔压迫症状，如尿频、尿急、腹痛等。严重的子宫肌瘤还会导致女性不孕和习惯性流产等生育力低下的表现。

　　支气管哮喘，又称哮喘，是由多种细胞如嗜酸性粒细胞、肥大细胞、T淋巴细胞、中性粒细胞、平滑肌细胞、气道上皮细胞等及细胞组分参与的气道慢性炎症性疾病。其临床表现为反复发作的喘息、气急、胸闷或咳嗽等症状，常在夜间及凌晨发作或加重，多数患者可自行缓解或经治疗后缓解，同时伴有可变的气流受限和气道高反应性，随着病程的延长可导致一系列气道结构的改变，即气道重塑。目前，全球至少有3亿哮喘患者，中国哮喘患者约3000万，我国哮喘患病率也逐年上升。

　　有调查表明，30岁以上的妇女约20%有子宫肌瘤，因子宫肌瘤引起临床症状明显，且药物治疗无效的患者需手术进行治疗。对于合并哮喘的患者而言，围术期的气道用药、患者情绪变化等都易引起哮喘的急性发作，虽发病率仅为0.6%~0.8%，但发病急，病势凶险。因此，对于合并哮喘的子宫肌瘤患者，在围术期的急性发作预防和处理是关键。

（一）病例介绍

　　患者，女，40岁，因"体检发现子宫肌瘤1年"于12月4日入院。患者1年前于外院体检发现多发性子宫肌瘤，最大直径约1cm，伴白带增多，月经量增多，每次经期使用夜用卫生经2~3包，经血淋漓不尽，有血凝块，色鲜红，月经经期、周期正常，不伴腹痛、腹胀、大小便习惯改变等不适，患者未予特殊处理。患者3月前复查超声提示宫体大小5.7cm×6.7cm×6.0cm，内膜居中，厚0.3cm，肌壁间回声不均匀，肌壁间查见多个弱回声结节（10个以上），最大直径1.4cm，部分凸向宫腔。为手术治疗收治入院。身高：160cm，体重72kg，IBM 28，睡眠好，大小便正常。既往史：支气管哮喘史11年，每日吸入沙丁胺醇气雾剂1次，控制良好。10年前行剖宫产术，3年前行宫腔镜下子宫肌瘤切除术、2年前行腹腔镜下子宫肌瘤挖除术。青霉素过敏。家族史：父亲患冠心病、慢性阻塞性肺疾病，母亲患高血压、糖尿病。血常规：Hb 76g/L。于12月6日09：30在全麻下行腹腔镜下子宫全切术，手术顺利，术中出血100ml，术后转入ICU。13：00入ICU时，意识清楚，体温36.8℃，呼吸18次/分，心率82次/分，血压126/78mmHg，血氧饱和度98%，自诉无胸闷、气促、呼吸困难等不适，予鼻导管氧气流量至2升/分。16：23患者自诉气促，胸闷，呼吸困难，情绪紧张，呼吸24

次/分，心率 110 次/分，血压 130/82mmHg，血氧饱和度 88％，立即通知医生，同时予吸入沙丁胺醇气雾剂 1 次，抬高床头，调整鼻导管吸氧 4 升/分，血氧饱和度升至 91％，安抚患者情绪。16：27 患者自诉仍感气促、胸闷，再次予吸入沙丁胺醇 2 次。16：30 患者呼吸 20 次/分，心率 94 次/分，血压 110/80mmHg，血氧饱和度 96％，自诉气促、胸闷、呼吸困难缓解，继续密切观察病情。12 月 8 日患者生命体征平稳，转入病房继续治疗。12 月 11 日出院。

（二）护理

1．病情观察

（1）术前评估：术前应全面评估患者的现病史、既往史及身体状况等。在了解病史时，应详细询问子宫肌瘤的发现时间，有无阴道流血、贫血、尿急、便秘、腹部包块等临床表现，以及超声检查结果，了解肌瘤的大小及位置等。除此之外，还需要关注患者的哮喘的情况，包括哮喘患病的时间、发作的频率、发作的诱因、用药情况及哮喘自我管理的情况。详细、全面的评估不仅为护理工作的内容提供方向，还能为护理工作明确重点。

（2）术后观察：护理人员应先详细了解患者手术及麻醉方式、术中出血量、术中特殊情况等，梳理术后观察要点。患者返回病区或监护室后，应关注患者有无气促、胸闷、呼吸困难等主诉，密切观察患者的生命体征、腹部切口情况、出血量、尿量等。采用数字评分法正确评估疼痛情况。采用 Caprini 血栓风险评估表对患者进行静脉血栓栓塞风险评估，观察患者有无下肢肿胀、疼痛、皮温改变等深静脉血栓形成的临床表现。

2．基础护理

（1）预防肺部感染：卧床、全麻手术、侵入性操作等因素易引起患者的肺部感染，护理人员应做好基础预防措施，如病室环境温湿度适宜，加强手卫生，协助患者口腔清洁等。同时指导患者练习缩唇呼吸、腹式呼吸等呼吸功能锻炼方法，预防术后肺不张等并发症。对于咳嗽、咳痰的患者，教会患者有效的咳痰方法；对于无力咳痰的患者，可采用雾化吸入、胸部叩击、振动排痰等措施促进排痰。在保证安全的前提下，协助患者进行床上活动，尽早下床活动。

（2）预防尿路感染：对年龄≥65 岁、绝经后及妊娠期女性，留置导尿管等都是尿路感染的高危因素。对于留置导尿的患者，置管时应严格遵守无菌原则。置管后，需每日进行 1～2 次会阴护理，根据病情和治疗需要增加频率。妥善固定尿管和集尿袋，保持集尿袋始终低于膀胱水平并避免接触地面，活动及搬运患者时应夹闭引流管，避免尿液反流。保持尿管的通畅，避免翻身活动时牵拉和折叠。及时倾倒集尿袋（至少每 8 h 倾倒一次，或在集尿袋 2/3 满时，或在转运患者前），避免集尿袋的排尿口碰到收集容器。根据医嘱尽早拔除尿管，并关注拔管后患者自主排尿情况。

（3）预防深静脉血栓形成：深静脉血栓形成是术后常见并发症，全身主干静脉均可发病，尤其多见于下肢。有研究显示，重症监护室的住院患者未进行血栓预防性治疗时静脉血栓栓塞症（VTE）的发生率为 24％～40％。手术、全身麻醉、卧床、肥胖等均是患者发生深静脉血栓形成的高危因素，因此对患者进行深静脉血栓形成的预防及干预极为必要。参照 Caprini 血栓风险评估表的结果，如患者为高危患者，需要基本预防、物理及药物三种方法联合使用。鼓励和协助患者床上活动，进行床上运动疗法（图23-2-1）；抬高患者双下肢，促进静脉回流。根据患者的腿围选择合适的梯度压力袜，日夜穿着，间隙脱下休息；遵医嘱正确使用间歇充气加压装置。遵医嘱使用低分子量肝素等药物预防静脉血栓形成。

（4）哮喘急性发作的预防及处理措施：将患者安置在安静、通风、温湿度适宜的病房，避免接触花草、皮毛、烟等变应原，避免使用刺激性气味强的消毒剂消毒病房。哮喘患者往往需使用支气管扩张剂来缓解喘息、气急、胸闷或咳嗽症状，因此床边需备用足量支气管扩张气雾剂。床边备氧气吸入装置。哮喘急性发作是指患者喘息、气急、胸闷、咳嗽等症状在短时间内迅速加重，肺功能恶化，需要给予额外的缓解药物进行治疗的情况。一旦发生，应立即通知医生，遵医嘱使用支气管扩张剂和激素药物。对于血氧饱和度低于90%的患者，遵医嘱给予鼻导管氧气吸入（2～4升/分），维持血氧饱和度在93%～95%。遵医嘱使用抗生素等药物。患者经治疗临床症状和肺功能无改善甚至继续恶化，护理人员应准备好机械通气相关用物，协助医生进行无创呼吸机辅助通气或气管插管机械通气治疗。

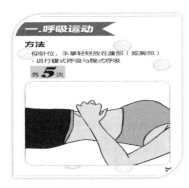
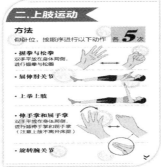
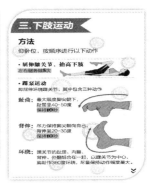
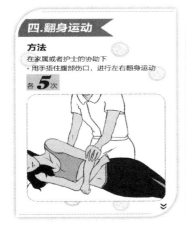
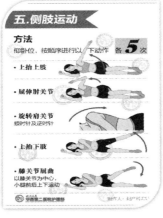

图 23-2-1　运动疗法

3. 治疗

（1）低分子量肝素：低分子量肝素（low molecular weight heparin，LMWH）是预防和治疗静脉血栓的常用药物。用药前须评估患者有无药物使用禁忌证，如近期有活动性出血及凝血功能障碍；严重头颅外伤或急性脊髓损伤；活动性消化道溃疡；恶性高血压；对药物过敏等。常以皮下注射为用药途径，注射部位首选腹部，也可选取上臂或大腿外侧等，腹部注射应避开脐周5cm以内范围。注射时一手的拇指和食指以5~6 cm为范围捏起皮肤形成一褶皱，在褶皱顶部垂直进针，缓慢推注药物，推注时间大于15秒，注射后按压3~5分钟。每次注射应规律轮换注射部位，两次注射点间距以大于2cm为宜。用药期间密切观察患者有无出血倾向、寒战、发热、荨麻疹等过敏反应；同时遵医嘱定期监测凝血、肝肾功能等。

（2）哮喘用药：糖皮质激素是最有效的控制哮喘气道炎症的药物，以吸入为首选途径。吸入性糖皮质激素局部抗炎作用强，直接作用于呼吸道，所需剂量较小，全身不良反应较少，但长期使用可出现骨质疏松症、肾上腺皮质轴抑制等。支气管解痉药物主要是 β_2 受体激动剂，分长效及短效，如沙丁胺醇、特布他林、沙美特罗等，以吸入和口服为主要途径，不良反应包括心悸、骨骼肌震颤、低血钾、心律紊乱等。茶碱具有舒张支气管平滑肌及强心、利尿、兴奋呼吸中枢和呼吸肌等作用，低浓度茶碱具有一定的抗炎作用。因价格低廉，在我国广泛使用，不良反应有恶心呕吐、心律失常、血压下降及多尿等，个体差异大，应遵医嘱应进行血药浓度监测。

4. 健康教育

（1）心理护理：患者往往因缺乏疾病相关知识，出于对疾病、治疗及手术的担忧，引起情绪的负性变化，而情绪变化是引发哮喘急性发作的诱因之一，因此对患者的健康宣教与心理护理尤为重要。采用多种宣教方式，如口述、发放资料等方法，告知患者子宫肌瘤的病因、治疗方法及预后；利用示范、协助等方法教会患者床上翻身活动、有效咳痰、运动疗法的技巧。加强与患者的交流和互动，缓解患者的负性情绪。哮喘急性发作时，患者会出现气促、胸闷、呼吸困难、大汗淋漓等症状，且往往伴情绪紧张、烦躁，应利用言语和行动安抚患者，稳定情绪，增强患者的信心，消除焦虑不安的心理状态，鼓励其配合治疗和护理。

（2）出院宣教：术后注意休息，避免劳累，均衡饮食，以清淡、易消化、高蛋白、高维生素、营养丰富的饮食为主，按时复诊。

（三）循证证据

2016年《支气管哮喘防治指南》中明确规范了围手术期哮喘管理的内容。

指南表明围手术期（perioperative period）是从患者决定接受手术治疗开始，到手术治疗直至基本康复，即在术前5~7天至术后7~12天。围手术期哮喘管理目标：降低围手术期哮喘急性发作风险，降低麻醉、手术操作气道不良事件的风险。

1. 术前准备

完整的术前评估与准备及哮喘的良好控制是保证围手术期安全的关键。评估应包括症状评估及围手术期急性发作风险评估。对于择期手术，哮喘评估应至少在术前 1 周进行（证据等级 D）。哮喘症状未控制及近期发生过急性发作的哮喘患者，其围手术期发生支气管痉挛的风险增高（证据等级 D）。围手术期哮喘患者推荐常规行肺功能检查，尤其对于症状未控制的哮喘患者。2014 版 GINA 指南推荐，所有哮喘患者择期手术应在达到良好哮喘控制后进行（证据等级 D）；对于急诊手术，则应充分权衡患者可能存在的气道风险与手术必要性。所有哮喘患者，围手术期应规律应用维持药物（证据等级 D）。静脉激素治疗可能更适合于急诊手术患者（证据等级 D）。

2. 术中管理

神经肌肉阻滞剂是最常见诱发过敏反应的药物（证据等级 D），如阿曲库铵、米库溴铵等，均可诱导组胺释放效应，而罗库溴铵适用于哮喘患者快速气管插管（证据等级 D）。七氟醚作为吸入性麻醉诱导剂，其耐受性良好且具有支气管舒张作用（证据等级 A）。

3. 术后管理

术后良好的镇痛、加强呼吸训练、控制胃食管反流等可能有助于减少哮喘急性发作风险（证据等级 A）。无创正压通气对于气管拔管后持续气道痉挛的哮喘患者可能有益。

（聂俏　赵冬梅）

第三节　双胎妊娠合并肺栓塞

肺栓塞是以各种栓子阻塞肺动脉或其分支为其发病原因的一组疾病或临床综合征的总称，包括肺血栓栓塞症（pulmonary thromboembolism，PTE）、脂肪栓塞综合征、羊水栓塞、空气栓塞、肿瘤栓塞等，其中 PTE 为肺栓塞的最常见类型。引起 PTE 的血栓主要来源于下肢的深静脉血栓（deep venous thrombosis，DVT）。PTE 和 DVT 合称为静脉血栓栓塞症（venous thromboembolism，VTE），两者具有相同的易患因素，是 VTE 在不同部位、不同阶段的两种临床表现形式。妊娠期的血液高凝状态决定了孕妇为 VTE 的高危人群。女性妊娠和产褥期 VTE 的发病率显著高于非孕期。妊娠相关性 VTE 中 80% 表现为深静脉血栓，20%～25% 表现为肺血栓栓塞症。

肺栓塞是孕产妇的一种严重并发症，由于激素水平变化及子宫增大导致的下腔静脉压迫，孕产妇易发生 DVT，下肢血栓脱落可并发急性肺栓塞，其中剖宫产术后最为常见，具有病情隐匿、发展迅速等特点。患者临床表现以面色苍白、虚脱、呼吸困难、咳嗽、胸痛等为主。急性肺栓塞是导致孕产妇死亡的主要原因之一。由此可见，及时诊断和治疗急性肺栓塞对于减少孕产妇死亡具有重要意义。

（一）病例介绍

患者，女，24岁10月。因"停经32^{+2}周，阴道流液伴不规律腹痛20小时"于7月15日入院。孕13^{+3}周于我院建卡，定期产检。患者体重增长过多，整个孕期反复予医学营养及运动指导，并多次嘱患者营养门诊就诊。患者孕期体重增加19kg，入院身高155cm，体重70kg，BMI 29.1kg/m^2。7月15日17：00患者因出现阴道流液伴不规律腹痛急诊入院。入院查体宫颈消退90%，宫口未开。产科彩超提示：宫内双活胎，胎儿1胎方位LOA，胎儿2胎方位RSP，双胎间查见隔膜。

入院后完善相关检查，结合症状、体征及辅助检查结果，考虑入院诊断为"胎膜早破，双绒毛膜双羊膜囊双胎妊娠，臀位（胎儿2），G$_3$P$_0^{+2}$32^{+2}周宫内孕一头位一臀位双活胎先兆早产"。考虑现孕周仅32^{+2}周，拟积极保胎，尽量延长孕周，患者及家属表示理解病情及风险，同意保胎治疗，予以盐酸利托君注射液（安宝）保胎。入院时VTE危险因素评分：1分（多胎妊娠），为低风险。

7月15日21：50，孕妇宫缩间隔7~8分钟，持续20~30秒，阴道检查宫口开大4cm，安宝以20ml/h静脉泵入，宫缩仍无法抑制，孕妇心率波动于124~133次/分，安宝无上调空间，早产难免。患者及家属理解病情，放弃保胎，因系双胎，且胎儿2为臀位，于22：10行急诊剖宫产，术中患者生命体征平稳。术后转回病房观察。术后VTE危险因素评分：4分（多胎妊娠1分，急诊剖宫产2分，本次妊娠早产1分），为高风险。

术后患者转入普通病房，术后两小时出现血氧饱和度差，给予面罩吸氧（8升/分），血氧饱和度波动于89%~91%，无心悸、胸闷、气促等不适。听诊左肺呼吸音稍粗，右肺闻及细湿啰音，完善血气分析、弥散性血管内凝血（DIC）、脑钠肽（BNP）等检查。考虑诊断肺水肿？肺栓塞？转入ICU治疗观察，术后2天患者出现左侧胸痛伴左肩部放射痛，血氧饱和度波动于91%~98%，完善结核菌素试验（PPD）和CT肺动脉造影（CTPA），检查结果示：PPD（－），D－二聚体（DDI）7.00~1.72mg/L，NT-BNP 13.6~32.2pg/ml，CTPA示左肺下叶外基底段肺栓塞，给予面罩吸氧、呋塞米利尿、头孢曲松抗感染、依诺肝素钠（克赛）抗凝治疗。经过严密病情观察，对症治疗，术后11天，患者生命体征平稳，胸痛症状好转，无心悸、胸闷、咳嗽等不适，检查结果恢复正常值，呼吸科会诊后出院，出院后继续予克赛叠加华法林抗凝治疗3月。

（二）护理

1. 病情观察

（1）高危因素的评估：肺栓塞的危险因素包括静脉血流淤滞、血管内皮损伤和血液高凝状态。孕期血液呈高凝状态、血容量增加、盆腹腔压力升高均是血栓形成的重要因素，产褥期因分娩及手术创伤也会增加血栓发生的危险。急性肺栓塞发病急、病情重，是导致孕产妇死亡的主要原因之一。因此，掌握孕期及剖宫产术后发生急性肺栓塞的危险因素，并制订相关防治措施，是减少孕产妇死亡的关键。

（2）VTE 的风险评估：VTE 是造成患者医院内非预期死亡的重要原因。准确评估并给予恰当的预防措施可以降低 VTE 发生率及相关的病死率。孕前及产后对患者进行 VTE 风险评估尤为重要。产科 VTE 危险因素评估包括：①孕前危险因素（VTE 病史、内科合并症、年龄、肥胖、产次、静脉曲张等）；②产科危险因素（多胎妊娠、本次妊娠发生子痫等），新发或一过性因素（制动、脱水等）；③产后危险因素（急诊剖宫产、产后出血、本次妊娠早产等）。该患者产科危险因素为双胎妊娠，孕前风险评估为低风险，产后危险因素是双胎急诊剖宫产，且为早产，风险评估结果为高风险。对于 VTE 风险评分中高风险的孕产妇，均应给予相应的预防处理，预防血栓栓塞的发生。

（3）病情变化：急性肺栓塞临床表现多种多样，均缺乏特异性，容易被忽视或误诊，其严重程度亦有很大差别，从轻者无症状到重者出现血流动力学不稳定甚至猝死（详见表23-3-1）。若患者评估为血栓高风险，应密切关注患者的自觉症状及生命体征变化，同时实施血栓预防措施。急性肺栓塞引起血流动力学改变时，血流动力学障碍会导致呼吸功能不全、心输出量降低，进一步导致混合静脉血血氧饱和度下降。急性肺栓塞导致血管栓塞，栓塞部位血流减少，肺泡死腔量增大；肺内血流重新分布，未阻塞的血管灌注增加、通气血流比例失调而致低氧血症。急性肺栓塞患者常表现为低氧血症、低碳酸血症和肺泡-动脉血氧分压差，因此血氧饱和度的监测是病情观察的重点。该产妇首发症状是血氧饱和度下降，同时患者术后评估为血栓高风险，应警惕肺栓塞的发生，应尽快进行临床评估，密切观察患者有无胸闷、胸痛、心悸、呼吸困难、咳嗽等症状，同时完善临床相关实验室检查。

表 23-3-1　急性肺血栓栓塞症的临床表现

症状	体征
呼吸困难及气促（80%～90%）	呼吸急促（52%）
胸膜炎性胸痛（40%～70%）	哮鸣音（5%～9%）；细湿啰音（18%～51%）；血管杂音
晕厥（11%～20%）	发绀（11%～35%）
烦躁不安、惊恐甚至濒死感（15%～55%）	发热（24%～43%），多为低热，少数患者可有中度以上发热（11%）
咳嗽（20%～56%）	颈静脉充盈或搏动（12%～20%）
咯血（11%～30%）	心动过速（28%～40%）
心悸（10%～32%）	血压变化，血压下降甚至休克
低血压和（或）休克（1%～5%）	胸腔积液体征（24%～30%）
猝死（<1%）	肺动脉瓣区第二心音亢进（$P_2 > A_2$）或分裂（23%～42%）
	三尖瓣区收缩期杂音

来源：王辰. 肺血栓栓塞症诊治与预防指南［J］. 中华医学会杂志，2018，98（14）：1060-1087.

2. 预防护理

（1）基础预防：对孕产妇常规进行术前术后静脉血栓风险评估，行运动疗法。鼓励患者勤翻身，早期开展功能锻炼，早下床活动，做深呼吸及咳嗽练习，加强静脉血栓知识宣教。术后适度补液，多饮水，避免脱水。对于发生下肢静脉血栓的患者，术后绝对卧床休息，抬高患肢，防止深静脉回流障碍。不可过度屈曲下肢以免栓子脱落。有效制动，严禁挤压、按摩或冷热敷患肢。避免腹压增加的因素，如剧烈咳嗽、用力排便等。避免上呼吸道感染，减少耗氧量。必要时遵医嘱测量双下肢腿围，做好记录同时做好交接班。

（2）机械预防：对于 VTE 风险高，但是存在活动性出血或有出血风险的患者可给予机械预防。预防的原理是促使下肢静脉血流加速，减少血液淤滞，包括使用间歇充气加压装置、梯度压力弹力袜等。出血风险降低后，建议与药物预防联合应用。

（3）药物预防：对于 VTE 风险高而出血风险低的患者，应考虑进行药物预防。使用药物包括低分子量肝素、Ⅹa 因子抑制剂、维生素 K 拮抗剂等。药物预防过程中只能使一种药物，不能相互替换。临床常用低分子量肝素，但低分子量肝素不适用于有严重肾损害者。药物使用过程中应动态评估预防效果，严密观察用药不良反应，有无出血倾向（如皮下出血、牙龈出血、严重时脑出血等），同时监测相关实验室检查结果。

我国 2018 版《肺血栓栓塞症诊治与预防指南》推荐对于不存在高出血风险的外科手术患者，VTE 风险为低度时建议应用机械预防，VTE 风险为中度时建议应用药物预防或机械预防，VTE 风险为高度时推荐应用药物预防或建议药物预防联合机械预防。

3. 治疗

（1）抗凝治疗：发生深静脉血栓，应积极给予抗凝治疗。妊娠期间需要充分考虑抗凝药物对孕妇及胎儿的影响，初使抗凝治疗首选皮下注射低分子量肝素，并根据体质调节剂量，分娩前 12 小时停用。妊娠期间不建议使用华法林，该药在妊娠期间可能会导致胎儿中枢神经系统异常，妊娠早期使用有致畸风险，妊娠晚期可导致胎儿或新生儿出血以及胎盘早剥。妊娠合并急性肺栓塞，抗凝治疗至少 3 个月，因华法林不经过乳汁代谢，产后可给予低分子量肝素联合华法林治疗。产后抗凝治疗至少维持 6 周，总疗程不少于 3 个月。低分子量肝素使用方法及注意事项：注射方式为皮下注射，注射部位为腹部，以肚脐为中心上下 5cm，左右 10cm 为宜，避开脐周 1～2cm。嘱患者屈膝仰卧位，放松肌肉，注射时用左手拇指、食指以 5～6cm 捏起患者腹壁皮肤形成褶皱，右手握笔式持针在皮褶最高点快速垂直进针，根据患者胖瘦选择进针深度，抽无回血缓慢推注（>10秒），整个过程中维持皮肤褶皱状态。注射前，无须排尽空气，把空气弹至药液上方，注射结束后，空气正好填充于针乳头内，注射器中无药液残留。注射完毕后停留 5～10 秒再拔针可使药液基本扩散，皮下组织充分吸收针头前面的余液，避免药液反流，增加皮下出血的机会。拔针时，按进针方向拔针，避免毛细血管损伤，减少疼痛和血肿发生。

（2）溶栓治疗和介入治疗：溶栓一般使用链激酶、尿激酶、替普酶、瑞替普酶、尿激酶原等药物。但是由于使用溶栓剂出血风险高，溶栓治疗仅适用于那些存在危及生命的急性 PTE 的妊娠患者（即 PTE 导致的持续和严重低血压、休克）。出血风险较高的高危或中危 PTE 患者、溶栓治疗或其他内科治疗均失败的 PTE 患者，可考虑采用介入或手术治疗。

（3）急救治疗：一旦发生肺栓塞，患者应绝对卧床，护理人员指导其避免深呼吸、咳嗽、剧烈活动，保持呼吸道通畅，同时给予高流量吸氧，安置心电监护监测生命体征，备好抢救物品，建立静脉通路，必要时行溶栓或手术治疗。密切观察患者的病情变化，配合医生积极抢救。

4．健康教育

（1）心理护理：由于病情发生突然，患者及家属缺乏心理准备，容易产生焦虑、惊恐情绪，护理人员应理解并鼓励患者进行情绪表达，向患者及家属行疾病相关健康教育，做好安慰和解释工作，稳定患者及家属情绪，必要时给予患者使用镇静剂，使其配合各项治疗和护理措施。

（2）出院指导：适当运动，多饮水，指导患者进行高蛋白、高维生素、高纤维素饮食，少食油腻、高胆固醇食物，戒烟戒酒。少食富含维生素 K 的食物，以免干扰华法林药效。遵医嘱继续予以用药，并定期复查。

（三）循证证据

血栓性疾病的诊治和预防一直是国内外医学界关注的重点问题，近年来各国也相继发布了一系列指南。2018 年，我国发布了《肺血栓栓塞症诊治和预防指南》。同年，美国妇产科医师学会（ACOG）发布《妊娠期血栓栓塞症诊治及预防指南》。2015 年英国皇家妇产科学会发布《妊娠期和产褥期静脉血栓栓塞的危险性指南》。指南中明确了肺栓塞的诊断、妊娠期及产褥期血栓形成的高危因素、诊治和预防处理流程。

目前，国内外血栓风险评估、诊治指南和专家共识尚未统一。更多强调早期识别、筛选患者、早期预防，一旦确诊给予积极的抗凝治疗。2018 年美国妇产科医师学会和英国国立临床规范研究所（NICE）建议，孕妇是发生静脉血栓栓塞的高风险人群，所有孕妇在剖宫产术前应用充气加压装置预防静脉血栓的发生，并建议剖宫产术后早期下床活动，且继续应用充气加压装置直到可以正常活动为止。对于分娩时血栓风险高、接受剖宫产且有其他血栓栓塞危险因素的女性，预防剂量的低分子量肝素可与机械预防措施结合使用。对于产后血栓风险高的患者，建议出院后继续进行预防性抗凝治疗（至少产后 6 周）。如有抗凝药物的禁忌证，可使用机械预防措施。

急性肺栓塞是妊娠期的急危重症，病死率高。早期筛选、早期预防、早期诊断、正确治疗是急性肺栓塞救治成功的关键。研究显示，早期预防和积极处理，能够有效降低肺栓塞患者的住院病死率。我国急性肺栓塞住院病死率由 1997 年的 25.1％下降至 2006 年的 8.7％。因此，根据患者呼吸及循环系统的相关症状，尤其对有高危因素的患者，要根据辅助检查确诊或排除肺栓塞可能。对于已经诊断为肺栓塞的患者，进行抗凝治疗，必要时进行溶栓治疗。

（文娇　王瑜）

第二十四章　神经系统疾病

第一节　妊娠合并抗 N－甲基－D－天冬氨酸受体脑炎

抗 N－甲基－D－天冬氨酸受体脑炎（抗 NMDA 受体脑炎，anti-NMDA receptor encephalitis）是与抗 NMDA 受体抗体相关的一种自身免疫性疾病，又称抗 NMDAR 脑炎。2007 年 Dalmau 等首次在疑似病例中发现了抗 NMDA 受体抗体，因此将其命名为抗 NMDA 受体脑炎。该脑炎病因尚不明确，可能与肿瘤、中枢神经系统感染、脱髓鞘性疾病、内分泌因素、性别、基因遗传因素等相关。文献报道，约 80％抗 NMDA 受体脑炎患者为女性，其卵巢畸胎瘤的发病率随着年龄的增加而逐渐升高。抗 NMDA 受体脑炎伴卵巢畸胎瘤的青年女性，主要表现为急性精神症状、癫痫、异动症、低通气和自主神经功能异常等非特异性精神症状，在脑脊液及血清中检测到抗 NMDA 受体抗体对诊断有重要意义。

抗 NMDA 受体脑炎是一种相对罕见且临床表现复杂的疾病，其临床表现缺乏特异性，大量患者被误诊为病毒性脑炎或精神分裂症等精神性疾病，若合并妊娠状态，其诊治更是困难。国外共有几例妊娠期间发生抗 NMDA 受体脑炎的报道，近几年国内也有少许报道，目前认为妊娠合并抗 NMDA 受体脑炎女性分娩后母儿结局尚可，但就目前的研究来看，早期发现、早期诊治、适时终止妊娠对改善母婴的预后十分重要。

（一）病例介绍

患者，女，24 岁，因"停经 33^{+2} 周，谵妄 1$^+$ 月，抽搐 10 余天伴意识障碍 7 天"，于 6 月 4 日入院。既往体健，初次妊娠。停经 50 余天时在当地医院确诊为宫内妊娠，并建卡定期产检，孕早、中期无特殊。1$^+$ 月前患者"上呼吸道感染"后出现脾气暴躁、谵妄、幻听、幻视，言行不可理解，于外院精神科治疗，头部 MRI、血常规等相关检查无特殊。10 余天前，患者精神症状加重，出现癫痫发作，每天 4～7 次，每次持续 5 分钟至 1 小时不等，渐呈浅昏迷状态。遂行腰穿脑脊液免疫组化检测，示抗 NMDA 抗体强阳性，外周血 NMDA 受体阳性。考虑诊断为：妊娠合并抗 NMDA 受体脑炎，遂转入神经内科，予丙种球蛋白、激素、抗癫痫药物治疗及营养支持，治疗近 1 个月病情无改善。经神经内科、产科、ICU 及麻醉科多科会诊讨论后，建议尽快终止妊娠。入院查体：浅昏迷，频发癫痫，双瞳等大形圆，约 3mm，对光反射灵敏，颈阻（＋），心肺检查正常，四肢肌张力增高，双下肢腱反射亢进，双足巴宾斯基征（＋）。产科查体无特殊。复查头颅 MRI、腹部超声均无特殊。辅助检查：脑脊液抗 NMDA 受体抗体（＋＋＋），血清抗 NMDA 受体抗体（＋）；脑电图示脑电波中－高度异常，MRI 未见异常；B 超示左卵巢 0.5cm×1cm 包块（病理检查：妊娠黄体）。

入院诊断：抗 NMDA 受体脑炎，痫性发作，$G_1P_0 33^{+2}$ 周宫内孕单活胎。

患者入院后积极完善相关检查，急诊行剖宫产术＋左卵巢囊肿剥除术，新生儿 Apgar 评分 9－10－10，转新生儿科，颅内 CT 未见明显异常。患者带气管插管转入 ICU，予呼吸机辅助呼吸。入 ICU 评估：APCHEⅡ 18 分，SAS 评分 4 分；Norton 压疮评分 10 分，Morse 跌倒评分 50 分；双乳软，无初乳，子宫收缩好，宫底脐平，质硬，阴道流血少；间断抽搐发作，双瞳对光反射迟钝，双下肢腱反射亢进，双侧病理征（－），颈阻（＋）。予咪达唑仑（力月西）＋芬太尼镇静，泼尼松 60mg，qd，丙戊酸钠（德巴金）48mg/h 泵入控制癫痫发作，地西泮（安定）10mg/h 泵入，苯巴比妥（鲁米那）0.1g，im，q8h 控制抽搐，甘露醇 125ml，q8h 降低颅内压，缩宫素＋益母草促进子宫收缩，头孢西丁 2g，q12h 抗感染。术后 3 天转入神经内科继续治疗。术后 12 天，行气管切开术；术后 18 天停用呼吸机；术后 28 天，患者清醒，认知能力短时正常，持续 2~3h/d，其余时间认知能力下降，偶有癫痫发作。住院治疗 4 个月患者病情无明显好转，脑脊液送检抗 NMDA 受体抗体仍然强阳性。继续给予激素冲击治疗、免疫球蛋白输注、对症支持治疗。住院治疗近 5 个月，患者家属要求出院，回当地医院继续治疗。半年后电话回访，患者认知能力好转，生活能部分自理，仍有癫痫发作，新生儿健康；1 年后电话回访，患者认知能力好转，生活基本自理，偶有癫痫发作；2 年后电话回访，患者知能力基本正常，生活自理，已无癫痫发作。幼儿体健。

（二）护理

1. 病情观察

（1）临床表现：典型的抗 NMDA 受体脑炎临床表现按病情发展可分为前驱期、精神病期、运动亢进和自主功能紊乱期、分离性无应答期及恢复期或并发症期，但实际临床工作中五期并不会全部出现，且各期临床表现往往会重叠。其各期典型临床表现见表 24－1－1。

表 24－1－1 抗 NMDA 受体脑炎临床分期及其典型临床表现

临床分期	典型临床表现
前驱期	主要表现为发热、头痛、恶心、呕吐、腹泻等非特异性病毒感染样症状
精神病期	思维联想障碍、妄想、幻听、情感障碍、自知力减退等
无反应期	疼痛刺激无反应、缄默不语，多数患者可出现中枢性通气不足、运动障碍

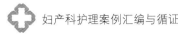

续表

临床分期	典型临床表现
运动过度期	口面不自主运动，下颌张开闭合，肌张力障碍自主神经失调，可出现心动过速、血压波动、尿失禁等
逐渐恢复期	大多数患者逐渐康复，少数遗留严重残疾或死亡

妊娠合并抗 NMDA 受体脑炎诊断较为困难，容易误诊漏诊，延误病情。患者大多以抽搐或精神症状为首发症状，起病时往往就诊于精神科。本例患者有"上呼吸道感染"的诱因，起病急、进展快，以精神异常为首发症状，出现类精神分裂症的表现后才就诊于精神科，常规实验室及影像学等辅助检查无特殊异常。患者症状逐渐加重，伴痫性发作，意识障碍，遂行脑脊液检查，发现抗 NMDA 受体抗体检测为强阳性，故考虑为妊娠合并抗 NMDA 受体脑炎。此病例提示我们，临床上孕妇以癫痫或精神行为异常起病，伴有运动异常或自主神经功能紊乱症状者，应考虑抗 NMDA 受体脑炎可能，临床护士应严密监测患者病情变化，准确记录发病情况并及时汇报医生，维持患者呼吸道通畅及生命体征平稳。该类患者临床表现特异性差，颅脑 MRI 通常无明显变化；多数脑电图异常；脑脊液淋巴细胞轻度升高；肿瘤标志物通常无特殊，伴或者不伴卵巢肿瘤，故血或脑脊液抗 NMDA 受体抗体检测为本病诊断的关键。

（2）产科专科护理：此案例为产科术后患者，除意识丧失外，产后护理同普通产妇。护理人员应准确评估产妇子宫收缩情况、乳房情况、全身有无水肿，准确记录出入量，遵医嘱给予促子宫收缩药物，谨防出现产后出血等产科并发症。对于没有哺乳条件者，应指导及时回乳。

（3）呼吸机管理：采取集束化护理。

1）协助患者取合适体位，适当抬高床头，但不宜超过 30°，以减少剪切力以预防压力性损伤和呼吸机相关性肺炎的发生，并保持患者的舒适度。

2）严格无菌操作，适时吸痰，及时清除呼吸道内的异物，保持气道通畅，预防肺部感染的发生，吸痰前后均给予吸入 2 分钟纯氧。

3）合理调整湿化液的温度，避免气道损伤，及时倒掉冷凝水，保证呼吸机的有效性，呼吸机管路应定期更换。

4）定时监测气管内导管球囊压力，保持在 $20\sim25cmH_2O$，不再常规放气。

5）根据医嘱有效镇静镇痛，提高患者待机顺应性。

6）选用合适的口腔消毒护理液对患者的口腔进行清理，每天至少两次，保持口腔清洁，以抑制细菌滋生、降低感染风险。

7）对患者、患者家属进行呼吸机辅助通气相关知识的宣教，包括应用呼吸机辅助通气的重要性、注意事项等，提高患者依从性。

8）评估患者病情及自主呼吸功能恢复情况，及时汇报医生，在有撤机指征后，协助医生尽早拔除气管插管。

9）注意预防坠床的发生。

2. 基础护理

（1）环境护理：合理控制 ICU 内温湿度，保持病房通风良好，严格定时消毒，监测病房环境是否符合相关标准。

（2）皮肤护理：首先对患者进行压力性损伤风险评估，针对高危患者应加强责任护士、患者及患者家属的预防意识。保持皮肤清洁干燥，仔细评估患者皮肤黏膜受压情况。采用 Re-SSKIN 皮肤管理方案（同重度子痫前期合并肺部感染患者皮肤护理），协助患者至少每 2h 更换体位，必要时使用泡沫敷料或气垫床等预防压力性损伤。如患者有腹泻或大便失禁情况，应及时清洁肛周皮肤，必要时涂抹皮肤保护剂以避免形成失禁性皮炎或致皮肤破损。

（3）营养支持：妊娠及手术对患者来说是极大的消耗，术后应向患者提供合理的营养支持，尽早开始胃肠内营养支持，必要时可结合营养科意见实施肠外营养支持。患者可能存在吞咽功能受损，故在实施胃肠内营养支持时还要注意避免误吸的发生。

（4）尿管护理：严格无菌操作，每日两次清洁消毒尿管，及时倾倒集尿袋，并保持集尿袋始终低于患者膀胱，避免集尿袋接触地面，避免尿路逆行性感染，每四小时监测体温，观察尿色、性状有无异常，及时发现感染征象，定期更换集尿袋。

（5）下肢深静脉血栓的预防：准确评估产妇血栓风险及下肢情况，有无水肿、疼痛、皮温皮色有无异常等，帮助患者做肢体（尤其是下肢）的被动运动，促进下肢血液的循环，可结合间歇性充气加压装置或足底静脉泵等预防下肢深静脉血栓的形成。

（6）约束带的使用：为防止非计划拔管发生及患者躁动伤害自己，可在征得患者家属知情同意的前提下使用约束带。使用约束带时患者应处于功能位，注意约束带应松紧适宜，每隔 1~2 小时松开约束带，观察约束部位皮肤有无异常。

3. 治疗

（1）快速组建反应团队：早期发现、早期诊治对妊娠合并抗 NMDA 受体脑炎患者尤其重要，应适时终止妊娠以期改善预后。患者入院后，积极完善相关检查，由产科医生、麻醉医生、ICU 医生和护士组成的抢救团队迅速响应，结合神经内科医生的建议，及时终止妊娠，保障患者和新生儿在术中的安全。

（2）治疗方案：妊娠患者发病可能和妊娠期间胚胎或者胎盘触发异常的抗原抗体反应引起的信号传导有关，故终止妊娠对患者病情改善至关重要。治疗上主要包括免疫治疗、肿瘤切除和对症支持治疗。免疫治疗推荐甲泼尼龙、丙种球蛋白静脉冲击治疗和血浆置换。国外研究提示早期的免疫治疗效果较好。但目前关于妊娠合并抗 NMDA 受体脑炎的临床病例报告极少，其临床处理经验尚有限。

本例患者考虑为妊娠合并抗 NMDA 受体脑炎后，积极进行免疫治疗、肿瘤切除治疗，1 个月后病情无明显改善，终止妊娠 4 个月后症状仍然改善不明显，这可能与脑脊液中抗 NMDA 受体抗体滴度高，呈强阳性有关。目前认为抗体滴度高低与病程长短及预后相关，说明该患者病情较重。治疗 2 年多后，电话随访患者对答流利，认知能力较前明显好转，已无癫痫发作，生活自理，幼儿体健，母儿预后较满意，提示该类患者可能需要更长的治疗时间。

（3）常规用药。

1）镇静镇痛：带有创呼吸机的患者常规应用镇静药物。非阿片类药物联合阿片类药物的使用可减少阿片类药物的使用，降低其不良反应。镇静患者使用 SAS 进行评分时，最佳状态应为 3～4 分，必要时加用镇痛药物；带机患者使用重症监护疼痛观察工具（critical care pain observation toll，CPOT）进行疼痛评估。

2）促子宫收缩：对产妇予缩宫素（静脉给药）＋益母草（肌注）促进子宫收缩及恶露排出。

3）预防术后感染：使用头孢西丁预防术后感染，注意现配现用，定时给药。

（4）治疗脑炎用药：抗 NMDA 受体抗体脑炎的治疗包括切除肿瘤、激素及免疫球蛋白、血浆置换及对症支持治疗等，但具体应根据患者的临床特点及病情危重程度。伴有肿瘤的患者，临床实践研究表明免疫抑制治疗和肿瘤切除确切有效。本案例患者已行卵巢囊肿剥除术，且在术后使用激素对抗脑炎，使用德巴金、安定、鲁米那等控制抽搐症状等对症治疗，使用甘露醇预防脑水肿、控制颅内压等。在治疗的过程中，我们应密切观察病情，关注患者瞳孔、意识等，监测用药效果，按准确剂量及速度给药，注意配伍禁忌。

（5）功能锻炼：脑炎导致患者认知、肢体运动等功能不同程度受损，护理人员应及时对患者进行康复训练，进行各个关节及肢体的被动运动，协助患者进行日常生活活动，提高患者自理能力。

4. 健康教育

（1）心理护理：由于疾病发生突然，患者及家属往往缺乏心理准备，经过辗转求治，可能会处于极度焦虑及惶恐的状态，担心母婴结局；患者进入 ICU 后，家属还可能对使用呼吸机、输血等一系列治疗手段感到恐惧。护理人员应理解并鼓励患者情绪表达，做好安慰和解释工作，稳定患者及家属情绪，以帮助其配合各项治疗和护理措施。

（2）出院指导：患者出院时，可能有一部分认知能力未恢复，生活自理能力尚有部分缺陷，应指导患者家属对患者进行生活护理，观察有无再次发病情况，定期到神经内科进行随访，必要时及时就诊。

（三）循证证据

2019 年我国卫生健康委员会发布了首部《罕见病诊疗指南（2019 年版）》，规范了抗 NMDA 受体脑炎的定义、诊断和治疗流程。

1. 诊断

抗 NMDA 受体脑炎是由抗 NMDA 受体抗体介导的自身免疫性脑炎，是自身免疫性脑炎的主要类型。诊断抗 NMDA 受体脑炎需符合以下三项：

（1）6 项主要症状中的一项或者多项：

①精神行为异常或认知障碍；②言语障碍；③癫痫发作；④运动障碍/不自主运动；

⑤意识水平下降；⑥自主神经功能障碍或中枢性低通气。

（2）抗 NMDAR 抗体阳性：建议以脑脊液 CBA 法抗体阳性为准。若仅有血清标本可供检测，除了 CBA 法结果阳性，还需要采用 TBA 与培养神经元进行间接免疫荧光法检测予以最终确认。

（3）合理排除其他疾病病因。

2. 治疗

抗 NMDAR 脑炎的治疗方式主要是免疫治疗及对症治疗。免疫治疗分为一线免疫治疗、二线免疫治疗和长程免疫治疗。一线免疫治疗包括糖皮质激素、静脉免疫球蛋白和血浆置换。二线免疫药物包括利妥昔单抗与静脉环磷酰胺等，主要用于一线免疫治疗效果不佳的患者。长程免疫治疗药物包括吗替麦考酚酯与硫唑嘌呤等，主要用于复发病例，也可以用于一线免疫治疗效果不佳的患者和肿瘤阴性的抗 NMDAR 脑炎患者。其他免疫治疗包括鞘内注射甲氨蝶呤与地塞米松等。抗 NMDAR 脑炎患者一经发现卵巢畸胎瘤，应尽快予以切除。

抗 NMDAR 脑炎免疫治疗流程见图 24-1-1。

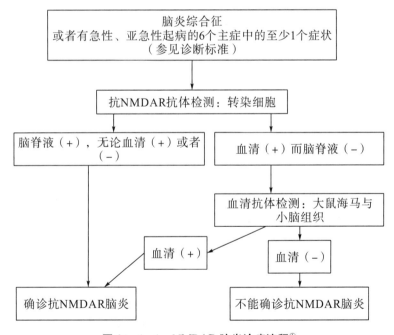

图 24-1-1　NMDAR 脑炎诊疗流程[①]

3. 讨论

妊娠合并抗 NMDAR 脑炎在国内外少有报道，由于妊娠母体的特殊性，其诊断、治疗往往更为困难。由于此种病例较少，其治疗也只能从其他神经系统的类似疾病中参

---

① 引自：《罕见病诊疗指南（2019 年版）》：48 页。

考借鉴。研究表明，由于胎盘屏障的保护作用，妊娠中晚期发病的抗 NMDAR 脑炎患者的胎儿可不发病，但由于抗癫痫药物可能存在的致畸风险，临床中仍应权衡利弊，根据患者病情的严重程度适时终止妊娠，改善母婴结局。

（杨弋　聂俏）

第二节　子宫肉瘤合并脑梗死

子宫肉瘤是一组起源于子宫平滑肌组织、子宫内膜间质和结缔组织的女性生殖系统恶性肿瘤，较少见，国内报道子宫肉瘤约占女性生殖系统恶性肿瘤的 0.83％，占子宫恶性肿瘤的 1.46％。本病任何年龄均可发病，一般多在 40～60 岁，绝经前占 48％，绝经后占 52％。本病病因仍不明确，目前认为相关因素有盆腔放疗史和雌激素的长期刺激。临床表现包括阴道异常流血、腹痛、下腹包块、阴道分泌物异常、下腹压迫症状及其他膀胱压迫症状等。晚期患者有恶病质表现，可出现全身消瘦、贫血、低热等，或出现肺、脑转移的相应症状。体征主要包括子宫增大且外形不规则，质地比子宫平滑肌略软，有轻微压痛；可有息肉或肌瘤样肿块突出于宫颈口，呈紫红色，易出血；若继发感染，有坏死或脓性分泌物。晚期肿瘤累及盆腔侧壁后，子宫固定不活动，可转移至肠管及腹腔，可伴有血性腹水，患者因腹胀而就诊。由于子宫肉瘤缺乏特异性症状，所以术前诊断颇为困难，诊断性刮宫是早期诊断子宫肉瘤的方法之一，对子宫内膜间质肉瘤有一定诊断价值，主要根据病史、体征、辅助检查，术时仔细检查切除的肿物标本、病理诊断结果做出诊断。子宫肉瘤以手术治疗为主，辅以放射治疗和化学治疗或激素治疗。但子宫肉瘤复发率高，预后差，患者 5 年生存率为 30％～50％。

脑梗死是指脑部血液供应障碍引起的缺血、缺氧所致的局限性脑组织坏死或软化，又称缺血性脑卒中，占全部脑卒中的 60％～90％。发病率为 110/10 万，临床常见有脑血栓形成和脑栓塞。其最常见的病因是脑动脉粥样硬化，高血压、高脂血症、糖尿病、脑动脉炎等；少见病因有胶原系统疾病、先天性血管畸形、巨细胞动脉炎、肿瘤、真性红细胞增多症、血液高凝状态。发病机制主要为睡眠、脱水、心力衰竭、心律失常、红细胞增多症，致血流动力学改变，导致血管病变，血栓形成，栓子脱落，随着血液循环到达大脑，形成脑梗死。

脑梗死好发于中老年人，多见于 50～60 岁以上的动脉硬化、高血压、冠心病或糖尿病患者。男性稍多于女性。发病前通常可有先兆症状，如头晕，头痛等。在安静休息时发病，患者发病时意识清醒，并出现偏瘫、失语等表现；结合头颅 CT 及 MRI 检查，可明确诊断。

血栓和栓塞是脑梗死发病的基础，因而理想的治疗方法是使缺血性脑组织在出现坏死之前恢复正常的血流。脑组织获得脑血流的早期重灌注，可减轻缺血程度，限制神经细胞损伤及其功能的损害。溶栓治疗可采用链激酶、尿激酶。抗凝剂可使用肝素、双香豆素，用以防止血栓扩延和新的血栓发生。急性治疗期患者应尽量卧床休息，注意水电解质的平衡。应当把患者的生活护理、饮食、其他合并症的处理摆在首要的位置。应注意，若患者存在吞咽困难，应给予合理的营养支持，否则能量代谢会很快出现问题，这时即使治疗用药再好也难以收到好的治疗效果。

（一）病例介绍

患者，女，58 岁 10 月，因"绝经后阴道流血 1^+ 月，下腹隐痛 2 周，加重 1 周"入院。B 超示：子宫前壁肌壁间查见 4.4cm×4.5cm×4.0cm 稍强回声团，内可探及血流信号，宫颈旁右侧查见 12.4cm×10.5cm×13.0cm 实性弱回声团，周边及其内可探及血流信号。入院诊断：子宫肌瘤，子宫肉瘤？中度贫血：失血性贫血，低蛋白血症。入院后予输血纠正贫血及凝血功能障碍，经全科讨论后，在全麻下行"经腹盆腔包块切除术、次广泛子宫切除术、双附件切除、恶性肿瘤细胞减灭术、肠粘连松解术"，术中出血多，失血性休克，在 B 超引导下行右颈内静脉置管，建立多条静脉补液通道，并予多巴胺泵入维持血压，维持内环境稳定。术中失血约 2500ml，术中输液 4500ml，输入去白红细胞悬液 10.5U、新鲜冰冻血浆 1400ml、凝血酶原复合物 400IU、纤维蛋白原 2g，尿量仅 10ml，术毕盆底留置"T"形引流管一根。术后麻醉清醒后转入妇产科 ICU。

转入查体：全麻已醒，全身皮肤中度水肿，静脉采血处及右手腕留置针处可见淤斑，肢端冷。心电监测示：HR 99 次/分，BP 91/56mmHg，SpO_2 97％。双侧瞳孔等大等圆，约 3mm，对光反射灵敏。睑结膜及口唇苍白，双肺未闻及明显干湿啰音，心律齐，各瓣膜区未闻及明显病理性杂音。腹部切口敷料清洁干燥，无明显渗血渗液，T 管引流较多暗血性液，入科后 1 小时内引流量约 460ml。转入诊断：卵巢癌Ⅲ期：肿瘤破裂伴出血子宫肉瘤，失血性休克，中度贫血，低蛋白血症。

术后第一天，患者左下肢抬离床面困难。立即请神经内科会诊。神经内科会诊意见：患者意识清楚，对答切题，双侧瞳孔等大等圆，对光反射灵敏，伸舌居中，双侧鼻唇沟对称，言语清晰，左上肢肌力 1 级，左下肢肌力 0 级，右上肢肌力 4 级，右下肢 3 级以上，左侧病理征阳性。头颅 CT 提示：右侧额叶及双侧颞、顶、枕叶片状不规则低密度影，以右侧顶、枕、颞叶为显著，密度不均匀，有点片状稍高密度影。目前考虑：脑梗死伴出血转化？肿瘤颅内转移待排，患者同时存在凝血功能障碍，抗血小板治疗出血风险极大，若贵科无禁忌可暂予立普妥 20mg，qn，口服，二级预防。加用胞磷胆碱钠 750mg，qd，静脉滴注，营养神经，注意防止肺部感染、深静脉血栓等并发症，进一步完善头部 MRI 血管增强扫描，弥散增强扫描，颈部 CTA 明确颅内病变及脑血管情况，密切关注患者病情变化，若出现意识障碍加重或瞳孔不等大应及时复查头 CT，适当给予甘露醇脱水。遂完善相关检查，予立普妥 20mg，qn，口服，二级预防，加用胞磷胆碱钠 750mg，qd，静脉滴注营养神经等对症治疗。术后一周查体，患者意识清楚，对答切题，双侧瞳孔等大等圆，2.5mm，对光反射灵敏，伸舌居中，双侧鼻唇沟对称，言语清晰，左上肢肌力 2 级，左下肢肌力 1 级，右上肢肌力 4 级，右下肢 3 级以上，左侧病理征可疑阳性。转回普通病房治疗。

（二）护理

1. 病情观察

病情的监测在任何时候都是医护工作的重点。应根据患者出现的症状、体征，保持冷静，做出正确的判断。患者术中出血多，凝血功能异常，术后 T 管引流液多，颜色较深，因此应密切观察患者生命体征，意识，肢体活动，皮肤黏膜有无淤斑淤点，切口敷料是否清洁干燥，T 管引流液颜色、量及性质，观察记录尿色尿量，尤其是小时尿量。根据心率、血压、尿量调整输液速度。同时注意患者肢体活动情况。

2. 基础护理

（1）一般护理：遵医嘱给予止疼药，减少疼痛。保持环境的安静，舒适，清醒患者宜采取平卧位，以便较多血液供给脑部，并抬高头部，禁用冷疗，保持患者舒适。

（2）饮食护理：肛门未排气之前，根据医嘱给予禁食或术后流质饮食，注意患者有无腹胀等不适；排气后，给予低盐、低脂、低胆固醇、高蛋白、易消化半流质软食，再逐步过渡到高纤维素普通饮食，防止便秘。少食多餐，每次七分饱。肛门未排气之前，禁食牛奶、豆浆、含糖的饮料等产气的食物，以免引起腹胀。遵医嘱给予静脉高营养补充及胃肠道营养供给，必要时输入血液制品，及时纠正贫血及改善营养状况。密切观察全身皮肤、口腔牙龈出血情况，淤斑、淤点有无增多，扩大。

（3）躯体活动与康复：加强生活生活护理，卧位时做好皮肤护理，压力性损伤预防，个人卫生处置，保持良好的肢体位置（软枕支持）；翻身（患侧卧位最重要）；重视患侧刺激；指导患者进行床上运动训练。

3. 治疗

按医嘱正确用药，观察药物疗效及不良反应。术后继续口服降压药物，避免血压波动过大。在用溶栓、抗凝药物时密切观察皮肤及消化道出血倾向；输入扩血管药物时滴速应缓慢，同时监测血压变化。

4. 健康教育

（1）术后第一次随访时间为术后 1 个月，以后每 3~6 个月随访一次。两年后每年随访一次，如有不适及时就诊。

（2）注意言语表达及肢体活动，如果出现言语不清，肢体活动异常，要警惕脑梗死的可能，及时就诊，争取最佳治疗时机。恶性肿增并发脑梗死，多为急性起病，部分呈进展性，少数患者可反复发作。可在肿瘤的任何阶段发生，少数患者在病情缓解期，甚至肿瘤发病早期都可发生，故要提高警惕。恶性肿瘤并发脑梗死的预后差，但也应积极治疗。在治疗肿瘤的同时，不能放弃对脑梗死的治疗。

（3）保持愉悦的心情，作息规律，饮食规律，忌高脂肪、高热量、刺激性食物；忌烟酒。

（4）患者生活能力较差，护理时要做到耐心、细心，随时了解患者心理活动，做患者的思想工作，增强其战胜疾病的信心。为患者制订个体化的心理支持，同时为患者取得强大的家庭支持。

（三）循证证据

急性缺血性脑卒中（急性脑梗死）是最常见的卒中类型，脑梗死是由于脑动脉粥样硬化、血管内膜损伤使脑动脉管腔狭窄，进而因多种因素使局部血栓形成，使动脉狭窄加重或完全闭塞，导致脑组织缺血、缺氧、坏死，引起神经功能障碍的一种脑血管病。《中国急性缺血性脑卒中诊治指南 2018》对急性脑梗死的分型、症状、辅助检查、诊断标准、治疗及预防等做了规范说明。脑梗死的诊断与治疗按此标准进行。

1. 急性脑梗死的诊断
建议诊断流程包括以下几个步骤：
（1）是否为脑卒中？排除非血管性疾病。
（2）是否为缺血性脑卒中？进行脑 CT、MRI 检查排除出血性脑卒中。
（3）卒中严重程度？采用神经功能评价量表评估神经功能缺损程度。
（4）能否进行溶栓治疗？是否进行血管内机械取栓治疗？核对适应证和禁忌证。
（5）结合病史、实验室、脑病变和血管病变等资料进行病因分型（多采用 TOAST 分型）。

2. 急性脑梗死的处理
（1）呼吸与吸氧：使患者血氧饱和度在 94％以上。
（2）监测心脏功能：24h 内应常规进行心电图检查，根据病情，有条件时进行持续心电监护 24 h 或以上；避免或慎用增加心脏负担的药物。
（3）体温控制：体温大于 38℃患者及时给予退热措施。
（4）控制血压：脑梗死急性期易出现血压升高，指南推荐接受血管内取栓治疗患者术前血压控制在 180/105 mmHg；卒中后低血压较为少见，卒中后低血压的患者应积极寻找和处理原因，必要时可采用扩容升压措施。

（陈煜林）

第三节 妊娠期高血压疾病合并脑出血

妊娠高血压疾病（hypertensive disorder of pregnancy，HDCP），简称妊高症，是妊娠期特有的疾病，常伴有全身多器官功能损害，可导致孕产妇脑部小动脉痉挛，引起脑组织缺血缺氧、脑血管自身调节功能丧失，导致脑部点状或斑状出血，严重者可导致脑部大面积出血，威胁孕产妇及胎儿生命安全。早发现、早治疗妊娠期高血压，是降低

519

孕产妇及围产儿病死率的重要措施。

（一）病例介绍

患者，女，27 岁，因"停经 40^{+4} 周，核实孕周 38^{+4} 周，下腹痛 6^+ 小时"于 7 月 24 日入院。入院时一般情况可，T 36.6℃，P 88 次/分，R 20 次/分，BP 114/69mmHg。孕 22^{+4} 周 OGTT 示空腹血糖、1 小时、2 小时血糖：4.1mmol/L、11.3mmol/L、9.5mmol/L，经运动及饮食血糖控制理想。现宫缩间隔 5~6 分钟，伴阴道少许血性分泌物，不伴阴道流液。入院诊断：G_1P_0，38^{+4} 周宫内孕先兆临产，妊娠期糖尿病，脐带绕颈一周。

患者于 7 月 24 日 21：50 无明显诱因出现持续头痛，伴头晕、恶心并呕吐一次，呕吐物为胃内容物，不伴晕厥、抽搐、眼花等不适，测得血压 164/96 mmHg。考虑子痫前期，立即予硫酸镁解痉、拉贝洛尔降压等治疗，急查肝、胆、胰脾、胸部、心脏彩超，血常规、电解质、尿常规等，留置尿管，持续心电监护、吸氧、检测胎儿宫内情况。23：15 孕妇再次呕吐，呕吐物为胃内容物，呕吐呈喷射状，随之出现意识模糊，双侧瞳孔等大等圆，对光反射灵敏，未见抽搐，呼吸平稳，口唇及甲床无发绀。持续硫酸镁泵入，给予甘露醇快速输入。血压波动在 152~148/111~108 mmHg，心率 78 次/分，呼吸 20 次/分。胎心正常，胎监 CST 阴性，有规律宫缩，间隔 3~4 分钟，持续 30~40 秒，宫口 1^+ cm。行术前准备。22：37 ICU 医生会诊查看患者，拟术后行头颅 CT 检查排除有无病变。

术前诊断：呕吐、昏迷待诊：颅内出血？子痫前期，妊娠期糖尿病，妊娠合并肝功损害，脐带绕颈一周，G_1P_0 38^{+4} 周宫内孕单活胎临产。

患者于 7 月 25 日 00：07 娩出胎儿，手术顺利，术中出血量约 300ml。术毕产科及妇产科 ICU 医护护送，气管插管下推送至放射科行头颅 CT 检查。7 月 25 日 01：15 头颅 CT 结果回报提示颅内出血，神经内科及神经外科医生会诊，建议尽快手术。

7 月 25 日 04：48 转入某综合医院，完善相关检查，急诊在全麻下行"双侧侧脑室钻孔引流术"，术后转入 NICU 继续治疗，予有创呼吸机辅助呼吸，甘露醇脱水降低颅内压、预防感染、预防癫痫、促进子宫收缩、维持内环境稳定及循环等综合治疗。7 月 28 日 CT 提示右侧枕叶新发脑出血。行气管插管、有创通气、镇静镇痛、低温治疗。在全麻下行"右侧额叶脑内血肿、脑室内积血清除术＋右侧额颞顶去骨瓣减压术＋颅内压探头置入"。术后患者颅内情况有所改善。8 月 9 日脑脊液检查提示颅内感染，给予抗感染治疗，并行腰大池穿刺置管，经治疗患者颅内感染得到控制。患者住院期间反复出现 4 次不明原因脑出血，9 月 11 日再次行多科会诊，MRI 头部磁敏感成像提示：右侧额顶颞部脑膜、脑膨出，邻近脑膜明显强化，右侧额叶见大小 4.8cm×2.8cm 长 T1 长 T2 囊状信号影，其内信号欠均匀，增强后呈环形强化。经多科讨论：患者脑出血原因不明，再次手术风险极大，再次出血风险极高，预后极差。与患者家属沟通后，家属表示了解病情，要求放弃治疗，要求出院。于 9 月 20 日签字出院。

（二）护理

1. 病情观察

HDCP 是女性在妊娠期特有的疾病，常常伴有多器官功能损害，严重者可出现抽搐、昏迷、脑出血、心力衰竭和弥散性血管内凝血等，甚至死亡。HDCP 合并脑出血危害极大，其处理方式较多，根据孕妇孕周、胎儿情况及病情的严重程度，大体上可分为保守治疗继续妊娠、急诊剖宫产、引产流产三类处理方式。因此对于妊娠期高血压孕妇脑出血的积极防治和观察具有重要的意义。

（1）密切观察病情及胎儿情况：妊娠期高血压患者，给予动态监测生命体征，及时掌握患者血压等生命体征的波动情况，除了生命体征的准确记录外，还包括意识、认知、自觉症状观察，记录出入量及变化、子宫收缩及胎儿情况。

（2）及早发现颅内出血及脑疝的先兆表现：HDCP 患者多存在血流动力学障碍，器官组织供血不足，血管通透性增高，容易发生出血，而当颅内原有动脉瘤或血管畸形时，在合并高血压或分娩用力时则易发生脑出血。HDCP 的基本病理生理改变是全身小血管痉挛，内皮损伤及局部缺血，外周阻力增加，血压升高，血管自身调节功能失去作用，因而容易导致脑出血，患者常常伴有头痛、头晕、视力障碍或恶心呕吐等症状。因此 HDCP 患者出现上述症状时要警惕脑出血。该案例患者具有非常典型的临床表现和体征，而且起病突然，无诱因，病情发展极为迅速，程度极为凶险，愈后差。因此对其进行风险因素分析及防治、观察护理总结，具有一定的临床借鉴意义。

（3）意识、瞳孔与生命体征的观察：在对妊娠高血压患者的观察中，要密切注意患者的意识、瞳孔及生命体征的变化，及早发现颅内出血、脑疝的先兆表现。可以观察患者的语言对答情况，是否口齿清晰，逻辑是否前后连贯，回答问题是否切题；肢体运动是否自主、自如、平衡；对疼痛刺激是否有反应及反应的灵敏度。要定时观察瞳孔大小、差别及对光反射。定时监测脉搏、呼吸、血压情况，一旦发现患者出现异常，应及时通知医生，积极配合处理。本案例患者最初表现出的异常是语言缓慢、重复、颠三倒四。

2. 基础护理

（1）环境：尽量安置患者于单人病房，房间温湿度适宜，保证室内空气流通。良好的睡眠有利于肌肉放松及血压控制。需保证患者睡眠充足，每天睡眠争取在 10 小时以上，必要时可睡前口服地西泮。避免强光及声音的刺激，一切治疗与护理活动尽量集中进行，动作要轻柔，说话声音要温柔，行专人护理，避免干扰。重视患者自觉症状，若其自觉紧张，指导患者采取舒适的体位，通过看消遣性书籍、听舒缓性音乐、调整呼吸等方法缓解。

（2）卧位：注意休息并取侧卧位，但子痫前期患者住院期间不建议绝对卧床，左侧卧位有利于改善胎盘的血液循环，增加胎儿宫内供养。患者若有胸闷、气紧等不适，可半卧位。

3. 治疗

（1）妊娠期高血压疾病的治疗基本原则：休息、镇静、解痉，有指征地降压、利尿。护士要熟知各种药物的包装、规格、剂量、用药途径、不良反应，根据医嘱正确、及时用药，并观察药物的疗效及不良反应。本案用了硫酸镁解痉、拉贝洛尔降压。镁离子易在体内蓄积中毒，因此要密切观察其不良反应的发生。膝反射、呼吸、尿量是三个重要指标。硫酸镁中毒首先表现的是膝反射消失，若呼吸小于 16 次/分，应考虑硫酸镁中毒。镁离子由肾脏排泄，尿少会增加中毒的机会。若出现硫酸镁中毒，应立即用 10% 葡萄糖酸钙拮抗。脱水剂多使用 20% 甘露醇，甘露醇的使用要保证快速、足量，同时防止输注到皮下，否则可能造成皮肤、肌肉坏死。临床上选择的降压药较多，护士要保证药物的正确给入，还要密切观察患者血压的变化情况，为了保证脑灌注，血压宜控制在 130～150/85～95mmHg 范围。

（2）有效控制抽搐：子痫患者常常突然出现意识不清及阵发性抽搐。抽搐时要防止患者坠床，床两边上床档。床旁备抢救车，将备好的裹有纱布的压舌板放入患者上下牙齿之间，防止舌头咬伤。不要强行掰扯患者强直的四肢，以免骨折，行心电监护，高流量吸氧，遵医嘱给药，留置尿管，记录出入量。抢救结束时要详细记录病情和诊疗过程。同时要观察有无子宫收缩、阴道流血流液及胎心情况。子痫抽搐控制后 6～8 小时可考虑终止妊娠。

（3）每日常规监测胎心：遵医嘱行胎心监护，观察胎心与宫缩、胎动的关系，了解胎儿在宫内的情况。同时了解患者的宫缩情况，护士还要观察阴道流血及流液，以便及早发现胎盘早剥、子宫破裂、胎膜早破。

（4）做好抢救应急准备：重视患者病情变化及自觉症状，脑出血风险高者，其床旁准备抢救车，及时做好术前准备。加强患者巡视，若出现头痛、眼花、恶心等先兆症状，及时汇报及处理，做好预防及抢救准备。护士要熟知抢救车上的各种药物、抢救器材的位置、数量、剂量和使用方法。熟知子痫发生的急救流程。

4. 心理护理

由于缺乏必要的医学知识和对病情的不了解，或者担心疾病造成胎儿的不良后果，HDCP 患者多有情绪不稳、睡眠差等情况。医护人员应鼓励和安慰患者，告知患者疾病的转归过程，给予患者足够的关爱和照护，帮助患者树立战胜疾病的信心和信念。患者常常担心脑出血的后遗症，医护人员应帮助患者增强自我保健的意识，促使患者放松，缓解患者的焦虑、紧张的情绪。及时对患者就围生期的相关知识进行宣教，使其更好地配合医护人员。

鉴于本案例患者术后即转入神经外科，对于患者术后的病情观察和护理及出院宣教在此不做阐述。

（三）循证依据

2019 年美国妇产科医师学会（ACOG）发布《妊娠期高血压疾病妇产科医师临床

管理指南》，分析和总结了妊娠期高血压疾病患者继发脑血管疾病的风险与预防策略。系统回顾及荟萃分析表明，妊娠期高血压疾病与脑血管事件的风险增加有关，患者和医护人员应考虑的预防策略包括频繁的长期随访和生活方式的调整，更好地管理心血管疾病的风险因素。

（孙燕　罗玉）

第四节　妊娠合并待续植物状态

持续植物状态（persistent vegetative state，PVS），俗称植物人，是指患者遭受严重缺氧性脑损伤并进展为无意识觉醒状态。待续植物状态可能代表着昏迷患者向恢复或死亡的过渡。该术语于 1972 年首次使用，其定义为：没有对自我或环境有意识的证据，且不能与他人交流；不会对视觉、听觉、触觉或伤害性刺激产生持续性、可重复、有目的或自主性行为反应；没有语言理解或表达的证据；表现为存在睡眠-觉醒周期的间歇性觉醒；残存的下丘脑和脑干自主功能足以使患者在医护下存活；大小便失禁；保留不同程度的脑神经反射和脊髓反射。

持续植物状态在孕妇少见。持续植物状态的患者丧失生活自理能力，同时伴随了多种并发症和机体部分功能衰竭，其护理是医疗领域的难题。持续植物状态孕妇妊娠和分娩需要产科医生及多科医生的团队合作，还需要家属的理解与积极配合，同时还涉及伦理问题，更需要护理人员的精心护理。

（一）病例介绍

患者，23 岁 9 个月，因"停经 33^{+4} 周，脑血管意外术后 82 天伴意识障碍，胎膜早破"入院。患者为已婚育龄期妇女，末次月经时间 1 月 30 日，预产期 11 月 7 日。患者平素月经规律；停经 30$^+$ 天，尿妊娠试验提示早孕，有恶心、呕吐等早孕反应；早孕期间无阴道流血、流液，无毒物、药物、射线接触史。孕期未建卡定期产检，82 天前于某综合医院因脑血管意外行脑外科手术，昏迷 50$^+$ 天，20$^+$ 天前无明显诱因出现腹痛，外院给予硫酸镁抑制宫缩治疗，无明显好转，家属述 1 小时前外院检查发现宫口开大 1cm，阴道流液，无阴道流血，遂转入我院。现患者气管切开，气管插管，保留胃管，尿管，有意识，无法正常对话。

入院查体：体温 36.6℃，脉搏 130 次/分，呼吸 20 次/分，血压 120/70mmHg。意识清楚，查体不合作，全身皮肤、巩膜色泽正常，未见皮下出血，全身皮肤未见水肿，淋巴结未见肿大。神经系统查体未见异常。阴道检查：先露头，高位-3，宫口开一指尖，宫颈管部分容受，未见羊水流出，无明显羊膜囊感。复查 B 超：双顶径 83mm，胎盘Ⅱ级，羊水指数 145mm。诊断：脑血管意外术后，持续植物状态，G$_2$P$_0$$^{+1}$ 33^{+4} 周，先兆早产。入院后立即组织妇产科医生、ICU 医生、脑外科手术医生，麻醉医生等多科反复讨论，并与家属达成一致，继续期待，进行胎心监护，抗生素预防感染，会阴护

理，若宫口继续扩张发展为早产临产则进产房待产。若患者病情发生恶化，立即行剖宫产终止妊娠。

入院后第三天（孕 33^{+6} 周）2：00 时，患者出现不规则屏气，阴道少量流血，约 10ml，暗红色，胎心率 150 次/分，行胎监示 CST 阴性，阴道检查示：先露头，高位－3，宫口扩张 1cm，宫颈厚，胎膜已破，考虑产妇需要 ICU 监护，故产科医生、ICU 医生共同送入产房监护，继续观察胎心变化及产程进展情况。5：00 宫缩持续 20～30 秒，间隔 3～4 分钟，阴道检查：先露头，高位－2，宫口扩张 2cm，羊水流出 50ml，深黄色，考虑羊水Ⅲ度，交代相关事项后家属要求行剖宫产术终止妊娠。5：15 剖宫产一活男婴，Apgar 评分 8－9－9，皮肤扣除 1 分，重 2130g，身长 43cm，新生儿转儿科。术后予以缩宫素静脉滴注促子宫收缩，送 ICU 进一步监护，术后 5 日，患者从 ICU 出院后继续康复治疗，未发生压力性损伤等并发症，婴儿生长发育良好。

（二）护理

1. 病情观察

（1）意识障碍的评估：使用格拉斯哥昏迷评分（Glasgow Coma Score，GCS）进行评估，正常人的昏迷指数是满分 15 分，昏迷程度越重者，昏迷指数分越低，GCS 是 1974 年英国神经外科医师 Teasdale 和 Jennet 为颅脑外伤患者设计的，包括睁眼反应、运动反应和语言反应三个项目，总分最高 15 分，最低 3 分（表 24－4－1）。它与预后密切相关，即评分越低，预后越差。它能够快速对患者的意识状态做出判断以便及时采取必要抢救措施，还能够方便连续动态观察病情，及时了解治疗中的病情变化。GCS 使得院前救助和入院后的治疗联系更为密切，在临床实际工作中发挥着不可替代的作用。

表 24－4－1　格拉斯哥昏迷评分量表

睁眼反应	运动反应	言语反应
4＝有目的、自发睁眼	6＝服从医嘱	5＝定向正常
3＝按口头命令睁眼	5＝对刺激能定位	4＝定向不佳
2＝疼痛刺激能睁眼	4＝对刺痛能躲避	3＝不适当的词汇
1＝无反应	3＝刺痛肢体屈曲反应	2＝言语难辨
	2＝刺痛肢体过伸反应	1＝不语
	1＝无反应	

（2）病情变化监测：医护人员严密观察患者意识状态、瞳孔变化，并进行体温、呼吸、脉搏及血压等生命体征监测，必要时采取积极的护理措施。观察产科专科情况，对于意识清楚的孕妇容易判断其是否是先兆临产，但对于无意识的孕妇就相对困难，除少量阴道出血、不规则宫缩外，患者可有颤抖、恶心、呕吐等表现。该患者表现为不规则屏气，一旦有先兆临产迹象应行床旁胎心监护，了解宫缩及胎心情况，产科医生床旁监护，遇病情变化予以及时处理。该患者第一产程延长，采用人工破膜促产程进展，在分

娩的第二产程，持续植物状态的孕妇腹直肌及膈肌收缩力和肛提肌收缩力均受到影响。但因为子宫收缩力不受影响，所以该产妇产后出血并无明显增多。产后患者意识复苏很快，各方面功能都得以快速恢复，这可能与分娩时刺激与应激作用、分娩后孕妇的负荷减轻、顺产损伤小有密切关系。

2. 基础护理

（1）生活及皮肤护理：加强生活护理，保证患者舒适。协调安排患者住单独的房间，保持整洁干净，空气清新，温湿度适宜，环境安静，保持床单元干净、整洁。给予患者清洁护理，每天早晚用温水清洁面部，行口腔护理以保持口腔清洁、清除口腔分泌物和食物残渣及呕吐物，以免食物残渣存留于口腔内。早晚用温水给患者浸泡双脚，促进患者下肢的血液循环。指导照顾者 2 小时为患者更换 1 次卧位，家用气垫床防止压力性损伤，保持肢体功能位。指导照顾者保持患者皮肤清洁、干燥，每日为患者清洁皮肤，夏天出汗多的情况增加为患者更换卧位及清洁皮肤的次数，告知照顾者发生压力性损伤的处理方式。发生压力性损伤主要部位在两侧肩胛部和骶尾部，大小为 1cm×2cm 左右，表现为发红、表皮轻微破损，无水疱和分泌物，给予压疮膏涂抹和增加翻身次数后可恢复。

（2）体位：由于植物人处于相对静止的状态，不能自己翻身，一般为被动体位，加之妊娠期间体重的增长，这就会使得植物人的身体组织长期受到压迫，这就需要照顾者按时翻身，给予肢体功能位摆放，预防压力性损伤发生。分娩后，可采取 30°半卧位，颈下略垫高，使颈伸展，膈肌下移，保持呼吸道通畅，也可减轻气管下端压迫，避免损伤气管内壁等，还可防止胃内容物反流引起吸入性肺炎，也利于恶露流出。

（3）饮食管理：饮食应保证充足的高蛋白、低脂肪、维生素和水分。为防止鼻饲物反流，喂食前需选择合适的体位，一般采取坐位或者半坐位；鼻饲前应先用注射器抽取到胃液后再灌注食物，鼻饲速度不宜过快，每次 200~300ml，每天 4 次。每次鼻饲后，抽取少量清水脉冲式冲洗胃管，然后夹紧胃管。鼻饲后短时间尽量不翻身和吸痰，以免引起呕吐，喂食半小时后再进行降低床头、翻身等操作。研究报道，鼻饲时头部抬高 35°~40°至少保持 1 小时，少量多次喂食可减少胃内容物的反流。对于完全吞咽障碍的患者需给予鼻饲流质饮食，不完全吞咽障碍患者需进半流食。本例为气管切开术后，完全吞咽功能障碍，因此使用流质饮食保证患者及胎儿营养，未发生反流。

（4）大、小便护理：保持大便通畅，由于持续植物状态患者处于长期卧床状态，易出现便秘，而发生便秘对患者的机体组织与代谢会造成一定的危害，因此，保持大便通畅非常重要。可指导其照护者每天顺时针方向按摩患者腹部，促进胃肠蠕动，促进排便，必要时可使用药物帮助通便，同时适当增加水分的摄入，有效地帮助患排出大便；当出现胃肠胀气时，暂停饮食，必要时采取肛管排气。小便的护理，本例患者留置尿管，需每天进行尿管护理，保持会阴部清洁，每天更换集尿袋，同时观察尿液的颜色和量等情况，避免尿路感染。

（5）并发症观察：多数 PVS 患者留置了气管套管、鼻胃管、导尿管等管道，增加了呼吸系统及泌尿系统的感染率。此外，PVS 患者因长期卧床、免疫力下降、护理不当等因素，容易发生压力性损伤、胃肠道不适、产后出血和下肢静脉血栓等多种并发症，所以在护理PVS患者时，并发症观察非常重要。

3. 治疗

（1）肢体功能锻炼：身体长期处于一个相对静止的状态就会发生萎缩的情况，PVS患者长期卧床会导致压力性损伤、肌肉萎缩、关节挛缩、下肢静脉血栓等并发症。这对于患者来说，是一个重大的威胁。PVS患者多采取平卧姿势，所以每天要定时为其翻身，给予肢体功能位摆放，进行必要的按摩，做肩关节外旋、外展和屈曲，肘关节伸展，腕和指伸展，髋关节外展和伸展，膝关节伸展等无痛范围内的被动锻炼。锻炼过程中动作要轻柔，每天4次左右。本例患者住院期间由康复科医生每天进行肢体功能锻炼，未发生肌肉萎缩、关节挛缩等并发症。

（2）分娩方式选择：对于持续植物状态孕妇的分娩方式，国内外报道病倒多采用子宫下段剖宫产终止妊娠。孕妇选择剖宫产手术或经阴道自然分娩需要根据全身状况来综合考虑，但选择剖宫产手术孕妇需要耐受剖宫产手术和麻醉的风险以及术后护理与康复问题。报道病例中复苏期间22%有体温升高，其中有11%是各器官感染所致，如泌尿系统感染、肺部感染、胃肠道感染等。若条件允许可以阴道试产，试产失败再行剖宫产手术。阴道分娩主要由3个因素决定，即产力、产道及胎儿。产力包括子宫收缩力，腹直肌及膈肌收缩力和肛提肌收缩力。子宫主要由交感神经的骶前神经丛与骨盆神经丛中来自第Ⅱ、Ⅲ、Ⅳ骶神经的副交感神经纤维支配，持续植物状态孕妇的子宫平滑肌有自律活动，完全切除其神经后仍能有节律性收缩，还能完成分娩活动。临床上可见下半身截瘫的产妇仍能自然分娩，故持续植物状态孕妇可以在有条件的情况下尝试阴道分娩。

（3）催醒护理：PVS患者的丘脑下部和脑干功能基本保存，有恢复意识活动的可能性，促醒、康复训练越早，神经系统的可塑性越大，生理功能恢复得也就越好。目前促醒方法主要包括营养药物的治疗、针灸治疗、高压氧治疗等，康复护理主要给予触觉、视觉、听觉、嗅觉、味觉等外围环境刺激。康复训练是长期、艰巨的过程，不能操之过急，更不能放弃希望。可指导照顾者多与患者对话，给患者看一些彩色的图片、听各种情感的音乐，定时给患者开收音机或电视机，经常对患者讲解过去最熟悉的生活情景以刺激大脑知觉，逐步唤醒记忆。

4. 健康教育

（1）心理护理：PVS患者家属承受着巨大的经济压力和心理压力，对此，医护人员应该进行针对性的心理护理，给家属信心和希望。与家属交流时态度温和，富有同情心，使之积极配合医护人员照顾患者。有文献表明，PVS患者家属不同程度存在悲伤、抑郁、焦虑、忧虑等负面情绪，护理人员应予以重视，改善其心理状态，提高患者的支持水平。指导照顾者疾病相关知识，耐心倾听他们的感受，给予他们积极的心理支持，帮助解决相关的实际需求，引导他们发现照顾过程中存在的问题，给予个性化的指导，使他们增强自信心和主动性，由被动接受健康教育变为主动学习，使他们的照顾能力得到提升，能应对照顾过程中出现的问题。

（2）出院指导：PVS患者的康复是个漫长的过程，在目前的医疗条件下，患者出院后很难得到专业的护理照料，很多患者会出现压力性损伤、肢体并发症等，如患者出现并发症不能及时处理或者就医，患者生命就可能受到威胁。我国的PVS患者出院后主要接受常规的家庭护理，出院前由责任护士对患者家属进行常规出院指导，示范护理操作的方法及技巧或者制作视频给家属，包括生命体征监测，鼻饲液的选择、配制及鼻饲方法，气管内套管的消毒及更换方法，鼻胃管、导尿管的护理，口腔清洁，并发症的预防，康复锻炼及肢体功能位的摆放等。此外，建立便于医护沟通的网络平台，医护人员可通过网络平台发布预防感染、压力性损伤，管道护理等相关视频、音频、图片、文字资料，供家属学习交流，以利于PVS患者的家庭护理。

（三）循证证据

2015年，中华医学会神经外科学分会颅脑创伤专业组，中华医学会创伤学分会神经损伤专业组发布了《颅脑创伤长期昏迷诊治中国专家共识》，阐述了颅脑创伤、长期昏迷的相关因素，为长期昏迷患者的催醒和相关治疗、临床管理、康复治疗等方面提供了依据。

（刘秀萍　王敏）

第二十五章　运动系统疾病

第一节　子宫脱垂合并重症肌无力

重症肌无力（myasthenia gravis，MG）是一种主要累及神经肌肉接头突触后膜上乙酰胆碱受体（acetylcholine receptor，AchR）的自身免疫性疾病。临床主要表现为部分或全身骨骼肌无力和易疲劳，活动后症状加重，经休息和胆碱酯酶抑制剂（cholinesterase inhibitors，ChEI）治疗后症状减轻。MG 发病率为（0.3~2.8）/10 万，估算全球约有 70 万患者。重症肌无力患者常合并甲状腺功能亢进、甲状腺炎、系统性红斑狼疮、类风湿关节炎和天疱疮等其他自身免疫性疾病。

重症肌无力可累及全身骨骼肌，脑神经支配的肌肉更易受累，以眼外肌受累最为常见，其次是面部及咽喉肌，以及四肢近端肌肉。肌无力常从一组肌群开始，范围逐步扩大。首发症状常为一侧或双侧眼外肌麻痹，如上睑下垂、斜视和复视，重者眼球运动明显受限，甚至眼球固定，但瞳孔括约肌不受累。面部及咽喉肌受累时出现表情淡漠、苦笑面容；表现为连续咀嚼无力、饮水呛咳、吞咽困难，说话带鼻音、发音障碍等。累及胸锁乳突肌和斜方肌时则表现为颈软、抬头困难，转颈、耸肩无力。四肢肌肉受累以近端无力为重，表现为抬臂、梳头、上楼梯困难，腱反射通常不受影响，感觉正常。

MG 患者肌无力的显著特点是每日肌无力呈波动性，于下午或傍晚劳累后加重，晨起或休息后减轻，此种波动现象称之为"晨轻暮重"。呼吸肌受累往往会导致不良后果，MG 患者出现严重的呼吸困难时称之为"危象"。诱发因素包括呼吸道感染、手术（包括胸腺切除术）、精神紧张、全身疾病等。心肌偶可受累，可引起患者突然死亡。

（一）病例介绍

患者，女，46 岁，已婚已育，因"外阴肿物脱出 2$^+$ 年"于 4 月 26 日入院，入院诊断：子宫脱垂。患者 2 年前因重症肌无力行胸腺切除术，对阿奇霉素，部分头孢类抗生素过敏。术前生命体征平稳，一般状况良好。完善术前准备，于 4 月 28 日在腰硬联合麻醉下经阴道行子宫全切＋会阴修补术，术后转入 ICU，遵医嘱予克林霉素抗感染及补液治疗。术后生命体征平稳，于 4 月 29 日转回普通病房继续治疗。

（二）护理

1. 病情观察

（1）密切观察病情，持续心电监护：严密观察患者生命体征，注意呼吸频率与节律改变，观察有无呼吸困难，发绀，咳嗽无力，腹痛，瞳孔变化，出汗，唾液或口腔分泌物增多等现象；避免感染、外伤、疲劳、过度紧张等诱发肌无力危象的因素。

（2）MG危象的处理：加强呼吸管理是挽救MG危象患者生命的关键环节。出现肌无力危象时应即刻肌内注射硫酸新斯的明，可迅速缓解症状。及时停用所有胆碱酯酶抑制剂。不论何种危象，均应注意确保呼吸道通畅，如经早期处理病情无好转，应立即进行气管插管或气管切开，应用人工呼吸器辅助呼吸；停用抗胆碱酯酶药物以减少气道内的分泌物；选用有效、足量和对神经－肌肉接头无阻滞作用的抗生素积极控制肺部感染；同时给予静脉药物治疗，如糖皮质激素或大剂量丙种球蛋白；必要时采用血浆置换进行治疗。

2. 基础护理

（1）保持呼吸道畅通：鼓励患者深呼吸和咳嗽，抬高床头，及时清除口鼻腔内分泌物。准备好抢救药品和器材，必要时予气管插管。

（2）生活护理：术后卧床休息，避免疲劳。合理活动和休息，平时活动选择早晨或肌无力症状较轻时进行。以省力和不感到疲劳为原则。避免剧烈咳嗽，防止感冒，保持大便通畅，防止便秘，必要时予开塞露，避免增加腹压。

（3）加强营养：鼓励进食高蛋白、高维生素、粗纤维，富含钾和钙的食物，促进疾病恢复。

3. 治疗

遵医嘱合理用药，提醒患者服药注意事项，观察用药反应及效果：应用抗胆碱酯酶药物从小剂量开始，因用药间隔时间长，应缓慢加量，防止胆碱能危象。使用糖皮质激素时观察呼吸变化，长期用药者注意消化道有无出血，骨质疏松，注意保护胃黏膜。使用免疫抑制剂时，随时检查血象，注意肝肾功能。WBC低于$4×10^9/L$应停药，注意用药禁忌。

4. 健康教育

（1）疾病相关知识宣教：解释病情，告知患者本病的病因、临床过程、治疗效果以及预后。

（2）心理护理：除了患者对疾病的恐惧和焦虑，负面情绪也可加重病情，所以要让患者保持心情舒畅，避免精神刺激。

（3）出现咀嚼、吞咽困难时应注意给予软食、半流食，避免呛咳及肺部感染。患者出现呼吸困难、肌无力危象及卧床时，应加强生活护理，及时翻身叩背，避免肺部感染及压力性损伤。生活中应注意避免加重 MG 的诱发因素，如感冒、发热、过度劳累、精神创伤、手术等。

（三）循证证据

重症肌无力（myasthenia gravis，MG）是神经肌肉传递障碍性疾病，是由于自身抗体结合于神经－肌肉接头突触后膜乙酰胆碱受体（AChR）导致的器官特异性自身免疫性疾病。MG 临床表现复杂多样，有多种临床亚型，治疗面临着巨大的挑战。美国重症肌无力基金会（MGFA）邀请 15 名国际知名专家组成专家组，于 2019 年正式发表了 MG 管理国际共识《重症肌无力管理国际共识》，对 MG 的临床管理提出了推荐意见。而对于分娩期间及产后 MG 的管理，专家指出，因为子宫由平滑肌构成，没有突触后膜乙酰胆碱受体，故第一产程不受 MG 的影响。而第二产程则可能会受到影响，因为在用力娩出胎儿的过程中发挥作用的随意肌可能出现肌无力，导致产妇过度疲劳。由于应激和用力可促发肌无力危象，所以应采取适当的步骤以避免产妇疲劳对分娩的影响。阴道助产可减少产妇的疲劳和肌无力。共识指南指出，分娩目标是实现自然阴道分娩；剖宫产应仅用于有常规产科指征的女性。

因为接受全身麻醉的肌无力患者需要采用机械通气的可能增加，专家推荐在患者临产前请麻醉科医生会诊。麻醉方式的选择取决于多种因素。对于轻至中度 MG 患者，若预期行阴道分娩，则推荐给予区域麻醉；区域麻醉也可减轻第二产程中的疲劳。对于病情严重且存在呼吸肌或呼吸中枢受损的患者，推荐给予气管插管下全身麻醉。由于与临产和分娩相关的应激和疲劳可能会促使肌无力加重，应仔细监测产妇的呼吸状态（呼吸频率、脉搏血氧测定）。肌无力母亲所生的所有婴儿均应在出生后 48～72 小时于 NICU 接受观察和监测，观察是否有新生儿一过性 MG。此外，专家指出，硫唑嘌呤、环孢素及其他免疫抑制剂可导致婴儿免疫抑制，禁用于采取母乳喂养的 MG 母亲。

（杨素琼）

第二节　妊娠合并皮肌炎

特发性炎性肌病（idiopathic inflammatory myopathies，IIM）是一组以四肢近端肌肉受累为突出表现的异质性疾病。其中以 PM 和 DM 最为常见。多发性肌炎（polymyositis，PM）和皮肌炎（dermatomyositis，DM）是累及横纹肌，以淋巴细胞浸润为主的非化脓性炎症病变，为自身免疫性结缔组织病之一，常伴多样性皮肤损害，也可并发各种内脏损害。我国 PM/DM 的发病率尚不十分清楚，国外报告的发病率为（0.6～1）/万，女性多于男性，DM 比 PM 更多见。PM/DM 皮肤和骨骼肌外受累的表现如下。

（1）肺部受累。间质性肺炎、肺纤维化、胸膜炎是 PM/DM 最常见的肺部表现，可在病程中的任何时候出现。临床表现为胸闷、气短、咳嗽、咯痰、呼吸困难和发绀等。少数患者有少量胸腔积液，大量胸腔积液少见，喉部肌肉无力可造成发音困难和声哑等，膈肌受累时可表现为呼吸表浅、呼吸困难或引起急性呼吸功能衰竭。肺部受累是影响 PM/DM 预后的重要因素之一。

（2）消化道受累。PM/DM 累及咽、食管上端横纹肌较常见，表现为吞咽困难、饮水发生呛咳、液体从鼻孔流出。食管下段和小肠蠕动减弱与扩张可引起反酸、食管炎、咽下困难、上腹胀痛和吸收障碍等，这些症状同硬皮病的消化道受累相似。

（3）心脏受累。PM/DM 心脏受累的发病率为 6%～75%，但有明显临床症状者较少见，最常见的表现是心律不齐和传导阻滞。较少见的严重表现是充血性心力衰竭和心包填塞，这也是引起患者死亡的主要原因之一。

（4）肾脏受累。少数 PM/DM 可有肾脏受累的表现，如蛋白尿、血尿、管型尿。罕见的暴发型 PM 可表现为横纹肌溶解、肌红蛋白尿及肾功能衰竭。

（一）病例介绍

患者，女，43 岁，因"孕周 22^{+6} 周，发现肺部感染 15^+ 天，腹痛伴阴道流血 13^+ 小时"于 10 月 10 日 01：30 入院。3：48 娩出一死胎，行"B 超监测下清宫术"，术中失血 290ml。于 04：55 转入 ICU，转入时意识清晰，对答确切，遵嘱动作，偶有咳嗽，无痰。入室生命体征及血常规检查：T 37.7℃，P 83 次/分，R 22 次/分，BP 102/67mmHg，$SPO_2$88%（鼻导管吸氧），SpO_2 96%～98%（面罩吸氧 6L/min），PCO_2 31.4mmHg，$PO_2$105mmHg（氧和指数 233）。凝血功能：ATPP 40.2 秒，Fg 96mg/L，TT 23.1 秒，DDT 17.43mg/L。10 月 11 日患者咳出大量黄白色黏液痰，R 40～50 次/分，SpO_2 90%，PCO_2 31.05mmHg，PO_2 83.25mmHg（氧和指数 185），予充分镇静后行气管插管，带有创呼吸机辅助呼吸。腹部膨隆，腹软，安置胃肠减压。复查血气：PCO_2 37.9mmHg，PO_2 119mmHg（氧和指数 238），听诊双肺湿啰音。呼吸科会诊：抗 MDA5 阳性，诊断为皮肌炎。转华西呼吸 ICU。院外 X 片：双下肺炎症，双侧肋膈角稍顿。胸部 B 超示左侧胸腔肋角见液性暗区，深 1.1cm。CT 示双肺炎症，双侧胸腔中等量积液。B 超提示：胎心停育。C 反应蛋白 53mg/L，生化检查：Alb 29.2mg/L，AST 71U/L，ALP 102 U/L，GGT 51U/L。免疫检查：抗 MDA5 阳性。术后诊断：肺部感染，瘢痕子宫，死胎，左肾囊肿，$G_4P_1^{+3}$ 22^{+6} 周宫内孕已流产一死胎清宫术后，妊娠合并皮肌炎。治疗：哌拉西林他唑巴坦抗感染；特布他林（博利康尼）、普米克令舒雾化；机械辅助排痰；甲泼尼龙 40mg 静脉滴注；法布莱士 1g 静脉滴注。

（二）护理

1. 病情观察

（1）高危因素评估：肺部受累，间质性肺炎、肺纤维化、胸膜炎是 DM 最常见的肺部表现，可在病程中的任何时候出现，表现为胸闷、气短、咳嗽、咯痰、呼吸困难和发绀等。少数患者有少量胸腔积液，喉部肌肉无力可造成发音困难和声哑等，膈肌受累时可表现为呼吸表浅、呼吸困难或引起急性呼吸功能衰竭。本例患者已存在肺部感染，胸腔中等量积液，呼吸 40～50 次/分，体温 36.5℃～38.3℃，行有创呼吸机辅助呼吸，这些因素会加重患者感染，引起呼吸衰竭。因此在病情观察中，应重点查看该患者生命体征及血常规等感染相关征象，监测血气分析结果，注意患者呼吸衰竭程度。同时注意有无消化道、心脏、肾功能损害表现。

（2）病情变化监测：病情的监测在任何时候都是医护工作的重点。应根据患者出现的症状、体征，做出正确的判断。产妇出现血氧饱和度下降时，应随时注意心电监护及血氧饱和度监测，观察并记录产妇的意识、血压、脉搏、呼吸深浅度及形态，口唇、甲床及尿量情况。患者术后带有气管插管，安置了胃管、尿管。应妥善固定以上管道，并根据功能用不同颜色的标签进行标识。对于各种管道应每天准确记录引流量，观察引流液的性质、颜色等并定期进行更换，操作中严格执行无菌操作。

2．基础护理

（1）体温的管理：感染患者反复发热可导致脱水。应注意补充液体及维持体内电解质平衡，保持皮肤清洁干燥，及时更换衣裤。

（2）呼吸机的管理：注意患者体位，应为产妇取半卧位，头和躯干抬高 20°～30°，利于呼吸。气管插管护理，予患者肢体适当约束，妥善固定导管，随时更换固定胶布，防止脱管。注意观察导管置入刻度，班班交接。选用适当的牙垫。每 3～4 小时放气 1 次，每次 3～5 分钟，放气前先吸尽口腔、咽部分泌物，以防误吸，重新充气，压力 10～20 mmHg。保持呼吸道通畅，定时湿化气道及拍背，适时吸痰，吸痰前后给予 2 分钟纯氧吸入。防止吸痰时缺氧和负压过大引起创伤性肺不张，每次吸痰的持续时间不超过 15 秒，压力不能过高。吸痰期间如患者发生心律失常，$SpO_2 < 90\%$，立即停止吸痰，给予纯氧吸入。定期复查血气，根据其结果调整呼吸机参数。机械通气过程中，应密切观察患者呼吸变化及胸廓起伏幅度，听诊双肺呼吸音是否对称。发现报警，及时查找原因并处理。妥善固定管路，勿使其打折，注意观察管道有无漏气及接头松脱。严格呼吸机管道的消毒，及时清除冷凝水。观察痰液的性状、量及颜色，定期取痰液做细菌培养，以便及时选择敏感的抗菌药物进行治疗。

（3）饮食管理：因手术禁食及感染引起的发热，患者术后容易出现营养失调，遵医嘱用药的同时，给予高营养、易消化、高维生素的易消化半流质或流质饮食，增强机体抵抗力。

3．治疗

（1）组建快速反应团队：患者出现呼吸功能衰竭、血氧饱和度下降时，应争分夺秒开展抢救工作。该案例抢救过程中，由 ICU 医生及两名护士组成的抢救团队迅速反应，ICU 医生主要负责气管插管及床旁血气监测，护士负责对生命体征的监护、配合插管，建立静脉通道及液体的管理等。

（2）药物的正确使用：保持静脉通道通畅，保证及时准确用药。抗生素定时使用，现配现用，保证血药浓度恒定，利于感染控制。给予雾化稀释痰液，利于痰液吸出，改善血氧饱和度。使用镇静镇痛药物时，应注意镇静深度，观察患者意识及瞳孔变化。

4. 健康教育

（1）饮食：饮食应清淡易消化、高维生素、高热量。进食速度宜慢，避免呛咳或误吸造成吸入性肺炎。进食困难、吞咽困难者可鼻饲饮食，避免摄入刺激性食物。本病治疗时间长，需持续、严格遵医嘱用药，不可擅自减量或停药，以免病情复发。

（2）心理护理：皮肌炎是自身免疫性疾病，需要长期治疗，患者可能出现活动障碍、自我形象紊乱及生活自理能力下降，并伴有焦虑、恐惧、自卑心理。医护人员要做好家属的思想工作，让其鼓励和支持患者积极配合治疗，保持良好的心理状态，以利于疾病康复。

（三）循证证据

研究表明，妊娠合并皮肌炎患者，会引起胎儿停止发育或流产，伴有心肺功能损害者预后差，严重时可危及生命，因此积极而有效的治疗对于控制疾病、改善患者预后非常重要。2010年，中华医学会风湿病学分会发布了《多发性肌炎和皮肌炎诊断及治疗指南》，规范了多发性肌炎和皮肌炎的诊断和治疗，同时针对如何管理皮肌炎症状及妊娠期结局也给出了专家建议。

1. 皮肌炎管理

指南指出，PM/DM是一组异质性疾病，临床表现多种多样且因人而异，治疗方案也应遵循个体化的原则。主要药物包括糖皮质激素、免疫抑制剂（如甲氨蝶呤、硫唑嘌呤、环磷酰胺、抗疟药等）、免疫球蛋白、生物制剂等，除药物治疗外，还应注重以下几点：

（1）运动指导：关于特发性炎性肌病康复期间锻炼的作用，证实其有益的证据有限，但有专家认为，应在治疗早期应开始康复运动，并根据肌无力的严重程度进行个体化调整：如需卧床或依靠轮椅的严重肌无力患者应接受被动关节活动锻炼以防止关节挛缩；鼓励肌无力不太严重的患者参加主动锻炼项目，并根据其耐受程度调整运动幅度；应鼓励轻度肌无力患者在可耐受情况下继续进行合理水平的活动。

（2）预防误吸：由环咽肌功能障碍导致吞咽困难的患者存在误吸风险。抬高床头、半浓稠饮食（semi-thick diets）等可降低该风险。同时专家指出，对于严重吞咽困难患者，可能需要放置鼻胃管喂食以提供充足的营养并帮助保护气道。

（3）日光防护与减轻瘙痒：皮疹常与光敏性相关，所以仔细进行日光防护很重要，措施包括使用防晒霜及防晒服。患者也可获益于局部用皮质类固醇。推荐全年每日使用防晒系数不低于30的广谱防晒霜，并每3~4小时补充涂抹一次。也应鼓励患者使用宽檐帽和防晒服，避免阳光暴露。由于该患者必须进行光防护，所以应注意到患者的维生素D水平并适当补充。

瘙痒常常是患者的重要主诉。可选用多种局部用药物，如薄荷脑、樟脑、抗组胺药、普莫卡因和利多卡因。为了改善瘙痒症状，常需要加用具镇静作用的口服抗组胺药（如羟嗪、赛庚啶或多塞平）或其他药物（如阿米替林或加巴喷丁）。专家指出，无镇静作用的抗组胺药并无益处。

（4）预防骨质疏松：所有使用大剂量糖皮质激素治疗的患者都有发生糖皮质激素性骨质疏松的风险。因此，所有接受炎性肌病治疗的患者都应注意补充钙及维生素 D 等，进行预防骨丢失的抗骨吸收治疗。

（5）机会性感染与免疫接种：由于治疗炎性肌病时会使用大剂量糖皮质激素和其他免疫抑制药物，导致 DM 和 PM 患者发生机会性感染的风险增加。耶氏肺孢子菌是免疫抑制宿主中常见的病原体，可引起致命性感染，特别是对于间质性肺炎患者。患者也可能发生疱疹病毒感染，以及肺部和胃肠道的真菌和分枝杆菌感染，因此专家认为，对于使用大剂量糖皮质激素和（或）其他免疫抑制剂的患者，常需要进行耶氏肺孢子菌的预防治疗。此外专家建议患者在开始免疫抑制治疗前接受恰当的免疫接种。

2. 妊娠合并皮肌炎结局

目前关于 DM 和 PM 患者妊娠结局和妊娠对炎性肌病活动性的影响的研究有限。一项纳入 33 例患者（39 次妊娠）的回顾性研究发现，妊娠对母体疾病活动性的影响无一致结果。在 20 例 DM 女性患者的 29 次妊娠中（包括 1 次双胎妊娠），妊娠结局为：15 次健康足月生产，7 次自然流产、死产或人工流产，3 次早产，3 次妊娠伴有子宫内生长受限。研究也证实在妊娠期间有非活动性病变的母亲比活动性病变的母亲更有可能分娩健康婴儿，如 22 例在妊娠期有非活动性病变的女性中，16 例（73%）分娩了健康的婴儿。相比而言，在 27 例妊娠期有活动性病变的女性中，只有 7 例（26%）分娩了健康的婴儿。因此，若有妊娠需求，应在受孕前尽可能好地控制病情，从而减少不良结局的发生。

（杨素琼）

第二十六章　消化系统疾病

第一节　妊娠合并胃癌

胃癌是源于胃黏膜上皮细胞的恶性肿瘤，是我国常见的恶性肿瘤之一。我国是全球胃癌高发国家，发病率和死亡率明显高于全球平均水平。胃癌临床表现和早期妊娠反应相似。妊娠期胃癌是妊娠期及产后 1 年内诊断的胃癌，临床上极为少见，且诊断明确时多为进展期，预后较差。

（一）病例介绍

患者，女，32 岁，6 年前剖宫产一女婴，健在，因"停经 29^{+4} 周，间断上腹痛 20^+ 周，脑栓塞术后 11 天，柏油样便 10 天"于 1 月 15 日入院。转入我院前在已在外院急诊和血液科多次就诊，外院接受多次输血（共 9U 去白红细胞悬液）纠正贫血，地塞米松促进胎肺成熟，替罗非班和波立维抗血小板治疗。脑梗死术后，入院前一天外院行骨髓穿刺考虑骨髓转移，未做胃镜。肿瘤标志物示：CEA 4.35ng/ml，CA19－9 ＞1000U/ml，CA125 56.07U/ml，CA72－4＞300U/ml。入院查体：体温 36.9℃，脉搏 98 次/分，呼吸 20 次/分，血压 115/80mmHg，贫血貌，精神萎靡，全身散在淤点，右侧腹股沟区见以腹股沟为中心直径约 30^+ cm 皮下淤斑，呈青紫色，右侧肌力 4 级，左侧肌力 5 级。血常规示：WBC $12.04×10^9$/L，Hb 52 g/L，PLT $20×10^9$/L，ALB 17.3g/L；凝血示：PT 15.5 秒，APTT 48.7 秒，Fg 89g/L，D－二聚体 38.74mg/L；NT－BNP 7598ng/ml，PCT 5.64ng/ml。B 超示：不规律宫缩，胎心率 136 次/分。入院后给予积极纠正凝血功能及心衰、抗感染治疗，完善术前准备后于 1 月 17 日全麻下行子宫下段横切口剖宫产术、双侧子宫动脉上行支结扎术；分娩一活女婴，Apagr 评分 8—9—9，转新生儿科。术后诊断：妊娠合并消化道肿瘤（骨髓转移?），妊娠合并血小板减少症，妊娠合并重度贫血，急诊剖宫产分娩，妊娠合并 β 地中海贫血，妊娠合并脑动脉取栓术后，早产，瘢痕子宫，G_2P_2 29^{+6} 周宫内孕头位单活胎已剖宫分娩一活女婴。术后有创呼吸机辅助呼吸，第二日中午拔管后予面罩吸氧，意识清楚，16：00 出现左侧偏瘫，瞳孔及对光反射正常，感觉正常，右侧肌力 4 级，左侧肌力 0 级，立即联系

CT 检查及外院神经内科会诊，CT 检查示：右侧大脑中动脉 M1 段远端局部纤细中断、周围可见侧支小血管影，远端分支未见狭窄闭塞。双侧基底节区及右侧枕叶片状密度减低区，提示脑梗死待排。会诊结果：脑梗死，右侧大脑中动脉闭塞？立刻联系转院，外院急诊局麻下行全脑血管造影、机械取栓术，术后转入神经内科，1 月 19 日病情变化再次气管插管转入外院 ICU，期间胃镜检查示：食管黏膜光滑，血管纹理清晰，舒缩好。贲门见不规则隆起，向下延续至胃底、胃体后壁、胃角、胃窦，并见巨大溃疡形成，上覆污苔，周边黏膜堤状隆起，取活检组织 3 块，黏膜质脆，触之易出血。幽门累及，内镜尚可通过。十二指肠球部、降段黏膜光滑，未见异常。内镜诊断：贲门胃癌；病理诊断：（胃体）中低分化腺癌。患者 2 月 2 日死亡。

（二）护理

1．病情观察

（1）高危因素的评估：密切观察产妇生命体征，如心率有无进行性增快、血压有无进行性降低、血氧饱和度是否有降低的情况，警惕失血性休克的发生。有无新增的淤斑淤点。观察尿量，记录 24 小时尿量。

（2）观察意识、四肢末梢情况：注意患者的意识是否清醒，对答是否切题，同时注意皮肤温度，四肢有无湿冷，口唇及甲床有无发绀。

（3）出血量的评估：观察有无呕吐，呕吐物的性质及量，胃液颜色及量。保持胃管通畅，及时吸出口腔、呼吸道分泌物，预防窒息。观察记录大便的次数及性质，有无血便，腹部体征及肠鸣音。

（4）观察有无再出血迹象：观察生命体征，胃液性状，大便性状等。若有再出血的倾向，考虑是否安置三腔二囊管压迫止血。

2．基础护理

（1）体位：绝对卧床休息，出血时取平卧位，头偏向一侧，失血性休克时，取休克体位，头和躯干抬高 20°～30°、下肢抬高 15°～20°，使膈肌下移，利于呼吸，同时增加回心血量，改善重要脏器的血液供应。

（2）饮食管理：禁食或温凉软食，对于可以进食者，给予高蛋白、高维生素、高热量、低脂肪、易消化、少渣的饮食，禁生冷、辛辣、烟、酒、茶、咖啡。对不能进食者，予以静脉输液，必要时使用 TPN，改善营养，提高手术耐受性。

（3）预防感染：做好口腔护理、外阴擦洗，及时清洁污物，及时更换床单等。

（4）管道护理：①静脉通道：建立两条以上的静脉通道，保持静脉通道通畅；②胃管：观察胃管引流液的颜色、性质及量，保持负压持续引流；③尿管：保证尿管通畅，避免打折，正确记录每小时尿量；④负压：床旁准备负压吸引装置和吸痰管，保证负压吸引通畅；⑤呼吸机管道：带机期间，保证呼吸机管道通畅，避免扭曲，及时倾倒管道的冷凝水。

（5）用药管理：遵医嘱，予以抑制胃酸分泌的药物，如雷尼替丁、奥美拉唑、潘妥拉唑、奥美拉唑等；抗贫血药，如铁剂、叶酸、维生素 B_{12} 等。注意观察腹痛、胃肠道刺激等症状；按医嘱给予白蛋白、输血等支持治疗，注意患者有无输血反应。

（6）心理护理：患者妊娠期胃癌合并脑梗死，病情发展快，患者及家属缺乏心理准备，处于极度恐慌状态。护理人员应理解并安抚患者及家属情绪，做好安慰和解释工作，尽量使患者及家属情绪稳定，配合各项治疗和护理措施。

妊娠期胃癌早期不易察觉，多与妊娠早期症状混淆。妊娠与胃癌关系并不明确，但妊娠时性激素水平的升高在某种程度上能加快癌细胞的增殖及转移。妊娠期胃癌发现时多为晚期，且预后极差，在临床上我们应该重视孕妇主诉，呕吐及胃痛频繁且症状持续时间较长者，应酌情考虑进行相关检查，以免耽误病情。

综上所述，妊娠期胃癌患者，预后极差，死亡率极高。在临床工作中，我们应该尽早发现，及时终止妊娠，排查肿瘤，实施相应的治疗方案，避免肿瘤转移，极力挽回产妇的生命。在对有脑梗死病史产妇的护理中，我们应该高度警惕患者复发的可能，镇静状态下也应密切观察患者的各项体征及症状，及早发现及时处理。本案患者持续消化道出血及产后子宫出血与患者高凝状态下易发脑梗死的治疗方案有所矛盾，权衡利弊下，不能行抗凝治疗，只能局部止血，积极纠正贫血及凝血功能障碍。

（三）循证证据

《胃癌诊疗规范（2018 年版）》指出：应当结合患者的临床表现、内镜及组织病理学、影像学检查等进行胃癌的诊断和鉴别诊断。

早期胃癌患者常无特异的症状，随着病情的进展可出现类似胃炎、溃疡病的症状，主要有：①上腹饱胀不适或隐痛，以饭后为重；②食欲减退、嗳气、反酸、恶心、呕吐、黑便等。进展期胃癌除上述症状外，患者常出现：①体重减轻、贫血、乏力。②胃部疼痛，如疼痛持续加重且向腰背放射，则提示可能存在胰腺和腹腔神经丛受侵。胃癌一旦穿孔，可出现剧烈腹痛的胃穿孔症状。③恶心、呕吐，常为肿瘤引起梗阻或胃功能紊乱所致。贲门部癌可出现进行性加重的吞咽困难及反流症状，胃窦部癌引起幽门梗阻时可引起呕吐宿食。④出血和黑便，肿瘤侵犯血管，可引起消化道出血。少量出血时仅有大便潜血阳性，当出血量较大时可表现为呕血及黑便；⑤其他症状，如腹泻（患者因胃酸缺乏，胃排空加快）、转移灶的症状等。晚期患者可出现严重消瘦、贫血、水肿、发热、黄疸和恶病质。内镜及内镜下活检是目前诊断胃癌的金标准。胃癌的筛查办法见图 26-1-1，精查和随访流程见图 26-1-2。

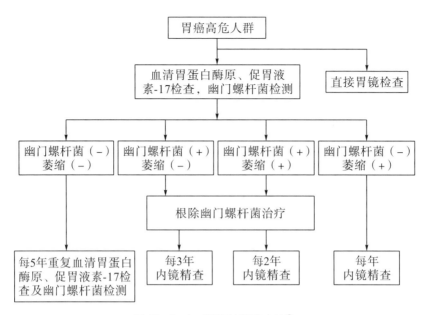

图 26-1-1　胃癌的筛查办法[①]

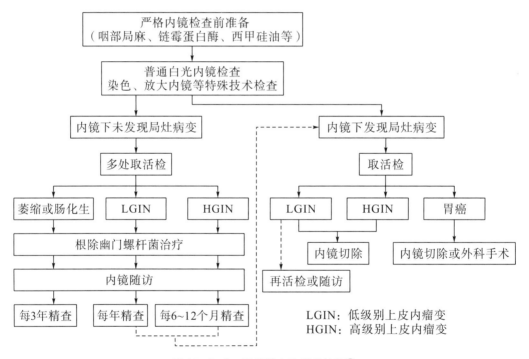

图 26-1-2　胃癌精查和随访流程[②]

（谢欣）

① 引自：胃癌诊疗规范［J］.（2018 年版）肿瘤综合治疗电子杂志，2019，5（1）：57
② 引自：胃癌诊疗规范［J］.（2018 年版）肿瘤综合治疗电子杂志，2019，5（1）：58

第二节　妊娠期急性脂肪肝

妊娠期急性脂肪肝（acute fatty liver of pregnancy，AFLP）是妊娠期特发性疾病，表现为妊娠晚期肝功能急性损害，是少见且严重的妊娠并发症。引起肝功能急性损害的主要疾病有急性脂肪肝（AFLP）、肝内胆汁淤积症（ICP）、妊娠合并病毒性肝炎、HELLP综合征、妊娠高血压综合征。目前本病尚无产前治愈的报道，故多主张早期诊断、对症处理、尽早结束妊娠。但由于肝功能严重受损，凝血因子Ⅱ、Ⅴ、Ⅶ、Ⅸ、Ⅹ等合成不足，患者可继发DIC，引起凝血功能障碍，出现皮肤、黏膜多部位出血，特别是产后大出血，产后出血加重凝血因子的消耗，形成恶性循环，导致再灌注损伤，加上手术刺激及麻醉的应用导致各脏器功能损害在产后进行性加重，个别致命性出血会使重要脏器迅速衰竭，病情恶化。本病所致产妇和胎儿的病死率均高，孕产妇病死率可达75%，围产儿死亡率高达95%，主要是胎死宫内。妊娠期急性脂肪肝起病急，严重危及母儿生命安全。早诊断、早治疗、及时终止妊娠是抢救孕产妇生命的最有效措施。

（一）病例介绍

患者，女，21岁10月，因"停经38周，核实孕周37周，发现血小板降低、胆汁酸升高1天"于2月6日入院。于2月6日在全麻下行"子宫下段横切口剖宫产术＋子宫捆绑术＋双侧子宫动脉上行支结扎术因盆腔粘连松解术"，术毕于01：30转入妇产科ICU。转入查体：意识清楚，对答切题，遵嘱动作。心电监护示：HR 95次/分，BP 177/107mmHg，R 20次/分，SpO_2 98%（鼻导管吸氧，2L/min）。双侧瞳孔等大等圆，约3mm，对光反射灵敏。口唇红润无发绀，双肺呼吸音清，无干湿啰音；心律齐，各瓣膜区未闻及病理性杂音。腹膨隆，切口敷料清洁干燥，无渗血渗液。腹软，无明显压痛、反跳痛，肠鸣未闻及，宫底脐上一指，质硬，阴道流血少。双下肢无水肿。21：02血常规示：WBC $10.1 \times 10_9/L$，NEU% 79.5%，Hb 142g/L，PLT $22 \times 10_9/L$；生化示：ALT 301U/L，AST 619U/L，TB 121.3μmol/L，BC 102.4μmol/L，BU 18.9μmol/L，Alb 34.3g/L，BUN 14.69mmol/L，Cr 374μmol/L，Na^+ 136.1mmol/L，K^+ 5.74mmol/L，Ca^{2+} 2.38mmol/L，Mg^{2+} 1.0mmol/L；23：10凝血功能示：PT 13.9秒，APTT 31.6秒，Fg 105mg/dl，DDI 16.33mg/L；PCT 4.68ng/ml，BNP 829pg/ml。转入诊断：妊娠合并肝功能异常：妊娠期急性脂肪肝？HELLP综合征？妊娠合并肾功能异常：肝肾综合征？右肾积水并右侧输尿管上段扩张，双绒毛膜双羊膜囊双胎妊娠，脐带绕颈一周（胎儿2），羊水Ⅲ度粪染，急症剖宫分娩，$G_1P_1$37周宫内孕双头位已剖宫分娩二活婴，足月低体重儿，盆腔粘连。转入后予头孢西丁防感染，缩宫素及益母草促宫缩，异甘草酸镁（天晴甘美）、多烯磷脂酰胆碱、丁二磺酸腺苷蛋氨酸（思美泰）保肝退黄，补充白蛋白利尿减轻容量负荷，维持电解质平衡等治疗。2月10日患者肝肾功能逐渐恢复，生命体征平稳，转回产科继续治疗。2月15日产妇生命体征平稳，一般情况可，出院。

（二）护理

1．病情观察

（1）产妇的监测：24 小时持续心电监护，密切注意血压、脉搏、心率、呼吸、体温、瞳孔大小、对光反射、四肢活动情况，及早发现脑出血、肺水肿、心肾功能衰竭、产后出血等并发症，并警惕子痫发生，发现异常及时报告医生处理，保持两条静脉通道畅通与呼吸道通畅，术后腹部沙袋压迫 24 小时，减少回心血量，预防早期心衰、肺水肿。注意观察子宫收缩、阴道流血情况，尤其注意观察腹部切口敷料有无渗血、渗液。如出现静脉穿刺点出血、皮下有出血点，应高度警惕凝血功能障碍，及时报告医生并急查凝血功能做好抢救的准备。观察患者瞳孔、头痛、意识和行为变化，可预测术后有无脑疝形成和肝性脑病发生，有异常立即通知医生抢救。

（2）胎儿的监测：①密切监测胎心，q4h 监测胎心率 1 次；胎心监护 1～2 次/日；②教会孕妇自我监测胎动，发现胎动频繁、减少或消失应立即通知医护人员；③常规行脐血流检查，发现脐动脉 A/B 值明显增高者，即行四维彩色 B 超检查。

（3）做好并发症的观察和护理。

1）腹水的护理：①限制液体入量，每天入量<1500 ml，控制输液速度；②给予低盐、低蛋白、高维生素饮食。③遵医嘱定期输入新鲜血浆或人血白蛋白，纠正低蛋白血症，合理使用利尿剂，促进水的排出。④密切观察患者的生命体征变化。防心力衰竭，氧气持续吸入，防止 DIC 发生。⑤密切观察患者有无剧烈头痛、呕吐、血压升高等颅压升高表现。如有应立即通知医生，使用甘露醇等脱水剂。

2）出血的观察和护理：①密切观察患者子宫收缩情况、阴道出血量，观察出血是否有血液不凝固状况，特别注意观察术后切口渗血及阴道出血情况，认真估计出血量，密切监测生命体征，建立双静脉通道，备血，做好血交叉试验，同时进行血流动力学监测，根据中心静脉压调整输液速度，预防心力衰竭，氧气持续吸入，防止 DIC 发生。②对凝血功能严重异常者，术后置盆腔及伤口引流条，注意观察引流液量及性质，每小时记录 1 次。③注意观察患者皮肤有无淤点、淤斑。④遵医嘱及时使用宫缩剂，补充各种凝血物质。⑤严密观察尿量、尿色，随时了解肾脏功能，如已出现肾功能衰竭，应严格控制饮水量及输液量，严格记录出入液体量，监测血压，记录体重变化，动态观察电解质变化，及时报告医生。

3）预防感染：AFLP 患者病情危重，抵抗力下降，护理应设单人间，严格陪护管理，做好室内空气消毒，做好外阴消毒，严格按照药物半衰期使用抗生素，提高抗生素疗效，同时给予营养支持，让患者进低脂肪、低蛋白、高维生素、高碳水化合物饮食，合并腹腔积液时给予低钠饮食，保肝治疗的同时可同时输注清蛋白、血浆或新鲜血，提高机体抵抗力。

2. 基础护理

（1）一般护理：安排舒适的环境和适宜的体位，饮食以清淡易消化的为主，少吃动物脂肪、骨髓、黄油、内脏等，给予高维生素、低蛋白饮食，食盐量控制在 3~5g/d，注意饮食定量，不暴饮暴食，合理分配三大产能营养素，禁饮烈性酒。

（2）皮肤护理：保持皮肤清洁卫生，预防感染和压力性损伤的发生，加强翻身，改善受压部位的血液循环。对有水肿的患者，应防止水肿部位受压而破损。

3. 治疗

妊娠期急性脂肪肝患者的支持治疗至关重要。需要合理予以抗生素抗感染，思美泰、谷胱甘肽保肝降胆汁酸；输注冷冻血浆、红细胞悬液、人血白蛋白、纤维蛋白原等支持治疗。在给药前，护士应严格执行查对制度，按照医嘱规定时间及时用药，给药时向产妇介绍药物的名称、作用、注意事项等以取得产妇的配合。尽可能减少创伤性操作。对于平时不常使用的药物，使用前护士应仔细阅读说明书，按照说明规范使用。

4. 健康教育

（1）心理护理：本病病情危急，患者心理负担重，有的患者因胎儿死亡、子宫切除，出现产后抑郁的可能性大。因此，心理护理尤为重要。护士应多关心患者，态度要和蔼可亲，通过语言、表情、眼神、姿势、动作等与其进行有效的交流，了解其心理状况，采取相应措施开导和帮助其解决问题，以缩短心理距离，建立信任感。鼓励患者接受现实，帮助患者了解疾病的过程和相关知识。耐心解答患者提出的问题，增强其治疗信心，促进其配合治疗。对 AFLP 病情的严重性要向家属交代清楚，但要回避患者，交代病情的同时做好家属的心理疏导，不要让家属在患者面前流露出焦虑情绪，使家属配合护理人员共同帮助产妇保持愉悦的心情，帮助其解除焦虑、不安、紧张的情绪。

（2）健康宣教：告诉患者和家属重视孕期定期检查，以便及时发现各种妊娠合并症。出现乏力、消化道症状、尿色加深或巩膜黄染时及时就诊。告诉患者 AFLP 可能复发，嘱咐其康复后应避免再次妊娠，一旦再次妊娠，需密切观察监护。

（三）循证证据

妊娠期急性脂肪肝是人类妊娠期的一种特有疾病，以肝细胞微泡性脂肪变性为特征。AFLP 是一种罕见疾病，发病率约为 1/20000（例分娩）至 1/7000（例分娩），针对其诊断与处理，美国胃肠病学院（American College of Gastroenterology，AGG）于 2016 年 2 月发布了《肝脏疾病与妊娠》这一临床指南，结合指南，专家建议：无论胎龄如何，对 AFLP 的治疗均需要稳定母体病情并立即分娩胎儿。专家指出，分娩方式取决于多种因素，即胎儿状态、母体状态和成功引产的可能性。应持续监测胎儿以评估是否存在不良胎心监护图形。如果能够稳定母亲和胎儿的状态，并且阴道分娩可能在 24 小时内完成，则引产是合理的选择。如果在 24 小时内不大可能成功完成阴道分娩，或存在母体（胎儿）失代偿快速进展的担忧，则需行剖宫产。若有凝血病，应在分娩的同时给予适当血液制品。

专家认为，AFLP 患者肝脏生成凝血因子减少和（或）合并 DIC，极易发生凝血病。因此，这些患者发生出血性并发症（如产后出血）的风险很高。应对血小板计数、国际标准化比值（international normalized ratio，INR）、活化部分凝血活酶时间和纤维蛋白原水平进行频繁、连续的监测（即数小时监测 1 次），以评估有无显性或进展性凝血病。在有 AFLP 的情况下，临床医生必须知道妊娠期凝血指标的正常参考值范围。如果患者的凝血参数异常超出了妊娠期正常范围（如晚期妊娠时纤维蛋白原＜300mg/dL、INR＞1.1），尤其是在接近分娩时，建议早期给予适当的血液制品。

专家指出，患者分娩后 7～10 日，肝功能检测指标和凝血病通常开始恢复正常。分娩后的最初几日可能观察到患者出现肝肾功能和凝血病的一过性恶化，随后出现明确改善，对于大多数严重病例（多为诊断延迟），可能需在重症监护病房接受更多日的最大程度支持治疗，包括针对昏迷的机械通气、针对急性肾衰竭的透析、针对伴随胰腺炎的胃肠外营养，甚至针对之前剖宫产术后出血的手术治疗。

大多数重症患者可康复，且无肝病自身后遗症。但本仍可出现较高的并发症发病率和死亡率。一项纳入 57 例 AFLP 患者的研究显示，1 例女性需要肝移植，1 例女性死亡［病死率 1.8%，95%CI（0%～9%）］。针对此，专家指出若能早期诊断并及时分娩，都不大可能需要肝移植。因此，早期诊断、立即生产和支持治疗对于优化母体和胎儿的预后是必要的，审慎而及时的循证医学处理在大多数情况下能使母体和胎儿获得较好的结果。

（尹燕）

第三节　妊娠合并急性胰腺炎

妊娠合并急性胰腺炎（acute pancreatitis complicating pregnancy，APIP）是一种严重威胁孕产妇和胎儿安全的消化系统疾病，发病率为 1/12000～1/1000。发病年龄以 25～30 岁居多，可发生在妊娠各期，以中晚期多见。妊娠合并急性胰腺炎时孕产妇和胎儿的病死率分别达 20% 和 50%。APIP 的临床症状无特异性，主要表现为持续上腹部疼痛，以中上腹部的疼痛较多见，可放射至腰背部。APIP 的诊断与急性胰腺炎相似，根据中华医学会急性胰腺炎诊治指南标准，临床上符合以下 3 项标准中的 2 项，即可诊断为急性胰腺炎（acute pancreatitis，AP）：①典型腹痛；②血清淀粉酶和（或）脂肪酶活性至少高于正常上限值 3 倍；③增强 CT 或 MRI 呈 AP 典型影像学改变（胰腺水肿或胰周渗出积液）。为明确诊断，推荐检测血清淀粉酶、脂肪酶水平，并进行病因筛查（检测血清三酰甘油、总胆固醇、血糖、血清钙水平）；CT 能反应急性胰腺炎的炎症程度、病变范围并有助于评估预后，是诊断的"金标准"，但是 CT 扫描和 X 线对胎儿有影响，孕期不建议将此检查作为首选。国外资料推荐应用超声内镜（EUS）联合磁共振胰胆管造影（MRCP）为诊断妊娠期胆道系统疾病的首选检查手段。

（一）病例介绍

患者，女，29 岁，因"停经 38^{+6} 周，持续性腹痛 10^+ 小时"于 10 月 19 日 14：05 入院。孕 13^{+4} 周外院建卡定期产检，孕 25^{+5} 周，胎儿系统彩超提示疑单脐动脉，建议上级医院做产前诊断就诊，患者未就诊。孕期精神食欲佳，大小便正常，体重增加 20kg。患者平素健康状况良好，否认高血压、冠心病、糖尿病，否认肝炎、结核及其他传染病史。否认食物、药物及其他过敏史。否认手术史。3 天前，患者自诉进食火锅，1 天前，曾进食较多炒肉和油腻食物，10^+ 小时前，患者自觉全腹疼痛，以上腹较重，伴恶心、呕吐，呕吐物为胃内容物，无阴道流血流液，于当地医院就诊，查肝胆胰 B 超示：胰腺长大伴实质回声改变：胰腺炎可能性大。血液检查结果示：脂肪酶381U/L，淀粉酶 111U/L，当地医院考虑"急性胰腺炎？"急诊转入我院。

入院后完善相关检查，结合症状、体征及辅助检查结果，考虑诊断：妊娠期急性胰腺炎，胎儿单脐动脉，$G_2P_0^{+1}$ 39^{+4} 周宫内孕头位单活胎待产。入院查体：体温 36.1℃，脉搏 100 次/分，呼吸 20 次/分，血压 134/78mmhg，内科查体无特殊。专科情况：宫高 33.5cm，腹围 114cm，胎方位 LOA，胎心率 145 次/分。全腹部轻压痛，无反跳痛及肌紧张，全身无淤斑淤点，未扪及明显宫缩。阴道检查：先露头，S-3，宫颈管居中位，质软，消退 60%，宫口未开，内骨盆未见异常。入院后血液检查结果示：血脂肪酶 678U/L，淀粉酶 149U/L，总钙 2.04mmol/l，空腹血糖 4.82mmol/l。予禁食、补液、抗感染等治疗，请相关科室会诊、协助诊治。患者骨盆条件正常，胎儿估重 3600g，可严密监护下阴道试产，但患者现无明显宫缩，且合并急性胰腺炎，可适当放宽剖宫产指征。向患者及家属交代病情及相关风险，患者及家属拒绝阴道试产，要求急诊剖宫产。协助完善术前准备后于 16：10 行急诊剖宫产术。

进腹后见大量乳白色腹水，量约 400ml，表面漂浮脂滴，吸尽腹水后见子宫大小与孕周相符，下段长 6cm，血管中度怒张，无病理性收缩复环。取子宫下段横切口，头位，取胎顺利。新生儿：女，重 3830g，身长 49cm，外观未见明显畸形，Apgar 评分 10-10-10。胎盘自然剥离，检查胎盘、胎膜完整，术中探查：左输卵管与左卵巢膜状粘连，松解粘连后左附件外观未见明显异常，右附件外观未见明显异常。术中产妇生命体征平稳。术中出血 400ml，脂血明显；术中输液 1100ml，尿量 100ml。术后诊断："妊娠合并急性胰腺炎，胎儿单脐动脉，脐带绕颈一周，急症剖宫分娩，$G_2P_1^{+1}$ 39^{+4} 周宫内孕头位已剖宫分娩一活婴，足月成熟儿，盆腔粘连。"术毕产妇转 ICU 病房，新生儿转回母婴同室病房。ICU 给予持续心电监护及吸氧、禁食、持续胃肠减压，予以奥美拉唑抑酸，持续静脉泵入生长抑素抑酶，头孢西丁预防感染，监测血象及体温变化；予缩宫素促进子宫收缩，定时按压子宫，监测阴道流血量；请中西医科会诊，协助中药灌肠；予适当补液，监测小便情况及性状变化，维持水电解质平衡。术后第四天，患者自解大便后突然出现血氧饱和度下降，脱氧状态最低 88%，床旁血气分析氧合指数 140，急诊查血结果示：血浆 D-二聚体（DDI）15.61mg/L，明显升高，不排除肺栓塞可能，加用依诺肝素钠（克赛）抗凝。急诊超声提示胸腔积液，立即行胸腔闭式引流。

经治疗后血氧饱和度逐渐恢复正常。术后第五天，患者生命体征平稳，拔除胃管，转回产科病房继续治疗。于术后第七天拔除胸腔闭式引流，术后第九天，停用抗生素，术后第十天康复出院。

（二）护理

1. 病情观察

（1）高危因素评估：APIP 的主要原因包括胆道系统疾病和高脂血症，以及孕期摄入较多高脂、高蛋白饮食等。国外报道的 APIP 以胆源性因素占首位。据我国 2009 年后的流行病学调查显示，高脂血症是引起我国 APIP 的主要原因。因孕期有大量激素分泌，可促进血脂生成和储存，增强脂肪动员，加上妊娠期间高脂、高蛋白饮食，使三酰甘油和胆固醇水平随孕周进行性升高。本案例中的孕妇 AP 的发作可能与其曾进食较多油腻食物有关，暴饮暴食容易引起胰液大量分泌，导致胰液排出受阻，诱发妊娠合并急性胰腺炎。因此临床医务人员应尽可能通过详细询问病史，结合辅助检查明确其病因，以便对因治疗及护理，防止复发。

（2）症状评估：腹痛是急性胰腺炎的主要症状，多为急性发作，呈持续性，少数无腹痛。典型的腹痛位于上腹或左上腹，可放射至背部、胸部和左侧腹部。多为钝痛或锐痛。但腹痛的程度和部位与病情严重度缺乏相关性。其他伴随症状包括恶心和（或）呕吐、黄疸、腹胀及发热等。但因 APIP 发作时腹痛症状和体征可不典型，需与穿透性十二指肠溃疡、脾破裂、急性阑尾炎、异位妊娠破裂、妊娠剧吐、先兆子痫等相鉴别。本案例中的孕妇就出现了上腹疼痛、恶心、呕吐三大典型症状。

（3）病情变化：急性胰腺炎按照临床表现和预后的不同，可分为三类。①轻症急性胰腺炎（mild acute pancreatitis，MAP）：具备 AP 的临床表现和生物化学改变，不伴有器官功能衰竭及局部或全身并发症，通常在 1～2 周内恢复，病死率极低。②中度重症急性胰腺炎（moderately severe acute pancreatitis，MSAP）：具备 AP 的临床表现和生物化学改变，伴有一过性的器官功能衰竭（48 小时内可以恢复），或伴有局部或全身并发症。③重症急性胰腺炎（severe acute pancreatitis，SAP）：具备 AP 的临床表现和生物化学改变，必须伴有持续（＞48 小时）的器官功能衰竭，是 APIP 早期死亡的主要原因。对于 APIP 患者，应密切关注疾病进展，尤其是有重症倾向的患者，要定期监测其各项生命体征，密切监护并持续评估胰腺外器官损害的临床表现和体征，尤其是呼吸、循环和肾脏功能。

（4）并发症观察：急性胰腺炎的全身并发症包括全身炎症反应综合征、器官功能衰竭、脓毒症、腹腔内高压或腹腔间隔室综合征和胰性脑病。全身炎症反应综合征（systemic inflammatory response syndrome，SIRS）是急性胰腺炎最常见的全身并发症，多发生于中度重症急性胰腺炎和重症急性胰腺炎。急性胰腺炎时符合以下临床表现中的 2 项及以上，可以诊断为 SIRS：①心率＞90 次/分；②体温＜36℃或＞38℃；③WBC＜4×10^9/L 或＞12×10^9/L；④呼吸频率＞20 次/分或 PCO_2＜32 mmHg。SIRS 持续存在将会增加 AP 发生器官功能衰竭的风险。

（5）液体复苏效果观察：早期液体复苏是改善有效循环血容量和器官灌注不足的重要措施。入院后的 24～48 小时，应每隔 4～6 小时评估一次液体需求。液体复苏成功的指标包括：尿量＞0.5ml/（kg・h）、平均动脉压（MAP）＞65mmHg、心率＜120 次/分、尿素氮（BUN）＜7.14 mmol/L（如果 BUN＞7.14mmol/L，在 24 小时内下降至少 1.79 mmol/L）、血细胞比容（HCT）在 35％～44％。在液体复苏期间应密切关注患者的出入液量，快速扩容的同时也应避免过度的液体复苏，否则可能加重组织水肿并影响器官功能。

2. 基础护理

（1）休息与活动：保守治疗期应以卧床休息为主，取左侧卧位，可用小枕垫于臀下，以增加胎盘血液灌注，避免胎儿对母体的压迫。禁食期间做好口腔护理，协助勤翻身、拍背，防止肺部感染和压力性损伤的发生。加强活动指导，术后早期下床活动，进行功能锻炼，预防静脉血栓。

（2）饮食管理：早期禁食禁饮、胃肠减压是 APIP 发作时采用的首要措施，可以减少胰液的分泌。肠内营养的时机视病情的严重程度和胃肠道功能的恢复情况决定，只要患者胃肠能够耐受，建议尽早实行肠内营养。早期采用肠内营养有助于保护肠道黏膜屏障及减少菌群易位，从而降低发生感染性胰周坏死及其他严重并发症的风险。饮食类型采用流质、低脂或正常脂含量软食或普食，但要依病情确定。无法耐受经口饮食的患者，需放置胃肠道营养管输注要素营养物质，如能量摄入不足，可辅以肠外营养。对于高脂血症患者，应减少脂肪类物质的补充。进行肠内营养时应注意患者腹痛、肠麻痹、腹部压痛等症状和体征是否加重，并定期复查血常规、肝肾功能、电解质、血脂、血糖等，以评价机体代谢状况。

3. 治疗

目前 APIP 的治疗主要是采用禁食、胃肠减压，同时减少促胰液素和促胰酶素的释放。

（1）解痉止痛药：根据病情慎重选择止痛药物，可在严密观察病情下注射盐酸布桂嗪（强痛定）、盐酸哌替啶（杜冷丁）等。不推荐应用吗啡类药物或胆碱能受体拮抗剂如阿托品、山莨菪碱（654－2）等，因吗啡类会收缩 Oddi 括约肌，胆碱能受体拮抗剂则会诱发或加重肠麻痹。

（2）抑制胰酶分泌及抗胰酶药物生长抑素及其类似物（奥曲肽）：可以通过直接抑制胰腺外分泌而发挥作用，有效地降低非妊娠期重症急性胰腺炎患者的病死率，但在妊娠期的应用尚无足够证据，需谨慎使用。美国食品药品管理局关于生长抑素动物实验对妊娠的安全性分级为 B 级，对奥美拉唑分级为 C 级，考虑质子泵抑制剂可能导致胎儿体重减轻，在治疗过程中可适当应用生长抑素，慎用质子泵抑制剂。由此可见，抑酸抑酶药物的安全性仍需进一步验证。

（3）抗生素：目前尚无关于 APIP 患者应用抗生素的系统评价资料，对于 APIP 患者是否预防性应用抗生素仍存在争议。有学者认为预防性使用抗生素对于急性胰腺炎并发胰腺坏死的患者无益处。但多数学者建议对存在胆管炎等感染征象，尤其是重症患者使用抗生素预防脓毒血症。重症胰腺炎预防性抗生素的应用：目前青霉素和三代头孢类抗生素均属妊娠期安全用药，包括氨苄西林舒巴坦钠、哌拉西林他唑巴坦。亚胺培南属于碳青霉烯类抗生素，其抗菌谱广、活性强，可有效穿透血胰屏障，目前其对胎儿有无不良影响尚不明确，但对于重症感染患者利大于弊，可酌情使用。

（4）中医药：中药作为 AP 的治疗方法之一，有良好的疗效。单味中药，如生大黄口服或灌肠、芒硝外敷等可以缓解腹痛、腹胀、全身炎症反应；复方制剂，如清胰汤、大承气汤、柴芍承气汤有抗炎、缓解肠麻痹、保护肠黏膜屏障等作用。

4. 健康教育

（1）心理护理：向患者讲解治疗的目的和必要性，妊娠合并急性胰腺炎治疗时间长，患者及家属既担心疾病又担心胎儿健康。护理人员应协助患者以良好的心理状态接受和配合治疗，消除患者的焦虑、紧张情绪和恐惧心理。

（2）出院指导：指导患者养成良好的饮食习惯，规律饮食，少食油腻食物，忌食刺激、辛辣食物，绝对禁烟酒。继续监测血糖及血脂情况，定期复查，门诊随访。出院后若再发生腹痛、腹胀、恶心、呕吐等症状，应立即停止进食，及时就医。

（三）循证证据

目前国内外缺乏 APIP 的诊治指南和专家共识出台，尚无完善的诊疗体系，其诊疗与 AP 相似。

由于妊娠的特殊性，在产科处理中我们首先应重点关注孕妇的生命体征，才能进一步保证胎儿的安全及预后。在妊娠合并急性胰腺炎时，患者体内细胞因子引发的炎性反应常会刺激子宫收缩，容易引发早产，因此在治疗胰腺炎的同时应进行保胎处理，密切观察胎心率、宫缩等情况，必要时终止妊娠。一般终止妊娠的指征包括：①明显流产或早产；②胎儿出现宫内窘迫、窒息或死亡；③出现严重的感染或发展为多器官功能障碍综合征（MODS）；④妊娠晚期，促胎肺成熟后胎儿能存活，可终止妊娠解除增大的子宫对胰腺的压迫，从而减轻胰腺炎症状。终止妊娠的方式常选用过程快、对母婴影响小的剖宫产术。

APIP 发病急、诊断困难、并发症多且重，严重威胁着母婴健康。因此，孕妇在孕期应合理饮食、定期进行体格检查，一旦发生 APIP，需要消化内科、外科、ICU、妇产科和儿科等多学科的紧密配合治疗。

（文娇　贺红梅）

第四节　剖宫产术后肠梗阻

肠梗阻是指任何原因引起的肠内容物通过障碍，是常见的外科急腹症之一。肠梗阻不但可以引起肠管形态和功能上的改变，还可以导致一系列全身性病理生理改变，严重时可危及患者生命。肠梗阻按发病原因可分为三类：①机械性肠梗阻：最常见，指由于种种原因引起的肠腔狭小，导致肠内容通过障碍；②动力性肠梗阻：由于神经抑制或毒素刺激导致肠壁肌肉运动紊乱，致使肠内容物不能通行，分为麻痹性和痉挛性两类。麻痹性多见，麻痹性肠梗阻是肠管失去蠕动功能，可以继发于急性弥漫性腹膜炎、腹部大手术后、腹膜后血肿、腹部创伤。痉挛性肠梗阻是由于肠壁肌肉过度、持续收缩所致，比较少见，如慢性铅中毒、急性肠炎等。③血运性肠梗阻：肠系膜血管发生血栓或栓塞，引起肠管血液循环障碍，导致肠麻痹，失去蠕动功能，肠内容物不能运行。由于手术及其他多因素的干扰，患者术后胃肠动力有短暂的减弱阶段，对于术后胃肠功能减弱的发生机制目前尚不清楚，可能与以下几种主要机制有关：①交感肾上腺能神经兴奋；②神经肽和胃肠激素；③炎症因子；④解剖关系的改变等。在成人外科手术患者中估计发病率在 17%～80%。管理包括解决根本原因和支持性护理。术后肠梗阻的发生延缓患者康复，延长住院时间，给患者家庭及医疗机构带来巨大的经济负担。术后肠梗阻与术后并发症，尤其是感染性或血栓性并发症的发生相关。目前公认的影响胃肠动力减弱的主要因素有手术方式、围手术期阿片类药物的用量、术后镇痛方式、是否胃肠手术，以及术后机械通气方式等。剖宫产既是普通腹部手术，具有腹部手术影响胃肠功能恢复的共同特点，还涉及剖宫产特有的影响因素，如麻醉方式、术后镇痛、急诊剖宫产、术前慢性便秘、术后活动、术后饮食、孕妇合并症及并发症等。肠梗阻主要的病理生理变化有肠膨胀（肠积气、肠积液）、肠坏死；体液丧失和电解质紊乱；感染和毒素吸收。

（一）病例介绍

患者，女，38 岁。因"停经 39^{+1} 周，要求入院待产"于 9 月 20 日 09：2 入院。17年前因输卵管妊娠行经腹左侧输卵管切除术。14 年前因非计划妊娠行人工流产术。12年前因子宫肌瘤行经腹子宫肌瘤挖除术。6 年前妊娠晚期出现妊娠期高血压疾病行剖宫产终止妊娠。初步诊断：瘢痕子宫，左侧输卵管切除术后，多次开腹手术史，$G_4P_1^{+2}$ 39^{+1} 周宫内孕头位单活胎待产。于 9 月 21 日，因"瘢痕子宫，患者及家属要求"在腰硬联合麻醉下行"子宫下段横切口剖宫产术＋瘢痕剥除术＋子宫捆绑术＋大网膜部分切除术＋肠粘连松解术"。术中见：腹壁各层瘢痕组织增生明显。术中探查右附件未见明显异常；左输卵管缺如，左卵巢与乙状结肠致密包裹粘连；大网膜与腹前壁粘连；松解粘连切除部分大网膜后未见异常。手术顺利，麻醉满意，术中母亲生命体征平稳。术中出血量 400ml；术中输液 1100ml；术中尿量 200ml。手术历时 43 分钟。术后 15 小时补液 1700ml。术后使用镇痛泵止痛。术后 6 小时进食白开水及鸡、鱼汤共约 1200ml。9月 22 日上午停保留尿管，患者未下床活动，床上自解小便，肛门未排气；下午感腹胀，至夜间加重，给予小茴香泡水饮用及热敷腹部等对症处理。9 月 23 日上午腹胀缓解，肛门排气；下午出现腹胀加剧，无恶心、呕吐，未扪及明显肠型，肠鸣音 2 次/分，予开塞露纳肛，予禁食、补液。查血钾示 3.9mmol/L，予口服补钾，指导适当下床活动。

9 月 24 日下午腹胀再次加重，行腹部 X 线摄影检查提示不全肠梗阻，予禁食、禁饮、安置胃管进行胃肠减压，抑酸护胃，防止感染，补液维持内环境稳定等对症支持治疗，予中药灌肠，口服少量西甲硅油辅助治疗。9 月 25 日腹胀好转，肛门排气，继续胃肠减压，中药灌肠，予以补液等对症支持治疗。9 月 26 日解大便，无明显腹胀，上午夹闭胃管，观察患者腹部体征，继续补液等对症支持治疗，夹闭胃管后无腹胀，下午取胃肠减压。9 月 27 日康复出院。

（二）护理

1. 病情观察

（1）高危因素的评估：肠梗阻是一种胃肠运动异常，多发生于腹部手术后，其主要的临床症状包括恶心、呕吐、不能耐受饮食、腹胀、无排气和（或）排便。目前剖宫产术后肠梗阻的发病机制尚未明确，但是已经有许多学者提出了自己的观点。根据文献报道总结，导致剖宫产术后肠梗阻发生的危险因素有既往手术史、白蛋白含量低、急诊手术、胎膜早破、手术时间长、产后出血、感染等。对既往有手术史的患者，术前医务人员要着重和患者及家属沟通术中粘连的问题，术后发生肠梗阻的问题，同时还要消除患者的顾虑，树立信心，征得其理解，先行详细的沟通利于之后治疗的进行。术中仔细辨认解剖结构，谨慎进腹、探查有无粘连情况。若肠管、大网膜与周围组织粘连，尽量锐性分离粘连，切勿盲目钝性撕扯造成肠管损伤，粘连分离面宜缝扎止血，使用防粘连材料可减少创面粘连。手术时间长，或者术中肠管长时间暴露在空气中，可致肠管表面干燥，刺激腹膜并致胃肠动力减弱。有研究表明，手术时间≥1 小时的患者出现术后肠梗阻的危险性是手术时间<1 小时的患者 2.54 倍。剖宫产术中应尽量避免将子宫托于腹壁外，同时减少对肠管的刺激。若需要搬出子宫于腹壁外，注意用湿纱垫保护肠管。将子宫放入腹腔时，使用湿纱布清理腹腔积血、羊水等，尽量避免刺激肠管及引起肠管浆膜层点状擦伤。若肠管涌出腹腔外，应轻柔逐步将肠管回纳腹腔，切勿一次整团置入导致肠管堆积、蠕动困难、肠管形成锐角，且避免将肠管置入子宫后方。该患者具有多次手术史，剖宫产时间较长，有术后发生肠梗阻的高危因素。

（2）病情变化监测：剖宫产术后患者偶有肠梗阻发生。麻痹性肠梗阻可由严重的感染、电解质紊乱所致，或由机械性肠梗阻发展而来，听诊无肠鸣音或气过水声。机械性肠梗阻多由肠粘连所致，表现为腹胀、阵痛及呕吐，停止排气、排便，听诊肠鸣音亢进，有气过水声，X 线腹部平片示肠段内气液平面。治疗包括静脉补液、纠正电解质紊乱和酸碱失衡，控制炎症和胃肠减压。肠梗阻非手术治疗期间，应严密观察，患者腹胀、腹痛、呕吐、呕吐物性状等，观察体温、脉搏、血压、呼吸及白细胞等的变化。观察患者是否存在脱水、电解质紊乱和酸碱平衡失调。患者保守治疗无效或病情加重时，应尽早剖腹探查，解除机械性肠梗阻。该患者出现明显腹胀，肛门停止排气，在经过一系列非手术治疗后好转出院。

2. 基础护理

（1）输液管道护理：一般肠梗阻发病后会导致患者体液丧失过多，由于钠、钾离子的丢失较氯离子多，以及在低血容量和缺氧情况下酸性代谢物剧增，加之缺水少尿所造成的肾排 H^+ 和再吸收 HCO_3^- 受阻，可引起严重的代谢性酸中毒。严重的缺钾可加重肠膨胀，并可引起肌肉无力和心律失常。特别是当酸中毒纠正后，钾向细胞内转移，加之尿多、排钾，更易突然出现低钾血症。该患者出现诊断为不全肠梗阻后开始禁食，并进行补液治疗，每天补液 2500ml，补钾 30ml。补钾时应关注尿量，一般尿量在 30ml/h以上方可补钾。在进行静脉输液治疗时需严格执行无菌技术操作，消毒剂自然风干后再行穿刺，成人外周导管保留时间为 72～96 小时，完成当日治疗量后应进行冲管，冲管液的最小量为导管及附加装置容量的 2 倍。尽量选择能满足治疗需要的最小型导管，以减少导管相关性并发症的发生，及时巡视，减少药液外渗。

（2）产后活动指导：研究发现，术后 6 小时开始活动可有效促进术后胃肠功能恢复。鼓励产妇术后 6 小时后进行床上翻身、肢体活动及收腹、抬臀、缩肛运动，停留置尿管后鼓励其多下床活动，通过这些措施能促进术后肛门排气，恢复胃肠功能。

（3）饮食管理：尽早恢复肠内营养。在积极预防感染、补液、维持水电解质平衡的基础上，大量的研究证实术后早期的肠内营养能促进胃肠功能的恢复，而不增加术后并发症的发生率。他们认为，早期的肠内营养促进术后胃肠动力恢复的机制为进食引起的反射刺激，进食可刺激胃肠蠕动，同时也刺激胃肠激素分泌，从而增加胃肠动力。有报道术后产妇咀嚼口香糖可促进胃肠动力恢复。

3. 治疗

（1）胃肠减压护理：进行胃肠减压时护士应向患者解释胃肠减压的意义，取得配合。行胃肠减压前应检查减压装置是否通畅，有无漏气等故障；胃肠减压期间患者应禁食、禁饮，一般应停止口服药物。如需胃内注药时，应注药后夹管并暂停减压 1 小时。注意加强营养，适当补液，维持水、电解质平衡。保持胃肠减压管通畅，防止内容物阻塞。观察并记录引流液的量和性质，如有鲜血等异常情况应及时报告医生。引流装置每日应更换 1 次。同时加强口腔护理，预防口腔感染和呼吸道感染。

（2）其他治疗：肠梗阻的主要临床表现是腹痛、呕吐、腹胀，无大便和无肛门排气。部分性梗阻者，病情发展较慢，患者有排便、排气；完全性梗阻病情发展快而重，患者多无排便、排气。肠梗阻的治疗原则是纠正因肠梗阻所引起的全身生理紊乱、解除梗阻。其中，胃肠减压、补液、维持电解质平衡、纠正酸中毒、输血、抗感染、抗休克是治疗肠梗阻的基本方法，也是提高疗效和保证手术安全的重要措施。中药治疗也能取得一定效果：肠梗阻的治疗应以通里攻下为主，辅以理气开郁及活血化瘀等法。常用方剂有复方大承气汤、甘遂通结汤、肠粘连松解汤和温脾汤等。下列指标可作为判断梗阻解除的参考条件：患者自觉腹痛明显减轻或基本消失；出现通畅的排便排气，大便变稀，排便时有多量气体同时排出；排便排气后，腹胀明显减轻或基本消失；高调肠鸣音消失；腹部 X 线平片显示液平面消失，小肠内气体减少，大量气体进入结肠。解除胃肠减压后，进食应循序渐进，刚开始进水，之后米汤，逐渐过渡到流质、半流质饮食、软食，最后过渡到正常饮食，忌生硬、油炸及刺激性食物，不要暴饮暴食。

4．健康教育

（1）心理护理：向患者解释肠梗阻的原因及实施胃肠减压等措施的目的，减轻患者及家属焦虑。

（2）健康指导：积极的健康教育及饮食指导，可避免了许多影响胃肠功能恢复的有害因素，接受健康指导的产妇术后胃肠功能的恢复比未接受指导的产妇明显提前。健康教育对象包括产妇及其家属。

（三）循证证据

目前国内暂时没有剖宫产术后肠梗阻或术后肠梗阻的相关临床诊疗指南或专家共识。根据文献报道，导致剖宫产术后肠梗阻发生的危险因素有既往手术史、白蛋白含量低、急诊手术、胎膜早破、手术时间长、产后出血、感染等。术中出血多，胃肠道血运减少，可导致术后胃肠功能恢复较慢。有研究表明，产后出血≥800 ml 是发生剖宫产术后肠梗阻的危险因素。低蛋白血症可引起肠管水肿，不利于肠功能恢复。电解质紊乱（低钾血症）则可能影响胃肠道平滑肌的收缩功能，导致患者体内微循环紊乱，引起肠梗阻。术中尽量减少出血量，术后应及时纠正贫血、低蛋白血症，维持体内电解质平衡。既往有便秘病史的患者以及急诊手术的患者有可能出现肠道食物堆积，影响术后肠蠕动。便秘的患者术前可使用开塞露促进排便或者灌肠。术后鼓励患者尽早下床活动，口服促进胃肠蠕动药物促进肠功能恢复。患有慢性盆腔炎的孕产妇发生肠梗阻的风险是没有慢性盆腔炎孕产妇的 7.36 倍，可见术后肠梗阻的严重程度与腹腔内炎症反应的轻重有着密切的关系。引起胎膜早破的原因之一是感染，破膜时间越长，感染风险越高，剖宫产术中羊水在盆腹腔中对肠管造成刺激，也可影响肠蠕动，导致继发感染、肠粘连，容易导致术后肠梗阻的发生。术中应尽量避免羊水流入盆腹腔，可于切开子宫之前使用湿纱垫植入切口两侧附件区阻挡羊水流入腹腔，关腹前使用生理盐水冲洗，减少羊水等在盆腹腔存留。

2019 美国东部创伤外科学会对于成人接受过腹部外科手术的患者，强烈建议使用早期肠内营养（early enteral nutrition，EEN），即术后 24～48 小时内开始的任何剂量的肠内营养，来加速肠梗阻的消退。EEN 被发现是安全的，耐受性良好，可更快地恢复正常的肠功能和改善患者营养状况。EEN 甚至缩短了恢复正常肠功能的时间，缩短患者住院时间，与 EEN 相关的不良事件极少，且不影响临床相关患者的预后。

奥克兰大学外科学系在 2013 年发表的一篇综述《术后长时间肠梗阻的处理：基于证据的建议》里讲述了术后肠梗阻的管理建议，包括：定期评价；纠正电解质紊乱；撤除麻醉与镇痛药物（选择对乙酰氨基酚、常规非甾体类抗炎药、曲马多，如无禁忌证）；以恶心或呕吐为主要症状的患者须进行胃肠减压；维持液，等渗性葡萄糖、生理盐水晶体溶液，严格控制剂量 [1～1.25ml/（kg·h）]；补充液体，含补充钾的平衡等渗晶体液；普通的运动；术后超过 7 天不能耐受足够的口服摄入者采取肠外营养；恢复肠内营养后停止肠外营养；如有临床怀疑，排除触发病理学或替代诊断。

综上所述，剖宫产术后肠梗阻发生率低。剖宫产术后早期活动，早期肠内营养可起到预防肠梗阻的作用。如有高危相关因素的存在，术前需要提前预防，术中谨慎操作，术后严密观察，及时发现异常，及时诊治。

（辜莉　卿秀丽）

第二十七章　内分泌系统疾病

第一节　妊娠合并系统性红斑狼疮

系统性红斑狼疮（systemic lupus erythematosus，SLE）是一种多系统、多器官受累的自身免疫性疾病。本病好发于生育年龄女性。大多数患者的临床表现包括发热、疲倦、乏力、体重减轻和周身不适，部分出现关节和肌肉症状，包括严重关节疼痛，表现为对称关节炎，关节晨僵、肌肉疼痛、乏力，严重时出现肌肉萎缩。85％SLE患者有血液系统改变，包括贫血、溶血、白细胞计数减少、血小板减少、血清中有狼疮抗凝物，出现皮肤损害，突出的特点是面部蝶形红斑，分布于鼻及双颊部，少数红斑也见于其他部位，红斑稍微水肿，日晒后加重。SLE与妊娠之间可相互作用，特别是在妊娠早期和产后6周。本病能引起多次流产、胎死宫内、胎儿生长迟缓、新生儿先天性心脏病、早产。20％～35％的SLE患者会继发抗磷脂抗体综合征（APS），与复发性流产、胎死宫内、死产、早产、子痫前期、小于胎龄儿的发生密切相关，严重影响妊娠结局。目前认为红斑狼疮患者病情稳定，同时停用妊娠期禁用的药物一定时间后可考虑妊娠，但是SLE患者成功顺利地妊娠和分娩需要多科共同努力。

（一）病例介绍

患者，女，37岁，因"停经27周，血压增高 3^+ 月"入院。患者17年前诊断为"系统性红斑狼疮"，口服甲泼尼龙（美卓乐）、硫酸羟氯喹（赛能）治疗，定期在风湿免疫科随访。孕早期产检无特殊，定期产检。患者自建卡发现血压升高，服用硝苯地平（拜新同）降压，孕期多次行24小时动态血压监测，2周前测动态血压，血压波动在140～170/90～110 mmHg。门诊以"慢性高血压并发子痫前期"收入院，给予解痉、降压、保肝等治疗，因血压控制不满意，继续住院治疗。入院诊断：慢性高血压并发子痫前期，妊娠合并系统性红斑狼疮，妊娠期肝内胆汁淤积症，妊娠合并胆囊结石，妊娠合并血小板减少， G_1P_0 27周宫内孕横位单活胎待产。

入院后给予解痉、降压、保肝、降低胆汁酸，密切胎儿监护，SLE药物治疗等处理，并给予乳果糖口服溶液（杜密克）助排便，密切观察病情变化。于11月29日在全麻下行"子宫下段横切口剖宫产术",术后转入 ICU。术后给予镇静、镇痛;头孢曲松预防感染;缩宫素促进子宫收缩,硝苯地平缓释片、拉贝洛尔控制血压。术后风湿免疫科会诊后指出:建议静脉加用琥珀氢化可的松 150mg 一次,后恢复甲泼尼龙及羟氯喹用量。12 月 6 日风湿免疫科再次会诊指出:结合临床表现及相关检验结果,考虑 SLE活跃期,建议甲泼尼龙加量至 28mg,qd,注意护胃补钙,产科若无特殊,可联系转入风湿免疫科继续治疗。

(二) 护理

1. 病情观察

严密观察患者血压、脉搏、呼吸、血氧饱和度、血小板计数、意识等,注意有无血尿、蛋白尿,有无水肿、心前区疼痛及胸痛。

(1) 皮肤和黏膜:约 80% 的 SLE 患者有皮肤损害。蝶形红斑是 SLE 最具特征性的皮肤改变。表现多种多样,大体分为特异性和非特异性。①特异性皮损有蝶形红斑、盘状红斑。②非特异性皮损有光过敏、脱发、口腔溃疡、荨麻样皮疹等。

(2) 骨骼肌:约 85% 的 SLE 患者有关节疼痛,最常见于指、腕、膝关节。常出现对称性多关节肿痛。

(3) 心血管:①心包炎:最为常见,可为纤维蛋白性心包炎或渗出性心包炎;②心肌炎:主要表现为充血性心力衰竭;③心内膜炎:疣状心内膜炎是 SLE 的特殊表现之一,疣状赘生物可脱落引起栓塞;④心肌缺血:部分 SLE 患者可因冠状动脉受累而出现心肌缺血的表现,也可能与长期使用糖皮质激素加速动脉粥样硬化及抗磷脂抗体导致动脉血栓形成有关。

(4) 呼吸系统:①胸膜炎:半数以上患者在急性发作期出现单侧或双侧胸膜炎或中少量的胸腔积液。②狼疮性肺炎。③肺间质性病变:表现为急性和亚急性的毛玻璃样改变。

(5) 肾脏:狼疮肾炎,急进性和慢性 SLE 患者可有高血压。

(6) 血液系统:血液系统受累可有贫血、白细胞计数减少、血小板减少、淋巴结肿大和脾大。

(7) 消化系统:可有食欲缺乏、恶心、呕吐、腹泻、肝大、胰腺炎。

2. 基础护理

(1) 体温的管理:维持患者体温正常,避免发生感染。接触患者前后严格手卫生。定时监测体温,妥善固定尿管,保持引流通畅,每日两次外阴擦洗,尽早拔除尿管。

(2) 饮食管理:指导患者进食清淡、易消化、低盐食物,少食多餐,补充足够能量,宜增加优质蛋白及维生素的摄入,以增强机体抵抗力。狼疮患者应避免食用易致敏食物,减少刺激食物的摄入,以防狼疮复发。

(3) 皮肤管理:皮肤完整性受损与系统性红斑狼疮所致血管炎性反应有关。应将患者安置在无阳光直射的病室。每天温水擦洗、湿敷,保持皮肤清洁干燥,可以按摩皮肤，以促进血液循环。禁止使用碱性肥皂、避免抓挠，定时修建指甲，指导患者正确饮食，以满足组织修复的需要。

（4）疼痛管理：保持病室安静、舒适。使用收腹带减轻切口张力。及时使用镇痛药。进行各项操作时动作轻柔，减少对患者的不良刺激。

3. 治疗

（1）激素：长期使用可出现向心性肥胖、高血压、糖尿病、股骨头坏死、骨质疏松症、易发感染等。

（2）免疫抑制剂：运用免疫抑制剂可能会引起胃肠不适，黏膜溃疡、肝功能损害、脱发等。环磷酰胺是目前治疗 SLE 最有效的药物之一，它能有效地诱导疾病缓解，阻止和逆转病情的发展。

（3）氯喹类药物：长期使用可引起视网膜退行性变，应定期检查眼底。

（4）预防产后出血：SLE 患者血小板多偏低，同时血小板抗体、狼疮抗凝素的存在及免疫复合物引起的广泛血管炎等，使 SLE 患者有血栓形成和出血倾向。应多关注患者子宫收缩、阴道流血情况。密切关注生命体征变化，有效预防出血。

（5）产后回奶：告知患者使用泼尼松可通过乳汁分泌，故产后不主张母乳喂养新生儿。回乳期间嘱产妇不宜按摩乳房或挤奶。

4. 健康教育

（1）心理护理：妊娠期 SLE 患者存在对胎儿的担心和对个人身体不适的焦虑、不安、烦躁等情绪，易增加母婴危险。故应通过心理护理改善患者心态，消除负面情绪，利用健康教育使患者正视疾病并积极地进行自我管理，减少不安全因素和不良生活习惯。另外，要取得患者家属的信任，指导家属加强对患者的关心和看护，时常提醒患者用药，保证良好的休息和睡眠等。

（2）日常生活指导：狼 SLE 患者孕产期应保证足够的营养和休息，饮食宜高蛋白、高纤维素、低盐、低脂。忌吃致敏及可能诱发系统性红斑狼疮的食物，如香菇、芹菜能引起光敏感，致面部出现红斑、皮疹；菠菜能增加狼疮性肾炎蛋白尿的发生，并引起尿混浊和尿路结石，也不宜食用；可适当补钙。嘱患者穿全棉宽松内衣，减少对皮肤刺激。有皮肤损害者不宜晒太阳，同时应避免化妆品、碱性制剂的应用，怀孕期间注意保暖、预防感冒，加强个人卫生，避免劳累。

（3）出院指导：注意个人卫生，避免皮肤损害处发生感染。因 SLE 治疗使用免疫抑制剂及激素类药物，患者机体抵抗力较弱，产后极易出现感染。因此，SLE 产妇的病房应更加严格地进行消毒隔离，对各类用品、器具等定期清洁，最好将产妇安排在无阳光照射的房间，减少紫外线作用而加重 SLE 病情。日常注意个人卫生，比如定期进行口腔清理，用温盐水漱口，防止病从口入；由于阴道出血等沾染外阴及皮肤，应经常清洁，避免经外阴、尿道等引起的感染。产妇分娩后首周大量出汗，应每日进行温水擦浴，避免化妆品、碱性制剂的应用。注意观察皮肤是否存在皮疹、淤斑，避免因搔抓皮肤而引发感染。可适当增加运动量，以提高机体抵抗力，避免过度劳累。遵医嘱按时、按量服药，不可随意更改剂量和突然停药，定期复查。

（三）循证证据

系统性红斑狼疮（SLE）主要累及育龄期女性。SLE 本身不会影响患者的生育力；然而，使用环磷酰胺可能导致女性的卵巢储备下降。与健康女性相比，SLE 患者妊娠后母胎风险更高，SLE 患者在妊娠期疾病加重，将增加鉴别妊娠相关生理改变与疾病相关表现的难度。因此，结合内科、产科和新生儿科的密切多学科监测对优化母亲和胎儿结局是必不可少的。2016 年欧洲抗风湿病联盟（EULAR）对患有系统性红斑狼疮伴或不伴抗磷脂抗体综合征女性患者在计划生育、辅助生殖、妊娠及绝经期管理等方面提出了建议，现根据指南推荐将妊娠期 SLE 患者管理总结如下。

1. 监测 SLE 活动性

应由风湿科医生在妊娠各阶段至少评估 1 次母体的疾病活动性，如果已存在活动性 SLE，那么评估应更频繁。监测计划如下：

（1）初始评估。首次就诊妊娠确定后（或确定时）推荐行下列检查：体格检查、血压、肾功能（肌酐、尿液分析、随机尿蛋白/肌酐比值）、全血细胞计数（CBC）、肝功能、抗 Ro/SSA 和抗 La/SSB 抗体、LA 和 aCL、抗 dsDNA 抗体、补体（CH50 或 C3 和 C4）、血清尿酸。

妊娠引起的某些生理变化可能与活动性 SLE 的特征重叠，导致难以鉴别，须结合临床背景解读实验室检查结果，对于有血清学活动性增加的证据，但仍然无临床症状的女性，应更密切地监测。仅有血清学发现时，专家并不建议开始治疗。

（2）实验室检查。推荐妊娠期间定期进行以下实验室检查：CBC、肌酐、尿液分析和尿沉渣检查、随机尿蛋白/肌酐比值或 24 小时尿蛋白、抗 dsDNA 抗体、补体（CH50 或 C3 和 C4）。

指南建议，应根据临床表现安排其他实验室检查，如肝功能和血清尿酸测定。SLE 患者实验室检查的频率具有个体化特征并随疾病活动性而异。理想情况下，病情稳定的患者应在妊娠各阶段均接受实验室检查，而 SLE 活动性患者需要更频繁地检查。

（3）产后实验室检查。一些女性在产褥期会出现 SLE 恶化。相较于疾病处于静止期的女性，受孕时为活动性疾病状态的患者和那些终末器官损伤严重的患者，产褥期 SLE 恶化的风险更大。因此，产后需要定期评估疾病活动性。在无并发症患者分娩后 1 个月，推荐进行以下实验室检查：尿液分析、尿蛋白/尿肌酐比值测定，如果尿液分析异常，则行肾功能、CBC、抗 dsDNA 抗体、补体（CH50 或 C3 和 C4）检查。

产后出现活动性 SLE 的女性的治疗与非妊娠女性相同。许多药物不可在母乳喂养时使用；因此，母乳喂养的女性需要与其临床医生就不同治疗方法的风险与获益进行深入讨论。

2. 母胎监测

妊娠期保证母胎健康的最佳监测计划尚属未知。有危险因素或不良预后指标的女性可能需要更频繁的监测。除常规的产前检查外，SLE孕妇的胎儿监测包括：

（1）早期妊娠时，超声评估以确定预产期。大约在孕18周时进行胎儿解剖学观察。

（2）晚期妊娠时，通过超声评估胎儿生长状况和是否有胎盘功能不全。胎儿生长的监测频率根据母胎健康状况而定，但通常为每4周1次。如有疑似生长受限或胎盘功能不全的情况，也推荐更频繁的监测，包括脐动脉血流测速。大多数女性SLE患者需要在妊娠最后4~6周通过无应激试验和（或）生物物理评分进行胎儿检查，个体监测计划根据母胎评估结果而定。

（3）抗Ro/SSA抗体和/（或）抗La/SSB抗体阳性的患者，推荐增加对胎儿心脏传导阻滞的监测。

3. 活动性SLE的治疗

（1）一般治疗：保持乐观情绪，规律用药并定期复查；避免阳光暴晒和紫外线照射；避免过度疲劳，保持充足睡眠，注意营养均衡，保证充足的蛋白质摄入，尤其应注意钙和维生素D的摄入，避免应用可能诱发SLE的药物。

（2）药物治疗：妊娠期活动性SLE的治疗由器官受累的严重性和程度决定，与非妊娠状态的患者相似，不应由于妊娠就不予治疗。但有些用于治疗SLE的药物可通过胎盘引起胎儿损害。因此，妊娠期治疗的获益必须与活动性SLE对母胎的有害影响相权衡。现将常用药物分类如下：

1）妊娠期允许选择性使用的药物：非甾体类抗炎药（nonsteroidal antiinflammatory drugs，NSAIDs）、糖皮质激素、硫唑嘌呤和一些抗高血压药属于此范畴，虽然存在一些导致胎儿损害的风险，但如果需要控制妊娠期SLE的临床表现，则使用这些药物也可以接受。

2）妊娠期需谨慎选择使用的药物：利妥昔单抗（B细胞清除抗体）或贝利单抗（BAFF抑制剂）等生物药物使用安全性报道资料有限，应慎用。

3）妊娠期禁忌用药：包括环磷酰胺、吗替麦考酚酯、甲氨蝶呤、来氟米特等。

（3）终止妊娠：妊娠期如病情活动，则根据具体情况决定是否终止妊娠。孕早、中期病情明显活动，有进行性心、肝、肺、肾、脑等器官损害，建议人工流产或积极控制病情后引产。终止妊娠后可使用糖皮质激素，加强抗感染治疗及支持治疗。孕晚期出现并发症者或胎盘功能不全、胎儿脐动脉血流值异常、胎儿生长受限、胎儿宫内窘迫时应终止妊娠，并适当放宽剖宫产手术指征。

（4）母乳喂养。鼓励大多数SLE女性进行母乳喂养。部分药物在哺乳期的安全性有所不同，应在个体水平和评估具体风险的基础上讨论后决定是否使用。根据推荐，HCQ、泼尼松、环孢素、硫唑嘌呤和他克莫司被认为可在母乳喂养时使用，低或中等剂量的甲氨蝶呤也被认为可在母乳喂养时使用，禁用环磷酰胺。

（刘宝远）

第二节 妊娠合并甲状腺功能亢进

甲状腺功能亢进（hyperthyroidism），简称甲亢，是甲状腺腺体本身产生甲状腺激素过多，导致体内甲状腺激素过高，引起机体的神经、循环、消化等系统兴奋性增高和代谢亢进的内分泌疾病。妊娠合并甲状腺功能异常是发病仅次于妊娠期糖尿病的一种比较常见的内分泌疾病。目前研究表明，妊娠期甲状腺激素分泌过多可引起母体高代谢状态，如未能及时发现及干预，新生儿甲状腺功能异常的发生率将明显增高。

妊娠期甲状腺处于相对活跃状态，导致血清总甲状腺素（TT_4）、总三碘甲状腺原氨酸（TT_3）增加。甲亢未治疗或治疗欠佳的孕妇在分娩或手术、感染及停药时，可诱发甲亢危象。重症或未经治疗控制的甲亢孕妇容易发生流产、早产、胎儿生长受限及胎儿甲状腺功能减退和甲状腺肿等。妊娠期甲亢患者体格检查可见皮温升高、突眼、手震颤，严重者可有心律不齐、心界扩大，实验室检查促甲状腺激素（thyroid stimulating hormone，TSH）降低，血清游离甲状腺素（FT_4）或 TT_4 增高。

各种甲亢症状急骤加重和恶化称甲亢危象（thyroid crisis），是严重的妊娠期合并症，发病率在合并甲状腺功能亢进的孕妇中占 $1\% \sim 2\%$，但病死率高达 10% 以上，其预后很大程度上取决于医护人员能否及时识别并给予快速有效的处理。常见诱因为手术、分娩、感染等各种应激，一旦发生必须紧急处理。

（一）病例介绍

患者，女，27 岁，因"停经 32^{+5} 周，活动后心悸气促 14 天，加重 7 天"于 11 月 24 日入院。患者 14 天前出现活动后心悸、气短、乏力等症状，未处理。7 天前自觉夜间无法平卧，未就诊。1 天前，外院产检发现"全心增大"（未见报告），测尿蛋白（＋＋），就诊于外院，测血压 216/184mmHg，予西地兰、呋塞米、环磷腺苷强心利尿、硝酸甘油 20ml/h 泵入降压治疗，转诊至我院。现孕 32^{+5} 周，有不规律宫缩、阴道无流血流液，入院查体：T 36.5℃，P 144 次/分，R 22 次/分，BP 138/92mmHg，内科查体无特殊。专科情况：G_3P_2，宫高 31cm，腹围 100cm，胎方位 ROA，胎心率 137 次/分。行床旁心电监护，下病危，予下调硝酸甘油至 10ml/h，硫酸镁抑制宫缩，地塞米松促胎儿肺成熟。请 ICU、心内科、内分泌科、眼科会诊。患者有高血压病史 5^+ 年，未用药，未监测血压；自诉孕期发现甲亢，具体治疗不详，未复查，自行停药。5 年前于外院顺娩一活婴（自诉孕期血压高，具体不详），1 年前孕 8^+ 月胎死宫内顺娩一死婴（具体不详）。

11 月 25 日 08：00，患者规律宫缩后自觉症状加重，呈重病容貌，患者感胸闷、呼吸困难，端坐呼吸，呼吸急促，偶有咳嗽，咯粉红色泡沫痰。意识清楚，对答切题，大汗淋漓，烦躁，不配合治疗。宫缩 3～4 分钟一次，宫口开 2cm，阴道有少许血性分泌物流出，无流液。体温 36.8℃，心电监护示：心率 160～180 次/分，心律齐，呼吸25～

35 次/分，BP 144～148/9295mmHg，SpO_2 94％～97％。患者面色稍苍白，口唇、肢端稍发绀。颈静脉充盈较明显。心界扩大。心肺听诊：心率急促，律齐，双肺散布湿啰音。予持续面罩吸氧，停硫酸镁，给予呋塞米 10mg 缓慢静脉推注，西地兰 0.2mg 静脉推注，硝酸甘油降压控制血压。同时联系产科主任、医务科、ICU、麻醉科，外院心内科、内分泌科及检验科、超声科等多学科联合参与抢救。与家属充分沟通，在患者心衰控制后，在多科监护下实施急诊剖宫产。术中出血 300ml。新生儿体重 2070g，Apgar 评分 8－10－10。术后诊断为"妊娠合并心脏病，甲亢性心脏病？急性左心衰竭，心功能Ⅳ级，窦性心律，甲亢危象？慢性高血压并发子痫前期？妊娠合并甲状腺功能亢进，早产，妊娠合并中度贫血急症剖宫分娩，胎儿发育异常：第三脑室增宽，G_3P_3 32^{+6} 周宫内孕头位已剖宫产一活婴，早产儿，盆腔粘连"。术毕患者带气管插管转妇产科 ICU。予床旁心电监护；咪达唑仑＋芬太尼充分镇静镇痛；缩宫素、益母草促宫缩；美罗培南抗感染；磷酸肌酸钠营养心肌；奥美拉唑保护胃黏膜；丙硫氧嘧啶控制甲亢；硝苯地平控制血压，控制血压在 130～140/80～90mmHg；患者心衰纠正后，予普萘洛尔控制心室率；保证患者容量灌注；必要时给予利尿剂利尿，减轻心脏负荷；维持电解质平衡。

11 月 25 日 15：00 患者人机对抗严重，考虑到患者极不耐管，目前呼吸状况良好，意识清楚，遂拔除气管插管，面罩吸氧（10L/min），拔管后 P 120 次/分，BP 141/88mmHg，SpO_2 96％。11 月 27 日，患者一般情况良好，转回普通病房。

11 月 29 日，B 超检查提示：左室收缩功能测值：EF 27％，FS 13％。超声心动图示：左房室增大（LA＝44mm，LV＝69mm），以左室明显。室间隔与左室后壁厚度变薄（IVS＝6.5mm，LVPW＝6.5mm），二者搏动幅度减弱。静息状态下室壁节段性运动欠协调。彩色多普勒超声：二、三尖瓣上探及少量反流，V_{max} 4.0m/s，V_{max} 2.9m/s，余瓣口未见异常血流信号。围生期心肌病二、三尖瓣反流（轻度），左室收缩功能测值明显降低。测甲状腺功能示：三碘甲状腺原氨酸 3.99nmol/L，游离三碘甲状腺原氨酸 14.53pmol/L，甲状腺素 306.70nmol/L，游离甲状腺素 79.02pmol/L，抗甲状腺球蛋白抗体 96.0U/ml，抗甲状腺过氧化物酶抗体 339.4U/ml，促甲状腺激素－超敏 0.009mIU/L。ICU、心内科、内分泌科会诊后，告知患者目前病情危重，围生期心肌病不能完全排除，目前产科无特殊处理，建议转外院进一步治疗。患者及家属表示理解病情及风险，转外院进一步治疗。

（二）护理

1. 病情观察

（1）自觉症状的评估：妊娠期合并甲亢患者自觉症状与非孕期相同，表现为代谢亢进、易激动、多食、消瘦、怕热多汗、皮肤潮红、失眠、排便次数增多等；有情绪改变，如敏感、急躁、焦虑、人际关系紧张等。该患者入院前有活动后心悸、气促，未予重视，入院次日 08：00 出现呼吸困难，端坐呼吸，呼吸急促，偶有咳嗽，咯粉红色泡沫痰，大汗淋漓，性情烦躁，不配合治疗。因此在病情观察中，应重点评估患者是否有甲亢症状急骤加重的表现，以便及时对症处理。

（2）监测生命体征：甲亢可引起脉率增快、脉压>50mmHg。甲亢危象患者可表现为焦虑、烦躁、大汗淋漓、恶心、厌食、呕吐、腹泻，大量失水引起脱水、休克甚至昏迷，体温>39℃、脉率>140 次/分，甚至>160 次/分，常因房颤或房扑而病情危重，有时伴有心衰或肺水肿，偶有黄疸，血白细胞及 FT_3、FT_4 增高。患者入院时生命体征：T 36.5℃，P 144 次/分，R 22 次/分，BP 138/92mmHg，经积极处理后生命体征暂平稳。次日 08：00 患者规律宫缩后出现自觉症状加重，T 36.8℃，心电监护示：P 160～180 次/分，心律齐，R 25～35 次/分，BP 144～148/92～95mmHg，SpO_2 94%～97%。患者生命体征急剧变化，提示病情加重，需紧急处理。1993 年，Bruch 和 Wartofsky 提出了甲亢危象的半定量评分系统，后由 Akamizu 等进行了修订，更加适用于临床甲亢危象的诊断（表 27-2-1）。评分≥45 分提示甲亢危象；25～44 分提示甲亢危象前期；低于 25 分一般不提示甲亢危象。该案例中，患者评分≥45 分，提示甲亢危象。

表 27-2-1 甲亢危象的半定量评分系统

诊断参数	评分
体温调节障碍	
体温（℃）	
37.2～37.7	5
37.8～38.2	10
38.3～38.8	15
38.9～39.2	20
39.3～39.9	25
≥40.0	30
中枢神经系统症状	
无	0
轻度（激动）	10
中度（谵妄，精神错乱，极度倦怠）	20
重度（惊厥，昏迷）	30
胃肠-肝功能异常症状	
无	0
中度（腹泻，恶心、呕吐，腹痛）	10
重度（不明原因黄疸）	20
心血管系统异常	
心动过速（次/分）	
90～109	5

诊断参数	评分
110～119	10
120～129	15
≥140	25
充血性心力衰竭	
无	0
轻度（足面水肿）	5
中度（双肺底湿啰音）	10
重度（肺水肿）	15
心房纤颤	
无	
有	10
诱因	
无	
有	10

2. 基础护理

（1）环境管理：妊娠合并甲亢患者的基础代谢率较高，易出现失眠、烦躁等情况，因此要保持病室整洁、安静、舒适、温馨，对室内空气消毒，2次/天；嘱患者减少活动，注意休息，预防感冒，防止口腔及肺部感染，限制陪伴人数。

（2）饮食指导：指导患者加强营养，予低盐、低脂、高维生素、高能量、高蛋白、易消化的清淡饮食，忌辛辣刺激及含碘的食物。

（3）心理护理：甲亢本身易导致患者性情急躁，护理人员应进行针对性的心理护理，以热情的态度和通俗易懂的语言向患者讲解疾病的有关知识，消除患者的顾虑。鼓励其以平静乐观的心态配合临床治疗，最大限度消除患者的负性心理对治疗带来的影响。

3. 治疗

（1）组建快速反应团队：抢救工作充分体现了时间就是生命。在该案例中，我院产科（包括三线医生、二线医生、住院总、值班医生）、医务科、ICU、麻醉科医生及外院心内科、内分泌科及检验科、超声科医生，助产士组成的抢救团队迅速反应，互相配合。及时让患者转危为安。

（2）药物治疗：治疗原则是既要控制甲亢发展，又要确保胎儿的正常发育，安全度过妊娠及分娩期。甲亢危象首选药物治疗，药物首选丙硫氧嘧啶（propylthiouracil，PTU），因为该药不仅可以抑制甲状腺激素的合成，也可以阻断外周组织中 T_4 向具有活

性的 T_3 转换。但要严密监测 FT_3、FT_4、TSH、血常规、肝功能，以便及时调整药物用量。心率≥100 次/分者口服普萘洛尔 10～30mg/d，至心率控制在 80～90 次/分。嘱患者按医嘱服药，不可擅自停药。该案例中，患者不遵医嘱服药，不定期复查，导致甲亢治疗不充分，出现了后期甲亢症状的急骤加重和恶化。产后使用抗甲状腺药物，甲巯咪唑是哺乳期首选药物。

（3）其他：严密观察产程进展，监测产妇生命体征，1 次/小时，必要时予心电监护；分娩过程中可给予吸氧、监测胎心，床旁备急救药品，控制液体滴速及入量，记录出入量，防止因甲亢性心肌病诱发心衰。为防止胎儿娩出后腹压骤降，可用沙袋于腹部加压，防腹压下降引发心衰。

4. 健康教育

甲亢孕妇晚期易并发妊高征，应注意早期补钙、低盐饮食，监测血压、尿蛋白、体重变化。妊娠晚期 37～38 周应入院观察，监测胎心胎动。原则上选择阴道试产，注意产后出血及甲状腺危象的预防。新生儿出生后检查有无甲亢或甲状腺功能减退的症状和体征。

（三）循证依据

妊娠合并甲亢患者极易发生各种并发症，其中以妊高征、心力衰竭、甲亢危象为主要表现。如果不及时处理，将会对妊娠结局和母儿健康构成直接威胁。为使孕妇安全地度过孕期、分娩期、产褥期，获得甲状腺功能正常的新生儿。需要做到早期诊断、规范治疗，加强对母儿的监测，多学科共同管理（产科学、内分泌学、胎儿医学等）。

1. 孕前管理

孕前应当询问是否有甲状腺疾病病史及相关症状，做到早期诊断。如果为甲亢患者，应在病情完全控制 3 个月后妊娠；如接受过 I^{131} 治疗，至少 6 个月后方可妊娠。此阶段接受左甲状腺素（LT_4）替代治疗，使血清 TSH 维持在 0.3～2.5 mU/L。既往分娩过甲亢患儿、接受过 I^{131} 治疗、部分甲状腺切除者还应当检测促甲状腺激素受体抗体（TRAb）。治疗后有甲状腺功能低下者应当补充适量甲状腺素。生育期患者 I^{131} 治疗前48 h，需要做妊娠试验，核实是否妊娠，以避免 I^{131} 对胎儿的辐射作用。孕期接受过 I^{131} 治疗或检查，需终止妊娠。

2. 孕期管理

妊娠合并甲亢患者应当增加产前检查的次数，监测孕期血压、体重、宫高、腹围的变化，监测肝功能、白细胞和激素水平等，每月进行一次超声检查，及时发现胎儿甲亢、甲减，并加强对胎儿的监护。孕妇自身还应当注意避免感染、情绪波动，预防由此诱发的甲亢危象。甲亢孕妇易发展为子痫前期，应注意早期补钙、低盐饮食，避免高碘摄入。甲亢孕妇易早产。如果发生先兆早产，应积极保胎，用药时应注意避免 β 受体激动剂。孕 37～38 周住院观察，加强胎儿监护；孕妇还应行心电图及超声心动图检查，排除甲亢性心脏病。

《妊娠和产后甲状腺疾病的诊治指南》（第 2 版）指出：妊娠期监测甲亢的控制指标首选血清 FT_4/TT_4。应用最小有效剂量的 PTU 或者甲巯咪唑（methimazole，MMI）使 FT_4/TT_4 接近或者轻度高于参考范围上限。其中 MMI 致胎儿发育畸形的情况已有报告，主要是皮肤发育不全和"甲巯咪唑相关的胚胎病"，包括鼻后孔闭锁、食道闭锁、颜面畸形等。妊娠 6～10 周是抗甲状腺药物（antithyroid drug，ATD）导致出生缺陷的危险窗口期，MMI 和 PTU 均会有影响，两者畸形发生率相当，但 PTU 程度较轻。指南同时指出：妊娠期原则上不采取手术治疗甲亢。如果确实病情需要，行甲状腺切除术的最佳时机是妊娠中期。妊娠期甲状腺功能状态与妊娠结局直接相关、甲亢控制不良与流产、妊娠期高血压、早产、低体重儿、胎儿宫内生长受限、死胎（胎儿在分娩时死亡）、甲状腺危象及妊娠妇女充血性心力衰竭相关。有研究显示，胎儿暴露于过多的母体甲状腺激素，可能会导致远期患癫痫和神经行为异常的疾病风险增加。因此，妊娠早期的妇女，都应进行甲状腺功能指标的监测，筛查时机选择在妊娠 8 周以前，最好是在怀孕前，从而降低妊娠合并甲状腺功能异常的发病率，这对减少妊娠并发症，提高新生儿出生质量、保障母儿安全都具有积极意义。

3. 分娩期管理

甲亢病情控制良好者，如果骨盆、宫颈条件好，估计胎儿不大，可考虑经阴道分娩，分娩时应鼓励患者，补充能量，注意缩短第二产程，必要时手术助产。剖宫产指征适当放宽。产后患者病情常加重，应注意保证休息，调整 ATD 的用药剂量，加强对母儿的监护，预防甲亢危象，及时发现胎儿甲状腺功能异常。

（刘兰　王莹）

第二十八章　产后大出血合并急性肾衰竭

产后出血（postpartum hemorrhage，PPH）是指胎儿娩出后 24 小时内阴道分娩者出血量超过 500ml，剖宫产者出血量超过 1000ml。产后出血是分娩期的严重并发症，居我国产妇死亡原因首位。产后出血的发生率占分娩总数的 2%～3%，其中 80% 以上发生在产后 2 小时之内，其预后随失血量、失血速度及产妇的体质而不同。短时间内大量失血可迅速导致失血性休克、多器官功能衰竭、死亡。通常认为，子宫收缩乏力、胎盘因素、软产道损伤及凝血功能障碍是引起产后出血的主要原因。产后出血既可由以上单一因素所致，也可多因素并存，相互影响或互为因果。

随着生育政策的开放，高龄妊娠、瘢痕子宫妊娠、凶险性前置胎盘病例日益增多。胎盘植入和凶险性前置胎盘都是产科严重的危重症，常导致产后出血。产后大出血时患者血压下降，循环血量减少，肾血流量急剧减少，在肾素—血管紧张素作用下，肾小动脉痉挛性收缩，同时由于缺血缺氧，肾血管内皮受损，在上述原因的共同作用下肾小球滤过率下降，进而导致急性肾功能衰竭。

（一）病例介绍

患者，女，39 岁 4 月，因"剖宫产术后，产后大出血，尿少 20$^+$ 小时"入院。患者于 11 月 28 日上午 10 时因"足月孕瘢痕子宫前置胎盘合并胎盘植入"在外院行剖宫产术，术后出现宫缩乏力，阴道出血达 1500ml，失血性休克伴无尿，予以输血、输液、子宫动脉结扎、抗感染、纠正酸中毒等对症治疗，尿量仍少，急诊以产后出血、宫缩乏力、失血性休克、失血性贫血收入本科。入院查体：T 37.1℃，P 99 次/分，R 23 次/分，BP 91/55mmHg，急性病容，宫底高度 27cm，子宫软，按压宫底阴道留血不多。血常规：白细胞 18.5×10⁹/L，血红蛋白 79g/L，红细胞计数 2.97×10¹²/L，血小板 81×10⁹/L，中性粒细胞百分比 95.64%，淋巴细胞百分比 2.84%。肝功能：天门冬氨酸转氨酶 46.5U/L，白蛋白 28.4g/L。肾功能：尿素氮 21.1mmol/L，肌酐 439.7μmol/L，尿酸 168.3μmol/L。电解质：血钾 3.40mmol/L，二氧化碳结合力 20.9mmol/L，血钙 1.84mmol/L，血磷 1.58mmol/L，血镁 0.65mmol/L。血脂：甘油三酯 2.12mmol/L，高密度脂蛋白胆固醇 0.54mmol/L。凝血全套：抗凝血酶Ⅲ活性测定 61.80%，凝血酶原时间百分活性度 128.30。胸片：双肺感染？双侧胸腔少至中量积液？腹部＋附件 B 超：产后子宫声像，宫腔少量积液。予以输注同型浓缩红细胞改善贫血，反复血液透析、利尿、血液过滤清除体内毒素，哌拉西林他唑巴坦钠抗感染，卡前列素氨丁三醇（欣母沛）、缩宫素促进宫缩，氨甲环酸止血等相关治疗。患者病情好转，于12月15日出院。

（二）护理

1. 病情观察

（1）高危因素的评估：产后出血的主要原因包括子宫收缩乏力、软产道裂伤、胎盘因素及凝血功能障碍。子宫收缩乏力是引起产后出血的主要原因。任何影响子宫肌肉正常收缩和缩复功能的因素，均可引起子宫收缩乏力性产后出血，包括全身因素、产科因素和子宫因素等。在全身因素中，本例患者高龄，血常规示白细胞及中性粒细胞百分比均增高，不排除宫腔内感染。因此在病情观察中，应注意该患者生命体征及血常规等感染相关征象。除了感染以外，产科因素中的胎盘问题也是导致产妇出血的重要原因。近年来，胎盘因素引起的产后出血案例呈上升趋势，在有些地区甚至已经成为产后出血的首要原因。此患者为凶险性前置胎盘合并胎盘植入，二者中任何一个因素均可以引起严重的产后大出血。因此收集病史时应详细了解孕妇孕产史及胎盘附着情况，胎儿娩出后根据胎膜剥离征象辅助胎盘娩出。若胎盘能娩出，应仔细检查胎盘、胎膜完整性。

（2）出血量的评估：出血量的快速准确评估可为及时抢救争取宝贵时间，从而对预防产后出血休克起到重要的作用。出血量的评估方法主要有称重法、目测法、休克指数法、血红蛋白测定等。本次抢救案例综合使用了几种方法对产后出血量进行评估。①称重法，在本案例中，通过对产妇血液浸湿的会阴垫、纱布、治疗巾、衣物等进行称重，得出失血量12600ml；②容积法，通过对吸引瓶、积血盘收集到的血液8580ml。③对于在分娩床、手术床、地面等处无法计量的出血，一般通过目测法进行估计。④休克指数法，指脉率（次/分）与收缩压（mmHg）的比值。在临床观察中，护士及助产士更多可利用休克指数来快速识别产妇的出血并判断严重程度。

（3）病情变化监测：病情的监测在任何时候都是医护工作的重点。应根据患者出现的症状、体征，保持冷静，做出正确的判断。产妇发生大出血时，迅速行心电监护及血氧饱和度监测，观察并记录产妇的意识、生命体征、血氧饱和度、口唇、甲床及尿量情况，5分钟一次。确保各种管道妥善固定，并根据功能用不同颜色的标签进行标识。对于各种管道，应每天准确记录引流量，观察引流液的性质、颜色等并定期进行更换，同时操作中，严格执行无菌操作。

（4）体液过多的护理：患者急性肾功能衰竭、肾小球滤过率降低引起少尿，体内代谢产物不能排出，电解质紊乱时，应让患者卧床休息，这样有利于肾脏循环。必要时给予患者血液透析治疗，每半小时检测生命体征一次，并准确记录24小时出入量，严格限制液体入量，保持量出为入。同时为了保证药物的及时应用，血液透析治疗时应给予深静脉置管，置管后要做好导管的护理。因患者尿量减少，体液蓄积，应协助其抬高下肢、翻身，增加血液循环，避免输入库存血。本例患者大量输血均为新鲜血，治疗过程中未出现高钾血症。

2. 基础护理

(1) 体温的管理：休克时低血压、低容量血症等一系列应激因素可导致交感神经兴奋，肾上腺髓质分泌大量儿茶酚胺，并激活肾素—血管紧张素—醛固酮系统，使腹腔内脏和皮肤等处的小血管强烈收缩。由于机体的热能主要由内脏器官供应，内脏缺血，产热减少，可见休克时体温下降。加之手术过程中，麻醉药的影响和手术室室温的影响，患者呈现低体温状态。低体温会引起寒战，增加组织的耗氧量，导致代谢性酸中毒、器官功能衰竭、心律失常等的发生。因此在抢救过程中，应要做好患者的保暖护理，关闭制冷空调，加盖棉被。手术过程中，有条件的医院可应用充气式加热装置及输血输液加温器，避免输入的大量液体和血液造成"冷稀释"，同时使用与人体温度相近的冲洗液等为患者进行保暖。

(2) 体位：失血性休克时，应为产妇取休克体位。头和躯干抬高 20°～30°，下肢抬高 15°～20°，使膈肌下移，利于呼吸，同时增加肢体回心血量，改善重要脏器的血液供应。手术过程中，应取仰卧位，双上肢外展，不超过 90°，避免神经损伤。

(3) 饮食管理：因大出血及手术应激，患者术后容易出现电解质紊乱及低蛋白血症，在遵医嘱用药的同时，应指导患者进食高营养、高蛋白质、高维生素的易消化半流质或流质饮食，增强机体抵抗力。

3. 治疗

(1) 组建快速反应团队：抢救工作充分体现了时间就是生命。该案例抢救过程中，产科医生（包括三线医生、二线医生、住院总、值班医生等）、麻醉医生、ICU 医生和助产士组成的抢救团队迅速响应，各司其职。麻醉医生作为抢救工作的关键一员，主要负责复苏，术中生命体征的监护、麻醉的实施、通道及液体的管理。产科医生负责查找产后出血原因，积极止血，果断决策。ICU 医生配合麻醉医生的抢救工作及术后康复治疗。

(2) 血容量的迅速补充：失血性休克的主要病理变化为血容量骤减，微循环灌注不足。建立有效的静脉通道，迅速扩充血容量，维持有效的体液循环，对于失血性休克的抢救尤为重要。多数专家也认为，在产后急性失血开始 30 分钟内，如能正确选择输液通道、输入液体和输入量，可在 2 小时内保证患者重要脏器的有效血液灌注。经评估，本案产妇具有多重产后出血的高危因素，于入院时建立静脉双通道并保持通畅，转入产房分娩时又建立了第三、第四静脉通道。当大出血发生时，另使用 16 号留置针于颈外静脉穿刺建立第五静脉通道，并派专人负责液体通道的管理工作。在抢救失血性休克患者的过程中，及时、有效地输入液体并维持有效的血容量，是抢救工作的重要一环。

(3) 药物的正确使用：研究表明，宫缩乏力引起的产后出血占产后出血病倒的 60%～70%。此案患者具备诸多产后出血的高危因素，因此当胎儿娩出后，预防性应用产科出血药物缩宫素 20U 和欣母沛 250μg 肌内注射。当大出血发生时，更换平衡液 500ml＋缩宫素 40U 持续静脉泵注，葡萄糖酸钙 1g 静脉滴入。钙离子不仅能够促进子宫收缩，而且作为凝血因子，能够促进血栓的形成，使产后出血明显减少。此外，患者术前已存在感染，大出血及手术导致机体抵抗力降低，术后并发严重感染的概率增高。

术中和术后应加强抗生素的使用，现配现用，同时密切观察有无感染的征象发生。

4. 健康教育

（1）心理护理：由于产后出血发生突然，病情凶险，患者及家属缺乏心理准备，大多处于极度恐慌状态，甚至可能出现情绪休克。产妇子宫切除后会产生一系列生理和心理变化，可能对今后不能再次生育产生心理负担，容易发生产后抑郁。护理人员应理解并鼓励患者的情绪表达，做好安慰和解释工作，保持患者及家属情绪稳定，配合各项治疗和护理措施。

（2）出院指导：大量失血后，产妇体质虚弱，活动无耐力，生活自理可能存在一定困难。应指导其家属如何加强营养，有效纠正贫血，帮助其逐步恢复体力。观察有无席汉综合征，告知其需要及时就诊的情况。讲解产后复查时间、目的和意义。

（三）循证证据

正常肾血流量占心输出量的 1/4，任何一种引起全身血容量下降的因素均会导致肾脏灌注量的减少导致急性肾衰竭。急性肾衰竭的病死率可高达 50%，对患者生命安全造成严重威胁，而产后合并急性肾衰竭则更为严重。产后出血是产后合并急性肾衰竭的常见原因，可诱发多重脏器功能衰竭，且临床抢救较为棘手，因此建立完善的产后出血应急预案对保障患者安全来说至关重要。

目前为止，产后出血的定义仍未完全统一。美国妇产科医师学会（ACOG）将产后出血定义为无论何种分娩方式，分娩后 24h 内累积失血≥1000ml 或失血伴有低血容量的症状和体征。国际妇产科联盟（FIGO）将产后出血定义为分娩后 24h 内出血≥500ml，严重产后出血为出血量≥1000ml，大量的、危及生命的产后出血为短时间内出血量大于 2500ml 或出现低血容量性休克。昆士兰临床指南及我国指南将产后出血定义为胎儿娩出后 24h 内，阴道分娩者出血量≥500ml，剖宫产者≥1000ml。根据发生时间不同，产后出血可分为原发性（早期，分娩 24h 内）和继发性（晚期，分娩后 24h 至12 周）产后出血。

我国发布的《产后出血预防与处理指南（2014）》中根据产后出血量划分预警线、处理线、危重线，分别对应一级、二级、三级急救处理流程，为临床实践提供了针对性的指导。2015 年，美国国家孕产妇安全合作组织（National Partnership for Maternal Safety，NPMS）发布了产后出血的处理指南，并推荐所有的分娩机构均应根据自己的情况建立符合实际情况的产后出血管理方案（表 28-1-1）。这份针对产后出血的管理方案涵盖了准备（readiness）、识别和防范（recognition and prevention）、应对（response）、上报和系统学习（reporting and systems learning）4 个部分（4R），共 13 条建议。在这些建议中，有一半以上是对分娩机构在抢救物品准备、应急反应团队建立、多学科合作、人员培训、病例讨论与回顾、上报流程等方面的指导。强调每所分娩机构都应建立完善的产后出血安全管理制度。

表 28-1-1 产后出血的安全管理方案

准备（readiness，每所机构）	（1）出血抢救车，包括产包、分娩用品、用于止血的抢救药品，如宫腔压迫球囊、子宫压迫缝合线等 （2）快速止血的药物包，包括促进子宫收缩的药物 （3）建立快速反应团队，包括血库、产科、麻醉、手术室、重症监护室及介入放射科专家等 （4）建立大量输血和紧急输血方案（包括特殊血型和交叉配血异常时） （5）对产后出血抢救流程进行全员学习及模拟训练
识别和防范（recognition and prevention，每例患者）	（6）评估出血风险（产前、入院时、分娩时以及任何可能发生出血的时间点等） （7）累计出血量的测量（尽可能地量化、准确） （8）积极管理第三产程（包括缩宫素的应用）
应对（response，每次出血）	（9）分级管理产后出血的紧急处理预案（根据出血量分为1~4级） （10）对患者、患者家庭及临床医生的支持（沟通、护理、心理支持等）
上报和系统学习（reporting and systems learning，每所机构）	（11）建立对高危孕妇的术前讨论机制，并在事后进行汇报，总结每一份病例，从中获得经验 （12）对于严重产后出血病例进行多学科联合回顾分析 （13）围产期质量促进委员会对监管制度

来源：杨怡珂，漆洪波，段涛. 产后出血风险管理［J］. 中国实用妇科与产科杂志，2019，35（9）：978-982.

确定产后出血的危险因素可以帮助提高准备程度，加强监测，提早识别，增加预防措施，并为团队做出早期、积极的止血反应做好准备。美国妇产科医师学会列出了产前、产时的高危因素（表28-1-2），并提出可应用风险评估工具来预测产后出血的发生。患者血液管理、止血和血栓进展网络（NATA）共识中列出了一些高危因素，其中多胎妊娠、产后出血病史、绒毛膜羊膜炎、阴道助产、产时剖宫产、巨大儿均为高危因素，建议对具有高危因素的患者进行预防干预。昆士兰指南中同样列出数条高危因素，除以上所列出的因素外，还包括高龄（≥35岁）、肥胖（BMI≥30kg/m²）、贫血（Hb≤90g/L）、辅助生殖（IVF/ICSI）、妊娠期糖尿病、引产、第二产程延长、第三产程延长。

表 28-1-2　产后出血的产前产时高危因素

病因	主要原因	高危因素及临床表现
子宫收缩乏力	子宫张力低	长时间应用缩宫素、经产妇、绒毛膜羊膜炎、全身麻醉
	子宫过度扩张	双胎或多胎妊娠、羊水过多、巨大儿
	子宫纤维变性	多发性子宫肌瘤
	子宫内翻	过度牵拉脐带、脐带过短、胎盘植入
生殖道损伤	会阴侧切；宫颈、阴道、会阴裂伤；子宫破裂	阴道助产、急产
胎盘组织残留	胎盘残留；胎盘植入	副胎盘、既往子宫手术史、分娩时胎盘不完整
凝血功能异常	子痫前期；内源性凝血因子缺乏（血友病）；严重感染；羊水栓塞；晶体液补充过度；抗凝治疗	异常的淤点、淤斑、胎儿死亡、胎盘早剥、高热、脓毒症、出血、血栓栓塞治疗

来源：杨怡珂，漆洪波，段涛. 产后出血风险管理［J］. 中国实用妇科与产科杂志，2019，35（9）：978-982.

同时，应在不同时间点多次评估产后出血的高危因素。美国 NPMS 建议应该在产前、入院时、分娩及产后分别进行评估，以及早发现产后出血的高危人群。

需要强调的是，仅有小部分产前有出血危险因素的孕产妇会发生产后出血，许多没有出血危险因素的孕产妇也会发生产后出血。因此，应对产后出血，评估每名孕产妇出血风险虽是必要的措施，但最为重要的是要建立一支训练有素、经验丰富、配合默契的抢救团队。团队成员应包括母胎医学专家、麻醉专家、新生儿科专家、妇科专家、普外和泌尿外科专家、影像学专家、重症监护专家，以及血库工作者和护理人员，并根据医院自身条件"量身定做"一套产后出血抢救策略，在临床实践中不断地，总结经验，完善和丰富治疗方案。唯有此，才能在产科临床工作中临危不惧，反应及时，应对"瞬息万变"的产后出血。

（荆文娟　耿娟娟）

附录　新生儿复苏常用药物及给药方式

新生儿复苏时，很少需要用药。新生儿心动过缓通常是由于肺部通气不足或严重缺氧，纠正心动过缓的最重要步骤是充分的正压通气。

1. 肾上腺素

（1）指征：45~60秒的正压通气和胸外按压后，心率持续<60次/分。

（2）剂量：新生儿复苏应使用1:10000的肾上腺素（配制方法：1:1000的肾上腺素1ml加0.9%的氯化钠注射液9ml）。静脉用量0.1~0.3 ml/kg；气管内用量0.5~1ml/kg。必要时3~5分钟重复1次。

（3）给药途径：首选脐静脉或骨髓腔给药。如脐静脉插管操作尚未完成或没有条件做脐静脉插管时，可气管内快速注入，若需重复给药，则应选择静脉途径。

2. 扩容剂

（1）指征：有低血容量、怀疑失血或休克的新生儿在对其他复苏措施无反应时。

（2）扩容剂：推荐生理盐水。

（3）方法：首次剂量为10 ml/kg，经脐静脉或外周静脉5~10分钟缓慢推入。必要时可重复扩容1次。

3. 其他药物

分娩现场新生儿复苏时一般不推荐使用碳酸氢钠。

4. 脐静脉插管

脐静脉是静脉注射的最佳途径，用于注射肾上腺素以及扩容剂。可插入3.5F或5F的不透射线的脐静脉导管。当新生儿复苏进行胸外按压时即可考虑开始脐静脉插管，为给药做准备。

插管方法：沿脐根部用线打一个松的结，如在切断脐带后出血过多，可将此结拉紧。在夹钳下离皮肤线约2cm处用手术刀切断脐带，可在11、12点位置看到大而壁薄的脐静脉。脐静脉导管连接三通管和5 ml注射器，充以0.9%氯化钠注射液，导管插入脐静脉2~4 cm，抽吸有回血即可。早产儿插入导管稍浅。插入过深，则高渗透性药物和影响血管的药物可能直接损伤肝脏。务必避免将空气推入脐静脉。

（引自：中国新生儿复苏项目专家组. 中国新生儿复苏指南（2016年北京修订）［J］. 中华围产医学杂志，2016，19（7）：481－486.）

参考文献

［1］谢幸，孔北华，段涛. 妇产科学［M］. 北京：人民卫生出版社，2018.

［2］王辰，范爱萍，薛凤霞.《2015 年美国疾病控制和预防中心关于阴道炎症的诊治规范》解读［J］. 国际妇产科学杂志，2015，42（06）：676－679.

［3］谢玲玲，林荣春，林仲秋.《FIGO 2018 癌症报告》——外阴癌诊治指南解读［J］. 中国实用妇科与产科杂志，2019，35（6）：660－665.

［4］王临虹，赵更力. 中国子宫颈癌综合防控指南［J］. 中国妇幼健康研究，2018，29（1）：1－3.

［5］周晖，白守民，林仲秋.《2019 NCCN 宫颈癌临床实践指南（第一版）》解读［J］. 中国实用妇科与产科杂志，2018，34（9）：1002－1009.

［6］子宫肌瘤的诊治中国专家共识专家组. 子宫肌瘤的诊治中国专家共识［J］. 中华妇产科杂志，2017，52（12）：793－800.

［7］郎景和，陈春林，向阳，等. 子宫肌瘤及子宫腺肌病子宫动脉栓塞术治疗专家共识［J］. 中华妇产科杂志，2018，53（5）：289－293.

［8］北京医学会输血医学分会，北京医师协会输血专业专家委员会. 患者血液管理——术前贫血诊疗专家共识［J］. 中华医学杂志，2018，98（30）：2386－2392.

［9］安力彬，陆虹. 妇产科护理学［M］. 6 版. 北京：人民卫生出版社，2017.

［10］魏丽惠. 重视子宫内膜癌的筛查［J］. 中华妇产科杂志，2013，48（12）：881－883.

［11］子宫内膜癌筛查专家委员会. 子宫内膜癌筛查和早期诊断专家共识草案［J］. 中国实用妇科与产科杂志，2017，33（10）：1050－1052.

［12］张瑜，朱欣. 老年妇科肿瘤患者围手术期管理及手术加速康复［J］. 实用妇产科杂志，2019，35（8）：576－577.

［13］郎景和，王辰，瞿红，等. 妇科手术后深静脉血栓形成及肺栓塞预防专家共识［J］. 中华妇产科杂志，2017，52（10）：649－653.

［14］刘琦芳，王丹波. 妇科手术中静脉血栓栓塞症的围手术期评估与预防［J］. 中国实用妇科与产科杂志，2014，30（11）：850－854.

［15］国际血管联盟中国分部护理专业委员会，中国医师协会腔内血管学专业委员会. 梯度压力袜用于静脉血栓栓塞症防治专家共识［J］. 介入放射学杂志，2019，28（9）：811－818.

［16］中国血栓性疾病防治指南专家委员会. 中国血栓性疾病防治指南［J］. 中华医学杂志，2018，98（36）：2861－2888.

［17］中国老年医学学会老年内分泌代谢分会，解放军总医院国家老年疾病临床医学研究中心，中国老年糖尿病诊疗措施专家共识编写组. 中国老年 2 型糖尿病诊疗措施专家共识（2018 年版）［J］. 中华内科杂志，2018，57（9）：626－641.

［18］中国抗癌协会妇科肿瘤专业委员会. 子宫肉瘤诊断与治疗指南（第四版）［J］. 中国实用妇科与产科杂志，2018，34（10）：1106－1110.

［19］叶桂萍，陶胜男，周颖，等. 子宫肉瘤研究进展［J］. 国际妇产科学杂志，2019，46（3）：249－252.

［20］付晓宇，宋磊. 妇科肿瘤腹腔镜手术中器官损伤的处理［J］. 中华妇产科杂志，2015，50（12）：964－965.

［21］涂画，刘继红. 子宫肉瘤的分子基础及靶向治疗的研究进展［J］. 中华妇产科杂志，2015，50（7）：555－558.

［22］国家卫生计生委合理用药专家委员会，中国医师协会高血压专业委员会. 高血压合理用药指南（第2版）［J］. 中国医学前沿杂志（电子版），2017，9（7）：28－126.

［23］中国老年学和老年医学学会心脑血管病专业委员会，中国医师协会心血管内科医师分会. 老年高血压的诊断与治疗中国专家共识（2017版）［J］. 中华内科杂志，2017，56（11）：885－893.

［24］袁航，张远丽，张丽丽，等. 2019年ESMO－ESGO卵巢癌专家共识形成背景与框架要略［J］. 中国实用妇科与产科杂志，2019，35（8）：885－889.

［25］薄海欣，葛莉娜，刘霞，等. 加速康复妇科围手术期护理中国专家共识［J］. 中华现代护理杂志，2019，25（6）：661－668.

［26］袁浩斌. 永久性结肠造口病人的循证护理［J］. 护理研究，2012，26（28）：2678－2679.

［27］卢淮武，霍楚莹，林仲秋.《2019NCCN卵巢癌包括输卵管癌及原发性腹膜癌临床实践指南（第1版）》解读［J］. 中国实用妇科与产科杂志，2019，35（5）：536－546.

［28］孔聪聪，张广美. 卵巢恶性肿瘤肠道转移相关处理［J］. 中国计划生育和妇产科，2018，10（9）：20－23.

［29］黎晓艳，童莺歌，陈佳佳，等. 国外疼痛评估循证护理实践指南解读［J］. 护理学杂志，2017，32（16）：14－17.

［30］张琬琳，王晓红. 子宫内膜异位症相关不孕诊治指南解读［J］. 实用妇产科杂志，2018，34（5）：341－343.

［31］中华医学会妇产科学分会子宫内膜异位症协作组. 子宫内膜异位症的诊治指南［J］. 中华妇产科杂志，2015，50（3）：161－169.

［32］黄艳红，周冬梅，陈必良，等. MRKH综合征患者子宫移植后IVF－ET获临床妊娠并成功分娩［J］. 中华妇产科杂志，2019，54（6）：387－392.

［33］马晓黎，段华. ACOG关于MRKH综合征诊治的最新建议［J］. 中国实用妇科与产科杂志，2019，35（11）：1269－1272.

［34］朱兰，郎景和，宋磊，等. 关于阴道斜隔综合征、MRKH综合征和阴道闭锁诊治的中国专家共识［J］. 中华妇产科杂志，2018，53（1）：35－42.

［35］中华医学会妇产科学分会. 女性生殖器官畸形诊治的中国专家共识［J］. 中华妇产科杂志，2015，50（10）：729－733.

［36］罗光楠. 美国妇产科医师协会第728号委员会意见：苗勒管发育不全的诊断，管理与治疗［J］. 国际妇产科学杂志，2018，45（3）：294－294.

［37］丰有吉. 妇产科学［M］. 3版. 北京：人民卫生出版社，2015.

［38］刘丹，夏志军. 美国妇产科医师学会"盆腔器官脱垂临床实践指南（2017版）"解读［J］. 中国实用妇科与产科杂志，2018，34（10）：1111－1114.

［39］孟晓红，袁秀群. 国内外女性压力性尿失禁相关指南非手术管理内容解读［J］. 上海护理，2018（12）：5－8.

［40］郑修霞. 妇产科护理学［M］. 6 版. 北京：人民卫生出版社，2017

［41］向阳，赵峻. 妊娠滋养细胞疾病诊治进展［J］. 中国实用妇科与产科杂志，2017，33（1）：14－18.

［42］向阳，周琦，吴小华，等. 妊娠滋养细胞疾病诊断与治疗指南（第四版）［J］. 中国实用妇科与产科杂志，2018，34（9）：994－1001.

［43］李晶，林仲秋. 妇科恶性肿瘤腹腔热灌注化疗临床应用专家共识［J］. 中国实用妇科与产科杂志，2017，33（9）：926－932.

［44］袁航，张玉敏，黄文倩，等. 美国妇科肿瘤学会和临床肿瘤学会"2016 初诊晚期卵巢癌新辅助化疗临床实践指南"解读［J］. 中国实用妇科与产科杂志，2016，32（9）：860－863.

［45］申叶，杨孜. 妊娠期高血压疾病抗高血压管理［J］. 中国实用妇科与产科杂志，2016，32（12）：85－88.

［46］杨孜，张为远.《妊娠期高血压疾病诊治指南（2015）》解读［J］. 中国实用妇科与产科杂志，2015，31（10）：886－893.

［47］杨孜，张为远. 如何理解和践行中国妊娠期高血压疾病诊治指南（2015）［J］. 中国计划生育和妇产科，2016，4（1）：9－12.

［48］杨怡珂，漆洪波. 美国妇产科医师学会（ACOG）"妊娠期高血压和子痫前期指南 2019 版"要点解读（第一部分）［J］. 中国实用妇科与产科杂志，2019，35（8）：895－899.

［49］陈鹏，刘兴会，吴琳. 妊娠期肝内胆汁淤积症指南解读［J］. 实用妇产科杂志，2019，35（2）：28－30.

［50］王丹. 剖宫产术后静脉血栓形成的预防［J］，中国实用妇科与产科杂志，2019，35（2）：183－187.

［51］刘真，孙瑜. 妊娠期及产褥期静脉血栓栓塞疾病诊治：2015 英国皇家妇产科医师学会指南解读［J］. 中华围产医学杂志，2017，20（12）：841－845.

［52］张玉泉，杨晓清，施沁. 重视妇产科静脉血栓栓塞症的综合预防［J］. 中国实用妇科与产科杂志，2018，34（7）：705－708.

［53］中华医学会妇产科学分会产科学组. 妊娠合并心脏病的诊治专家共识（2016）［J］. 中华妇产科杂志，2016，51（6）：401－409.

［54］马玉燕，卢瑞慧. 妊娠合并室性心律失常的管理［J］. 中国实用妇科与产科杂志，2019（11）：1196－1200.

［55］中华医学会糖尿病学分会. 中国 2 型糖尿病防治指南（2017 年版）［J］. 中国实用内科杂志，2018，38（4）：34－86.

［56］中华医学会感染病学分会，GRADE 中国中心. 中国乙型肝炎病毒母婴传播防治指南（2019 年版）［J］. 中华传染病杂志，2019，37（7）：388－396.

［57］任钰雯，高海凤. 母乳喂养理论与实践［M］. 北京：人民卫生出版社，2018.

［58］中华医学会围产医学分会. 妊娠期铁缺乏和缺铁性贫血诊治指南［J］. 中华围产医学杂志，2014，17（7）：451－454.

［59］刘春燕，付蓉. 2016 年英国再生障碍性贫血诊治指南解读［J］. 中国实用内科杂志，2017，37（8）：42－45.

［60］刘哲宁，杨芳宇. 精神科护理学［M］. 北京：人民卫生出版社，2017.

［61］朱玉莲. 介入治疗产后大出血及胎盘植入 15 例临床分析［J］. 中国妇幼保健，2012，27（5）：797－798.

［62］中华医学会内分泌学分会，中华医学会围产医学分会. 妊娠和产后甲状腺疾病的诊治指南

（第 2 版）［J］. 中华内分泌代谢杂志. 2019，35（8）：636−665.

［63］丁惠国，徐小元，令狐恩强，等. 肝硬化门静脉高压食管胃静脉曲张出血的防治指南解读［J］. 临床肝胆病杂志，2016，55（2）：220−222.

［64］中华医学会肝病学分会，中华医学会消化病学分会，中华医学会内镜学分会. 肝硬化门静脉高压食管胃静脉曲张出血的防治指南. 临床肝胆病杂志，2016，32（2）：202−219.

［65］孙路明，胡娅莉，漆洪波. 胎儿生长受限专家共识［J］. 中华围产医学杂志，2019，6，22（6）：361−380.

［66］万红芳，王利民，邢爱耘. 胎儿生长受限防治的循证证据和评价［J］. 中国实用妇科与产科杂志，2017，33（11）：235−238.

［67］中华医学会围产医学分会胎儿医学学组. 双胎妊娠临床处理指南（第二部分）：双胎妊娠并发症的诊治［J］. 中华妇产科杂志，2015，50（9）：641−647.

［68］姚尚龙. 凶险性前置胎盘大出血的容量治疗策略［J］. 实用妇产科杂志，2017（9）：33−39.

［69］郭晓玥，邵珲，赵扬玉. 前置血管诊断和治疗的进展［J］. 中华医学杂志，2019，99（46）：3678−3680.

［70］中华医学会妇产科学分会产科学组. 胎盘早剥的临床诊断与处理规范（第 1 版）［J］. 中华妇产科杂志，2012，47（12）：957−958.

［71］袁雨，漆洪波. 英国皇家妇产科医师学会《脐带脱垂指南》2014 版要点解读［J］. 中国实用妇科与产科杂志，2015，31（4）：276−280.

［72］刘兴会，贺晶，漆洪波. 助产［M］. 北京：人民卫生出版社，2018.

［73］中华医学会妇产科学分会产科学组. 前置胎盘的临床诊断与处理指南［J］. 中华妇产科杂志，2013，48（2）：148−150

［74］冯烨，杨慧霞. 产后出血的早期识别和标准管理流程［J］. 中国临床医生杂志，2019，47（11）：1264−1268.

［75］刘铭，段涛. 肩难产的处理［J］. 实用妇产科杂志，2019，1（35）：8−10.

［76］美国家庭医师学会. 产科高级生命支持［M］. 5 版. 盖铭英，龚晓明，译. 北京：中国协和医科大学出版社，2009.

［77］刘兴会，漆洪波. 难产［M］. 北京：人民卫生出版社，2015.

［78］中华医学会妇产科学分会产科学组. 剖宫产术后再次妊娠阴道分娩管理的专家共识（2016）［J］. 中华妇产科杂志，2016，51（8）：561−564.

［79］朱爱琳，谢咸晶，关婧雪，等. 前次剖宫产后再次妊娠经阴道分娩成功的影响因素分析［J］. 同济大学学报（医学版），2019，40（5）：598−602.

［80］王林林，陈俊雅，杨慧霞，等. 妊娠期子宫瘢痕情况与剖宫产术后再次妊娠孕妇发生子宫破裂的相关性［J］. 中华妇产科杂志，2019，54（6）：375−380.

［81］张婉怡，杨慧霞. 2018 年美国妇产科医师学会阴道分娩产科裂伤的预防和管理指南要点解读［J］. 中华围产医学杂志，2019，22（2）：79−82.

［82］穆曦燕，刘兴会. 英国皇家妇产科医师学会（2015）的Ⅲ、Ⅳ度会阴裂伤指南解读［J］. 实用妇产科杂志，2017，33（4）：268−271.

［83］田燕萍，熊永芳，徐鑫芬，等. 会阴切开及会阴裂伤修复技术与缝合材料选择指南（2019）［J］. 中国护理管理，2019，19（3）：453−457.

［84］郭娟，王慧芳. 超声诊断产伤性肛门括约肌损伤的研究进展［J］. 中国医学影像技术，2013，29（12）：2049−2052.

[85] 郑秀芳，周红霞. 产道血肿的临床分析与护理体会［J］. 浙江中医药大学学报，2008 （3）：416.

[86] 汪霞，周丽华，周少如. 循证护理在剖宫产产妇产褥感染预防中的应用［J］齐鲁护理杂志，2019，25（12）：127－128.

[87] 中华学会围产医学分会. 晚期产后出血诊治专家共识［J］. 中国实用妇科与产科杂志，2019，35（9）：1008－1013.

[88] 陈莉，漆洪波. 英国皇家妇产科医师协会"产后出血指南（2016版）"要点解读［J］. 中国实用妇科与产科杂志，2017，33（11）：58－63.

[89] 中华医学会妇产科学分会产科学组. 产后出血预防与处理指南（2014）［J］. 中华妇产科杂志，2014，49（9）：641－646.

[90] 王卫平，孙锟，常立文，等. 儿科学［M］. 9版. 北京：人民卫生出版社，2018.

[91] 李鸿斌，冯海娟，陈继华，等. 复苏技术降低中国新生儿窒息发生率和死亡率的系统评价［J］. 中国循证医学杂志，2016，（12）：1454－1464.

[92] 中国新生儿复苏项目专家组. 中国新生儿复苏指南（2016年北京修订）［J］. 中华围产医学杂志，2016，19（7）：481－486.

[93] 中国新生儿复苏项目专家组. 国际新生儿复苏教程更新及中国实施意见［J］. 中华围产医学杂志，2018，21（2）：73－80.

[94] 山东省多中心NICU早产儿入院低体温质量改进临床研究协作组. 基于证据的质量改进方法降低极低出生体重儿入院低体温发生率的多中心研究方案［J］. 中国循证儿科杂志，2019，14（2）：139－142.

[95] 中华医学会围产医学分会，中华护理学会妇产科专业委员会，中国疾病预防控制中心妇幼保健中心. 新生儿早期基本保健技术的临床实施建议（2017年，北京）［J］. 中华围产医学杂志2017，20（9）：625－629.

[96] 李夏芸，徐韬. 世界卫生组织新生儿早期基本保健技术的理论与实践［J］. 中华围产医学杂志，2017，20（9）：689－691.

[97] 李欢，刘彩霞，乔宠，等. 子宫外翻产时处理技术规范（2017）［J］. 中国实用妇科与产科杂志，2017，7（33）：1158－1163.

[98] 李乐之. 外科护理学［M］. 6版. 北京：人民卫生出版社，2019.

[99] 陆琦，王玉东. 2018年美国妇产科医师学会《输卵管妊娠》指南解读［J］. 中国实用妇科与产科杂志，2018，34（3）：270－274.

[100] 陈凛，崔建新. 限制性液体复苏治疗创伤失血性休克争议与共识［J］. 中国实用外科杂志，2015，35（2）：167－171.

[101] 王玉东，陆琦. 输卵管妊娠诊治的中国专家共识［J］. 中国实用妇科与产科杂志，2019，35（7）：780－787.

[102] 曹泽毅. 中华妇产科学中册［M］. 3版. 北京：人民卫生出版社，2014.

[103] 陈春林. 剖宫产瘢痕部位妊娠的诊治进展［J］. 实用妇产科杂志，2017，33（4）：245－248.

[104] 江苏省妇幼保健协会妇产介入分会，江苏省医学会介入医学分会妇儿学组. 剖宫产瘢痕妊娠诊断与介入治疗江苏共识［J］. 介入放射学杂志，2018，27（10）：911－916.

[105] 马晓黎，段华. ACOG关于MRKH综合征诊治的最新建议［J］. 中国实用妇科与产科杂志，2019，35（11）：1269－1272.

[106] 邓姗，田秦杰. 性发育异常的诊治要点及现状［J］. 中国计划生育和妇产科，2020，12

（3）：23-30.

[107] 中华医学会妇产科学分会妇科内分泌学组. 异常子宫出血诊断与治疗指南 [J]. 中华妇产科杂志，2014，49（11）：801-806.

[108] 金雪静，盛祝梅，张治芬. 青春期排卵障碍型异常子宫出血的诊断与治疗 [J]. 中国计划生育和妇产科，2019，11（11）：17-18，29.

[109] 中华医学会妇产科学分会妇科内分泌学组. 排卵障碍性异常子宫出血诊治指南 [J]. 中华妇产科杂志，2018，53（12）：801-807.

[110] 中华医学会妇产科学分会内分泌学组及指南专家组. 多囊卵巢综合征中国诊疗指南 [J]. 中华妇产科杂志，2018，53（1）：2-6.

[111] 郭薇，王琳琳，王洋，等. 多囊卵巢综合征评估和管理的国际循证指南的建议 [J]. 中华生殖与避孕杂志，2019（4）：259-268.

[112] 中国医师协会内分泌代谢科医师分会. 多囊卵巢综合征诊治内分泌专家共识 [J]. 中华内分泌代谢杂志，2018，34（1）：1-7.

[113] 陈科亮，陈炜. 经前期综合征影响因素研究进展 [J]. 中国实用妇科与产科杂志，2014，30（9）：729-732.

[114] 中华医学会妇产科学分会绝经学组. 绝经管理与绝经激素治疗中国指南（2018）[J]. 中华妇产科杂志，2018，53（11）：729-739.

[115] 中华医学会妇产科学分会内分泌学组. 女性高催乳素血症诊治共识 [J]. 中华妇产科杂志，2016，51（3）：161-168.

[116] 张学文，杨永生，盛基尧. 术前补液意义及合理选择 [J]. 中国实用外科杂志，2015，35（2）：133-136.

[117] 中华医学会计划生育学分会. 米非司酮配伍米索前列醇终止 8～16 周妊娠的应用指南 [J]. 中华妇产科杂志，2015，50（5）：321-322.

[118] 中华医学会计划生育学分会. 剖宫产术后瘢痕子宫孕妇中期妊娠引产的专家共识 [J]. 中华妇产科杂志，2019（6）：381-386.

[119] 杨亚男. 中重度卵巢过度刺激综合征护理的研究进展 [J]. 实用妇科内分泌电子杂志，2019，6（29）：12-13.

[120] 王爱华，刘小艳，刘祺，等. 静脉钙剂预防卵巢过度刺激综合征有效性和安全性的 Meta 分析 [J]. 中国循证医学杂志，2016，16（8）：920-925.

[121] 宋文轩，李京格，刘晨. 卵巢过度刺激综合征的中西医防治进展 [J]，实用妇科内分泌电子杂志，2019，6（32）：16.

[122] 孙贻娟，黄国宁，孙海翔，等. 关于胚胎移植数目的中国专家共识 [J]. 生殖医学杂志，2018，27（10）：940-945.

[123] 邢兰凤，朱一敏. 辅助生殖技术护理专科实践 [M]. 北京：人民卫生出版社，2019.

[124] 袁航，李霞，张师前. 2017SOGC《儿童、青少年和成年人附件扭转的诊治临床实践指南》解读 [J]. 中国实用妇科与产科杂志，2017，33（5）：494-496.

[125] 张敏. 卵巢扭转的诊断及治疗进展 [J]. 海南医学，2019，30（21）：2828-2831.

[126] 胡蓉，李笑天. 紧急剖宫产流程建立与实践 [J]. 中国实用妇科与产科杂志，2019，35（9）：993-996.

[127] 杨慧霞，李笑天，土子莲，等. 电子胎心监护应用专家共识 [J]. 中华围产医学杂志，2015，18（7）：486-490.

[128] 吴健锋，管向东. 欧洲重症协会"休克与血流动力学共识"解读 [J]. 中华重症医学电子

杂志（网络版），2016，2（2）：110—114.

[129] 沈铿，马丁. 妇产科学［M］. 第 3 版. 北京：人民卫生出版社，2016.

[130] 王志坚，芮塸. 脐带脱垂的预防及处理［J］. 中国实用妇科与产科杂志，2016，32（12）：1182—1185.

[131] 王建枝. 钱睿哲. 病理生理学［M］. 9 版. 北京：人民卫生出版社，2018.

[132] 杨宝峰. 陈建国. 药理学［M］. 9 版. 北京：人民卫生出版社，2018.

[133] 金静芬，刘颖青. 急诊专科护理［M］. 北京：人民卫生出版社，2018.

[134] 中国老年保健协会第一目击者现场救护专业委员会. 现场救护第一目击者行动专家共识［J］. 中华急诊医学杂志，2019，28（7）：810—823.

[135] 李颖，陆娟，朱建军，等. 快速反应系统在医院应用研究进展［J］. 护理学报，2018，25（12）：44—47.

[136] 李小寒，尚少梅. 基础护理学［M］. 北京：人民卫生出版社，2018.

[137] 张帆，周文琴，黄柳燕. 2017 年 ISRNM《血液透析治疗期间饮食》专家共识解读［J］. 护理研究，2018（14）：2159—2162.

[138] 中国慢性肾脏病患者合并高尿酸血症诊治共识专家组. 中国慢性肾脏病患者合并高尿酸血症诊治专家共识［J］. 中华肾脏病杂志，2017（6）：463—469.

[139] 中华医学会，中华医学会杂志社，心血管系统疾病基层诊疗指南编写专家组，等. 急性心力衰竭基层诊疗指南（实践版·2019）［J］. 中华全科医师杂志，2019，18（10）：931—935.

[140] 中国心胸血管麻醉学会非心脏手术麻醉分会. 妊娠合并心脏病围麻醉期中国专家临床管理共识［J］. 临床麻醉学杂志，2019，35（7）：703—708.

[141] 罗晓蕾，王涛. 2019 年 ACOG 妊娠期高血压疾病妇产科医师临床管理指南要点解读［J］. 实用妇产科杂志，2019，35（4）：259—262.

[142] 吴琳琳，周欣，牛建民.《妊娠期高血压疾病：国际妊娠期高血压研究学会分类、诊断和管理指南（2018）》解读［J］. 中国实用妇科与产科杂志，2018，34（7）：758—763.

[143] 高健，华小雪，徐军. 急诊危重症患者院内转运共识——标准化分级转运方案［J］. 中华卫生应急电子杂志，2017，3（5）：257—261.

[144] 杨金英，刘慧姝，陈敦金. 重度子痫前期产前转运［J］. 中国实用妇科与产科杂志，2011，27（12）：922—924.

[145] 急诊预检分诊专家共识组. 急诊预检分诊专家共识［J］. 中华急诊医学杂志，2018，27（6）：599—604.

[146] 中华医学会妇产科学分会计划生育学组. 剖宫产术后子宫瘢痕妊娠诊治专家共识（2016）［J］. 中华妇产科杂志，2016，51（8）：568—572.

[147] 江苏省妇幼保健协会妇产介入分会，江苏省医学会介入医学分会妇儿学组. 剖宫产瘢痕妊娠诊断与介入治疗江苏共识［J］. 介入放射学杂志，2018，27（10）：911—916.

[148] 李霞，张师前. 美国妇产科医师协会"妊娠期恶心呕吐诊治指南 2018 版"解读［J］. 中国实用妇科与产科杂志，2018，34（4）：409—412.

[149] 中华医学会妇产科学分会感染性疾病协作组. 盆腔炎性疾病诊治规范（2019 修订版）［J］. 中华妇产科杂志，2019，54（7）：433—437.

[150] 中华医学会呼吸病学分会肺栓塞与肺血管病学组. 肺血栓栓塞症诊治与预防指南［J］. 中华医学杂志，2018，98（14）：1064.

[151] 苟文丽，薛艳. 妊娠期高血压疾病国际指南与中国实践［J］. 中国实用妇科与产科杂志，2017，33（6）：559—563.

[152] 吴昊，徐先明．产房内危重症的处理 [J]．中国实用妇科与产科杂志，2019，35（9）：989－993．

[153] 陈军，刘志超，朱大伟．干预措施在预防子痫前期中作用的研究进展 [J]．实用妇产科杂志，2019，35（11）：832－835．

[154] 陈鹏正，李磊，王谢桐．妊娠合并先天性心脏病的综合管理 [J]．中国实用妇科与产科杂志，2019，35（11）：1205－1210．

[155] 宋烨，王云鹏，姚野，等．腹主动脉瘤的治疗进展 [J]．内蒙古医科大学学报，2019，41（5）：545－547．

[156] 杨思姝，钱永军，梁伟涛，等．妊娠合并主动脉夹层的诊断及处理 [J]．中国胸心血管外科临床杂志，2019，26（5）：499－503．

[157] 谢恩泽华，公兵，赵锐，等．马方综合征发病机制的研究进展 [J]．中华心血管病杂志，2019，47（8）：664－668．

[158] 马清卓，王孟春．妊娠合并急性胰腺炎的病因和诊治进展 [J]．上海医学，2019，42（2）：55－58．

[159] 陈孝平．汪建平．赵继宗．外科学 [M]．9 版．北京：人民卫生出版社，2018．

[160] 彭威，漆洪波．ACOG"妊娠期慢性高血压指南（2019）"解读 [J]．中国实用妇科与产科杂志，2019，35（9）：1014－1018．

[161] 中华医学会神经外科学分会颅脑创伤专业组，中华医学会创伤学分会神经损伤专业组．颅脑创伤长期昏迷诊治中国专家共识 [J]．中华神经外科杂志，2015，31（8）：757－760．

[162] 刘兴会，陈锰．全球产后出血指南异同 [J]．中国实用妇科与产科杂志，2017，33（6）：556－559．

[163] 朱方玉，漆洪波．ACOG 实践简报"产后出血（2017 版）"解读 [J]．中国实用妇科与产科杂志，2018，34（6）：51－55．

[164] 中华医学会妇产科学分会产科学组．羊水栓塞临床诊断与处理专家共识（2018）[J]．中华妇产科杂志，2018，53（12）：831．

[165] 林小凤，樊尚荣．"羊水栓塞临床诊断与处理专家共识（2018）"解读 [J]．中华产科急救电子杂志，2019，8（1）：38－43．

[166] 周玮，漆洪波．美国母胎医学会羊水栓塞指南（2016）要点解读 [J]．中国实用妇科与产科杂志，2016，32（9）：864－867．

[167] 时春艳，丁秀萍，张梦莹，等．羊水栓塞的早期识别和团队流程化抢救 [J]．中华妇产科杂志，2016，51（5）：397－400．

[168] 连岩，王谢桐．羊水栓塞的诊断标准 [J]．中国实用妇科与产科杂志，2019，35（7）：742－746．

[169] 袁子茗，李颖川．羊水栓塞的多学科联合救治 [J]．中国实用妇科与产科杂志，2019，35（7）：753－756．

[170] 贺晶，梁玪．羊水栓塞的产科处理 [J]．中国实用妇科与产科杂志，2019，35（7）：765－768．

[171] 赵丽东，杨林花．30 例血栓性血小板减少性紫癜临床分析 [J]．首都医科大学学报，2019，40（3）：454－457．

[172] 中国医师协会急诊医师分会．急性循环衰竭中国急诊临床实践专家共识 [J]．中华急诊医学杂志，2016，25（2）：146－152．

[173] 程宁宁，樊尚荣．"2016 年脓毒症和感染性休克处理国际指南"解读 [J]．中华产科急救

电子杂志，2017，6（3）：180-187.

　　[174] 李俊杰，尹文. 感染性休克临床治疗的研究进展 [J]，中国急救医学，2015，35（4）：289-295.

　　[175] 张雪梅，漆洪波. 妊娠合并白血病 [J]. 实用妇产科杂志，2016，32（9）：652-655.

　　[176] 何雪，杨新春. 围生期心肌病的诊治进展 [J]. 中华内科杂志，2017，56（9）：693-696.

　　[177] 中华医学会心血管病学分会心力衰竭学组，中国医师协会心力衰竭专业委员会，中华心血管病杂志编辑委员会. 中国心力衰竭诊断和治疗指南 2018 [J]. 中华心力衰竭和心肌病杂志（中英文），2018，2（4）：196-225.

　　[178] 马玉芬，成守珍，刘义兰，等. 卧床患者常见并发症护理专家共识 [J]. 中国护理管理，2018，18（6）：740-747.

　　[179] 中华医学会呼吸病学分会哮喘学组. 支气管哮喘防治指南（2016年版）[J]. 中华结核和呼吸杂志，2016，39（9）：675-697.

　　[180] 沈华浩，杜旭菲，应颂敏. 新版中国支气管哮喘防治指南与全球支气管哮喘防治创议的异同 [J]. 中华结核和呼吸杂志，2018，41（3）：166-168.

　　[181] 中华医学会呼吸病学分会哮喘学组. 2018 支气管哮喘患者自我管理中国专家共识 [J]. 中华结核和呼吸杂志，2018，41（3）：171-178.

　　[182] 刘媛媛，曹秉振. 抗 N-甲基-D-天冬氨酸受体脑炎 [J]. 国际神经病学神经外科学杂志，2015，42（2）：189-193.

　　[183] 李宁虎，陈梓斌，李静，等. 抗 NMDA 受体脑炎临床及脑电图分析 [J]. 中国实用神经疾病杂志，2019，22（14）：1554-1560.

　　[184] 王晓慧，姜曼. 呼吸机集束化干预策略的制定及其临床应用研究进展 [J]. 护理研究，2018，32（5）：690-694.

　　[185] 中华医学会重症医学分会. 中国成人 ICU 镇痛和镇静治疗指南 [J]. 中华危重病急救医学，2018，30（6）：497-514.

　　[186] 中华医学会神经病学分会. 中国自身免疫性脑炎诊治专家共识 [J]. 中华神经科杂志，2017，50（2）：91-98.

　　[187] 张抒扬. 罕见病诊疗指南（2019 版）[M]. 北京：人民卫生出版社，2019.

　　[188] 中华医学会神经病学分会，中华医学会神经病学分会脑血管病学组. 中国急性缺血性脑卒中诊治指南 2018 [J]. 中华神经科杂志，2018，51（9）：666-682.

　　[189] 王维治，刘卫彬. 重症肌无力管理国际共识（2016）解读 [J]. 中华神经科杂志，2017，50（2）：83-87.

　　[190] 汪汉，蔡琳. 多发性肌炎/皮肌炎的心脏病变 [J]. 心血管病学进展，2015，36（3）：332-337.

　　[191] 汪丽萍，钟梅. 妊娠合并系统性红斑狼疮的活动期管理 [J]. 中华产科急救电子杂志，2019，8（2）：82-86.

　　[192] 石鑫森，刘徽，王琳，等. 基于中国 1500 万余例次住院病例的 121 种罕见病现况分析 [J]. 中华医学杂志，2018，98（40）：3274-3278.

　　[193] 郭倩男，李魁，朱硕，等. 妊娠合并主动脉夹层的外科治疗 [J]. 中国胸心血管外科临床杂志，2018，25（11）：956-961.

　　[194] 金磊，乔帆，蔡成良，等. 妊娠晚期及产褥期合并急性主动脉夹层的临床治疗策略 [J]. 中国胸心血管外科临床杂志，2018，25（8）：676-680.

　　[195] 朱大伟，李可，李力. 妊娠合并夹层动脉瘤的诊疗与进展 [J]. 中国妇产科临床杂志，

2020，21（1）：107－108.

［196］孙丽丽，汤琪春. 护理应急救援体系在特大风灾事件中的作用［J］. 国际护理学杂志，2018，37（14）：1962－1964.

［197］喻春华，刘晓莉. 成人法洛氏四联症围术期呼吸道的管理［J］. 实用心脑肺血管病杂志，2018，26（S2）：190－191.

［198］胡小靖，漆洪波. 妊娠合并先天性心脏病的围产期管理［J］. 中国实用妇科与产科杂志，2019，35（11）：1220－1224.

［199］张建军. 接轨国际指南、彰显中国特色——《中国心力衰竭诊断和治疗指南2018》解读［J］. 中国临床医生杂志，2019，47（04）：398－402＋374.

［200］吕梅. 比较黄体酮与地屈孕酮治疗孕早期先兆流产［J］. 实用妇科内分泌电子杂志，2019，6（31）：55.

［201］王金波，孙敏. 孕酮和β亚单位人绒毛膜促性腺激素对早期先兆流产保胎结局影响的临床研究［J］. 临床和实验医学杂志，2018，17（19）：2115－2118.

［202］Akamizu T，Satoh T，Isozaki O，et al. Diagnostic criteria，clinical features，and incidence of thyroid storm based on nationwide surveys［J］. Thyroid，2012，22（7）：661－679

［203］Acién P，Acién M. The presentation and management of complex female genital malformations［J］. Human Reproduction Update，2016，22（1）：48－69.

［204］Andreoli L，Bertsias G K，Agmon－Levin N，et al. EULAR recommendations for women's health and the management of family planning，assisted reproduction，pregnancy and menopause in patients with systemic lupus erythematosus and/or antiphospholipid syndrome［J］. Ann Rheum Dis，2017，76（3）：476－485.

［205］ACOG. ACOG practice bulletin No. 196：thromboembolism in pregnancy［J］. Obstet Gynecol，2018，132（1）：e1－17.

［206］Adane A A，Shepherd C C J，Lim F J，et al. The impact of pre－pregnancy body mass index and gestational weight gain on placental abruption risk：a systematic review and meta－analysis［J］. Arch Gynecol Obstet，2019，300（5）：1201－1210.

［207］Committee on Practice Bulletins－Obstetrics. ACOG practice bulletin no. 188：prelabor rupture of membranes.［J］. Obstet Gynecol，2018，131（1）：e1－e14.

［208］Anderson B L. Puerperal group a streptococcal infection：beyond Semmelweis［J］. Obstet Gynecol，2014，123（4）：874－882

［209］American Academy of Pediatrics，American Heart Association. Textbook of neonatal resuscitation［M］. 7th ed. Elk Grove Village：American Academy of Pediatrics，2016.

［209］ACOG. Practice Bulletin No. 205：vaginal birth after cesarean delivery［J］. Obstet Gynecol，2019，133（2）：e110－e127.

［210］American Diabetes Association. Standards of medical care in diabetes－－2014［J］. Diabetes Care，2014，37（S1）：S14－S80.

［211］Akerland M. Pathophysiology of dysmenorrhea［J］. Acta Obstet Gynecol 1979，87：27－32.

［212］Katona B W，Rustgi A K. Gastric cancer genomics：advances and future directions［J］. Cellular and Molecular Gastroenterology and Hepatology，2017，3（2）：211－217.

［213］Bonet M，Ota E，Chibueze C E，et al. Routine antibiotic prophylaxis after normal vaginal birth for reducing maternal infectious morbidity［J］. Cochrane Database Syst Rev，2017，11（13）：

1213-1217.

[214] Chopra V, Flanders S A, Saint S. The problem with peripherally inserted central catheters [J]. JAMA, 2012, 308: 1527.

[215] Chopra V, Kaatz S, Conlon A, et al. The michigan risk score to predict peripherally inserted central catheter-associated thrombosis [J]. J Thromb Haemost, 2017, 15: 1951.

[216] Chopra V, Fallouh N, McGuirk H, et al. Patterns, risk factors and treatment associated with PICC-DVT in hospitalized adults: a nested case-control study [J]. Thromb Res, 2015, 135: 829.

[217] Crowther C A, McKinlay C J, Middleton P, et al. Repeat doses of prenatal corticosteroids for women at risk of preterm birth for improving neonatal health outcomes [J]. Cochrane Database Syst Rev, 2015, 7: CD003935.

[218] Crum-Cianflone N F. Pelvic inflammatory disease [J]. New England Journal of Medicine, 2015, 373 (7): 686.

[219] Cardaillac C, Dochez V, Gueudry P, et al. Surgical management of Bartholin cysts and abscesses in French university hospitals [J]. Journal of gynecology obstetrics and human reproduction, 2019, 48 (8): 631-635.

[220] Cauldwell M, Steer P J, Curtis S L, et al. Maternal and fetal outcomes in pregnancies complicated by Marfan syndrome [J]. Heart (British CardiacSociety), 2019, 105 (22): 1725-1731.

[221] Creanga A A, Syverson C, Seed K, et al. Pregnancy-related mortality in the united states, 2011-2013 [J]. Obstet Gynecol, 2017, 130 (2): 366-373.

[222] Chen Z Y, Li X Y, Zhao D, et al. Clinical analysis on hysteroscopic surgery for the treatment of type cesarean scar pregnancy in the first trimester [J]. Zhonghua Fu Chan Ke Za Zhi, 2017, 52 (10): 669-674.

[223] Callens N, De Cuypere G, DeSutter P, et al. An update on surgical and non-surgical treatments for vaginal hypoplasia [J]. Hum Reprod Update, 2014, 20 (5): 775-801.

[224] Donnelly J P, Safford M M, Shapiro N I, et al. Application of the third international consensus for sepsis (sepsis 3) classification: retrospective population-based cohort study [J]. Lancet Infect Dis, 2017, 17 (6): 661-670.

[225] Premila S, Arulkumaran S. Intrapartum fetal surveillance [J]. Best Practice & Research Clinical Obstetrics & Gynaecology, 2018, 18 (1): 12-17.

[226] Ernst M E, Sandberg D E, Keegan C, et al. The lived experience of MRKH: sharing health information with peers [J]. Journal Of Pediatric And Adolescent Gynecology, 2016, 29 (2): 154-158.

[227] Fontana L, Gentilin B, Fedele L, et al. Genetics of Mayer - Rokitansky - Küster - Hauser (MRKH) syndrome [J]. Clinical Genetics, 2017, 91 (2): 233-246.

[228] Kreidieh F Y, Moukadem H A, El Saghir N S. Overview, prevention and management of chemotherapy extravasation [J]. World Journal of Clinical Oncology, 2016, 7 (1): 87-97.

[229] Fullerton J T, Atf Ghérissi P, Johnson P G, et al. Competence and competency: core concepts for international midwifery practice [J]. International Journal of Childbirth, 2011, 1 (1): 4-12.

[230] Furuta N, Kondoh E, Yamada S, et al. Vaginal delivery in the presence of huge vulvar

varicosities: a case report with MRI evaluation [J]. European Journal of Obstetrics & Gynecology and Reproductive Biology, 2013, 167 (2): 127－131.

[231] Committee on Adolescent Health Care. ACOG Committee Opinion No. 728: Müllerian A-genesis: Diagnosis, Management, And Treatment [J]. Obstet Gynecol, 2018, 131 (1): e35－e42.

[232] Grisaru-Granovsky S, Bas-Lando M, Drukker L, et al. Epidural analgesia at trial of la-bor after cesarean (TOLAC): a signifi-cant adjunct to successful vaginal birth after cesarean (VBAC) [J]. J Perinat Med, 2018, 46 (3): 261－269.

[233] GBD 2015 Maternal Mortality Collaborators. Global, regional, and national levels of mater-nal mortality, 1990－2015: a system-atic analysis for the Global Burden of Disease Study 2015 [J]. Lancet, 2016, 388 (10053): 1775－1812.

[234] Herlin M, Bjørn A-MB, Rasmussen M, et al. Prevalence and patient characteristics of Mayer - Rokitansky - Küster - Hauser syndrome: a nationwide registry-based study [J]. Human Reproduction, 2016, 31 (10): 2384－2390.

[235] Mahmoud H K, Samra M A, Fathy G M, et al. Hematologic malignancies during preg-nancy: a review [J] Journal of Advanced Research, 2016, 7: 589－596.

[236] Hirota M, Mayumi T, Shimosegawa T. Acute pancreatitis bundles: 10 clinical regulations for the early management of patients with severe acute pancreatitis in Japan [J]. J Hepatobiliary Pancre-at Sci, 2014, 21 (11): 829－830.

[237] Harlow S D, Gass M, Hall J E, et al. Executive summary of the stages of reproductive ag-ing workshop +10: addressing the unfinished agenda of staging reproductive aging [J]. Climacteric, 2012, 15: 105－114.

[238] Kapczuk K, Iwaniec K, Friebe Z, et al. Congenital malformations and other comorbidities in 125 women with Mayer-Rokitansky-Küster-Hauser syndrome [J]. European Journal of Obstetrics & Gynecology and Reproductive Biology, 2016, 207: 45－49.

[239] Kollef M H, Betthauser K D. New antibiotics for community-acquired pneumonia [J]. Curr Opin Infect Dis, 2019, 32 (2): 169－175.

[240] Kumar S, Paramasivam G, Zhang E, et al. Perinatal-and procsddure-related outcomes following radiofrequercy ablation in monochorionic pregnancy [J]. Am J Obstet Gyneclo, 2014, 210 (5): 454, e1－e6.

[241] Karsnitz D B. Puerperal infections of the genital tract: a clinical review [J]. J Midwifery Womens Health, 2013, 58 (6): 632－642

[242] Kupka M S, Ferraretti A P, DeMouzon J, et al. Assisted reproductive technology in Eu-rope, 2010: results generated from European registers by ESHRE [J]. Hum Reprod, 2014, 29 (10): 2099－2113.

Kyriakou A, Dessens A, Bryce J, et al. Current models of care for disorders of sex development-results from an International survey of specialist centres [J]. Orphanet J Rare Dis, 2016, 11 (1): 155.

[243] Lim W, Vesely S K, George J N. The role of rituximab in the management of patents wish aoquired thrombotic thrombocytopenic purpura [J]. Blood, 2015, 125 (10): 1526－1531.

[244] Lopriore E, Slaghekke F, Kersbergen KJ, et al. Severe cerebral injury in a recipient with twin anemia - polycythemia sequence [J]. UItrasound in Obstetrics&Gynecology, 2013, 41 (6): 702－706.

［245］Litwicka K，Greco E. Caesarean scar pregnancy：a review of management options ［J］. Curr Opin Obstet Gynecol，2013，25（6）：456-461.

［246］Legro R S，Arslanian S A，Ehrmann D A，et al. Diagnosis and treatment of polycystic o-vary syndrome：an Endocrine Society clinical practice guideline ［J］. J Clin Endocrinol Metab，2013，98（12）：4565-4592.

［247］Li R，Zhang Q，Yang D，et al. Prevalence of polycystic ovary syndrome in women in Chi-na：a large community-based study ［J］. Hum Reprod，2013，28（9）：2562-2569.

［248］Marsh C A，Will M A，Smorgick N，et al. Uterine remnants and pelvic pain in females with Mayer-Rokitansky-Küster-Hausersyndrome ［J］. Journal of Pediatric and Adolescent Gynecolo-gy，2013，26（3）：199-202.

［249］Mohamed-Ahmed O，Hinshaw K，Knight M. Operative vaginal delivery and post-partum infection ［J］. Best Practice & Research Clinical Obstetrics & Gynaecology，2019，56：93-106.

［250］Muñoz M，Stensballe J，Ducloy-Bouthors AS，et al. Patient blood management in obstet-rics：prevention and treatment of postpartum haemorrhage. A NATA consensus statement ［J］. Blood Transfusion，2019，17（2）：112.

［251］Moore AE，Zhang J，Stringer MD. Iatrogenic nerve injury in a national no - fault compen-sation scheme：an observational cohort study ［J］. International Journal of Clinical Practice，2012，66（4）：409-416.

［252］Mrowietz U，Barker J，BoehnckeWH，et al. Clinical use of dimethyl fumarate in moder-ate-to-severe plaque-type psoriasis：a European expert consensus ［J］. Journal of the European A-cademy of Dermatology & Venereology，2018，32：3-14.

［253］Mansour D. Abortion Care ［J］. Journal of Family Planning and Reproductive Health Care，2014，40（4）：296-296.

［254］Mahonski S，Hu KM. Female nonobstetric genitourinary emergencies ［J］. Emergency Medicine Clinics of North America，2019，37（4）：771-784.

［255］Main E K，Goffman D，Scavone B M，et al. National partnership for maternal safety：consensus bundle on obstetric hemorrhage ［J］. Anesth Analg，2015，121（1）：142-148.

［256］Neuss M N，Polovich M，McNiff K，et al. 2013 updated American Society of Clinical On-cology/Oncology Nursing Society chemotherapy administration safety standards including standards for the safe administration and management of oral chemotherapy ［J］. Oncol Nurs Forum，2013，40（3）：225-233.

［257］Navari R M，Aapro M. Antiemetic prophylaxis for chemotherapy-induced nausea and vom-iting ［J］. N Engl J Med，2016，374：1356.

［258］Ng T L，Hutton B，Clemons M. Chemotherapy-induced nausea and vomiting：time for more emphasis on nausea? ［J］. Oncologist，2015，20（6）：576-583.

［259］Nagai S，Kobayashi H，Nagata T，et al. Clinical usefulness of bakri balloon tamponade in the treatment of massive post-partum uterine hemorrhage ［J］. Kurume Medical Journal，2016，62（1-2）：17.

［260］Nakagami H，Kajihara T，Kamei Y，et al. Amniotic components in the uterine vasculature and their role in amniotic fluid embolism ［J］. J Obstet Gynaecol Res，2015，41（6）：870-875.

［261］Naji O，Daemen A，Smith A，et al. Does the presence of a cesarean section scar influence the site of placental implantation and subsequent migration in future pregnancies：a prospective case-control study [J]. Ultrasound Obstet Gynecol, 2012, 40 (5): 557-561.

[262] ACOG. Committee opinion: No. 562: müllerian agenesis: diagnosis, management, and treatment [J]. Obstetrics & Gynecology, 2013, 121 (5): 1134-1137.

[263] Obiaan S, Brock C, Berkowitz R, et al. Multifetal pregnancy reduction [J]. Clin Obstet Gynecol, 2015, 58 (3): 574-584.

[264] Omole F S, Kelsey R C, Phillips K, et al. Bartholin duct cyst and gland abscess: office management [J]. American Family Physician, 2019, 99 (12): 760-766.

[265] Pan H X, Luo G N. Phenotypicand clinical aspects of Mayer-Rokitansky-Küster-Hausersyndrome in a Chinese population: an analysis of 594 patients [J]. Fertility& Sterility, 2016, 106 (5): 1190-1194.

[266] Patel V, Hakim J, Gomez-Lobo V, et al. Providers' experiences with vaginal dilator training for patients with vaginal agenesis [J]. Journal Of Pediatric And Adolescent Gynecology, 2018, 31 (1): 45-47.

[267] Patnaik S S, BrazilE B, Dandolu V, et al. Mayer - Rokitansky - Küster - Hauser (MRKH) syndrome: a historical perspective [J]. Gene, 2015, 555 (1): 33-40.

[268] Perez Fidalgo J A, Garcia Fabregat L, Cervantes A, et al. Management of chemotherapy extravasation: ESMO-EONS Clinical Practice Guidelines [J]. Ann Oncol, 2012, 23 (S7): 167.

[269] Pluschnig U, Haslik W, Bayer G, et al. Outcome of chemotherapy extravasation in a large patient series using a standardised management protocol [J]. Support Care Cancer, 2015, 23: 1741.

[270] Pagani G, D'antonio F, Khalil A, et al. Intrafetal laser treatment for twin reversed arterial perfusion sequence: cohort study and meta-analysis [J]. UItrasound in Obstetrics &Gynecology, 2013, 42 (1): 6-14.

[271] ACOG. Practice Bulletin No. 160: Premature Rupture of Membranes [J]. Obstet Gynecol. 2016, 127 (1): e39-e51.

[272] ACOG. Practice Bulletin No. 161: External Cephalic Version [J]. Obstet Gynecol, 2016, 127 (2): e54-e61.

[272] Perkins K M, Boulet S L, Kissin D M, et al. Risk of ectopic pregnancy associated with assisted reproductive technology in the United States, 2001-2011 [J]. Obstet Gynecol, 2015, 125 (1): 70-78.

[273] Pierre D E, Mouriquuand, Daniela B G, et al. Surgery in disorders of sex development (DSD) with a gender issue: If (why), when, and how [J]. Journal of Pediatric Urology, 2016 (3): 139-149.

[274] Qiu Y, Wu L, Xiao Y, et al. Clinical analysis and classification of placental abruption [J]. J Matern Fetal Neonatal Med, 2021, 34 (18): 2952-2956.

[275] Qian Z D, Huang L L, Zhu X M. Curettage or operative hysteroscopy in the treatment of cesarean scar pregnancy [J]. Arch Gynecol Obstet, 2015, 292 (5): 1055-1061.

[276] Rall K, Eisenbeis S, Henninger V, et al. Typical and atypical associated findings in a group of 346 patients with Mayer-Rokitansky-Kuester-Hauser syndrome [J]. Journal of Pediatric and Adolescent Gynecology, 2015, 28 (5): 362-368.

[277] Ratz D, Hofer T, Flanders S A, et al. Limiting the number of lumens in peripherally inserted central catheters to improve outcomes and reduce cost: a simulation study [J]. Infection Control & Hospital Epidemiology, 2016, 37 (7): 811-817.

［278］Rasheed S M，Abdel Monem A M，Abd Ellah A H，et al．Prognosis and determinants of pregnancy outcome among patients with posthepatitis liver cirrhosis ［J］．Int J Gynaecol Obstet，2013，121（3）：247－251．

［279］Waldman R．ACOG Practice Bulletin No．198：Prevention and Management of Obstetric Lacerations at Vaginal Delivery ［J］．Obstetrics and gynecology，2019，133（1）：185．

［280］Rosman A N，Vlemmix F，Fleuren M A，et al．Patients' andprofessionals' barriers and facilitators to external cephalicversion for breech presentation at term，a qualitative analysis in the Netherlands ［J］．Midwifery，2014，30（3）：324－330．

［281］Swaminathan L，Flanders S，Rogers M，et al．Improving PICC use and outcomes in hospitalised patients：an interrupted time series study using MAGIC criteria ［J］．BMJ Qual Saf，2018，27：271．

［282］Sanders D B，Wolfe G I，Narayanaswami P．Developing treatment guidelines for myasthenia gravis ［J］．Annals of the New York Academy of Sciences，2018，1412（1）：95－101．

［283］Shamshirsaz A A，Salmanian B，Ravangard S F，et al．Nuchal translucency and cardiac abnormalities in euploid singleton pregnancies ［J］．J Matern Fetal Neonatal Med，2014，27（5）：495－499．

［284］Shek N W，Hillman S C，Kilby M D．Single－twin demise：pregnancy outcome ［J］．Best Pract Res Clin Obstet Gynaecol，2014，28（2）：249－263．

［285］Scholl J，Russell M．Optimum timing for pianned delivery of uncomplicated monochorionic and dichorionic twin pregnancies ［J］．Obstet Gynecol，2012，119（6）：1276．

［286］Sayed A W A，Kishk E A，Farhan R I，et al．Rupture of the pregnacy uterus－a－20－year review ［J］．Matern Fetal Neona Med，2017，30（12）：1488－1493．

［287］Silva M E T，Oliveira D A，Roza T H．Study on the influence of the fetus head molding on the biomechanical behavior of the pelvic floor muscles，during vaginal delivery ［J］．Journal of Biomechanics，2015，48（9）：1600－1605．

［288］Sentilhes L，Vayssière C，Deneux－Tharaux C，et al．Postpartum hemorrhage：guidelines for clinical practice from the French College of Gynaecologists and Obstetricians （CNGOF）：in collaboration with the French Society of Anesthesiology and Intensive Care （SFAR） ［J］．European Journal of Obstetrics ＆ Gynecology and Reproductive Biology，2016，198：12－21．

［289］Siristatidis C，Chrelias C，Alexiou A，et al．Clinical complicationsafter transvaginal oocyte retrieval：a retrospective analysis ［J］．J Obstet Gynaecol，2013，33（1）：64－66．

［290］SMFM Publications Committee．SMFM statement：ultrasound screening for fetal microcephaly following zika virus exposure ［J］．American Journal of Obstetrics ＆ Gynecology，2016，214（6）：B2－4．

［291］Palacios S，Stevenson J C，Schaudig K，et al．Hormone therapy for first－line management of menopausal symptoms：Practical recommendations ［J］．Women's Health，2019，15：1745506519864009．

［292］Tang T T，Liu L，Li C X，et al．Which is Better for Patients with Breast Cancer：Totally Implanted Vascular Access Devices （TIVAD） or Peripherally Inserted Central Catheter （PICC）? ［J］．World Journal of Surgery，2019，43（5）：2245－2249．

［293］Titulaer M J，McCracken L．Treatment and prognostic factors for long－term outcome in patients with anti－NMDA receptor encephalitis：an observational cohort study ［J］．Lancet Neurol，

2013，12（2）：157－165.

［294］Takeda J，Takeda S. Management of disseminated intravascular coagulation associated with placentalabruptionandmeasures to improve outcomes ［J］. Obstet Gynecol Sci，2019，62（5）：299－306.

［295］Welsford M，Nishiyama C，Shortt C，et al. Initial oxygen use for preterm newborn resuscitation：a systematic review with metaanalysis ［J］. Pediatrics，2019，（1）：143.

［296］World Health Organization. Early Essential Newborn Care：clinical practice pocket guide ［M］. Geneva：WHO Press，2016.

［297］Zhang H，Li M. Correlations of placental abruption with other complications of pregnant women and inflammatory factors in amniotic fluid ［J］. J Biol Regul Homeost Agents，2019，33（6）：1755－1763.